现代中医医院精细化管理战略

主　编

高　媛　甘肃中医药大学
陈其葳　甘肃省中医院
朱　琳　甘肃省中医院

副主编

崔金梁　甘肃省中医院
阳嵘莎　甘肃省中医院
马艳丽　甘肃省中医院
陈碧玮　甘肃中医药大学
张之弘　张掖市中医医院

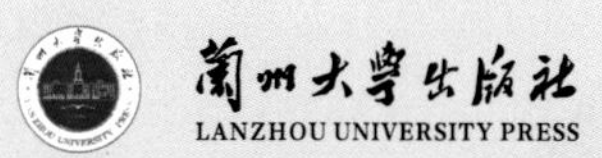

兰州大学出版社
LANZHOU UNIVERSITY PRESS

图书在版编目（CIP）数据

现代中医医院精细化管理战略 / 高媛，陈其葳，朱琳主编. -- 兰州 : 兰州大学出版社，2023.12
ISBN 978-7-311-06569-0

Ⅰ. ①现… Ⅱ. ①高… ②陈… ③朱… Ⅲ. ①中医医院-管理-研究-中国 Ⅳ. ①R197.4

中国国家版本馆CIP数据核字(2023)第215453号

责任编辑 马继萌 宋 婷
封面设计 陈 欣

书 名 现代中医医院精细化管理战略
作 者 高 媛 陈其葳 朱 琳 主编
出版发行 兰州大学出版社 (地址:兰州市天水南路222号 730000)
电 话 0931-8912613(总编办公室) 0931-8617156(营销中心)
网 址 http://press.lzu.edu.cn
电子信箱 press@lzu.edu.cn
印 刷 西安日报社印务中心
开 本 880 mm×1230 mm 1/16
印 张 30.5(插页2)
字 数 943千
版 次 2023年12月第1版
印 次 2023年12月第1次印刷
书 号 ISBN 978-7-311-06569-0
定 价 98.00元

前　言

中医药学是我国经过几千年的不断实践积累下来的传统经验，为中华民族的繁衍生息和健康发展做出了不可磨灭的贡献，在世界医学发展的道路上也起了不可估量的作用，是我国优秀传统文化的一部分。

中医医院是提供中医药服务的主要阵地，也是传承创新发展中医药事业的重要力量。精细化管理是社会分工的精细化以及工作质量的精细化对现代管理的必然要求，是中医医院高质量发展的"助推器"。鉴于精细化管理模式在现代中医医院发展中发挥着关键作用，为了加强中医医院管理人员对精细化管理模式的深入了解及认识，我们组织相关专家编写了《现代中医医院精细化管理战略》一书。

本书内容主要包括：总论、医院组织管理、医院质量管理、医疗管理、医院病案管理、医院感染管理、医疗安全管理、医疗风险管理、医院领导、医院人力资源管理、医院文化管理、中医文化建设与传播、中医健康管理、医院财务管理、医院成本管理、医院预算管理、医院绩效管理、医院信息管理、医院战略管理19个章节。对中医医院发展史、特点及任务、组织结构、人际关系、质量评价、门诊、住院、护理、康复、病案、院感、医疗纠纷、医疗风险、医院领导、人力资源、文化、健康、财务、成本、预算、绩效、信息、战略等内容做了详细阐述。全书内容突出了中医医院的管理特色，充分发挥了现代精细化管理战略的优势，以提升实用技能和知识水平为主要目的，可供从事医院管理的干部使用，也可供从事医院管理的基层人员使用。

本书编写过程中，参考了国内外有关医院传统管理及精细化管理战略的资料，在内容设计与编写体例上力求创新，但由于时间有限，难免有遗漏之处，希望广大读者提出宝贵意见和建议。

高　媛

2023年9月于兰州

目 录

第一章 总 论

第一节 中医医院发展史

医院是人类进步的产物。医院发展大概经历了四个阶段：医院萌芽期、医院初期形成、医院正规化发展与医院现代化发展，每个阶段代表了当时的科技水平。

一、医院的萌芽时期

中国是四大文明古国之一，是传统文化保留最完备的国家，其中医学发展有五千年的悠久历史，医院是医学发展的必然产物。早在春秋战国时期（公元前7世纪），齐国就专门设立了残废院，收容聋哑人、盲人、跛足等残疾人，并为他们供给食宿，集中疗养。秦汉以后，各个封建王朝都非常重视医疗事业的发展，不仅设有为皇室贵族服务的医疗组织，如太医署、太医院，还大力鼓励民间医疗机构的发展，如春秋时设立的传染病隔离院，东汉时建立的军医院“庵庐”，唐、宋时的“养病坊”“安济院”，宋至清代，先后出现了规模较大的“福田院”“广惠坊”。这些都是医院在中国古代发展的雏形。

此外，根据考证，古印度于公元前600年出现了医院的雏形，收容并诊疗病人。古印度的锡兰佛教医院是被记载出现较早的医院，阿育王朝也曾建立过医院。

在欧洲，公元4世纪时，古罗马建立了教会医院，实际上属于修道院。真正意义上的医院直到18世纪末才出现。

古代医院的发展类型大概可分为以下几种：宫廷医疗组织，寺院医疗组织，军事医疗组织，传染病收容所，社会救济医疗组织，旅行者的安息所等。

这个时期医院的主要特征可以归纳为以下几点：

第一，数量少，组织简单。

古代萌芽时期的医院数量少，组织非常简单，没有明确的医护配比，医护的数量也极少，医院多半是临时收容和隔离病人的机构。

第二，条件简陋。

病房多是大房间，病床是共用的大通铺，多数医院设置在简陋破旧、阴暗潮湿的建筑物或寺庙中。

第三，机构的临时性和随意性大。

由于医院在物质技术方面得不到保证，因此许多医院寿命短暂，即使是长期设置的医院也是不定型的，组织简单多变。

二、医院的初步形成

第一次工业革命极大地促进了社会生产力的发展，使社会经济和科学技术得到了长足发展，欧洲列强在世界范围内的殖民地扩张、城市人口数量的急剧增长以及传染病在世界范围内的肆虐，为医院的形成和发展提供了客观条件。1803年，拿破仑颁布了关于医学教育和医院健康管理的法律，医院的管理开始正规，至此，医院进入初步形成阶段。西医传入中国后，起初医院主要由教堂经营。新中国成立前，我国有大小宗教医院340多家。至此，医院已成为各行各业的患者希望得到良好医疗和治愈疾病的机构。

此时医院的特征为：

第一，各地医院发展不平衡。

欧洲资本主义国家医院迅速发展，处于封建半封建社会的国家或殖民地国家，医院很少或处于医院的萌芽阶段。在资本主义国家内，医院多数存在于大中城市或工业中心。

第二，医疗技术手段开始多样化。

一方面，物理诊断、临床试验、药物疗法及麻醉技术等医疗技术手段多样化发展；另一方面，消毒、隔离、护理等技术还极不完善。

第三，医院业务管理逐步走向条理化。

这个时期的医院开始注重医疗质量和护理质量的提高，其中管理办法和制度也进一步完善。同时，医院开始注重专业的细化，分科呈现粗放规模，如内科、外科、妇科等，还缺乏一整套完备的组织系统。反映了当时社会和医学发展的过渡性质。

三、医院的正规化发展

19世纪中期，护理学的创建为医院的发展插上了双翼，促使医院的医疗服务与生活服务相结合，全面提升了医疗服务质量。20世纪初，伴随着社会生产力的快速发展，近代医院借助社会经济和科学技术也初具规模。在这一阶段内，科学家们开始对基础研究产生了浓厚兴趣，基础医学开启了全面发展，临床医学在诊断、治疗等多学科专业协作中投入了大量精力，其发展也逐渐形成体系。至此，医院形成了比较完整的医疗服务体系。此时医院的特征为：

第一，医院分科细化。

多学科专业协作是近代医院的主要技术特点，具体表现为医疗组织结构更加精细化。与以往粗略简单的分工不同，医院新增了多个临床科室和辅助医疗科室，医护、医技分工明确，高度重视协同发展和医院整体运作。内科和外科根据系统或疾病类型细分为不同的临床科室；在医技辅助科室，不仅形成了自己独立的学科，而且每个学科又分出多个专科，特别是检验科、病理科、放射科、医学科、药学科、理疗科、核医学科等科室已成为医院业务体系的重要组成部分。

第二，医院管理正规化。

表现为医疗业务和各项管理的制度化：

各级各类人员与病床之间构成一定的比例关系。

各级各类人员有了明确的分工。

在各项医疗业务活动中，根据客观规律和医学技术的特点，逐步建立了操作规程和工作制度。

医院的建筑设施、后勤供应、卫生学管理方面也形成了一些规范。

建立了业务指挥系统和管理制度。

第三，医院成为社会医疗的主要形式。

随着医院的普及，集约化医疗活动方式由19世纪以前辅助的地位转化为占主要地位的医疗方式。这是与世界社会经济和医学技术的发展分不开的。新中国成立前，我国的卫生资源极其匮乏，医院的普及十分缓慢。新中国成立后，我国医院进入全面普及及快速发展阶段。

四、医院的现代化发展

20世纪末，在工业现代化和科技现代化快速发展的基础上，医院从1970年之后进入现代化发展的阶段。社会经济的发展和人们生产生活方式的改变促进了现代医疗模式的转变，除了医院自身需求的发展，疾病与患者对医院的诊疗水平也提出了更高的需求，增加了对预防和保健工作的需求。正是在这样的背景下，现代医院不断适应社会发展和人类健康的需求，逐步成为医疗、教育、科研、预防、康复和基层医疗指导的中心。

此时医院的特征为：

第一，规模大、分科细、技术精。

现代医院的特点是科室大而细，技术精良，设备新，融合（医、教、研）强，人才济济。现代医院需要适应现代医学的发展，为患者提供先进、优质的医疗服务。

第二，先进医学技术的引入。

这主要表现在使用现代高水平和高质量的技术进行检查、诊断、医疗保健和康复等方向。医院拥有先进的医学理论、技术和方法，能够适应知识更新和医学技术发展的步伐。

第三，医院功能转变。

医院功能由医疗型转变成预防、医疗、康复、保健型，运用预防医学和社会医学发挥社会医疗保健的功能。

第四，医院管理的现代化。

运用系统工程的理论、技术、方法和现代医院管理的原理和观念，对医院系统和医院内外环境相联系的各个方面实行科学管理。

第五，医院进入经营管理。

主动适应医疗市场的竞争，实现高效率的运行和良好的经济效果。

第六，医院信息管理的自动化、计算机化。

现代化医院已普遍借助20世纪90年代国际上迅猛发展的微机局部网络技术，建立起将医院诊疗和急诊的挂号、收费、药房、财务和医院管理等信息有机联系在一起的医院信息系统（hospital information system，HIS），从而大大提高了医院的信息处理能力和管理水平。

（本节作者：崔金梁）

第二节　中医医院的特点及任务

中国的医院，按性质划分为不同种类的医院，如按其业务性质分为综合医院、专科医院、教学医院等；按学术性质分为中医医院、西医医院、中西医结合医院、民族医院。由于中、西医学术体系不同，形成了各自的特点。

一、中医医院的特点

1.以中医药为主

中医医院是以中医诊断、中药治疗为特色的医疗机构。在诊治疾病过程中，充分挖掘运用中医的传统经验，高质量、有效地诊治病人，以确保医疗质量安全。

2.科学技术性强

中医医院集中了大批的中医药人员和其他卫生科技人员，他们充分利用实践的机会，积极采用现代科学技术，继承和发扬中医药学，因此其科学技术性很强。中医药学是在朴素的辩证唯物论的指导下发展起来，并经实践逐步完善而形成的完整的理论体系。它与自然科学和社会科学有着密切联系。分子生物学、细胞动力学、超微量高效能自动检查仪及电子计算机等近代科学和技术日益广泛地运用到临床和研究工作上，大大地提高了中医认识疾病的能力，加快了中医药学理论的研究，促进了中医药学的客观化、标准化进程。因此医院的管理人员和卫生技术人员应了解和熟悉医学以外的边缘科学知识和技术，及时地把与中医药学有关的自然科学（包括现代医学）的新理论、新成果、新技术引进来，以丰富中医药学宝库。同时，也要学习哲学，特别要学会运用自然辩证法来指导医疗实践和中医药学理论研究。

3.重视人与自然的关系

中医学认识到疾病的发生与社会的诸多因素有着密切联系，如环境状况、生活条件、精神因素、饮食起居、工作职业，也就是说，搞好医院和社会生活服务工作的本身，就是治疗疾病的重要一环。

4.以病人为本

医院是病人治疗休养的场所，要有一个肃静、清洁、安全、舒适方便的环境，必须搞好清洁卫生，美化环境，加强病房管理。工作人员要做到服务热情周到，言行文雅，态度谦和，为病人提供舒适安静的环境。不论是科室设置还是医院各项服务，都应以病人为本。

5.具有中医药传统特色

中医医院与西医医院的显著区别，在于它是运用中医药学完整的理论体系来指导诊断和治疗疾病的。

第一，中医医院临床科室的设置应具有中医传统专科特色。

一所比较完备的综合性中医医院一般应设内、外、妇、儿、眼、耳鼻喉口腔、骨伤、针灸、痔瘘（或肛肠）、皮肤、推拿等临床科室。

第二，中医医院的护理是在中医学的理论指导下实行辨证施护的。

它体现整体观念，强调扶正祛邪、正护反护、同病异护、异病同护、标本缓急、因人因时因地制宜等原则，注意情志、饮食服药、气象等护理。

第三，中医医院的病历书写要具有中医特色。

其格式内容应按照中医四诊八纲、理法方药顺序记录，并运用中医名词和术语。

第四，中医医院的技术队伍是由中医中药和其他卫生科技人员组成的。

中医中药人员应占全院医药人员的多数。

二、中医医院的任务

1.以医疗为中心

医疗工作是中医医院系统性工作中的核心工作。因此，医院从领导体制、行政机构和业务科室设置、房屋建筑、物资设备、制订计划等都要围绕运用中医药进行医疗这个中心任务去思考问题、研究问题、解决问题，不断地提高中医医疗技术水平。

2.做好中医药学的发扬整理继承工作

认真做好中医药学术经验的继承，整理好国医大师、全国名老中医以及优秀中医药专家的学术资料是中医医院一项具备长期战略性的任务。这项工作已被各个中医医院列入重要的议事日程，采取多种形式，充分体现了中医院对此项工作的重视。

3.做好中医药人员的培训

中医医院是中医药人员从事医疗工作的场所，同时也是传授中医药知识的重要基地。因此，医院不仅要搞好医疗工作，同时还要担负起中医学院学生的实习、见习和卫生部门安排的中医药人员进修，办专科班等任务，并对下级医疗单位进行技术指导。另外，要认真搞好在职技术人员的培训，提高继续教育工作的质量。明确要求，落实措施，使医院成为继承、发扬中医药学，培养中医药人才的基地。

4.开展以中医药临床研究为重点的科研工作

中医药学是一门具有完整理论体系的科学。它起源于实践并在实践中逐步形成、提高和发展。中医医院作为中医药学的实践场所，应不断自我创新。医院要积极开展以提高中医药临床疗效为重点的科研工作，要加强中医文献、古籍的整理研究，搜集有效的单方、验方进行验证，并在医院乃至社会推广应用。同时，中医医院也应进行中医药基础理论的系统研究，使其能够更高效地指导临床医师的诊疗，少数民族地区要重视民族医药学的传承和深度挖掘研究工作。

5.宣传、发挥中医药预防疾病的作用

中医药学历来十分重视预防工作。早在两千多年前，我国的医学典籍《黄帝内经》就有对预防工作的概括："不治已病，治未病；不治已乱，治未乱，此之谓也。"因此，医院要切实搞好预防工作，同时要担负指导社区开展卫生预防工作，特别是要大力宣传中医药预防疾病的知识，充分发挥和挖掘中医药学在预防疾病中的作用。

（本节作者：崔金梁）

第三节 现代中医医院发展趋势

现代中医医院应充分掌握和运用市场规则，充分开发和利用有限的资源，以最小的投入最大限度地实现其目标，满足人们的卫生需求。随着经济全球化的发展和我国加入世界贸易组织（WTO）以后服务行业的逐步开放和准入，医疗市场日益国际化，带来了思想观念的变革和更为激烈的国际竞争。竞争的国际化对医院提出了更高的要求，个性化、人文化、标准化、专业化、数字化将成为医院发展的重要趋势。企业管理取得的成就将广泛应用到现代中医医院管理中，从而必然使医院管理思想、组织、人才、方法、手段产生重大变革。现代中医医院管理者应牢牢把握这些趋势，以发挥资源的最大效益，实现医院的可持续发展。

一、多种所有制并存

过去，我国医院的所有制是在计划经济体制下的完全公有制，曾在人力物力资源极度匮乏的情况下有力地解决了中国人民的重大医疗问题，比如一些恶性传染病得到控制，人均寿命不断延长。但随着我国经济体制转轨和市场经济的发展，这种单一所有制逐渐显示出它的弊端。

现阶段我国医院的所有制形式，是以公有制为主体，多种所有制形式并存和发展的所有制结构。医院的所有制形式可分为全民所有制、集体所有制、个体所有制、中外合资及股份制等。

二、高层医院管理人员职业化

现代医院是一个复杂的系统，特别是大型医院，其管理与运营的复杂程度不亚于一个大型企业，要使这样复杂的系统运转良好，需要明确的分工与有效的协调。

20世纪80年代后，我国城市大医院已逐步树立了现代管理的理念，但当前，中医医院中高层管理队伍仍缺乏职业化，大部分管理人员没有经过系统学习和培训医院管理知识，其科学的管理知识与能力不足；相当部分管理人员虽然医疗业务水平较高，同时承担医疗业务和管理工作，这导致他们不能集中精力搞管理。因此，中医医院高层管理人员的职业化和管理队伍的团队化已势在必行。

1.现代医院对医院院长的知识结构要求

伴随现代医院竞争的加剧，患者对医院的诊疗水准有了更高的要求，医院的规模在快速扩大，医院各项功能也在逐步完善，管理的难度面临前所未有的挑战，对医院管理者管理业务、科学决策、人际交往等方面技能的要求不断提高，对其知识结构要求发生多方面变化，特别是高层管理人员以及职能部门人员，管理专业技能已成为其知识结构的必要组成部分。

2.现代医院竞争环境的激烈性和运作的复杂性

这对管理者提出了更高的要求，他们要想驾驭医院管理的复杂局面，就必须投入大量的时间和精力，运用现代管理的理论与技术对医院外部环境条件和内部潜力加以研究。因此，从管理者的知识结构、时间投入等角度看，医院中高层管理者必须职业化。

3. 医院高层管理者是职业

在医院，管理者不只是一种身份的象征，信息管理、经济管理制度保证其管理职业的稳定性，在一个任期结束后，还能继续从事管理工作，这就为管理职业化提供了制度上的保证。

4. 现代中医医院需要团队化管理队伍

信息技术的应用、营销理念的深入、医院经济管理的复杂化等使医院管理的人员构成发生了重大变化，各类管理专业人员陆续进入医院管理层，他们熟悉各项医院管理技术，但要全面管好一个医院要求各方面的专家各司其职、共同配合，因此医院管理队伍，特别是高层管理队伍必然要走向专业化和团队化。

三、后勤服务社会化

医院作为社会大系统中具有特定功能子系统中的一部分，其管理职能不仅要依靠自身的力量，还需要社会大系统中其他子系统的协同参与，才能达到最佳的社会影响。目前，很多中医院“小而全”：一方面，它们承担了许多与其他社会服务行业重叠的功能，如水电安装、基础设施维护、绿化保洁、食堂托儿等，从而医院成为“社会型医院”，医、非医混合管理，管理难度增大，管理既不能集中在医疗质量管理上，也不能集中在非医疗服务上。另一方面，医院承担了许多社会生产部门的功能，如药品制剂、医用材料的加工等。医院的性质决定了这些产品不可能实现批量生产，而零星生产会直接导致成本的增加与产品稳定性的下降。所以，随着其他社会生产服务子系统的不断完善，医院承担的过多的功能将被那些更专业的系统取代而集中精力提供医疗服务，这样患者就能在享受更高质量的医疗服务的同时享受更低的价格、更专业的生活服务。

随着医学科学的发展，医疗服务从最初简单的医护协作发展为今天医、技、护、辅多专业协作。由于医学研究不断细化，医院的科室也将不断细化。现在，一个大型医院里，内科可以细化为六七个，而为医疗提供支持的医技科室更是随着科学技术在医学领域的应用而迅速发展，这是医学发展的必然结果，也是人们对健康的需求不断深入的必然结果。在这样一个分科日益细化的机构中，各科室之间的协作日益明显。目前，医院中的临床协作主要体现为以医生个人为主导的医技护配合方式、科室间会诊的偶然性协作方式，而逐渐兴起的临床路径研究则代表了医院各科室协作更具标准化、制度化的方向，通过开放式的流程设计，将医院各部门在协作过程中不必要的能量损失减少到最低，从而使患者以更优惠的价格得到更具针对性的服务。

四、医疗服务人文化

自20世纪五六十年代以来，人本主义思潮逐渐向社会科学乃至自然科学渗透，表现在医学领域就是医学模式的转变。适应社会-心理-生物模式的综合性医疗服务应该是医德、医术和服务的完美结合，树立“以病人为中心”的理念就是这种结合最明显的特征。“以患者为中心”必须以患者需求为出发点，以患者的满意度为结果。在医院发展趋势上具体体现为：

1. 患者至上

“患者至上”成为医院每一个员工的准则，密切关注患者，根据患者所处的环境和身体语言推测他们的想法，满足他们潜在的需求，帮助患者尽快康复。

2. 与患者良好的沟通

医疗服务不再局限于医生治疗疾病这种单向的医患关系，而是讲究在促进患者健康的过程中医患双方的配合。这就对医生提出了更高的要求，他们不仅要有精湛的技术，还要有良好的与患者沟通的能力，以向患者传播和普及医学健康知识，给患者各种诊治信息，在治疗过程中取得患者的理解、接受和配合。

3. 尊重患者的隐私权

对患者的关心延伸到医疗以外的方方面面：医院的各项建筑设施都应方便患者的生活和行动，医院的自然环境和人文环境应为患者的身心提供一个良好的休养场所。患者有权拒绝一切侵犯个人隐私、个人尊严的行为。

4.尊重患者的选择权

医院提供服务过程中应尊重患者权利，他们有权知晓与自身有关的诊疗方案，有权要求医生提供多种方案并给予解释，有权做出自己的选择。

5.医疗服务延伸到社区

医疗服务延伸到医院以外，社区医疗服务的发展使医院服务空间的扩大成为可能，医院通过随诊、公开医生联系方式等手段让患者时刻感受到医院对他们的关注，从而让他们感到安心。

五、医院从人事管理向人力资源管理转化

20世纪末，人类社会进入知识经济时代，科技进步日益成为经济发展的决定性因素，企业之间的竞争乃至国与国之间的竞争日益成为以经济为基础、以科技特别是高科技为先导的综合实力的竞争。作为知识和技术载体的人成了竞争的焦点，人力资源成为一切资源中最关键的资源。把人当作高于物的特殊资源、当作资本来管理是人力资源管理的中心理念。从传统的人事管理向人力资源管理的转变是社会和科技发展的必然趋势，对医院尤为重要。目前，一些中医院已经开始研究人力资源价值变化规律和价值升降环境、工作分析、工作设计、规划、控制、预测、平衡、长期发展和绩效评价。由于人力资源管理是一个相对复杂的系统工程，它具有全局性、系统性、战略性和远程性，因此，随着医院人力资源管理的深入，人力资源管理部门在医院的地位也将提高，成为最高决策层的重要伙伴。人力资源管理也将成为激发医院每个人潜力的重要手段。

六、医院走向经营管理

随着我国经济的发展，人们在健康服务领域有了越来越大的选择权，如何争取患者的选择是医院院长思考的一个问题。因此，取得过巨大成功的企业管理成为众多医院瞩目的焦点。企业管理以围绕消费者需求、降低成本、提高质量作为核心理念，以品牌、花样迭出的营销手段获得了成功，企业成功的经验开始被现代医院管理者所关注、所借鉴。

1.进行医院成本核算

现行的医疗补偿机制是预算补贴和服务经营相结合的形式，且政府对医院的财政补贴在逐渐减少，医院的生存与发展更多的是靠自身的医疗服务经营收入；要在众多的竞争对手中争取更多的病人不仅需要有良好的医疗技术和优质的服务，而且价格要优惠；如果医院经济管理缺乏严格的内部核算，不注重投入与产出将导致医疗资源严重浪费，卫生资源就不能得到有效合理的利用。实施成本核算首先有利于降低医疗单位成本，提高管理效益，提高工作效率，提高医院的综合竞争力。此外，医院实施成本核算，将科室的工作任务量、医疗质量、服务态度等指标量化，连同运行成本与科室绩效考核相挂钩，可以克服单纯追求经济指标的现象，将成本、效率、效益、质量和员工的责、权、利的关系结合起来，会起到有效的激励作用，并为项目及单病种核算管理的推行打下基础。

2.重视医院品牌建设

医院品牌是患者的就医趋势，是患者对医院、专科或名医的价值取向的总和，也是一种品质和放心求治的担保。对于医院来说，品牌是社会、经济要素的一种集合，是医院科技含量的体现，是医院经营决策、经营业绩的体现，是医院竞争力的体现，是医院极为重要的无形的资产。对于中医医院来说，品牌尤为重要，一个好的品牌一旦形成，医院独特的技术服务就与同行区分开来，成为识别以技术为中心的综合竞争力的标志。维护一个好的品牌，即意味着维护了一种良性的循环：它对外部人、财、物等资源有强大的聚合作用，对患者有强大的磁性作用，对医院其他业务有强大的辐射作用，对内部员工有强大的凝聚作用。医疗质量和服务是品牌的基础，也是品牌的生命，就是要让患者感受到高品质的医疗质量和服务。因此，准确地找到医院的比较优势，以敢为天下先的观念勇于创立品牌，不断提高品牌价值，并利用好品牌，扩大品牌效应，增加品牌效益，吸引患者就医，这是现代医院发展的关键。要使一个品牌长久地树立在消费者的心中，必须在找好切入点、不断创新经营的基础上，

对外以高效的营销手段在消费者心目中树立良好的形象，对内以组织文化聚合员工，为品牌倾注全部力量。医院之间的竞争，品牌无疑是一个重要砝码，可以预见，未来医院的竞争在某种程度上是医院品牌的竞争，具有强势品牌的医院必将成为未来医疗市场的佼佼者。

七、医疗质量改进持续化

持续质量改进的基本观点是指过程管理及改进使产品满足消费者的需要。它通过持续性的研究来探索更有效的方法，使质量达到更优更高标准，是新时期医院质量管理发展的重点观念。这种持续质量改进的观念在ISO族质量管理体系中得以深刻体现，开展临床路径研究也是这种观念的具体体现。有效的医疗质量控制是医院管理的核心，也是医疗业务管理的核心内容，传统的医疗质量管理方式侧重于评价医疗行为的最终结果。但是，医疗行业不同于其他服务行业。对患者的不当医疗行为造成的不良后果通常是不可逆转的。虽然事后评估可以积累经验并改善管理水平，但由此产生的损失成本是巨大的，付出的代价是惨重的。为此，应在医疗管理过程中引入持续质量改进的视角，强调医疗质量管理是一项全面、系统的质量管理，包括基础质量、沟通质量、最终质量、医疗技术质量和服务质量。建立以医务人员的自我质控为基础环节，以科主任为首，以科室质控为中心，以完善的规章制度为保障，以专家进行督导的医疗质量控制体系。

八、医院管理信息化、标准化

目前，医院没有充分发挥信息系统处理信息的强大能力，即高效、及时、准确地传输和使用信息。其原因主要是信息系统所替代或模拟的各项业务流程没有全面标准化、科学化，各项业务工作流程不稳定，各环节衔接不紧密，不能形成一个明晰的整体；同时，部分医院一线操作人员如医、技、护的计算机操作能力、数据分析能力较低，造成数据收集不完全、处理不彻底。未来的医院信息系统将是以医疗业务为中心的新系统，医院信息化将是整体信息化。新的信息系统将由封闭转向开放，由单纯的事务管理转向决策管理，将先进、有效的管理体制运用于医院的各个层次和环节，改善医院物流、资金流、信息流的通畅程度，实现各种数据的“一次采集多种使用”；在完成数据采集、初步统计及报表的同时，对数据进行进一步的加工和分析，对医院工作进行实时监测并提供准确、充分的决策依据。在信息化工作过程中，需从医院作为“系统”的高度，对各项业务流程进行重组和优化，使其更符合现代管理和计算机处理的要求。医院信息化将开辟出医院规范化管理的新天地，改变医院各部门人员的工作方式，开创医院工作的新局面。

九、医疗环境进入法制化

在社会主义市场经济体制下，医院具有独立的法人地位。在提供医疗服务的工作中，医院与国家机关、社会团体、企业事业单位以及公民个人之间形成了各种不同的法律关系，这些法律关系是纵横交错的。医院工作的方方面面，从医疗机构的设置原则、审批制度、执业登记和校验制度、执业规则，到政府行政部门、社会组织、个人与医院的法律关系，都要受到法律的约束。医院管理工作者越来越体会到医院法律地位的变化，越来越需要了解和熟悉各种相关的法律法规，自觉地依法办事、依法治院。同时，医院在各种法律关系中享有合法权益：医院各类人员有生命健康权、名誉权等，医学研究中，个人或集体还拥有知识产权。种种法律赋予的权利要靠法律手段来维护：在处理与国家行政机关之间的法律关系时，医院将按照法律法规和行政合同的规定规范自己，监督行政机关依法行政，在行政处罚中享有陈述申辩、听证、申请行政复议、提起行政诉讼的权利。医院经济工作面临大量合同法律关系，特别是日益突出的医疗纠纷要求医院充分运用现有的法律法规，排除或者是明确责任，尽可能减少损失，使医院的权益得到切实具体的维护。应建立医疗风险保障机制，由社会分担赔偿风险，使医务人员的自身权益和安全得到保护。

今后，医院还将面临各种以前所未遇到的，特别是涉及医院经济利益的法律问题。例如，政府对医院的财政投入及补偿、医院营利和非营利性质的有关规定，医院内部某些非临床科室实行承包责任中的法律关系和权利义务，医院引进外部资金或其他力量发展医疗卫生事业或与其他机构、个人共同投资兴办特需医疗实体应如何规范，涉及的法律问题越来越复杂。在人事和分配制度改革、实行全员聘任合同制、引进和留住人才方面，也面临比较复杂的问题。因此，医院维权应更主动，且同时维护医院与医务人员双方的合法权益。

入世以后，中国融入了全球急速发展的洪流，中国医疗市场向全世界开放已成为不可回避的现实。医疗市场的全球化意味着每个医院都可能面对来自世界同行强有力的竞争，它们先进的技术、先进的设备、大量的资金、优质的服务、现代化的管理模式、商业化的运作和丰富的经营经验是我国所有医院面临的最大挑战。“无边界的竞争时代”对医院管理提出了更高的要求，中医医院必须加强科学管理，持续关注医院内外环境的一切变化，迅速地发现最佳对策，果断地付诸实践，不断进行观念创新、技术创新、服务创新、管理创新、制度创新、知识创新，使中医医院在激烈的竞争中获得不断成功。

（本节作者：崔金梁）

第二章　医院组织管理

医院是一个组织，它的主要目标是更好地为病人提供医疗、预防、保健、康复等服务。医院组织管理主要研究医院组织的合理化配置和如何发挥医院干部职工的积极性，提高医院总体运作效能，它在医院管理中有重要意义。

第一节　概　述

一、概念

（一）定义

组织一词，可以简单解释为人群的集合体，是人们进行合作活动的必要条件。管理学上的组织有特定的含义，是指按一定的目的和程序形成的权责角色结构。

（二）基本职能

组织工作的基本职能包括：

第一，根据组织目标设计和建立一套组织结构和职位系统。

第二，确定职权关系，从而把组织上下左右联系起来。

第三，与管理的其他职能相结合，以保证所设计和建立的组织结构有效地运转。

第四，根据组织内外部要素的变化，适时地调整组织结构。

（三）特点

1.组织工作是一个过程

组织工作作为一个过程，由一系列的逻辑步骤所组成。与其他组织工作一样，医院的组织也有一个过程。医院的组织过程应当包括如下六个步骤：

第一，确定医院的总体目标。

第二，制定支持性目标、政策和计划。

第三，明确为完成上述目标、政策和计划所必需的活动并加以分类。

第四，根据现有的人力、物力，并根据环境来确定使用人力和物力的最佳方法，把上述活动划分成各个组，如医疗组、保健组、预防组、科研教学组等，各组又可细分为数个科室亚组。

第五，给各个组的领导人授予要完成活动所必需的权力。

第六，通过职权关系和信息流通，以及医院各项汇报、转诊、会诊、质量考评、服务监督等制度，将各个群体从横向和纵向上联系起来，形成医院组织的有机整体。

2.组织工作是动态的

通过组织工作建立起来的组织结构不是一成不变的，而是随着组织内外部要素的变化而变化的。医院组织是一个完整的开放系统，其内外部环境因素相互密切作用，因此领导者在其组织管理活动中，要随时根据客观情况的变化，实施动态的管理，机动灵活，不墨守成规。

3.应重视非正式组织

在组织的工作职能实施过程中，组织架构也随之建立，一个正式的组织就此诞生。任何正式组织的出现都必然伴随着非正式组织。著名的霍桑实验向人们揭示了正式组织与非正式组织都是客观存在的事实。非正式组织是组织成员之间基于现实观点、爱好、兴趣、习惯和志向的一致，而自发形成的一种伙伴关系。主管人员必须有意识地、有计划地推动一些具有积极意义的非正式组织的形成和发展，使其成为正式组织的辅助者，其中一些也可以转变为正式组织。

二、原则

进行有效的组织管理究竟应该遵循哪些原则？长期以来，管理学家进行了许多有益的探讨、研究，认为医院的组织管理应遵循以下原则。

1.目标统一性原则

即用组织目标统一各部门的行动。也可以表述为：组织结构的设计和组织形式的选择必须有利于组织目标的实现。

任何组织都由其特定目标决定。组织的每个部分都必须与既定的组织目标相关联。医院的组织结构必须通过其各自的任务构成一个系统，该系统中的每个组织都为实现医院的总体目标而工作。比如，医院药房供应各科室常用的药品，供应室为其他科室供应必要的卫生物资，后勤保障临床科室的水、电、其他物资供应等，但每个人都必须以实现医院治病救人、服务人民为总体目标。即医院各个科室需要实现的不仅是本科室的目标，也是整个组织的目标，组织的目标用来统一各科室的活动。这样建立起来的组织结构是一个有机的整体，可以为保证组织目标的实现奠定基础。

2.分工原则

管理最根本的原则就是分工，通过分工可以提高工作效率，法约尔早在1916年出版的《工业管理与一般管理》中就提出了分工原则。分工原则可分为以下四个方面：

（1）专业化分工

医院是一个多专业的集体，专业化分工可以提高医疗质量。医院越先进，规模越大，专业化越强，分工越精细。

（2）部门分工

部门分工就是按任务分组，由于现代医院管理任务复杂，在部门方面可以分为决策系统、指挥系统、监督系统和咨询系统。

（3）管理层次分工

组织层次一般分为上、中、下三层，每一层次均有相应的职责和权利。上一层次系统的主要任务是根据系统的功能目标向下一层次发出指令信息，最后考核指令执行的程度，解决下一层次各子系统之间的不协调。在医院，医生、护士直接为病人服务，科室主任有权安排本科室人员的各项工作，院长有权调配安排各科室的人员、资金、工作任务等。只有不同层次的人员各司其职、各负其责，才能形成一个有效运转、顺利实现组织目标的组织结构。

（4）职权分工

组织结构中有三种职权类型：直线职权、参谋职权和职能职权。

3.管理宽度原则

管理宽度是指一个领导者能够直接有效地管理下属的数量，用管理组织的横向状态来表示。虽然管理的广度有一定的限度，但这个限度也不是绝对的，受到很多客观因素的限制。影响管理广度的因素有：上级及其下属的素质和能力，管理过程中管理问题的难易程度，权限的高低，集体的凝聚力，工作任务的协调程度，计划、职责的清晰程度和发展变化，个人对上级的指挥程度，沟通情况等。

4.分级管理原则

即组织管理必须按层次进行。

以研究管理著称的美国斯隆管理学院，提出了一种经营管理的层次结构，称为“安东尼结构”。该结构把经营管理分成三个层次，即战略规划层、战术计划层和运行管理层。不同层次具有不同的功能、特性（见表2-1）。

表2-1　经营管理层次

层次	战略规划层 最高层	战术计划层 中层	运行管理层 基层
主要关心的问题	是否上马 什么时间上马	怎样上马	怎样干好
时间幅度	3～5年	半年～2年	周、月
视野	宽广	中等	狭窄
信息来源	外部为主 内部为辅	内部为主 外部为辅	内部
信息特征	高度综合	中等汇总	详尽
不确定风险程度	高	中	低

层次结构在管理中有很多优点：各层次负责各层次的事，医院领导集中精力抓大事；层次结构是稳定的，组织就相对稳定；层次结构的各个层次，只需要最少的信息传输量；层次结构可以消除组织规模和复杂性之间的联系。

5.授权原则

为确保有效的组织工作，主管必须将权力下放给有能力的下属，这就是授权原则。

授权是指上级将一定的权力下放给下属，使下属有相当大的自主权，并且必须在一定的监督下行使的权力。授权人有权指挥和监督被授权人，被授权人有责任向授权人报告和完成任务。

授权必须遵循以下基本原则：按情况分配人，按能力委派；逐级委托；委派责任明确；适度授权；充分控制；相互信任。

6.统一指挥原则

每一个成员，只能接受一个上级的领导和指令，这就叫统一指挥原则。

根据这一原则，每个职务都应有人负责，每个人都知道他应向谁负责，还有哪些人要对他负责，上下级之间的上传下达都要按层次，不得越级，这就形成了“指挥链”。遵循这一原则，就可以避免由于“多头领导”和“政出多门”等造成的混乱。

7.责权一致原则

这个原则可以表述为：权责必须齐头并进，即在组织架构设计时，要明确各级管理层、各部门的职责范围，以及赋予其履行职责所必需的管理权力。职责和职权必须协调一致。

8.例外原则

第一次或特殊情况下发生的非常规事件，才由上级自己处理，这种上下级的分工叫作例外原则。例外原则的实施要有一定的环境和条件，即医院的管理业务要本着不例外的原则为前提，具备良好的领导素质，医院工作稳定，管理科学要有坚实的基础。例外原则的实施，可以促进医院管理的规范化、程序化、标准化，有利于医院领导聚焦重大问题，加强管理，调动各级管理单位、下级和个人的积极性。

（本节作者：崔金梁）

第二节　医院管理组织结构

一、医院组织结构形式

组织结构就是组织的机构设置和权力划分。组织结构反映了医院组织各部分的排列顺序、空间、位置、聚集状态、联系方式以及相互之间的关系，它是执行经营和管理任务的体制，犹如人体的骨架，起“框架”作用，有了它，组织目标才能得以实现。

常见的组织结构形式有：直线型、职能型、直线职能型、直线职能参谋型、事业部型、矩阵型、多维立体结构等。目前国内外医院广泛采用的组织结构形式主要是直线型、直线职能型（或直线职能参谋型）、矩阵型等。

1. 直线组织结构

直线组织结构又称单线型组织结构。所谓直线是指结构中职权从组织上层直接“流向”组织基层。这是一种最简单的组织形式。如图2-1。

其特点是：

①组织中每一位主管人员对其下属有直接职权。

②组织中每一个人只能向一个直接上级报告。

③主管人员在其管辖范围内有完全的职权或绝对的职权。

这种组织结构设置简单，权责分明，便于统一指挥，集中管理，做出决定迅速，工作效率较高。缺点是管理者权限过重，组织内信息沟通不顺畅。这种组织只适合规模较小、管理层次较为简单的医院，如街道、地段医院等一级医院，不适合规模较大、管理工作较复杂的医院。

2. 直线职能组织结构

它是由医院中各级行政领导进行直接指挥与各级职能科室人员进行业务指导相结合的一种组织形式。如图2-2。

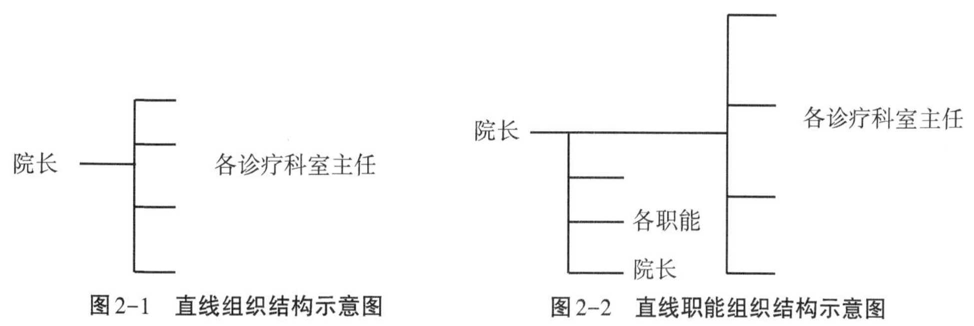

图2-1　直线组织结构示意图　　图2-2　直线职能组织结构示意图

其特点是：

①按管理职能划分部门和设置机构，实行专业分工，加强专业管理，但是医院的经营活动仍由院长统一指挥。

②把管理人员分为两类：一类人员是直线人员，一类人员是职能参谋人员。

③实行高度集权。

这种组织结构既保证了线性统一指挥结构和权责明确的优势，又设有一套职能机构或人员来协助院长工作，弥补院长精力和技能的不足。缺点是职能部门之间的信息沟通不畅通，各职能部门由于专业分工带来协调问题。这种组织结构形式更适合中型医院。我国的区、县中心医院等二级医院大多采用这种组织结构形式。

3. 矩阵组织

反映在医院组织结构上就是在同一组织结构中既设置纵向的职能部门，又建立横向的管理系统，这就是矩阵组织形式。如图2-3。

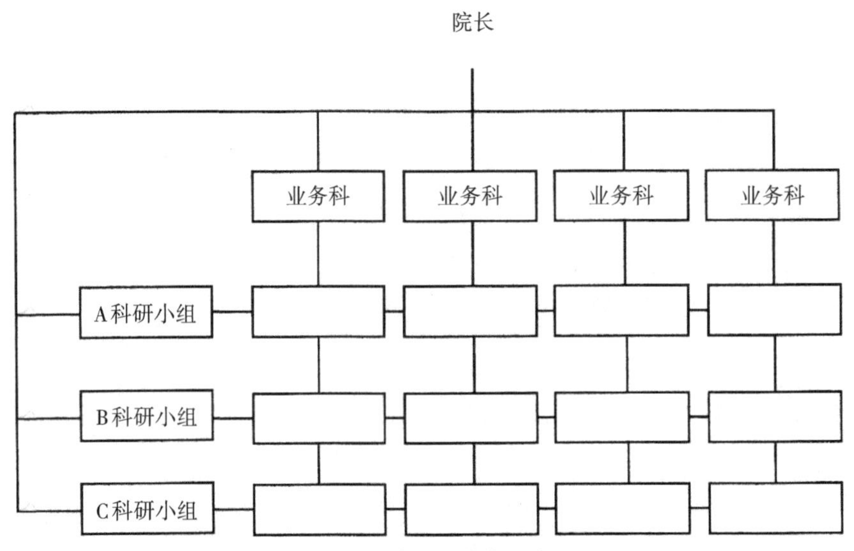

图2-3　矩阵组织结构示意图

矩阵组织形式将集权和分权充分结合，有效增加了医院管理的科学性和灵活性，同时也有利于医院各学科的发展和专业人才的培养。这种组织形式对于医疗任务艰巨、业务条件复杂、诊疗技术辅助性强、科研任务多的大型医疗单位来说，是一种行之有效的组织形式。

4. 其他复合组织类型

随着社会的快速进步与医疗技术的迅猛发展，现有医院的发展模式已经不能满足医院自身发展的需要。在新形势下，较多的复合组织类型在医院的发展中涌现。我国从改革开放后，出现了股份制模式的医院。近年来借鉴国外一些医院的发展模式，我国医院也在呈集团式的发展。这些医院集团的出现，使医院的组织管理架构出现了诸如董事会或股东大会等投资管理机构；一些医院集团的管理部门逐渐分离出去形成独立的管理集团。这些医院组织类型是在医院原有组织机构的基础上，融合现代企业的一些组织模式而形成的。它们的出现使医院的管理活动更加专业化，医院的效益得到不同程度的提高。

当前医院组织形式的另一个显著变化体现在医院后勤部门的变化。医院组织结构的这种变化，使医院从传统的“小而大”的组织模式向分工、社会化方向发展，也让医院在加强专业技术能力的同时，与社会的联系更加紧密。

二、医院组织部门划分

部门是指组织中的一个明确区分的范围、部分或分支机构，它是构成组织的细胞，同时设立部门也是组织工作的一个方面。划分有多种类型，可按人数（如部队）、按时间（如轮班）、按职能（如生产、销售、会计等）、按地区、按产品、按客户、按技术或设备部门划分。事实上，不存在适合所有组织，尤其是满足医院的所有情况的所谓最佳“部门划分模式”。因此，医院科室的划分通常是几个科室的组合，例如按时间（“三班制”、轮班制），按客户（救护和急诊、住院部等），按职能（行政、后勤等）。目前，我国医院的主要部门一般可分为诊疗部门、辅助诊疗部门、护理部门、职能部门和后勤保障部门等。

1.诊疗部门

诊疗部门是医院为人群服务的第一线，是医院主要的业务部门。在综合性的大医院中，诊疗部门一般包括急诊科和住院诊疗部。在规模比较小的医院中，门急诊往往是一个部门，而在大医院中，门急诊是两个相对独立的科室。门诊部通常还包括预防保健和计划生育部。在级别较高、规模较大的医院住院诊疗部门，通常按疾病系统或病种细分为诸如神经内科、内分泌科、血液病科、消化内科、呼吸内科以及脑外科、胸外科、泌尿外科、整形外科等科室部门。目前，也有些医院将住院部按顾客的不同分为急性病部、日间服务部、慢性病部等。

医院的主要诊疗部门和治疗机构是临床科室。中国医院临床科室的划分有以下几种：一是根据疾病治疗方法分，如内科、外科等。内科以药物治疗为主，外科以手术治疗为主。二是按治疗对象分，如妇产科、儿科、老年科等。三是按疾病类型分，如肿瘤科、结核科、传染病科、精神病科、遗传病科、糖尿病科等。四是根据人体系统和器官分，如眼科、神经科、皮肤科、内分泌科等。

2.辅助诊疗部门

医院的辅助诊疗部门包括药剂、营养、放射、检验、超声、病理、麻醉、消毒、同位素、心脑电图、理疗和体疗、中心实验室等医技科室。辅助诊疗部门开展专门技术和设备的辅助诊疗工作，是现代医院不可或缺的一个重要部门。

我国医技诊疗科室发展较快，相应部门的设置呈现中心化发展趋势，如中心实验室、中心功能检查室等。中心化管理可以节约开支，提高设备利用率，提高工作效率。

3.护理部门

护理部门主要包括住院护理、门急诊护理、保健护理、医技部门护理等，是一个贯穿整个医院功能范围的综合性部门。虽然护理专业人员分布在诊疗和辅助诊疗部门的各岗位，但它通过各科护士长和护理部两级管理体系，完成其专业工作任务。

4.机关职能管理与后勤部门

机关职能部门包括两大类。一类是党群部门，主要有医院党办、团委、工会等；另一类是行政组织系统，如医院管理办公室、医务科、院长办公室、人事科、财务科等。

后勤保障部门在医院中目前主要是总务科，包括建筑、设备维修、物资库、车队、锅炉房、食堂、洗衣房、环卫清洁等，是医院诊疗护理工作的重要辅助部门。

对于职能管理及后勤保障部门的设置，应以精干有力、减少组织层次、提高效能、有利于医疗、有利于病人的原则进行，应从组织机构的科学性、合理性，提高工作效率出发，但不能简单理解为“精简机构”。

5.其他部门

由于一些大医院承担医学教学和科研工作，相应地，大医院通常设有科研教学部门，负责医师和医学生的教学培训、科研和新药开发的规划、组织和实施，以及新的诊断和治疗技术的研究。我国大型医院相继根据自身专长建立了各种临床实验室或研究室，配备了专业的人员和设备，成为临床研究工作的专业研究基地。此外，各种规模的医院往往会根据自身的具体情况成立学术组织、医疗事故鉴定、药房管理、病案管理、医院感染管理、服务控制委员会等辅助组织，以促进医院之间的横向协调及民主治理、集思广益。

上述部门构成了医院的基本组织架构。医院内各部门机构设置的合理性要以组织形成的原则和系统的原理为标准，以医疗活动为中心，切实从业务需要的角度出发，在上级卫生行政部门的统一领导下，兼顾医院自身的技术力量和发展规划来设置。

（本节作者：崔金梁）

第三节　医院组织中的人际关系管理

人际关系是指社会组织或群体中的人们之间直接的、可感知的关系，受心理特征的制约，是一种社会关系形式。它是一个人在社会实践过程中产生的吸引或排斥他人的心理倾向和相应的行为。

人际关系是医院组织管理工作中非常重要的问题。有些领导过去从事技术工作，突然转到管理岗位后，虽然解决技术问题有一套办法，但处理人际关系往往缺少经验，可能给工作带来一些困难。正确处理人际关系可以调动职工的积极性，从而保证医院目标的实现，同时正确处理外部组织与医院之间的关系，取得外部环境的支持，是办好医院的必要条件。

一、影响因素

1. 利益的一致性

只有当组织目标与个人目标或者说组织利益与个人利益一致时，才能调动职工的积极性。

2. 态度的相似性

态度是指一个人对待某类社会事物的心理倾向，它包括三个方面：一是认识因素；二是情感因素；三是行为因素。日常生活、工作的大量事实证明，人们的态度相似，自然就容易在具体问题上取得思想统一，只有思想统一、认识一致，才能在工作中自觉自愿地互相支持、互相配合。

3. 组织结构的合理性

机构设置不合理，分工不明确，职责划分不清，相互扯皮、推卸责任，会产生人与人之间、科室与科室之间的矛盾。

4. 交往的密切性——信息传递的程度

人与人交往的密切性主要表现在两个方面：一是交往的频率，即人们相互接触的次数，属于交往的量的方面；二是交往的内容，属于交往的质的方面。交往可以促进人们之间相互了解，密切相互间的关系。

二、处理原则

1. 相互尊重

医护之间、同事之间、上下级之间，相互尊重对方的人格，是建立良好人际关系的准则。

2. 相互信任

同事之间、上下级之间相互信任，是保证医院组织团结协作的重要条件。要做到言而有信，设身处地地考虑他人的事情。

3. 公平待人

公平待人，是指上下级之间、同事之间都应公平对待每一位职工，不能厚此薄彼，不能有任何偏袒，要做到“一碗水端平”。

三、主要内容

医院工作是以医疗为中心，医疗工作又是由医院中各类医务专业技术人员协同配合进行的工作。病人一进医院，就要接触问询、预检、挂号、护理、医疗、收费、药剂以及其他辅助医疗技术部门的各种专业人员，在接触过程中，病人与这些医务专业人员之间以及各专业人员之间即产生错综复杂的人际关系，包括医护关系、医患关系等。

（一）医护关系

1. 定义

社会学术语所界定的医护关系是医生和护士之间的社会互动，即医生与护士在为患者服务中的相互交往和相互作用。也就是医生和护士在为患者服务过程中形成的一种特定的工作关系，是目标一致、相互协作、相互平等的交流互补关系。

2. 模式

过去，护理工作从属于医疗工作，因此百余年来“主从型”是医护关系的主要模式。随着护理科学的发展，护理学已成为一门融科学性、技术性、思想性、艺术性为一体的科学，护理工作的地位、作用已不同于过去。因此，医护关系转变为“并列-互补”的关系。并列即同等重要，无主次之分；互补即相互协作，互为补充。医护信息交流循环如图2-4所示。

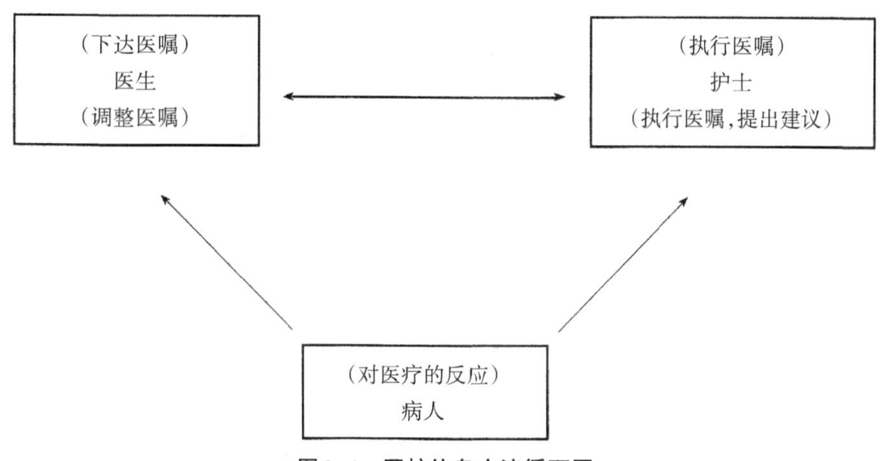

图2-4　医护信息交流循环图

3. 意义

（1）保证医疗过程的完整性

医疗过程是医生和护士之间不断进行信息交流的过程，在发送信息和反馈的过程中，任何连接的信息块都会影响整个医疗过程的进展。良好的医护关系是保证医疗过程完整性的基本条件。

（2）适应医疗过程的多样性

由于疾病的类型不同，病人的心理、社会状况不同，治疗手段和救治的急缓程度也必然不同。这就要求医生和护士在医疗过程中相互交流、协作互补，随时适应治疗过程的多样性。

（二）医患关系

1. 定义

医患关系是医院最常见的人际关系，也是一种特殊的人际关系。“医”是指为患者提供医疗服务的整体。在医疗服务的过程中，有医生、护士、医疗技术人员、管理人员，甚至是与患者有关系的工作人员。“患”首先是指患者本身，其次是与患者有密切关系的家庭成员、工作单位等。

从医学的角度来看，医患关系以增强健康、消除疾病、减轻疼痛为目的，是以不同层次、不同分工为主体的医疗群体与以患者为中心的患者群体的关系。

2. 模式

（1）主动-被动型

在这种模式中，医护人员的积极性高，一切由医护人员决定，患者绝对服从，毫不怀疑，处于完全的被动状态之中，以智力不全、文盲、缺乏涉世经验以及昏迷等情况下的患者居多。

（2）指导合作型

这种医患关系模式是患者主动接受医务人员的指导，医务人员乃是权威性、指导性的，患者也有一定的参与意识，可以提出疑问，可以寻求解释，积极配合医务人员。

（3）共同参与型

在这种模式中，医务人员在为患者诊治疾病的过程中，医患双方共同参与诊断、治疗方案的制定与修订，医务人员在患者心中有权威性，得到患者的尊重、信任，而医务人员对患者的意见也十分重视，能照顾到患者的意见时尽量采纳，不能采纳时，以商量的口吻进行解释。这类医患关系中，医患双方都有积极性。

3. 患者的权益

根据《中华人民共和国民法典》和《中华人民共和国消费者权益保护法》的相关条款，归纳起来，患者共有16种权益。

①生命权。

生命权的基本内容是维护人体生命活动的延续，防止人为地将其终止。

②人身权。

人身权是指民事主体依法享有的，以在人格关系和身份关系上所体现的，与其自身不可分离的利益为内容的民事权利。患者作为公民或法人，同样享有人身权利。患者在接受医疗服务时，其人身权利受法律保护，有权控制自己的四肢、组织、器官、容貌等。通常情况下，未经患者同意或家属签字，医院不得擅自处置。但也有例外，即患者处在危险、紧急状态，意识丧失，无法找到家属，必须立即处置，否则就会危及患者的生命。这种情况下，医师（含医院）应做好详细记录，并经医疗机构负责人签字。

③健康权。

④姓名权。

⑤肖像权。

⑥公平医疗权

这一条款应包括三层意思：第一，任何患者在接受医疗服务时，医疗保健享有权是平等的；第二，患者享受医疗服务的价格，应该是符合国家及省、自治区、直辖市统一标准的、合理的价格；第三，医院在为患者提供医疗服务中，必须执行国家法定计量单位，所有医用计量器具必须准确。

⑦疾病认知权。

患者对自身所患疾病的性质、严重程度、治疗情况、预后及费用等有知悉的权利。医生应在不影响治疗效果的前提下，适当考虑患者承受能力，让患者知悉病情。

⑧知情同意权。

2002年8月颁布的《中医、中西医结合病历书写基本规范（试行）》规定，对按照有关规定需取得患者书面同意方可进行的医疗活动（如特殊检查、特殊治疗、手术、实验性临床医疗等），应当由患者本人签署同意书。患者不具备完全民事行为能力时，应当由其法定代理人签字；患者因病无法签字时，应当由其近亲属签字；没有近亲属的，由其关系人签字；为抢救患者，在法定代理人或近亲属、关系人无法及时签字的情况下，可由医疗机构负责人或者被授权的负责人签字。

⑨服务选择权。

一方面，作为患者一方，有比较、鉴别和选择医疗机构、就诊方式、检查项目、治疗方案、药品，甚至医师、护士的权利；另一方面，作为医院和医师，应力求较为全面、细致地介绍治疗方案，以便供患者选择。

⑩名誉权。

医院和医务人员应尊重患者的人格、身体、民族风俗习惯，不要怠慢患者，尊重患者应从小事做起。

⑪隐私保护权。

隐私是指患者不妨碍他人与社会利益的个人心中不愿告诉他人的秘密，包括个人身体秘密、个人身世及历史秘密，有关家庭生活的秘密、财产方面的秘密等。保护患者的这种权益包括：保护患者的隐私；保护患者精神、心理免受各种有害因素的侵害和刺激。

⑫监督权。

患者可以对医院的医疗、护理、管理、保障、医德医风各个方面进行监督。

⑬医疗文件复印、复制权。

2002年9月施行的《医疗事故处理条例》，对医院的病历管理制度较原“办法”进行了重大修改，患者有权复印或者复制其门诊病历、住院志、体温单、医嘱单、化验单（检查报告）、医学影像检查资料、特殊检查同意书、手术同意书、手术及麻醉记录单、病理资料、护理记录以及国务院卫生行政部门规定的其他病历资料。

⑭求偿权。

如医疗机构有违法违规行为，造成患者身体损害，损害与结果有因果关系，经鉴定为医疗事故时，患者应当使用求偿权。

⑮免责权。

患者患病后，可以免除一定的社会责任，同时有权利得到各种福利保障。

⑯请求回避权。

2002年9月施行的《医疗事故处理条例》第二十六条规定：“专家鉴定组成员有下列情形之一的，应当回避，当事人也可以以口头或书面的方式申请其回避：（一）是医疗事故争议当事人或者当事人的近亲属的；（二）与医疗事故争议有利害关系的；（三）与医疗事故争议当事人有其他关系，可能影响公正鉴定的。”

4. 患者的义务

①自觉遵守医院规章制度的义务。

②积极与医师合作的义务。

③尊重医务人员及其劳动的义务。

④自觉维护医院秩序的义务。

⑤自觉交纳医疗费的义务。

⑥正常出院的义务：不准以任何借口长期占据病床拒不出院。

⑦配合尸体常规处置的义务。

⑧有避免成为一个病人的义务。

5. 医师（含医院）的权利

①在注册的执业范围内进行医学诊查、疾病调查、医学处置，出具相应的医学证明文件，选择合理的医疗、预防、保健方案。

②按照国务院卫生行政部门规定的标准，获得与本人执业活动相当的医疗设备基本条件。

③从事医学研究、学术交流，参加专业学术团体。

④参加专业培训，接受继续医学教育。

⑤在执业活动中，人格尊严、人身安全不受侵犯。

⑥获取工资报酬和津贴，享受国家规定的福利待遇。

⑦对所在机构的医疗、预防、保健工作和卫生行政部门的工作提出意见和建议，依法参与所在机构的民主管理。

6. 医师（含医院）的义务

①遵守法律、法规，遵守技术操作规范。

②树立敬业精神，遵守职业道德，履行医师职责，尽职尽责为患者服务。

③关心、爱护、尊重患者，保护患者的隐私。

④努力钻研业务，更新知识，提高专业技术水平。

⑤宣传卫生保健知识，对患者进行健康教育。

⑥将患者的病情、医疗措施、医疗风险等如实告知患者，但应避免对患者产生不利后果。

⑦依法保管和提供医疗文件。

⑧依法向上级报告和向患者通报、解释。

四、医院组织工作中的冲突管理

（一）定义

冲突是人与人之间的矛盾以及工作中产生的摩擦现象，我们可以把冲突定义为一个过程，这个过程肇始于一方感觉到另一方对自己关心的事情产生消极影响或要产生消极影响。

冲突对任何组织来说都是个严重的问题，冲突处理不当会危害组织的工作绩效，并导致许多优秀员工的流失。

（二）观念的变迁

1.传统观点——避免冲突

认为所有的冲突都是不良的、消极的，是功能失调的结果，所以必须避免冲突。

2.人际关系观点——接纳冲突

认为对于所有群体和组织来说，冲突是与生俱来的，由于冲突无法避免，人际关系学派建议接纳冲突，使它的存在合理化。

3.相互作用观点——鼓励冲突

认为冲突分为功能正常和功能失调的，那种认为冲突都是好的或都是坏的的看法不成熟。冲突不仅可成为群体的积极动力，实际上有些冲突对于有效的群体工作来说是必不可少的。因而鼓励管理者维持一种冲突的最低水平，这能够使群体保持旺盛的生命力，善于自我批评和不断创新。

（三）性质

冲突按其产生的后果可分为两大类：建设性冲突和破坏性冲突，二者的主要差别如表2-2所示。

表2-2　建设性与破坏性冲突的对比

建设性冲突	破坏性冲突
目标一致，方法不同	目标不一致
对事不对人	对人不对事
通过讨论协商解决	人身攻击，形成对抗

（四）后果

1.建设性冲突产生积极结果

因为双方目标是一致的，只是在方法和认识上不同而产生冲突。这种冲突的出发点是一致的。双方都能平心静气地听取对方意见，能够推动民主，集思广益，使决策更加优化。

2.破坏性冲突产生消极后果

双方在根本问题上的分歧造成的冲突，双方往往都很自信，带有浓厚的感情色彩，听不进对方的意见。往往还会离开争论的中心问题，转而进行人身攻击，伤害感情，破坏群体内聚力，最终导致共同关系的解体。

（五）解决方法

第一种方式是消灭对立面，即“你死我活”的办法，用调出、改组、解散一些机构来解决。这种方式的结局是“一胜一败”。

第二种方式是由第三者调节或者采取“收买”政策。其结局是“双败”。

上述两种解决冲突的方式具有以下七种共同特征：

①对立双方彼此分成“我们”与“他们”两伙，而不是以“我们”同存在的“问题”来划分。

②不论是胜方或败方，彼此都把精力放在对付另一方上。

③每一方都根据自己的观点处理问题，而不是根据各自的需要。

④缺乏明确的目标，往往为了解决一个局部性问题而不惜任何代价。

⑤“冲突人格化”，使客观事物蒙上个人感情色彩。

⑥缺乏针对性，把解决冲突混同于处理其他事务的活动。

⑦矛盾双方只注意彼此有冲突的一方面，而忽视了有联系的一方面，只注意暂时的不一致，忽视了长远的影响。

第三种方式是正视矛盾存在，解决问题时针对问题或争议，而不针对双方的个人或团体。采用这种方式，可以达到“双胜”结局。为了达到“双胜”结局，有人提出三条策略：

①采用双方的目标都达到，并且双方都可以接受的解决办法。

②采取坦率和真诚态度对待事实。

③在协商过程中，始终不以专横和傲慢态度对待对方。

（本节作者：崔金梁）

第四节　医院人员编制

一、概念

人员编制是医院人事管理的主要措施之一，是医院管理的重要组成部分。正确合理的人员编制管理，探索确定各级人员合理结构的原则和方法，能够充分发挥医院职能，圆满完成各项工作任务，对促进医院健康发展具有重要意义。

所谓医院人员编制就是应用现代医院组织管理理论，确定各级各类人员合理配备的原则和方法。中医医院的人员编制应当根据中医医院的方向、任务和规模，按照组织合理、人员节约的原则，确定中医医院不同类型人员的数量。这有助于提高医疗质量和运营效率。

二、原则和影响因素

（一）基本原则

实施医院人事管理的根本目的是履行医院的医疗、预防、教学、科研等职能，最大程度地保障医院的正常运转。因此，医院工作人员必须坚持以下基本原则：

1.功能需要原则

功能需要原则是指医院人员的编设要以满足医院的功能和任务需要为依据。各级医院功能、承担的任务、服务对象、拥有的卫生资源不同，因此各级医院的人员编制也不同。应区别医院不同的等级和任务、不同的专业、不同的功能、不同的条件，从实际出发进行医院人员的编设。中医医院在保证完成医疗、教学、科研及预防保健等基本任务外，对继承、发掘、整理、提高中医药学遗产等工作也要有所保证。

2.能级对应原则

医院的服务对象是人，医院工作具有高度的科学性、复杂性和严密性，因此对各级人员的配备，必须严格遵循能级对应原则，以确保工作质量和效率，使每个工作人员的素质、能力都与其所在的工作岗位要求的职级相称。

3. 合理结构原则

医院是一个由多学科、多专业、多科室组成的综合性机构，在编制医院人员时，必须考虑到结构合理的原则，使医院人员实现群体组合的最优化，以发挥医院人才群体的最大效能。遵循结构合理的原则，保证层次结构合理。医院各级人员应有合理的比例。组织通过合理确定各级人员结构，保证医院各项工作的组织、管理、协调。此外，要保证合适的年龄结构和知识结构，保证医院建设的连续性和稳定性，使医院人才队伍适应医院和医学发展的需要。

4. 精简高效原则

医院的人员编制配比要尊重合理化、高效化的原则，坚持因事设岗，因岗设人，精简冗员，即坚持使岗位与人员编制在配备上达到优化，在保证医院工作质量的前提下，少用人员，多开展工作任务，从而提高医院工作效率，达到高质量、高效率、低消耗的目标。

5. 动态管理原则

客观实际的变化要求人员编制保持弹性的动态发展。任何一种人员编制标准都只是满足特定时间和空间的客观需要。医院对编制工作人员的使用，必须根据社会经济发展、科技进步和医院人力资源的发展水平，实行动态管理，以满足医院发展的客观需要。

6. 适度流动原则

只有合理的人员流动才能实现合理的人员配置。在人事管理过程中，要赋予医院人员自主权，在医院内部形成能进能出、能上能下的局面，以保证医院人员队伍的活力。

（二）影响因素

要使医院的人员编制合理、高效，考察影响医院人员编制的因素非常必要。影响医院人员编制的因素是多种多样的。

1. 任务轻重

医院服务提供任务的轻重是决定医院人员编制的主要因素，它不仅包括正常门急诊工作量和床位数，还包括其他一些因素，如当地危重、疑难、急症病人较多，病床周转率快，门诊人次与病床比例过高，都属于影响编制的因素。中医医院的诊断不仅运用传统的四诊八纲，同时还应采用现代科学技术和方法。此外，中医医院还承担着大量的继承老中医学术经验和中药调剂、加工、炮制等任务。所以，在制定中医医院人员编制时也应有所考虑。

2. 专科特点

各类医院，特别是中医医院大都具有自己的专科特点。专科发展迅速，致使人员分工更加专门化，诊疗技术日趋先进与复杂，要求配备大量多科系、多工种的高级专门人才。有的专科护理任务繁重，要求配备较多护理人员，总之，不同专科对人员编设的要求有一定的差异。

3. 人员素质

人员素质对医院编制的影响是不言而喻的。人员素质高、训练有素、工作效率高，医院编制自然可以减少。反之，医务人员素质低只会使医院编制增加，导致组织管理的难度增大，形成恶性循环。

4. 经常性院外任务

在人员编设时应将经常性院外任务考虑在内。如指导下级医院和基层的任务，计划生育技术指导、体检、援外、保健等多项经常性的院外任务。确定人员编制时，应把这些任务考虑在内。此外，医院的社会影响力是直接影响医院工作量的一个重要因素，医院的社会知名度大，医院相应的服务人群范围将加大，从而要加大医院的人员编制。

5. 工作条件

包括建筑条件、设备设施条件、自然条件等因素。如相同规模的医院，设备的机械化、自动化程度越高，需要的操作人员越少，但维修人员则要相应增加。

6. **管理体制**

医院采取怎样的管理体制势必影响医院行政及党群部门的编制，高效、有序的内部管理体制可以减少管理人员的配置。

7. **现行政策**

我国医院现行的人事管理制度、工资制度、病事假制度、产假制度、计划生育制度、退休养老保险制度、在职培训制度、工作时间内的政治和业务学习制度等，是根据国家现行政策法令统一规定的。这些因素均影响人员的编设。

8. **医院外部因素**

影响医院人员编制的医院外部因素包括所服务人群的人口学特征，经济特征，地理环境，人事、工资制度，病、事、产假制度，计划生育、社会保障和医疗保险制度等政策性的因素，以及各种社会条件等。如我国城市医院危重病人、疑难病人、急诊病人集中，城市人口老龄化使得城市医院的编制相应增加。此外，社区服务良好的基础条件可适度缩减医院的人员编制；南北气候的不同也会影响医院的人员编制，尤其是医院后勤人员的编制。

三、方法

（一）医院编制总数的核定

医院人员编制总数的核定，是依据有关主管部门核准的床位数，按一定的人员编制标准核定的。其计算公式为：

$$M=b\times y+(b-b_{下})/(b_{上}-b_{下})\times[(y_{上}-y_{下})\times b+a_1+a_2+\cdots+a_n]$$

M：医院人员编制总数；

b：核定床位数；

$b_{上}$：卫生行政部门规定的该等级医院床位数上限；

$b_{下}$：卫生行政部门规定的该等级医院床位数下限；

y：编制常数的平均值；

$y_{上}$：该等级编制常数的上限；

$y_{下}$：该等级编制常数的下限；

a_1，a_2，a_n：医院其他附加编制。

b、a、y等的数值可从《综合医院组织编制原则试行草案》（〔78〕卫医字第1689号）中查到。

（二）中医医院人员配备要求

根据《全国中医医院工作条例》，中医医院人员的编制可按病床与工作人员1∶（1.3～1.7）计算。病床数与每天门诊人次之比按1∶3计算，不符合1∶3时，按每100门诊人次增减6～8人计算，增编人员要确保医疗、护理和药剂等工作的需要。各类人员的比例：行政管理、其他技术人员和工勤人员占总编制数的28%～30%，其中行政管理人员占总编制数的6%～8%，其他技术人员占总编制数的2%；卫生技术人员占总编制数的70%～72%。与西医综合医院相比较，中医医院医生和药剂人员要高于西医综合医院的比例。

根据1994年9月卫生部颁布的《医疗机构基本标准（试行）》的规定，各级中医医院人员配备要求如下：

一级中医医院住院病床总数为20～79张，每张病床至少配备0.7名卫生技术人员，中医药人员占医药人员总数的比例不低于60%；至少有3名中医师、1名中药士、4名护士及相应的放射、检验人员；至少有1名具有主治医师以上职称的中医师。

二级中医医院总住院床位80～299张，每张床位至少配有0.88名卫生技术人员；中医药人员占医药人员总数的比例不低于60%；至少有4名具有主治医师以上职称的中医师、1名中药师和相应的药剂、检验、放射等技术人员，各临床科室至少有1名中医师；每床至少配备0.3名护士。

三级中医医院住院床位总数300张以上。每床至少配有1.0名卫生技术人员；中医药人员占医药人员总数的比例不低于60%；临床科室主任必须是具有副主任医师以上职称的中医师，至少有1名具有副主任药师以上职称的中药师和相应的检验、放射等技术人员；工程技术人员（技师、助理工程师及以上人员）占卫生技术人员总数的比例不低于1%；临床营养师不少于1人；每床至少配有0.3名护士。

（三）基本计算方法

1.确定劳动定额方法

（1）经验估算法

由医院管理人员、具有丰富实践经验的专业人员、有关专家根据医院现有的技术条件、设备条件、人员素质及相关条件，运用实际工作中所积累的实际工作经验，对医院各环节工作的劳动定额进行估算。

（2）统计分析法

对过去完成某项工作所耗用的实际工时的统计资料进行统计处理和分析，并结合医院现有的技术、组织等条件来确定劳动定额的方法。

（3）类推比较法

也称典型定额法，是根据同类型工作的定额或有关定额标准，经过对比分析，推算出另一项工作定额的方法。

（4）技术测定法

在分析医院工作的技术要求、工作过程、组织管理等影响定额的因素的基础上，考虑到先进的工作过程和管理经验，通过分析计算或现场测定，按照工时定额的各组成部分，分别确定其定额。

2.人员编制定员方法

（1）效率定员法

依据医院及其有关部门和科室定员期的工作量和卫生技术人员的工作效率来确定所需人员数量的方法。工作效率是指卫生技术人员在单位时间内所能完成的工作量，可用每人单位时间内诊疗人次数、每人日均诊疗工时等表示。效率定员法主要适用于医院门诊部医务人员编制的确定。其公式为：

编制数=工作总量/（医院人员工作效率×出勤率）

（2）设备定员法

根据设备使用的台时数和每台设备所需医技人员数来确定。这种方法主要适用于医技科室人员的定编。

（3）岗位定员法

根据医院及各科各部门工作岗位的多少，按岗位工作量、医疗技术人员的工作效率、班次和出勤率等因素，计算应编人数。这种方法主要适用于住院部医务人员需要量的确定。按岗位定员，一般与患者多少没有直接联系，而同床位数的多少以及床位的使用率等因素有关。其公式为：

编制数=［（编制床位数×床位使用率×诊疗每位患者每日所需时间）/

每名医务人员日均诊疗工时］+机动数

（4）比例定员法

根据医院职工总数、总床位数或某类人员的总数的比例来计算有关人员编制定员人数。这种方法适用于医院各类人员的定编。其前提条件是被定员的人数是随着医院职工总数、总床位数或某类人员总数的增减而增减。

（5）业务分工定员法

在一定组织机构条件下，根据职责范围、业务分工来确定定员人数，主要适用于医院党政管理人员、工程技术人员、工勤人员的定员。

（6）依据服务人口定员法

不设病床的乡镇卫生院、城市社区医疗机构可采用依据服务人口定员法。其计算公式为：

编制数=（地域人口总数/每位工作人员规定服务人口数）+机动数

式中每位工作人员规定服务人口数按有关文件规定和本地区实际情况确定。

四、医院编制改革

新中国成立以后，卫生部曾对我国医院的组织机构和人员编制做出了较为具体的规定，对保证医院工作任务的完成和职能的发挥起到了积极作用。但随着时代的发展和医学科学技术的进步，医院的规模、功能、设备及管理体制等都发生了巨大变化，医院人员编制工作亟待改革。

1. 扩大医院人事管理自主权，因院制宜，按需定编

人事自主权是经营自主权的重要组成部分，随着社会主义市场经济体制的逐步完善，扩大人事管理自主权势在必行。

2. 调整医院人员结构比例，体现以病人为中心的原则

目前我国医院仍不同程度地存在人员结构比例不合理的问题。表现在：医护比例不合理，护理人员数难以适应临床工作需要；高中初级医务人员结构比例不合理，个别医院高中初级医务人员结构呈菱形甚至倒三角形；临床医务人员和行政后勤人员结构不合理，行政后勤人员过多，工作效率不高，影响医院整体效益的提高。

3. 贯彻相关法律法规，努力提高人员整体素质

我国《中华人民共和国医师法》《中华人民共和国护士管理办法》等已颁布实施，医院编制工作必须认真贯彻执行这些法律法规，不能与其相抵触。

（本节作者：崔金梁）

第三章　医院质量管理

当今是一个竞争与挑战并存的时代，各阶层的人都必须在质量竞争中求生存、求发展。医院作为公共卫生体系的重要组成部分和医疗服务的主体机构，必须适应新时代公共卫生需求，在新时代不断发展，加快改进。加强以患者为中心的全面质量管理，促使我国医院质量管理迈向世界先进水平。

第一节　概　述

一、概念

1. 质量

（1）定义

质量（quality）一词来自拉丁文 qualis，即本性的意思。国际标准化组织（ISO）将质量定义为“反映实体满足规定和隐含需要的能力的特性总和”。我国质量管理和质量保证标准化技术委员会给出的定义为“一组固有特性满足要求的程度”（GB/T19000—2016）。

（2）客观规定性

①质量受客观因素的制约（如技术因素、经济因素、管理因素等）。②质量是可以分析、区别、比较、鉴定的。③质量有它自身形成的规律。④质量应有预定的标准，质量标准要符合客观实际。⑤质量有一定的范围。

2. 医院质量管理

（1）狭义的医院质量管理概念

传统的医院质量管理，即医疗质量管理，是一个狭义的质量管理概念，其主要特点是：一是以临床医疗科室作为主要的质量管理单位；二是主要由医生通过执行医疗制度、常规和自我评价进行医疗质量控制；三是传统医疗指标作为医疗终端设备质量的统计评价指标；四是仅限于医疗技术和医疗效果的质量管理，一般不包括服务质量和医疗费用的管理。

这种狭义的质量管理范围，虽然逐渐地扩展到护理部门和各医技科室，但仍是医疗业务部门分别进行的局部质量控制，而不是系统化的质量管理概念。

（2）广义的医院质量管理概念

广义的质量管理是一个全面的、系统的质量管理概念，包括基础质量、环节质量和终末质量，以及医疗技术质量和服务质量。这一理念应包括以下主要观点：①将医院质量管理作为医院管理的首要管理职能，作为与业务管理、医疗管理、技术管理同等重要的独立管理专业。②质量管理由院长亲自领导，具有做出质量决策的职能，而不只是移交给其他管理人员或行政职能部门。③各级、各部门的管理人员要履行各自的质量管理职责。④质量和质量管理与每一位员工息息相关，他们的工作直接和间接地影响着医疗服务的质量。⑤医院注重医疗质量管理，要高度重视医疗质量，降低医疗质量成本，以医院各项工作质量保证医疗服务质量。⑥医院质量管理应成为全院的系统性活动，要努力建设质量体系，开展管理活动，通过质量策划、质量控制、质量保证和质量改进，开展质量可持续提高的管理活动。⑦ 医院的质量管理不应满足于几项已取得的质量指标，而应建立在质量和质量管理永无止境的信念之上。

二、发展趋势

1.持续医疗服务质量改进（CQI）是医院质量管理发展的重点

专注医疗质量管理是医院质量管理的永恒主题，基本 CQI奠定了新时代的医疗质量。这种发展趋势体现在以下几个方面：

①医疗质量管理不应该只是管理者的责任，还需要医护技术人员的广泛参与，形成一个贯穿始终的质量管理小组（QC小组），开展专题立项的质量改进研究。

②以临床诊疗技术质控为重点的质控方法研究，将通过临床途径研究，促进医疗行为规范化，以不断提高医疗服务质量。

③病种医疗质量管理将进一步发展。

④系统化整体护理与护理质量管理有机结合，将进一步完善护理质量体系。

⑤临床药学、医学检验、病理学、营养学、麻醉学等学科普遍采用专业的质量控制技术，完善各学科的质量体系。

2.全面质量管理是所有医院质量管理的发展方向

面向21世纪的医院质量管理，将突破单纯医疗技术和生物医学效应的全面质控（TQC），发展为质量管理与经营管理、科技管理、医疗业务管理有机结合的全方位质量管理（TQM），使全面质量管理上升到医院发展战略的更高层次。

（1）医疗质量管理仍是医院质量管理的重点

医疗质量综合控制，包括临床科室和医技科室的技术项目及医疗职能等医学、护理和技术基础的质量管理，“三基”培训和系统的综合护理；规范三级医生查房、护士查房、手术急救等医疗技术全过程的质量控制，以及专业医疗技术内部的质量控制要以“四严”为前提；以病种医疗质量为重点的终末医疗质量管理等。

（2）优质服务是医院全方位质量管理的重要方面

医疗质量管理是过去医院发展所强调的重点。医院工作以病人为中心，必须坚持为病人办医院的宗旨，保证医疗服务质量是这一宗旨的核心。医疗技术的品质是内在品质，优质的服务是医疗服务的外在品质。如果只对医疗技术进行全面的质量控制，而忽视医疗服务风格和服务态度的重要性，就无法实现以病人为中心的办院宗旨。因此，优质服务必须是TQM的基本内容。

（3）保证医疗安全、防范差错事故、减少医疗纠纷是医院全方位质量管理不可缺少的重要方面

在医院过去的全面质量控制中，普遍不强调健康安全的特殊重要性，严重医疗差错和医疗事故的处理主要集中在事后处理，缺乏经常有效的防范措施，从而成为医院全面质量管理的弱点之一，全方位质量管理要求把医疗安全管理放在首位。

（4）医疗质量控制与医疗成本控制并行不悖是医院全方位质量管理的基本内涵

为适应社会主义市场经济体制，适应新时代卫生工作宗旨的客观要求，适应社会卫生保健制度的发展，医院的全面质量管理必须注重经营质量。一是医院管理必须坚持社会效益为最高标准，杜绝单方面追求医院自身经济效益而忽视质量和社会效益的错误行为，否则医疗服务质量必然下降。从这个意义上说，管理质量是影响医疗服务质量的根本性问题。二是控制医疗成本费用，即在保证医疗服务

质量的前提下，降低医疗消费和医疗费用，以较少的医疗费用为患者提供优质服务。

3.宏观质量管理和微观质量控制相结合的多层次质量管理是新时代医院质量管理的发展路径

医院宏观质量管理和微观质量控制主要有以下五个层次：

（1）医院临床科室、医疗科室及护理单元是医疗服务质量管理的第一线

医疗技术质量控制、服务质量管理、医疗安全防范和医疗成本控制必须在科室落实，才能取得实效。因此，部门是微观质量控制的关键一环。在这一环上，首先是科主任、护士长和医技科负责人的技术水平、质量意识和质量管理能力，它们代表和决定了整个科室的质量水平和管理水平。因此，必须依靠他们来控制质量，认真实施全面质量管理，实现以部门为单位的组织管理的严谨性、规章制度的严肃性、技术操作程序的严格性和临床思维的严谨性，强化科室基础素质。医疗工作环节质量和终末医疗质量的全面质量管理，使各科室建设成为具有立体网络结构的基层质量体系。所谓立体网络结构，就是科室质量体系的“三维结构”“两类质控方法和技术”“三级质量结构”的质量体系。

科室质量管理“立体结构”：一是医生、护士、技术人员高、中、初级技术岗位自上而下的技术指导、质量监督和组织管理；二是横向技术工作环节之间医、护、技相互协调或协同作业的质量要求和横向相互质检的质量要求；三是医务人员、护理人员和技术人员个体化技术职能的质量自控和自律。

在上述“立体结构”中，各级医疗、护理技术人员充分利用适合自身专业特点的质量控制技术和质量管理方法：一是充分利用质量控制技术，如临床药学技术、重症监护技术、医学检验质控技术等；二是常规医疗质量检验及控制系统和方法，如三级查房诊疗质量检验、病历质量检验、医嘱核查、手术质量管理、医院感染等。

医疗服务质量控制的特点之一，是在卫生技术人员的技术操作过程中，应强调个体化的质量自我控制。这种质量自控的力量首先取决于员工素质和技术水平的提高；其次，还需要通过加强素质教育来强化质量意识。

（2）院级领导和管理职能部门是医院质量的决策层和综合管理层次

在以集中管理为主导的管理体制下，医院层面的领导和管理职能部门质量管理职能的履行情况，决定了全院的医疗质量管理水平和医务人员服务水平。首先，院长的质量决策职能非常重要，包括质量管理战略决策、质量方针目标决策、质量管理计划决策、质量体系建设决策等。其次，院长要主动强化质量意识，深化部门抓质量，建立以院长质量查房为龙头的质量工作循环体系。

医疗、护理及后勤等管理职能部门不仅应该成为院长抓质量工作的参谋、助手，而且必须建立健全本专业、本部门的综合性质量管理系统，充分发挥质量管理职能。

（3）省、市级各医、药行业质控中心是准行业性质量管理层次

各地区已有生化检验、血液采集供应、药品检验等专业质控中心。随着医院质量管理的社会化发展，将逐渐显示这一质量管理层次的重要性。

（4）社会监督将对医院质量管理加大制约力度

随着市场经济的发展和社会进步，国家将针对工业产品和服务行业的质量问题建立社会监督、制约机制，医疗服务业也不例外。这种监督、制约将逐渐从软制约（一般性群众监督、新闻媒体监督）向硬性制约发展（法律和经济制约），从而使这一社会制约层次具有群众性、法制性和经济赔偿的性质。尽管医院为病人提供医疗服务的质量问题与一般工业产品及其他服务行业的服务质量问题有所不同，具有质量判断的特殊性、复杂性，但是，随着市场经济的发展，特别是社会医疗保障制度的改革，医院质量管理的社会制约层次将日渐形成，并日益强化。

（5）国家卫健委及各级卫生行政部门对医院质量的宏观管理是医院质量管理的高层次

这一宏观管理层次将进一步向规范化、标准化、法制化方向发展。

4.医院质量体系认证

这是医院全面质量管理多层次微观质控与宏观管理相结合的社会化管理制度，也是21世纪医院质量管理现代化的重要标志。质量体系认证已成为当代各行业与国际标准接轨、实现现代化质量管理

的基本制度。质量体系认证的国际标准是国际标准化组织的ISO 9000标准体系。为了积极贯彻《质量振兴纲要》，适应新时期卫生工作奋斗目标的要求，促进医院内涵建设，应该逐步试行医院质量体系认证制度。

（本节作者：崔金梁）

第二节　医疗质量管理方法

医疗质量管理方法实质上是人类各种管理方法在医疗质量管理中的应用。从质量管理的发展看，质量管理经过了检验质量管理、统计质量管理和全面质量管理（全面质量经营）。但并不是每个行业、每个单位都经过了这三个步骤，而是各自单位结合实际，都能找到合适的管理方法。

一、医疗指标统计管理

1.指标统计管理

医疗指标统计管理（简称指标统计管理）指的是医院医疗终结时数字资料的收集、整理、计算和分步骤进行科学的管理过程。以数字为事实，为医疗质量管理提供更可靠的质量改进依据。这是最原始、最传统、最有效的质量管理方法。我国医院有传统实用的统计项目。我国卫生部于1989年制定的医院分级管理标准规定一级医院统计项目39项，二级医院51项，三级医院50项。这些统计指标都是在原有各种统计项目的基础上综合而成的，对各级医院的质量管理起到了促进作用。

统计指标的应用主要是为了强化医院质量管理，为质量管理计划、决策、内容、措施、评价提供可靠依据，从而更好地为病人健康服务。

2.统计指标的内容

（1）临床资料

出院人数、危重病人抢救数、病床使用率、平均住院日、病床周转次数、医护事故差错发生率、手术前后诊断符合率、入院诊断与出院诊断符合率、无菌手术切口甲级愈合率、甲级病案率、护理表格书写合格率、护理技术操作合格率、基础护理合格率、特级及一级护理合格率、陪护率、常规器械消毒合格率、单病种治愈率、住院产妇死亡率、院内感染率、处方书写合格率、临床与病理诊断符合率、入院后褥疮发生率、平均术前住院日、每床日门诊指数、副主任医师以上人员参加门诊每周次数、麻醉死亡率及经济效益情况等。

（2）医技资料

各科室工作量、大型设备单项（日、月、年）工作量、大型设备检查阳性率、病理切片优片率、放射线诊断与术后诊断符合率、X线摄片甲级片率、临床化验室间质控年平均变异指数、临床化验室内质控各项目常规条件下变异符合规定要求、万元以上医疗仪器设备完好率、药品损耗率、理疗治愈率、临床对检查报告满意率、尸检率等。

（3）经济收支资料

年医疗毛收入与历年比较利润占毛收入比、各类收入占总收入比、药费占总收入比、人均利润、科室医疗收支比、科室人均利润、各科室横向医疗收入比较、各科室成本分析、全院人员及各科室奖金分配情况、单病种收费统计、门诊病人人均费用、住院病人人均费用、急诊病人人均费用、各类手术费用、住院病人每张处方费用、门诊处方平均费用及药品种类费用情况等。

（4）其他资料

全院各类人员出勤率、门诊及住院病人满意度、工作人员满意度、科技成果数、论文发表数、学术会议交流论文数、外出进修参观学习人数、各科室开展新业务数、科研经费支出、信息投资、图书杂志报纸金额、住院病人病案入库率、全院人员住院人数、医务人员基础理论和技术操作考核情况、新建房屋面积及医德医风教育次数等。

以上统计资料都是医疗质量管理的必需内容。

二、全面质量管理

1.概念

全面质量管理是为了能够在最经济的水平上并考虑到充分满足用户要求的条件下进行市场研究、设计、生产和服务，把组织内部各部门的研制质量、维持质量和提高质量的活动构成为一体的一种有效的体系。

2.内容

（1）全面质量管理组织

医院质量管理组织一般分三层：医疗质量管理委员会（高层质量管理层），机关、质量控制办公室（中层质量控制层），科室质量管理层（基层质量控制操作层）（图3-1）。也可以按医院能级管理分三四五层质量管理组织。

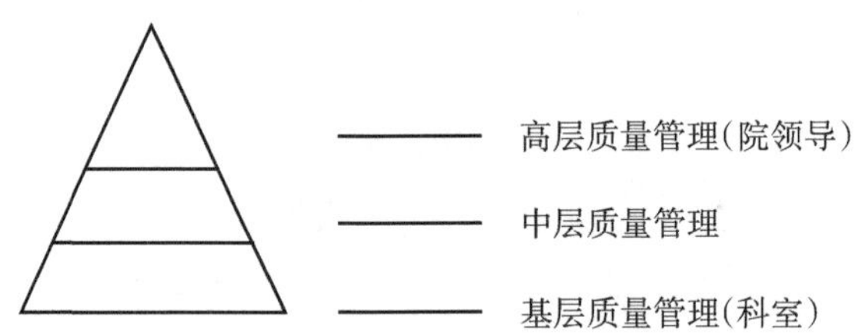

图3-1　全面质量管理组织层

随着全面质量管理的发展，高层质量管理者在医疗全面质量管理中显得越来越重要，医院主要领导要对医疗质量全面负责。这既是医院领导的义务又是责任，绝不是可管可不管的事，而是必须管好。院领导应把全面质量管理作为医院的核心工作来抓。中层质量管理层是质量管理的职能部门，负责质量管理的设计、策划、指挥、协调、控制、评价等。基层质量管理层是医院医疗质量管理的操作层，绝不能忽视，要重点开展好群众性质量活动，落实到每一个人，这样才符合全面质量管理精神。

（2）质量管理的标准化

全面质量管理是一种科学的质量管理方法，也是一种规范化的管理。包括：一是医疗质量标准参数统一，衡量质量的标准、尺度、检验和评价方法一致；二是根据医院情况，设计符合国家、部级、省级和医院要求的标准；三是质量标准必须是有利于同级医院横向比较、评价，从而能促进医疗质量不断提高。

为实现质量管理标准化，就必须把一切与质量管理相关的诊断、技术操作、病人出院、人员岗位责任、物资设备管理等都制定出质量标准，使之制度化、法规化，才能有利于标准的执行、评价。

（3）全面质量管理的范围

全面质量管理范围包括：一是人员素质。质量的竞争最终是人才的竞争，只有高素质的人才，才能有第一流的质量。人才素质包括学历结构、年龄结构、基础知识、专业技术水平、医德医风、奉献精神、科研能力等。二是技术管理。包括专业科室分布，专业技术的新老接替，开展新业务、新技术等。三是专科质量。专科指各临床科、医技科及有关科室，特别是有特色的专科的质量。专科质量是医院的“名牌产品”，要叫得响，技术过硬。四是服务质量。包括服务态度、服务技能、服务技巧、服务及时、服务一条龙等。医院是服务性行业，应在服务上下功夫，良好的服务是质量管理成功的一半。五是环境质量。卫生、清洁、安静、舒适、阳光充足是医院环境的重要特点。包括房屋建筑的式样，材料的选择，树种的绿化，草坪的覆盖等。六是饮食。特别是治疗饮食，必须按疾病要求落实治疗饮食种类，而且要考虑到营养成分合理。七是各项医疗指标的管理。八是医德医风建设。九是设备管理。十是信息管理等。

（4）一切用数据说话

使用事实和数据来反映质量控制情况。例如在评估疾病治疗的功效时，用可能、大部分、接近标准、基本达到标准是不确切的，无法反映实际质量。通过具体量化治愈多少、好转多少、未治疗多少，计算比例和构成比，可以准确反映治疗质量。

（5）质量改进

质量改进不等同于工作改进，因为改进是事后的事，质量改进是要先做的。一切质量管理的目的和内容都是不断提高医疗技术或服务的质量，提高医院的竞争力，但最重要的是持续的质量改进。应该重视一种工作精益求精、追求改进与完美的医疗质量文化。如在门诊接诊病人服务不好就立即改正，外科系统手术日的安排不合理就及时改进，病房设施损坏要主动修理。总之，质量改进要求全院人员树立立即就办的思想，工作的改进永无止境。

三、PDCA循环

1.概念

PDCA循环是美国著名的质量管理专家戴明（W. E. Deming）博士于20世纪50年代初提出来的，所以又叫“戴明循环”，简称“戴明环”。

PDCA循环，是英文计划（plan）、实施（do）、检查（check）、处理（action）的缩写。PDCA循环总结出来的科学工作程序，是在一切管理活动中提高管理质量和效益所进行的计划、实施、检查、处理（总结）等工作的循环过程。PDCA循环反映了人们“认识—实践—再认识—再实践”这一认识事物的客观规律。所以，PDCA循环又是一种普遍实用的管理哲学。

人们要完成任何一项事情，在未进行之前，必须进行周密的考虑、设计、谋划，怎样才能把这项事情做好，包括完成这项事情的工作方法、遇到的问题以及解决的办法等，这就是初始的计划。

计划制订出来以后，要按照计划实施，也就是按照计划进行工作，完成任务，这一切都是在计划下实施。

为了把事情完成好，就要进行层层检查、控制，以便把计划好的工作实施好，当然在实施阶段也套有小的PDCA循环，实施计划要靠检查。

工作做完后，要进行处理、总结，查找教训，总结经验，以便下一循环工作做得更好，这就是处理或总结。

2.特点

（1）循环往复

PDCA循环是个循环图，它代表了人们工作的普遍规律，计划—实施—检查—总结。不论是大工程还是小工程，不论是个人事情还是单位规划，都要经过PDCA循环这个过程。这些过程（阶段）有时要经过详细的调查，通过研究、讨论，经过一定的形式，形成文件或精神。有的是较简单的经过脑子思考后即可定下来。（图3-2）

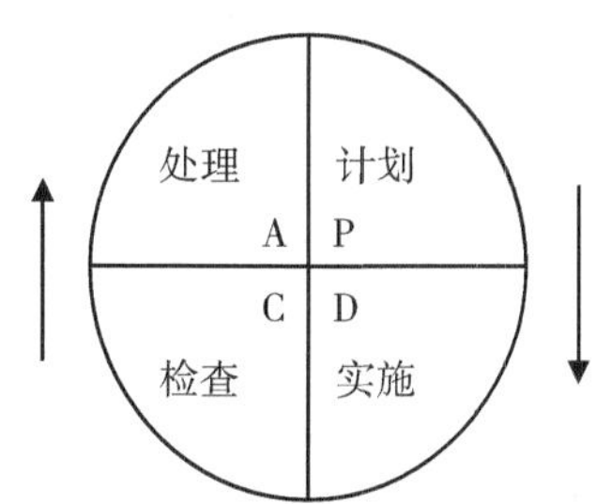

图3-2　PDCA管理循环示意图

（2）大循环套小循环，相互促进

作为一种科学的管理方法，PDCA循环适用于各种管理工作和管理的各个方面。整个大系统应该按照PDCA循环运行，每个子系统、每个环节都应该按照PDCA循环运行，即每个环节、每个层次都有越来越小的循环，一直到个体。大循环必须通过各个子系统、各个环节的小循环来实现，各个子系统、各个环节的小循环必须保证整个系统大循环的实现。大大小小的PDCA循环将各部门的工作有机地联系起来，相互协调，相互促进。(图3-3)。

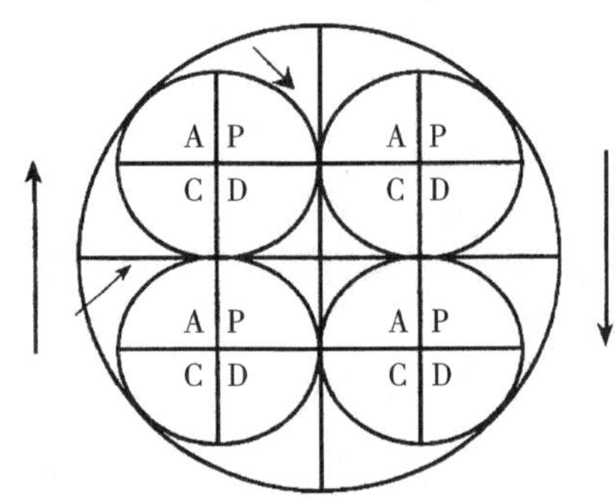

图3-3　大循环套小循环示意图

（3）不断循环，不断提高

PDCA循环不是一种简单的周而复始，不是同一水平上的循环，每循环一次，要解决一些问题，使医疗质量提高一步，接着又制订新的计划，开始在较高基础上的新循环。这种螺旋式的逐步提高，使管理工作从前一个水平上升到更高的水平。(图3-4)

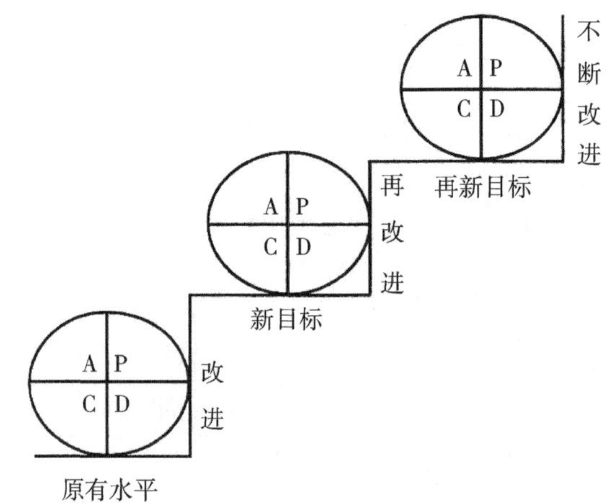

图3-4　PDCA循环螺旋式上升示意图

四、三级质量管理

1.概念

三级质量管理指医疗质量的基础质量、环节质量（过程质量）和终末质量。三级质量管理目前有四种模式，其基本内容是一样的。

（1）美国Martin-Donabetian概念

指从美国外科学会标准化计划创始人Martin提出改进医院条件，到Donabetian等人的“结构—过程—结果”的质量结构。把医疗质量分解为三个过程：基础质量（structure）、实施过程（process）和医疗结果（outcome）。

（2）日本学者仓田正一对医院活动的划分

仓田正一将医院活动分为三部分，即对患者的服务（input）、服务过程（process）和结果（outcome），这种方法与美国学者的方法是基本类似的。

（3）我国学者对质量管理的划分

我国学者马骏主编的《现代医院管理》，把医院质量分为基础质量、环节质量和终末质量三级质量结构。

（4）我国政府对医院质量的划分

中国质量管理协会、国家标准化协会企业标准化专业委员会将医院活动引入质量结构分析中，把医院质量分为医院工作质量—医疗环节质量—医疗服务终末质量。

2.内容

（1）基础质量

主要指医院规模、编制床位和支撑条件。具体指人、财、物、管理、时间、技术和信息等。基础质量内容主要包括：医院设施环境（床位、医疗设备、医院所处地理位置、交通便利情况、医院建筑和绿化等）、工作人员的质量、医院的各种组织与管理、开展专科情况、业务技术、规章制度、药品供应、医院文化、后勤保障和工作时间安排等。

（2）环节质量

指医院的医疗活动过程的工作、医疗质量，包括门诊工作质量，急诊、急救质量，医技科室检查诊疗质量，临床科诊断、治疗、护理、科研、教学质量，以及与质量有关的医德医风、后勤保障质量等。

（3）终末质量

指患者在医院诊治后的质量评价，也包括医护人员对患者的随访。终末质量仍然是医院重要的质量管理内容。常用的是病案质量、统计指标、管理指标等。病案质量是终末质量的重要内容。一个医院的管理水平，一个科室的管控能力，医生和护士的技术水平，都可以在病案中体现出来。可以说，病案质量代表了医院的管理水平、专业水平和技术水平，是医院质量管理一体化的直接体现。忽视病案的质量管理，终末质量无从谈起。

医院医疗质量管理方法还有很多，如病种质量管理、标准化管理、以经济效益为主的承包责任制法、医疗成本核算管理、医院分级管理和质量保证法等。可以肯定，任何级别的医院质量管理者不能只用一种方法，必是以一种方法为主，再综合应用其他的质量管理方法。可以预见，随着医学科学技术的发展、医疗市场的竞争，质量管理将越来越受到人们的重视，每个医院都能找到自己最佳的质量管理方法。

（本节作者：崔金梁）

第三节　医疗质量评价

医疗质量评价是医疗质量管理的重要组成部分，也是一项复杂的工作。所谓评价，是指对医疗活动进行有组织、有计划的调查，对医疗活动中的客观事物进行验证或对事物的性质进行分析，以确定评估对象是否符合预定的标准或要求，从而对医疗质控做出客观的结论。

一、概述

1.意义

随着社会的进步，人民群众卫生知识的普及以及人们卫生保健需求的增加，人们越来越有意识地选择医院就诊。人们通常选择那些服务优、质量高、环境好的医院。又随着市场经济的不断深入，医院的竞争越来越激烈，而医疗质量的高低已成为人们关注的焦点。卫生系统内部、社会各界都希望医院的服务能够上一个新的台阶。这促使医院挖掘自身潜力，增强内力，提高质量，以迎接市场经济的挑战。实行医疗质量评价有利于医务人员医疗技术的发展，有利于医院降低成本和改善服务，有利于充分利用现有卫生资源提高医疗质量，更有利于通过这种评价体系，形成新的适者生存的局面，有利于提高人民群众的健康水平，有利于促进社会生产力的发展。

2. 对象

评价的对象可以是整个医疗保健系统，也可以是同一级医院或一个医院、一个科室，还可以是诊治疾病的过程或治疗效果；它可以具体到一个病人的手术，一个医疗活动过程，或者一个质量活动的评价。事实上，任何与医疗质量相关的活动都可以纳入所评价的范围内。

3. 目的

质量评价通过一定形式、规模在卫生系统、医院、科室、个人中有效进行，使其对从事或完成某项质量职能（工作）感到一定的压力或满足，从而树立“质量第一、患者至上”理念，促使其努力提高自己的医疗服务质量，以期达到更高层次的要求，达到患者满意的目标。

4. 原则

（1）科学性

所制定的质量评价标准、方法应该是科学的，特别是有些数据应能经得起时间的考验，数据要经过统计学处理，每一项评价标准都是科学的。

（2）先进性

质量评价的标准、方法及整个体系应是先进的，并且吸收国内外质量评价的最新成果，而不是陈旧的、落后的质量评价。

（3）可行性

质量评价体系应是符合中国医院情况的，是可行的，被评价单位容易接受，因此也能起到激励作用。

（4）简便性

实践证明，质量评价标准繁琐、面面俱到，是不易评价的，尤其不能长久坚持。医疗质量管理重在持久性评价。

（5）可比性

质量评价实际是一个比、学、赶、帮活动，是一项竞争活动，评价结果要公开，使被评价单位心服、口服。这就要求评价标准具有可比较性，即通用性强。制定的标准、内容是绝大多数医院能达到的。用大医院的标准评价中、小医院，或用专科医院的标准评价普通医院都是不符合实际情况的。要照顾到医院的级别性、地区性、专业性等。

（6）政策性

指质量评价体系符合党和国家的基本政策，符合有关卫生法规要求，符合我国卫生事业发展的总方针。

（7）经济性

质量评价的经济性是一个热点问题，质量管理必须注意质量成本问题，投入评价的费用必须低于产出的价值，这是最低要求，否则评价就是失败的。

（8）时间性

质量评价的时间性，一是指每一次对医院的评价时间不能太长；二是指评价周期不能太长，3～5年为宜；三是评价的时间季节，尽可能选择在病人少的季节评价。病人高峰季节评价一定要慎重，因为在病人高峰季节评价，可能会影响有些医院的评价效果。

（9）公正性

医疗质量评价必须公正，严格按设计的标准进行，所有被评价单位应公开竞争，依评价结果定结论。

二、组织与方法

医疗质量评价组织与方法是医疗质量管理的关键，要解决医疗质量评价由什么样的人员组织、谁来评价和怎样评价的问题。

1.组织

医疗质量评价组织应该由政府组织实施，国家卫健委成立医疗质量评价机构，省、市卫生厅（局）和医院都应该有相应组织（图3-5）。组织机构应该明确评价目的、任务、间隔时间，并对评价结果提出意见。质量评价由政府组织可以增加其权威性，便于推广、普及和不断地提高医疗质量，为人民健康提供更好的服务。

医疗质量评价组织的人员，是相应层次的行政领导、质量管理专家、医务人员和其他人员。行政领导主要指卫生行政领导。质量管理专家最重要，因为这些人不但是医院管理者，而且是质量管理的行家里手，熟悉医院实际情况，掌握质量评定标准，了解国内外医疗质量管理情况。医务人员指医生、护士、医技、药剂等有关人员，这对评价专业科室是不可缺少的。医疗质量评价的其他人员指有关医院医德医风管理人员、后勤保障人员、合同协作单位人员、社会质量监督人员和住院病人等（图3-6）。

国家卫健委
省、自治区、直辖市卫生厅(局)
市、县卫生局
医院
科室
社会团体
病人单位
人员组成
卫生行政人员
医疗质量管理专家
医务人员及其他人员

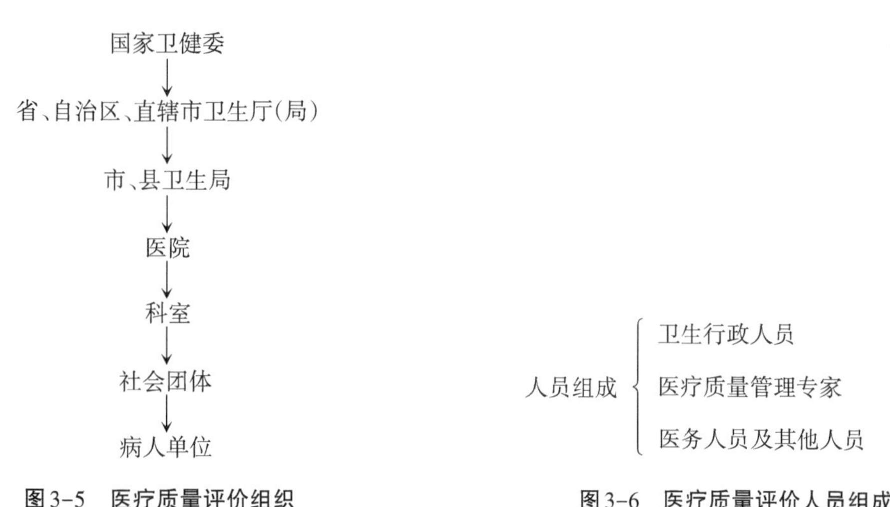

图3-5 医疗质量评价组织

图3-6 医疗质量评价人员组成

2.方法

我国医疗质量评价方法过去是传统的统计指标评价法，三级医院评审给医疗质量评价增添了新的内容。

医院质量的标准化管理和评价最早源于美国。美国对医院进行标准化的评价活动是从1918年开始的，当时主要限于外科系统。1952年，美国设立了医院评审联合委员会；1987年，美国将医院评审联合委员会改为美国医疗机构联合评审委员会，其范围进一步扩大，延伸到整个医院，还包括各种类型的保健组织。加拿大于1959年成立了医院评审委员会，并且出台规定只有通过评审的医院才可以向政府申请新的项目和投资，才能成为有培训医生资格的医院。澳大利亚于1974年成立了医院标准委员会。1979年，荷兰成立了独立的医院质量保证机构。1981年，西班牙实施了医院认证。1991年，英国开始引入认证体系，并成立了两个平行的组织：国王基金会和西南医院认证机构，近80家医院参与评审。1987年，日本厚生省公布了评价日本医院机构的100个项目，即由日本医师会、厚生省共同制定的医院功能评价手册，由5个基本项目和100个提问组成。5个基本项目：①医院基本方针、管理机构等。②对地区要求的反映，地区作用、协作、活动等。③病人满意度。④诊疗评价。⑤医院经营的合理性。从多数国家的评审办法来看，先从小范围开始，以后逐渐扩大到全国。英国、西班牙、荷兰、韩国和日本等对医院实行评审制。美国、加拿大、澳大利亚等对医院和其他卫生服务机构均实行评审制。

医院评审和医疗质量评价是有区别的，两者尽管都将医疗质量纳入评价指标，但是，医院评审是对医院的整体评价，而医疗质量评价主要是针对医疗、护理、医技等方面进行的治疗评价，其他方面的评价并不是主要的。医院评审和医疗质量评价不同，其评价方法也不一样。

现将主要的医疗质量评价方法介绍如下：

（1）传统医疗指标评价法

这是我国传统的医疗质量评价法。特点是医疗指标项目固定、具体，带有一定的普遍性，人们已有相当的共识，也易评价。优点是指标统一，程序简单，统计容易，分析容易，理解质量管理的重要性，是一种简单易接受的管理实践。主要判断标准是诊断准确、及时、完整，治疗是否彻底有效，治疗时间长短，是否存在医学缺陷等。这种方法始于20世纪50年代，历时几十年经久不衰，对我国医院医疗质量管理起到了决定性作用，是我国实现现代化质量管理和评价的基础和桥梁，它作为现代医疗质量管理和评价的内容之一仍然受到大家的重视。这个评价方法的缺点是事后评价，被动管理，忽视了人的作用和医疗活动过程中的质量控制。

（2）三级结构质量评价法

这种评价方法是1960年美国学者Donabetian提出的，他将医疗质量分解为三个过程：基础质量、实施过程和医疗结果。在我国，这种方法称为三级质量管理法，按照三级结构进行评价。基础质量是指人、财、物、时、技术五要素；连接（过程）质量是指每个医疗活动中的工作；最终（结果、效果）质量是指治疗结束后的指标控制。事实上，这种管理方式在我国多个地区的医院都有实施，但被大多数医院广泛重视和采用是在20世纪70年代末。这种管理方式的特征是质量分层评价、针对性强、效果可靠等。其优点是将管理和评价明确分为三个部分，进一步明确了质量管理职责，有利于检查监督，特别是把医疗活动的事前控制和环节质量控制放在了重要位置，医疗活动过程中的管理和评价得到了充分的重视，这已接近现代医疗质量评价体系。这是一种非常实用的管理和评价方法，为世界上大多数学者所认可。缺点是医疗部门单独控制质量，其结果达不到全院质量管理和评价的目的。

（3）质量方针目标评价法

这是一种以目标管理原理为依据的评价方法。特点是根据需要制定阶段性目标，以达到提高质量的目的，注重责任、考核、效果，即达到预定目标。优点是有利于实现医院质量管理的总体计划，加强了医院各层次之间的内在联系，有利于掌握总目标进度，有利于调动群众的积极性，对质量管理中的子系统，尤其是那些突击性、阶段性任务，目标管理和评价效果最好。缺点是内容条目不一，各有各的目标，重复性差，可比性差。各医院均要依据本单位具体任务、以往情况制定目标内容。

（4）病种质量管理和诊断相关组系统评价

这种方法于1983年在美国新泽西州开始实施，是针对病人住院费用日益高涨采取的方法，此法可以较有效地减轻病人经济负担。优点是通过调查每种疾病的住院费用，达到控制医疗费用增长、及时发现问题、促进质量提高的目的，同时有利于卫生资源的充分利用，更好地为全民健康服务。缺点是单病种病人病情、年龄、体质、住院条件、并发症等随机因素多，很难实行一种疾病病人在不同时间、不同医院住院的诊疗费用，因此难以跨区域推广，有待在实践中不断完善。我国有些医院对此种方法进行了尝试。

（5）医院分级管理评价法

这是我国在借鉴海外管理经验并充分论证后形成的具有中国特色的管理评价方法，现已在全国范围内推广实施，完成了第一轮医院管理差异化评价。该方法的特点是根据医院的功能、规格、等级设置数量、设置标准、设置评价方法，以保证医院的整体管理。优点是医院分类分级，评价标准统一，促进了医院向规范化方向发展，一个评价周期嵌套一个评价周期，有利于把医院提高到更高的标准，有利于跨区域性大规模检查，优胜劣汰。缺点是国家标准统一，实施和掌握考核方法的人员不同，很难在同一水平上进行评估。同级别医院之间的差距太大，特别在医院管理水平上差别更大。

（6）全面质量管理评价法

这是全面、动态的质量控制和质量控制评价方法。它的特点是一个“全”字，即医院的全部门、全员、全过程、全方位的现代化质量控制，改变了传统单一部门的质量控制和评价方式。基础是全院工作人员参与质量控制。优点是确立了全院工作人员为患者服务的理念，激发了全院工作人员参与质量控制的积极性。在医院内为病人服务不分一线、二线，每个人都在质量工作和为病人服务的第一线。全面质量管理不是部分地、分块地进行，而是医院各方面的工作的质量管理。由于全面质量管理是全员的，既要符合标准，又要使病人满意，因此促进了医院质量的提高。缺点是质量管理与评价重点不突出，容易忽视人才培养和医疗技术的提高。

（7）质量保证评价法

这种方法的特点是，除质量控制外，最终目的是要保证病人在医院的医疗需求和利益，使病人满意，提出了医疗质量要从控制转向保证，阐述了管理是保证的手段，保证是管理和评价的目的，同时认识到质量要素组合、集体劳动成果等。因此，保证是全方位的，包括人、财、物、技术、设备、信息、时间、教育等要素结构保证和工作环节保证等。优点是把以往的职能及后勤等部门看成是保证体系，全员、全部门都是质量的保证者，是质量管理和评价的直接参与者，从而使医疗质量成为医院追求的最高目标。缺点是医务人员由主体变为服务保证者，思想观念不易更改，需要一定的时间才能实施。另外，医院评价的费用成本越来越高，甚至不正确的宣传给医院建设带来一些副作用。20世纪70年代末，美国用于医院质量评价方面的费用高达10亿美元。评价工作的费用昂贵，已引起各国政府的极大重视。

（8）标准化质量评价法

该方法利用标准化的原则，对医院的大量医疗活动进行总结和分析，并制定标准，从而形成对医院的标准化评价体系。具有标准统一、执行一致、可比性强的特点。优点是促进医院按标准管理和评价质量，促进医院现代化质量管理。缺点是标准相对滞后，因为每一种标准的制定需3～5年时间，执行又是5～10年时间，因此，标准是落后的、被动的。再者，标准内容太多，费用高，评价时间长，很难长久坚持。

（9）专科（业）技术质量评价法

专科（业）技术质量评价不是医院的整体质量评价，而是对某一个专科或某一个专业或某一种疾病的诊疗效果进行评价。特点是专科评价快速简便，评价人员大多为专业人员，标准好掌握，评价效果理想。优点是鼓励不同级别医院间的专业技术竞争。小医院专科技术力量强，可以与大医院、综合医院一起评价，从而促进专科发展，有利于形成医院技术特色或地区优势或全国优势，有利于小医院在医疗市场上的竞争。小医院规模小，不可能全面开展各专科，而专业特色能显身手。通过专业评审可以发现，一个级别较低的医院，有特色的专科技术水平可以超过另一个较高等次综合医院同专业技术水平。缺点是具有专科特点的科室少，形成优势的不太多，技术垄断，不好大规模质量评价。

（10）医疗服务质量综合评价法

这是一种传统的基本的评价方法，与医院分级管理评审相似，所不同的是有些评价内容可以由省、市或地区、行业制定。特点是范围较小，小到一个医院、一个科室，是医院质量管理实际操作和评价的好方法。应该说，每个行业（系统），每个省、市都有自己的具体评价标准和方法，这些方法补充了全国性医院评价方法的不足。它的优点是切合实际、操作性强，对质量标准和评价方法修改便捷（一般每年可小范围修改1次）。缺点是标准自己制定，检查、评价时很难按标准严格执行，易走过场。

（11）病人满意度评价法

衡量患者满意度是当今重要的质量评估方法之一。在国际上，“客户满意度”这个词很常见，医院用患者满意度来评价医疗工作。患者满意度包括住院患者满意度、门急诊患者满意度、员工满意度、合同合作单位卫生中心负责人满意度、社会满意度、健康人常规体检满意度、同行医院满意度和数不清的专科、专业疾病患者的满意度等。医院服务的对象是患者，患者是质量的最终评估者和评价者。患者的满意度反映医院的质量。这种方法的特点是患者说了算，患者从被动接受医疗质量转变为主动评价，一切以患者为中心。优点是有利于医院在医疗市场上的竞争。只有满意的质量，才能吸引更多的病人。缺点是受病人知识、经历，尤其是健康知识的影响，病人满意的内容也不尽相同。

三、内容

医疗质量评价内容历来没有统一，都是依据各国的具体情况而进行的。比较有名的评价内容是美国Martin-Donabetian概念，这个质量评价模式具有相当的代表性。结构（基础质量）、过程（环节质量）、结果（终末质量）反映了医院工作的真实情况。它目前被世界各国普遍利用。我国学者提出的基础质量、环节质量、终末质量就是美国结构质量的本土化。日本学者仓田正一等提出对患者的服务、服务过程、结果的质量内容评价模式，仍然是美国结构质量评价模式的再现。1993年美国学者又提出质量三方面的评价，即适当、优质、满意。应该看到，医疗质量评价是一个复杂的系统工程，是一个质的评价。从对结果的评价开始，后来转向对结构的评价，后来又提倡全服务过程的评价。日本提出“病院机能评价”，是医院自身评价的标准。现在在质量管理方面非常重视顾客满意度的研究，评价的内容更多地转向服务对象，服务对象是质量的最后裁定者。病人成为医疗质量的主要评价者已成为趋势。有关专家提出16个方面的评价内容，即医院规模、功能与任务、专科建设、技术水平、服务质量、医政管理、科研教学、统计指标、思想政治工作与医德医风、后勤保障、医院安全、医院环境、病人费用、病人满意度、经济效益及质量管理等。

评价的最后结果为1 000分，每项分值不同（表3-1）。

表3-1　医疗质量评价内容与分值

次序	内容	分值
1	医院规模	100分
2	功能与任务	50分
3	专科建设	70分
4	技术水平	60分
5	服务质量	50分
6	医政管理	100分
7	科研教学	40分
8	统计指标	40分
9	思想政治工作与医德医风	50分
10	后勤保障	30分
11	医院安全	15分
12	医院环境	15分
13	病人费用	20分
14	病人满意度	200分
15	经济效益	100分
16	质量管理	60分
	合计	1 000分

在医疗质量评价内容的分值中，病人满意度是最高的，为200分，占20%；其次为医院规模、医院管理、经济效益，各100分，各占10%；再是专科建设70分，占7%，技术水平60分，占6%。以上六项，共630分，占63%。医院服务的对象是病人，医院工作的好坏、质量的高低，只有病人说了算。医院之所以存在是因为有病人，病人是医院存在的价值所在，没有病人就没有医院。病人满意度占总分值权重最高，是合适的、正确的。

（本节作者：崔金梁）

第四节　医院实施ISO 9000族标准具体操作

ISO 9000族系列标准应用于对医院质量的管理尚属于一种新鲜事物，虽然世界上已有少数国家的少数医院开始试验性地应用了这种科学的管理方法进行医院的质量管理，但均未将其所取得的操作经验介绍给医院的管理界。哈尔滨医科大学第二附属医院在1999年8月按照ISO 9002质量体系标准正式通过第三方认证，标志着ISO 9000族标准在我国医院领域的应用有了良好的开端。ISO 9000系列标准是一种全新的医院质量管理方法。它的实施将为医院管理改革带来新的理论、新的方法和新的活力。在当今知识经济的浪潮中，管理是一种效益。

那么，在医院内实施ISO 9000族标准时，应该怎样具体操作呢？这一点是很难有统一答案的，外国与中国由于医院所有制的不同，实施这一标准化管理的具体步骤和方法肯定是不同的。就是在国内，由于不同的医院之间的具体情况、因素的不同，具体的实施步骤也肯定是会有所差别的。例如，医院的规模不同、基础条件不同、所有制不同、人员的基本素质不同等因素，都将影响医院质量体系的建立速度与过程。但无论如何，在医院内实施ISO 9000族标准的目标都是一个，即建立一套系统的、符合ISO 9000族标准要求的医院质量管理与质量保证体系，只要达到这一目标，就达到了实施ISO 9000族标准完善医院管理体系的目的。因此，各个医院在实施ISO 9000族标准时，其具体的操作步骤不必强求一致，可以根据各自医院的具体情况，采用不同的步骤与方法去进行运作。

ISO 9000族标准在一个医院内的实施应该经过以下基本程序（基本步骤、阶段）：第一是医院质量管理体系的确立；第二是医院质量体系文件的编制；第三就是医院质量体系的实施与运行。

一、医院质量体系的确立

一般应该包括以下几方面的工作内容：

①接受信息，医院的管理层统一思想，决策是否在医院实施ISO 9000族标准。

②组织成立落实ISO 9000族标准专项工作小组，并开展工作小组人员的理论学习与培训，培训的方式可以是自学，可以是请进来、走出去，灵活多样。

③选择适合医院管理的质量管理模式。

④由医院的管理层研究确定医院的质量方针与医院的质量目标。

⑤系统地调查医院的现有状况，分析目前医院管理结构、层次上的具体情况与优劣势态，重点是找出医院职能管理的薄弱环节，与ISO 9000族标准进行对比分析，制定与标准相匹配的制度、职责、权限及工作与操作程序。

⑥最后正式明确医院管理人员的结构，各个管理岗位、业务岗位的职责与权限。

二、医院质量体系文件的编制

一般应该包括以下工作：

①医院质量管理手册的编制。

②医院质量体系程序文件的编制。

质量体系程序文件在医院内又可分为两部分内容：其一是医院职能科室管理工作程序文件，其二是医院业务科室工作文件。

③质量记录文件的编制。

其中包括医院管理活动的质量记录和医院业务活动的质量记录两部分内容。

三、医院质量体系的实施与运行

将建立好的、文件化的医院质量管理体系应用于医院的实际管理，是将理论付诸实践的过程。一般应该做以下几方面工作：

①质量体系实施前的相关教育，其中包括实施该质量体系的意义教育和ISO 9000族标准基础知识教育。这种教育应普及医院的每个人，也就是要使受教育者达到“全员化”。

②按标准的质量管理体系的要求和规定实施管理，根据医院整体情况及各科室的具体情况，可以先试点、后推开，也可以一次性在整个医院全面推开。

③迅速、全面、系统地考察实施情况，不断反馈实施信息，组织协调，总结经验，完善质量体系。

④医院的管理者应定期组织内部质量审核，包括质量体系审核与质量活动审核，在半年至一年内，完成第一次管理评审。

⑤当医院的管理层经过对质量体系评审后（管理评审），认为医院的质量管理体系已经基本上达到了ISO 9000族标准要求时，就可以进入邀请认证公司对医院的质量体系进行认证的程序了。

（本节作者：崔金梁）

第四章　医疗管理

医疗是医院的中心工作，医疗管理是医院管理中的关键环节，能否保证医疗活动的最佳运行状态和最佳绩效，取决于医院的综合管理水平，因此在医院的各项管理中，医疗管理是最重要的。

第一节　概　述

一、概念

医院医疗管理，一般来说，是指对医疗工作的全过程、各个要素、相关部门进行计划、组织、协调和控制，使其始终处于最佳运行状态，并对外界环境变化有较强的适应能力，以实现为社会提供尽可能多的高效率、高效益、优质医疗服务的目标。

（一）医疗过程

医院的医疗活动包括门（急）诊医疗、住院医疗和社会服务三大部分。这三种医疗活动各有不同的过程和程序。门诊医疗是在规定的时间内，病人集中就诊，医药护技同步进行，进行一般的或初期的诊疗工作。急诊医疗（也是门诊医疗的一部分）是专门接待病情紧急、需要及时诊治甚至抢救的病人，时间性很强，昼夜24小时医务人员随时处于应急状态的诊疗工作。住院医疗过程是指病人从进入医院直至出院的全部过程，在此过程中，医药护技等协同运行，技术比较密集。医疗程序可分为门（急）诊→住院→离院等几个阶段。上述医疗活动属于院内医疗过程，社会服务则属院外医疗活动，其内容包括家庭病床、普查普治、预防保健、健康咨询、妇幼保健、病人出院随访等，这些医疗活动又各有不同的医疗过程。上述各种医疗活动过程相互结合，就形成了医院的整个医疗活动过程。如图4-1所示。

医疗过程属于群体性活动，除了医疗子系统自身须有良好的组织，且构成子系统的各要素尚须有机的协调，还必须与构成医院系统的其他子系统建立有序的、协调的运行，方能保证医疗子系统最佳医疗效率和效果的实现。

如何保证医疗活动的最佳运行状态、功能和成效，依赖于其组织结构以及诸要素的组合状况。具体地说，医疗工作量完成得如何，效果怎样，质量优劣，医疗技术水平高低，社会效益、经济效益的大小，通常反映医疗管理的绩效乃至医院综合管理水平的高低。

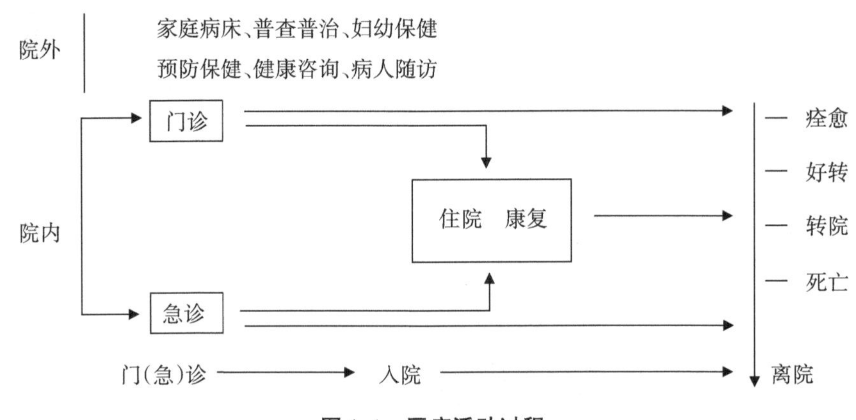

图4-1 医疗活动过程

（二）医疗要素

医疗要素包括医疗人员、医疗组织机构、医疗经费、医疗设备及物资、医疗信息等。

1. 医疗人员

这里指医生，护理人员，药剂人员，检验、放射、功能检查及其他卫生技术人员。医疗人员是不同特点、不同水平的知识结构的人所组成的集体结构。医疗人员首先应具备良好的医德、精湛的医术，因为这些是医疗质量得以保证的前提。除此之外，医疗人员还要具有良好的服务艺术及与病人沟通的艺术，应做到认真倾听，检查轻柔，说理详细，回答准确，因为医疗人员不只是病人的治疗者，还是健康的咨询顾问，应以灌输关于健康的正确观念为己任。

2. 医疗组织结构

这里指各临床、医技科室。在临床科室、医技科室的运行中，科主任的人选将起关键作用，他（她）应该懂得先进的管理方法，敢于决策，秉公办事，奖惩分明，并具有良好的个人影响力。

3. 医疗经费

医疗经费包括为补偿医疗服务消耗，根据国家规定的收费项目、收费标准收取的医疗服务费用、财政拨款（专项、非专项）及上级补助拨款。医院应把经费用在关键的、急需的、对医院发展起重要作用和关键作用的环节上。

4. 医疗设备及物资

医疗设备包括诊断设备、治疗设备及辅助设备。医疗物资包括固定资产、低值易耗品和其他材料等。医疗设备及物资管理的关键环节是合理购进、提高使用率、降低成本。

5. 医疗信息

这里指收集、处理医疗活动的情报，通过灵敏有效的反馈，加强对医疗的管理。医疗管理就是使这些要素合理地结合和流通，并按照一定的规律发挥其本身的效能。有条件的医院应建立局域网，逐步达到病历电子化、无纸化。

二、医疗管理的基本原则

1. 以病人为本

医疗管理应遵循并服从“以病人为本”的原则。病人是医疗服务的主体，凡管理体制、管理制度、管理形式都应从“一切为了病人”“为了一切病人”及“为了病人的一切”的为病人服务的宗旨出发，为病人诊疗活动提供方便、舒适、耗费小、疗效好的服务。想病人所想，急病人所急，痛病人所痛，帮病人所需。如早门诊，假日门诊，黄昏门诊，急诊24小时应诊，重症病人专医专护，地段保健医疗，家庭病床，实施不同级别医院之间的双向转诊。

“以病人为本”体现在我们为病人服务时要做到“个性服务”，即强调按照每个病人的实际状况和要求提供医疗服务，重视病人的个体差异，致力于满足不同病人的多元化需要。同时我们的服务要

“人性化”，即要求符合人们的生活和生理需要，顺应时代潮流和现代生活的理念。医疗服务要有人情味，要尊重病人的隐私权，这也是国内医院适应入世后行业竞争的重要手段。除此之外，还应做到“透明服务”，即重视医疗过程中病人的参与权和知情权，公示医疗服务价格，使病人增加对服务的信赖和认可。医护人员通过对病人直接灌输相关知识和信息，帮助病人理解、接受并主动配合医疗服务。对于手术科室要注意不能为追求新的技术、新的器械材料而将手术扩大化，“要做该做的手术，不是做想做的手术”。医生要用真诚去面对病人，尤其对重症期病人，要以真情抚慰帮助他们建立生活的信心，即使对昏迷的病人也要像对神志清醒的人一样呵护，也要尊重其隐私权。

2. 安全有效

诊疗工作的对象是病人，人的生命只有一次，医疗活动能否安全有效、优质，不仅直接关系到病人的生老病死伤残，影响病人的生命质量，而且影响到病人家庭的美满与幸福的程度，影响社会对医院的信誉。医院医疗子系统的结构与功能的适应与否，医疗技术力量的组合是否最优化，直接关系到医疗活动的安全有效、优质的程度。

3. 首诊负责

首诊负责即是给予首诊病人及时、认真、负责的服务。由于医学科学技术的发展及专科、专系、专病门诊的不断出现，对于跨科、跨系的所谓“临界病人”的诊疗容易导致首诊推诿，诊疗上无人负责的现象，造成病人得不到及时诊治，甚至贻误最佳治疗时机。为此，医疗管理应十分强调首科、首诊医师负责制。

除此以外，对重症、疑难、特殊病人应做到重点管理。重症、疑难、特殊病人通常病情危险、复杂，诊治的结果在社会上会有一定的反响，因此对这部分病人要做到重点管理。

三、医疗管理的职能

医疗管理的主要职能是制订医疗管理计划，合理组织医疗技术力量，制定各项医疗规章制度，做好医疗活动的协调工作，检查评定医疗效果等。

（一）制订医疗管理计划

1. 必要性

医疗管理计划可以把医疗活动纳入计划控制之下，使医疗工作有明确的奋斗目标，便于其他部门配合，避免盲目性。同时，计划又是实施管理和检查管理效果的依据，是对医疗工作进行科学管理的先决条件。

2. 依据

根据医院的目标、任务，测算需要量，核定医院现有的条件，可利用资源的潜力和限量，对需要及可能提供的条件加以平衡，最后确定计划目标。

3. 内容及要求

（1）医疗任务数量

多以医疗指标形式表示，如门诊人次、收治人次、手术人次等。由于医疗任务量的不确定性，定任务量时可以：①参照上一年完成的工作量；②根据当地对医疗服务的潜在需求；③新开展的工作将增加的社会需求量。这类计划指标仅仅是大体上的预计数，一般不宜做指令性要求。

（2）医疗质量

包括诊断质量、治疗质量、护理质量、医技质量等，一般以质量目标方式提出，例如，为提高诊断质量，制定出入院诊断符合率、住院七日确诊率、临床病理诊断符合率等的标值；为提高中医药治疗水平，制定同类疾病中医药治疗率、中医药抢救成功率。医疗质量目标在可能范围内应以数据表示。

（3）医疗效率

包括病床使用率、周转率等。

（4）医疗质量及医疗组织管理

医疗质量管理包括住院病历书写优良率、门诊病历合格率、门诊处方合格率等。医疗组织管理方面，如建立某些新的专业、专科；建立健全某项规章制度；加强某些环节和部门的工作；需要专业技术人员的数量、素质，物资设备的品种；完成计划的措施、步骤、条件、时间安排等。

医疗管理计划是医院总体计划的组成部分，要求与总体计划相吻合，既有长远规划，又有近期执行计划。确定的目标，要从实际出发，实事求是，通过努力可以达到。在实施过程中，注意督促检查，分析限期内完不成计划的原因。

4.实施

计划的编制程序应当是上下结合。科室制订各科计划，医疗管理职能部门进行综合，拟订全院计划后，返回各科室讨论，并进行综合修订，最后由领导审定。其具体步骤是：

（1）确定任务目标

如年门诊人次、病床开放数等。以此为基础，确定完成任务的具体指标，如数量指标、效率指标和质量指标等。

（2）测算需要量

即完成任务目标所需要的条件，如病床需要量、技术人员需要量、物资设备需要量、资金需要量。

（3）核定现有条件

与需要量比较，分析核定实现计划目标所具备的能力。

（4）平衡

对需要与可提供的条件加以平衡，最后确定合理的计划目标。

计划要有一定的严肃性，应认真组织实施，有关科室要制订季度、月度执行计划，明确责任者。注意督促检查并做出执行情况的客观评价。

（二）合理组织医疗技术力量

合理组织、调配医疗技术力量是实现医疗计划目标的有力保证，也是医疗管理的一项主要职能。

1.医疗组织机构的设置

医疗组织机构按职能划分为职能科室和业务科室。职能科室包括医务处、护理部、门诊部等，应配备合理、职责分明、精干有力、发挥效能。医疗业务科室一般分专科、专业、专病科室。

2.医疗技术人员的配备与组合

医院各科室的人员配备应掌握任务需要的原则、性质需要的原则、合理比例的原则、能级对应的原则。要特别注意挑选和培养那些具有奉献精神、热爱中医事业、业务能力强、身体健康的业务人员作为学科带头人，并应实行优化组合。

3.医、技人员工作时间和班次

安排合理，可以提高工作效率，避免医患脱节。因此在安排班次时，要考虑病人的就诊规律和各岗位的工作特点、劳动强度。例如急诊医生三班制。

4.健全医疗指挥系统

要求做到迅速、灵敏、有效地反馈。

（三）制定各项医疗规章制度

医疗规章制度具有一定程度的指令性质和法规性质，是从事医疗活动人员遵循的规范，是使各项医疗活动纳入常规运行的保障，包括以责任制为中心的治疗管理制度、各级各类人员职责、各种诊疗常规、各种技术操作规范。

1.责任制

各级各类人员的职责。

2. 医疗管理制度

即为保持医疗工作处在最佳状态的基本要求、程序和工作规范。

3. 技术规范

包括各种技术常规、标准、操作规程等。

医疗规章制度的贯彻执行，要以实行各级责任制为中心，各级领导以身作则，实行反馈控制，从教育着手，奖罚分明。

（四）做好医疗活动的协调

协调是医疗管理的一项重要职能，是保障医疗活动适应外界环境变化的手段，又是目标计划缺陷的一个有力补充。协调内容是多方面、多环节的，如医疗科室间的协调、医护协调、医技协调、医教协调、医疗与后勤协调。

1. 思想上的协调

树立和强化以病人为本、以医疗工作为中心的指导思想，提高责任心。

2. 制度上的协调

明确责任制度和健全工作制度是协调工作的组织保证。

3. 业务培训上的协调

技术上的薄弱环节往往影响协调配合，需要经过业务培训来解决。

进行协调工作，要抓信息通畅，抓薄弱环节，通过协调会和专题工作会与个别指导相结合，把协调工作做在不协调出现之前。

（五）检查评定医疗效果

医疗疗效是医疗管理的最后一步，也是医疗管理效率的综合体现。其可以测试医疗管理功能的状态，可以看出医疗系统功能发挥的水平，并评估是否实现了预定目标。找出管理上的缺陷及不足之处并分析原因，了解医疗管理计划、协调和控制工作中的薄弱环节，为下一步医疗管理计划的制订和实施奠定基础。

（本节作者：崔金梁）

第二节　诊疗组织

诊疗组织指为病人而设置的组织形式。它包括管理机构、临床科室、医技部门及组成这些部门不同职称、层次、能级的医技人员。

临床科室直接负责病人的诊疗，按部门可分为门诊部、急诊部、住院部、应急性院外医疗组织及地段医疗等。由于近年来医学生物工程学，特别是其应用领域分支与医疗设备学的发展，使医技科室的发展日新月异，大大促进了临床医学的发展，其作用已不只限于为临床科室提供诊疗依据，而是直接进行诊疗工作，对提高医疗质量发挥着重要作用，并且已经成为当前医院建设的重点之一。

一、中医医院诊疗组织设置原则

1. 突出中医特色

中医医院诊疗组织设置要注意发扬中医特色，可以采用中医传统的分科方法。设置医技科室，不仅可以提高中医医院的诊断治疗水平，而且可以增强医院的社会效益和经济效益。中医医院的活力来源于自身特色，要充分运用中医药、针灸、按摩等各种内外综合治疗方法，选择、提炼和创造出具有独特优势的服务项目和手段，把发病率高、西医药无满意疗效而中医药有特长、优势的病种作为专科专病建设的重点和切入点，使中医特色变成中医医院竞争的优势，形成“你无我有、你有我特、你特我优”的中医治疗环境。中医医院的活力来源于自身特色，坚持中医药特色是中医医院发展的基础，坚持创新是保持中医医院竞争力的源泉。中医历来讲究辨证施治，整体调理，中医传统方法汤药、针灸、刮痧、按摩、拔罐、放血等可针对不同病情选择不同方法，往往会取得单一治疗方法难以达到的效果，特别受到有多种症状的病人和亚健康状态人群的欢迎。

2. 从实际出发

首先要从病人的实际需要出发。诊疗组织的主要功能就是诊治病人，病人有需求，就应该设置相应的诊疗组织以满足他们的需要。另一方面，中医医院大多数是近些年才逐渐建设发展起来的，由于各地情况不同、规模大小不等，医疗技术力量也有差别，因此医院在设置诊疗组织时，应当坚持从实际出发和自主创新相结合的原则，考虑需要和可能，注意长远发展，实行长短计划相结合。

3. 适应医疗任务的需求

根据医院所处地区病人、病种的变化趋势，考虑其任务改变和扩大的需要，必要时可以变动或设新诊疗组织。新诊疗组织的设置必须具备一定的条件，特别是要有一定数量的专业人才、学科带头人、专业设备器材和适宜的房舍，并能独立开展专业工作。新增组织机构或新专业彼此之间既要有利于分工，又要有利于相互联系协作。新的诊疗组织的设置应有利于提高医疗技术水平、医疗质量和医疗管理水平。

4. 与先进的医疗技术同步发展

医院要不断创造条件，跟上技术发展的步伐，设置新的诊疗组织，不断提高医疗技术水平。

5. 层次少，相对稳定

（1）层次少

诊疗组织设置宜减少层次，便于指挥效能的最佳发挥。组织结构一般以两层为宜，减少层次以缩短指令下达和信息反馈的距离，便于发挥最佳功能，不宜使分出的专业或专科成为一个新的层次，使纵向不断延伸，延长与院长之间的距离。可以适当考虑横向发展，从二级科室分出后的专业科室可直接置于院长的指挥之下。承担医学生教学任务的医院，其二级科室学生实习的安排可由二级科主任或由医教职能部门协调。

（2）相对稳定

临时性机构不宜过多，保持医疗活动的惯性运行。尽量减少随机调度，加强计划性，减少随意性，防止盲目性。

二、诊疗组织的形式及发展趋势

诊疗活动是以医师为核心、多科专业人员协同进行的。为适应诊疗活动而形成的不同功能单元，称之为科室。科室是通行的诊疗组织形式，包括临床科室和医技科室。临床科室负责直接对病人进行诊断和治疗，医技科室主要为临床科室提供诊疗依据和辅助诊疗工作。近年来，由于医学科学迅速发展，医技科室的功能扩大，其在诊疗活动中的作用日显重要，已成为医院建设中的一个重点。

我国中医医院始建立于20世纪50年代中期，先由分散的个体行医组成联合诊所，不久又办起全民和集体两种所有制的中医门诊部和医院。科室设置也由简单的内、外、妇、骨伤等科发展为科室比较齐全的综合性中医医院。医院的科室设置基本上吸收了西医医院的方法，例如，按治疗手段分为内科、外科；按治疗对象分为妇科、儿科；按病种分为肿瘤科；按人体系统和器官分为眼、耳鼻喉、口腔、皮肤等科；同时，又保留了自己传统的分科特点，如痔瘘科、针灸科、骨伤科、推拿科。随着中医事业的发展，社会健康水平的提高，人群疾病谱的变化，医疗科学技术的进步，诊疗组织形式也在不断地改进。

1. 专科化

从原有的Ⅰ级科室如内科、外科中，按疾病发生的组织器官所属的系统，划分为专业性更精细、更专一的专科或专业组，这些专科称为Ⅱ级科室。例如内科分化出了神经、心血管、消化、呼吸、肾病、血液病、传染等科，外科分化出肛肠、泌尿、肿瘤、脉管、肝胆、乳腺等科。

2.专系、专病化

专系诊疗组织形式，是根据中医特点和脏腑的界限划分，如脾胃病、肾病、肝病。专科诊疗组织形式是指诊疗组织形式，根据医院的特点和技术能力，一类病或一种病为界限划分的诊疗组织，如肿瘤疾病、痹证、阳痿、带下。

专科、专系、专病的诊疗组织形式，有利于高层次医务人员的专业定位和专业化人才的成长，促进青年医生的培养，促进对课题科研的系统监测，也有助于提高医疗技术和医疗质量。

3.医疗设施中心化和诊疗组织中心化

（1）医疗设施中心化

医疗设施中心化是对用途广泛、精密程度较高的大型医疗设备集中设置、集中使用、集中管理、专管共用。其优点是便于技术人员的专业化，便于仪器的保养、维修，延长使用寿命，有利于提高使用率，减少重复购置，经济效益也容易掌握。例如，中心实验室、功能检查科、超声诊断室、窥镜检查室、口腔技工中心，都是医疗设备中心化的形式。

（2）诊疗组织中心化

诊疗组织中心化是指为了适应社会医疗需求和满足医学科学研究的需要，按疾病或按疾病发展过程的不同阶段，设置中心化的诊疗组织。例如，医院的急诊科、康复部，以便于集中对病人实施综合治疗。

医疗设施中心化和诊疗组织中心化的产生，提高了工作效率、设备利用率和经济效益，专业化更强，分工更明确，便于集中管理，促进了学科协作，代表了医院发展的方向。但由于各部门独立性更强，互相间的协作要求更加主动，从管理上要加强协调。

三、诊疗组织内的能级结构

按照系统原理，任何系统都应有一定的层次结构，各层次之间应职责分明，这是提高效益的关键。层次与能级是相对应的，诊疗系统分层次，与之相对应的医师和其他卫生技术人员也要按照能级划分等级，从而使每一层次的功能得以最佳发挥。

（一）医师能级的划分

我国现行三级医师制，即住院医师、主治医师和主任医师（副主任医师）制度。这是一种按照能级原则，以医师技术能力分级负责进行诊疗工作的组织形式。它是适应医生客观技术水平提高、比较严密合理的组织形式。三级医师负责制是医院的核心结构、智能结构和人才培养结构。

1.住院医师

住院医师是对诊断、治疗和监测患者状况负有特殊责任的医师。负责具体诊疗工作，制定诊疗方案，开具药方，书写诊疗记录，落实诊疗办法。他们占医生总数的50%到60%。他们的特点是缺乏技术经验，通过临床实践不断改进，并在上级医师指导下工作。我们要高度重视对他们的教育工作，要求他们必须坚守岗位，不得擅自离开病房。

实行总住院医师制的医院，从高年资住院医师中分出总住院医师，作为晋升主治医师的过渡阶段。总住院医师制和住院医师24小时负责制，是三级医师制的补充，对严格要求、全面培养住院医师有重要作用。

2.主治医师

主治医师是诊疗病人的责任者、决策者，并指导住院医师进行工作，审查诊疗计划、医嘱，解决疑难问题，指导手术和其他技术操作。他们约占医师的20%～30%，

应有较高的专科水平和较丰富的临床经验，是诊疗工作中的骨干。

3. 主任（副主任）医师

他们是本学科的学术带头人，应有较深的专科造诣、丰富的临床经验和解决复杂疑难问题的能力，能引进或创造新的医疗技术、新的医疗项目并进行科研工作。其比例约占医师总数的10%～20%，是医疗组织学术带头人和指导者。

（二）病人分级治疗制（progressive patient care，PPC）

PPC是美国在1956年创立的，是按病人病情的不同而采取不同的治疗护理方式，特别是使危重、需加强治疗护理的病人集中在一起进行治疗，以集中人力物力，提高医疗护理质量，减少浪费。这是一种先进的医疗理念和组织形式。PPC方式包括六个等级：

1. 危重病人集中监护单元（ICU）

又可分为急性心肌梗死病人监护单元（CCU）、新生儿监护单元（NICU）、癌症监护单元（CI-CU）、病理产科病人监护单元（OICU）等。

2. 一般重症病人的诊疗护理

诊疗对象多为经抢救治疗而脱离危险期的病人。

3. 一般生活可以自理的病人的诊疗护理

诊疗对象是生活可以自理而又需要住院治疗或做某种特殊检查的病人。

4. 长期的诊疗护理

诊疗对象是迁延期需要长期诊疗护理的病人。

5. 家庭诊疗护理

家庭诊疗护理是指病人出院后在家中康复阶段对其进行的家庭访视及医学指导。

6. 门诊诊疗

诊疗对象是病情轻、在门诊诊治和咨询的病人。

（本节作者：崔金梁）

第三节　门诊管理

门诊的职能是直接对接收患者进行诊断、治疗、咨询、预防保健和康复，门诊是进行医学教育和临床科研、提高医院科学技术水平和医务人员业务能力的重要阵地。因此，门诊工作质量是衡量医院管理水平的重要指标之一，它直接影响着整个医院医疗工作的管理和质量，也影响着医院的社会声誉和经济效益。因此，加强门诊管理，提高门诊治疗质量是医院管理的重要内容。

一、门诊工作的特点

1. 门诊病人的流量大而集中

门诊每天要接待大量的来自社会的病人，尤其一些具有专科特色的中医医院，除接受本地区病人外，还有跨区、跨市、跨省，及来自海外、国外的病人。大量的病人在门诊进行检查和治疗，加上陪伴人员、医院工作人员，人群比较集中，就诊高峰时，情况更为突出。如果医院门诊就医环境不佳、管理不善就会出现人多、拥挤、嘈杂，再加上由于疾病带来的痛苦、行动不便等因素加重了病人焦躁情绪，也会影响医务人员的情绪和工作质量。

2. 门诊工作量随机性大，可控性小

门诊工作量受多变量影响，常常与季节、气候、病人求医的心理因素（医院的大小、名医多寡、装备优劣、服务态度、服务环境、设施好坏等）、机关及企事业单位作息时间有关，还受到各种流行病、传染病、食物中毒、工业外伤、交通意外的冲击。由于受到许多因素的影响，门诊量极不稳定，难以控制，就诊高峰时，病人多，如果门诊医生少，难以保质保量完成门诊任务。门诊临床科室之间，病人分布不均衡，特别是有的专家门诊、专科门诊、专病门诊，病人集中，超过了实际的承受能力，影响了医疗质量。

3.门诊就诊环节多，医疗程序繁琐

病人到门诊就诊，从挂号开始到就诊、检查、处置、交款直至取药，需经过诸多环节，而且常出现无效往返，任何一个环节的运行不畅，均可导致“三长一短”现象（即挂号时间长，候诊时间长，检查、处置、取药时间长，就诊时间短）。因而简化就诊手续、调整就诊程序，是门诊不断研究、改进的重点。

4.门诊患者病情不同，疾病种类多，人群混杂，容易发生交叉感染

综合医院门诊量比较大，病人及陪护来回走动，人员流动性大，健康人与病人相混杂，而在医院中人群的构成主要以患者为主，病人病种繁杂，病情的严重程度也各不相同，容易造成病人与病人、病人与健康人之间的交叉感染。严格的消毒隔离，安静、舒适的就诊环境及合理的就诊流程是防止交叉感染的重要环节。我国在抗击非典型肺炎（SARS）中各医院设置了严谨清晰的发烧病人就医流程图，这些为我国迅速控制疫情、减少病人在门诊就诊中感染SARS起到了重要的作用。

5.门诊医生变换频繁，技术水平不一

门诊医生多由各科轮流派遣，难以做到系统地观察病人。除此之外，病人在门诊停留时间短，在有限的时间内，医生须向病人及陪伴者询问病情，完成必要的检查，书写病历、诊断、处方。有限的时间不仅给诊断和治疗带来一定困难，而且容易造成医患矛盾。时间上的限制并不是影响门诊医疗活动的单一因素，医疗设备、人员配备等客观条件的限制也在某种程度上限制了医务人员的诊疗活动。

6.中药品种繁多，调剂工序复杂

中药治疗是中医医院门诊治病的最主要方法。中药品种繁多，饮片调剂工序复杂、环节多，调剂质量不易控制。汤剂从计价、收费、配方、检查、发药，要经过多道工序，用时多，也易出差错，称量不准是经常发生的问题，直接影响疗效。病人排队等候时间长，常引起病人或家属焦虑不安，易与医务人员发生冲突。若医院药味不全，有时为了配齐一剂药，病人要跑数家药店，给病人带来极大的不便。

7.门诊病人自身的生活环境不能改变，医生只能间断观察病情

中医医院门诊患者主要是慢性病患者，病情相对较轻，定期或不定期到门诊来进行检查和治疗。门诊治疗与住院治疗相比较，具有成本低、病人生活方便等优点。但是，由于病人基本上不脱离原来的生活环境，容易受家庭社会环境的影响，不能保证休息及治疗措施的及时实行。在疾病突然发生变化时，也不能及时得到医务人员的帮助。医生不能连续不间断地观察病情变化和治疗效果，这些都会对疾病的诊断、治疗和康复产生一定的影响。

8.现代中医院的门诊工作是由组织良好的医务人员集体完成的

过去中医诊疗活动是个体行医，主要靠医生望、闻、问、切四诊合参，即做出诊断和处方用药。随着医学科学的发展，专业分工越来越细，中医门诊工作摆脱了传统的模式，代之以由多种专业科室的各类技术人员相互配合，共同完成检查和治疗的整体劳动。医生除了直接从病人及陪伴者处获得信息外，还要通过其他技术人员利用现代仪器设备进行检查，获得客观数据和征象。这些检查结果对一些疾病的诊断和决定治疗措施起着重要作用。有的疾病比较复杂，需要其他专业医生协助诊治。因此，临床各专业学科之间、临床科室与医技科室之间须紧密配合，才能共同完成诊疗工作。

为了提高医务人员的工作效率和工作质量，除了要加强临床各科室、临床与医技科室之间的联系和协调外，还必须加强对挂号、病案、分诊、计价、收费等辅助工作的管理。门诊是一个完整的医疗系统，各部门之间必须按照合理的工作程序和严格的规章制度协调运行，任何局部的停滞和工作秩序的紊乱，都会影响门诊工作的正常进行。

二、门诊的类型

可以从医院分级分工、专业科室设置、就诊人的情况等几个方面予以划分。

（一）按医院分级分工划分的门诊

1.三级中医医院

三级中医医院是国家高层次的中医医疗卫生服务机构，是一个卫生区域，省、自治区、直辖市乃至全国中医医疗、教学、科研相结合的医疗中心。科室设置齐全，技术力量强，并配有先进的医疗设备。门诊规模较大，疑难危重病人多。

2.二级中医医院

二级中医医院是跨多个社区提供中医综合性服务的中医医疗、预防保健服务的医疗卫生机构，是中医医疗保健体系的中间层次，相当于县、地市级中医医院。

3.一级中医医院

一级中医医院是直接向具有一定人口的社区提供各种医疗卫生服务的基层中医医院，相当于乡（镇）、街道及中心城市的区中医医院。

（二）按医院科室设置划分的门诊

中医医院门诊过去不分科，目前多按不同科室设置门诊。门诊科室的设置通常与病房相适应，也有个别科室只设门诊不设病房。门诊科室主要按疾病发生规律设置，如内科、外科、妇产科、儿科、眼科、耳鼻喉科、口腔科、皮肤科、针灸科、推拿科等门诊，同时设置放射科、功能检查科（心电图、脑电图、B超等）、化验室、理疗科、放射性核素室、药剂科等医技科室。分科门诊，方便病人，有利于加强管理和提高医疗质量。这是大多数中医医院采用的门诊划分方式。

以某科病人（如妇女、儿童）或某系统疾病（如肛肠病、骨关节病、精神病、男性病）命名的专科医院门诊部、诊所，则多围绕专科分专病门诊。

除了按照临床科室设立门诊外，为了解决某些疑难病的诊断和治疗以及发挥中医医院具有特色的诊疗业务，从原有科室中分出专科专病门诊，设立了专家门诊。这对于发扬中医特色，提高医疗质量，满足患者的不同需求起了积极作用。与此同时，在中医专科建设中可以培养出一支优秀中医人才队伍，创出品牌，形成规模优势，形成医院的核心竞争力。

（三）按就诊人的情况划分的门诊

按照就诊人的健康情况及病情需要处理的迫切程度，门诊又可分为普通门诊、急诊和保健门诊三种。

1.普通门诊

接待自觉或他觉躯体上或精神上有异常感觉或表现而前来就诊的人。中医医院门诊以常见病、慢性病居多。

2.急诊

专门接待病情紧急、需要及时进行诊治，甚至抢救的病人。时间性很强，医务人员随时都要处于应急状态，必须昼夜24小时开放。

3.保健门诊

保健门诊是指对自觉健康的人进行预防保健的宣传、指导和预防性检查的门诊。通常有定期健康检查、婚前检查、产前检查、防癌检查、婴幼儿保健、心理咨询、老年保健咨询门诊等。

4.其他

综合医院设立肝炎门诊。在肠道疾病流行季节设立肠道门诊，配备专门的医务人员，设立专门的化验室，其任务是对肠道传染病进行防治和监测。

普通门诊上午病人比较集中，造成病人拥挤，病人候诊时间延长。采用预约挂号可以调节病人就诊时间，减轻就诊高峰时病人挂号排长队、候诊室过分拥挤和病人之间交叉感染的危险，缩短候诊时间。目前，预约门诊多是诊后预约，即当医生认为病人需要复诊时，嘱病人在当日离院前办理下次复诊的挂号手续。针灸、推拿、理疗等科室对于复诊病人通常多采用预约方式，一些专科病门诊采用预约门诊，有利于医生观察病情，对病人实行计划治疗。

三、门诊组织领导体制

1. **双重领导形式**

门诊部主要负责业务活动的策划、组织和管理，对各科室门诊工作进行监督检查。所有在门诊工作的人员必须接受门诊部和各科室主任的双重领导。门诊部的组织运作统一安排，工作的指导和评价由各科室负责人负责。各科要有一名副主任分管门诊或指定“门诊组长”，负责本科门诊的日常工作。

门诊设总护士长（或护士长），在护理部主任和门诊部主任指导下负责门诊护理的具体工作，门诊护士具体统筹门诊的注射室、治疗室、手术室和急诊室的护理工作，在门诊总护士长（或护士长）领导下工作。挂号室、问讯处、服务台等由门诊部直接领导。

2. **门诊部统一领导的形式**

门诊医、护、医技、收费等各类人员都由各科派出，在门诊部工作期间，门诊业务的组织管理和人员调动、考勤、考核均由门诊部直接负责。

四、门诊工作流程

1. **分诊**

门诊就诊的病人很多，病情复杂，有初诊、复诊的病人，病情有轻、重、缓、急之分，甚至有一些传染病患者。现代中医医院门诊分科较细，给病人选科带来一定困难，因此就诊程序首先应预检分诊，这样有利于提高医院工作效率，避免浪费病人时间，避免交叉感染。

2. **挂号**

患者与医院之间正式确立医疗法律责任的基础和起点是挂号。其职能是：①代分诊；②收取挂号费；③建立新的病历或发出指令调用已存储的病历，为首次来院的患者建立新的病历；④建立就诊顺序并向病人交代候诊地点及大体就诊时间。挂号窗口要做到成年人和儿童分开，非传染性疾病登记和传染病登记要严格分开。

当日挂号必须以最简方式快速完成挂号手续，挂号时间过长不仅给病人造成不便，而且易造成门诊程序混乱。解决的办法除了有健全的管理制度、操作规程外，挂号效率必须与病人数量、来院高峰相适应，也可实行按时间顺序分段挂号等方式。挂号应实行实名制，即挂号时要带着证明自己身份的有效证件方能挂号。

3. **候诊**

患者挂号后，将前往相应的门诊科室候诊。门诊护士必须维持候诊室秩序，响应患者要求，安排患者按号码次序看病，进行必要的检查（体温、脉搏、血压等）。对病情危重较急的患者应及时安排优先就诊，快速回答患者提出的相关问题，对疑似传染病患者及时采取果断的隔离措施。除此之外，通过广告牌或电视对患者进行健康宣教，保持门诊环境有序、安静及卫生。

4. **就诊**

看病是门诊的中心环节，同时也是患者到医院就诊的主要目的和诉求。候诊室护士依次将患者分配到相应的诊室。在传统医学中，患者选择自己信任的医生一直是一个习惯，一般情况下，最好安排原医生接诊复诊患者。医生在采集病史后，进行检查，必要时进行实验室检查和特殊检查，并根据病情和检查，做出初步诊断，提供治疗建议，征得患者同意，开具处方或进行手术。对诊断和治疗有疑问时，必须请上级医生或相关的科室进行会诊，对不适合门诊治疗的人员，应及时收入院治疗。门诊病历应当整齐、简洁、规范。

5. 医技科室检查及治疗

在诊疗过程中医生认为需要进行检查或检验时，需开出检查或治疗申请单，嘱咐检查或治疗前的准备注意事项。对于某些较为复杂的项目，可采取预约的方式，但要处处考虑方便病人，力争减少病人等候时间及往返次数。

6. 取药

病人取药是门诊工作的重要环节和终末环节，门诊医生必须严格执行处方制度。处方内容齐全，字迹正确清晰不得涂改（如有涂改，医生要在涂改处签字）。药学部门在配药时必须严格按照规定对处方进行审核。遇到配伍禁忌、改动、过量或短缺药品时，应督促开药者改正，药师不得擅自更改处方。发药前认真核对药品、剂量和姓名。

患者经诊断、治疗后即可出院。部分患者病情较重、疾病诊断不明或因病床不足而无法住院的，可留在门诊观察室观察，观察患者病情变化，明确诊断。如果决定住院治疗，应开具并发出住院通知。

五、门诊管理

（一）门诊环境管理

1. 以病人为本

门诊环境管理总的要求是“以病人为本”，突出人性化、个性化服务，方便病人就诊，有良好的服务设施，符合防止交叉感染、噪音侵扰的卫生管理要求。同时门诊环境应整洁、舒适，充满人性化气氛和人文关怀，让病人对医院产生信任、亲切感，感受到家庭般的温馨，从而使紧张、焦虑的心理得以缓解。现代中医医院在门诊建筑颜色上可以考虑不再用四白落地，可以根据不同的功能区以浅蓝、淡绿、粉色为主色调，为适应儿童心理，儿科门诊可以色彩斑斓。除此以外，儿科门诊应考虑到儿童特点，将环境布置成儿童天地、儿童乐园，减少儿童就诊时的紧张感。为了排除儿童候诊时的寂寞，儿科候诊区电视可不间断地播放儿童动画片，儿科门诊层的卫生间便池在设计上要高低不同，以适宜不同身高儿童使用，儿科诊室房间所有棱角地方应进行特殊防护。如条件允许，应设立打理台，以便于母亲为婴儿更换尿布、添减衣服。门诊候诊大厅及走廊的墙壁上可挂上优美的风景画，四周摆放大盆花卉，营造一个宽敞、明亮、典雅、安静、舒适、温馨的就医环境。

2. 导医、便民措施

门诊大厅入口处设服务台、导诊员，以便在病人诊疗过程中遇到困难和出现问题时给予帮助和指导。服务台应备有轮椅，以方便病情重、行动不便的病人就诊。

门诊大厅应在显著位置挂上门诊平面示意图、门诊科室诊疗时间表、专家门诊出诊时间表，以方便病人就诊。对常规诊疗项目及药品收费价格应制表公开，以便病人监督，防止乱收费。门诊须知、门诊卫生制度及医院对病人的承诺也应公布于醒目的地方。

3. 就医流程的设置

科室位置安排合理以减少病人往返逆流；挂号、收款、取药等窗口应采取弹性工作制，根据就诊病人的多少，临时进行增减，以减少病人排队等候的时间；挂号收费窗口最好为“一窗两用”，挂号人多时为挂号窗口，交费人多时为交费窗口，以体现人性化就医流程“简单、方便、迅速”的特点。

4. 候诊厅环境的设置

根据各科不同特点，设置开放式候诊厅，配置电视和舒适的座椅。电视可介绍卫生、保健、急救知识及医院情况等。

5. 诊疗室内的设置

应简洁、明快，除诊疗桌椅、诊察床、屏风、必要的材料、器械外，尽量减少不必要的设置。注射室的每个注射椅（床）应有布帘隔开，尊重病人隐私权。

6. 门诊区域公共设施

如IC卡公用电话、垃圾箱、洗手间、饮水处、电梯间等，并标有醒目标志，使病人一目了然。

7.防止交叉感染

凡需隔离的房间应醒目标明，用具、器械等应定期消毒，消毒后应在醒目位置标识。

（二）门诊业务管理

1.门诊部管理职能

门诊部是医院的职能部门，其组织管理与门诊工作质量及医院工作质量密切相关。实行门诊部主任负责制。门诊部设门诊部办公室，下设各临床科室门诊、急诊，各医技科室，门诊辅助科室等。三级医院还应设门诊部总护士长或门诊护理部。

门诊部除组织各门诊科室和医技科室开展正常诊疗工作外，应协调各科室间的关系，使其成为一个团结、协作的集体，以完成医疗、教学、科研、预防、保健、康复等任务；解决门诊患者医疗事务，及时处理来信来访，接待病人投诉、咨询；做好各种资料病案的登记统计工作，保证资料的完整性和系统性。

要制定门诊常规和标准化管理条例，经常督促检查，以评定门诊工作质量。

门诊部要做好后勤保障工作，保证门诊第一线医务人员集中精力为病人服务。

2.岗位责任制和有关规章制度

要使门诊功能适应社会需要，就应不断调整服务内容和服务形式。当前，一方面要充实仪器设备和技术力量，加强门诊建设；另一方面要方便患者，搞好全程优质服务，让患者满意。门诊部应建立的制度有：

（1）实名挂号制度

病人须带本人有效证件挂号。

（2）门诊病历制度

凡来门诊就诊病人，不论初诊或复诊，均应建立病案，并记录完整。

（3）提前上岗制度

提前10分钟上岗，做好准备工作，保证准时开诊。这对满足患者的心理需求，维护门诊秩序，都具有重要的作用。

（4）事先请假制度

职工因事不能出勤，应事先向各部门领导人报告，得到应允后，方可请假，以避免临时调度而造成忙乱现象。

（5）满额挂号制度

挂号室及医生个人无权擅自减少挂号名额。

（6）医生病人一对一就诊制

中医医院门诊经常出现诊室内几个病人外加家属围着医生看病，这不但影响医生诊治工作，也易引起交叉感染。为了加强就诊秩序，应坚持实行医生病人一对一就诊制。

（7）科室间会诊、转诊、转院制度

凡三次诊断不清或治疗无效时，应请上级医师会诊。如果其他科病人经会诊需转诊、转院时，原接诊医生应把转诊目的、要求详细记载在转诊单或病历上。首诊负责，防止互相推诿。

（8）临时缺药和停检项目通知制度

当药房临时缺药和医技科室临时因故障停检项目时，必须及时报告门诊部办公室，并由办公室通知各诊室，以免信息不畅，医生开出缺药或停检项目，使患者无故往返。

（9）岗位责任制

为确保医疗质量，各科必须由主治医生以上人员带班，禁止实习人员、进修人员独立顶岗。

（10）消毒隔离制度

除对传染病人或可疑传染病人及时认真进行消毒隔离外，应注意对公共场所的空气、地面、桌椅、家具、担架、轮椅保持清洁和定期消毒处理。各种医疗器械、注射器、换药包、手术包等应按操作规程灭菌消毒。

（11）传染病报告制度

确诊或疑似法定传染病时，必须及时填写“急性传染病报告卡”，向当地卫生防疫部门报告。

（12）环境卫生制度

保持门诊环境清洁整齐，空气清新，厕所洁净无臭。

（三）门诊质量管理

门诊质量的高低，直接关系医院声誉的好坏和医院整体医疗质量的高低，必须高度重视。要制定标准，督促检查和给予必要的支持。

1.质量标准

可以从护理、诊断、治疗、预防、医疗文件书写、服务、效益与效率等方面制定。

（1）诊断质量指标

门诊三次确诊率、门诊诊断与出院诊断符合率。

（2）治疗质量指标

门诊治愈率、门诊危重病人抢救成功率、门诊病人中医药抢救成功率、门诊手术切口一期愈合率、门诊医疗事故发生率、门诊医疗差错发生率、门诊交叉感染率、门诊无菌手术感染发生率、误诊率、漏诊率、复诊率、法定传染病漏报率。

（3）护理质量指标

业务合格率、管理合格率、基本功操作达标率、应急处理正确率、常规器械消毒合格率。

（4）医疗文件书写质量指标

处方书写合格率、申请单书写合格率。

（5）服务质量指标

病人满意率、就诊环境合格率、工作人员着装规范合格率。

（6）效益与效率质量指标

门诊人次、平均每医生日门诊人次、平均每门诊人次医疗费用、合理用药及收费合格率。

2.质量控制

要确保门诊医疗质量，必须采用科学管理方法和手段。

（1）组织领导

成立门诊质量领导小组，以主管院长为组长，由门诊部主任、门诊总护士长及各科室负责人等组成，负责门诊医疗质量的督促检查。

（2）质量标准化

这是质量控制的重要环节，是操作、检查、评估的依据，使门诊工作有法可依、有据可查。

（3）制度化、程序化管理

合理制定各项规章制度，严格执行，要将门诊质量的控制落实到每个科室、每个环节直至每个人，任何一个环节、一个人有差错都可能影响全局。

3.质量评估

利用信息资源和数据统计分析方法，寻找影响质量的因素，并对质量进行评估。

（四）专科门诊管理

1.建专科门诊的条件

医院所在地有需要诊断和治疗或潜在需求的专科病人。

医院有以学术带头人（或正在培养的学术带头人）领导的专科技术骨干和专科技术队伍。

医院有专科所需的技术设备。

2. 专科门诊管理

有学科带头人及参加专科门诊的医护人员，对专科病人的诊治应具有较高的业务水平和技术能力。

专科门诊要做到固定每周出诊时间、固定诊室、固定医护人员、保证优质服务。

医院保证专科门诊所需药品和设备的供应。

学科带头人认真组织对专科病的研究，不断总结，不断发展，创出品牌。

（五）专家门诊管理

专家门诊因其层次高、质量好而深受社会欢迎。它既能使专家更好地发挥潜力，又满足了人们对医疗服务不同层次的需求。由于专家门诊本身的特殊性，因而除接受一般门诊管理外，还需注意以下事项。

1. 制定专家门诊管理条例

包括申请条件、审批手续、出诊时间及次数、奖惩办法等，并应纳入医院综合目标管理中。应实行“专家门诊准入制”，即专家门诊必须由名副其实的专家出诊，高学历、高职称而无长期临床经验的人不能出专家门诊。专家应对病人进行认真详细的诊疗，使病人享受到与其挂号费相对应的诊疗和服务。

2. 及时向专家介绍门诊有关规定

上岗的部分专家科研、教学任务重，参加门诊时间少，对门诊的一些具体规定缺乏了解，为确保专家门诊质量，必须在上岗前向他们介绍门诊有关的各项规定及新制度。

3. 专家门诊应限号

专家门诊不仅负担疑难杂症的诊治，而且在诊疗中还要解决病人的各种咨询，回答病人的疑问。因此，在单位时间内接诊人数应有所限制，以保证专家门诊的医疗质量。对远道而来或有特殊困难的病人，可适当考虑加号。

4. 规范专家门诊同时也要规范一般门诊

专家门诊与一般门诊只是在诊断处理疾病的难易程度上有所不同，患者对两者要求是一样的，那就是诊断明确、处理得当。

（六）“病人选择医生”的管理

“患者选医”是让患者充分行使对医疗服务的知情权和选择权，是缓解医患关系的重要举措。通过“患者选医”，促进医疗机构内部各环节、各岗位有序公平竞争，提升服务态度，提高医疗质量和工作效率。

医院要创造“患者选医”的良好条件，准确、真实地明示医生照片、职称、专业知识等相关信息。同时，要向患者介绍门诊的具体选医方法，以方便患者就诊。门诊应选择更多的中高级职称医师参加出诊，以提高首诊率，并注意对中青年医生专业特长的宣传，以避免“选择”集中于老医生，使老专家负担过重，不利于医疗质量的保证，也不利于对中青年医师的培养。

（本节作者：崔金梁）

第四节 急诊急救医疗管理

急诊医学是由临床医学、基础医学及许多边缘学科相结合的一门新兴学科，它是在现代医学发展的基础上逐渐发展起来的，如今它是现代医学的重要组成部分。伴随着时代的进步，医学科学技术水平和人民生活水平均有大幅度的提高，广大人民必将对急诊医疗水平提出更高的要求。所以，不断加强急诊医疗的管理，稳步提高急诊医疗质量，探索出符合我国国情的急诊模式，成为医疗管理工作者的重要研究方向。

几千年来中医治疗危急重症积累了丰富的临床经验。古代医家就是完全依靠中医中药来抢救和治疗急症病人的。许多治疗法则，如汗、吐、下法均可用来治疗急症；许多治疗方药，如独参汤、参附汤、生脉散，都是用来抢救危重症的代表方剂。后来，由于西医的传入和兴起，一些急性病及危重症多采用西医的办法来处理，人们逐渐出现了"西医治急性病，中医治慢性病"的观念，阻碍了中医急救医学的发展。近年来，由于实施了一系列行之有效的措施，中医急诊急救工作取得了很大的进步。目前，我国对急性颅脑疾病、流行性出血热、急性心梗、多脏器衰竭、急腹症、急性骨折、烧伤、疟疾、病毒感染、细菌感染、化脓性胆囊炎、弥漫性血管内凝血等常见急症的中医药治疗已经取得长足进步，达到一定治疗水平，由此中医急诊的研究进入了一个新阶段。

20世纪80年代后期，我国正式将急诊医学列为一门独立的医学学科。此后的20世纪90年代，随着我国经济实力的不断增强，整个社会对急诊医学重要性的认知得到了提高，国家更加重视急诊医学人才方面的培养。很多中西医医院急诊科的器械和设施得到了更新和配置，急诊救治的医疗环境和条件也得到了显著改善。急诊急救在医院的医疗过程中占有非常重要的位置，它不但涉及医院内急救，而且涉及院前急救，怎么把急救措施和技术迅速输送到发生事故现场的危重病人身旁，如何经过初步急救之后，把病人平安地转运进院内进一步救治，这是国内外非常关心的问题。很多西方国家成立了急诊医疗服务体系（emergency medical service system，EMSS）。多年以来，我国城市普遍设立了"120"急诊呼救电话，EMSS从无到有，逐步得到加强和完善。

急诊医学从管理而言，显示两大部分即院前和院内急救。两者既有各自独自的工作职责和任务，又有互相之间的紧密联系，因此它们是急诊医疗必不可少的两部分。院前急救负责现场的有效抢救和途中的护送，院内的急救则由急诊科负责。本节重点论述院内急诊、急救部分。

一、中医医院急诊管理的意义

1.中医药在急诊治疗中如何运用需要加强总结和提高

中医治疗急症积累了丰富的临床经验。如用解表法治疗上呼吸道感染引起的发热，用通下法治疗急腹症，可使一些病人免于手术；手法治疗骨折、软组织损伤疗效好，病人痛苦少。目前，中医急诊从单一的理法方药向辨证序列发展，如治疗胸痹心痛，速效止痛需辨寒证和热证，急则治标，止痛为先，缓则治本，治病为根。除此以外，中医药疗效的优势不但表现在了疾病治疗的全过程中，而且表现在疾病治疗过程中的一些方面、部分环节。我国抗击SARS中，中医药在SARS急症病人的治疗中，在缩短病人发热时间、改善中毒症状、保护组织器官、加速病人肺部炎症吸收、减少病死率、提高免疫功能、减少激素用量等方面都起到了良好的作用，得到了病人的欢迎、同行的肯定及WHO官员的关注。今后，应加强急诊管理，推动中医急诊医学向专业化方向发展，并推动中药制药相关学科的学术发展。

2.加速中医急诊专门人才的培养

加强中医急诊工作，有利于开展中医急诊的教学工作，改变中医人员的知识结构，在熟悉中医理论、按中医辨证论治的原则治疗常见病的基础上，又能掌握中医处理常见急症的原则和操作技术，培养出更多的适应社会需求的中医人才，同时也有利于加速中医急救医学专业人才的培养。只有培养一大批掌握中医急诊急救技术的专业化人才，才能推动中医急诊工作的广泛开展，提高中医医院在医疗市场中的适应能力和技术水平。通过对SARS病人的救治工作，我们深深体会到培养我们中医医院急诊人才的重要性和迫切性。

3.促进中医急诊科学研究工作的开展

加强中医的急诊管理，有利于推动中医急症科研工作的开展。在系统总结前人治疗急症经验的基础上不断摸索和创新，创造新的治疗方法和方药。目前研究出多剂型、多品种、多途径、多系列的有效药物是提高中医急症临床水平的重要手段。自20世纪90年代以来，中医应急药物得到了广泛的推广和应用。这些药物不仅在急救中发挥了重要作用，促进了中医应急临床疗效的提高，而且激发了中医应急药物研发的热情和信心，加快了中医药研发和生产现代化的步伐，加强了中医药生产企业与中医药专家的密切合作，不仅为急症提供了越来越多的有效药，还拓宽了中医药对于急症等的应用，增强了中医应急应变的能力。另一方面，急诊科（室）任务重、病人多、病情复杂，为开展急诊科研提供了重要临床基地；但同时急症临床科研难度大、风险大，只有加强急诊管理，才能把急诊科（室）建设好，为开展中医急诊科研工作提供场所。目前出现的中医急症医疗中心和协作网建设促进了中医急症科研水平的提高。在与SARS搏斗中，中医药在治疗和抢救病人中发挥了很好的作用，而一批相关的课题研究则为人们探索中医药救治SARS的机理提供了科学的依据。

二、急诊科的特点和任务

医院急诊科是医院急救医疗的第一道防线，它的水平和伤病员的生命安危休戚相关，能够综合反映及整体衡量医院的医疗技术水平、管理水平和道德素质。

（一）急诊的特点

1.时间性强

时间就是生命，急诊科更是，因为急性患者大多是病情突变、发病急骤或遭受意外事故伤害等，对生命产生严重威胁的病症，是否能够有效救治、及时抢救是挽救患者生命的关键。因此要求分秒必争，尽快做出诊断，及时进行治疗和抢救。

2.随机性大

急诊病人的就诊时间、人数、病种、就诊方式、危重程度都是很难预料的，特别是遭遇到灾难或社会性事件，例如地震、中毒、车祸等情况时，患者就诊的随机性更大，大多数是人群密集的紧急就医。这些突发情况要求医院急诊科随时做好充分应急准备，建立健全各种管理制度，完备各种诊疗操作常规，完备各种通信呼叫系统，以应对突发状况。否则，指挥不好容易出现忙乱，影响工作效率和质量。同时，一些地方及中医院平时可能急诊病人较少，则要注意防止松散情绪，要时刻牢记“养兵千日，用兵一时”，关键时刻要“敢上”“能上”“会上”。

3.病种涉及面广

急诊工作的主要特点之一就是多学科交叉的综合性和合作互助性。急诊医学与其他传统专科共同构建医院医疗服务链，在时间和救治内容上既互相分工，又互相补充。急诊科应与各专科协调，开通绿色通道。

4.责任重大

急诊患者的随机性和时间性决定了在抢救中劳动强度大、反应速度快、持续时间长、精神持续紧崩，要求医务人员有高度的责任心、强健的体魄体力和精湛的技术水平，要求诊断明确，治疗措施准确无误。

5.风险度高

由于病情危重，时间紧急，有时病史还采集零乱不全，病情变化快，这就要求医生在最短时间内做出避免风险决策。

6.医疗纠纷多

急诊科被要求24小时开放，随时准备接待需要就诊的病人，同时，还要准备为那些需要立即住院治疗，但是又因为医院条件有限，暂时不能被收住院治疗的患者进行全面、及时、系统的诊断、治疗以及看护，所以急诊科室的医护人员工作任务非常繁重，在精神上也是随时保持高度紧张的状态，因为稍有不慎则可能出现失误或者差错等问题，要承受双重压力。还有，急诊患者大多是突然发病或病情突然加重，患者和家属大多没有心理准备或者心理准备不足，所以经常会出现急躁、愤怒及言语过激等一些不理智的现象。由此，多重因素造成了急诊科医疗纠纷多的现象，特别严重的还会直接威胁到医护人员的人身安全。因此，急诊室的医护人员无论遭遇到什么样的特殊情况，都应保持沉着冷静，以患者的利益为上，用自己的同情心和爱心“化干戈为玉帛”。法律专家认为，医患关系除法律关系外，还是一种情感关系，它不具有强制性，但却是医患关系中的润滑剂。医护人员的情感、同情心、爱心、责任心以及自身的业务能力都会加强这个润滑剂的作用。

（二）急诊科的任务

1.任务

（1）医疗

治疗各种急性病、慢性病急性发作，经过系统诊治后，将会依据不同病情对患者做出可以离院、留院观察或者收入急诊病房治疗、收入ICU等各种决定。

（2）教学

对急诊专业医生及来急诊科轮转的实习医生、进修医生及急诊专业护士进行培训。

（3）科学研究

开展针对某些急性病的发病病机、有效治疗方法及早期诊断方法的研究，这些当中的重点是开展休克、复苏、多器官衰竭的系统研究；配合急诊临床改进或研制有关的医疗仪器和设备，开发和研制新的中医药参与抢救和治疗工作。

2.治疗疾病范围

急性发热性疾病（若有明显症状，体温不到38 ℃也应诊治）；各种急性炎症；昏迷；休克；严重感染、呼吸困难；各种心脏疾患；严重高血压或血压波动剧烈；各种急性脑血管病；各种急性出血；急性泌尿系统疾患、尿闭、血尿和急性肾功能衰竭；急腹症；急性外伤、骨折、烧烫伤；急性中毒；意外事故；临产、流产等。

三、急诊科的管理

（一）机构设置及领导体制

1.急诊科的领导体制

一类是把急诊工作作为医院的一部分，在门诊部内设急诊室，属于门诊部管理。急诊室的管理是由一名门诊部副主任或主任主管急诊工作，医院成立急诊领导小组，由医务处、门诊部、急诊室护士长、各临床科室主任或副主任组成。

另一类是急诊科与门诊部并列，有时候为了加强急诊相关工作的开展，开设急救站，一般一级医院设急诊室，二级以上综合医院设急诊科。急诊科隶属副院长或医生管理，推行科室主任负责制，一般由具有较强急诊医药学工作能力和一定管理水平的专业人士出任。现阶段各综合医院都创建单独的急诊部，并直接归属于院长领导，推行科室主任负责制。

2.急诊科的结构

急诊科的结构是根据急诊病人的需求和医院情况决定的，一般较大的综合性医院为了能够保证急诊医疗顺利进行，充分发挥急诊科的功能，急诊科由以下三个部分构成：

（1）诊室

急诊科的诊室相当于急诊门诊，是接诊、治疗、抢救急诊病人的地方。这部分应当包括分诊台、专科诊室、抢救室、处置室、注射室、临时输液室。专科诊室内除了医师办公桌外，应当设几张诊察床，一般内、外科要设2～4张，其他专科可酌情少设。各专科诊室室内要备给氧和吸引装置以及专科用的器械、设备（如眼科、耳鼻喉科、妇产科、口腔科等）。重点科室要靠近抢救室，抢救室内设备要齐全，始终处于备用状态。

（2）急诊科病房（含ICU）

急诊科建立病房是非常必要的，它是急诊室抢救的继续，那些急危重病人经过紧急处理后，还需要进一步检查处理，仅仅靠急诊室值班医师是不够的，因为他们不仅要忙于抢救，还要忙于接诊，两者难同时兼顾，而急诊工作是连续的，不可中断和停止。急诊病房应能把病人及时接过去，这样急诊室值班医师就可以继续接诊其他来诊的病人，使急诊工作忙而不乱。

急诊科病房可根据当地急、危、重病人的数量和疾病谱设立适量床位，一般以设30～40张床位为宜，其中设定部分床位为观察病床，中、小医院可以只设观察病床。有条件的医院在急诊科病房内还要设立急诊ICU单元，一般可设4～6张监护病床。

（3）急诊科的相关科室

急诊科应与其他相关科室相互依托，共同完成急诊急救医疗工作。急诊科区内要有急诊挂号处、急诊收款处、急诊药房、急诊化验室、急诊心电图室、急诊住院处等，还要有通道连接X光透视、X光摄片室和CT室、超声检查室等。要求上述科室或部门标志清楚，布局合理，减少交叉穿行，方便病人检查。

3.急诊科人员

目前，我国医院急诊科从人员分类来看，主要存在三种方式：

（1）独立型

急诊科有完全独立固定的医护人员，专门负责留观治疗及抢救病人。

（2）半独立型

急诊科有一部分固定的医护人员，只负责留观病人或抢救室的诊疗工作，其他的一部分医护人员定期轮值，负责急诊科病人的日常诊治工作。

（3）轮转型

急诊科没有固定的医护人员，各科室负责各科室的急诊诊疗工作。

（二）急诊科布局

1.自成一体

急诊科设有独立的挂号、收费、取药、检验、放射等部门，可自成一套完整的诊疗体系，并有鲜明标志，让病人一目了然，方便诊治。

2.相对独立

急诊科有独立出入口，负责运送病人的急诊车辆可直接开到入口处。

3.便于出进

急诊科大门要宽大，候诊走廊要宽敞，以方便轮椅和手推车进出。

4.布局合理

急诊科道路布局要求减少交叉穿行和往返的设计，有利于预防交叉感染及节省病人时间，以求达到简洁明了、省时方便的就诊条件，并且整体环境要保持通风和采光。

（三）急诊室的环境管理

急诊室是抢救急重症病人的重要场所，急诊病人和家属一般由于病情急、病势猛、缺乏心理准备而情绪紧张、惊恐不安，因此现代人文关怀在急诊室尤为重要。首先在环境色彩上，应该打破四白落地老传统，以浅绿色、淡蓝色为主调，绿色象征着生命、预示着希望；墙壁可挂一些装饰画和漫画，示意人们要有豁达平和的心态；候诊室里可以放优美的背景音乐给患者一种家庭般的温馨，舒缓患者及家属紧张、恐惧的心理；墙壁可以贴一些充满人文关怀的格言，所有这些使病人一进急诊室就会感到浓郁的现代人文气息。

急诊室的病人病情急、重，医护人员抢救时要分秒必争，要做到“先救命，后治伤”；分清主次矛盾，选择有针对性的辅助检查；诊断治疗同时进行。同时我们要注意尊重病人的权利，即使对一个意识完全丧失的病人，也应将其作为一个健全的人去尊重他的人格、呵护他的生命健康、尊重他的隐私权。医护人员的任何疏忽都可能给病人造成不必要的痛苦和伤害，应时时小心谨慎，避免付出生命的惨重代价。

急诊室各功能区应根据现代医学的模式和急诊患者的需求及当地多发急救病的特色而进行合理规划、设计，应最大可能做到急诊患者的诊断、急救、检查、处理以及危重伤员的救命性手术均可以在急救室内圆满完成。

（四）急诊科制度建设管理

急诊科管理的重点首先是制度建设，用完善的制度调动急诊医护人员的积极性并规范他们的行为，保证病人方便就医，并得到及时救治，以提高急诊科的医疗质量。

1.急诊就诊范围

为了急诊病人方便就医，及时得到救治，须制定急诊就诊范围：①急性外伤；②急性腹痛；③突发性高热；④各类休克；⑤各类大出血；⑥心、肺、脑、肝、肾功能衰竭或多器官功能障碍综合征；⑦昏迷、抽搐、呕吐；⑧耳道、鼻道、咽部、眼内、气管、食管内异物或疼痛；⑨中毒、中暑、自缢、淹溺、触电；⑩急性过敏；⑪其他急性病症。

2.急诊分诊制度

分诊是急诊护理工作中的重要环节，所有急诊就诊的病人都要经过分诊，由分诊护士根据病人的主诉和主要症状、体征，分清疾病的轻、重、缓、急及其所属专科科室。要根据病人的生命体征、神态、面容、肤色、排泄物等迅速做出正确的判断，要减少分拣失误，否则会延误抢救时机，给病人带来难以弥补的损失。急诊，指那些不影响患者生命但是病情紧急的病人，需要及时诊治、处理，迅速解除其病痛；急救，则是对危及生命的急、危、重病人，立刻组织人力、物力积极进行抢救。因此，当遇到有急、危、重病人需要急救时应当立即送往专科诊室进行救治，走绿色通道，后补挂号手续。急诊分拣是否及时准确，不仅涉及病人是否得到快速有效的医疗服务，也直接反映了急诊科管理水平的高低和医护业务能力的强弱，而专科的后续接诊救治则间接体现医院整体的医疗水准。

3.急诊岗位责任制

急诊科必须保证24小时开诊，急诊科医护人员必须坚守岗位，不得以任何理由脱岗。因有事暂时离开诊室的，必须向值班护士说明去向和时间，能够随时联系和到岗。值班的医师、护士不得私下换班或者请人代班。如果遇到特殊情况时也必须经科主任或护士长批准，并待替班者接班后方可离开。8小时值班制的医师、护士不得在值班期间睡觉，12小时值班制的医师在处理完病人后方可到指定地点休息，如果有两个人以上值班的可轮换休息，并做到随叫随到。

4.急诊首诊负责制

第一个接待急诊患者的医院、科室和医师即为首诊医院、首诊科室和首诊医师。首诊医师应对就诊患者认真负责，仔细询问病史、查体，迅速判断后做相关必要的辅助检查以明确诊断，积极救治，并及时以完整的病历描述。如果首诊医师发现就诊病人的病情涉及其他专科或确系他科诊治范围时，在完成各项检查并做了必要的处置，写好病历后，再请有关专科会诊。如果病人确需转科或转院时，首诊医师须掌握指征，病情允许的情况下，由行政值班与对方联系好以后，带着病历和转院单方可转出。即使已经办完了转院手续，只要病人没有离开本院，首诊医师就要继续负责，必要时还要往下交班。

5.急诊病历书写制度

急诊病历的书写要求简明扼要、言简意赅、突出重点、准确、及时、字迹清晰。为了检查病历书写情况，便于急诊医疗资料的统计，利于病人投诉问题的解决，可以实行“急诊病历”。“急诊病历”包括一般项目、病史、体检、辅助检查、诊断、治疗（包括处理）、预后、去向、医师签字等项目。“急诊病历”要强调时间、数据、剂量的严谨性，例如病人的发病时间、到院时间、开始抢救时间、参加抢救人员的全名及职称、离院时间、会诊时间、治疗时间等；体温、血压、脉搏以及检查的结果要写具体数据；用药要写剂量。急诊病历应由急诊科（室）统一保管。实习医师的病历、处方、检查申请单等均须带教老师复核签字。

6. **急诊报告制度**

急诊工作涉及面广、社会舆论敏感，要求急诊医护人员增强法治观念。当遇有特殊情况时，要及时、如实向上级领导报告。例如有大批外伤病人（车祸、塌方、爆炸等）、中毒病人（食物中毒、毒气泄漏等）要边抢救边报告，如果在白天报告医务部，如果在夜间报告医院总值班室，如果向政府报告一定要实事求是、严谨、准确、及时。遇有某些身份特殊的病人，如高级领导干部、社会知名人士、新闻单位记者、涉外人员时及时报告备案，若发生医疗纠纷，及时向上级报告，商定处理意见，避免造成不良影响和后果。

7. **其他有关制度**

诊断书写制度、死亡证明书写制度、疫情报告制度等应严格执行。

（五）急诊科工作质量管理

1. **急诊服务质量**

评价急诊科服务质量是指急诊医护人员服务态度而言的。要求急诊科医护人员对待所有来诊的急诊病人都要主动、热情、耐心、周到服务，要“以病人为本”开展急诊医疗，做到人性化、人文化服务，一切以达到病人满意为目的、出发点和切入点。

2. **建立常见急症的诊疗护理常规**

各科要有切实可行的常见急症的诊疗护理常规。在保证病人医疗安全的前提下，中医医院急诊科应提倡“能中不西，先中后西”的原则，提高中医诊疗疗效。要合理运用中医、西医的诊疗方法，切实提高中医治疗率和中医抢救成功率。

3. **加强质量检查**

为了提高急诊室（科）的工作质量，必须制定明确的质量指标，并以此作为检查急诊工作的依据。医疗质量指标为：

①分诊准确率≥90%。

②中医药治疗参与率≥90%。

③抢救成功率≥80%。

④心肌梗死病人死亡率降至≤10%。

⑤留观病人诊断符合率达到≥90%。

⑥病历记录完整，中医辨证论治有理有据，理法方药完整统一。

⑦护理记录完整，交接班有记录。抢救病人除有现代仪器设备进行连续监护外，还要有生命体征的中医四诊记录。

⑧急救器材、药品齐全，完好率100%。

4. **以病人为本，抢救及时准确**

急诊是医院的窗口，和社会方面有广泛的联系。急诊工作人员应有良好的医德医风，以病人为本，做到热情、礼貌、主动、服务周到。要有严格的时间观念，遇有急救病人，要以正确、敏锐的急诊诊疗思维，运用正确的思维方法，以共性合理的急救程序指导复杂临床治疗，争分夺秒，不能延误。对于急诊病人，要急病人所急，尽快做出诊断和处理。要把诊断、治疗、抢救是否及时，留观后确诊时间作为评定急诊工作效率和医疗质量的重要指标。对于急性心梗病人，可以在谈清病情和费用后，若来不及交押金时应先抢救再补办交费手续。

5. **考核和检查**

（1）考核

医院应当定期对急诊科的医生和护士进行考核及对急诊科的工作进行检查。考核内容包括服务质量，诊断、治疗和操作技术水平，执行各项规章制度情况。轮转医生离开急诊岗位时，急诊科根据其表现做出鉴定意见，存入本人技术档案，作为晋升的重要依据。

（2）检查

医院对急诊科的工作质量应定期检查，可采取平时检查、重点抽查和全面检查相结合，同时，还应发挥社会的监督作用，不断改进工作。

在检查急诊工作质量的同时，要注意其他相关环节是否协调，如检验、放射、药剂等科室的工作能否及时配合急诊医疗工作。医技科室的工作质量直接影响到急诊室（科）的工作质量。

（六）抢救室、观察室、急诊ICU管理

1.抢救室管理

（1）管理制度健全

急诊抢救是急诊室最重要的工作，在医院急诊中占有非常重要的地位。为保证急诊医务工作者随时都能投入急诊抢救工作中，应健全管理制度，提升医疗技术水平，配备齐全药品设备。

（2）程序化抢救技术训练

为了保证急诊抢救工作能迅速、正确、有条不紊地进行，抢救室应有一套严格的程序化抢救技术训练。抢救时分秒必争、分工明确、组织严密。遇有急救病人时，接诊的医护人员都能迅速准确地给予吸氧、吸痰、测量血压、描记心电图、建立静脉通路、实施心肺复苏等紧急处理，做到程序化、标准化管理，并及时请上级医师诊察。

（3）详细做好抢救记录

抢救病人时的记录，一定要做好、做详细、做严谨，包括病人抵达院内的时间，重要的症状体征，医生到达时间，开始抢救时间，用药时间、品种及剂量，各种检查的时间，参加抢救时发出的口头医嘱，应复核无误后方可实行。在抢救工作完成时，应进行药品、器械的清点。抢救记录应妥善保存。

（4）仪器设备管理

抢救室的仪器设备应经常进行检修，并有专人管理。每次使用后，放归原处。对备用药品应经常清点，确保药品质量、数量及有效期范围，并做到及时补充，方便紧急时刻高效应用。

2.观察室管理

（1）观察室留观的收治对象

①病情危重，虽经抢救已得到有效救治，但仍未脱离危险，不适宜搬动、移动者。②发病急，病情重，病史未详明，尚未明确诊断者。③符合住院条件，因病区无空缺床位暂不能住院者。④因病情需要使用部分易引起过敏等副反应药物的，应充分注意，确保患者无不适症状后方可办理转移手续。

（2）观察室管理

①留观病人由急诊室值班医师决定，护士做好留观登记，建立病历和医嘱单。经治急诊医师应书写留观病历，下达医嘱。②值班医师应经常巡视病房，及时观察病情变化，并做好病情记录。③科主任、主治医师要定期到观察室查房，指导诊断和治疗，对于危重病人应该及时组织抢救，对于疑难复杂病人组织会诊。④急诊观察室护士要按医嘱进行治疗、护理，经常巡视，发现病情变化及时报告医师处理。⑤值班医师和护士下班前要做好床头交班和书面交班。⑥急诊留观病人观察时间一般不超过3天，在此期间应尽快明确诊断。发现传染病或疑似者要及时按照有关规定上报，并立即进行隔离消毒。观察室病人在离开观察室前要办理离院手续，并应向病人及家属交代注意事项。

总之，随着人们日常生活水平的不断提高、观念的不断改进，人们更加注重生命、生活的质量。如何使卫生资源得到更加充分合理的应用，如何使社会人口质量得到保障，都将在急诊管理中得到体现。这些还需要医学方面、法律专业、社会等领域的工作者共同研究，不断总结和探索。

3.急诊ICU管理

急诊科建立综合性ICU是必要的。因此，有条件的医院应在急诊科内建立急诊ICU单元，其规模、设备、人员等都要根据医院所处地位和发展的需要来决定。

（1）急诊ICU的设置

急诊ICU一般以设6～10张病床为宜，每张病床应占地15～20平方米，每1～2张床位为一个房间，便于隔离和消毒，预防交叉感染，消除病人间的互相影响和干扰。每张床前应设中心吸引和供氧装置，装有现代化的监护设备。中心监测站应设在中心地带以达到可照顾各房间和便于监护的目的。ICU内还应有医护办公室、配药室、治疗室、配膳室、污物处理室、卫生间等。

（2）ICU人员设置

根据发达国家医院的经验，医师与病人的比例为1∶1，应由主任医师、主治医师、住院医师构成；护士与病人的比例为3∶1，应由主任护师、主管护师、护师、护士构成。要求所有从事ICU工作的医师、护士都要经过专业技术培训，达到合格要求才能上岗，并要定期培训、继续教育，不断提高在岗人员的素质。

（3）ICU的设备要求

ICU的设备配置要根据医院的条件和综合实力而定，一般应设有心电图机、心电监护仪、血氧饱和度监测仪、心脏指数和血流动力学监测、除颤器、体外起搏器、血气分析仪、呼吸机、血液透析机、血糖测定仪、电子输液泵、床边X光摄片机及床旁超声、电子冰帽或降温毡、超声雾化器等。有条件的还可配备颅内压监测仪、脑电图仪、脑血流脑阻抗测定仪等。有些设备要根据医院实际情况而定，如肝功能、肾功能、水电解质的测定仪及X线机等，不强求都安装在ICU，只要医院内有设备能满足对中枢、循环、呼吸、胃肠道功能、肝功、肾功、出凝血机制及内分泌代谢内环境等的监测即可。

在2003年春SARS救治过程中，北京动用了大部分ICU资源，先后有200余名ICU医护人员在一线参加抢救。ICU医生使用了多种与国际接轨的先进治疗技术，如肺复张、高频通气、一氧化氮吸入等，可以说在抢救危重SARS患者的过程中，ICU资源发挥了非常重要的作用，挽救了许多濒死的危重患者的生命，大大降低了死亡率。

四、院前急救

急诊急救医疗管理近30多年来有了很大的发展，急诊急救医疗体系日臻完善。急诊急救医疗现已越出了医院范畴，形成了以急救中心为依托（或依附于大、中城市的大型综合性医院）、救护站为骨干的重危急诊病人的院前急救（pre-hospital care）和基层医疗单位承担的一般轻型急症病人的诊治的急诊急救网络，即形成了急诊急救医疗体系（emergency medical service system，EMSS），其中的急救医疗中心（critical care center，CCC）可以是综合性的，也可以是专科性的。

为了更好地发挥各级医疗机构的效率，一般都在一定地区设立急救医疗情报中心（emergency care information center，ECIC），通过情报中心搜集有关急救医疗的情报，管理急救医疗机构及运送急救病人的业务，组成急救医疗业务网络，其业务内涵包括控制急救车辆，向急救医疗机构提供情报，为居民解答急救问题，汇集医疗数据，在大灾时进行急救支援。目前，院前急救愈来愈受到重视，救护车上配有医生，一方面承担现场救护，同时还担负着途中急救、降低危重病人死亡率的任务，一些发达国家对偏僻地区还通过有线或无线电话，使用船舶或直升机运送伤病员，甚至在飞机上进行紧急手术。

（一）院前急救的特点

院前急救不同于院内急救有优良环境和优越条件，而院前急救时间紧急、环境差、病情复杂，缺乏诊疗手段，要求已到达现场的医护人员有高度的责任感，克服困难抢救病人。

1.时间紧迫

凡呼救紧急的伤病员，均需要急救中心站立即出车，使急救人员及早到达现场，体现出“时间就是生命”。急救人员应以极大的热情、高度的责任心、扎实的业务能力进行急救和根据病情转送合适医院进行抢救。

2.环境艰难

现场急救的环境大多较差，拥挤、狭窄、光线不足、围观嘈杂，影响诊治，灾区环境更是恶劣，甚至险情未除，对医护人员人身安全构成威胁，要求急救医护人员具有奉献的精神和熟练的抢救技能，能在艰难的环境中进行急救。如检查体温、测定血压，完成吸痰、保证呼吸通畅，注射、包扎、固定等操作。

3.病情复杂

现场急救病情复杂，要求急救人员必须掌握各科常见急症特点及抢救要点，要在短短的几分钟内进行处理、分类、合理正确转运。

4.条件简陋

现场急救由于条件限制，只能有少数设备如心电图机、吸痰器、简易呼吸器等。因此现场急救只能以对症为主，要求现场急救人员熟练掌握心肺复苏术及外伤四大技术以达到初步救生的目的。

（二）院前急救的内容

院前急救的内容强调现场急救和途中救护，区别于院内急救。

1.现场急救

以挽救和维持病人生命为目的，采取措施减轻运输过程中的疼痛和并发症。现场急救区别于确定性病因性治疗，而是强调对症治疗。

（1）维持呼吸系统功能

主要体现在廓清气道、舒张气管、保持良好的血氧饱和度等方面，具体包括吸氧、吸除痰及分泌物、给予呼吸兴奋剂、口对口人工呼吸、气管插管人工呼吸等。

（2）维持循环系统功能

包括胸外按压、心电监护、除颤、体外起搏器的应用、抗心律失常的药物、稳定血压应用等。

（3）维持中枢神经系统功能、急性脑血管病的处理

预防治疗脑水肿、降低颅内压治疗、止血及防治再出血、控制癫痫、预防脑血管痉挛等并发症。

（4）急性中毒、意外事故处理

如果发生急性中毒事故或意外事故，及时确定事件性质，分秒必争，进行抢救，尽可能挽救生命和损失。处理原则是维护生命及避免对人体造成进一步伤害。

（5）其他

脑、胸、腹、脊柱、四肢以及其他部位外伤的止血、包扎、固定、搬运，止痛、止吐、止喘、止血等对症处理。

2.途中救护

正确合理、迅速及时转运分流病人是院前急救不可少的步骤，但要以转运伤病员的安全性为首要前提。转运途中为避免突然刹车时造成车内伤病员和医护人员受伤，病人的担架应该固定好，医护人员和陪护人员应该使用安全带或抓牢扶手，针对不同病情因人制宜，病人在车内可采取坐位、平卧位或头低足高位，四肢骨折的病人应给予外固定防止颠簸造成二次损伤，脊柱骨折的病人应垫硬板以防止脊髓损伤，昏迷呕吐病人应将头侧向一边避免呕吐时窒息，疑有颈椎骨折的病人应予固定避免造成高位截瘫。

（三）院前急救管理

平常时的院前急救和受灾时的院前急救在组织形式上是不同的，其组织机构、涉及部门、急救人员、急救方式和内容都有差异。平常时院前急救由辖区内急救中心站施行，由辖区内的最高卫生行政部门负责组织训练，检查“预案”执行情况，做好防灾救灾准备；受灾时院前急救管理由辖区最高领导负责。为了做好受灾时的院前急救工作，平时就要抓好指挥系统、通信系统、运输系统等重要环节。

1. 指挥系统

该系统指挥院前急救和院内急救的一切行动。院内由主管医疗的院长组织领导院内急救，平时抓好急诊科的建设及管理和组建救护队并训练有素，灾时除做好院内急救外，还要根据上级的指令派出救护队赴现场急救。

2. 通信系统

包括有线电话和无线电话两种。

（1）有线电话通信

急救体系应该有三个方面的有线电话联络。一是市民呼救时与急救中心的联络。二是急救中心与各医院急诊科的联络。三是急救中心或医院急诊科与辖区领导（指挥中心）的联络。我国卫生部和邮电部共同发文，规定全国急救电话为“120”，从而大大方便了市民的呼救，加快了急救通信速度。

（2）无线通信

在行驶的救护车上，或野外无电话设施的现场，靠无线电话通信以保证急救的联络。指挥系统的指令下达应及时、准确、畅通无阻，使现场的情况及时反馈到系统，急救网络畅通以便指挥决策。

3. 救护系统

院前急救必须有一支包括医师、护士组成的救护队赶赴现场，开展现场急救，如口对口呼吸，胸外心脏按压，外伤病人的止血、包扎、固定、搬运等，还要开展其他必要抢救措施。做好院前急救，应重视受灾当时在场的人员或者最先赶到现场的人群，即第一目击者进行现场急救。因此，平时应通过红十字会对机动车驾驶员、消防队员、武警战士、机关干部、在校学生等普及急救知识和急救技术。

4. 运输系统

目前我国院前急救的运输主要靠救护车运输，保持车辆完好状态是急救的重要保证。救护车为特种车辆，比其他机动车有着特殊的要求：它必须有足够的空间，以容纳放置2米担架的长度和进行静脉输液的高度；它必须有足够功率，以便快速行驶；它必须振动小，刹车灵。运送急性传染病病人的救护车还应有较好的隔离措施。各地区、各医院都要保持足够数量合格的救护车，保证能及时开得出，中途不出故障。有条件的地方可设水运工具，甚至直升机救护等。

（本节作者：马艳丽）

第五节　住院管理

住院病区管理简称住院管理，也称病房管理，是指住院期间由医疗、护理、医疗技术组成，负责病人诊疗全过程的组织管理。

病区是医院的基本组成单位之一，每个病区收治的病种可以属于临床科室的一个或几个专业，也可以由数个专科组成。

病区是医院实施诊疗工作的重要场所，不但为住院病人提供诊疗服务，而且是门急诊工作坚实充分的后备力量。危重病人需要监护、抢救，术后病人需要观察，这些活动需要通过住院诊疗管理来协调临床、医技科室的工作，根据病人病情的变化调整医疗队伍的构成，使医院各部分能够合作，充分发挥整体医疗功能，使病人得到及时、有效、合理的诊疗服务。因为住院诊疗主要是对病人个人进行合理、系统的诊疗，管理难度大、复杂性高、技术性强，并且涉及医院的各个科室及各个部门，所以住院诊疗质量不仅是医疗质量的集中体现，也是医院整体工作的基础。

一、病房管理的特点

1.病人病情的复杂性

病房病人的病情相对来说比较危重，疑难复杂的病人比较集中。一些危重病人经门诊或急诊处理后收入病房治疗。一些病情复杂，需要经过详细检查和观察或一些慢性病久治不愈者，也要住院进行检查和治疗。有的病人身患多种疾病，住院后主要由某一科室负责其诊疗工作，给诊疗工作带来一定的困难。中医医院病房住院病人中，慢性、难治病比较多见，及时正确诊断，运用中医药特色及中西医结合的优势，提高对慢性病、疑难病的疗效是中医医院病房任务的重中之重。

2.诊疗的计划性和系统性

病人住院诊疗，医生应对病人系统地进行询问观察、检查和治疗。诊疗工作要有计划性，急则治标，缓则治本。抓住主要矛盾，明确诊断，做好计划治疗，是提高医疗质量的重要措施。病房工作是包括检诊、病历书写、查房、会诊、病历讨论、开停医嘱等一系列工作的系统工程，各业务活动相互联络，协同组成紧密的工作网络，其间及时收集反馈信息，调控目标，使患者得到最大收益。

3.工作的整体性和协同性

现代医院病房的诊疗工作，需要全院各部门互相配合。病房诊疗工作的组织实施，常常涉及几个临床科室，不仅涉及多名医生、护士，而且也需要药剂科、放射科、检验科、超声波及其他一些特殊检查科室等医技部门的配合才能完成。特别是疑难危重病人，可能需要几个专科的医生共同会诊协作。

对住院病人的诊疗包括诊断、治疗、康复三个过程。医院必须向住院病人提供一系列全方位的服务，加强纵向横向协调，加强对住院诊疗工作的系统管理，才能保证病人得到及时、全面、优质的医疗服务。

4.工作的连续性和及时性

病房的诊疗工作必须24小时连续不能间断，即使节假日也是如此，其诊疗工作必须严格按计划进行，因此必须建立健全严格的交接班手续，以保证病人的诊断和治疗及时、有效、连续、不间断。因为疾病的发生、发展瞬息万变，诊断、治疗、护理等技术措施必须符合疾病的发展时机才能取得良好的医疗效果。疾病发生变化，不及时采取有效措施或贻误时机，可能造成不良后果。

5.服务的综合性和全面性

病房诊疗服务是综合性的，包括医学服务和生活服务两方面。就诊疗来说，包括医疗、护理、心理、营养等方面的服务；就生活服务来说，包括饮食、住宿清洁卫生等。住院诊疗服务的综合性决定了住院诊疗工作的协同性，即综合服务有赖于各种专业人员的共同协作支持配合。随着医学科技的发展，现代医学模式已经从简单的生物医学模式转变为生物心理社会医学模式。医务工作者应与时俱进，从医学、心理学、营养学、卫生学等方面考虑，为患者提供医疗服务，多方合作构建完善系统的健康堡垒。

二、病房的诊疗组织

病房的诊疗组织实行科主任、科护士长领导下的主治医生、护士长分工负责制，由病房单元组成，每个病房单元一般设30～50张病床，为一个护理单元（可分数个护理小组），每个病房由1～2名护士长及1名以上的主治医生构成基本的医疗团队，由科主任指定的一位主治医生为该病房负责人，负责领导本病房的行政业务工作。其中，主治医生主要负责组织诊疗工作，护士长主要负责护理工作及病人的具体组织管理及生活服务等一般管理工作。

三、病房的管理

（一）环境的管理

病房不但是病人住院期间的治疗场所，而且也是病人医疗期间的主要生活场所，所以病房的布局设计应充分考虑以下两个方面。一方面，设计应尽可能温馨美观，如打破白色一统的格局，不论家具及被服的色彩，都应更家庭化，给予病人家庭般温馨的感觉，从而缓解病人的紧张焦躁情绪，使病人有宾至如归的感觉。另一方面，在布局上要考虑到舒适性，所有的设施都要方便病人和残疾人，有条件的医院应建手术候术室（亲属等候区），为焦急等待手术结果的家属开辟一个能减轻他们紧张情绪的空间，候术室可摆放电视、书报，设有助于病人健康恢复及健康教育的杂志或宣传资料等，以便于病人家属学习。护士的服装也可根据不同病房采用不同的温馨颜色。儿童病房设计和环境管理上更要注意儿童的特点，在做到以上两方面的同时还不失童趣及学习氛围的营造，以减少他们对医院的恐惧情绪而更好地配合治疗。

（二）病房诊疗工作管理

病房的诊疗工作包括检诊、病历书写、查房、会诊、病历讨论、治疗、早会与值班、病人出入院及转院、病人死亡处理等。病房的诊疗管理就是通过组织、协调，把各项诊疗工作有机地联系起来，构成一个整体，依靠团体协作的力量，高质量、高效率地完成病房诊疗工作。

1.检诊

（1）检诊程序

①新病人到达病区后，护士要热情接待，迅速安排好床位，简单询问病情，检测体重、体温、脉搏、呼吸，填写入院登记、诊断牌、床头卡片，建立病历；向病人介绍住院规则等有关规章制度及病房环境等；通知责任医师或值班医师，危重病人入院应立即通知有关医师诊视病人。②责任医师或值班医师接到病人入院通知后，一般应在10分钟内前往诊视病人，危重病人应立即前往进行认真检诊，做出初步诊断开出医嘱。③危重病人入院后，责任医师或值班医师应立即检诊并报告上级医师，陪同上级医师前往再次检诊。④同时有大批病人入院时，主任（副主任）医师或主治医师应组织全科或全区医护人员分别进行检诊，引导病人分流，多方合作，齐头并进，提高工作效率，在最短的时间内为病人争取最大的利益。⑤责任护士通过与病人及其家属交谈和护理体检后做出护理诊断或列出护理问题，确定护理目标，制订护理计划。

（2）检诊内容

包括采集病史、体格检查、常规检查和特殊检查四部分。

（3）检诊要求

①医务人员必须树立高度的责任心，秉承严谨的科学作风及保持良好的服务态度，做到早期诊断、合理检查、及时治疗、正确用药。②对诊断不明的，应及时请示上级医师或组织会诊，以免耽误病人病情，贻误抢救时机。③对危重病人要分秒必争，病史采集、体检要冷静、组织清晰，避免漏诊、误诊，做病情讨论时要语言简洁、观点清晰，并同时采取积极抢救措施，不可置病人于一边不顾而做冗长的疾病探讨。同时应在重点检诊的基础上做出初步诊断，迅速制订抢救计划。④对于数病并患的病人，治疗应抓住疾病的主要矛盾，统筹兼顾，急则治标，缓则治本。⑤住院医师应于24小时内完成新入院病人病历，并且请主治医师检查确定，确保病历的及时性、准确性、专业性和诊疗方案对病人的适应性。⑥医务人员应注意医疗保护制度，避免有损病人心理的表情、语言和操作。⑦医师应结合疑难病人病情认真查阅医学文献，反复分析、鉴别，及早做出正确诊断，并不断积累经验，提高业务技术水平。

2.病历书写

①病历是病人在医院诊断、治疗情况的客观记录，是进行医疗教学、科研、医院信息管理最基本的原始资料。因此，提高病历书写质量是提高医疗质量的重要环节。

②病历书写的基本要求是及时、准确、完整、诊断治疗有据，病历格式要求统一，做到标准化、规范化。

③新入院的病人必须填写大病历，内容包括：一般项目、主诉、现病史、家庭史、个人生活史、望诊闻诊问诊切诊所见、四诊摘要、辨证分析、实验室检查、体格检查、中医和西医诊断及治疗调护

原则。最后，书写病历者应签名。

④实习医师书写的住院病历，住院医师应修改并签名。病历必须保持整洁，不准涂改、剪贴。病历书写必须在病人入院后24小时内完成。

⑤病程记录是病人病情动态变化、医生诊疗情况及疗效观察的详细记录，由主管的住院医师和值班医师及时书写。病程记录的内容包括病情变化情况、检查所见、证候变化的分析、立法处方更改变化情况、治疗过程和效果；上级医师查房对病情的分析及诊疗意见；会诊记录；病例讨论记录；重要检查的结果及分析，重要疗法的观察，拟进行的治疗方案及病人知情后的选择。一般病人3～4天记录一次，危重病人及病情骤然变化的病人应随时记录。每月写一次阶段小结，系统总结一月来病情变化、诊断治疗情况及进一步诊疗意见。阶段小结要能准确地反映出证候的动态变化。新病人入院第一天的病程记录由住院医师或值班医师当日完成，扼要写明病史、诊断及处理意见。

3.查房

查房是以病房为单位的医疗活动中最基本、最重要的医疗行为，是提高医疗质量、保证医疗安全的重要环节，也是培养下级医护人员的重要手段，是将临床、医学教育、科研等以灵活形式持久进行的一种工作方法。

（1）查房的方式

包括晨间查房、午后查房、夜间查房、疑难危重病人的查房和教学查房。

晨间查房：分为住院医师、主治医师、主任医师查房。住院医师每天对所分管病人晨间查房一次，主治医师、主任医师每周定期查房，对所分管病房的新入院病人、急危重病人及诊断不明确、治疗困难的病人重点查房。主治医师每周2～3次，主任医师每周至少1次。

午后查房：主要是住院医师对分管病人进行巡视，观察危重、疑难、发热、待查、新入院及术后病人的病情变化；检查当天医嘱执行及有关辅助检查报告情况，做好向夜间值班医师交代需要观察治疗病人的准备工作。

夜间查房：主要是值班医师查房，夜间查房是对一般病人的夜间巡视和对重危病人进行连续的诊治工作。值班医师应熟悉自己值班病区内重危病人情况及白天曾做过哪些治疗；病人病情发生变化时，应迅速采取措施，积极处理；对本人不能解决的问题，应立即请上级医师会诊；并对夜间所进行的诊疗工作书写病程记录和交班记录。

急危重病人查房：住院医师应每日巡视数次，根据病情变化及时采取有效措施进行处理。主治医师至少应上、下午各查一次病人。

（2）查房的质量管理

住院医师查房目的及要求：①详细询问病人病情，全面或重点进行体检。②熟悉并掌握病人病情变化，重点掌握新入院、危重、术前、术后和疑难病人的病情变化。③检查各项检查结果执行情况，并对检查报告进行初步分析。④对疾病做出初步诊断及诊疗计划，认真执行已确定的诊疗计划。⑤及时发现病人病情变化，随时进行必要的处理，并报告上级医师。⑥对实习医师进行“三基”（基础理论、基本知识、基本技能）培养和训练。

主治医师查房目的及要求：①对所管病人进行系统查房，解决病人诊断及治疗问题。②检查前次查房后医嘱执行情况。③对新入院、重危、疑难、术前、术后病人进行重点检查及讨论，检查诊疗计划执行情况。④确定治疗计划，决定手术及手术者，决定病人出院。⑤介绍有关理论知识进展，进行教学，诱导下级医师的临床思维能力。⑥检查病历，对病历书写进行评估和指导。

主任、副主任医师查房目的和要求：①解决重危、疑难病例的诊断、治疗。②决定重大手术及特殊检查、治疗。③介绍有关理论知识进展，进行教学，诱导和培养下级医师的临床思维能力。④检查病历，对病历书写、疾病诊断及治疗进行评估和指导。

查房质量的评估：①各级医师站立位置是否正确。②保护性医疗制度执行情况。③查房时间是否适当。④医师举止、仪表是否良好。⑤是否重点询问关键病史。⑥口头表达能力如何。⑦对病情掌握的情况。⑧是否系统、重点查体，手法是否规范。⑨发现的重要体征是否让下级医师体验。⑩是否带领下级医师阅读、分析辅助检查资料。⑪诊断意见是否正确。⑫诊断依据是否充足、是否有条理性。⑬治疗方案是否正确、全面。⑭对病历是否提出修改意见或评语。⑮是否向下级医师示教、提问。⑯是否结合病例向下级医师传授新知识、新经验。⑰是否听取下级医师诊疗意见。⑱综合分析能力及逻辑性如何。

4.会诊与病例讨论

会诊是发挥医院整体功能、各学科优势和医务人员集体智慧重点解决疑难、危重和特殊病人诊断和治疗的一种重要方法和有效形式，是一家医院综合实力最直接的集中表现。病例讨论是解决疑难疾病的诊断、治疗问题，提高医疗质量，确保医疗安全的一个有效方法，也是培养中青年医师，进行医学教育、继续教育的良好机会。

（1）会诊形式

科内会诊：对本科内疑难病例或有科研教学意义的病例，由经治医师或主治医师提供，科主任或主任（副主任）医师召集本科有关医务人员参加。经治医师报告病例，并提初步意见及拟解决的诊断治疗问题。经过讨论，由科主任或主任（副主任）医师总结。这也可归为“科内病例讨论”。

科间会诊：凡疑有他科疾病，或需他科协助治疗者，可进行科间会诊。科间会诊由经治医师提出，主治医师审签同意后送往他科。应邀科室一般应于24小时内完成会诊。应邀医师如遇自己不能解决的疑难病例，应及时请上级医师前往会诊。会诊时，经治医师应陪同进行，以便随时介绍病情，共同研讨病情、治疗及转归。

院内会诊：凡疑难病例需多科研讨时，应由科主任或主任（副主任）医师提出，经医务处同意。院内会诊一般应提前1～2天将会诊单送至邀请的科室，由医务处确定会诊时间，并通知有关科室。参加会诊的人员应根据会诊目的要求做好充分准备。会诊时，一般应由申请科主任或主任（副主任）医师主持，经治医师做好会诊记录，必要时医务处应有人参加。

院外会诊：凡本院不能解决的疑难病症可组织院外会诊。会诊由科主任或主任（副主任）医师提出，经医务处同意，并与有关单位联系，确定会诊时间。会诊由申请科主任或主任（副主任）医师主持，经治医师做好会诊记录，必要时医务处应有人参加。院外会诊也可携带病历、陪同病人到有关医院进行；也可将资料寄发有关单位，进行书面会诊。

急诊会诊：凡病人有紧急病情变化，需进行本科或他科会诊时，由经治医师申请紧急会诊，并在申请单左上角用红笔注明“急”字。情况特别紧急时可用电话邀请，应邀医师应随请随到。会诊时，申请医师必须在场，配合会诊及抢救的进行。

（2）会诊质量管理

会诊申请提出：科间会诊申请单由经治医师书写，主治医师审签；院内（全院）会诊、院外会诊应由科主任或主任（副主任）医师审签。

会诊申请单的书写：会诊申请单的填写应包括简要病史、体征、有关辅助检查资料、拟诊疾病，并明确会诊目的和要求。

会诊实施：会诊一般应由主治医师以上的医师担负和委托有关医师前往。会诊医师应将会诊意见书写在会诊单上，明确回答会诊目的及要求。集体会诊或院外会诊可由经治医师记录会诊记录，会诊记录内容应包括会诊日期、时间、参加会诊的人员（全名、职称）、会诊医师对病史及体征的补充意见、病情分析及治疗意见等。会诊时，主管医师要详细介绍病史，详细做好会诊前的准备和会诊记录。

（3）病例讨论

病例讨论既是住院诊疗管理的一种重要形式，又是住院诊疗管理的一项重要制度。根据临床医疗和教学需要，中医医院病例讨论可分为中医疑难病例讨论、术前病例讨论、出院病例讨论、死亡病例讨论和临床病例讨论。病例讨论是病房中进行医学教育最活跃的形式，也是提高中青年医师医学水平的最好场合，应提倡青年医师自动组织的星期六查房及病例讨论制，这对促进中青年医生主动钻研的学风及严肃认真的科学态度是十分有益的。

5.治疗

病人住院后医护人员所进行的医疗工作最终要落实到治疗上。一般说，治疗可分为药物治疗和非药物治疗。服药、注射等属于药物治疗；针灸、推拿、手术、理疗、心理治疗等属非药物治疗。其他如饮食、体育锻炼也是治疗的一部分。整个治疗工作不仅需要本科医师护士分工合作进行，有时还需要多科积极共同努力才能做好。要以医嘱为依据实施病房中的各种治疗。

医嘱分为长期医嘱和临时医嘱。

（1）长期医嘱

指采用的治疗方法必须在相对长的时间内连续进行。制定长期医嘱要根据病情严格掌握，并根据病情的变化及时调整。

（2）临时医嘱

根据病情变化而采取的临时诊疗方法，其时间性强，要及时执行，医师和护士要随时观察执行临时医嘱后病人病情的变化。查房后要立即下达医嘱，及时为患者开展治疗。

护士对下达医嘱必须严肃认真。医师下达医嘱时，要按规定认真填写，字迹清晰，病人姓名、床号、病历号、使用药名及剂量、方法及时间均要准确无误，并认真复核。医嘱一般不得涂改，如必须更改或撤销时，必须用红笔填写“取消”字样。主管医师应认真检查药物的疗效如何及用药合理性，并注意防止药物的不良反应问题，并做好不良反应的应对措施。

护士在执行医嘱时要认真查对，对于不清楚或有疑问之处要及时查问，转抄和重整医嘱时要查对核实、准确无误。

（3）口头医嘱

一般不要下达口头医嘱。紧急抢救和手术中医生急需下达口头医嘱时，执行者必须复述一遍医嘱内容，经另外一人查对无误后方可执行，并将注射后空瓶留下，事后医师要及时补充并翔实记录。

6.病人出院、死亡管理

（1）病人出院管理

病人出院由主管医师提出，主治医师或主任、副主任医师同意，下达出院医嘱，填好出院通知单，送交住院处，一般应在出院前1～2天发出。病人出院时，主管医师应向病人交代出院后注意事项，特别是病情需要随诊观察的病人，应约好复诊的时间。

（2）病人死亡管理

病人经抢救无效死亡，负责抢救医师应认真检查，确认死亡者，由值班护士进行尸体料理后，送太平间或火化场。

负责抢救的医师应将病人死亡前的主要病情、抢救详细经过、死亡时间、参加抢救的人员准确地填入病历，填写好死亡通知单，病例中保留和死者家属各一份。

住院医师要及时在病人死亡后24小时内完成死亡病历总结，并由主治医师、主任医师审核签字。应及时召开死亡病例讨论会。如进行病理解剖者，可开展临床病理讨论会，以便于总结经验教训，提高诊疗水平。讨论记录均由主管住院医师整理，经上级医师审查后归档。

7.随诊

随诊又称随访，是住院诊疗工作的延续，是开展家庭医学，进行全面综合性医疗服务的途径，应引起医生重视并成为制度。尤其对重点疾病、重点人群随诊，可以对病情进行动态观察、延续治疗，建立家庭医疗服务网络。

（三）病房标准化管理

加强病房管理的最终目的，是要提高医疗质量。经常性检查是提高医疗质量的重要措施，加强病房标准化建设是提高医疗质量、开展检查工作的基础。

1.病房标准化管理

（1）建立一套科学的管理制度

应当根据本院的具体情况，制定全院统一的查房、病历书写、处方、医嘱、病历讨论、会诊、值班和交接班、查对、危重病人抢救、探视陪住、隔离消毒、病人的组织管理、卫生宣传制度，要求全体工作人员必须严格执行，并有严格的奖惩措施，便于督促检查。

（2）医疗护理要有现代的科学规范

制定各科常见病、多发病的诊治、护理规范及疗效评定标准。按照规范和标准开展诊疗活动就能够减少工作内容的随意性，有利于提高医疗护理质量。

（3）技术操作应按规范进行

如各种穿刺、造影、无菌操作及各种中医诊疗操作均应按技术操作常规进行，避免发生差错和事故。

（4）“零陪护”制度

不论普通病人还是危重病人的生活护理都由医院管起来，减少家属陪伴，逐步实现病人家属“零陪护”，借鉴国外经验，统一招聘，统一培训，统一使用护工，由专业护工队伍承担起病人的生活护理任务。同时明确护士主要负责病人的医疗护理、心理护理，病人的生活护理应由专业护工承担。

（5）严格病人探视时间

不到探视时间家属不能进病房，发放探视牌，每位病人最多允许两人探视，控制每天探视时间。凡是找医生看病的病人，医生不得将其带到病房，一律在门诊看病。

（6）其他

病房的陈设、物品管理、仪器设备的使用和维修等也要按标准化管理的要求，实行严格的管理制度，使病房整齐、美观、大方，为病人创造一个良好的治疗休息环境。

2.病房医疗质量管理

医疗质量管理是管理中最重要的环节，制定医疗质量指标又是医疗质量管理中的基础工作。

（1）如何评价医疗质量

①诊断是否正确、及时、全面。②治疗是否正确有效。③疗效好坏及治程长短。④是否突出中医特色。⑤有无由于医疗、护理不当而给病人增加不必要的痛苦、损害及其他意外。

（2）医疗质量内涵

诊断质量：入院诊断与出院诊断符合率；中医诊断符合率；七日确诊率；临床诊断与病理诊断、尸检诊断符合率；术前术后诊断符合率；疑难疾病确诊率。并与国内先进水平或同级医院进行比较。

治疗质量：为了进行比较分析，要对各种疾病制定统一的疗效评定标准。通常根据疾病的转归，分为临床治愈、好转、无变化、恶化等。现行的治疗质量分析指标有：治愈率、好转率、危重病人抢救成功率、危重病人中医抢救成功率、病死率、医疗差错和医疗事故发生率。无菌手术一期愈合率、无菌手术感染率、院内感染发生率、术后并发症发生率、输血及输液反应发生率。

工作效率：平均床位工作日、床位周转次数、病床使用率等。影响工作效率的因素有收治病种、危重疑难复杂病人数量、诊断及治疗质量等。

四、重点病人诊疗管理

加强监护（intensive care）是40余年来在医学科学领域中逐渐形成的一门新兴学科，并且已经成为一个独立的医疗新领域。目前ICU床位数占医院总床位数的比例、设备完善度、人员素质以及抢救效果等方面，已成为判断一家医院的医疗功能分化程度与总体技术水平的重要标准之一。随着不断更新的生物医学工程产品的涌现，各种先进监护仪和高新尖生命支持装置与技术的广泛应用，及ICU医护与技术人员素质的提高，各类危重病人的治愈率大大提高，患者死亡率和病残率得到了明显的降低，为人类健康做出了重要贡献。

（一）ICU的发展史

对呼吸衰竭的集中治疗和护理的需求促使了ICU的诞生。1952年夏，丹麦首都哥本哈根发生脊髓灰质炎的流行，造成了很多延髓性呼吸麻痹病例，在此期间许多患者死因皆是呼吸衰竭。为了降低死亡率，医疗团队把病人集中在一个病区，通过气管切开保持呼吸道畅通并进行肺部人工通气，因此许多生命得以挽救。抢救的成功使医生认识到加强监护和治疗的重要性，并以此为雏形建立了呼吸加强监护病房。20世纪50年代体外循环下心内直视手术的成功，得以应用于临床并推广，加之缺血心肌再血管化的开展，为现代ICU的建立提供了客观需要。1957年美国曼彻斯特纪念医院分级管理制度开始试行，ICU应运而生。20世纪60年代由于电子工业的飞速发展，监护仪器和新诊断设备的问世，加上临床分科越来越细，各类专科ICU相继建立，如冠心病监护病房（CCU）、心肺监护病房（CPICU）。由于ICU使不少濒于死亡的急重患者得到了及时准确的救治，降低了临床死亡率，在临床实践中显示了其强大的生命力，而现代化科学技术飞速发展，提供了严密的临床监护系统，为ICU医疗护理创造了优越的条件。我国中医医院ICU于20世纪70年代开始起步，近50年来得到较快发展，目前某些大的中医医院ICU设置已和国际接轨。多年来，ICU为抢救中医医院危重病人、大大降低死亡率及病残率做出了重要贡献。

（二）ICU的定义、类型

ICU是把需要特别诊疗和护理的急重危病人集中在一个专治的病区或病室，采用专门的诊疗技术和仪器设备，实施加强诊疗护理和监视的一种过渡性诊疗组织形式。ICU不是针对某种病因的治疗，而是针对可能出现的序贯性衰竭加强脏器功能支持性的治疗。

1.重症集中监护病房

为综合性的监护病房，收容对象为经过集中抢救、治疗有可能恢复的各种急重症病人，如休克，复合外伤，心、呼吸、肾功能衰竭等的重症病人以及大手术、新开展手术后早期的病人等，当病情相对平稳后，可转入普通病房。

2.冠心病监护病房

收容心肌梗死急性期或心肌梗死先兆心律失常等病人。

3.麻醉及术后监护病房

大手术、新开展手术的病人，在术后几天内可在术后ICU集中治疗、护理。

4.新生儿监护病房

收容新生儿急重症病人，包括早产儿，甚至胎儿的监护。

5.肾透析病房（MOCU）

收容肾功能衰竭病人或肾移植病人做血透析。急性肾功能衰竭病人在肾透析病房治疗效果好。

6.其他监护病房

包括呼吸监护病房、神经监护病房、创伤监护病房、烧伤监护病房等。

（三）ICU的设置与布局

1.ICU选址

ICU的地址宜在全院较中心的位置，最好与麻醉科及各手术科室相近。为便于抢救，其位置还需靠近血库及其他相关科室，并在各通道标上醒目的指示牌。

2.ICU的规模

ICU的床位数一般占总床位数的1%～2%，少数急救工作量大的医院ICU的床位数可达6%。专科力量强的综合性大医院可设置专科的ICU，床位数可酌情达10%～20%。

3.ICU的平面布局

常见圆形、长方形或U形布局。目前，国际上更趋向于大病房，我国一些大的中医医院ICU设置先进，与国际接轨，室内用大平板透明玻璃分隔为半封闭单元。ICU的平面布局应该是：

从中心监护台可以观察到所有病人。

病房排列宽畅，便于抢救。

病房分为清洁区和非清洁区。

抢救药品、设备、仪器及其他医疗用品有固定的放置场所。

（四）ICU的管理

1.组织机构

综合性ICU在院长领导下，实行科主任负责制。由科主任全盘负责全科室医疗工作，主治医师带领住院医师分级管理病人。在科主任领导下，护士长主管护理工作，监督护士执行医师下达的医嘱，检查ICU规章制度的落实。

2.工作人员的编制

在我国综合性ICU作为一个独立的科室，ICU人员编制设主任医师或副主任医师1名，主治医师2～3名，住院医师5～7名，各级医师总数与ICU床位数之比为1.5：1～2.0：1，护士总人数与总床位数之比为3：1～4：1，同时配备一定数量的工程技术人员和护理人员、勤杂人员等后备力量。

3.业务管理

制定ICU病房病人的入院、离院标准。

建立一项严格的工作制度。ICU病房同其他病房相比，具有病情急、病情变化快、病情复杂的特点，因此应严格各种岗位责任制、交接班制度、抢救操作制度等一系列的制度，以保证ICU病房医疗工作的正常运作。

严格执行消毒制度。ICU病房的病人普遍为易感人群，一方面多有插入性导管和气管切开，加上病人的免疫、自身防御功能弱，所以患者被感染的可能性很大，因此要求严格执行消毒隔离和预防院内感染管理。

（本节作者：马艳丽）

第六节　护理管理

一、概述

（一）发展历程

护理一词来源于拉丁语nutricius，含义很广，如养育、保护、营养、维持生命、照顾老幼病弱等均被涵盖其中，有着极为悠久的历史，其起源可追溯到上古原始人类，可以说，自从有了人类就有了护理活动，而护理真正开始发展成为一门学科是在19世纪中叶。弗洛伦斯·南丁格尔（Florence Nightingale）首创了科学的护理和护理教育事业，被誉为近代护理事业的创始人。1860年6月，她在伦敦圣多马医院开办了世界上第一所正规的护士学校。此后，欧美各国纷纷效仿并成立了南丁格尔式护士学校，护理有了相对完整的培训体系，专业护理人士大量增加，由此护理事业得到迅速发展。1899年，为促进各国护士的交流，成立了国际护士会（ICN）。

随着社会的进步、医学科学的迅速发展，现代护理学日趋完善，逐步发展成为一门独立的学科。护理是一项附属于医疗的技术性职业，更是和医生共同为人类健康服务的专业。护理核心从单纯的护理发展为保障人类健康的目标。随着现代医学体系的进步及医学伦理的发展，护理学的临床实践与理论研究，经历了以疾病为中心的护理阶段，以病人为中心的护理阶段，以人的健康为中心的护理阶段。护理工作内涵不断加深、扩大，国际的学术交流日益频繁。

我国近现代护理工作的发展历程，大致经历了三个阶段。

1. 护理事业初步形成

我国近代的护理工作是在鸦片战争前后，随着西医的传入而开始的。1888年，我国第一所护士学校在福州成立。这一阶段中国的护理事业从无到有，从国外引进到国内自办，护理职业有一定的发展。但从宏观上看，卫生事业发展不平衡，不能满足广大人民对医疗和护理的需要。

2. 护理事业逐步发展

1949年后，护理工作受到党和国家以及医学界的重视，得到了较快的发展。1950年第一次全国卫生会议决定将护士教育定为中等专业，同时成立卫生教材编委会，中国第一次有了自己编写的护理教材。随着国家中医政策的进一步贯彻落实，中医护理事业得到助力，有了较大发展。20世纪50年代中期，各地相继建立了中医医院，专职中医护理人员应运而生，各地及各中医院校陆续创办了中医护理班，培养了大批中医护理人员，护理工作有一定发展，护士队伍有所扩大。

3. 护理事业趋向成熟

党的十一届三中全会以来，护理工作得到了恢复发展。1979年，卫生部采纳中华护理学会的建议，向全国发出关于“加强护理工作”与“加强护理教育”的两个通知，中医护理工作取得较大发展。1982年卫生部在全国中医医院工作会议上明确指出：“中医医院的护理工作要在努力发掘中医药学护理知识的同时，吸收西医护理的长处进行辨证施护，各地护理人员都要努力学习医护知识，提高护理水平。”为了更好地突出中医护理特色，卫生部中医司组织制定了《中医疾病护理常规和操作规程》，丰富和发展了中医护理学。1984年，卫生部成立了护理处，1986年，我国首次护理工作会议在南京召开。此时期还制定了护士职称系列，并于1994年实施《中华人民共和国护士管理办法》，护士全国会考及注册制度得以恢复。

随着我国护理事业的发展和对外交流的增加，20世纪80年代，我国护理界不失时机地引入了责任制护理模式和护理程序的概念，标志着护理人员的思想观念已开始转变。进入90年代以后，一种既适合我国国情，又与国际接轨的临床护理模式——系统化整体护理开始在国内医院展开试点与实践。自此，以实施整体护理为突破口的护理改革在我国护理领域迅速开展，引出了一次从临床护理到护理管理、护理教育的重大改革，标志着我国护理事业正趋向成熟。

（二）护理的概念和特点

1. 定义

护理是诊断和处理人类对现存或潜在健康问题的反应。所谓中医护理即遵循中医理论体系发展起来的一门新型护理学科，护理工作的指导思想是中医的“整体观”，护理工作的基本理论依据是“辨证施护”，根植于博大精深的传统中医药文化，在护理内容上将现代护理技术与传统护理手段有机结合，具有显著的学术特点与专向性的服务范围。

2. 基本特点

护理工作是构成医疗工作的一大支柱。在医疗工作中，医生和护士是分工合作的，既有共性，又各有侧重。由于护理工作的服务对象是病人，而病人的背景是各不相同的，同时疾病也是各不相同的，因此要使千差万别的病人恢复健康，绝非仅靠执行医嘱就能有效。护理工作有其自身的客观规律，科学性、技术性要求高，生活服务要求周到，连续性强，联系广泛，工作琐碎、繁杂、具体。此外，中医护理工作又有其自身特点。

（1）辨证施护

辨证论治是中医治病的关键，护理工作结合辨证论治是提高疗效的重要环节。想要做好中医药护理工作，护理人员不但要掌握西医基础护理知识，而且必须掌握中医基本理论进行辨证施护。

（2）护士素质的重要性

搞好辨证施护的关键是提高护士素质。首先要巩固专业认知水平，热爱护理工作，充分认识护理工作在临床医疗中的重要性。此外，要提高技术水平，认真学习中医基础理论，掌握中医观察病情的方法，了解本专业疾病特点及中医分证护理的原则，配合医生，采取相应护理措施，还要掌握各种疾病服药要求。

（3）科学性和服务性相结合

中医护理工作是一项科学性很强的工作，要求严格按照疾病发展变化规律，运用中医理论及时准确地采取相应的护理措施。同时，护理工作又是一项服务性工作，要求热情周到地为病人提供医疗、生活服务，而且其服务对象是患病的人，故其服务性有别于其他服务工作。

（4）重视情志及饮食护理

中医认为精神、情志异常，可以引起人体脏腑功能紊乱而导致疾病，如怒伤肝、喜伤心、思伤脾、忧伤肺、恐伤肾、惊则气乱。因此，精神护理是中医护理的重要内容。

3. 护理工作的规律性

护理工作同其他任何事业一样也有它自己的规律，是人们必须遵守的法则。护理工作的规律主要表现在：

（1）病人的需求是推动护理工作提高发展的动力

病人来到医院，最大的需求就是通过治疗护理得到痊愈。反映在护理工作上的大量经常出现的矛盾，就是病人对护理的需求和护理能力之间的矛盾。这一矛盾左右着护理工作，推动着护理工作向前发展，解决这一矛盾的过程也就是护理工作提高发展的过程。

（2）护理工作随机性很强

护理工作的随机性主要表现在选择性小、适应性大。这是因为护理工作所面临的什么时间来病人，来多少病人，来什么病人，病情的轻重缓急，需做哪些护理是比较难以预料的。有时甚至没有选择的余地，或者选择性很小。护理工作为了适应病人的需求，就必须做好一切准备和适当的调整，乃至应急抢救工作。

（3）要重视护理人员的实践和现代科学技术的应用

护理工作在很大程度上依赖于护理人员的知识和经验。现代科学技术广泛引进到护理领域，正在迅速改变着护理工作手工操作的时代，使之逐渐向机械化、自动化、电子化方向发展。一方面，护理人员要掌握应用现代化先进手段实施护理的能力，另一方面还应注重自身的护理技术水平的提高。

（三）护理管理的概念和意义

1. 概念

护理管理是以提高护理质量和工作效率为主要目标的工作经历。世卫组织给出的护理管理的定义是：护理管理是为了提高人们的健康水平，系统地激发护士的潜在能力和使有关其他人员或设备、环境和社会活动得以充分应用的过程。

也就是说，医院护理管理是研究医院护理工作的特征，找到规律性，对护理工作各项要素，例如人员、设备、技术、信息进行科学有序的计划、组织、控制、协调，从而达到最优运转，扩大系统的效能，为病人提供最优最佳的护理。护理管理是护理科学、护理技术与管理艺术的综合应用。

2. 意义

（1）护理管理在医院管理中处于重要地位

护理工作是医院诊疗工作的重要组成部分，“三分治疗，七分护理”是关于护理工作重要性的描述。因此护理管理是医院管理的重要组成部分，它的作用就在于使护理组织系统得到高效运转，使门诊病房的诊疗工作保持井然有序，使病人的治疗环境保持舒适安静，使各科室和各类医务人员之间关系协调，使医院与病人之间的关系更加融洽信任，使医务人员在医教研各项工作中更好地发挥作用。总之，护理管理是医院工作的重要环节，护理管理的水平将直接关系着医院管理的水平和医疗质量的高低。

（2）护理管理是利用和开发护理资源的重要前提

护理工作在医院管理中的重要性是通过护理管理来实现的，也就是说护理技术和护理管理是密切相连、相互影响、相互依存的。护理管理贯穿于护理工作的整个过程、每个环节和各个方面，护理人员把门诊诊疗室安排得有条有理，急诊室安排得“严阵以待”，病房安排得整洁肃静，都要靠在护理中加强管理工作。

（3）护理管理现代化是实现医院管理现代化的重要内容

实现医院管理现代化包括树立现代化的理念和意识，使用现代化的管理手段、方法和工具以及建立现代化的管理体制，换言之就是说，现代化的管理思想、高效化的管理组织、专业化的管理人员、科学化的管理方法、民主化的管理方式、电子化的管理工具，此六项管理现代化内容。因此，护理管理必须实现现代化和科学化，使占医院人员数三分之一左右的护理队伍的管理水平能够适应医院管理现代化的要求，而且在管理形式和内容上具有区别于医疗管理的特点。目前欧美国家大多数医院采取的设立护理副院长进行专线管理的方法是值得借鉴的。

二、护理组织管理

（一）护理管理体制

医院长期以来实行的是科主任负责制，把护理工作置于从属地位，对护理作为一门独立学科，必须保证其独立的管理体制这一观念没有被普遍接受，护理部有职无权的情况较为普遍。因此为了改善护理工作的领导和管理状况，适应现代医院发展的要求，1986年召开的全国首届护理工作会议专门提出了《关于加强护理工作领导、理顺管理体制的意见》。卫健委公布的医院工作人员职责中，规定了护理部主任绝对的对各科护士长直接领导的体制。护理部主任直接领导各科室护理工作，各科科主任对护士长是业务指导关系。也就是要求医院护理自成体系，建立相对独立的护理工作领导指挥系统。这是护理工作体制的重大改革，提高了护理工作的地位和水平，显示了护理工作的重要作用，提升了医护工作的质量，对保障医疗质量有重要意义。

当前，中医医院护理指挥系统是护理部，正常情况下保持护理工作的惯性运行状态，而在特殊情况下进行指挥，使工作处于调度运行状态。具体地说，就是根据中医医院特点制订护理计划，合理调配人力、物力和设备，出现特殊情况及时采取措施调整运行状态，以适应病人对护理的要求。

根据卫健委有关规定，县及县以上医院都要设护理部，实行院长领导下的护理部主任负责制。通常护理部是在院长或者分管护理工作的副院长的领导下，全面负责组织管理医院的护理工作的职能部门，又是全院护理工作的指挥管理部门。在医院中作为职能部门的角色，它与医务处、后勤部门相互配合，共同完成医疗、护理、教学、科研等工作；作为护理指挥系统，护理部主任通过科护士长、护士长三级负责制进行领导。针对规模较小的医院可设总护士长负责领导全院的护理工作。

（二）护理部的组织体制

1.护理部

护理部应设护理部主任（或总护士长），并根据医院规模和工作职务设副主任、助理员（干事），协助护理部主任工作。

护理部负责全院护理人员的业务和行政管理，制订护理工作计划，制定统一的护理技术操作规程、护理常规，建立各项规章制度，培训护理人员，检查护理质量，保证各项护理工作的完成。护理部在护理人事上，要有必要的自主权，负责院内护理人员的调配，并提出护理人员升、调、奖、惩的意见。

2.护士长

护士长必须具备丰富的临床护理知识和本科室的专业知识，技术操作熟练，能指导护士的技术操作；还应具备一定的组织管理能力，认真执行各项规章制度，善于处理好各类人员之间的关系，协调有关部门之间的关系。一般设科护士长、护士长。

（1）科护士长

科护士长在护理部主任领导和科主任业务指导下，负责全科护理组织和技术管理，是护理领导系统中的中层骨干力量。

（2）护士长

护士长是病房或其他护理岗位护理工作的具体组织者和领导者，在完成病房管理和护理工作中起主导作用。在科护士长领导下工作。

3.护理人员职级分工

（1）主任护师

在护理部领导下负责本科护理技术、科研和教育工作。

（2）主管护师

在护理部或科护士长领导和本科主任护师指导下，负责督促检查本科各病房护理工作质量，解决本科护理中的疑难问题，制订和组织实施疑难病护理计划，组织各病房的查房及组织本科护师、护士的业务培训等。

（3）护师

在病房护士长领导和本科主管护师指导下工作，参加临床护理，指导护士进行护理技术操作，制订病人护理计划并参加危重病人的护理工作，负责本病房护士的业务培训等。

（4）护士

在护士长领导和护师指导下工作，执行各项护理制度和技术操作，执行医嘱，及时完成各项护理工作等。

（5）护理员

在护士长和护士的指导下工作，担任病人的生活护理和部分简单的基础护理等。

4.护理业务体制

护理单元的组成：护理单元是以护理单位来划分病房，由一定数量的床位、医生和护理人员组成，其组织形式体现了以护理为主的病房管理体系。

一个护理单元的床位设置以30～50张为宜。病床太多，不便于对重病人的照顾和病情观察，也不便于病房的管理。

三、护理业务技术管理

（一）概念、特点和意义

1.概念

护理业务技术管理是对护理工作的技术活动进行计划、组织、协调和控制，使这些技术能准确、及时、安全、有效地应用于临床，从而高质量、高效率地管理工作。

医院护理业务技术管理是以医院基础护理工作为研究对象，可细分为各个不同专业护理工作的工作任务、工作特点、主要内容、技术要求和组织实施方法。

2.特点

（1）技术性

护理技术首先要全面掌握医学护理知识，再经过专门训练、反复实践而获得一种技能，没有经过系统学习和专门训练的人员，坚决不允许在病人身上进行技术操作。因而管理方面，要由懂技术的人专门负责，要抓学员基础操作的训练，并重点引进与国际接轨的新技术、新方法。

（2）责任性

护理技术工作的服务对象是病人，护理人员应当以维护、促进和恢复病人的健康为首要责任。护理技术工作操作一旦发生失误，很可能会增加病人的痛苦，甚至造成残疾乃至危及生命。因此，不论从医学道德上或法律上都要强调其责任性。管理上要加强护理人员的责任心教育，健全各种责任制度，重视培养护理人员的医德。

（3）服务性

护理工作是为病人提供护理服务的，应当树立全心全意为病人服务的思想，时刻牢记争取患者获益最大化为工作重心。护理技术管理要知道为谁服务的问题，明确护理工作的服务主体，坚决杜绝为了练技术而不顾病人痛苦，或只顾经济效益而不管病人利益的行为。

（4）社会性和集体性

医疗是集体行为。从大方面来说，医疗护理技术管理受国际社会环境、人际关系等各方面因素影响，其发展程度与经济规律息息相关。同时，随着现代医学和科学的发展，医院中的各种工作都需要协调合作、共同完成，因而护理工作也需要多学科、多部门相互配合、密切协作。护理业务技术管理必须协调好内部和外部的关系及上下和横向的关系。

3. 意义

护理工作的服务主体是病人，护理技术是判断服务质量好坏的关键。这就要求护理技术服务除了要先进高效外，还要人性化，同时做到及时、安全、协调、可靠、连续。随着护理科学的发展，许多现代科学技术成果应用于护理工作领域，护理工作的科学性要求越来越高，这意味着现代医学对于护理工作的要求是，护理技术及护理业务管理水平双提高。提高护理质量的决定性因素是努力从多方面综合提高护理技术水平，而护理技术水平的提高必须靠技术管理。只有对护理工作实行科学的组织管理，才能调动和发挥护理人员的积极性，合理使用技术力量，密切协同配合，提高护理工作质量和效率，激发护理资源潜力的最大化、最优化。疗效显著、高水平的护理技术管理保证实现病人获得最佳健康水平这一护理工作基本任务的要求，保证提高护理质量。

（二）措施

1. 建立技术管理的组织系统

护理业务技术管理不是单独存在的，和其他管理层次是集中统一的关系。护理管理组织机构要完善，职责分工明确，并应给予相应的权力，以便更好地发挥效能，有力保证技术管理的正常运行。

2. 技术管理要重视质量

技术质量指标必须标准化。为了保证护理技术工作的质量，要建立健全逐级检查制度，护理部对临床护理技术操作规程、规章制度的执行情况，对护理常规、消毒隔离、无菌技术的执行情况，要进行抽样检查和评价，护士长则更要监督检查。

3. 重视人员培训，培养技术骨干

要提高护理工作水平，就要进行全员培训。要注意组织各级护理人员的业务训练，学习基本护理理论和现代医学新知识，认真抓好基本功训练，提高护理专业理论水平和实际技术水平，并对人员进行定期业务技术考核，认真评定考核成绩。建立护理业务技术档案，对护理工作情况和护士的业务能力、技术水平、科研成果、论文及工作经验等材料要有详细记载，作为使用、培养、晋升的重要参考依据。

4. 管理手段现代化

运用现代化的管理手段无疑能提高管理水平和效能。计算机管理系统在护理工作中的应用，对于解决工作中的信息传输、存储、计算、统计分析等问题都会有很大改善。护理文献随着护理学科的迅速发展而急剧增加，各种管理方法的系统化、科学化、数量化，也要求与之相适应的管理手段。计算机管理系统的应用，保密性强，又便于管理；实现计算机联网，可资源共享，为管理现代化提供了条件。

（三）原则

1. 以病人为中心

坚持以病人为中心的原则，集中全部的医疗资源满足病人的诊疗需求，这不仅是临床护理工作的基本要求，也是护理技术管理的基本原则。因此，所有的技术管理措施应当以确保每一项护理业务技术精准、安全地用于病人、避免和减轻病人不必要的痛苦为前提，切实满足病人的需要为目的。

2. 以提高护理质量为目标

护理技术运用是否得当与护理效果息息相关。先进的技术如果操作不当，不仅不能获得理想的效果，还可能给病人增加痛楚。因此，技术管理工作必须紧紧围绕提高护理效果展开，勤学习、善总结，不断促进护理质量的提高。

3. 以基础护理知识和基本护理技术为重点

基础护理知识与基本护理技术是护士必须具备的基本功。熟练掌握基础护理知识和基本技术是完成护理任务的前提。因此，两者是护理技术管理的重中之重。

4. 以提高技术整体功能为前提

护理技术包括基础护理技术和专科护理技术。前者是解决病人的一般性问题，后者则是解决病人的特殊问题。因此，不但要加强基础护理技术管理，还必须重视专科护理技术建设，并使两者协同进步，这样才能充分发挥护理技术的整体功能。

5. 以开展新业务、新技术为先导

新业务、新技术不仅反映了医院的护理行业技术水平，而且对引领护理质量具有极其重要的作用。因此，护理技术管理应发挥新业务、新技术的先驱作用，抓好引进和开展进度，督促护理科学技术的进步与发展。

（四）范围

护理业务技术管理，就是以建立完善的护理技术质量保障体系为工作核心。要求护理工作所实施的技术手段要安全、可靠、先进，医生和护士要协调，技术管理方面要发挥护理技术力量和仪器设备的效能，使护理工作进一步做到管理制度化、工作规范化、操作程序化，从各个方面更好地为病人服务。

1. 护理诊疗技术操作的管理

在病人诊疗流程中，护士实施了大量的技术操作，这些技术操作的管理在训练的基础上主要靠制定技术操作规范和严格检查、监督执行情况来加以控制。违反规范，要承担责任。

2. 基本护理技术的管理

除诊疗护理技术外，还涵盖了病人的清洁护理、饮食治疗和营养、病情的一般观察、各种医用剂量的基本换算方法、各种护理文件的书写等，主要是通过制定工作规范和落实责任制来进行管理并加强监督指导。

3. 专科疾病护理技术的管理

专科护理技术是根据专科疾病的特点形成的。临床各专科的护理工作的特点是范围广、内容多，最近几年来随着各专科分科的细化，持续开展的新业务、新技术，专科护理技术的发展也具有了更精深、更专业的特点。一般来说，护理人员应当掌握本专科的常规护理技术，高水平的护理人员应有更高的要求，在掌握常规专科技术的基础上，还要重点掌握本专科的疾病护理技术。管理上要监督疾病护理常规的制定，落实执行情况，并定时检查，以确保工作质量。此外还要注意抓好人员培训和科研学术活动，让护理人员与前沿知识接轨，学习诊疗知识，丰富工作人员的临床经验，确保护理工作规范化、科学化、精细化。

4. 急诊抢救技术的管理

大量急诊抢救病人的就诊是医院的常态，护理人员必须熟练掌握急诊抢救技术。针对急诊抢救技术的管理，要有常规和标准化管理及技术训练，更要时常组织技术演练和实践考核，夯实应急能力。重视医护之间、各科室之间的协调配合，锻炼培养组织管理能力，要擅长调配人力、物力、医疗资源，善于抓好病人和家属的诊疗及沟通工作，擅长与各个部门进行工作协调，医患齐心、多方协调以促进抢救工作的进步与发展。

5.消毒隔离技术的管理

防止医院内感染的基本措施应该立足于各种消毒隔离技术的管理，是护理工作中最常见的基本技术。这项技术掌握并不难，关键是严格管理，切实落实制度实行，执行要认真彻底、一丝不苟。

6.危重症监护和其他监护管理

随着医学科学技术的进步，尤其是各种先进医疗仪器的引进，危重症监护技术得到了较快的发展。在这类监护管理中，护理人员起到了很大的作用。护理技术要进一步发展，除了要求护理人员有杰出的素质、扎实的基本功外，还要有较系统的专科知识和技术水平，以及敏捷的分析判断能力，以及不断学习的进取心以适应工作的需要。

7.整体护理技术的管理

整体护理是一项综合护理技术，它除了要求护理人员全面掌握上述各项技术和护理程序外，还需学习心理学、伦理学、社会学、管理学等方面的知识。护理人员不仅要有良好的愿望和态度，而且要掌握一定的技术、技巧和方法，并定期对有关的护理诊断进行研讨与总结。

8.新技术的引进和开发

新技术的学习引进是确保护理技术不断得到发展的根本。新技术的引进开发应成为各级护理管理人员的管理重点，并组织一批优秀的护理人员进行研究、开发，及时了解国内外护理技术的进展情况，开展技术创新，做到与时俱进，与国际接轨。

9.护理情报档案资料的管理

护理情报档案资料包括临床护理资料、护理技术资料、护理业务技术档案、护理业务工作档案等，这些资料应指定位置保存，并由专人收集、登记和保管。

10.护理技术的基础建设

护理技术的基础建设主要包括：护理队伍的技术素质建设、器材设备的保障、建立护理科研和技术实验室、引进开发新技术、加强医德医风教育等。

（五）基本要求

1.体现中医护理的特点

（1）整体观念

中医学认为人是一个有机的整体，人体和自然界中的一切事物都是密切相关的。因此，护理任何病人，不能只单纯地看表面症状，仅仅对症处理，还必须针对疾病发生的原因、脏腑经络的病理变化、病人的体质及外界环境对病人的影响等综合分析，整体论治，妥善护理。

（2）辨证施护

对病人主诉、症状、体征进行综合分析，灵活运用中医四诊八纲的理论和方法，根据不同的病因、不同的机体反应、不同的病情，区分不同的证，采取不同的护理原则和方法。

2.遵循中医护理原则

中医护理原则是建立在中医学整体观念和辨证论治的基础上，根据中医关于病因、病理学说及治疗原则制定的。常用的护理原则有扶正祛邪；标本缓急；正护与反护；同病异护、异病同护；因时、因地、因人制宜；预防为主等。

3.做好基础护理

（1）病情观察

要掌握中医基础理论，如从四诊入手，望、闻、问、切，做到知常达变，进行辨证施护。

（2）七情护理

对病人加强精神和心理护理，针对七情所伤，根据疾病特点，疾病的不同时期和不同阶段、不同要求进行针对性护理，将护理工作精细化，因时因地因人因病而制定符合病人病情的护理方针，并防疾病发展、转化、复发。

（3）中药护理

应熟悉药的各种服法、时间，应根据疾病特点和病情转化有所差异等，又要了解中药的煎法、汤剂的管理和服药后的护理，以及饮食禁忌。

（4）饮食护理

历代医书对食疗、食养有很多论述，指出治疗不单靠药物的作用，饮食的宜忌对疾病的恢复也十分重要。若饮食护理得当，可起到扶正祛邪、恢复健康的作用。否则使抵抗力降低，导致多种疾病发生。古人强调“三分治，七分养”，饮食调摄是将治病防病的观念融入生活的最佳方式。

（5）辨证分型护理

把一个病通过辨证分析分成若干不同的型，然后按不同型给予不同护理，因此护理人员必须掌握中医基础理论，熟悉常见病的病因、病机和辨证分型，制定疾病的护理分型，使疾病痊愈。

（6）生活起居护理

①病室要保持安静，安静的环境可使病人心情愉快、身体舒适、睡眠充足，有利身体恢复；②病室要经常通风，以保持室内空气新鲜；③病室要保持一定的温度和湿度；④室内光线充足又不要太强，以保证病人舒适、愉快；⑤病室保持清洁，护理人员应注意病室清洁卫生；⑥督促轻病人做好个人卫生，对重病人除晨晚间护理外，应定期给予床上洗浴、洗头剪指甲等；⑦病人休息和运动适度。

四、整体护理

（一）临床护理工作模式

1.功能制护理（functional nursing）

功能制护理是20世纪20年代护理管理者引进工业上流水作业的经验设计出的护理分工法。它以工作为导向，将病人所需的护理活动按工作性质机械地分配给固定人员。如发药班、注射班、床边护理班、医嘱处理班（主班）等。这种分工制度，病人往往接受的是护士的片断护理，一个病人每天要接触多名护士，没有专门负责的护士，护理程序很难实施，缺乏护理的连续性、整体性。

2.个案护理（case nursing）

个案护理是一种护理工作方法，指由一名护士负责一个病人的全面护理。这种分工方法能够给病人提供系统的护理，容易建立起病人对护士的信任，容易将护理程序运用到病人的护理活动中，护士可以发挥主动性，独立去解决一些病人的问题。这种护理分工方法由于需要较多的护士人数，所以往往只用于急危重症病人，如监护病人。

3.小组护理（team nursing）

20世纪50年代，由西方一些国家护理教育者和护理部主任提出。这种护理方式的特点是一组护士构成一组（在国外包括注册护士、助理护士和护理员），由一名高年资、有学识、有专科经验的护士担任组长，负责制订护理计划，指导、督促、处理问题等。向病人提供较高质量的护理，所有小组成员共同参与并完成病人的评估和护理计划，强调所有成员的合作及协调。小组的大小根据病人的问题、护理的需要及计划的稳定性确定，通常一个小组约护理10～20个病人。

4.责任制护理（primary nursing）

由美国莉迪亚·霍尔（Lidia Hall）首先介绍推荐，并在实践过程中不断修正、补充和完善。到20世纪70年代，美国医疗条件较好的医院都已实行，并且推广介绍到欧洲。向病人提供连续性、全面性、协调性、个体化、以病人为中心的照顾是责任制护理的目标，责任制护理的定义就是由此提出来的。责任制护理作为一种护理体制，能够给病人提供整体性、连续性的护理。护理人员所照顾的病人数目视病人病情及护理能力而定，一般是四到六个病人。责任护士对病人24小时负责，但由于责任护士一般上班8小时，因此剩余的绝大部分工作还得依靠同组护士进行，这些同组护士称为协作护士或辅助护士。为保持护理工作的连续性，责任护士有权开出护嘱，让协作护士遵照执行。

（二）整体护理的基本概念

整体护理是一种护理行为的指导思想或称护理观念，是以病人为中心、以护理程序为框架、以现代护理观为指导，并把护理程序系统化地运用到临床护理和护理管理中去的指导思想。整体护理包含以下核心内容：

1.将护理系统化

整体护理把病人看作一个由生理、心理、社会等子系统构成的系统；护理工作被看作一个由临床护理服务、护理管理、护理科研、护理教育等子系统构成的系统；临床、护理与医药技等作为子系统共同存在于医院的大系统中；而护理本身亦作为一个子系统与法律、科技、文化等共同存在于社会的大系统内。

2.运用护理程序

护理程序的工作方式起源于20世纪初的解决问题学说。该学说将解决问题的过程分为三个步骤：根据工作需要提出问题、制定相关目标和明确解决问题的方法。护理程序借鉴于这种规范化的科学步骤，分为评估、诊断、计划、实施、评价五个阶段。

（三）整体护理的特点

1.体现了职业道德和专业形象的培养

一直以来，国内的护理工作受功能制护理模式的影响，难以体现护理专业的独立性，难以体现护士的价值。整体护理的推进使护士明晰了现代护理观是以病人为中心，考虑病人的行为反应，用护理程序手段为病人解决问题，并通过共同参与理念的制定，追求自己的护理信念。

2.体现了护理程序的科学工作方法

整体护理是以护理程序为核心，把临床护理、护理教育、护理管理和护理科研各项工作环环相扣，协调一致，使护理成为系统化、科学化的独立学科。

3.体现了护理工作的独立性和连续性

按照护理常规思维方式，每一名护士都要思考为病人解决哪几类别的问题并制订相应的护理计划，实施并评价。各级护理管理者按照整体护理的标准和要求对病区护理服务状况不断实行品质改进和监督，最大限度地满足病人的需求。

4.体现了各层次护理人员的职级差别

整体护理强调从病人身心、社会、文化的需要等各方面考虑病人的健康问题，这有利于接受过高等教育的护理人员充分发挥作用，有利于实行按职级上岗的排班制度，调动各层次护理人员主动学习专业知识及相关学科知识的自觉性。

5.体现了护理工作的规范化、科学化和标准化

标准的护理和教育计划以及一系列规范的护理记录表格，将护理业务归属到科学的标准之下。既可避免护士投入很多时间和精力去查找相关资料，又可防止护理业务行为准则的随意性和盲目性。

（四）推行整体护理的意义

1.有利于加强护理人员的职业道德建设

实施系统化整体护理的首要任务就是构思护理哲理，将护理哲理明确为护理职业的指导思想和行为方针。护理哲理体现了护理专业的价值观和专业信念，它是由各系统的护理人员共同制定的，集中体现了全体护士的意向，代表了全体护士的共同信念，所以在执行的过程中能充分发挥每个成员的积极性、主动性和创造性。

2.体现了护理工作的真正重点

以病人为中心，以护理程序为基础的系统化整体护理模式，改善护理工作多年来只靠“医嘱加常规”的尴尬而又被动的工作情形。因此，要求护士所做的每一项工作，都要想到病人，设身处地为病人解决问题，思考解决的结果如何，以此为标准来检验和衡量自己的言行、工作质量，从而将以疾病为中心逐步改变为以病人为中心，把执行医嘱指定的工作和技术操作作为护士工作的根本目标。

3.有利于促进护理理论建设和护理科研

护理学作为一门独立存在的学科，有其特色的服务范围和理论体系。护理诊断的形成督促护士主动地考虑一些疾病治疗问题以外的病人的健康问题，包括现存的、潜在的问题。这些问题用护理的方法独立解决，不但能够激发临床护理人员的工作积极性，而且能激发其学习热情。通过长时间的实践、切磋，总结经验，使护理理论得到更好的发展和完善，促使护理科研朝着深度和广度发展。

4.有利于护理管理的规范化、科学化、标准化

整体系统化的护理对每一类疾病都制订出标准的护理计划、宣教计划、病人入院评估单、诊断问题项目表、护理记录单、护理质量控制表。表格的书写有一定的规范和要求，体现护理人员的专业水平，便于护理质量评估。

5.有利于护理质量的提高

在之前的护理管理中，常重视对护理人员技术的考核，而轻视了护理人员自身的专业素养和专业形象，进而造成了护理人员重技术轻基础的不良导向。系统化整体护理要求按时由护士本人、护士之间及护士长对护理工作进行评价，利于护理人员施展主观能动性，自发管理自己的专业行为，不断提高专业知识和技术，进一步提高护理质量。

6.有利于各层次护理人员的职能发挥，促进护理整体改革

系统化整体护理立足于病人身心、社会、文化等方面的需要，思考病人的健康和护理问题，要求具备知识面广泛、专业水平高的护理人员。因此，在护理教育中应加入系统化整体护理的概念，有助于学生学会运用护理程序和护理诊断。在护理实践过程中应培养众多护理人员的学习主动性、积极性和创造性，真正使护理程序和护理诊断广泛应用于临床实践中。

（本节作者：马艳丽）

第七节　康复医疗管理

一、概念

（一）康复（rehabilitation）

1.定义

康复原意是“恢复”，即恢复到原来应有的地位和状态。世界卫生组织的康复专家委员会早在1969年就给了康复定义：康复是指综合、协调地应用医学的、社会的、教育的和职业的措施，对患者进行训练和再训练，尽可能使其功能恢复到最高的水平。而后又在1981年重新将康复定义为：应用各种有用的措施以减轻残疾影响和使残疾人重返社会。目前国际上仍沿用这一定义。1994年，康复专家Hellendar对康复的定义做了补充：康复是指应用所有的措施以减少残疾的影响，使残疾者达到自立，有较好的生活质量，能实现其抱负，成为社会整体的部分。

2.工作领域

康复主要针对的是各种残疾引起的功能障碍，即病、伤、残者的功能障碍，以提高功能水平为主要目的，以整体的人为对象，以提高生活质量、最终回归社会为目标。因此，康复应是一个综合的、全面的范畴。康复的工作领域应包括医疗康复（medical rehabilitation）、康复工程（rehabilitation engineering）、教育康复（educational rehabilitation）、社会康复（social rehabilitation）、职业康复（vocational rehabilitation）等而构成的全面康复（comprehensive rehabilitation）。

3.服务方式

世界卫生组织提出康复服务的方式有三种：

（1）康复机构的康复（IBR）

包括综合医院中的康复科（部）、康复门诊、专科康复门诊、康复医院（中心）、专科康复医院（中心）等。这几类机构有相对完善的康复器械设备，有经过正规训练的各类专业人员，工种齐全，有较高的专业技术水平，能解决病、伤、残等各种康复问题。康复服务水平高，其不足是病、伤、残者必须来院方能接受康复服务。

（2）上门康复服务（ORRS）

本类康复人员具有一定水平，可以从康复机构深入病、伤、残者家庭或社区进行康复服务，指导康复锻炼或做物理治疗，其缺点是服务内容易受到场地及器械设备的限制。

（3）社区康复（基层康复）（CBR）

依靠社区的医疗资源为本社区病、伤、残者就地进行服务，强调发动残疾人、家庭、地区的积极参与。其目标是以医疗、教育、社会、职业康复（全面康复）全面参与，建设固定的转诊（送）系统，处理当地机构无法解决的康复问题。

这三种服务模式相辅相成，互相间并不排斥。没有良好的“康复机构的康复”建设，就很难有良好的社区康复；没有社区康复，康复机构的康复无法解决所有残疾人的康复问题。WHO十分看重社区康复的推广建设，将其看作解决广大残疾人康复问题的根本途径。

（二）康复医学（rehabilitation medicine）

康复医学是为了达到全面康复的目的，侧重应用医学科学技术和康复工程等手段，并且和社会康复、职业康复互相配合，改善因伤因病的致残者的生理、心理的整体功能，为其重返社会创造条件的一门科学。它是一门新兴学科，是医学的一个重要分支，在现代医学体系中是医学的第四方面，与预防医学、保健医学、临床医学共同组成全面医学。

二、形成和发展

朴素的康复医疗、功能康复的概念早在两千多年前的中国医学中就已出现，但到20世纪才开始将康复这一概念使用于残疾事业。

康复和康复医学形成与发展的漫长历史大致可分为以下四个时期：

1.史前期

在医学方面，古希腊和古罗马运用运动、海水、光等治疗方法；我国《黄帝内经·素问》存在针灸导引等疗法的记载。我国相关文献中记载了针灸、导引、按摩、熨、五禽戏、作业治疗、文娱治疗和心理治疗等的康复疗法，后世医家总结了“整体调理”“动静结合”“形神并重”及“综合处治”等方面的康复理论。

2.形成期

1910年始将“rehabilitation”一词应用于残疾人，设立了康复机构，并且为残疾人制定法律。康复医学在这一时期基本形成。1914年首先提出现代康复医学名称，1917年纽约成立残疾和丧失劳动能力者医院，这是世界上最初的残疾者康复的综合中心。

3.确立期

1960年成立国际伤残者康复协会，1969年称为康复国际年，确定了康复概念，康复各领域的制度进一步完善，康复各领域的国际性协作和交流进一步发展。

4.发展期

欧美及日本大量设立康复机构、健全康复立法，同时，尊重残疾者人权的意识大为提高。1970

年召开首届世界康复医学大会，并规定每隔四年举行一次。我国现代康复医学事业起步较晚，20世纪50年代开始起步，80年代初较快地发展起来。1983年成立“中国康复研究会”，1988年改名为“中国康复医学会”。1984年，高教部要求全国高等医学院校开设康复医学课程。为了解决残疾人的医疗问题，于1986年成立了联合社会各界的康复协会，1988年成立了中国残疾人联合会。1990年制定通过《中华人民共和国残疾人保障法》，从而使残疾人的康复、教育、就业、文化生活、福利等合法权益纳入法制管理轨道。

三、发展的必要性

康复医学的发展是随着社会发展的需要而发展起来的。尤其是近几十年来，康复医学迅猛发展并逐渐得到社会重视，其原因集中于以下几个方面：

1.适应疾病构成谱的改变

随着医学的发展和人们生活水平的提高，曾经是危害人类健康的疾病如各种传染病发病率下降，慢性病的发病率提高，目前危害人类健康、导致死亡率、致残率增加的主要病种演变为心肌梗死、脑血管意外、癌症及外伤等。在经济发展和生活水平提高后，人口平均寿命延长，老年人的比例明显增加，因此，对于存活者生活质量的提高，有待于康复医学来解决。

2.人类对健康的认识和要求的提高

由于人类的物质、文化以及生活水平的提高，人们对健康概念的认识发生了变化。健康不仅指没有疾病，而且应有较高的生存及生活质量。康复医学的多学科协作、应用多种措施的方法，给予患者适当的治疗、训练和教育，指导患者在身体、生理、社会、精神、职业等各方面发挥潜能至极限，达到可能的最佳状态，这些要求和目的与健康概念是基本一致的。

3.适应医学模式转变

随着疾病谱的改变，人类对健康要求的提升，医学模式由单一的生物医学模式逐渐转变为生物、心理和社会医学的综合模式。康复医学的建立和发展顺应了时代的发展，顺应了医学模式转换的需求，也顺应了医学发展的规律，其重要地位与发展前景慢慢得到社会的认可。

4.应对可能发生的重大灾害等

在目前人类还不能完全控制自然灾害和战争的发生之前，各种自然灾害和局部战争都是难以避免的。工业和交通日益发达后，尽管采取了各种安全防护措施，但工伤和车祸致残的绝对人数比以往增多。临床实践证明，对于这些患者，是否进行积极的康复治疗，其结果是大不一样的，这也是必须重视和发展康复医学的原因之一。

四、原则及工作内容

（一）基本原则

1.康复医疗的全过程，都应贯彻“预防为主”的方针

调查发现，康复医疗服务对象中的许多原发性残疾和继发性病残本来都是可以避免的，这就需要在广大医护工作者、群众中强化安全观念、预防观念。

2.功能训练

康复医学的立足点是功能训练，通过采取多种方式的功能训练来保存、恢复身体的运动、感知、言语、生活、职业等方面的功能。

3.整体康复

康复医学要建立在整体康复基础之上，康复的对象不仅是功能障碍的器官和肢体，而且是完整的个体“人”，从而达到生理上、心理上、职业上和社交上的全面、整体的康复。

4.重返社会

康复医学的目标是重返社会，使暂时离开社会生活主流的残疾人改善功能，适应环境；或对生活和工作环境做必要的改变，使之适应残疾人的功能状况，让其重新参加社会生活、履行社会职责、享受社会权利。

（二）服务范围及工作内容

1.服务范围

康复医学的对象大部分是由于损伤以及急、慢性疾病和老龄带来的功能障碍者，以及先天发育障碍的残疾人。随着人口老龄化，尤其是随着疾病谱、死亡谱的变化，康复医学服务范围已发生很大变化，表现为：

①一些慢性退行性疾病，例如心脑血管疾病、恶性肿瘤、糖尿病、风湿病等，已成为威胁人类健康和生命的主要敌人，从而大大增加了对这些慢性病患者服务的内容。

②随着人类平均寿命的延长及我国进入老龄社会，老年康复问题备受人们关注。

③城市化、工业化、社会化的发展，使车祸、工伤、中毒等意外事故伤亡发生率增加，造成残疾后遗症的人数明显增加，为这些终身残疾者服务，给康复医学服务提出了新任务。

④随着医学科学水平的提高，危重病人经过救治死亡率大大降低，但随之而来的是残疾人或功能障碍者的人数相应增加，为这些残疾人提供康复医学服务以提高他们的生活质量已成为必然发展趋势。

⑤随着新兴学科的发展，尤其是医学与工程学、电子学等学科的交叉结合，使康复医学的新技术、新材料得以广泛发展，促进了康复功能检查和康复器械的不断涌现，为推动康复医学的发展起到积极作用，使康复医学出现一些分支，例如老年病康复学、心脏康复学、肿瘤康复学、精神康复学、儿科康复学等。

2.工作内容

康复医学的工作内容包括：康复预防、康复评定和康复治疗。

（1）康复预防

由三级预防组成，三级预防是预防残疾的基础。①一级预防：是预防伤病的产生，是解决残疾问题最有效的方法，包括健康教育、安全教育、优生优育、不吸烟、不饮酒。②二级预防：是指残损一旦发生，只要可能，就要防止长期残疾的发生，这就需要提高早期发现率，从而进行早期有效的治疗。③三级预防：包括以防止残损、残疾转变为残障或减少残障影响为目的的所有措施。

（2）康复评定

康复评定是康复治疗的根基，没有评定就不能合理规划治疗、评价治疗。评定不同于诊断，远比诊断详细。因为康复医学的对象是残疾人，目的是最大程度恢复其功能，所以康复评定主要目标不是寻找疾病病因和诊断，而是客观准确地评定功能障碍性质、部位、范围、严重程度、发展趋势、预后转归，为康复治疗做坚实的科学基础。评定工作一般进行三次，分别在治疗的前、中、后，根据评定结果制订、修改治疗计划，并对康复治疗效果做出客观的评价。

（3）康复治疗

①物理治疗：多指电、光、声、磁、水、蜡、压力等物理因子治疗。对炎症、疼痛、瘫痪、痉挛和局部血液循环障碍有较好效果。

②运动疗法：是徒手或借助器械，让患者进行各种运动以改善其功能的方法。

③作业疗法：是针对患者的功能障碍，从日常生活活动、手工操作劳动或文体活动中，选一些针对性强、能恢复患者功能和技巧的作业，让患者按指定要求进行训练，以逐步复原其功能的方法。

④言语矫治：是对卒中、颅脑外伤后或小儿脑瘫等引起的言语障碍进行矫治的方法。如单音刺激、物品命名练习、会话练习。

⑤心理辅导与治疗：通过观察、谈话、实验和心理测验法对患者心理异常进行诊断后，采用精神支持疗法、暗示疗法、催眠疗法、行为疗法、松弛疗法、音乐疗法、心理咨询等对患者进行治疗。

⑥文体治疗：选一些力所能及的文体活动，对患者进行功能恢复训练。

⑦中国传统医学治疗：按摩、针灸等。

⑧康复工程：某些残疾按目前医学水平还不能得到满意防治，要靠人工支具来补偿功能不足和弥补缺陷。应用现代工程学原理和方法，恢复、代偿或重建患者的功能，解决医学水平无法得到满意防治的患者生活方面的困难。主要应用电子、机械、材料等工艺为残疾人设计和制作假肢、矫形支具、特殊用具或为康复医学诊疗设计和制造特殊的器具。

⑨康复护理：很多内容是治疗护理所没有的，是除治疗护理的方式外，与日常活动有密切关联的运动治疗的方法，是帮助残疾人能够生活自理的护理方法。如在病房对患者进行被动运动、按摩，以防止患者肌肉萎缩、关节僵直；训练患者进食、穿衣、排泄等。

⑩社会服务：在患者住院期间，协助患者迅速熟悉和适应环境，正确看待现实和将来，协同家人一起向社会福利、服务、保险和救济部门求得帮助。包括：治疗期间协调患者与专业组各成员的关系；出院前帮助患者做好出院后安排；出院后，进行随访并帮助他们与社会有关部门联系以解决他们的困难等。

五、康复医疗组织管理

（一）康复医疗机构的种类

1.康复中心或康复医院

康复中心或康复医院是专业康复医疗机构，它是康复医疗、科研、教学结合为一体的综合性基地，因此而有别于临床医院，对促进康复医学事业的发展有重要意义。

按规模可分为小型机构（50张床以下）、中型机构（50～100张床）、大型机构（100～200张床）；按功能有综合性（接受各类残疾人）和专科性（如老年康复中心、残疾儿童康复中心、脊髓损伤康复中心、癌症康复中心、语听康复中心等）之分；按地理条件可分为矿泉康复中心、海滨康复中心、山村康复中心、泥浴康复中心等。

2.综合医院康复科（部）

根据我国医院等级评审标准的规定，具有一定规模和级别的医院应设立康复部，又可称康复医学科或物理医学与康复科，可设有康复病区，或只设康复门诊，对住院和门诊患者进行康复治疗和咨询。这种形式在我国占多数，在康复医学专业中占有很重要的地位。

近几年来，我国出现了日间病房，其中有相当数量的日间病房收治慢性病的康复患者，收到较好效果。

3.康复医学门诊部

不设床位，是只为门诊患者提供康复服务的单独设立的康复医疗机构，往往有明确的残疾病种的专业特性，例如专为聋哑儿童进行言语训练的儿童语听康复门诊部，专为老年人或慢性病人提供针灸、推拿、气功治疗的中医康复门诊部。

4.家庭康复病床

这是家庭病床的一种形式，对交通不便或行动困难，或既没有条件住院康复治疗，又不能每天到门诊接受康复治疗的患者，由社区服务科安排康复医师或康复护士、理疗师等上门服务，为患者制订家庭康复计划（home rehabilitation planning），指导帮助患者进行康复训练或物理治疗。这种家庭康复服务的形式在国外称为流动康复服务（mobile rehabilitation service）。

（二）建筑设计原则及设备配备要求

1.建筑设计基本原则

必须充分考虑到康复医疗机构的固有属性，它包括：

①考虑到康复医疗机构服务的对象中大部分是行动不便甚至不能行走者，因此为了减少垂直流动，在布局设计过程中应将使用最频繁的诊疗部门尽量安排在底层，并配备电梯。

②康复门诊需采用中心式结构，这样可减少患者的移动，利于诊室与各相关辅助科室直接或近距离连通。

③各康复治疗区应设计较宽敞明亮的活动空间，照顾患者的心理变化和心理障碍情况，尽量模拟家庭环境。

④重视和周密设计便捷、安全、可靠的紧急疏散路线和方式，有应对意外事故的防范能力。

⑤尽可能设计可活动、可调整，即具有可塑性的建筑设计，便于收治对象变化而进一步调整诊疗科室类型、功能和空间。

2.建筑设计特点和注意事项

包括出入口设计、空间间隔和围绕物设计、活动区设计三大方面。

（1）出入口设计要点

①楼梯：每楼梯台阶不高于15厘米，两边都应装栏杆，并延伸外弯超过楼梯顶部或底部。②斜道：坡度为5度，宽度不小于1.2米，有时需要可搬动的斜道。③门槛：取消全部室内外门槛。④门：门宽宜1.0米以上，可方便轮椅进出。⑤电梯：电梯空间要不小于可进出移动床的宽度，电梯操纵高度宜距地面78～98厘米，以便于坐轮椅患者的揿按，且电梯自动关门的速度要慢。

（2）空间围绕物设计要点

①地板：应不滑、不打蜡、不用地毯，可应用编织地席或其他表面结实的覆盖物。②墙：表面应光滑。③窗：窗槛不应高于85厘米，在可能情况下安排凸窗，以提供更大视野，采用拉窗帘式或软百页窗帘，最好设计成电动式。④电灯：开关不超过地面90厘米，电器插座应不低于地面62厘米，开关应靠近门旁。⑤空调和通风装置：安装在天花板下，不占用墙面。

（3）活动区设计要点

①卧床：床两侧均可自由进出上下，壁柜深度不超过60厘米，设计活动拉门，挂衣横杆高度不超过1.2米。②浴室：澡盆和厕所都要设有扶手杆，最好为水平或垂直形，不要斜形，高度一般宜为66～76厘米，澡盆和淋浴座位应尽量与轮椅高度相同，便于患者转移。

总之，康复医疗机构的建筑设计必须遵守“无障碍环境”的原则。

3.康复医疗设备

（1）康复医疗设备的分类

康复医疗设备是指在康复医疗过程中所需的用具和设备。一般可分为两大类：①康复诊断和功能评定所用设备，主要有一般测定工具，电诊断用具，运动医学、心肺功能、有氧活动能力测定用具，心理测定用具等。②康复医疗用设备，主要有体疗设备、理疗设备、作业治疗设备、言语治疗设备、中医治疗设备等。

（2）康复医疗设备的基本要求和特点

①必须适合残疾人和患者的肢体功能水平，在安全可靠的根本要求下，确保他们能够自然地、较省力地使用，便于洗涤保洁，易于储藏和维修。②必须建立在全面了解残疾人和患者功能情况的基础之上，尤其对肌力和关节活动度的测定一定要精确，以较准确评定治疗效果。③必须尽量采用轻质材料，保证使用轻便灵活，必须考虑可移动性、可拆卸性。

（三）医院康复科（部）管理

1.医院康复科的任务

（1）提高康复医疗质量

遵守医德医风，为残疾人和功能障碍者提供优质服务，为早期、急性期或手术后的残疾人进行康复医疗。

（2）开展健康教育

重点宣传残疾的原因和预防，残疾人及其家庭、社会怎么正确对待残疾，如何积极参与康复工作以及了解康复医疗常识等。

（3）开展人员培训和科研工作

有能力的康复科应当主动承担康复医学人才的培养工作，包括继续教育任务，并应结合康复现今医疗实际，切实开展科研工作。

（4）指导基层医疗卫生单位

指导基层医疗卫生单位开展社区康复工作，并对地区性康复体系和康复医疗网络系统提供技术指导。

2.康复科的特点

（1）康复服务对象的特殊性

康复科的服务对象主要是不同程度功能障碍者，其中以老年人、慢性病人、残疾人为主，因此不论在医疗服务还是生活服务方面，其难度和工作量都要高于其他科室。

（2）康复服务手段的多样性

康复科的治疗手段多种多样，包括但不限于药物和手术的治疗手段，更多的是物理、作业、言语、心理、医疗体育、中医特色的针灸等多种疗法。根据病情的不同采用不同的方式，目的是使残留的功能得到最大程度的发挥，以患者最大程度参与社会功能为目标。

（3）康复科建筑要求的特殊性

康复科的建筑必须方便残疾人和老年人的活动。

（4）康复医务人员的专业性

康复人员必须是经过专业培训的专业人员，包括康复医师，理、体疗师，作业疗法师，言语矫治师，心理治疗师，假肢与矫形器师，社会工作者等。

（5）康复医疗程序的特殊性

康复医疗不是针对疾病、病程，而是着眼于功能障碍的程度和恢复情况，而且在诊治过程中通常采用康复医疗小组的组织形式。

3.康复科的管理要点

（1）加强对康复科的领导和建设

重视康复科的发展和建设是发展康复医学的前提。一方面伤残群体对于康复的需求量成为促使其发展的必然性，另一方面康复医学理论及实践成果丰硕使其迅速发展，人才队伍日益壮大，使康复科在综合医院中的地位日益突出。

（2）抓好康复专业人员的培训

康复对专业人员的要求较高，健全的康复专业队伍是保障康复科的服务和质量的根本。因此，抓好康复人员的培训乃发展康复医学的重中之重。

（3）搞好与其他临床科室的协调

康复科的最大特点是跨学科性，同时康复科的收治对象也靠其他临床科室来联系支持，康复过程中遇到的困难也要靠其他临床科室支援，因此康复科的业务工作要注意同其他科室的协调，只有这样才能提高康复医疗的质量和科技水平。

（4）抓好社区康复工作

社区康复是康复医疗与初级卫生保健的结合，是康复工作中很重要的一环。综合医院的康复科开展社区康复工作是重要的社会责任。

（本节作者：马艳丽）

第五章　医院病案管理

医学信息是医院管理的重要部分，医院病案管理是医院科学管理的重要组成内容，也是现代中医医院工作的基础。

第一节　概　述

病案一名起源于中国传统医学的病案史学，古称“诊籍”“脉案”“病志”“病史”等，现代则统称“病案”；国外有“医学记录（medical record）”“健康记录（health record）”“病例历史（case history）”等，其意亦同，都表示医疗案卷或医疗记录。1953年，卫生部正式命名为“病案”，为中国病案学科的发展和病案管理工作奠定了标准化的基础。

一、发展史

关于我国古代的病案，早在《周礼》的医疗考核制度中就有了记载，但是没有具体的病案记录格式流传下来。西汉著名医学家仓公（淳于意）首创“诊籍”，为我国病案之始。造纸术发明后，很多案例都能记载、流传下来，不断发展和完善了医药病案。但大多数在历朝历代的连年战火、灾荒中被毁失传。直到明代才有了包含详细规定项目的病案格式，明清两代的医案不下七八十部，对于总结中医临床经验、促进中医事业发展做出了贡献。明清及民国时期，西医学传入我国。我国西医病案随着西医医院建立而不断完善和逐步发展。北京协和医院于1914年率先有了完整的病案。

1949年后，病案管理得到较快发展。特别是20世纪80年代后期，我国开展了等级医院评审工作，壮大了病案管理队伍，提高了管理水平。国家采取的中西医结合、共同发展的政策，促使中医病案得到较快发展。中医病案的规范化、中医疾病的分类、中医病案计算机管理的开展，促进了中医病案向标准化、现代化方向发展，并推动病案管理事业发展进入了一个新时代。

二、概念

（一）病案

1.定义

病案是指医务人员在医疗活动过程中形成的文字、符号、图表、影像、切片等资料的总和，包括门（急）诊病案和住院病案。

2.病案形成的特点和规律

病案形成的特点和规律是病案管理工作的理论基础，是病案管理学研究的核心内容之一。病案是医疗活动形成的信息载体，受人们思想意识和医学科学技术发展水平的影响，要掌握这种规律，并适应这种规律，使形成的病案信息资源更加完整、准确、科学，更加符合医疗、教学、科研的需要。这是我们研究病案形成特点和规律的根本目的。

（1）病案形成有针对性

病案是针对某个人、某种疾病而形成的真实、客观、具有时效性的完整的诊疗记录。病案的形成与其他信息材料的形成有所区别。第一，不是自然形成的；第二，针对性强，有明确的目的；第三，形成的材料可借鉴性强，科研价值高。因此，病案形成有针对性是它的基本特性。

（2）病案具有记录性和原始成果性

病案的记录性是病案信息资源的生命线。没有完整的记录，信息资源就残缺不全，其价值很难全面体现出来。同时病案是医护技人员在医疗活动中的智慧结晶，特别是开创第一例或罕见病例的救治成功，其本身就是运用科学技术创造性的劳动成果，病案在申报成果奖时就成为特别重要的原始材料。

（3）病案载体的多样性

随着医学科学技术的发展，新技术在临床上广泛应用，使其形成记录的载体呈现多种形式，有纸张、胶片、磁盘、录音和录像带等，规格尺寸不统一，差别甚大。载体形式的多样化给保存和利用带来许多不便。

（4）病案的形成是超前性和滞后性的统一

病案的形成，可分为三个阶段或三种情况。一是医师医嘱，先记录后执行，然后再记录结果；二是正在检查中的自动记录，如心电图、录像等，多数是检查结果与记录同步完成；三是操作在前，记录在后，如抢救危重病人往往是抢救工作结束后再及时完成记录。所以病案的形成是超前性和滞后性的统一。

（5）病案的形成时间长短不一但有结果性

不同的疾病有不同的治疗方法，时间长短不一，短的只有几天，长的可达几十年，无论时间多久，总会有个治疗结果。当医学技术还没有发展到可以完全治好一个病人的时候，病案的形成和作用是存在的。病情、医疗技术、医疗时间三者有着密切的关系。因此，在实施病案信息化管理工作中，要掌握这一规律和特性，以便统筹安排好病案的收集、整理和开发利用工作。

（二）病案管理

1.定义

病案管理是医院科学管理的重要组成内容，是医院工作的基础。病案管理就是依据国家有关法律法规，利用现代化的管理手段，对病案的形成、收集、整理、鉴定、保存、利用、质量检查、统计等实施的一系列方法、手段。

病案管理学是研究病案的形成及病案信息系统的运行规律，阐述病案管理基本原理和普遍适用的技术、技能、方法的一门学科。

2.病案管理学研究对象

病案管理学是以病案信息资源及其组织管理和开发利用工作为研究对象的边缘学科。简言之，病案管理学的研究对象是病案和管理病案的人。

①病案信息资源是病案管理工作的物质对象和病案管理学的研究对象。

②病案信息资源的组织管理和开发是病案管理学研究的重要对象。

③病案管理职业教育是病案管理学研究的基本内容。

④病案的保护技术是病案管理学研究的重要内容。

三、意义和作用

随着医学科学的发展，病案的内容日趋丰富，所包含的信息量日益增多，作用越来越显著。病案的作用和意义表现在以下几个方面。

1. 医疗方面

病案是临床实践的原始记录，是病人医疗保健的重要参考资料。它真实、客观地记录了诊疗过程中病人的症状、体征和各项检查结果以及病情的演变和发展，是医务人员诊疗护理的重要依据，可为患者提供正确的医学情报，不做重复的检查和治疗。在诊治某些疑难及危急病症时，医生可通过对所记录病史的了解，做出正确诊断及适当处理，以抢救病人的生命。

2. 教学方面

病案是进行案例教学的重要教材。它提供了完全真实的环境，内容完整，反映了整个病例的发生、发展和转归的全过程，凝聚着成功的经验和失败的教训，尤其是典型病例、疑难病例或罕见病例，更是生动的教材，可以弥补教科书的不足。今后病案将发展成为电子病案，图、文、声、像并茂，在教学中将发挥更大的作用。

3. 科研方面

任何学科的进步，都是建立在对历史的总结研究基础上的，谁抓住了信息谁就抓住了科学研究的主动权。病案是临床医学科研的重要信息资料，是科研课题获得成果的可靠依据。研究病案不仅能提高医疗水平，而且还可以促进诊疗技术的发展和药物的更新，推动医学科学的发展。

4. 管理方面

病案是医院管理中重要的信息资料，为考查医疗质量、监督和检查全院工作提供可靠依据。分析其中的质和量，就能掌握院内医疗动态。不但可以提供大量医院统计数据，而且同时可以考查每位医师的工作情况，作为人事部门考评的参考。这些信息也可以迅速反馈到医院管理的各个环节中去，以控制医院管理质量，为医院发展方向提供信息，指导今后的管理工作。另外，通过对流行病情况的统计，决定预防疾病的方针，为政府部门制定有效的预防措施和合理的科研布局提供信息，以便做出科学的决策。

5. 法律和保险的凭证作用

病案记录着何时、何地、因何原因，哪位病人在何所医院接受了何种医疗服务，疗效及病情转归如何等。因为这种记录具有法律效力，是处理医疗纠纷、保险事务甚至法律案件时必须参考的重要凭证，可以保护医院、医务人员、患者的合法权益。所以病案记录要真实，不得伪造涂改。

四、基本任务

负责集中管理全院病案。

按时收取出院（包括死亡）病人的全部病案。

负责出院病案的整理、查核、登记、编目、装订、归档。

负责医疗、教学、科研以及个别调阅病案的供应和回收工作。

负责办理院际病案摘录和外调接待工作。

为医院统计人员提供有关统计资料。

对病案的书写质量进行检查。

做好病案的安全保管和病案内容的适当保密工作。

根据医疗、教学和科研工作需要，配合做好随诊工作。

负责治疗用表簿式样印刷前的审核工作。

制定病案管理各项规章制度，并认真贯彻执行。

（本节作者：马艳丽）

第二节　病案管理组织

一、病案室的组织结构

卫生部1982年颁发的《全国医院工作条例》《医院工作制度》《医院工作人员职责》规定，医院必须建立病案室，负责全院病案（门诊、住院）的收集、整理和保管工作。卫生部在1989年印发的《医院分级管理文件汇编》中规定，一级医院设病案统计室，为医技科室；二级医院设信息科室（含图书、病案、统计），为职能科室；三级医院设病案室，为独立的医技科室或业务科室。2002年8月颁布的《医疗机构病历管理规定》明确指出，医疗机构应当建立病历管理制度，设置专门部门或者配备专（兼）职人员，具体负责本机构病历和病案的保存与管理工作。

当前，医学信息是医院管理的重要内容，病案室应归属信息管理范畴。由于信息管理日益受到领导部门和医院领导人的重视，所以目前我国大医院的病案管理也逐步走上了现代化的轨道，有条件的医院建立起信息中心，一般包括病案、统计、计算机三个室。但一些医院病案科室人员的编配受主观和客观方面因素的影响，随意性较大，有的医院因人员力量不足，已影响到病案工作的发展，特别是与医院整体发展还有许多不相适应的地方，还需要进一步研究解决。

二、病案管理委员会

1. 人员组成

有条件的医院可建立病案管理委员会，作为院长管理病案工作的参谋咨询组织，由业务院长领导，其人员组成有：各临床科室主任、护理部主任、门诊部主任、医务科科长、信息科科长和病案室主任等。它是对医院病案进行技术指导、咨询和质量管理的组织，在病案工作上对病案室起指导、检查作用。

2. 任务

①结合国内外病案管理的发展经验，提出适合本院的病案管理方法，供院长和病案室参考。

②听取病案室关于本院病案书写质量、病案管理及利用情况的汇报，制定病案书写质量规范，同时对病案室的工作进行业务指导。

③征询各医疗业务部门对病案管理工作的意见和要求，制定或修订本院的病案书写质量要求，同时对病案室的工作进行业务指导。

④定期检查临床各科的病案书写质量和病案室的病案管理质量，提出改进意见，或针对一些特殊问题进行目标性调研。

⑤讨论和确定医院的疾病诊断名称和手术操作名称，促进本院疾病诊断和手术操作名称的书写规范化、标准化，以及病案编码的标准化。

⑥协调各专业科室之间、医务人员之间、医务人员与病案管理人员之间的关系，促进交流，提高病案书写、管理及使用的质量和水平。

⑦拟定有关病案记录的各种医疗用表格，审批这些表格的初印和复印。

（本节作者：马艳丽）

第三节　病案的业务管理

一、病案形成的管理

病案的形成是指医疗文件从建立到归档的全部过程，主要可分为病案的建立、书写、收集、整理和归档几个步骤。

1.病案的建立

①门诊病案在病人初诊挂号时建立，由病人自填姓名、性别、年龄、工作单位、家庭住址等基本识别项目，经挂号室工作人员核对无误后，予以挂号，同时建立一张姓名索引卡片。门诊病案在病人诊疗结束后由挂号室负责收回，归档保管；但目前有相当多医院实行由病人自管病历的做法，这样实际上导致门诊病案资源的流失。

②住院病案是在住院病人入院时建立的，住院病人持门诊病案和入院通知书，到出入院管理处办理入院手续。由工作人员填写病案首页的基本情况及入院卡，建立住院病案，带入病房，交给值班护士，放入该病人的病案夹中。

2.病案的书写

病案的书写是指医务人员通过问诊、查体、辅助检查、诊断、治疗、护理等医疗活动获得有关资料，并进行归纳、分析、整理形成医疗活动记录的行为。病案书写应当客观、真实、准确、及时、完整。

（1）门（急）诊病案书写内容

门（急）诊病案内容包括门诊病历首页、病历记录、化验单（检验报告）、医学影像检查资料等。门（急）诊病历记录分为初诊病历记录和复诊病历记录，应当由接诊医师在患者就诊时及时完成。

（2）住院病案书写内容

住院病案内容包括住院病案首页、住院志、体温单、医嘱单、化验单（检验报告）、医学影像检查资料、特殊检查（治疗）同意书、手术同意书、麻醉记录单、手术及手术护理记录单、病理资料、护理记录、出院记录（或死亡记录）、病程记录（含抢救记录）、疑难病例讨论记录、会诊意见、上级医师查房记录、死亡病例讨论记录等。

3.病案的收集

病案产生于若干个不同的诊疗和检查科室，要建立严格的规章制度，防止散失。

4.病案的整理和归档

病案室回收病案后，应进行认真整理和归档。病案由门诊病案和住院病案两部分组成。病案的整理工作是病案管理中的基础必要环节，通过整理可以直接了解病案的质量，发现问题，及时补救。病案经过整理后，就要对病案内的各种材料按规定顺序进行排列，使其成为一组系统的病案材料。

二、病案保管及利用

病案的保管，就是采用科学的方法管好病案，使其脉络清楚、库藏有数、排架合理，便于核对、检查、鉴定和提供使用，以及维护病案的完整与安全，防止毁损，最大限度地延长病案的使用寿命。

1.病案编号系统

病案管理以编号管理较为简单易行，有利于管理和使用，便于检索，也适用于计算机处理。编号系统大致有六种：

（1）一号集中制

即门诊病案和住院病案统一使用一个编号。

（2）一号分开制

为一个患者永久使用一个病案号，门诊、住院病案同号，分开两库保管，样式各异。如门诊病案封袋式，住院病案装订式，自然分开。

（3）二号集中制

门诊病案和住院病案分别编号，但病案却集中在一种编号内管理，只归档一份病案。即门诊病案、住院病案各自建立编号系统两号并存，各自发展。门诊病人如果不住院，则永远使用门诊病案号。病人一旦住院则发给住院病案号，并将门诊病案并入住院病案内，取消门诊病案号，永远使用住院病案号。空下来的门诊号不再使用。

（4）二号分开制

门诊病案和住院病案各建一个独立的编号系统，分别进行编号，分开存放，门诊病人只用门诊病案，住院病案则作为病人住院期间的医疗和今后的教学研究使用。病人住院时可将门诊病案一并带入病室，出院后，将门诊病案还回门诊病案室，并由经治医师写一份住院病历摘要或出院小结放入门诊病案内。病人门诊复查时便于医师参考。为表明病人住过院，在门诊病案封袋上或首页上，病人姓名索引均注明住院病案号，门诊病案也可在住院病案的首页上交叉注明门诊病案号。

（5）连续号分开制

患者每住一次院，给予一个新病案的方法。

（6）连续号集中制

患者每次住院都给一个新病案号，前次住院病案移入最新号的病案中，一起保管，原病案袋留空原处，放入病案移动卡，写明患者第几回入院，移入某某号的病案中保管。

2.病案归档法

（1）序号排列法

俗称大排行，按照病案号的自然顺序，从小往大排列归档。

（2）尾号排列法

将病案六位数号，划为三段，两位数一段。个位、十位上的数字合称尾号，首先起定架上大范围的作用；百位千位上的数字合称中间号，再用其定位（定格）；万位、十万位上的数字合称查找号，用于定位后的100份病案排序。如：

45	–	36	–	71
查找号		中间号		尾号
排序		定位1		定架

先找到71号病案架；再找36号格或位置；在45号顺序位放入或取出备用。

（3）中号排列法

以中间段开始分排、定架。以高位段为中间号定位置或格，以低位段排序。如：

45	–	36	–	71
定位		定架		排序

先找到36号病案架；再找45号格或位置；在71号顺序位放入或取出备用。

3.病案保存期限

需要保管的病案包括门诊（急诊）病案和住院病案。卫生部在1982年《医院工作制度》中规定，住院病案原则上应永久保存，门诊病案没做具体规定。我国绝大多数医院实施的保管期限实际上是永久性的。目前许多医院因病案数量逐年递增，病案库呈饱和状态，病案存放成为老大难问题。日积月累的病案资料，早已使医院现有库存量超负荷。库房问题难解决，另外字迹褪色、纸张破损等问题也很难解决。所以划分病案保管期限，成为病案管理工作面临的一个现实问题。

1994年8月发布的《医疗机构管理条例实施细则》规定，医疗机构的门诊病历的保存期不得少于15年，住院病历的保存期不得少于30年。

2002年8月发布的《医疗机构病历管理规定》明确:“门(急)诊病历档案的保存时间自患者最后一次就诊之日起不少于15年。”

4.病案利用的主要工具

(1)病人姓名索引

编制病人姓名索引、建立索引卡片是病案管理中最基本的工作。病人姓名索引卡片，是为了根据病人的姓名查找门诊或住院病案而编制的。在建立新的病案时，每一份病案都要按病人的姓名、性别、住址、病案号、身份证号、邮政编码、电话等项目填写一张卡片，以备检索病案或通信联系。编排病人姓名索引的方法有很多，常用的有汉语拼音法、四角号码法等。只要确定编排原则，掌握方法，认真操作，核对无误后，使用、查找都可达到迅速、准确、简单易行的效果。

(2)疾病分类和手术分类索引

疾病分类和手术分类编目工作，是病案科学管理中的一项基本工作，是医学统计的基础工作，可为评价和反映医疗卫生事业的质量和发展提供统计资料。通过对疾病的统计，以评价医疗质量，了解发病情况，并为开展医学研究工作提供数据和资料。而对病案资料的有效分类，将有助于集中同类资料，方便查阅，便于加工归纳。目前较为先进实用且由世界卫生组织向各国推广和我国卫健委向全国推广的分类方法是国际疾病分类法。具体内容将在下一节介绍。

三、病案现代化管理技术

(一)计算机的应用

在我国，运用电子计算机技术辅助病案管理是病案管理现代化的主要发展方向，是应该大力开发的新领域。由于计算机的信息储存容量大、精确度高、运行速度快、检索迅速，可节省很多的人力、空间和时间，是现代病案管理的有效工具。

1.计算机病案管理系统

这一管理系统通常包含住院、出院、转科、死亡管理，病案首页录入，病案首页信息登记打印，病案首页信息索引，病案首页信息查询，病案首页信息统计，病案首页管理系统维护等七部分。

2.病案示踪管理系统

病案示踪管理系统的应用有助于病案管理人员及时、全面地掌握和监控住院病案的流通情况。所有借出的病案无论出于何种使用目的都必须进入计算机示踪管理系统。在每份病案借出病案科室前，病案管理人员应将有关病案的信息输入病案示踪管理系统。病案示踪管理信息应包含的内容有：住院号、病人姓名、住院诊断、借阅者姓名、借阅者科别、借阅日期、借阅目的、归还日期、出借者姓名、备注等。病案示踪管理包括对病案的借出、归还、催还、遗失或缺失等情况进行管理。

(二)条形码识别技术的应用

条形码技术最早出现于20世纪40年代，但其实际应用和迅速发展还是在近几十年，它作为一种先进的计算机自动输入代码，应用十分广泛，特别适用于多工作点、大量简单信息的实时采集和向计算机发送的任务。我国自1988年成立负责制定条形码技术标准的专门机构以来，条形码技术的研制、开发和应用正走向深入和推广阶段。

1.系统基本设备配置

包括电子计算机、光笔阅读器、打印机、译码器、条形码不干胶纸等。

2.优点

①图形容易识别，使用方便，操作简单。

②采集信息量大、速度快。

③准确性、可靠性强。

④应用广泛，减轻劳动强度，收集数据信息省时省力。

⑤保密性强，价格低廉。

（三）缩微技术的应用

缩微技术是把原件用摄影的方法，按一定比例缩小拍摄到感光胶片上保存、传递、应用的一门技术。它能使原件缩小后不失真，采用阅读器放大后，其影像保持原始记录的清晰度和精确度。其已有近百年的历史，广泛应用于珍贵手稿、图纸及大量文献、文件和资料的长期保存。在我国，缩微技术的应用已有七十多年的历史，特别是近十几年来，随着科学技术的发展和国际合作的不断扩大，得到了迅速发展。

1.特点

（1）可使资料得到永久保存

缩微胶片可有效地防火、防水、防虫蛀，并可防止纸质资料难免发生的风化、脆变、字迹模糊不清等，可保存近百年时间。

（2）具有法律凭证作用

缩微品是按原始文件拍摄而成的，它完全忠实无差异地反映着原始病例的本来面目，可避免发生丢失、缺页、篡改、伪造等。

（3）技术较成熟稳定

其记录媒体和设备已完全成熟，并具有完整的国际国内标准，能保证制作的技术质量。

（4）节省储存空间

如果将每份病案保存在两份缩微胶片上，可节约病案库房95%的空间。

（5）便于信息交流

缩微品作为信息载体，只需将缩微胶片放在新闻记录器上，就能显示内容，并可拷贝多份以满足多方需求和进行国内外学术交流。

（6）节省大量纸张和人力

可节省大量的堆放、搬运、手工检索时间和中间管理环节，减轻管理人员的劳动强度，并有利于资料的转移、运输和安全保管。

（7）记录速度快

缩微品是一次拍摄成像，曝光时间一般只有0.5秒。

2.应用

（1）存档

缩微胶片在保管存档前，应再次检查胶片的质量，然后将其中的一份按缩微胶片的卷片号顺序放入储存柜，供复制时使用。另一份也按此顺序存放供调阅复印。

（2）查询

需要调阅缩微资料前，调阅者可以使用计算机缩微管理软件中的“缩微病案索引查询”系统，只需输入病人姓名或病案号即可查询到所需调阅的病案所在的卷号。

（3）调阅

将卷状缩微阅读机与计算机连接配合缩微管理软件系统，即可调阅或复印所需缩微资料。

（4）复印

在调阅资料的基础上，只要将所需复印的病案资料画面调整在打印范围内，经扫描后在十几秒内即可将原件清晰地复印出来。

（四）光盘存储技术的应用

随着信息产业、电子计算机、网络技术、记录载体的飞速发展，病案管理正在进入高科技时代。20世纪90年代初期出现的电脑光盘全病案管理系统不仅能使全病案进行储存，而且实现了计算机病案首页管理、多种方式的检索、统计处理、生成报表和病案复制等，使病案管理和统计工作更加高效率和科学化。

1.特点

①具有很高的存储可靠性。

②具有可更换性，通过外部命令控制内部机械装置，系统的总容量几乎不受限制。

③记录密度高，存储容量大。

④单位记录成本较低。

⑤检索方便，可快速调阅所需资料，可选择性地放大所需文字图像。

2.应用

①病案原件存储快速真实。

②综合查询检索方便直观。

③完善的系统维护。

④医疗统计汇总详尽准确。

⑤操作程序控制严格完善。

（五）电子病案

电子病案是随着医院计算机管理网络化、信息存储介质的应用及“信息高速公路”的建成而产生的。电子病案是信息技术和网络技术在医疗领域应用的产物，作为临床医疗信息的基础和医院综合信息系统的核心，已成为医院病案管理发展的必然趋势。

1.概念

电子病案（electronic medical record，EMR），也叫计算机化的病人记录（computer-based patient record，CPR），它是将传统的纸张病案完全电子化，用电子设备（计算机、健康卡等）储存、管理、传输和重现的病人医疗记录。电子病案不仅包括纸张病案的所有内容，而且包括声像图文等信息，其完整的资料、数据处理、网络传输、诊疗支援、统计分析等优势是纸张病案无法比拟的。

目前电子病案已经在美国、德国、英国、日本等国家有了相当程度的研究和应用。我国的电子病案研究已开始起步，“金卫军字一号”工程中，已将保健卡作为医院信息的载体，在医疗服务中简化流程，方便了病人。我国卫生部监制的金卫卡可保存持卡人的医疗保健档案和终身的个人信息，使病人的医疗活动变得简单、方便、快捷、高效。这一切，都表明电子病案已成为目前医院信息系统发展的重要目标之一。

2.特点

（1）传送速度快

医务人员通过计算机网络可以远程存取病人病案，在几分钟甚至几秒钟内就能把数据传往需要的地方。在急诊时，电子病案中的资料可以及时地查出并显示在医师的面前。

（2）共享性好

采用电子病案后，病人在各个医院的诊治结果可以通过医院之间的计算机网络或病人随身携带的健康卡（光卡或IC卡）来传输，病案的共享将使医疗变得更加高效、系统、便利、精准。

（3）存储容量大，记录内容完整

电子病案不仅可记录纸张病案的全部内容，而且还可记录CT、MRI、X线、超声等影像图片，保证了病案信息的完整性。

（4）使用方便

医务人员使用电子病案系统可以方便地存储、检索、浏览和复制病案，可以迅速、准确地开展各种科学研究和统计分析工作，大大减少了人工收集和录入数据的工作量，极大地提高了临床科研水平。作为随身携带的电子病案，在突发事件中，可帮助医务人员迅速准确地了解病人以前所接受治疗及检查的资料，缩短了确诊时间，避免了不必要的重复性检查。

（5）成本低

电子病案系统一次性投资建成后，使用中可以减少病人的费用和医院的开支。

（本节作者：马艳丽）

第四节　疾病分类

一、概念

1.疾病分类

疾病分类是根据疾病的某些特征，按照一定的规则对疾病分门别类。疾病分类实际上也是一种分组，有时一个组别可以包含若干种相同或相似性质的疾病，有时仅单纯地包含某种疾病。国际疾病分类用编码的方法来表示疾病分组情况。

2.疾病命名

疾病命名是给疾病起一个特定的名称，使之可以区别于其他疾病。理想的疾病名称应能反映疾病的内在本质或外在表现的某些特点，具有唯一性。

3.疾病分类轴心

疾病分类轴心是分类时所采用疾病的某种特征。在国际疾病分类中，使用的疾病特征可以归纳为四大类，即病因、部位、临床表现（包括症状、体征、分期、分型、性别、年龄、急慢性、发病时间等）和病理，因此国际疾病分类为多轴心分类。疾病分类的轴心也是分类的标准，标准一旦确立，分类将围绕着标准进行。通常国际疾病分类的每个层次的分类轴心只有一个，但是类目下的亚目分类，个别情况有两个分类轴心。

4.国际疾病分类家族

在疾病分类编码ICD-9的修订过程中，已认识到单纯的ICD不能包括某些特殊的需要，所以自20世纪70年代末期，就开始创建分类“家族”，以作为ICD核心分类的补充。分类家族包含几个部分：

（1）初级卫生保健的信息支持

非医务人员的报告；其他基于社区的卫生信息方案。

（2）其他与健康有关的分类

损伤、障碍和残疾；操作；来访（申诉）理由。

（3）国际疾病命名法（IND）

国际疾病分类（International Classification of Diseases，ICD），是WHO制定的国际统一的疾病分类方法，它根据疾病的病因、病理、临床表现和解剖位置等特性，将疾病分门别类，使其成为一个有序的组合，并用编码的方法来表示。全世界通用的是第10次修订本《疾病和有关健康问题的国际统计分类》，仍保留了ICD的简称，并被统称为ICD-10。

（4）专科适用本

肿瘤学；牙科学和口腔学；皮肤病学；精神病学；神经病学；产科学和妇科学；风湿病学和矫形外科学；儿科学；全科医学。

5.特殊组合章

除按解剖系统分类的各章外，余者是特殊组合章。特殊组合章有按某一特定阶段（时期）组成的章节，也有按某种特定的疾病分类，甚至还有按症状、体征来分类的，构成特殊组合章的主要还是按病因分类的章节。

二、国际疾病分类的发展史

国际疾病分类有百年的发展历史。应当说，今天的国际疾病分类不再是任何人或国家的专业化，而是世界各地专家合作的产物。百年来，经过十次修订，已成为世界各国接受的国际标准分类。

1891年，国际统计研究所组织了以耶克·伯隆任主席的起草死亡原因分类的委员会。1893年，他在国际统计大会上提出了一个分类系统，包括第一个44条、第二个99条、第三个161条三个死因分类计划。这个分类系统是ICD的原始。1898年在渥太华会议上提出了“十年修订制度”，此后，ICD的修订基本上是按照这一意见进行的。修订见表5-1。

表5-1　ICD修订情况一览表

修订次数	修订年度	召开国家/机构
1	1900	法国政府
2	1910	法国政府
3	1920	法国政府
4	1929	法国政府
5	1938	法国政府
6	1946	法国政府+世界卫生组织
7	1955	世界卫生组织
8	1965	世界卫生组织
9	1975	世界卫生组织
10	1994	世界卫生组织

在ICD修订过程中，第一次引入疾病分类是第六次修订，每次修订都更加注重疾病分类的改进和临床检索管理的需要。但强调病因分类的思想一直保持不变，也就是说，分类的变化只是调整和修改。在ICD-10的修订中，最大的变化是引入字母，形成字母数字混合编码。

三、目的和意义

目前，我国已经执行了国际疾病分类，因为既有卫生行政要求，又有基层医院的实际需要，如今逐步形成了相对成熟的环境。1987年中国卫生部就要求使用ICD-9编制医院出院病人疾病分类统计报告，目前中国县级和县级以上的医院已基本开展了ICD的疾病分类工作。1993年，中国技术监督局颁布了《疾病分类与代码》的中华人民共和国国家标准，将ICD-9的分类标准完全等同于国家标准。因为有国家标准与国际标准的顺利接轨，所以有利于ICD的推广和应用。我国大多数医院投入大量的人力物力从事疾病分类这项工作，主要有以下几个方面的意义：

1.有利于国内与国际交流

在世界卫生组织进行卫生统计时，所有国内医学专业人员参加国际会议发表及交流论文时均要求有疾病的国际编码，甚至在病人转诊时医院提供的病历摘要也要求填写ICD疾病的分类编码。

2.满足医院对于医疗、科研、教学和管理等方面的要求

医院的病案是个“宝”，在医疗、教学、科研和管理方面发挥了非常重要的作用，医院的病案室是一个宝库，而疾病分类则是打开宝库的钥匙。

3.有利于对医疗收费的科学管理

医疗收费的科学管理要用到疾病分类资料。如今很多国家已经将相关疾病诊断分组（diagnoses related groups）作为医疗改革研究的重点问题，而ICD编码是这个系统分组病人的根据。因为每一组别的费用有限定，医院不能多收费，所以只能通过加强管理，提高医疗质量，缩短住院天数来获得高回报。

四、疾病分类系统的评价

疾病分类系统的基本原则是分类的准确与完整，作为好用的分类系统被要求具有适用性、科学性和可操作性。ICD-10能够反映当前医学科学的认识水平，与当前医学分类相适应，类目独立、分类准确、互相排斥，能包含所有分类对象，所有医疗事件都能被找到对应的编码，不仅能满足疾病、死亡及其他健康问题统计，又考虑到科研、教学、医疗和医院管理的需求，并且考虑了医疗经费的控制所需，使用范围广泛，可操作性强，符合分类系统的基本原则，是一个好的分类系统。

五、ICD-10中的专用术语、符号与缩略语

1.术语

（1）类目表

指的是三位数编码表，处于ICD-10第一卷。

（2）内容类目表

指的是四位数编码表，处于ICD-10第一卷。

（3）类目

指的是三位数编码，包括两位数字和一个字母。比如A01伤寒和副伤寒。

（4）亚目

指的是四位数编码，包括三位数字、一个字母和一个小数点。比如A01.1伤寒。

（5）细目

指的是五位数编码，包括四位数字、一个字母和一个小数点。比如S02.01顶骨开放性骨折。

（6）残余类目

指的是含有亚目标题“其他”和“未特指”字样的亚目。比如K81.8其他胆囊炎，K81.9胆囊炎，未特指。

（7）双重分类（星剑号分类系统）

指的是星号及剑号编码，剑号（†）表示疾病的原因，星号（*）表明疾病的临床表现。

（8）主要编码

指的是对主要疾病的编码，通常是病人住院的原因。

（9）附加编码

指的是次要编码，除了主要编码外的其他任何编码。

（10）合并编码

当两个疾病诊断或者一个疾病诊断伴有相关的临床表现被分类到一个编码时，这个编码被称为合并编码。

2.符号与缩略语

（1）NOS

其他方面未特指。

（2）NEC

不可归类在他处者。

（3）方括号

方括号中的内容是同义词、代用词、注释短语或者指示短语。

（4）圆括号

圆括号中的词是辅助性的修饰词，不论它是否出现在一个诊断中，都不影响编码。

（5）大括号

只出现在第一卷中，表明括号左右两边术语的关系，一般都是一条与多条的关系，目的是减少重复。

（6）冒号

提示术语内容不完整，需要与冒号后的修饰语结合才是一个完整的诊断名称。

（7）星号（*）与剑号（†）

星号表示的是疾病的临床表现，剑号表示的是发生疾病的原因。

（8）井号（#）

只出现在第三卷索引肿瘤表中。它表示当部位标有井号时，如果肿瘤是鳞状细胞癌或是上皮细胞癌，就要分类到该部位皮肤的恶性肿瘤里。

（9）菱形号（◇）

出现在第三卷索引肿瘤表中，它表明当部位标有菱形号时，任何类型癌或者腺癌都认为是从另外一个部位转移过来的。

六、编码操作方法

1.主导词选择

主要由疾病诊断中的临床表现担任疾病的主导词，常常被置于诊断术语的尾部，如胃溃疡。

发生疾病的原因常常也可做主导词，如风湿性心脏病，但细菌、病毒致病还是要以临床表现为主导词。

以人名地名命名的疾病（综合征），可以直接查找，如克山病。

寄生虫病可以查“侵染”。

“综合征”可做主导词，但其后的修饰词不包含地名和人名，例如急性呼吸窘迫综合征。

以病结尾的诊断，首先要按全名称查（去除明显的修饰词），如果查不到，可以将“病”作为主导词，如周围神经病、甲状旁腺病。

妊娠阶段、分娩阶段、产后阶段的并发症主要以“妊娠”“分娩”“产褥期”为主导词。

损伤如果指出类型，就要以损伤的类型作为主导词，没有指出类型的以“损伤”为主导词。

解剖部位大多不能做主导词，但是当部位这个词作为被修饰词时，可做主导词，如鸡胸、马蹄形肾。

2.编码查找方法

疾病分类编码查找方法基本上可以分三个步骤。

确定疾病的主导词，相当于在图书馆中检索书时所用的“主题词”。

在ICD-10第三卷索引中查找编码。

在ICD-10第一卷类目表中核对编码。

对于肿瘤的编码操作，由于它具有两个编码，所以要操作两次。

（本节作者：马艳丽）

第六章　医院感染管理

医院感染是一个全球性的问题，也是医院的顽固性病症。医院感染管理与患者的健康和患者的疗效有关。医院感染管理的有效性已成为评价医院综合医疗质量的重要指标。因此，医院感染一直是医院管理中的一个热点和问题。

第一节　概　述

一、概念

医院感染是指住院患者、陪住人员、医院职工在诊疗过程中因微生物引起的感染。1978年，世界卫生组织哥本哈根会议提出医院感染的定义："所有由住院治疗、陪同或医院工作人员感染引起的任何临床症状的微生物疾病，无论受害者在住院期间是否有症状，都属于医院感染。"

医院感染不仅影响患者，也影响医院工作人员和来访者。大多数医院感染发生在住院期间，因为潜伏期较长，所以有少数在住院期间感染，但发病发生在出院后。如，病毒性乙型肝炎的医院感染经常发生在患者出院后；新生儿感染或新生母亲的乳腺脓肿也经常在出院后发现症状。

广义上说，医院感染是指在医院内引起的各种微生物感染。也就是说，不论是住院患者、门诊患者、医院工作人员、探视者还是家属，只要是在医院感染的疾病，统称医院感染。但由于门诊患者、探访者来院时间短、感染因素多，医院感染一般是指住院患者、陪同者和医院职工在医院感染的主体。

我国早在公元前3世纪就有了消毒隔离的观念。此后，随着对传染病的认识，为防止交叉感染而采取的措施日趋丰富。如，自晋代葛洪《肘后备急方》指出"痨瘵"因传染而得后，民间即有于"痨瘵"病人死后立即用葱煎蛋饼掩盖死者口鼻，以防"痨虫"被健康人吸入的风俗。明代徐春甫《古今医统大全》更提醒人们"最不可入'痨瘵'之门"。自古以来，民间有小儿出麻疹，则闭户谢探，禁止健儿串耍。明代郭子章《博集稀痘方论》提出在天花流行时，"儿未出痘者，可避之五六里外，气不能触，痘恶发乎"的告诫。

医院感染随着医院的建立而出现，同时，随着医学科学技术的进步而改变着自身的特征。20世纪50年代，医院感染在国际上就引起了重视，当前已经形成涉及基础医学、预防医学、临床医学、医院管理学等的综合性独立学科。由于医院感染不仅造成住院病人患病率、致死率的增加，而且给病人在生命健康以及经济上造成损失，所以是医院工作中的一个重要问题。又因医院内病人抵抗力低，反复感染，反复治疗，导致耐药菌株的形成和传播，也使社会人群受到新的感染。美国医院感染率大概有5%，每年病例约200万，病死率达5%，每年大概有10万人死于医院感染，延长住院时间平均4～5天，每年经济损失20亿美元。

二、分类

医院感染可分为外源性感染和内源性感染。直接感染（交叉感染）和环境感染构成了外源性感染。

1.外源性感染（exogenous nosocomial infections）

（1）交叉感染（cross infection）

交叉感染是在医院内获得而引起的微生物感染。这种感染可以从患者传递给患者；患者家属传递给患者；患者传递给医务人员或医务人员传递给患者或其他人。

（2）环境感染（environmental infection）

环境感染是指接触被污染物品（如被单、床架、床头柜、门把手、食具、玩具、清洁工具、医疗器械等）或空气污染引起的微生物感染。

病人住院后，在医院检查治疗过程中，间接感染是由物品引起的。如取血检测、注射、输液、输血、导尿、穿刺、透析、内窥镜检查、介入治疗、伤口换药、分娩等。无菌手术引起的感染是一种特殊的环境感染类型。造成无菌手术感染的因素有很多，如手术器械、敷料、空气、手术人员的手和手术现场的污染，都会导致感染。这种感染是由于医务人员不能严格执行无菌操作程序，或药品设备消毒不彻底造成的。

除此之外，床具、家具被污染也会引起医院感染。

床具包括病床、床单、枕套、枕芯、床垫等，与患者分泌物、粪便、渗出物、呕吐物接触，应随时清洗消毒，其中床单、枕套应每周更换一次。在特殊情况下，应随时更换。我国医院床单、枕套的消毒更换基本符合标准，但枕芯、床垫的及时清洗消毒远远不够。被褥都是棉织物，表面粗糙，很容易吸附各类病菌，病菌生产时期长，有繁殖的条件，尤其有创伤的病人，床单、枕套容易被渗出物湿透，病菌通过鞭毛运动，从下层床垫、棉絮中自下而上透出，感染病人创口，引起严重的感染。

食具、卫生间、浴具、玩具等都容易被患者污染。传统上，这些器具被称为带菌物，特别是浴室、厕所可作为感染的储存物，容易引起医院感染的传播。

墙壁、地板和家具容易被痰、血、呕吐物和手污染，干式除尘和清洁，使用真空吸尘器不当，可能会扩散细菌，污染空气，导致感染的传播。此外，湿拖把、拖地桶、扫帚、抹布都可以成为藏菌物品，造成污染，扩散细菌，造成交叉感染。

2.内源性感染（endogenous nosocomial infection）

内源性感染是指患者自身的感染。患者本身就是病原体携带者。由于长期使用抗生素、免疫抑制剂和激素，患者身体的抵抗力降低，比如术后伤口感染的金黄色葡萄球菌可以来自自己的皮肤，链球菌可以来自口腔，大肠杆菌侵入泌尿道可以引起尿路感染。

细菌、病毒、真菌、螺旋体、原虫、弓形虫、蠕虫等几十种已知微生物引起的医院感染。绿脓杆菌、金黄色葡萄球菌、沙门氏菌、肝炎病毒和冠状病毒对患者的威胁最大，应当引起重视。

自我感染是指患者抵抗力下降，对原有细菌感觉增加引起的感染。

三、发展史

医院感染是随着医院的形成和医院向现代化的发展而发生的必然过程，但形成一个学科体系经历了一个漫长的过程。近几十年来，对其理论和研究方法的讨论逐渐深化。

医院感染研究的发展历史可以概括为细菌发现前、细菌学时代、抗生素时代三个阶段。一些学者认为，到20世纪90年代，医院感染已进入抗生素后期。

随着医学的进步，医院感染与医疗机构的产生和发展密切相关，其内涵和外延也在不断深化和扩大。

1.发现细菌之前

医院感染起源于医院形成后的交叉感染，是医院发展过程中出现的问题。在古代萌芽的医院里，交叉感染往往成为患者的灾难性事件，最终导致各种治疗方法和措施失败。当时，科学还不发达，不知道伤口化脓、感染甚至败血症是由自然界中相应的致病性微生物感染引起的，更不用说如何杀死它了。当时手术感染死亡率高达70%。比如18世纪末，巴黎一所医院（Dieu医院）的医生在进行伤口换药时，用纱布连续清洁许多患者的伤口，导致所有患者的伤口感染。

产院建于18世纪末，死亡率极高（主要是产褥热引起的）。当时Thomas在伦敦医学泰晤士报上写道："产院引导产妇走向死亡之门。"维也纳一家医院的产科医生塞麦维斯在1847年注意到产科医生接生的产妇死亡率是助产士接生的9倍。他对此进行了详细的调查和研究，并透露造成这种差异的原因是，做过尸体解剖的医生经常不洗手就处理母亲的分娩，而助产士从不接触尸体解剖。他的研究还发现，如果医生在尸体解剖后用漂白粉洗手，产妇的死亡率将大大降低。产褥热不仅可以通过尸体材料传播，还可以通过病人的坏死组织和污染被服传播。他的研究成果于1861年发表，题为"产褥热病原学、观点和预防"，引起了大家的高度关注。同时，他提出了严格的漂白粉洗手措施，降低了死亡率，但当时还没有明确认识到疾病的传播是微生物迁移的结果。这也是时代发展变迁过程中的局限性所引起的，随着时代的进步、科技的发展，认知也在改变。

2.细菌学时代

巴斯德，法国微生物学家，在显微镜下发现了微生物，并采用加热消毒等方法减少其数量，从而控制感染。受巴斯德的启发，英国外科医生李斯特首先阐述了细菌与感染的关系，并提出了消毒的概念，认为细菌通过医疗器械、敷料等进入伤口引起感染。李斯特的外科无菌操作系统论文于1867年发表。他提倡在手术或更换敷料时，用石炭酸溶液喷雾消毒空气，用石炭酸浸泡纱布覆盖伤口，防止伤口感染；用稀释石炭酸消毒剂消毒患者的皮肤、医生的手和设备。通过这些消毒措施，李斯特截肢手术的死亡率从47.5%降至15%。

李斯特不仅认为感染来自微生物的传播，而且还认识到控制环境中微生物的重要性，从而将消毒范围扩大到空气、医护的手、设备、敷料等。石炭酸消毒的广泛使用大大降低了伤口的感染率，但由于石炭酸对身体的不利影响，促使未来的外科医生寻求更好的方法来消除微生物。以后开始研究压力蒸汽灭菌器，医生手术时戴蒸汽消毒灭菌的橡胶手套。

3.抗生素时代

1928年，英国微生物学家弗莱明发现了青霉素。从1943年开始，美国开始生产青霉素。到了1946年，青霉素在临床实践中得到了广泛的应用，并有效地治疗了传染病。1949年，文献首次报道了产生青霉素酶的金黄色葡萄球菌使青霉素失活，并且迅速传播到世界各地。在这种全球流行中，金黄色葡萄球菌作为一种致病菌，对当时使用的大多数抗菌药物都有耐药性，而且它的致病毒力也有所提高，使医院术后伤口感染的发生率增加了20%～30%。产生青霉素酶的金黄色葡萄球菌引起的皮肤和伤口感染的流行，改变了过去医院感染只被理解为病人床边传播的感染，突破了"医院感染是交叉感染"的概念，内源性感染的概念开始被提出，并引起人们的重视。

四、医院感染管理

20世纪60年代初，英美等发达国家有专职医院感染管理医师，国际上医院感染管理起步较早。第一届医院感染国际会议于1970年召开。与此同时，美国疾病控制与预防中心（CDC）建立了世界上第一个全国医院感染监测系统，约有80家医院参与。20世纪80年代初，一些国际医院感染专家开始在中国举行讲座和进行培训，一些国内医院开始研究医院感染。从1986年开始，卫生部与世卫组织联合举办了医院感染培训班和研讨会，并对40家医院进行了医院感染调查。1986年，卫生部医政司成立了医院感染监测管理协调小组，建立了我国医院感染监测控制体系。近年来，各省、自治区、直辖市相继建立了本地区医院感染监测网络。卫生部在大量实践研究的基础上，先后发布了《关于建立健全医院感染管理组织的暂行办法》《医院供应室验收标准》《关于合理使用抗生素的意见》《关于加强一次性使用输液（血）器、一次性使用无菌注射器临床使用管理的通知》《关于加强血液管理的通知》等一系列管理文件。1989年卫生部在《医院分级管理评审标准》中将医院感染管理列为其中一项重要内容，列出了医院感染有关控制指标和管理措施，这是落实各级医院预防和控制医院感染各种措施的重要保证，推动了我国医院感染管理工作的发展。2000年卫生部颁发了有关医院感染管理的系列规范：《医院感染管理规范（试行）》《消毒技术规范》《医院感染诊断标准（试行）》。系列规范的颁布标志着我国已开始了医院感染全面科学化管理。

2002年11月起，我国部分地区及世界上几十个国家陆续发现一种新型传染性极强的呼吸道传染病，对全球人类健康造成严重威胁。由于早期对它认识不完全及信息不完全，造成严重医院感染，对我国的医院感染管理工作是巨大的考验和挑战。在党中央、国务院直接领导下，我国在极短时间内出台了一系列有关文件，对控制疫情的蔓延起到了重要作用，而《非典型肺炎密切接触者判定标准和处理原则》对切断传染源、切断传播途径意义重大。《传染性非典型肺炎诊疗工作中医务人员防护指南（试行版）》对于医院医护人员的自身防护、预防医务人员的医院感染起到了重要的指导作用。2003年5月12日，国务院颁布了《突发公共卫生事件应急条例》，把对包括传染病在内的突发事件监测法制化，这无疑使我国今后的医院感染管理工作迈向了新的阶段。在与SARS抗争中，我国在短时间内切断传播途径，控制传染源，有效控制疫情，取得的经验为今后我国医院感染管理工作留下了宝贵的财富，也为世界各国面对这一新型传染病如何防治、减少医院感染、控制疫情蔓延做出了重要的贡献。

（本节作者：马艳丽）

第二节　医院感染的流行病学

医院感染流行病学的三个环节是：感染源、易感人群、传播途径。关于外源性感染，三个环节缺少或中断任何一个环节都不会发生医院感染情况。内源性感染的传播过程为感染源（自身）、易感生态环境和易位途径。

一、外源性感染

（一）感染源

1.病人

已感染的各种病人是最为重要的感染源，他们体内有病原微生物正在生长繁殖，并且可以从感染部位不断排出。这些病原体通常致病力较强，对临床常用抗菌药物具有耐药性。这类病原体经过一定的传播途径较易在另一易感宿主体内定植或引起感染。

病人是交叉感染的主要来源。如果医院缺乏良好的隔离设备或未注意隔离，容易造成痢疾杆菌、沙门氏菌、金黄色葡萄球菌、致病性大肠杆菌、化脓性链球菌、百日咳、绿脓杆菌、水痘、病毒性肝炎和麻疹等感染，屡有报告。

2.患病的医务人员

患病的医务人员也是引起交叉感染的重要来源。如果一名护士的手指有金黄色葡萄球菌引起的疖子，那么可能会引发金黄色葡萄球菌感染在她所在病房流行。

3.带菌者或自身感染者

带菌者是指病原体侵入人体后，继续生长繁殖并不断向外界排出，而人体不出现任何症状。由于带菌者本身无临床症状，但在不断地向外排出、播散病原体，其临床意义较显性感染者更大，因此带菌者是医院感染的重要感染源。

对于机会致病菌，因大多是正常菌群，可在肠道、呼吸道、皮肤、泌尿生殖道、口腔黏膜等处寄居，有的从环境进入人体后也可在这些部位暂时寄居，它们并不引起临床症状，也多无血清免疫学反应检出。这种现象称为微生物的定植或寄居，若条件适宜，可引起自身感染，也可成为播菌者，这是医院感染的特点之一。

4.传染病的潜伏期患者

病人入院时已处于另一种传染病的潜伏期，住院后发病，即所谓带入传染。这种病人作为感染源会造成医护人员和其他同室病人及密切接触者的感染。

5.献血员

已建立的一套对献血员健康检查制度，使引起的交叉感染有所减少，但还时有乙型肝炎发生，说明存在薄弱环节。某省曾专门抽样检测了献血员的HbsAg，结果查出了一些阳性的献血员，尽管数量不大，但十分危险。近年来，世界各地由于血源性感染乙型肝炎的案例并不少见。

6.探陪人员

由于探陪人员健康情况不明，加上与病人同吃、同饮、同睡，则很容易成为普通病人、陪护者、传染病人的中间媒介。

（二）传播途径

传播途径是指病原体从传染源排出后，侵入新的易感宿主前，在外界环境中所经历的全部过程。

1.经空气、飞沫、尘埃传播

当传染病患者或带菌者在讲话、咳嗽、打喷嚏时，可从鼻咽部喷出含有病原体的黏液飞沫，悬浮于空气中，当它们被易感者吸入后，即可能造成感染。呼吸道传染病，如麻疹、白喉、猩红热、百日咳、流感、流行性脑脊髓膜炎、肺结核、腮腺炎、水痘等，都是通过空气、飞沫传播的。

2.由诊疗器械造成的感染

包括穿刺器械、手术器械、助产器械、注射器械、导尿器械等。医院感染是现代医疗实践的必然产物，从某种意义上讲是很难避免的。各种内窥镜（胃镜、腹腔镜、支气管镜）、各类导管（动静脉插管、心导管、气管插管）这些技术在一些程度上破坏了人体的正常防御屏障，为病原菌入侵打开了门户。近些年来内窥镜广泛应用于临床诊治中，其发挥的独特作用是显而易见的，与此同时，内窥镜传播疾病问题也提到了日程上。在内窥镜操作的过程中，使用者的血液和体内其他物质可黏附在内窥镜管道上，如果使用后消毒不干净，可能将细菌等致病物质传播给另一名使用者。

医院内有很多诊疗器械与设备如各种纤维内镜、血液透析装置、呼吸治疗装置、麻醉机以及各种导管、插管等，这些仪器设备因其结构复杂、管道细长、不耐热、难于清洗与消毒，或在使用过程中被各种用液污染，如冲洗液、雾化液、透析用液、器械浸泡液等，当病人接受这些仪器、设备的诊疗操作时，即可能发生医院感染。据调查，在医院感染中有20.8%～31.7%为尿路感染，其中66%～68%与导尿管使用有关。

一次性无菌医疗用品在运输、生产、储存及使用过程中，如果受到微生物污染，极易导致医院感染的发生，因一次性无菌医疗用品常进入人体无菌组织或接触有创的皮肤、黏膜。

3.经水、食物传播

吃了被病原体污染的水或食物后，有发生感染的可能性。如病人吃入腐败变质食物、饮用生水、食具消毒不彻底，如果炊事人员中有病原携带者，或者因医护人员的手污染了食物等，都可能使住院患者发生医院感染。

4.接触传播

这是经过病人之间交流或者在接受医院检查和治疗过程中接触被污染的便器、衣服、门把手、被褥、听诊器、化验单、血压表的袖袋、手推车、轮椅、检查床等物品所引起的感染。事实已证明，病人接触过的门把手、桌面及其他物品可以造成疾病传播。

中医医院医护人员接触感染严重，其中手是造成医院感染最普遍、最重要的环节。据检测，某医院医生手合格率只有49.1%，其中对90名护士手检测细菌多达20余种，医生要养成良好的洗手习惯，不然医生本人就会成为细菌最好的携带者和传播者。

5.通过病人排泄物感染的水、物品、食物进行的传播

在SARS的流行中，WHO研究报告指出，被SARS患者排泄物感染的水、食物和物品可能是SARS的重要传播途径之一。

6.昆虫媒介传播

指经过昆虫媒介叮咬吸血或者机械携带从而造成的传播。比如蚊子传播登革热、疟疾等。昆虫媒介传播在特殊条件下（如自然灾害），蚊、蝇、虱、蚤、蟑螂均可在医院内传播疾病。

（三）易感人群

病原体传播给宿主之后，病原体本身的毒力和宿主的易感性共同决定是否感染，病原体的定植部位及宿主的防御功能决定宿主的易感性。

当某一微生物定植于某一部位时不感染，但当环境改变而定植于另一部位时则会致感染。例如大肠杆菌定植于肠道并不形成感染，而定植于泌尿道的话则引起感染。

医院感染的易感人群主要有：

1.机体免疫功能严重受损者

如各种恶性肿瘤、造血系统疾病、慢性肾病、肝病及糖尿病患者，对微生物的易感来源于这些疾病对人体细胞吞噬能力、体液杀菌力及体液免疫反应功能等均有明显的影响。

2.婴幼儿及老年人

因婴幼儿的免疫功能尚未成熟，老年人生理防御功能减退，是医院感染的易感人群。

3.营养不良者

病人营养不良，则会影响皮肤黏膜的防御能力、粒细胞的吞噬能力以及抗体生成能力。

4.接受各种免疫抑制剂治疗者

如抗癌药物、皮质激素、放疗，均可损伤病人的免疫功能。

5.长期使用广谱抗菌药物者

长期使用广谱抗菌药物可使病人出现菌群失调及使细菌产生耐药性，因而对病原体微生物易感。

6.接受各种侵入性操作的患者

临床各种侵入性操作可以直接破坏机体皮肤与黏膜屏障作用，给病原微生物的入侵提供了有利途径。

7.住院时间长的患者

住院时间越长，给病原微生物在病人体内定植的机会越多，患者发生医院感染的危险性就越大。

8.手术时间长者

手术时间越长，手术切口感染的风险就越高。随手术时间的延长，手术切口组织损伤加重，局部和全身阻力下降，切口污染的微生物数量增加，疲劳手术的准确性降低，使患者容易感染病原微生物。

二、内源性感染

内源性感染，其感染源是病人本身。而引起感染的微生物，病人自身的正常菌群，由于抵抗力降低或菌群易位而引起感染，它也可以是身体其他部位感染的微生物异位定植，也可以是患者入院后从其他患者或环境中获得的微生物。

患者自身的感染也可以被视为直接接触和传播，如病原体从感染的切口传播到身体的其他部位，如粪便中的革兰阴性杆菌传播到鼻咽部。

（本节作者：马艳丽）

第三节　医院感染的监测与控制

一、医院感染的监测

（一）概念

医院感染监测是指对医院感染在一定人群中的发生、分布及其影响因素的长期、系统、持续的观察、收集和分析，并向有关单位和个人提交和反馈监测结果，为医院感染的预防控制和宏观管理提供科学依据。

监测是一个长期的、系统的、连续的工作，因此要有一个长期的监测计划。单次的调查不能当作监测。

必须系统地收集医院感染及其相关资料。

对监测资料必须定期地进行汇总分析，并将监测结果及时反馈给有关单位和个人以及报送有关部门，以便及时采取有效的控制措施。

监测事件必须有明确简洁的定义，如医院感染诊断标准，使广大医务人员易于掌握，同时也使收集到的数据具有科学性和可比性。

因此，对医院感染进行监测，可以及时发现医院感染的问题、危险因素、易感人群及医院感染的发展趋势，为医院感染的预防和控制提供科学依据。同时，我们可以及时发现是否有医院感染的聚集或暴发，以便及时采取控制措施将其消除在萌芽状态。医院感染监测是医院感染控制的基础。没有监测的控制措施是盲目的，没有监测行动的监测是无目的、无意义的。

（二）监测的目的

监测信息网络应做到通畅、迅速、准确、及时，才能保障各医院通过监测获得医院感染的具体资料，可总结医院感染的发展情况，并与类似医院进行比较，发现其问题和薄弱环节，为采取有效控制措施提供科学依据。

通过监测，迅速掌握医院感染的各种资讯，深入了解其特点和规律性，找到有效的预防和控制方法，避免和减少工作盲目性，最终通过监测减少和控制医院感染。监控网络的畅通、准确、快速、及时，对短期内有效控制疫情、减少医院感染起到了关键作用。

通过完善的病情监测网络和定期分析监测数据，掌握医院感染的基本数据，如发病率、危险因素、易感人群等，常见病原体及其耐药谱等信息。

监测结果可用于宣传和教育所有医务人员，提高他们对医院感染的认识，使医院感染的预防和控制成为他们有意识的行动。同时，要进一步完善信息报告系统，建立应急信息报告中心和应急指挥中心。

通过监控发现问题，采取控制措施，通过监控来评估控制措施的效果，因此，对各种监测方法和控制措施进行绩效评估是医院感染监测的重要组成部分。

通过监测为医院感染的研究提供重要的信息和参考。

为医院感染的控制、资源的分配、制定决策等宏观管理提供科学依据。

（三）监测方法

1.全面综合监测

综合监测常用于监测工作的初始阶段，是对全院所有患者和工作人员的医院感染及其相关因素的综合监测。综合监测具有以下优点：①可获得各科室、病房、各感染部位、各系统疾病、各种危险因素、侵入性操作和易感人群、病原体类型特征及其耐药性等综合感染情况；抗菌药物的合理应用、消毒隔离工作中的问题、薄弱环节及医务人员的不良习惯性操作方法等各种相关因素。②医院感染聚集性发生或暴发的趋势可以尽快发现。③能够收集和分析大量数据，为目标监测和深入研究奠定基础。缺点是成本高、耗时、劳动强度大。

2. 目标监测

制定明确的监测事件目标，然后进行监测工作，以达到既定的目标，即目标监测。目标监测通常基于综合监测。目标监测与轮换监测的区别在于，前者的目标是医院感染或相关事件的相对严重程度，而后者则以地理位置为准。目标的确定应综合考虑住院日增加、感染治疗费用和预防程度。目标监测的优点是目标明确，经济效益高；其缺点是无法获得未受监测的医院感染或相关事件的基本数据，因此不易及时发现医院感染的聚集或暴发。

3. 靶位监测

监测目标包含特殊感染部位监测、特殊部门监测、轮转监测和暴发监测四部分。

（1）特殊部位监测

监测外科切口、泌尿道、下呼吸道感染等特殊医院感染部位。其特点是灵活性大，但没有明确的管理目标，这也不同于目标监测。

（2）特殊部门监测

即对高危科室、区域或者部门进行监测。该方法特别适合于资源和人力资源有限的医院，比如血源感染的75%发生在ICU、肿瘤病房和烧伤病房，但其病人只占整个医院病人的8%左右，所以只要集中精力在这些高发区域投入一定的人力、物力和财力，就能对大部分的血源感染进行监测。其缺点是监测的区域和人群有限。

（3）轮转监测

即对医院各个部门依据一定的顺序，按照时间先后对医院感染和相关因素开展监测。其优点是所需时间少，花费低，且在一定周期内（如一年），各部门均有机会得到监测。但是在某个时间段内只监测某个部门，而大多数部门未处于监测之下，因此不能够及时发现医院感染暴发或聚集性发生。

（4）暴发监测

该方法需要基本数据，如普通医院感染的发病率，专职人员和医务人员需要高度警惕医院感染。

总之，不同的监测方法有不同的特点，要求不同的条件，医院在选择监测方法时，应根据实际情况而定。

近年来，随着世界各国对医院感染研究的日益重视和深入，在全面综合监测的基础上已逐步向目标监测发展，而且监测的范围也从一般医院向其他医疗及疗养机构，如精神病院、休养所、养老院、残疾人院、门诊手术室扩大。也就是说，医院感染的研究对象范围有逐渐扩大的趋势。我国2000年颁布的《医院感染管理规范（试行）》指出，医院感染的研究对象应以病人为主体，“医院必须对患者开展医院感染监测，继而掌握本院医院感染多发科室、发病率、高危因素、多发部位、耐药性及病原体特点等，为医院感染控制提供科学的依据”。

二、医院感染的控制

医院感染是医疗质量的核心之一，也是医学界非常关注的问题。随着医院的建立，医院感染与医院并存，也随着医学科学的进步而不断改变自身的特点。特别是随着高科技精密仪器的不断出现，大量的干预诊断和治疗、放疗、化疗和抗菌药物的广泛应用对医院感染的感染源、传播途径和易感人群的变化产生了显著的影响。医院感染不仅影响住院病人的康复，增加病人的痛苦，使死亡率显著提高，而且由于住院时间的延长，社会和个人的医疗费用负担增加，给卫生资源造成巨大损失。

（一）医院感染的组织管理

医院感染管理需要一支技术骨干队伍和一个系统完善的医院感染管理机构。构建系统的医院感染管理组织，是预防医院感染的基本保证。

1.医院感染管理委员会

医院感染管理委员会是医院感染管理的决策性机构。

（1）组织

医院300张床以上的，设立医院感染管理委员会；300张床以下的设立医院感染管理小组。

（2）人员组成

医院感染管理委员会一般设主任（组长）1人，主管业务工作副院长兼任，副主任（副组长）1～2人。由医院感染管理科主任或护理科主任、医务部（处）主任（或预防保健科主任）兼任。委员由内、外、妇、儿、口腔、检验科主任或高级技术人员，消毒供应室、手术室护士长，临床药理室、营养科主任或高级技术人员等组成。

（3）任务与职责

在院长的领导下，医院感染管理委员会全面负责医院感染的指导、检查、咨询和监督。根据《中华人民共和国传染病防治法》等预防医院感染的有关法律法规，组织医院感染管理计划和计划的研究和审批，制定适合医院感染的管理制度和标准；组织医院感染理论研究，制定各项卫生标准；组织实施医院感染监测、控制和评价，及时发现问题，研究改进措施；负责新建设施、新预防医院感染技术和方法的审批和鉴定；组织医院感染管理相关人员的业务培训；及时研究重大的医院感染事件，及时报告，采取措施。通过一系列的措施，实现医院感染的管理。

2.医院感染管理科

医院感染管理委员会的办事机构是医院感染管理科，属于专业职能部门。

（1）组织

300多张床的综合医院和200多张床的专科医院应设立医院感染管理科，其他医院可设立医院感染管理小组或在业务部门领导下派专人负责。

（2）人员组成

医院感染管理科设置了主任、副主任、专职医师、专职护师、兼职或专职检验人员。人员组成取决于医院性质、规模。

（3）任务与职能

医院感染科具有管理职能和业务职能。主要任务：①组织实施医院感染管理。②调查研究医院感染源、传播途径、易感人群等医院感染因素。③负责组织制订医院感染管理计划，并具体组织实施。④检查和实施各种医院感染管理制度和措施，定期监测和分析医院的环境污染和消毒情况，并向上级部门报告。⑤负责监测医院感染，及时调查重大医院感染事件，向医院感染管理委员会报告，并提出改进措施，向当地卫生防疫机构报告疫情。⑥定期总结临床科室标本、细菌培养和药敏试验结果，监督和指导抗生素的合理应用。⑦组织批准购买一次性卫生用品和消毒器械进入医院，并检查卫生许可证。⑧协调科室间医院感染管理，为科室提供技术指导和业务咨询。⑨开展医院感染专题研究，引进国内外先进技术，组织新业务、新技术、科研工作，总结经验，撰写学术论文。⑩开展医院感染教育，组织技术培训和学术交流。参加医院感染病例咨询、护理计划制订等工作。

3.科室医院感染管理小组

科室医院感染管理小组由科室主任或副主任、监测医生和监测护士组成。负责本科医院感染监测的管理。监测医生负责具体工作。

（1）监测医生职责

①在科室主任的领导下，负责医院感染的监测和数据的收集、整理和报告，制定本科医院感染的管理措施。②经常了解患者病情的变化，发现医院感染病例或疑似病例，及时组织综合监测或目标监

测，做出判断，及时填写表格并报告。③督促检查医生实施无菌操作技术和病人隔离制度。④医院感染暴发时，应迅速向科室主任、医院感染管理科或办公室报告，协助专职人员进行医院感染流行病学调查，并及时采取对策。⑤协助专职监控人员进行调查和科研。⑥对抗生素的合理使用进行检查和监督。⑦负责本科医院感染预防的宣传教育。

（2）监测护士职责

①在护士长的领导下，负责预防医院感染的管理。②对医院感染制度的实施进行检查、监督和预防，严格检查消毒隔离和无菌技术操作。③及时发现医院感染病例，向医院感染管理科报告，并及时采取对策。④疑似医院感染者应及时送标本检查。⑤对本科病人进行健康教育，如预防医院感染。

4.医院感染研究实验室

有条件的医院应建立医院感染研究实验室，解决医院感染的预防、监控及评价有关技术性较强的实验研究问题。医院感染研究实验室的人员由微生物学、传染病学、消毒灭菌、临床药理以及医院感染管理等专业技术人员组成。其主要工作任务与职责如下：①组织实施医院感染致病菌的微生物学鉴定及抗生素敏感试验，定期对医院内环境进行微生物监测，及时掌握医院感染致病菌及医院内环境中的菌谱特点及其演变规律，发现新的致病菌属。②研究致病菌的致病机制，探索各致病菌对抗生素的耐药作用。③研究各种消毒灭菌技术的机制及其效果，探索新的消毒灭菌技术。④研讨医院感染预防、监测、评价等管理方法，探索医院感染发生及预防的规律。⑤对全院医院感染管理人员进行技术指导和专业技术培训。

（二）医院感染的制度管理

控制医院感染的必要规章制度应包括消毒隔离制度、无菌操作规程、陪同探视制度、病房消毒制度、污染处理制度、食品卫生制度、医院工作人员体检制度、抗生素使用原则、卫生监测制度等。完善规章制度是预防医院感染的基础。

（三）医院感染的措施管理

针对医院感染的各个环节，落实具体措施是预防医院感染的关键。

1.强化预防医院感染意识

医院必须经常加强对医院医护人员预防医院感染意识的教育，坚定积极预防医院感染是每个医院工作人员应尽的职责，只有医院全体人员积极参与预防医院感染工作，才能真正做到全方位地预防医院感染。

2.提高医务人员预防医院感染的素质和水平

有计划地对医务人员进行医院感染知识、方法和技术的培训，整体提高其思想素质和业务素质。高等医学院校应把医院感染管理纳入必修的教学课程；各级卫生行政部门和医院要有计划地举办医院感染管理学习班。

3.加强传染病病人的管理

对门诊和入院的传染病病人及医院工作人员中的传染病病人应尽早发现，明确诊断，及时采取隔离、消毒和治疗等措施。门诊要单设传染病检诊室，传染科要有严格的消毒隔离制度和明确的污染区、半污染区和清洁区划分。对医院工作人员，尤其是对炊管人员、幼儿管理人员应定期进行体检，对传染病病人和带菌者应及时采取有效隔离、治疗等措施。

4.严格执行规章制度

必须经常督促医务人员严格遵循规章制度和技术操作规程，并加强检查督促，特别是要严格执行无菌操作技术、消毒隔离制度，牢固树立无菌操作观念。

5.提高门诊诊断水平

医院感染发生的重要原因之一是门诊病人发生漏诊和误诊，致使一些患有传染性疾病的病人，没有及时收到隔离病房治疗，而是收到普通病房，导致发生交叉感染。“早发现，早隔离，早诊断，早治疗”是控制各类疫情的关键。

6.减少陪护、探视

病人是医院感染的主要受体，对他们加强预防医院感染的发生，尤其是通过空气和食物传染的疾病，病人的自我保健将起到重要作用。对陪护家属严格管理有利于预防医院感染，因此，应及时向陪护家属宣传预防医院感染的卫生知识和有关规章制度，使其遵守院规，配合医务人员搞好病区卫生，严禁患有传染病的家属来院陪护或探视，并严格“陪护”的管理，由专业护工队伍承担病人生活护理任务，逐步实行病人家属“零陪护”。

7.减少医院人员流动，实行“身份卡流动”制度

可以借鉴国际上发达国家医院通行的做法，实行身份卡流动制度。全院从医院院长、各科主任、专家教授到各科各级医生、进修生、临时工所佩身份卡不同，在院内行走区域范围也不相同，级别较低人员只在本病区活动，这可大大减少医院内人员流动，减少交叉感染。

（四）医院感染的重点部门管理

医院的消毒供应科（室）、老年病科、产房、手术室、门急诊、血液净化室、母婴室、监护病房、注射室、内窥镜检查室、换药室、治疗室、处置室等均是预防医院感染的重点部门。

（五）医院感染的控制

发现医院感染的患者，应积极采取以下控制措施：

1.医院感染者的调查

对医院感染者调查的内容主要是寻找感染的原因、来源和传播途径；明确疫源地的范围；核实医院感染者的诊断和数量；查清接触者数量等。对医院感染者的调查方法一般采用个案调查方法进行，如疫情严重者可按疾病暴发调查的方法与步骤进行。

2.医院感染者的隔离

隔离包括对感染者（传染者）的隔离与反隔离（将非传染患者与有传染可能的隔开，避免遭病原体的侵袭）。对粒细胞缺乏、大面积烧伤或严重免疫缺陷患者的“反隔离”更为重要。根据医院感染者不同的传播途径采取相应的隔离方法和隔离措施。隔离时间的长短由医院感染者疾病传染期长短和药物治疗效果决定。

3.医院感染疫源地的消毒

医院感染的疫源地指的是医院感染者向四周播散病原体波及的范围。为了及时终止医院感染的发生和控制疫情蔓延或扩大，必须对医院感染疫源地进行随时消毒与终末消毒。

4.医院感染接触者的检疫

对所有密切接触者应逐个登记并根据具体情况进行医学观察、留验和检验等检验检疫措施，以防止接触者发病，成为新的医院感染者。检疫时间应是医院感染者所患疾病的一个最长潜伏期，未再出现感染者为止。

（本节作者：马艳丽）

第四节　如何减少医院感染

目前，医院感染已经成为全球各级医院所面临的突出的普遍性公共卫生问题，不仅严重影响了住院患者的康复及人民的生命安全，也给卫生资源带来了巨大的损失。评价医院综合医疗质量的重要指标之一是医院感染管理的成效。如何有效地控制医院感染是各级医院加强质量建设的重要内容之一，预防医院感染发生，降低医院感染发生率也成为医学科学研究的热点、重点问题。

预防医院感染必须切断传播途径、控制感染源、保护易感人群，同时提高易感人群的抵抗能力，即切断传染链。如图6-1所示。

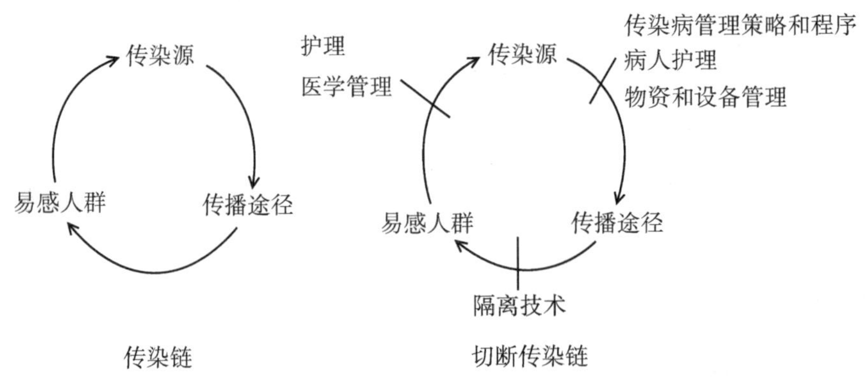

图6-1　切断传染链示意图

一、控制感染源

1.早期发现，及时隔离

所谓隔离，就是把感染患者的活动限制到规定的最小范围内。隔离是控制传染源最基本的方式。任何隔离措施，必须同时有消毒措施，隔离和消毒往往是密切不可分割的预防手段。总之，对感染源应做到早发现、早报告、早隔离、早治疗、早预防。

2.隔离的期限

根据传染病的病种和对预防传染病流行的要求而定。一般要求从潜伏期至临床症状消失，并理化检查正常以后。如麻疹、白喉在潜伏期和前驱期即有很强的传染性，最好根据病史和可疑症状即行隔离观察，若待确诊后始行隔离，则为时过晚。而有的传染病，虽然症状消失，临床治愈，但仍是带菌者，具有传染性，如伤寒、痢疾等。这就需要在医院内继续隔离治疗，直至大便检测三次阴性后，才可以解除隔离。

3.隔离方式

（1）烈性传染病的严密隔离

在医院内最好单独设隔离区，房间内和隔离区均应严密消毒，严防向外传播。适用于炭疽病、甲类传染病。

（2）单间隔离

呼吸道传染病的隔离，在一个房间内，只收同一种传染病。

（3）床边隔离

如果条件所限，几种不同的肠道传染病患者，需要收住在同一个房间内时，必须要求病床与病床之间的距离应在1～1.5 m以上，并采取必要的隔离措施，防止病人之间互相接触。病人的排泄物、分泌物要严格消毒，医护人员接触病人时，要严格执行消毒制度。此种隔离适合于一般肠道传染病。

（4）虫媒传染病的隔离

适合于虫媒（如蚊、虱、蚤等）引起的传染病隔离。重点是做好防蚊、灭蚊、灭虱、灭蚤等工作。

（5）非传染病的特殊隔离

适用于大面积烧伤患者、免疫治疗患者、实行骨髓移植的白血病患者等。这些病人机体免疫功能低下，对各种微生物极易感染，因此，必须实行单间特殊隔离。

二、切断传播途径

切断传播途径是预防医院感染非常重要的环节。有报道称，全世界每年约有800万患者因使用未消毒的注射器或针头而感染乙型肝炎，200多万患者感染丙型肝炎。建立发热门诊，并有醒目的就医流程图，使发热患者从就诊路线开始就与其他患者分开，是切断呼吸道传染病传播途径的重要经验之一，在发热区域内独设挂号室、收费室、X光室、药房等，曾为防止医院感染及广泛扩散起到了重要抑制作用。

1.消毒与灭菌概念

（1）消毒

消毒是指将病原微生物和有害微生物杀死或清除外部环境中的传播媒介，使其达到无害化水平。外部环境中的传播媒介物一般是指人类生活环境中体外存在的各种固体、气体、液体等无生命物质，例如食物、空气、水等。病原微生物和有害微生物在人体皮肤、表面腔和部分黏膜上的杀灭或清除属于消毒范畴。消毒概念有两个含义：一是消毒的目的主要是杀死或清除病原微生物和有害微生物；二是将微生物污染降低到对人体无害的水平。

消毒处理方式及其所采用的方法通常是根据微生物的传播特点来确定的。针对不同的处理对象，消毒处理的侧重点有所不同。预防传染病的传播、流行，消毒作用环节主要是切断传染病的传播途径。例如，预防肠道传染病传播、流行，消毒应当侧重于切断粪-口传播途径，使用消毒剂处理粪便，对饮食、饮水及其饮食器具等进行相应的消毒处理。预防呼吸道传染病传播、流行，采用开窗通风净化、空气消毒等有关处理措施，同时必须对患有呼吸道传染病的病人进行隔离。因此，对于预防、控制疾病的传播及其流行来说，消毒与隔离常常是密不可分的。

（2）灭菌

灭菌是指杀死传播媒介物在外部环境中的所有活微生物，包括病原微生物和有害微生物，以及其他非病原微生物和非有害微生物，各种细菌繁殖体、细菌芽孢和真菌孢子。杀灭微生物既没有选择性，也没有强弱差异，其最终目的是使被处理的各种外部环境中的无生命物体处于无生命微生物的存在状态。灭菌的概念有两个含义：其一，是外部环境中无生命物体上微生物的处理过程，不涉及人体表面和体腔；其二，灭菌是杀死处理对象上的微生物，是杀死活微生物。

消毒是一个相对的概念。消毒后，一定数量的活微生物允许残留在消毒对象上，但允许残留微生物的种类和数量有限，应达到对人体无害的水平。灭菌是一个绝对的概念。灭菌处理后，任何活微生物都不允许残留在被灭菌处理的对象上，也不受种类和数量的限制。然而，在自然界中，任何生物的灭绝都遵循一定的概率，灭菌的概念不能超越这一自然规律。根据卫生部颁布的《消毒技术规范》，灭菌后，微生物在灭菌对象上存活的概率必须降低到10^{-6}。

灭菌应用广泛。在医疗器械、药品生产加工领域，无菌医疗器械、无菌制剂可直接应用于临床实践；在医院和其他医疗卫生机构中，各种手术器械和医疗用品的灭菌处理，为临床诊断、治疗和手术提供无菌物品。

2.消毒的分类

（1）预防性消毒

预防性消毒是指对确认或怀疑被污染的环境及物品进行消毒，以防止疾病的发生和传播。

（2）经常性消毒

经常性消毒又称随时消毒，主要是随时对患者的呕吐物、排泄物、分泌物、接触物及污水、污物等进行的消毒，目的是及时杀灭和消除病原微生物，防止传播和扩散。

（3）终末消毒

终末消毒是指病人出院、转院、转科、死亡后对其接触物进行消毒。目前，医院仍采用紫外线灯或电子灭菌灯在病房照射消毒床上用品。当紫外线在空气中传播时，悬浮的离子会阻挡，受湿度和微生物数量的影响，不易穿透物体深部，也不能完全杀死物体表面的各种细菌，更不用说深度消毒了。环氧乙烷气体消毒值得推广。

三、病房通风和空气自然净化

病房通风就是使室外新鲜空气进来，稀释室内空气污染物，降低其浓度，是最为快捷方便的方法。目前，有些医院新建办公楼、病房楼开始建设集中控制式中央空调系统或分散控制式中央空调系统。有些医院对已建成的办公楼、病房楼进行相应改建。分散控制式中央空调系统的各房间内设有末端空调控制装置，可根据不同室内需要对室内温度进行调节。无论是集中控制式或分散控制式中央空调系统，其作用仅是给需要空调的房间提供温、湿度适宜的空气，没有任何提高或保持室内空气洁净度的作用。人们不停地呼吸，排出大量污浊的废气停留在室内排不出去，新鲜空气不能得到及时补充，造成室内缺氧、空气污染。

经常开窗通风换气是减少呼吸道传染病感染机会，预防疾病的重要的、有效的、简便易行的方法之一，然而却经常被人们所忽略。吸收病原体量的多少和是否发病及病情轻重密切相关，开窗通风可以稀释致病因子，从而减少发病机会和减轻病情。在春、秋天，天气温和宜人，开窗通风很容易做到。在严寒的冬季，每日上午、下午最少也要做到开窗通风各一次，每次约15～30分钟。在炎热的夏季，房间开空调，每日上午、下午至少也要做到开窗通风各一次，每次约15～30分钟。保持室内空气清新度，需要常年坚持这样做。总之如何保持医院室内空气的洁净已经成为现代化医院面临的一大课题。

四、建设好洁净手术室

21世纪，建设高质量的洁净手术室是现代化医院管理的一个重要标志。目前世界发达国家医院已做到在净化手术室里做手术，从而大大降低了手术感染率，提高了医院医疗质量和知名度，增加了经济效益和社会效益。高标准净化手术室采用导静电地板，医用净化空调机组，全不锈钢门框，防菌壁面嵌板，电动气密门，洁净走廊和医用不锈钢柜橱等，从而确保100级、1000级等无菌手术室要求。一般有八角形净化手术室、圆角型净化手术室、标准型净化手术室几种类型。

五、加强输液器、一次性注射器的临床使用与管理

必须加强对一次性输液（输血、注射）器临床使用的管理，废弃的输液（输血、注射）器必须及时毁形、消毒或采取区域性集中销毁措施，杜绝未经毁形的废弃输液（输血、注射）器流向社会。必须加强对一次性注射、输液器进行“购货渠道”“保管、发放”“质量验收”“使用情况”“使用后处理”等环节的管理。

应提倡使用一次性自毁性注射器，这种注射器使用后会启动报废，例如，法国研制的注射器在使用一次后会自动缩到针管里去，无法取出。我国研制的注射器，在使用后会自动锁死，无法取出。为保证免疫注射的安全，世界卫生组织、联合国儿童基金会、联合国人口基金会、国际红十字会联合发出号召，要求各国在免疫注射中，全部使用自毁性一次性注射器，以防止每年因滥用或重复使用未经消毒的注射器或针头造成的数以百万计肝炎、艾滋病等病毒感染。

六、合理使用抗生素

目前，不合理应用抗生素现象较普遍，其结果是导致大量耐药菌株出现，自身感染增多，主要表现在：

1.把抗生素作为“预防炎症”的常规药

不少人走入“抗生素可以预防炎症”的误区，对临床上已经诊断明确的病毒感染却要用大量抗生素，殊不知，抗生素起不到“防患于未然”的作用。据专家分析，每用一次抗生素就产生10%的耐药率。

中医医院不合理应用抗生素表现在：把抗生素做预防药，如对临床上已经诊断明确的单用中医中

药疗效不错的病毒感染高烧，却要输入大量先锋霉素，甚至二联、三联使用，走入了“抗生素可以预防炎症”的误区。

2.不做药敏实验，盲目选用新型抗生素

有关资料表明，我国根据药敏实验选择抗生素仅占10%～14%，盲目选用、频繁更换、多种联用已成为当前不合理应用抗生素的特点。要知道，如果在老品种抗生素仍然敏感的情况下，坚决避免使用新品种抗生素，那样会增加细菌接触新品种的概率，因而对新型抗生素产生耐药，且将这种适应能力遗传给新繁殖的细菌。而事实上，不一定新的抗生素就比老的抗生素效果好，例如红霉素是老牌抗生素，价格也便宜，它对于支原体和军团菌感染的肺炎有相当好的疗效，反而三代头孢菌素治疗这些病疗效远远不如红霉素。

3.用药方法不当

不少患者使用抗生素一两天，没有明显好转的，立刻要求医生换用其他种抗生素，其实不然，对急性感染，抗生素一般在3～5天。抗生素的使用原则应是首先单独使用低级的、窄谱的抗生素，尽量避免频繁及联合使用高级的、广谱的。

不合理应用抗生素不但给国家医疗保险造成极大的浪费，而且长时间使用、使用不当的危害性很大。抗生素可以抑制对它敏感的细菌，但对它不敏感的细菌却会因为机体抵抗力下降乘机大量繁殖起来。

从20世纪中期使用青霉素始，至不断发明的用于临床的新的抗生素，控制住了大量的感染性疾病。但是不久就对各种抗生素有耐药性的耐药菌株产生了，因为不合理使用抗生素，人体的正常菌群受到抑制，反而耐药性菌株大量繁殖，使原先具有定植抵抗力的正常微生态平衡受到破坏。这些耐药菌常导致自身感染型的医院感染的发生。在现代的医疗条件下，存在着大量的免疫力低下的宿主，被破坏的正常微生态平衡和大量的耐药性或多耐药性细菌，这些聚积的感染危险因素，造成了当今医院中新的医院感染。这些医院感染常破坏现代化医疗技术的效果，发生非典型的临床症状和不同于常规的细菌学和免疫学检验反应。

细菌的耐药性是生物界的自然现象，往往通过变异或者基因转移而获得，是固有的特性。产生耐药的重要因素是抗菌药物使用量。与使用量相比，其应用方式在低于正常量使用（摄取不足，低标准用量）或过量使用时也起着较重要的作用。普遍认为，抗菌药物的不适当使用，不但不能达到预期的治疗效果，而且还会促进耐药性产生。因此，正确使用抗菌药物是控制耐药性产生和传播的关键。

2000年，WHO在制定遏制耐药性的全球战略（草案）中提到，耐药性是必须紧急采取行动的全球性问题。全世界因为感染而导致的死亡病例中，麻疹、急性呼吸道感染、艾滋病、结核病和疟疾等占85%以上（WHO，1999）。造成医院感染的病原微生物常由耐药株引起。耐药性问题威胁到健康事业的发展。HIV与耐药致病菌同时感染（如结核病，沙门菌感染，其他细菌传染病）时可导致患者疾病迅速恶化及扩大耐药病原菌的传播，给健康事业和经济带来更大的负担。

经过近年的研究和实践，对于内源性医院感染采取以下控制已有明显的效果：科学合理地使用抗生素，严格限制滥用和预防性使用抗生素（尤其对广谱抗生素），降低病房中抗生素压力，以保护正常菌群的微生态平衡，减少耐药菌的发生和发展；认真贯彻执行各项监测，尤其对各种危险因素进行监测，并采取有效的改进措施，以防止医院感染的暴发（聚集性发生）。

（本节作者：马艳丽）

第五节　医院消毒与灭菌常用方法

医院消毒与灭菌常用方法有焚烧灭菌、压力蒸汽灭菌、紫外线照射消毒、加热清洗消毒等。医院当前常用的有物理消毒灭菌方法和喷洒、消毒剂浸泡、熏蒸、擦拭等化学消毒灭菌方法。

一、物理消毒与灭菌方法

使用物理作用和因子杀灭或清除微生物的方法，被称为物理消毒与灭菌方法。医院应用广泛物理消毒与灭菌方法。不论是有上千张床位的大型医院，还是无床位的小型医疗诊所，在从事日常医疗服务工作中都离不开物理消毒与灭菌方法的应用。

（一）常用物理消毒方法

1.洗手

防止病原体经手传播的重要措施之一是洗手。洗手是医护人员进行无菌技术操作手消毒的基础。对病人、医护人员双方均具有保护的作用，对预防医院感染发生有重要意义。

体表皮肤上存在的细菌根据其寄生状态可分为两类。一类是暂驻菌，细菌的种类、数量随体表皮肤接触物品的清洁状况及个人卫生习惯而变化较大；一类是常驻菌，细菌的种类、数量相对变化较小。两者可发生互相转化。采用单纯机械式清洗的方式仅可清除少量皮肤上暂驻细菌，效果较差。流动水加肥皂清洗，效果较好，可清除皮肤上大部分细菌。

正确的洗手方法是在流动水条件下，使用肥皂或皂液，双手搓洗保证每次不低于30秒，共三遍，洗手范围应包括掌心、手背、手指、指尖，要防止遗漏任何一部分。

2.暴晒消毒

在充足阳光的条件下，将衣服、被褥、毛巾、玩具、拖把、抹布等卫生洁具直接暴露在阳光下4～6小时能达到一定的杀菌消毒效果。必需条件是物品必须直接放在阳光下，晒太阳不能隔着玻璃，否则是无效的。

3.紫外线照射消毒

采用紫外线照射消毒时，紫外线杀菌灯与房间大小的匹配量必须达到1.5 W/m^3。例如一间15 m^{2}的房间内，按房间内高3 m计算应安装40 W红外线杀菌灯2支。同时，每次开灯消毒时间要维持1小时，此时房间内空气相当于进行了27次换气。如果只安装低瓦数的紫外线杀菌灯且短时间照射，无法达到对房间内污染空气消毒的目的。因为紫外线照射到人体表面时会对人体造成不同程度的损害，因此消毒时人必须离开房间。

4.煮沸消毒

将待消毒全部物品浸泡在水中，等水沸腾后（100 ℃）开始计时，要持续煮沸15分钟，才可杀灭物体上污染的一般病毒、细菌。注意进行煮沸消毒时，在水中适当加一点碱（1%～2%家庭食用碱），既可达到一定的除垢清洁的作用，又可提高煮沸消毒的效果。例如，将肝炎病人用过的碗筷、水杯、毛巾等物品用碱水煮一煮，既取得了较好的清洁效果，又可以达到预期的消毒目的。

5.流通蒸汽消毒

将所有待消毒物品放入蒸锅中，待水沸腾后（100 ℃）开始计时，持续蒸10分钟可杀灭物体上污染的一般细菌和病毒。因为水煮沸后产生的蒸汽所释放的热量比煮沸的水释放的热量多很多，所以采用蒸汽消毒方式所用的时间比煮沸的时间相对要短一些。但为利于蒸汽的流通和穿透达到预期的消毒目的，采用此法进行消毒时，物品的放置不应太紧。

（二）常用物理灭菌方法

1.压力蒸气灭菌法

压力蒸汽灭菌原理是通过改变灭菌器内蒸汽的压力制造高湿热蒸汽，用于物品灭菌时，释放大量潜伏热，达到杀灭微生物的目的。因此，灭菌器内蒸汽压力的大小决定灭菌器内高湿热蒸汽温度的高低、潜伏热释放量的多少、灭菌所需时间的长短。

压力蒸汽灭菌多用在耐高湿、耐高温、能够被蒸汽所穿透的物品的灭菌处理上，用于压力蒸汽灭菌物品的包装同样必须是能够被蒸汽所能穿透的。目前我国用于压力蒸汽灭菌的包装大多使用的是平纹纯棉布，阻菌能力有限。因此，灭菌后物品保存期限短。根据规定，在无菌物品存放环境内，平纹纯棉布包装的压力蒸汽灭菌之后，物品存放的最长期限不能超过14天。

2. 干烤灭菌法

适合耐高温物品的灭菌处理。灭菌温度一般160～180 ℃，灭菌时间约1～2小时。可以用于玻璃器械、耐高温金属器械等物品。监测灭菌效果用枯草杆菌黑色变种芽孢。

3. 微波消毒与灭菌法

微波对各种微生物都有很好的杀灭作用，且时间短、杀灭效率高。凡是能够耐热的非金属物品均可用此法进行消毒或灭菌，例如擦手毛巾、婴儿用具、内衣裤、瓷碗瓷盘、竹筷木筷、玻璃杯等的消毒。通过生物监测法确定消毒或灭菌所需的温度、时间。监测消毒或灭菌效果用枯草杆菌黑色变种芽孢。

4. 焚烧灭菌法

焚烧是最彻底的对医院临床生物性污染废物处理的方式。医院的临床废物（手术、生物培养、包扎残余物、化验检验残余物、动物实验残余物、传染性废物）应按照《中华人民共和国固体废物污染环境防治法》相关程序进行严格管理。

有些医院在焚烧处理中，常因焚烧不彻底排放的烟雾造成对环境空气的化学污染。个别医院生物性污染废物甚至不经处理直接弃之为生活垃圾，对环境造成严重的生物性污染。

根据国内外的经验，城市采取集中收集和焚烧处理方式是发展方向。应建立符合环境保护部门规定的医院临床生物污染废物焚烧处理中心，解决临床生物污染废物焚烧的问题。

二、化学消毒与灭菌方法

利用消毒剂浸泡、喷洒、熏蒸、擦拭等方式杀灭或清除微生物的方式方法，称为化学消毒与灭菌方法。化学消毒与灭菌方法在医院应用极为广泛。不论是病人皮肤的消毒，还是手术器械的灭菌处理，都涉及化学消毒与灭菌的应用。

（一）常用化学消毒方法

1. 手皮肤消毒

近年来，手及皮肤消毒剂种类研究进展较快。消毒剂使用方式变化较大，体现了“以人为本”的现代思维及生产制造消毒用品的方式。用于手及皮肤消毒剂的种类主要有含碘制剂、含醇制剂、含氯己定制剂等。消毒剂除保持应有的消毒功能之外，有些消毒剂还含有保护皮肤的成分。在消毒的方式方面，从传统型浸泡消毒方式，到目前可采取刷洗免除浸泡甚至免除刷洗的揉搓式消毒，大大减少了对皮肤损伤的机会。

医护人员日常手消毒、外科手消毒。医护人员尤其是手术室人员每天不止一次与消毒剂接触，对手的消毒、对皮肤的保护问题显得更为突出。保持手部皮肤的完整性对医护人员重要，对病人更重要。因此，对于手及皮肤的消毒剂的要求应达到可杀灭皮肤表面各类细菌，杀菌谱广；杀菌作用所需时间短；经常、反复使用而无刺激性；消毒后经冲洗、干燥仍能继续保持消毒后的卫生水平；杀菌作用具有延续性。

2. 黏膜消毒

除应具备的杀菌功能之外，对消毒剂达到无刺激性的要求更高。目前使用的种类仍以含氯己定制剂等为主。

3. 物品消毒

主要消毒对象是中低度危险性用品。在临床应用时不进入人体组织、器官，不接触破损皮肤、黏膜。目前以使用含氯制剂为主。含氯消毒剂有很多种，有干粉型含氯消毒剂、片剂型含氯消毒剂、液体型含氯消毒剂、无机氯类含氯消毒剂、有机氯类含氯消毒剂等，有效成分含量差异较大（有效氯含量范围为5%～80%)。不同种类含氯消毒剂的适用范围、使用浓度、作用时间不同。应正确使用消毒剂，保证消毒效果，并保持被消毒处理物品的原有状态不被破坏。

(二) 常用化学灭菌方法

常用的化学灭菌法主要有戊二醛浸泡灭菌、环氧乙烷熏蒸灭菌等。

选择环氧乙烷气体熏蒸灭菌法进行灭菌处理时，必须使用专用环氧乙烷灭菌器。温度为55～60 ℃，相对湿度约60%～80%，环氧乙烷浓度应为800 mg/L。环氧乙烷气体穿透力较强，既可用于裸露物品的灭菌处理，又可用于密封包装后物品的灭菌处理。由于环氧乙烷气体对人有一定的毒害作用，污染环境，因此，进行环氧乙烷灭菌操作时应注意防护。另外，经环氧乙烷灭菌处理后的物品上的环氧乙烷残留量应控制在允许范围之内，以防止对被使用者造成伤害。根据不同种类医疗用品在人体应用的方式及其危害程度，环氧乙烷残留量允许范围是0.005～0.02 mg/g。

戊二醛液体浸泡灭菌处理，对于一些具有细小狭长管子、复杂腔隙的器械来说，均难以被充分浸没。因此，不应当首选戊二醛浸泡灭菌法用于临床灭菌处理。只有在物品对热力灭菌耐受性受限、对环氧乙烷灭菌在医院环境中应用条件受限时使用。消毒剂液体浸泡灭菌法只能作为临床灭菌方法的补充方法应用。

(三) 使用消毒剂应注意的问题

第一，所有消毒剂必须是经卫生行政部门批准生产的、有明确的批准文号的产品，否则，一旦用于被传染病病原体污染物品的消毒处理，不仅不能达到应有的消毒目的，还可能造成污染的扩散。

第二，所用消毒剂必须是在保存有效期内的消毒，因为消毒剂的放置时间如果超过保存有效期，其中的有效成分含量或浓度已经降低甚至消失，达不到应有的消毒效果。如果用于传染病病原体污染物品的消毒，很可能造成污染的大范围扩散。

第三，所用消毒剂必须是合格的消毒剂。消毒剂内在质量检查需要一定的技术手段通过质检部门进行，外观检查，使用前是能够做到的。经卫生行政部门批准生产的消毒剂，购买时或存放一定时间后不一定仍然合格。一方面是因为在大批量生产上市时，生产过程中的质量控制可能会出现纰漏；另一方面是放置环境条件对消毒剂质量的影响。干粉类消毒剂是干燥无结块；片剂是消毒片完整无受潮变粉现象；消毒液是均匀液体，无絮状物、渣滓、漂浮物。

第四，仔细了解所选定的消毒剂主要有效的消毒杀菌成分及其浓度。对哪些种类微生物有什么杀灭功能、使用时是否需要用水稀释及其稀释倍数，必须严格按照说明书要求的方法去做。

第五，要严格按照所选定的消毒剂适用范围使用。不是所有品种的消毒剂均适用于各种物品的浸泡、喷洒、擦拭、熏蒸，每种消毒剂均有自己特定的适用范围。有些消毒剂虽然能够有效地杀灭环境物体表面上污染的细菌、病毒，但是却不适用于皮肤的消毒处理。适用于皮肤消毒处理的消毒剂基本上均不能用于医疗器械的灭菌。应该严格按消毒剂的说明书要求使用，只有使用正确，才能够保证消毒或灭菌的效果。

（本节作者：马艳丽）

第七章　医疗安全管理

由于现代医学的快速进步，医学分科愈来愈细，医疗行为的各个过程乃至各个环节均和所有专业与个人存在一定的关系，医疗技术的综合性发展让侵入式检查及治疗逐渐多了起来。并且，因为不同患者有不同的机体反应，这样就增加了医疗过程、医疗环节的不安全性，所以，医疗安全管理便逐步发展成医院管理的一个热门课题。

第一节　概　述

一、概念

在全部的医疗活动中，医疗安全是一个基本且必要的因素，反映了围绕患者这个中心，重点抓质量的这个前提，是医院生存和发展所必须具备的一个条件。就患者而言，其在医院接受医疗服务时，所有因为医疗系统运作效率不高或者医疗管理过程存在一定过失等原因，导致患者出现超出规章制度及法律法规所容许的身体机能、结构或心理方面的损伤、缺陷、障碍，甚至死亡之类的问题，都可以归结为医疗不安全。

评估医疗安全的一个重要根据即是否发生了医疗不安全事件，当然，这一事件的产生过程及其评估是相对的。医疗不安全事件一般都有一个形成过程，如能及时发现和正确处理即可阻止事件形成，可由不安全转化为安全。有些后果并不严重的医疗不安全事件，如能及时恰当处理便可挽回影响，消除医疗不安全所造成的医患矛盾。总之，医疗安全抑或不安全均不是绝对的，在各个时期、主客观条件存在差异的情况下，其标准自然存在差异性。在评估医疗安全或者不安全时，均不要超出特定时期能够容忍的极限区间，在拟定医疗安全标准过程中，相关依据要不超出时代能够容忍的界限。比方在当时，受到客观条件与医疗技术水准的局限，造成医疗意外抑或无法回避的医疗恶果，就不宜将其视作医疗不安全。

二、医疗安全的重要意义

1. 医疗安全关系到医院优质医疗服务的实现

医疗安全是医疗优质服务的根基。所谓医疗优质服务，即要求医院能顺应患者或别的服务对象全部的心理、生理健康，其所提供的其他文明服务亦能从整体上达到相应的质量要求。医院提供医疗优质服务的重中之重即是确保医疗安全，否则，不仅使患者生理健康受损，而且亦无法满足患者的心理健康及文明服务要求。安全医疗服务作为一个完备的过程，它不仅指医疗服务不产生不安全的后果，而且要在医疗服务的全过程使患者有安全感。此过程如下：

①病人以各种方式表达保障医疗安全的强烈愿望，医务人员通过临床医患沟通充分理解病人的意愿。

②通过医患情感交流和热心、细心的医疗服务满足病人医疗安全感的心理需求。

③自始至终采取严密的医疗安全规范化措施。

④达到保证医疗安全的结果。

⑤满足病人医疗安全服务需求。

2. 医疗安全关系到医院社会信誉度

当下，医院面临的竞争氛围非常不乐观，医院要提高病人的忠诚度，最重要的就是能够提供具有竞争力的医疗质量。从质量这个角度来看，医疗安全在医疗质量中当然要居于首位，如果发生医疗不安全事件，就会导致患者的相关需要迅速降低。所以，医疗安全往往是患者在确定就诊医院时的一个关键指标。医疗安全关系到患者的生命安全，也是医院自身生命攸关的问题。如果出现医疗不安全事件，轻者导致疗程延长、治疗复杂化等后果，不仅增加物资消耗、提高医疗成本、加重病人和社会的经济负担，还造成病人心理损伤；重者使病人致残或死亡，严重影响医院的社会声誉，乃至激起极大的社会反响。因此，必须高度重视医疗不安全所产生的社会效应。如果一所医院经常发生医疗不安全事件，必然严重影响医院的社会信誉，甚至给医院的经济效益、社会效益乃至健康发展带来不良影响。

3. 医疗安全关系到病人权利的维护

不安全的医疗活动侵害了病人的人身健康权，唯有确保医疗安全，方能让病人的权利得到保障。

4. 医疗安全关系到社会的安定

医院的社会功能之一是保障家庭和社会的安定。但是如果发生医疗不安全事件而又处理不当，致使医患矛盾激化，不仅影响医院的安定、病人家庭的安定，还有可能发展为社会不安定因素或社会秩序不安定事件。

5. 医疗安全关系到医务人员自身的安全

医疗安全一方面牵涉到患者的生命安全，另一方面亦关系到医院职工自己的生命健康与安全。比方医院面临医疗垃圾的污染、放射性防护不严、不同种类具备毒性的化学试剂与相关药物，亦可能伤害医务工作者的身体健康乃至人身安全。因此，唯有构建完备的医疗安全管理，方可成功保障医务工作者的身心健康，使医院的工作得以正常运转。

（本节作者：朱　琳）

第二节　医疗纠纷

一、概述

1. 概念

医疗纠纷是指医患双方在认定医疗后果时意见不同，双方在医疗后果（通常指的是不良后果）的引发因素、性质及危害程度上存在不同的看法，患者及其家人认为应追查导致不良后果的相关责任，同时应对其导致的伤害给予经济上的赔偿，法律裁决抑或行政协调可化解此类医患纠纷。

2. 特点

第一，医疗纠纷发生在医患双方。医方，指的是得到卫生行政部门的承认且具备医疗机构执业许可证的医院、疗养院、卫生院、诊所、门诊部、卫生所（室）及急救站。患方，是指到医疗机构就诊的病人。医疗纠纷是发生在医患双方的纠葛，通常情况下，医疗纠纷的根本原因均是患者觉得自身的健康权或生命权遭受了一定的伤害。实践方面，一般体现在诊疗护理时，患者产生了程度不一的不良后果，抑或患者感到、以为产生不良后果的潜在诱因，且此类不良后果是医院方面的过错导致的。若具备了这两点，可能发生医疗纠纷。

第二，在诊疗护理产生不良后果后提出。

第三，医患双方在认定不良后果的引发因素方面存在不同看法。

目前来看，医疗纠纷具备了与以往不同的特征，通常体现在如下方面：①医疗纠纷的数目在增加。②采取诉讼形式处理医疗纠纷的案例在增加。③患方提出经济赔偿的情况在增加。④新闻媒体上关于医疗纠纷的相关报道在增加，且经常存在不真实的情况。⑤《医疗事故处理条例》施行之后，按条例规定协商解决的增多。

二、分类

1.医疗过失纠纷、非医疗过失纠纷

《民法典》规定："行为人因过错侵害他人民事权益造成损害的，应当承担侵权责任。"因此，将医疗纠纷分为医疗过失纠纷和非医疗过失纠纷。这种分类方法是以构成侵权责任的基本要件为依据，是从民事法律责任上确定医疗纠纷的性质。

2.无罪医疗纠纷、有罪医疗纠纷

《中华人民共和国刑法》第三百三十五条特别对医疗事故罪的犯罪构成和相关刑罚做出了规定。在医疗纠纷的相关案件里，若存在"医务人员由于严重不负责任，造成就诊人死亡或者严重损害就诊人身体健康"的情形，那么，相关人员即有犯罪的可能，且应给予刑罚处罚。但《中华人民共和国刑法》亦指出，情节明显轻微、危害较小的情形，可以认为未构成犯罪。医疗纠纷被划分成有罪医疗纠纷与无罪医疗纠纷。此类划分一般是厘清有无存在刑事责任，对于处理医疗纠纷案件及相关的诉讼程序具有极大的作用。

3.医疗事故纠纷、非医疗事故纠纷

《医疗事故处理条例》第二条明确了医疗事故的概念，第三十三条明确了6种不纳入医疗事故的具体情形。此类划分方式把医疗纠纷划分成两类，即医疗事故纠纷与非医疗事故纠纷。

4.各科医疗纠纷

根据医学分科分类，常分为内科医疗纠纷、外科医疗纠纷、妇产科医疗纠纷、儿科医疗纠纷、骨科医疗纠纷、放射科医疗纠纷等。

5.医源性医疗纠纷、非医源性医疗纠纷

从发生原因来分，可以将其划分成医源性医疗纠纷、非医源性医疗纠纷。

总之，医疗纠纷的引发因素不简单，医疗纠纷亦有许多种类。为了方便对医疗纠纷进行鉴定与处理，可结合医务人员在诊疗护理时是否存在过错，基于医疗纠纷性质，把其分成医疗过失纠纷与非医疗过失纠纷。

三、医疗过失纠纷

医疗过失纠纷是指因为医务人员在诊疗护理时的过失而产生的医疗纠纷。一般包括：太过自信过失、疏忽大意过失。太过自信过失，是医务人员可以预判自身的行为会给患者造成不良后果，却因为太过自信，自以为凭借自身的经验、技术抑或有利的客观因素而能够回避，由此造成预判错误，导致不良后果；疏忽大意过失，是医务人员本应预判自身行为可能会给患者带来不良后果，却由于疏忽大意而未能及时预判，导致不良后果的发生。

（一）医疗事故与医疗差错

1. 医疗事故

医疗事故指的是在医疗活动里，医疗机构和相关的医务人员不按照医疗卫生管理法律、部门规章、行政法规及诊疗护理常规、规范操作，由于过失而损害患者人身安全的事故。医疗事故在构成上要有如下五个根本特征：责任主体、诊疗护理过失、行为的违法性、因果关系及危害的严重后果。

2. 医疗差错

医疗差错指的是医务人员在开展诊疗护理业务时，虽的确存在过失，但通过第一时间改正，没有给患者带来严重后果，或者没有产生一点效果。医疗差错包括两种，即一般医疗差错、严重医疗差错。

（1）一般医疗差错

一般医疗差错，指的是医务人员在开展诊疗护理活动时，虽存在过失，却没有给患者带来健康或者身体上的伤害，没有产生一点后果。

（2）严重医疗差错

严重医疗差错，指的是医务人员在开展诊疗护理活动时，由于过失极大加剧了患者的苦痛或者给患者身体健康带来相应的伤害。

（二）医疗过失产生的原因

1. 责任性原因

一般体现为：医务人员缺乏同情心、责任心，缺乏严谨的服务态度，对患者推诿、擅离职守、主观臆断、手术不按规章操作、不遵守查对制度、违反麻醉规章、对特殊诊疗技术在操作上违反常规、药剂业务违章、不遵守输血输液规章及药物过敏试验相关规定等。服务态度作为医务人员在职业行为上的表现形式之一，要接受职业道德的制约。

2. 技术性原因

比方技术水平低、误治、误诊；对病情缺乏细致观察，耽搁抢救或者治疗机会；医护之间协作不佳，降低了疗效；太依靠辅诊检查，问病查体粗心大意，忽略了关键体征或者病史造成漏诊；发现本专科无法处理的医疗难题未及时报请会诊；许多医源性因素引发严重的并发症等。

过去，在定性医疗事故时，个别时候有极繁杂的情形，即多因一果，在技术事故里常常有责任原因，在责任事故里有技术原因，因此在新的《医疗事故处理条例》中已不再分技术事故、责任事故。

四、非医疗过失纠纷

非医疗过失纠纷指的是在诊疗时，医务人员不存在医疗过失，而是因为医疗因素或者医疗之外的其他因素给患者造成不良后果而产生的医疗纠纷。

常见的非医疗过失包括：医疗意外、疾病的自然转归及并发症。

1. 医疗意外

医疗意外，指的是因为患者体质或者病情不一般而出现的无法预测及预防的不良后果。医疗意外，是因为患者自己体质变动与特殊病种相结合而忽然出现的。这种意外的出现，是医务人员本人及现代医学科技所不能预料及预防的。

2. 疾病的自然转归

疾病的自然转归，简而言之，指的是疾病自身演变的结果，和医疗行为没有明显的关联。在实践中，疾病的自然转归引发的纠纷不多。当然，若医务人员服务态度不佳，抑或没有提前解释清楚，加上患者及其家人所掌握的医学知识不足，对患者的治疗结果不理解，亦可能导致医疗纠纷。

3. 并发症

并发症，指的是在诊疗护理时，患者出现了现代医学科技可以预见，然而却无法预防的不良后果。当然，出现此类不良后果，和医务人员有无医疗过失并没有明显的因果关系。并发症有如下两个根本特点：第一，并发症产生于原发病上；第二，并发症可以预见却无法预防。

五、医疗纠纷的原因

（一）医源性原因

1.医务人员医德素养差

在诊疗过程中，医务人员不负责任地对待患者，态度生硬，欠缺同情心。若患者确实因为被耽误了求诊时间而产生不良后果，即形成医疗纠纷。

患者或其家人在介绍病情时，医生无法集中精神、认真倾听，导致诊断失误；或者把重病视作轻症（比方早期流行性脊髓膜炎、早期流行性乙型脑炎被误诊是感冒，把心肌梗死误诊是一般胸痛等）；或者没有提前向危重患者的家人清晰介绍其预后等。如果患者死亡或者产生严重的后遗症，其家人当然认为这是医生不负责、不关注患者的主诉而造成的后果。

医生不能急病人之所急。患者及其家人请求从快住院、第一时间加以抢救，可是部分医生却显得慢慢吞吞。若病情恶化，抑或在用药时出现严重反应，未及时抢救或者抢救现场无医生，或错失最佳抢救时机，患者死亡，其家人由于遗憾、失望等多种心理原因，而谴责医生。

2.医方工作中的失职

工作失职指的是工作方面不负责任，抑或粗心导致渎职。例如，药用错了，针打错了，刀开错了，血输错了，或者术后将纱布或者其他异物遗留在体腔里。

3.医方技术上的过失

部分疾病的早期症状不典型、不显著，导致医生在诊断过程中忽视了。

对一些罕见疾病认识不足，还没有掌握其诊断方式，造成误诊。

对一些疾病的严重程度缺乏认识，没能预料到病情的突然恶化，所以没有提前向家属进行解释，家属思想准备不足，在此状况下，患者忽然死亡可能导致医疗纠纷。

（二）非医源性原因

1.意外情况

临床医学十分繁杂，医疗过程中出现的部分变动是能防止的，当然，亦有部分状况既无法事先预料，又无法管控。例如在注射药物、诊断性检查或麻醉时，部分患者可能忽然发生心搏、呼吸骤停，直到死亡。采取多种手段，比方解剖尸体、进行病理检查、开展生化检验、调查案情、分析病史等，鉴定结论是：用药的剂量、指征、方法等所有层面都满足医疗原则及相关规定，也在第一时间进行抢救并且措施适当。然而，因为患者的特异体质引发药物过敏致死，属意外情况。

2.患方另有所求

（1）为取消治疗期间所欠的巨额医药费

比方1例16岁再生障碍性贫血男性患者，由于发生“皮疹”求医，在门诊检查时确诊是“再障”，由于病情恶化住进了医院。经过2个月的住院治疗之后死亡，其家人按照《常用药物手册》里记录的“可他敏偶可发生皮疹和粒细胞减少”，以“医疗事故”为借口不愿意支付医疗费。

（2）为取得高额的经济赔偿或满足额外的要求

比方要求调动或者安排工作、提供住房等。部分患者长时间占据病房，拒不出院。

（3）嫁祸于医院

患方家属为遗弃老年病人或残废婴儿，而嫁祸于医院。

（4）目无法纪，打砸医院

以医疗事故为借口，任意吵闹、冲击病房，打砸医院的仪器设备、门窗等；一小部分人还用暴力攻击医务人员，给医务人员的生命安全带来极大危险；部分人甚至以极端手段进行勒索，极大干扰了医院正常的工作秩序。

(三)医疗纠纷增多的原因

1.患者方面

患者方面知识层次提高,阅读一些医书后不恰当地对号入座。

对疗效的期望值高,对有些效果难以达到缺乏心理准备。

由于新闻媒体的影响,患者持续强化了自我保护意识,越来越多地利用法律武器来维护自身权益。

市场经济下,追求经济利益的补偿。

2.医务人员方面

没有向患者家属充分地介绍病情,导致家属对疗效有过高的期待,特别是对意外情况和手术失败心理准备不足。

责任心差,对病情缺乏细致观察,没有及时治疗。

少数医务人员医德水平低,服务意识淡化,致使医疗质量下降。

医务人员晋级、晋职时,重科研、文章,轻临床工作能力的现象没有得到扭转,致少数医务人员临床精力的投入减少,医疗水平下降。

3.新技术的使用

医疗技术每天都在变化之中,当然,在应用新技术时依然面临不少难以预料的状况,或引发部分新型的医疗纠纷。

4.医患间的关系由于实施了医疗保险而表现出多元化

实施医疗保险之后,以前的医患关系转变为医、患及第三方间的关系,或引发部分新型的纠纷。

六、医疗纠纷的处理

医疗纠纷的处理包括鉴定前的处理和鉴定后的处理。鉴定前的处理一般由发生纠纷的医疗单位处理。鉴定后的处理,可以采取协商解决、卫生行政部门调节及法律裁决。

1.医疗单位处理

(1)纠纷接待

医疗纠纷的接待十分关键,是核实状况、解决矛盾的关键一环。因此应事先拟出接待原则供参考;认真热情接待,耐心听取反映,认真做好记录;认真进行调查,及时给予答复,耐心做出解释;防止敷衍了事,防止矛盾激化,力求就地解决;维护双方利益,维护正常秩序,做到客观公正。医院宜建立医疗服务质量监管部门或安排专门人员受理投诉,提供咨询。

接待人员要懂有关政策、法律、法规,耐心解释,严肃认真而不强词夺理、不推诿、不拖延;对重大问题和无权处理的问题及时向主管领导汇报;对聚众闹事、不听劝阻、有打砸及过激行为的,应及时与当地公安部门联系,取得支持;属于纪检及行风问题的,由有关部门接待处理。

(2)纠纷处理

患者可以按规定复印或复制病历资料。与此同时应对主观资料进行封存。要原件封存,不得修改或增删有关医疗文件。对疑似输血、输液、注射药物等导致不良后果时,由双方一起封存或启封现场实物。死亡病例要动员尸解,并签字备案,尸体应及时送太平间。有医疗过失的纠纷,如同意协商处理,应积极采取医疗事故技术鉴定方式,鉴定后再协商、行政调解或按法律有关渠道解决。

2.卫生行政部门的处理

行政调解是通过卫生行政部门出面主持,根据国家政策、法律,采取自愿原则,利用说服教育等方式,推动争议双方当事人通过友好协商,互谅、互让,签订协议。行政调解通常邀请医学专家和律师参加,并进行必要的技术鉴定。

3.医疗纠纷的协商处理

(1)协商解决应具备的基本条件

其一,医患双方争执的核心一定为民事责任问题;其二,医患双方的协商采取自愿原则;其三,医患双方应遵守公平原则。

（2）协商的原则

一是以事实为根据的原则，应进行医疗事故鉴定程序，考虑当事人经济状况进行补偿、一般赔偿和全面赔偿；二是以法律为准绳的原则；三是签订协议书；四是协议书进行公证。

4.医疗纠纷的司法处理

医疗纠纷的司法处理包括三种类型，即民事诉讼、刑事诉讼、行政诉讼。民事诉讼，指的是在双方当事人及其他诉讼参与人的参与下，由人民法院审理、解决民事案件的活动，以及因为此类活动而产生的多种关系的总称。刑事诉讼，指的是在当事人及其他诉讼参与人的参与下，由国家司法机关结合法定程序，揭露、证实犯罪，追究犯罪嫌疑人刑事责任的活动。行政诉讼，指的是患者或者医院对卫生行政执行机关处理决定不服时，所提起的行政诉讼活动。

（本节作者：朱　琳）

第三节　医疗事故处理条例

一、有关医疗事故处理的立法

1.《医疗事故处理办法》

1987年6月29日国务院发布了国内首个化解医疗事故的专门法规《医疗事故处理办法》，简称《办法》。

2.《中华人民共和国刑法》

1997年修订通过的《中华人民共和国刑法》，对引发严重医疗责任事故的医务人员做出了刑事处罚规定。

3.《中华人民共和国执业医师法》

1998年通过的《中华人民共和国执业医师法》，对造成医疗责任事故的医师做出了明确的行政处罚规定。

4.《最高人民法院关于民事诉讼证据的若干规定》

2002年4月1日起，《最高人民法院关于民事诉讼证据的若干规定》明确规定了医疗行为侵权纠纷赔偿适用“举证倒置”原则。

5.《医疗事故处理条例》

2002年2月20日国务院通过并在2002年4月4日发布新修订的《医疗事故处理条例》，简称《条例》，已于2002年9月1日生效。《条例》结合新形势下公正、合理地处置医疗事故的相关规定，确定了在医疗事故处理工作中卫生行政部门的职责，严格区别行政处理和司法程序，对于妥善、及时处置医疗事故，维护医患双方合法权益大有裨益。并且，对医疗机构强化了社会监督，增加其责任感，进而制定有效策略强化内部的规范化管理，积极提升医疗质量，有效预防医疗事故。在处置医疗事故过程中，一定要完全展现公平、公开、公正的原则。

二、医疗事故的概念

1.定义

医疗事故，指的是在医疗活动中，医疗机构和相关的医务人员违反医疗卫生管理法律、部门规章、行政法规及诊疗护理常规与规范，过失而导致患者人身受到伤害的事故。

医疗事故发生于医疗活动过程中。

医疗事故是违法违规过失。

医疗事故是由医疗机构和相关医务人员直接导致的。

医疗事故导致患者人身损害的后果。

2.不属于医疗事故的情形

在紧急状况下为了抢救垂危患者生命，难以根据常规而实施的急救办法导致不良后果的。

在诊疗时，因为病情异常抑或患者特殊体质而出现医疗意外的。

出现当前医学科技难以预料、预防的不良后果的。

无过错输血感染而导致不良后果的。

由于患方因素延误诊疗造成不良后果的。

由于不可抗力而产生不良后果的。

3.医疗事故的分级

（1）一级医疗事故

一级医疗事故，指的是导致患者重度残疾、死亡的医疗事故。

（2）二级医疗事故

二级医疗事故，指的是导致患者中度残疾、器官组织受损而造成功能严重障碍的医疗事故。

（3）三级医疗事故

三级医疗事故，指的是导致患者轻度残疾、器官组织受损而造成功能一般障碍的医疗事故。

（4）四级医疗事故

四级医疗事故，指的是导致患者人身明显损伤的其他后果的医疗事故。

三、医疗事故的处理措施

医疗机构要成立医疗服务质量监管部门或者安排专（兼）职人员受理投诉。

1.医疗过失的报告

重大过失在12小时以内报告给所在地县级卫生行政部门，如果造成3名以上患者死亡、10名以上患者人身损害的，医疗机构要马上报告给所在地县级卫生行政部门，同时一级一级地报告至国家卫健委。

2.病历资料

考虑主、客观区别对待和现场实物的封存。

3.尸检

48小时或7天内进行，双方可以派代表参加。

四、医疗事故的技术鉴定

1.技术鉴定机构

医疗事故技术鉴定工作由设区的市级地方医学会及省、自治区、直辖市直接管理的县（市）地方医学会负责组织。省、自治区、直辖市地方医学会负责组织医疗事故再次鉴定工作。以下五种情形医疗纠纷专家不予受理：

当事人一方直接向医学会提出鉴定申请。

医疗事故涉及多个医疗机构，其中一所医疗机构所在地的医学会已经受理。

医疗事故争议已通过人民法院调解形成协议或者判决。

当事人已向人民法院提起民事诉讼（司法机关委托的除外）。

非法行医损害了患者身体健康。

2.专家鉴定组的产生

（1）专家组产生的方法

医疗事故技术鉴定由专家组成的专家鉴定组负责。组成鉴定专家组的专家，由双方当事人在医学会的主持下，从医学会建立的专家库中随机编号、等量抽取，最后一名专家由医学会抽取（保证单数），组长由组员推举或由最高专业技术职务者担任。

（2）专家组鉴定成员回避问题

专家鉴定组成员存在如下一种情况的，要予以回避：①为医疗事故争议当事人抑或当事人近亲属；②和医疗事故争议存在利害关系；③和医疗事故争议当事人存在其他联系，或不利于鉴定公正性的。

3.医疗事故技术鉴定的内容

（1）医疗行为有无违反医疗技术规范及标准

医疗技术规范及标准是诊疗护理活动所依据的准则，遵守医疗技术规范及标准是医疗活动的根本要求，亦是保障医疗质量的基础条件。

（2）医疗过失行为和医疗事故争议的事实之间有无因果关系

所谓医疗过失行为，是指违反医疗技术规范及标准的医疗行为。而医疗事故争议，指的是患者质疑医疗机构医疗行为的合法性，同时认为是不合法的医疗行为引发了医疗事故。

（3）在医疗事故中医疗过失行为的责任程度

因为患者的个体差别及病情轻重不同，同样的医疗过失行为在医疗事故里的影响亦有区别，当下暂时划分为四种，即轻微责任、次要责任、主要责任、完全责任。

4.医疗事故技术鉴定的原则

（1）依法鉴定

是不是医疗事故，重点是观察医疗行为是否违反相关法律、法规、规章及诊疗护理常规与规范。

（2）独立鉴定

医疗事故技术鉴定本质上说是一种医学辨别与判定，它应当尊重科学、尊重事实。

（3）实行合议制

医疗事故技术鉴定是由若干专家组成的专家鉴定组来完成的。

（4）当事人回避原则

当事人参与问题鉴定。

5.医疗事故技术鉴定的材料

在收到医学会同意鉴定申请通知之日起10日以内，医患双方将以下资料交给医学会：

①对医疗事故争议的书面申辩、陈述。

②病程记录、讨论记录、死亡病历、会诊意见、疑难病历、上级医师查房记录等病历材料的原件、复印件。

③住院志、门诊病历、医嘱单、体温单、检验报告（化验单）、特殊检查同意书、医学影像检查报告、病理报告单、手术同意书、麻醉和手术记录单等病历材料原件、复印件。

④抢救完毕补记的病历材料原件。

⑤封存保留的输液、注射剂、医疗器械、血液、药物等实物，抑或技术检验部门的检验报告。

⑥与医疗事故技术鉴定有关的其他材料。

医学会要从接到当事人交上来的有医疗事故技术鉴定的相关资料、书面陈述和答辩之日起45日内安排鉴定，同时出具医疗事故技术鉴定书。

6.医疗事故技术鉴定的结论

①医疗行为有无违反医疗管理法律、法规、规章及诊疗护理常规与规范。

②医疗过失行为与医疗事故争议事实之间有无因果关系。

③在医疗事故中医疗过失行为的责任程度。

④医疗事故的等级。

医疗事故技术鉴定书包含以下内容：双方当事人基本资料、当事人交上来的材料及医学会的调查资料、对鉴定过程的介绍、双方争议的主要事项、鉴定结论、主要分析意见、鉴定时间、对医疗事故当事人的诊疗护理医学建议等。医疗事故鉴定结果及相应材料由医学会起码存档20年。

五、医疗事故争议的解决

1.医疗事故争议的协商解决

可采取协商方式处理医疗事故争议，也就是医患双方本着互谅互解的原则，以平等协商方式自行处理医疗事故争议。这里尤其要指出的是，要重视医患协议在形式及内容方面的合法性。

2.医疗事故争议的行政解决

在发生医疗事故争议之后，医患双方无法自行协商处理，抑或不愿意以协商方式处理时，可申请卫生行政部门的行政调解。业已明确是医疗事故的，根据医疗事故争议双方当事人的请求，卫生行政部门可进行医疗事故赔偿调解。

3.医疗事故争议的诉讼解决

在发生医疗事故争议之后，当事人可采取诉讼方式加以处理；在自行协商依然无法处理或不服卫生行政部门的解决方案后，亦可采取诉讼方式加以处理。

六、医疗事故的赔偿

1.赔偿范围

赔偿项目通常有：医疗费、住院伙食补助费、精神损害抚慰金、被扶养人生活费、残疾用具费、残疾生活补助费、误工费、陪护费、住宿费、丧葬费及交通费等。

2.赔偿标准

按照医疗事故处理条例的相关规定，在拟定医疗事故赔偿费标准时，要综合如下因素明确实际赔偿数额：医疗事故等级、在医疗事故损害后果里医疗过失行为的责任程度、医疗事故损害后果和患者原有疾病状况间的关系等。

3.赔偿方式

一次性结算是国内对医疗事故受害者的经济赔偿原则。

七、《医疗事故处理条例》颁布后的应对策略

①强化学习且坚决遵守医药法律、法规、规章及诊疗护理的常规、规范。

②创建医疗执业风险保险。让医疗机构聚集精力提高医疗服务质量，提升医疗机构的管理水平及医疗技术服务水平。

③增强医疗机构和相关医务工作者的法律意识。

④重视更新知识，持续学习工作领域的职业知识，尽力提升医护技术水平。

⑤建立医疗纠纷的预防机制，比方设置专职人员及专门的质量监管机构，接受咨询和投诉。

⑥主动推进医院的市场形象工程的开展，建立良好的公众媒体形象。

⑦以患者为本，全心全意服务于患者，坚守职责，热爱自己的工作，淡名薄利。

⑧以不同法律手段维护自身的合法权利。

⑨备全所需的医疗工作规范和各有关文件文本，以方便基层医院及相关人员查阅遵循。

（本节作者：朱　琳）

第四节　各科医疗事故、差错与纠纷

一、内科医疗事故、差错与纠纷

内科作为临床医学的重要基础，囊括了极为广泛的范围，病种疑难繁杂。

1. 内科医疗纠纷体现于诊断上，即初诊时易于漏诊误诊

内科诊断通常采取物理检查或者非介入式检查，诊断存在相应的困难，所以易于漏诊、误诊。另外，部分内科疾病在诊断、治疗的操作环节往往存在一定的危险性，比方在进行心脏插管、电转复时，或导致心律失常、心力衰竭、心跳停止、感染、产生静脉血栓等；通过细心选择，适合开展运动试验的患者，在试验时，即便依据技术操作规程严格实施，依然会出现心律失常、心力衰竭和心脏骤停等问题，都容易造成并发症和医疗意外。

2. 内科纠纷体现于治疗认知方面的意见不同

往往出现在治疗疑难杂症患者及急危重患者中，因时间紧迫，无法紧抓抢救时机；个别时候为了及时抢救，没时间开展更多的检查，而依据体征、症状及少量的化验结果进行评判、风险决策时，容易出现错误或思虑不全的情况。事后患者或者其家人可能针对抢救治疗里的部分细节有不同看法，要求追责。

3. 内科纠纷体现于治疗方式的繁杂多样，矛盾多，起效慢

例如，要管控住复杂感染而使用抗生素，可能会导致二重感染；不少患者需要使用激素，却存在引发溃疡、结核病的风险等。在治疗时医生会考虑得失，然而，若患者没有对不良医疗后果做好心理准备，不能理解治疗矛盾，即可能按照自身的猜测要求对医生追责。对此类纠纷的预防，应反复认真地向患者阐明，将用药及治疗方案的利与弊或产生的不良后果向患者解释清楚，让患者在积极协作的同时，亦能予以足够的理解。

4. 注射多种药物导致的过敏反应是内科最多见的医疗意外

部分药物在注射前，即便根据操作规程开展皮试，皮试结果为阴性的，在注射之后依然可能产生过敏反应。此外，亦有部分药物药典没有要求皮试，因为患者的特异性体质引发过敏反应，导致患者死亡等严重的不良后果，都归为医疗意外和并发症。除此之外，部分内科危重疾病，即便诊断准确、治疗及时，病情也依然会意外变动，导致患者死亡抑或其他严重不良后果，此种情况亦归为内科医疗意外和并发症。

二、外科医疗事故、差错与纠纷

手术治疗是外科的一个关键治疗方式。而手术极易导致医疗纠纷，其特征为：

1. 病人及家属期望值过高

当患者及其家人面对术前、术后诊断发生哪怕是微小的差异或全然不一样的诊断时，若手术成功或患者能够理解的话，还没有多大麻烦；若手术效果不佳，那么患者及其家人可能无法认同。所以术前综合考虑及细心讲解是不可或缺的一个步骤。从思想上做好充足准备，就医师而言，当出现新问题时就应从容应对；就患者及其家人而言，能理解医生的应对方法而不会有过高要求。

2. 意外多、急症多

若医生对意外或急症缺乏充分关注，耽搁了抢救，患者及其家人均无法接受，便基于医生的职业道德等因素而追责，产生纠纷。反之，若医生抢救治疗中的态度积极、认真，即便后果十分不佳，患者家人亦能予以理解。

3. 外科的医疗事故和纠纷

最多发生在择期手术的患者上，原因在于，此类患者就医疗角度而言，有着充足的时间来做好术前准备、拟定手术方案，即便是确诊疾病，亦可以拟定多种手术方案或者选择手术方式；患者对择期手术能够治愈病情满怀希冀，如果出现手术事故或者意外，患者往往无法接纳，即导致纠纷。

择期手术出现医疗事故，原因大多是操作不细致、没有按照规程操作。外科手术，应充分做好术前诊断与准备工作，从将患者由病房推进手术室，到消毒、切口、找出病灶、剥离、处置病灶、检查、缝合等各个环节均要坚决按照相关程序及操作技术质量规定来实施。手术并非主刀医师一人的责任，需要助手、麻醉师与护士等不同角色的合作方可有效实施。其中医疗器械、纱布遗留在腹腔的医疗事故，往往是手术医生与器械护士未一起做好关腹之前的检查而导致的。

4. 外科常见医疗意外及并发症

①手术过程中或者外科抢救措施里所用的医疗仪器、设备、手术器械忽然出现故障。

②患者的病情严重且复杂，手术技术操作太繁杂，无法管控病情恶化，以致死亡的是医疗意外。比方在手术中，非医疗过失造成患者难以逆转的休克、呼吸骤停、全身弥漫性血管内凝血、急性肾功能衰竭、心脏骤停等，未能成功抢救而导致死亡。

③存在其他严重疾病且一定要以外科手术方式加以救治的疾病，比方恶性肿瘤、急腹症、严重创伤等，在外科抢救时或者手术中发生脑血管意外、心力衰竭、脑和重要器官发生血栓及由栓塞而造成的死亡。

④医务人员根据技术操作规程实施手术，由于患者自身病情或病理变动，导致心、肝、脑、肾等大血管破裂，出现无法管控的大出血，经抢救无效而死亡。

⑤患者手术部位的组织器官确实存在脏器先天性畸形、严重组织粘连、组织层次非常不清、解剖学变异等，手术时由于难以区分正常的器官和组织，而导致损伤，造成不良后果。

⑥所有由于腹腔、胸部手术或感染而导致的脏器粘连。

三、妇产科医疗事故、差错与纠纷

1. 妇产科业务节奏急促，病情变化迅速、意外状况不少

这就需要妇产科的医护人员业务纯熟，评判时能够快速而冷静，处置时能沉着而果断。妇产科工作往往不分白天黑夜，始终都处于高度紧张的状态，因此，不管是评判抑或治疗，哪怕有点疏漏即可能发生事故。

2. 家属缺少对意外情况的思想准备

每个家庭均期待子女身体健康，进而将母婴安全及对美好新生活的期待全寄托在医护人员身上，对意外状况往往思想准备不足。而产科的问题一旦发生往往有严重后果，产妇及其家人就会出现极大的心理落差。若医务人员没有做出合理解释，或者受到误解，医患矛盾就会迅速恶化且进一步扩大。此时，妇产科医护人员应以极强的责任心，细致察看产程，剖析即时变动，准备好不同意外状况下的应急救治方案。并且建立二线值班及严格交接班等制度，强化巡查，及时与家属沟通。

3. 妇产科常见意外及并发症

确实因为病情危重或者存在其他并发症，需紧急抢救的患者，即便进行了细心治疗、精心手术，依然在手术中死亡或者产生其他并发症等不良后果。

在助产时，对产程的观察细致、认真，然而因为产妇没有很好协作，或者由于难产，比方臀位产、巨大胎儿等，导致会阴二度撕裂伤应给予常规修补，或者出现耻骨联合分离等问题。

滞留流产、感染性流产、子宫有手术疤痕、子宫体腺癌、绒毛膜上皮癌、恶性葡萄胎等患者，由于子宫原有病灶都会加大穿孔概率，所以，根据技术操作规程要求而刮宫，出现子宫穿孔的问题。

患儿先天性畸形，解剖关系不正常，手术中损伤脏器后，及时处置，没有不良后果。

产妇病情已经十分危重，出于挽救母子生命考虑，需要快速完成分娩而实施剖宫产手术、器械助

娩、臀位牵引手术等。

四、儿科医疗事故、差错与纠纷

儿科的治疗对象包括：正处于生长中的各年龄组的新生儿、婴幼儿、学龄前儿童与学龄儿童，其身体机能及免疫力还没有充分发育，所以在临床诊断及治疗时，均与成年人存在不同。

1.儿科疾病容易漏诊误诊

由于小儿表达能力不足，无法详细地讲述病史，加上对医生的检查比较抵触，尤其进行管腔器械检查时，失败的机会相对多一些，极易误诊、漏诊。所以，儿科门诊、急诊的值班医生应多为有经验的高年资医师，认真体检，细心观察，多分析、思考，尽可能避免误诊、漏诊。

2.小儿对药物的耐受和代谢能力低

各年龄组儿童，由于体重差别，用药的品种与剂量也有差异。所以，儿科在治疗方面的一个重要特征就是用药的繁杂多变。药物不同，计算公式或方法亦不同，医生一定要准确计算。儿科护士应对用药有充分了解，在落实医嘱时，亦可发挥把关者的作用。小儿对某些药物毒性作用个体敏感性差异较大，稍不小心，即可能伤害脏器，甚至危害生命。

3.小儿病情变化快

小儿中枢系统、肾功能及防御系统尚未成熟稳定，所以急症不少、病情变化迅速。需要医护人员密切留意病情，及时看到征兆，当机立断对紧急状况加以处置。

4.儿科常见医疗意外或并发症

小儿外科腹部手术由于组织薄弱，术后出现肠瘘，及时发现，细致处置之后，依然致残或者死亡等。

部分儿科疾病，病情往往发生无法预料的突然变化，比方肺结核或者支气管扩张导致大出血窒息而死，气管切开术（术式无误）患儿大出血死亡，心脏病患儿心脏骤停或者其他不明原因的猝死等。

部分儿内科在疾病诊治的操作环节，即便依据严格的技术规程操作，依然会出现程度不一的危险状况，比方在实施穿刺及注射时，患儿忽然心跳及呼吸停止；静脉输液引发静脉血栓或静脉炎；气管切开时，心跳、呼吸停止；锁骨下静脉穿刺并发气栓、气胸；腰椎穿刺后出现脑疝等。

（本节作者：朱　琳）

第五节　医疗网络舆情特点及对策

一、医疗网络舆情的定义

网络舆情是经由互联网展现与传播的，大众对自己所关心或者和自身利益密切关联的多种公共事务所具有的许多态度、情绪及意见交织的总和。

医疗网络舆情即是通过网络这个平台，围绕医疗事件这一中心，众多网民表达、传播及互动其态度、情感、观点与意见的过程，再加上后期影响力的集合。这里的医疗事件一般指的是医疗事故、医疗意外、医患纠纷和医疗方面的负面新闻等。

二、医疗网络舆情的特点

1.爆发突然，传播迅速

传统媒体在传播信息时，往往是单向线性的方式。与此不一样，网络舆情的传播有爆发性和泛在性的特点。网民可经由手机客户端及互联网不分时间、地点，即时把其想到的、看见的信息，通过照片、文字及视频等不同方式发布到网上。微博具有一键转发功能，微信朋友圈亦具有一键分享功能，这两种方式让网络舆情传播更加迅速。据统计，某条新闻发布于门户网站予以公开，一般5分钟即能被网民转载300～500次。由于医疗过程原本就有不确定性，难以预料什么时间会发生医疗事件，而医疗事件极易被媒体报道和网民关注。例如，某妇幼保健院产妇死亡事件，此事被媒体报道后，引发了强烈的社会反响，网络舆情爆发。随着事件的进展，关注度和点击率迅速上升。忽然爆发、快速传播，让医院根本来不及反应。截至调查结论公布时，医院业务、形象都已遭受了重大影响，损失已经无法挽回。网民由此展开了对医患关系的反思和媒体责任的探讨：媒体和公众不应草率评价事件，要保持理性。

2.互动性强，倾向性强

和传统媒体信息传播的单向通道不同，网络作为一种交互式的双向信息传播通道，可实现网民和网络媒体的互动。部分大型门户网站鼓励网民在知晓新闻事件后及时通过网络发布评论，公开自身看法。医疗事件如果被公开报道出来，受到网民的重视，他们即可采取留言或评论形式发表自身的看法或表达自己的情感。如此一来即易形成一个主流观点，进而潜在地影响其他网民的看法或情感。而且患者天然处于弱势，不论媒体还是网民都会给予同情，这也使媒体倾向于报道医院的不是，出现网民异口同声声讨医院的情况。评论在进一步探讨医患关系的改善策略时，着手考虑报道的公正客观和媒体的社会责任。网络舆情具有一定的倾向性，这虽然在一定程度上反映民意，但也存在某些推波助澜的情况，甚至出现利用网民的同情，混淆事实、挟持民意。

3.影响广泛，关注度高

所有人均会生病，亦有诊疗经历，因此，医疗事件里的许多问题易激起人们的讨论与共鸣。事件通过媒体传播与发酵，即产生了医疗网络舆情。医疗需求具有一定的被动性，患者生病，就必须到医院诊治。社会改革方面有不少矛盾，比方收入分配不科学、医疗资源不均衡等，此种情况导致无法杜绝的医疗问题突显出来，很容易变成舆论关注的焦点问题。医疗事件时有发生，网络舆情持续吸引网民对医疗问题的关注，也将推动医疗改革的持续进行。

三、医疗网络舆情的应对

（一）创建医疗网络舆情危机预警制度

网络舆情危机预警指的是，从出现危机事件的征兆至危机开始产生可以感知的损失这段时间里，处理、应对危机所进行的必不可少的有效行动。创建医疗网络舆情危机预警制度即是及早察觉舆情危机的征兆，及时评判现实危机的或然规模、走向，便于有关部门快速反应及第一时间加以引导与干预，避免发生舆情危机或者尽量减轻损失、降低影响。创建预警指标系统，通过网络筛选、采集有关的舆情信息，建立医疗舆情数据库，运用数据分析和数据挖掘等技术，通过系统和人工找出与网络舆情出现、发展有关的因素，并进行动态监测、度量，如进行情感倾向分析，对网民所持观点进行判断，并重新组织信息，紧密追踪、预警与干预或然出现的网络舆情。

上海长海医院发布移动客户端“掌上长海”，对网络资源进行整合，对就诊流程进行简化，给患者提供了巨大便利。患者可利用此App进行手机预约挂号、拿报告单、叫号查询、健康宣教和智能分诊等，而医院亦可利用医院终端给予回复与处置，第一时间准确地处理患者的难题，使其满意，从而从源头上化解可能出现的舆情危机。

（二）完善医疗网络舆情分级处理机制

为了对网络舆情加以更有效、合理的处理，医院可结合舆情性质、涉及范围、影响程度等把网络舆情划分成各个等级；把医疗事故、患者意见、伤医事件等各类舆情信息分类，依照相应方式加以回应与处置。处理医疗事故应透明、公开，第一时间发布事故的引发因素及其处理结果，增加公众对医院的信任，并且防止谣言流传；对伤医事件应及时发布其原因及过程，同时强化医院的安防手段，第一时间让医院恢复正常运营；面对患者的许多意见，可创建快速响应机制，若服务有不周之处，应表达歉意同时第一时间加以整改；若患者有特殊状况，亦应细心讲解，防止扩大矛盾。医院也要与媒体建立有效的交流沟通机制。绝大多数媒体医学专业知识匮乏，不知道医疗的特殊性与风险性。建立网络舆情发言人机制，及时与媒体进行沟通。沟通时要认真、理性，语言易于理解，回应网络疑问要及时精准，不能一味推卸责任，要在调查基础上进行恰当解释。在舆情发生8小时内即使事实真相不明朗，也要拿出态度，让民众看到医院的诚意。总之，根据各类医疗网络舆情，应创建相应的处置方案，应第一时间公开公众的疑问，并加以澄清，如此方可把不良影响降至最低。

（三）加强医务人员责任意识

医疗过程有着极强的专业性与道德性，医护工作者一方面应具备极佳的医术、深厚的专业知识，另一方面亦应具备一定的职业情商与医德仁心。微博上某医生在手术室的自拍照暴露了手术台上的患者，照片在网上发布后，受到许多人的批评：拍照留念，本是正常的事情，然而却无意中侵犯了患者的隐私，表明这几个医护人员缺乏职业情商，在工作流程上亦不规范。当下医患关系哪怕一个极微小的问题在网络上发酵之后，都会引起广泛关注。加强医护人员培训，提高其责任意识就尤为重要。①开展医德医风教育。无德不成医，要关爱患者，体贴患者，要有爱伤观念。②加强培养责任意识。医务工作者掌握的是患者的健康和生命，要树立责任意识，不放过一个问题，决不能有一丝的马虎大意。③经常性开展技能考查，对易出错的、高危的医疗环节做到心中有数，并高度警惕。另外，每一位医护人员都要学会与患者沟通，减少患者对医疗过程的不理解，以及医患之间的矛盾。

（本节作者：朱　琳）

第六节　医疗纠纷的管理措施

一、基于危机管理理论的医疗纠纷管理方式

（一）危机与医疗纠纷的关系

1. 医疗纠纷具有危机的特征

医疗纠纷是因为医疗机构内外部冲突而导致的一类突发状况。医疗纠纷的出现与发展，可能极大影响医疗机构的社会效益与经济效益。医疗纠纷自身所具备的危害性、客观性与不确定性特点，亦让医疗纠纷具有了危机的部分特征。所以，可把医疗纠纷看作医疗机构的一类“危机”。

2. 危机管理使纠纷得以预控

有效的危机管理要包括如下内容：缩减危机源头、影响与范围，将危机管理前置，应对危机冲击时，要改善其滞后效应，对管理不足加以完善，从而快速而高效地减少危机导致的损害。所以，结合医疗机构对医疗纠纷的管理目标，学习危机管理的办法与措施，同时对医疗纠纷进行风险管理，可以成功地事先管控好医疗纠纷。

（二）医疗纠纷的危机管理模型

在不少危机管理模型里，最典型的即为危机管理PPRR模型。这一模型将危机管理分成四个工作时期：危机前防止（prevention）、危机前准备（preparation）、危机爆发期反应（response）、危机结束期恢复（recovery）。基于此模型，按照医疗纠纷和一般的组织危机的区别，把危机管理的不同时期和医疗纠纷的现实状况结合起来，把医疗纠纷的策略系统划分成三个阶段，也就是医疗纠纷的预防阶

段、解决阶段与评价阶段（图7-1）。

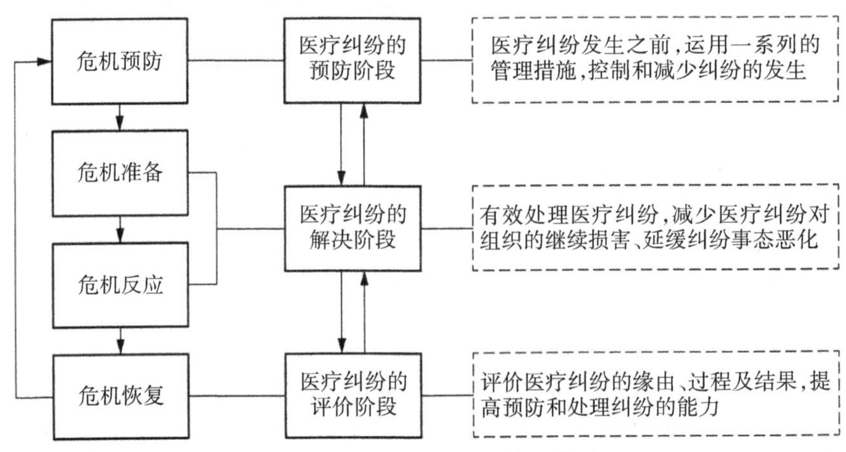

图7-1　医疗纠纷的危机管理模型

（三）医疗纠纷管理方式的构建

1.医疗纠纷的预防阶段

医疗纠纷的预防阶段是纠纷对策模型的第一个阶段，也是最重要的阶段。其目的是在医疗纠纷发生之前，运用一系列的管理措施，控制和减少纠纷的发生。

（1）建立全面的风险预警体系

医疗纠纷预警，一般是对医疗服务全程进行动态监控，同时对所有不安全事件，比方医疗差错、服务缺陷进行分析和预测。建立医疗纠纷的预警体系是一系列步骤的集合，它必须以大量的医疗纠纷数据做基础，需要专业人员进行决策判断，并整合计算机等相关专业的人才进行后处理。在我国医疗纠纷报告制度尚未完善的今天，还需要一个长期的过程。

（2）深化医疗纠纷的防范意识

有研究表明，大多数医疗不安全事件是可以避免的。某些医疗纠纷的发生是由于相关人员没有引起足够的重视而导致的。因此，深化医务人员防范医疗纠纷的危机意识，可有效地减少纠纷发生的数量。首先，要在思想上正确认识医疗纠纷的现状与危害，了解防范医疗纠纷的必要性，提高规避纠纷的意识；其次，应当对纠纷的发生机制和初期表现有所了解，及时发现并处理医疗纠纷。

2.医疗纠纷的解决阶段

有效处理医疗纠纷，减少医疗纠纷对组织的继续损害，延缓纠纷事态的恶化，这是在医疗纠纷的处理中所迫切需要解决的问题。

（1）建立全面的管理组织体系

医疗纠纷的管理组织系统分为由医院领导组成的决策层，由医院各部门领导和风险管理人员组成的管理层，由医院各科室主任组成的执行层，以及各科室的医务工作人员组成的操作层。组织体系的建立要注意以下两个方面：①科学对待不同组织层次的集权和分权关系；②科学对待不同组织层次的管理幅度关系。

（2）制定并实施应急处理预案

危机应急处理预案是指在危机事件中为减少损失而预先制定的处理方案，是围绕危机处理进行一系列活动的指南。纠纷处理预案的制定应当包含以下一些主要内容：医疗纠纷的处理原则；纠纷隔离与延缓的操作程序与要点；纠纷的公共关系管理方案；纠纷引发意外事件的处理方法等。

（3）采取积极的纠纷沟通策略

在纠纷的处理中采用一些沟通策略，可有效地延缓纠纷的发生速度、控制纠纷的影响范围。首先是与纠纷患者的沟通，控制纠纷的蔓延速度，将纠纷的影响范围尽量缩小。其次是与政府部门和卫生行政机构的沟通，及时介入，有助于安抚患者的情绪，维持医院正常秩序。纠纷的沟通还应包括与媒体的沟通。媒体对医疗纠纷全面、公正、客观的报道，对于保护公众与患者的知情权大有裨益，监督及管束医疗机构及其医务人员的行为，促进卫生部门医德医风建设，强化大众保护健康权益的意识。

3. 医疗纠纷的评价阶段

一般在医疗纠纷的处理过程结束后，就可以进行纠纷管理的评价工作。评价的主要目的是提高组织预防和处理纠纷的能力。评价工作应当本着总结和提高的态度客观地进行，最终将评价的结果应用于以后纠纷的管理之中。

信息的收集是医疗纠纷评价的第一个步骤，也是纠纷评价的基础。需要收集的信息包括纠纷处理的各个阶段中纠纷事件的信息和纠纷管理策略的信息。把搜集到的纠纷事件信息进行分析，找出医疗纠纷产生的原因以及医疗纠纷的某些特征，以便有针对性地防范控制医疗纠纷的发生和发展；通过分析纠纷管理策略的信息，找出本次纠纷管理过程中的优点和缺点，优化组织的纠纷管理流程，加强组织防范和控制医疗纠纷的能力。评价结果的应用主要表现在以下方面：①用评价的结果提高医务人员的纠纷意识，加强他们预防和处理纠纷的能力；②将评价的信息运用于纠纷管理组织和应急处理预案的优化；③可用于完善医疗纠纷的风险预警体系。

二、医学生医疗纠纷防范教育

（一）医疗纠纷防范教育现状

一般是在临床实习时期对医学生开展医疗纠纷防范教育。在带教老师的指导下，医学生通过临床实践持续摸索，进而改善医疗纠纷防范教育。内容一般包括：法律、法规的教育与培训；一般技能训练，比方查房方法、病历书写等；培养道德素质；定期开展回顾分析，对经验加以概括与总结。一些院校对在校医学生的风险预防意识的教育，因为不少措施无法落地，导致相关教育十分欠缺。

1. 医学院校对医疗纠纷重视不够

一项关于医学生医疗纠纷认知情况的调查结果表明，对医疗纠纷只是大致了解的学生占比为64.8%，认为将来的医疗纠纷可能不断增加的学生占比为66.3%，认为学校极少或未进行过预防医疗纠纷的相关教育活动的学生占比为95.3%，从媒体上掌握相关知识的学生占比为64.4%。可以看出，学校在医疗纠纷防范教育方面缺乏力度与关注度，对开展医疗纠纷防范教育的意义缺乏充分认识。

2. 相关卫生法律知识学习不足

大部分医学院校有如下不足：法律知识相关的配套教材匮乏，教学课时较少，教学方法简单。因为医学课程极多，为法律知识课安排的学时较少，而且内容只是法律基本知识，教学方法简单，创造性不足，课堂氛围沉闷，教学效果不佳。

3. 医学生的人文素养培养不足

不少院校仅向学生介绍简单的专业技能与知识，不注重基础人文教育及医学伦理熏陶。部分医科类院校，因为缺乏师资力量，忽略了学科建设、教学检查与评估等内容，为学生提供的人文素质教育及伦理道德教育状况堪忧。

（二）强化医疗纠纷防范教育的意义

1. 顺应时代发展的要求，提前做好知识储备

跟随现代科技的前进方向，由于医学科学的进步，已从以往生物医学模式转至生物-心理-社会医学模式。由于公众对医疗服务需求的持续提升，医疗纠纷开始频繁出现，对医务人员有了更严格的要求，对医学生仅于临床实习阶段开展纠纷预防的相关教育，力度明显不够。让医学生在学校充足储备相关知识，已变成将来的前进方向。

2.适应社会环境，培养合格医生的要求

医学教育要追随社会前进的脚步，对于当下繁杂的医疗纠纷及居高不下的医疗赔偿，医学教育切勿满足于以往解决此类问题的思维定式上，不仅要重视向学生提供简单的专业技能与知识，而且亦要考虑到医学生走上社会后的适应能力，在患者及其家人面前怎样才能当名合格的医生。所以，在校阶段的医疗纠纷防范教育就是非常必要的。

3.利用教育黄金期，尽早确立风险观

大学时期是医学生确立科学风险观的关键阶段，帮助医学生确立科学风险观的重要路径是医学院校的临床实践教学和风险理论课程。从学生确立医生职业时起，即应让其准确认知风险，确立科学的风险观。医学生从进入校门那一刻就要慢慢养成医疗业是个高风险行业的理念。自入学教育与基础课教育起，教师就要刻意指出医疗业的风险性，在后面的医学课程中，教师还可根据临床案例持续强化这一教育，从而帮助医学生培养风险意识。

（三）加强医疗纠纷防范教育的建议

1.改进教学方法，提高教师考核评估标准

为了解决教育方式僵硬、单一的不足，教师可根据教材内容，联系真实案例深入开展风险教育，帮助医学生根据科学的风险观开展理论训练、人格塑造及思想锤炼。教学方式要变化多端，可采取“模拟情景”教学（比方模拟法庭）等合适的教学方式，增强学生的应变思维能力、实操能力及沟通能力，并让学生充分认识到疾病的复杂与多变特点。

2.以法律、法规学习为主的医疗纠纷防范教育

扭转仅重视学习实用技能与专业知识的状况，全面学习与风险及风险管理相关的内容，选取生动的教材，熟练掌握多种相关法律与法规。切实从学生时期起，养成应用法律维护自身权益的意识，增强自我约束力，预防医疗纠纷。

3.加强医学伦理及与患者沟通技巧的学习

20世纪90年代，哈佛大学提出为新的世纪培育“新人”。这里的“新人”即是理解人、尊重人、同情人的人。其目标即是让学生学会关心他人，作为一位医生，这是一个必要的学习内容。在学习伦理的基础上，知晓患者及其家人的境遇，从患者角度为其着想，增强自己的道德修养，避免违背道德伦理事件的出现。

三、医生多点执业发生医疗纠纷的预防

（一）医生多点执业政策的实行现状

医生多点执业有三种类型，开展医疗合作与执行政府指令通常为组织行为、政府行为，同时管理起来比较方便，实际开展得不错。然而，医生积极受聘却遭到冷淡待遇，一般有以下原因。

1.现行卫生人事制度的制约

一些国家的医生为自由职业者，并不固定归入某个医疗机构。虽然我国迈出了医生从单位人转为社会人的第一步，但是医生不论是职位晋升、业务培养，还是薪资发放等都由其所在医院承担，二者是封闭式关系。医院管理者忧虑多点执业或利人不利己，因此并不愿意让医生前往别的医院执业。

2.缺乏完善的配套措施

医疗行业有较高的事故发生率、较大的风险，医生流动一方面可以获取更多收益，另一方面亦有着不小的医疗风险。当前，多点执业政策仅搭建了宏观框架，配套措施却有所欠缺。有关法律、法规的支持，医疗质量评价、医疗责任分担制度、利益分配等激励机制等均急需改善。

（二）医生多点执业时的医疗纠纷潜在因素

1.院方因素

医疗卫生服务协同性与专业性均较强，只依赖个别医生是难以提供优质医疗服务的，一定需要团队协作方可实现。可是，多点执业医院一般为基层医院，相关设备、仪器匮乏，也缺少专业技术人员（比方优秀的手术护士与麻醉师）的协作，实施手术加大了医疗纠纷的发生风险。在得到多点执业医生的支持之后，为了增加自身的社会效益与经济效益，基层医院在条件尚未满足时，增添医疗服务项目，超范围开展手术，此类做法容易导致医疗纠纷。

2.医生自身因素

（1）医生精力有限

从整体上看，国内卫生资源欠缺而且分布上不均衡，表现为倒三角配置。2009年，每千人口执业（助理）医师为1.75人，每千人口注册护士为1.39人，专家与名医通常聚集于大医院，工作任务繁重，并且同时承担了教学与科研任务。医生多点执业之后，不停穿梭在不同的医院，时间不宽裕，无法全部掌握患者病情或不熟悉新的医疗团队与环境，造成手术失败，抑或由于难以随访患者，造成患者术后发生并发症，产生医疗纠纷。

（2）医生趋利行为，忽视医疗质量

实施多点执业之后，很可能让部分医生仅看重经济收益而不重视医疗质量，导致悲剧发生，进而引发医疗纠纷。

3.管理机制因素

（1）复杂的责任归属问题

多点执业之后，出现纠纷后，由谁来承担这个责任？例如，北京有位眼科医生在山东一家医院开展白内障手术，导致患者失去了视力。当下，患者有愈加强烈的维权意识，若医生在多点执业时期出现医疗事故，虽然相关法律中对于职务行为侵权的责任主体已有明确规定，但医生、多点执业医院和原医院之间责任追偿的问题仍有待细化。因此，医院不愿意背负责任，又找不到问题医生，需要通过法律途径解决，会让医疗事故群体化、繁杂化，直至产生严重的医疗纠纷。

（2）多点执业医生管理欠规范

一项关于某区执业医生的流动状况的调查表明，学历为本科、职称为初中级的医生是流动医生的主要组成人员，这些医生是发展医疗事业的坚强力量。原本这些医生要在资深专家的帮带与指导下，拓展自身的专业知识，积累医学经验，却投身到市场流动中，并且流动的周期愈来愈短，频次愈来愈快，乃至一些医生刚处于申请变更审批阶段即要求更换拟执业医疗机构。此种情形下，执业医生的医疗水平差别极大，一方面影响了自己的前程，另一方面容易引发医疗纠纷。

（三）医生多点执业过程中的医疗纠纷防控建议

1.强化医院管理，让医院执业行为规范化

医院掌握着医生的职位晋升、人事任免、奖金发放等重要权力，其推行的管理办法对于管理医生多点执业有着最明显、最有效的影响。首先，医院强化对医生本职工作的量化考评，确保医生只有做完本职工作之后方可院外行医；其次，多点执业医院聘请执业医生时应报请卫生行政部门审批，且只有在通过医疗设备和医疗技术力量等内容的考核之后，方可获取执业医生的聘请资格。院方根据《医师外出会诊管理暂行规定》在获批的诊疗区间里实施诊疗活动，严格规范自身执业范围，一旦发生医疗纠纷，在医院按照相关法律对患者承担相应责任后，还可向责任科室及个人追偿。通过加强医院管理，优化组织结构，规范诊疗行为，调动医生的工作积极性，充分发挥自身潜能，减少因医院过失造成的医疗纠纷。

2.建立执业医生管理规范，降低医疗纠纷风险

（1）规范执业地点和时间

有专家指出，多点执业从本质上看是一种兼职，而兼职的一个重要前提是不可影响本职工作。医生是个特殊行业，需要在紧急状况下随时响应、随时到岗工作。所以，一定要限定医生多点执业的时间与地点。有关文件就要求，原则上医生要在同一省、自治区及直辖市范围内执业，地点不多于3处。除此之外，对于医生出外行医的路程，可参考美国做法，要求由多点执业医院返回本院的交通时长要低于5小时。在时间方面，日本准许医生一星期可用1个工作日到外行医；英国实行“4+1”模式，也就是公立医院医生一星期5个工作日内，4天应工作于本职医院，1天可前往别的医院行医。按照《中华人民共和国劳动法》加班时间的相关规定，每天可延长的最长工作时间不可多于3个小时，每月不可多于36个小时。多点执业亦算作延长工作时间的一个情形，所以，可限定时间为每月不可多于36个小时，从而保证多点执业医师精力充沛，能够充分应对各种突发医疗情况。

（2）加强多点执业医师规范

针对医生的趋利性，创建详细的考核机制，由国家卫健委为医生的多点执业资格设计一个统一的门槛，既有技术要求，又有道德要求，同时根据《医师定期考核办法》由各执业机构对医生进行定期考核，尤其要对多点执业医师的交接班制、首诊负责制执行状况加以检查。由第一执业医疗机构综合第二、第三执业机构的考核意见，将其放进该医生的定期考核档案。如果考核不合格，可由主管部门随时取消其多点执业资格，进而对多点执业医师的行为进行规范，加强医生对此机制的关注，防止由于追逐利益而轻忽引发医疗事故。

3.完善配套措施，保障医生多点执业

（1）签订劳务合同，明确责任划分

多点执业时出现医疗事故是无法避免的，一定要在医生多点执业前清楚确定事故后的责任归属问题，可由多点执业医院与医生订立合同加以约定，确定责任追究制度、拟出归责原则。详细内容有：医生的工作责任、时间、医院给的报酬，尤其是医生执业责任保险、医生工伤保险和多点执业时发生医疗损害责任时，双方的分担办法。签订合同后，医生与医院一起担负风险，能够尽可能地预防医生为了追逐经济收益而一味多点执业，确保医疗安全与质量，降低医疗纠纷的出现概率。

（2）建立人才管理机制，规范准入准出

多点执业的关键是充分调动优质的医疗资源，将其作用尽可能地发挥出来，此即需要创建完备的准入准出机制。允许业务能力强、医疗水平高的中高级医生具备多点执业的资格，选择标准要有如下内容：学历、专业技术职称、执业违规、身体状况、工作年限和奖惩记录等。此外，亦要为多点执业医师建立严格的准出机制，创建多点执业档案，对其定期考核治疗成功率、出院诊断符合率、并发症率、死亡率及投诉率等，如不合格则立即取消其多点执业的资格。通过这种机制确保多点执业医师的医疗质量，降低乃至杜绝医疗纠纷的发生。

（本节作者：朱　琳）

第七节　基于医院安保视角的涉医暴力防护

一、预防涉医暴力的必要性

“涉医暴力”，从广义上看，指的是施暴人攻击医务人员或者其亲属的行为，造成其身体、精神的损害或财产的损失，亦包含对医务人员或者其亲属的威胁、谩骂、私人物品损毁、猥亵、殴打等；从狭义上看，指的是施暴人由于医疗问题，在医疗场合或者医务人员由于工作要求而处于的其他场合，对医务人员进行的肢体和语言攻击行为，给其人身造成一定的伤害。2011年，美国发生了约2600件对医务工作者的非致命性攻击事件，急诊科78%的医生遭受过起码1次肢体或言语方面的暴力攻击；2012年，法国涉医案件有1.1万件。《2003—2012年全国医院场所暴力伤医情况调查研究》（中国医院协会发布）披露，2012年，96%的医院出现过医务工作者被威胁、谩骂的事件；医务工作者身体遭受攻击、导致显著伤害的事件发生频次每年都在上升；2003—2012年，国内涉医暴力事件有40件。所以，医患双方在发生冲突、暴力前后，怎样互动、防护与解决，均是急需处理的难题。

二、医患矛盾法定解决方式及涉医暴力原因分析

1.医患矛盾主要解决方式

（1）平等协商

一般认为，协商解决医疗纠纷指的是医患双方采取协商形式，基于平等自愿，坚持互让互谅原则而形成总体一致的协议，以此化解医疗纠纷的一种方式。据不完全统计，以协商形式化解医疗纠纷的，达到医疗纠纷总例数的约70%。

（2）投诉

投诉管理作为一项系统工程，完备的投诉管理能成功管控医疗纠纷的发生，是理清医院管理盲区或者服务不足的又一只眼睛。很多医院都设有纠纷处理与投诉办公室，患者在感觉自身权益受到侵害时，可通过医院自身的监督部门来解决处理纠纷，同时维护医患双方的权益。

（3）行政调解

多元化的医疗纠纷离不开包括协商、调解等手段在内的多元化的化解机制。调解在这一机制里居于主导位置，而行政调解具备专业性、中立性和高效性的特征，是化解医疗纠纷的关键方法。

（4）法院诉讼

当上述方法无法很好解决医疗纠纷时，法院诉讼成为解决医疗纠纷的最后屏障。法院诉讼是通过国家司法机关和法律程序，凭借相关证据以强制的手段来解决医疗纠纷的方式。

2.涉医暴力原因分析

涉医暴力事件的引发因素繁杂，一般包括如下几点：①医疗体制问题；②人文精神的缺失；③管理部门对医患纠纷的疏导不当；④社会综合因素等。涉医暴力一般出现在化解医疗纠纷时。在出现医疗纠纷时，若依据法定程序执行解决方案，由于医生对各种资源的影响和控制要优于患者，医方在诉讼解决方法时胜诉概率较大。医方倾向于“规则导向”；相反，患者更欢迎“结果导向”，也就是索赔或补偿。加之医疗纠纷通过诉讼方法进行解决时，通常短时间内难以得到很好的解决，由于“不愿等”“等不起”、正规路径赔偿低等诸多因素，部分患者更倾向于“非正常”的手段解决。在此阶段，加强医院安保工作，对维护医务人员人身权益、维持有序的就医环境、防范涉医暴力活动十分必要，也是十分有效的方法。

三、医院安保建设存在问题

1.医院对安保工作的重视不足

在市场竞争与医院发展需求的推动下，医院的主要工作围绕“医疗服务”开展，其重点为确保医疗安全与提升医疗服务质量。其中，医院安全管理作为保证医疗服务质量的重要前提与拓展，医院运行安全作为医疗安全管理的组成部分，其受重视程度明显不足。医院的安全管理工作从表面上来看只有投入而不见“效益”，在运行中管理好坏似乎是一个样，单位长期的安全运行更容易使人产生麻痹思想，后勤保障第三方运营的方式使医院安保工作渐渐脱离医院质量与安全管理范畴。尽管在医院各项工作部署时也有提及对于医生人身安全的安保建设，但重视程度不足。

2.安保队伍建设存在缺陷

各家医院均成立了有关的安保部门，大型医院设有保卫科。医院安保部门工作的现状呈现以下特点：①安保人员在数量上不足，我国大部分医院安保人员通常聚集于停车场与门岗，在主要的医疗场

合却难见安保人员，如有紧急情况发生，安保人员无法及时赶到现场。②人员年龄较大，医院多见的安保人员一般为中老年人，年龄及体质原因使得其在经历紧急情况时无法快速反应，难以及时发挥作用。③安保人员较少接受有效而严格的反恐防暴训练，在遇到伤医暴力事件时，专业的经验与技术手段不足。

3.安保部门缺乏系统的紧急事件处理机制和预案

医院安保属于医院后勤管理工作的一部分。医院的安保任务大多由安保部门负责，负责人职位较低，缺乏号召力。因此，医院安保问题亦无法引起全院职工的关注，若欲实施规模较大的安保应急演练亦无法获得大部分医院职工的支持。部分医院拟定过某些涉医暴力事件的相关应急预案，然而重心仅限于安保系统的训练，和医务人员之间缺乏协同；很多医务工作者没有加以重视和利用，一旦事件发生，难以很好地协同处理和应对。

四、医院安保建设对策

1.提高思想认识

医疗纠纷、医患矛盾不时出现，干扰了医疗秩序，给医务人员造成很大的心理负担。为了加强医院的安全保卫，成功化解医疗纠纷，应让医院保卫科起到应有的职能，为和谐化解医患纠纷奠定基础。为此，医院保卫科要增强思想认识，以如下事项为中心：应急管理、医务人员安全保护、综合管理服务、医院安全巡查等，创建相应的制度；打造素质高的安保团队，增强其处理突发事件的水平与能力，以及自身的防卫素质。唯有持续增强保卫部门的思想认识，才能有条不紊地开展安保工作。

2.强化队伍建设

医院既应建立一支专业技术过硬的医务团队，又应建立一支可靠的安保团队。不论是医务工作者还是医院安保人员，都应当学会和利用法律来保护自己。医院要强化对医务人员及安保人员相关法律的教育与培训。安保人员和医务工作者只有学法、知法、懂法，方可在处置紧急事件时采取合理合法的办法对策，使其有效、有力、没有隐患。可以借鉴美国的做法，为了强化安保人员与医务人员的风险意识及应急处变能力，美国法律规定，各地政府机构或医疗机构定期安排安保人员与医务人员开展反暴力的教育培训活动。相关人员也可借鉴网站“丁香园”自发动员站内成员制定《医疗工作场所防止暴力行为中国版指南》，以应对相关的突发紧急状况。

3.完善相关机制

创建全面的医院安保处置机制。在管理上，综合考虑医院安全的所有影响因素，将其放进医院安全管理范围，发动全体职工参加，责任到人，逐层落实，增加措施，化解隐患，保证医院安全。有关制度、机制应针对医院的现实状况，包括以下方面：①以院领导为首的各级责任人和相关职责制定人各司其职；②平时防范教育的开展，尽量把事态消灭于萌芽时期；③订立紧急事件及时上报机制，如果发生涉医暴力事件第一时间上报，交给医院相关部门处置；④组建涉医暴力事件调查处理部门，及时调查取证，确保医患双方的合法利益；⑤成立紧急情况应急处置分队，第一时间奔赴现场实现全面管控；⑥综合保障制度，为处理涉医暴力事件提供后勤保障支持；⑦会议总结制度，及时总结经验并做好预防措施。

4.制定应急预案

医院安保部门建立相关应急处置预案，建立应急处置机动小组，加强院内巡查力量，完善值班执勤制度。一旦发生紧急情况，安保人员要及时奔赴现场，维护现场秩序，确保人员安全，等候接下来的处理。医院要定期进行预防医患纠纷的演练，引导医务人员了解、掌握一定的应对办法，还有和医院安保部门之间的协同机制，在确保人身安全的前提下，第一时间通过警报方式告知医院安保部门，并结合有关机制落实后面的工作。

5.加强多方联动

在化解医疗纠纷、暴力时，医院保卫科要与当地公安机关、派出所联动起来，加强合作与交流，成功打击出现于医疗机构的暴力事件、恶意挑衅，确保医疗秩序。除此之外，区域内每家医院安保机构均应和当地政府联系，强化对域内常驻事业单位、企业、人口的法律教育及宣传工作，打造化解纠纷的“绿色通道”，向患者公布化解纠纷的相关电话、网站等，防止医患矛盾扩大。通过制度、机制管理医疗纠纷，保障医疗安全。

6.做好治安管理

医院保卫科要在内部有效处理治安防范工作，创建信息化监控系统，强化对医务人员休息室、病房、医院内部所有关键场合的监控，做到早发现、早处理，消除安全隐患。为了更有效地进行治安管理，公安机关可于医院创设警务室或对应的流动岗，防止有预谋地开启事端、殴打伤害医务人员等违法行为，维护医疗秩序，捍卫法律尊严。并且，对外安保部门应通过传单、横幅、多媒体等方式向就诊人员发布法制信息，进而威慑不法分子。

（本节作者：朱　琳）

第八章　医疗风险管理

本章内容探讨了国内医疗风险的种类、特点及成因，探索医疗风险管理和医疗风险预警的理论框架，为实证研究奠定基础。

第一节　概　述

一、“风险”概念的变迁

（一）“风险”的起源与发展

风险的英文单词是“risk”，据艾瓦尔德的考证，这一词汇来源于意大利语“risque”，来自航海。在此类古老用法里，风险表示客观的危险，诸如自然现象或航海时遭遇风暴、礁石等。经过两个多世纪的演变，风险这一概念和人们的行动及决策后果有着更为密切的联系，且被看作特定的处理关系群体及个人安全事件的一种手段，意即“遭受损失或破坏的概率或危险”。17世纪中期，欧洲科学家帕斯科首先利用“概率”理论揭示风险的内涵，予以合理阐述，把风险表示成不幸事件的出现概率，以概率的概念极富逻辑地表示事件出现的频率、可能性及平均状况。风险有两方面含义：不幸事件的危险性，遭遇不幸事件的概率。

汉森将风险的用法归结为三种：①一般描述某种不好的事情或许发生或许不发生、人们无法事先知晓的状况。②描述某种糟糕事情出现的可能性。③这一用法在专业风险分析时比较通用，即一种有害事情出现概率增大时引发的负面影响程度。雷恩指出，风险定义有三个因素：发生可能性、不利结果和现实状态。

（二）现代“风险”的含义

《风险管理与保险》（美国阿瑟·威廉姆斯等著）一书将“风险”定义为：“在给定条件下和特定时间内，那些可能发生的结果间的差异”，“若肯定仅有一个结果出现，则差异是零，风险是零；若存在许多可能结果，则有风险，且差异愈大，风险愈高”。据此可如此理解“风险”：人们难以掌握和无法确定的事故造成损失的不确定性，亦可认为是现实状况和预期结果之间的偏离。风险具备永恒性、客观性、危害性和不确定性等特征。

二、医疗风险和相关概念的界定

（一）医疗风险的概念

当下，国内外在界定医疗风险这一概念时，尚未取得一致意见。主要包括两种观点：①医疗风险指的是存在于医疗服务全过程中，会造成伤残或者损害事件的不确定性，还有可能出现的所有不安全事件。②医疗风险指的是在医疗服务过程中由于医疗过失或失误而引发不安全事件的风险。此两种界定的外延和内涵均有差异。

美国杜克大学对这一概念的界定比较简洁，即“遭到损失的可能性”，在国内常指医疗过程中出现的不良现象。有专家曾如此描述，医疗过程中的不确定性危害因素，间接或直接造成患者伤残或死亡的可能性，就是医疗风险。不少研究指出，医疗过程中的不确定因素并非全部具备危害性，仅仅由于医务工作者对其缺乏足够认知，或难以掌握其发生的时机。还有一种描述法律意味更浓：医疗行为带来的，或造成的，或实施后出现的不确定因素，造成不利后果的可能性，即是医疗风险，此乃一个或然而非必然的结果。

总而言之，医疗风险存在广义与狭义的区别。从广义上看，“医疗风险”有：对患者的伤害、医院及所有医疗服务卫生体系因此而被追索赔偿的代价，以及让医院失去的市场份额，可理解为“存在于整个诊疗过程中的可能导致损失和伤残事件的不确定性或可能发生的一切不安全事件”，比方医疗意外、医疗纠纷、医疗事故和并发症等。而从狭义上看，简单基于患方视角看待医疗风险，指此类“遭受损害的可能性”给患方造成的损害，也就是“指在医疗服务的过程当中，发生因医疗失误或过失导致患者死亡、伤残以及躯体组织、生理功能和心理健康受损等不安全事件的风险”。

医疗风险具备永恒性、严重危害性、客观性、不确定性、风险水平高、种类繁多及存在于医疗服务的各个环节等特点。

（二）医疗风险的范畴

1. 医疗事故

医疗事故，是指在医疗活动中，医疗机构及相关医务人员未遵守相关法律、法规、部门规章及诊疗护理常规与规范，因过失而给患者带来人身损害的事故。

评判医疗事故一定要重视如下方面：①主体为医疗机构及相关医务人员；②行为的违法性；③因过失而给患者带来人身损害的事故；④过失行为与后果之间有因果关系；⑤行为人主观方面存在过失。

2. 医疗纠纷

医疗纠纷指的是医患双方在评判诊疗护理后果和相关原因上有不同看法，当事人要求追责或者赔偿损失，需要通过法律或行政的调解或裁决方可解决的医患纠纷。医疗纠纷的发生原因，有些是因为医务人员行为失职及技术过失，有些则是因为医患之间的信息不对称。医疗纠纷通常出现于治疗完成之后，亦可能出现于治疗过程中。大部分没有诊疗过失，或者即使存在诊疗过失，这种过失和不良后果之间也无因果关系。

3. 医疗意外

医疗意外指的是在诊疗时由于无法抗拒及无法预知的因素，造成患者产生无法预料及预防的不良后果。此类风险引发的不良后果即使是在诊疗过程中发生，由于并非医务人员的技术失误或者失职行为直接导致的，因此，医务人员对此并不承担责任。

4. 并发症

并发症指的是在诊疗时，即便患者出现了可以预料的不良后果，但是，由于无法预防，并且此种后果和医务人员的行为失职或技术过失不存在因果关系。常规而言，大多数并发症是因为当下的诊疗技术难以预防导致的不良后果。

（三）医疗风险的相关概念

1. 不良事件

不良事件指的是计划外、未曾预料到的，业已造成或者可能造成对患者的伤害，从而额外消耗医院资源的事件。

2. 医院风险

医院风险指的是那些可能威胁患者安全的，或可能额外消耗医院资源的事件。

3. 医疗质量

医疗质量指的是医疗服务过程、生活服务和诊疗技术效果与患者预期康复标准的满足程度。

不良事件作为医院风险的外在表现，是已确定出现不良后果的事件。不良事件是风险，可是，却有很多的风险未表现为不良事件。

医院风险和医疗质量为一体两面，预防风险是确保医疗质量的条件。当然，控制风险并非等同于提升医疗质量，质量注重产生好的结果，风险注重防止出现坏的结果。

三、我国医疗风险的现状和问题

中华医院管理学会临床误诊误治研究会的相关调查表明，个别单病种误诊率为90%，临床诊断和病理解剖学诊断符合率是70%～80%，而20%的患者生前的临床治疗和其所患疾病之间近乎毫无关系。在医学水平、医疗设备、诊断技术持续发展的历程中，临床误诊率非但没有消失，反而始终维持着一定的比例。“医疗有风险”确为不可忽视的事实。

（一）患者对医疗风险缺乏正确认识

和别的行业比较，大家对医疗风险的关注程度非常不足，我国还没有建立全国性的医疗风险监督机制。相关专家指出，医疗风险常见的引发因素在持续变动，是造成医务人员风险意识淡薄的一个关键原因，医务人员对医疗风险的认识更多是感性的，理性认识不足，相关的法律意识与风险意识均需强化。通过愈来愈多的医疗纠纷亦可发现，患者及其家人对医疗风险的认知更加不足。原因包括：患方医疗知识欠缺、对医方有太高的期望值、医患双方交流过少等，加之病痛引发的负性情绪更让患者及其家人难以客观对待疗效的未达预期、器械及药品可能引发的不良反应。当下，患者及其家人坚信医学的诊断、疗效和带给患者的益处，以致对医疗过程里可能的风险缺乏充分认识，乃至无视这一问题。愈来愈多的患者误以为到了医院即等同于将疾病给自己引发的风险转移至医院甚至医生那里。

（二）医疗水平的有限性和医疗资源分布的差异性共同存在

1. 医务人员素质有待进一步提高

从中国误诊文献数据库可见，2020年国内的总误诊率是27.8%。误诊的引发因素存在不少种类，许多和医生责任心及诊疗水平存在关系，比方医生经验欠缺占比为25%，医生体格检查和问诊不细致占比为17.3%，医生没有开展特异性检查占比为17%，太依靠辅助检查结果占比14.7%。医务人员由于责任心不强、玩忽职守造成患者残疾、死亡或者由于服务态度差而引发医患纠纷的事情时有发生，此类情况均导致医疗风险的发生概率增大。国内医学教育学制不长，可以和世界接轨的医学教育认证制度及培养标准欠缺，缺乏较为全面的毕业后住院医生规范化培训机制及专科医生培养准入制度，这些因素导致国内医学人才的培养质量参差不齐，亦是医疗风险的一个关键引发因素。

2. 医疗资源分布不均匀

我国社会是城乡二元结构，在城市与乡村之间卫生服务存在明显差异，且呈现逐步扩大的现象。相关调查显示，农村卫生组织因为医疗条件、技术水平等原因，医疗事故争议以及被鉴定成医疗事故的比率较高。而这意味着就诊于乡村基层医疗机构的患者面临着更大的医疗风险。

3.政府应当扮演医疗风险管理的主角

有专家指出，改善管理系统有助于解决可预防性错误，减少风险发生率，对此，担负管理职能的有关政府部门的作用非常重要。当下部分采取民间或官方形式开展的经验交流均有意识地观察外国政府在医疗监管时的经验与行为，从而思索中国政府所应扮演的角色以及应履行的职能。

有学者指出，政府可从两方面行使管理职能，减少医疗风险：①采取立法形式出台强制性规范；②以部门规章形式规范具体的医疗行为（比方诊疗、护理工作）。

4.我国医疗责任保险现状

当下，国内保险公司都推出了各自的医疗责任保险。由于实施了《医疗事故处理条例》，显著加大了医疗机构和医务人员的责任，医疗事故鉴定由医学会负责，赔偿标准及项目明显提高与增多，和以往比较，医疗机构、医务人员面临的风险增加了。买入医疗责任险不失为风险转移的一种方式。国际上，医疗责任保险大多为强制性险种。相关资料表明，部分发达国家有7%的医疗纠纷发生率，小于我国，原因在于，如果发生医疗事故或差错，赔偿责任即由保险公司承担，以美国为例，其医疗责任险理赔率超过80%。医疗责任保险尽可能地维护患者利益，让其获得足够的赔偿，亦防止医务人员为了自保而采取对医方最有利的保守治疗方案，或不给治疗等不利于患者的行为。

医疗风险作为持续变化的一个概念，由于高新科技及研究成果应用于医疗卫生体系，加之卫生法制系统的变革与社会总体认知的进步，其内涵和外延亦随之变化。在医疗体制改革的方向与进度问题依然是热点社会问题的当下，了解国内医疗风险的状况，让减少医疗风险、确保患者安全的相关策略有着更强的可操作性，同时，借鉴国外的经验和教训，逐步建立适合我国国情的医疗风险管理控制和预警体系具有重要的现实意义。

（本节作者：朱　琳）

第二节　我国医疗风险的特点

目前，国内学者对医疗风险的研究越来越多。然而，国内医疗风险管理的相关研究及进展还在开始阶段。剖析医疗风险的种类、特点与成因，对掌握医疗风险预防与管理的研究趋势有着关键作用。

一、医疗风险的特点

医疗风险是风险的一种，医疗卫生行业与别的服务业相比，具有一定的独特性，医疗风险还具备风险的一般特征，比方客观性、不确定性、危害性，以及与别的行业有差异的特征，如不均衡性、积累性、复杂性和可防控性（表8-1）。

表8-1　医疗风险特征及其描述

医疗风险特征		特征描述
一般特征	客观性	风险的存在是客观的，不随人的意志为转移。医疗风险亦如此。医疗风险只会随着科学技术的发展和人们的价值观念规避或减少它所带来的损害，但不会因此而消失
	不确定性	不确定性是风险相对于确定事件的最本质特征，再加之医疗服务供给和需求的不确定性，共同增大了医疗风险的不确定性，进而很难在风险发生前对其做出精准的预测

续表8-1

医疗风险特征		特征描述
一般特征	危害性	医疗行为的客体是人，人的生命和健康至高无上。因此，医疗风险发生后造成的损害远大于其他行业风险带来的危害。处理不当的医疗风险会致患者伤残甚至死亡，并且也会给医疗行业甚至社会卫生领域带来各种负面影响。由此可见，医疗风险造成的危害很难或几乎不可能弥补
有别于其他行业的特征	不均衡性	由于医疗服务的劳动密集型和人才密集型特点，加之人们为了自身的发展必然倾向于赴经济发达地区就业。这样，在给经济发达地区带来优质劳动力的同时，也带来了较精良的仪器设备。因此，导致我国医疗资源分布极不均匀、城乡间医疗水平相差较大的现状，使得乡村医疗机构存在的医疗风险高于城市的医疗机构
	积累性	医疗风险的发生绝大部分不会是由一时的事件引起的，很多是由之前社会对医疗机构、医务人员的看法积累而引起的。诸如医务人员的一句不恰当的言语可能在当时不会引起医疗风险事件的发生，但会使人们对医务人员产生不良印象。在这种事件发生了很多次以后，容易造成医疗风险事件的发生
	复杂性	一方面，鉴于上文所提到的医疗风险的积累性，导致医疗事件的发生并不能简单地归结为单一的原因；另一方面，医疗服务除了具有劳动、人才密集型的特点外，还具有情感密集型的特点。说明医疗风险的发生不只与医务人员的知识水平、技能有关，同样也与他们的情感表达有关。以上两者共同增加了医疗风险发生的复杂性
	可防控性	医疗风险的发生虽然具有客观性，但它依然是可控的。首先，要提高医务人员对医疗风险控制的意识，引导医务人员切实履行《中华人民共和国民法典》以及其他法律、法规中的相关规定，帮助患者履行其知情同意权；其次，也要继续鼓励发展医疗技术，从根本上减少医疗风险事件的发生

二、医疗风险的类型

为了在理论上便于研究，在管理实务中便于根据不同类型的风险采取不同的风险管理措施加以处置，需要根据现实存在的医疗风险的共同点和区别特征，进行如下分类。

（一）按基本性质分类

包括医疗意外风险、医疗事故风险。其中，医疗意外风险有不良反应、医疗差错和并发症等风险。医疗事故风险是因为医务人员在工作过程中没有遵守诊疗规范等要求而引发的、可以预防的风险；而医疗意外风险通常不是因为医务人员的过失导致的，且预防起来难度较大。

（二）按风险的来源不同分类

医院的不同科室，如内科、外科、妇产科、传染科等，因其从事的医疗活动不同，导致其医疗风险的特点不同。因此，医院为了对不同科室的风险进行有针对性的管理，需要按照风险的来源不同，对其进行分类。

（三）按承担责任分类

按有无承担责任划分，有可允许风险及不可允许风险。按责任轻重划分，有医疗技术风险、医疗责任风险。按承担责任的主体划分，有医疗系统风险、医生职业风险。

（四）按对风险进行管理时的可预防程度分类

按医院对风险的预防程度划分，有可预防性风险、一般可预防性风险及不可预防性风险。①对于可预防性风险，需要全院上下共同加强风险防范意识，医疗工作中的每一步都要符合诊疗规范，以大大降低风险发生率。②对于一般可预防性风险，即便无法全部预防，也可采取相应措施取得良好预期效果。③对于不可预防性风险，因为一般非个人因素导致的，个人亦难以全部阻遏此类因素的出现，所以，院方无须承担此类风险产生的后果。当然，依然需要实施一些基础措施以降低其危害。

三、医疗风险的成因

医疗风险的复杂性与积累性说明医疗风险是多种因素促成的结果。其中，医疗风险的成因大致可分为直接成因，如医方因素、患方因素和医患沟通方面的因素，以及间接成因，如社会因素和医学科学发展因素（图8-1）。

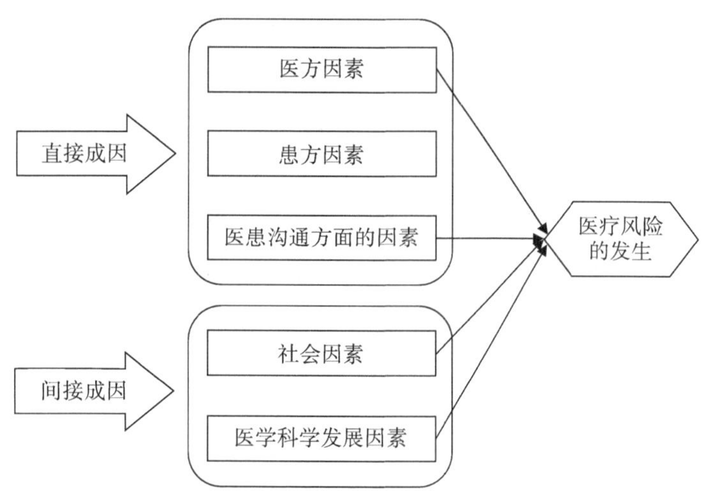

图8-1　医疗风险影响原因分析

（一）医方因素

医方因素主要涉及两方面：医院管理和医务人员。①医院管理方面：医院的管理水平在很大程度上影响医疗风险发生的数量和频率。医院风险管理的水平高，则促使医疗风险预警预控体系的建立，并且在发生医疗风险时对以上体系进行完善并恰当地处理风险；反之，如果医院医疗风险管理的水平较低，则容易导致医疗风险事件的频发。②医务人员方面：医务人员的专业水平和道德修养是医疗风险的成因之一，这里，医务工作者的诊疗水准是医疗风险最明显、最关键的影响因素，提升其专业知识水平是减少医疗风险事件的重要措施。现在我国的医学生教育较多地重视对其医学知识的教育，而轻视对其人文方面的培养，导致他们在临床工作中缺乏必要的法律意识，不能很好地保护自己。

（二）患方因素

患方因素是指在医疗风险事件发生过程中，患者自身问题引起的风险事件发生因素。例如，患方对医学科学及医学知识的特殊性了解不足；对疾病预后有过高期望值；患者个体差异对诊疗反应不同等。

（三）医患沟通方面的因素

由于医疗服务信息不对称的特征和情感密集型的特性，医患之间的信息沟通在医疗过程中是极其重要的。如果医务人员在给患者治疗时以恰当的语言、恰当的方式与患者进行沟通，将促进患者对自身病情的了解，进而减少医患纠纷的发生。但在具体工作中，医务人员可能因工作繁忙，未能与患者进行充分沟通，导致医患纠纷事件的发生。

（四）社会因素

近年来，社会因素对医疗风险事件的影响越来越显著，主要包括医疗行业的社会责任压力和社会媒体对医疗行业负面报道的积累两方面的因素。我国卫生事业是“政府实行一定福利政策的社会公益事业”，医疗行业是一种特殊的服务业，肩负救死扶伤的光荣任务，加上人们对医疗行业的敬重之情共同加重了医疗行业的社会责任。随着我国法制化进程的发展和患者自我保护意识的增强，近年来医疗纠纷发生率提高。加上部分新闻媒体为了自身的利益，对这些医疗纠纷事件进行过度炒作，甚至进行失实报道，使得社会各界对医疗行业的负面印象逐渐积累，最终引发医疗风险事件。

（五）医学科学发展因素

高新科技应用于医学领域，加之医学科学难以杜绝的局限性一起提高了医疗风险系数。高新科学技术需要一定时间的学习和实验才能更好地发挥其功效，否则会增加医疗行业的不确定性及风险。医学的发展与疾病的变异相比，存在滞后性。当下，医学的发展水平面对部分疾病时，依然缺乏治疗条件，乃至仍然存在不少还没有涉及的领域。

（本节作者：朱　琳）

第三节　医疗风险管理组织结构体系

现阶段我国医院纷纷提出要实行医疗风险管理，然而还未形成一套有关医疗风险管理的组织结构体系。医疗风险管理的组织结构是指为了实现风险管理的目标，利用自身所拥有的资源，设计的一系列权责划分和操作流程。一般包含两层含义：一是指医疗风险管理组织目标的设计；二是指医疗风险管理组织系统与结构流程的设计。具体可分为四个组成部分：目标、组织系统、结构流程以及渗透其中的管理方法和措施。

一、医疗风险管理目标

针对风险出现的过程可把风险管理目标划分为损失前目标和损失后目标。①损失前目标：尽量降低医疗服务中的不同类型危险因素，保障治疗的有效性及诊疗服务的安全性；遵守和履行外界与内部赋予的责任，及时识别潜在的风险；以最经济、最成功的方式防止隐形的风险损失等。②损失后目标：包括损失发生后，尽量减少风险事件给医院带来的不良影响及经济损失，降低医院经营管理方面的风险成本，减少风险对社会、医院、医务工作者及患者的负面影响。按照医院结构可把医疗风险管理目标转化成不同部门的目标，见表8-2。

表8-2　医院医疗风险管理目标分解

组织机构名称	重点目标
院领导	从医院的总体角度，全面分析医疗风险，争取实现风险损失的最小化
职能部门	配合协调好各部门之间工作，认真执行上级的指示，搞好监控任务
临床科室	与时俱进，提高诊治水平，将医疗事故和纠纷等风险损失控制到最低
医技科室	提高本科室质量与服务水平，尽量避免医疗过失和意外，让患者满意
后勤部门	认真做好后勤服务保障，谨慎，不失职

二、医疗风险管理组织系统

一个组织系统功能的实现，取决于该组织系统的合理设计。它要解决三个关键问题，即医院应设计什么样的组织机构，赋予什么职责，各组织机构间存在什么关系。

结合医院管理能级把医疗风险管理组织体系划分成四个层次。①决策层：包括医院副院长与院长。其职责一般为：基于整个医院的视角，批准医疗风险管理目标，确定所有医疗风险管理人员的职责及角色，细致审查管理层或者风险管理部门提供的重大医疗风险议题及决策计划，同时定期审查、批准风险管理办法，结合医院实际状况拟定医疗风险相关管理制度等。②管理层：指的是医院所有直属部门最高领导构成的风险管理委员会，其中可由一名熟知风险管理业务的副院长担任该委员会主席，以及由有关专业风险管理人员组成的风险管理部门。风险管理部门的中心职能为收集、分析与报告风险信息；风险管理委员会的职能是按照风险管理部门的信息，给出经营或者战略上的决策与规划。③执行层：由医院所有部门下属的每个科室领导如正副科主任组成，并且可结合不同科室的条件、要求及特点，组建风险管理小组。其职责一般为：掌握本科室所有层面医疗风险状况，收集本科室的各类风险信息，进行提炼后提交管理层，并细致落实上级管理部门的命令、指示及办法等。④操作层：指的是每个科室的医务工作者。其职责一般为：结合医疗风险的总体目标及分解后的详细任务，细致开展好本职工作，不触犯风险因素，减少导致风险原因的出现，避免医疗风险的发生；配合上级搞好风险调查和研究，保证医疗风险信息的真实；认真贯彻医院领导下达的指示、命令，相互协作，并将医疗风险损失控制到最低等。

在医疗风险管理组织层次设计时需要合理处理各组织层次之间的关系：一方面，要合理处理组织层次间的集权与分权关系，增强医疗风险管理组织系统的内在功能；另一方面，要合理处理组织层次间的管理幅度的关系，保证医疗风险管理组织系统的有效运行。

三、医疗风险管理流程

医疗风险管理流程见图8-2。

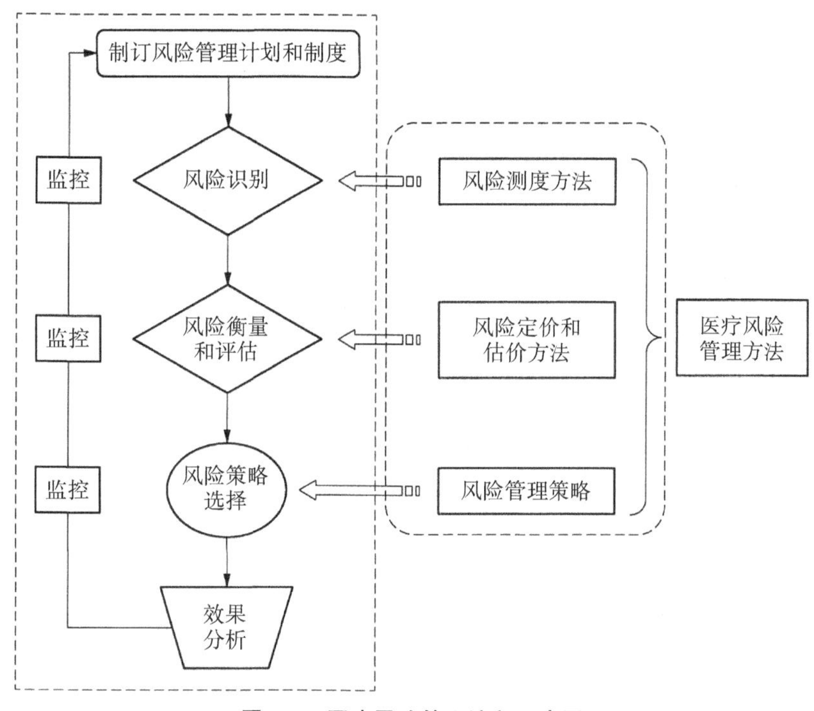

图8-2 医疗风险管理流程示意图

（一）制订风险管理计划和制度

制订计划主要包括：一是表明对医疗风险的态度，明确医疗风险管理的目标；二是确定医务人员的职责以及本部门与其他部门的关系；三是预先并初步制定风险管理的应急补救措施等。在实践中，风险管理计划往往是通过风险管理策略或方针来表述的，即在已明确的总体计划基础上，从各个局部着手，更全面地、更细致地制定一些策略或方针。落实医疗风险管理内容的重大保障是制定风险管理制度。医疗风险管理制度是复杂多样的，其中与医疗风险管理联系紧密的有：专业教育和培训制度、临床监督和审核制度、医疗风险保险制度、以患者为中心的服务制度、公众意见汇集制度、事故申报制度等。医院或医院各个部门可根据由自身性质和特点决定的医疗风险的特殊性，制定一些合乎实际的制度。比如，对医疗风险易发因素较高的外科可以制定事故申报制度监督医务人员，有利于总结经验，减少医疗事故的发生。

（二）风险识别

风险识别，指的是通过分析医院在实现其未来战略目标的医疗服务经营过程来识别可能发生或已有的医疗风险的种类、产生原因和对医院的影响，此乃全部医疗风险管理的根基，也是管理成功的关键。信息大多来自他人提示、自我发现、执法监督机关发现、内部检查等。主要任务包括：①通过定期或经常性地实地考察和发放问卷调查表，识别和判断医院所有可能面临的医疗风险；②仔细研究各种报表、以往的损失报告等统计资料，分析产生医疗风险的原因；③对发生的后果与损失进行全面综合分析等。

（三）风险衡量和评估

风险衡量和评估指的是基于风险识别，权衡和评价医院服务经营里所有类别潜在医疗风险的发生概率和潜在损失程度；结合事实及定性分析，剖析问题的性质和发现根源，明确风险性质；结合描述及定量分析，对风险危害程度实施重要性排序，同时得到相关数据，确认风险等级，为实施针对性的风险控制及预防管理策略奠定基础。

（四）风险策略选择

风险策略选择是指医院对医疗风险采取适当管理措施或综合方案，比方化解与减缓风险、转移风险、避免及分担风险等。各种风险策略其成效明显有区别。所以，医院需明确风险策略，其目的是选择最佳方案把医疗风险损失成本管控至最低程度。

（五）效果分析和监控

风险策略执行之后，医院必须通过效果分析来了解所采取的措施是否产生了效果，实施中还存在哪些问题，未来应该进一步采取什么措施来弥补等。其程序一是先预测效果并设定标准，包括行动标准和结果标准；二是定期进行循环检查，认真研究新的变化；三是及时将结果反馈。风险的监控主要采用前后对照的办法，对各个科室在采取医疗风险控制措施前后潜在风险的发生情况、医疗风险事件的发生情况、员工和患者的满意度等进行评价，从而注意风险管理机制的效果及医疗风险治理结构的完善程度。

四、管理方法和措施

（一）风险管理方法

风险管理方法是指应用恰当的分析模型，选择有效的管理理论以识别和分析医院所面临的医疗风险，包括医疗风险的损失原因、损失原因与医疗风险的关系，以及医疗风险对整个医院的影响结果。

其目的不仅是测度风险，还包括对风险进行定价和估价。

1.**风险测度方法**

风险测度的方法可以以不同的方式分类。按时间先后分类，可以分为损失前风险测度和损失后风险测度；按分析的方式分类，可以分为定量分析和定性分析等。其主要步骤如下：①调查、审核和收集风险分析资料；②根据资料和调查审核结果，判断医疗风险是否存在，包括存在可能性的大小判断；③认真仔细地分析存在风险的原因和损失程度，见图8-3。

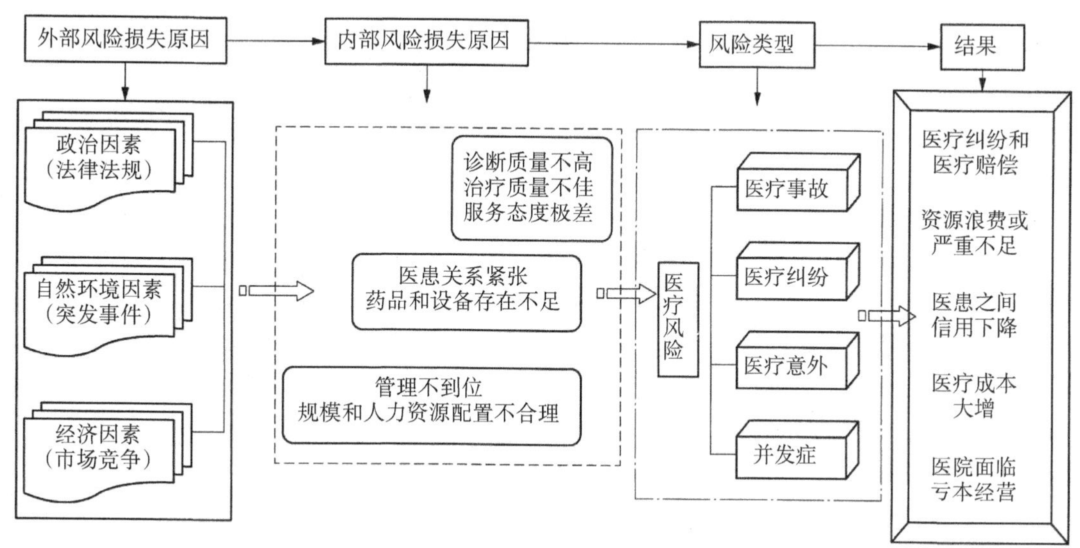

图8-3　风险测度

2.**风险定价和估价方法**

在风险测度的基础上我们掌握了大量的信息可用于医疗风险的衡量、医疗风险的定价和估价，以便给应对措施提供可靠的依据。其方法主要是对所获得数据信息进行数理统计和概率分析。具体运作如下：①将掌握的信息资料用具体真实的数字表示，并初步分析这些数据的统计指标，如均数、方差或相对数等来描述一些基本特征。②利用假设检验，如t检验、F检验、X^2检验等来计算其风险可能发生的概率，并利用概率论的方法分析相互之间或整体发生的概率水平，即求复合概率。③利用结构方程中的一些计算方法将其结果量化。

（二）风险管理措施

1.**措施的内容**

（1）规避风险

是指有意识地回避某种特定风险的行为，使得医疗风险发生概率降为零，即当部分医疗风险有极大发生概率，且损失会达到十分严重的程度时，可主动放弃原先背负的风险或全部拒绝担负这一风险的行动方案。比方终止或者放弃某项可能导致某一特定风险的医疗服务项目等。

（2）缓解风险

是指可以通过降低医疗风险发生的概率或减少损失的程度来减少期望损失成本的各种行为措施，有损失预防、损失减少。一般做法：第一，尽可能不做高风险的医疗服务项目，并对小风险医疗行为进行强化改进与创新。第二，增强预防医疗风险行为的能力。比如进行风险教育，强化医务工作者的责任心；开展业务技能培训，提升医务工作者的诊疗技术水平；建立临床督导制度，监控医护质量等。

（3）分担风险

主要有两种方法。①保险：是指对付可保医疗风险的一种重要的风险筹资工具，以小额成本替代大额不确定损失。1999年以来，国内已有保险公司设计了医疗责任保险，承保因医护人员工作疏忽或过失导致他人的人身或者财产损失，存在不少有待改进之处。可学习美国医疗责任相互保险的方法，吸取其能为医疗风险提供弹性的保险计划、有力的风险管理等益处，从社会公众和医院自身的角度建立医疗风险赔偿制度。②非保险方式的分担风险：在医疗事故和并发症等医疗风险方面，这种做法用得多，效果也最佳。它主要是指借助合同或协议，将损失的部分法律责任分担给其他个人或组织。

（4）承受风险

又称风险自担，是指医院自己承担医疗风险所造成的全部损失，有主动和被动之分。有医疗风险的存在而未加处理，或明知有危险仍置之不理，这都是被动的风险自担；而主动的风险自担是指因明知有风险但无适当处理方法，或由于采用其他方法处理某种风险，却不及自己承担风险更有利等。通常这种风险的出现频次低、估计赔偿额在医院支付能力内且难以缓解或者杜绝，医院经常留在内部，通过内部资金的融通来弥补损失。

2. 措施的选择

有研究人员把医疗风险依据有无频繁出现及后果严重程度，进行排列后分成四类，依次采取相应的解决方法。①针对出现频率不高、损失不大的风险，采取风险自担形式；②针对出现频率低、损失大的风险，采取风险分担形式，比方把风险转移到保险公司，并且保险公司也愿意承保这类风险；③若风险损失程度不高，而出现频率高，则医疗机构要通过许多相应办法，强化预防与管控，增强预防风险的能力；④若风险损失程度与出现频率都不低，医院常常因此类风险陷于巨大经济损失的威胁之下，对该类风险原则上应予以规避，或给予特殊的制度保障。同时要在具体的实施过程中，不断对现有风险管理方案做出评价，及时改进或调整方案。

在不同种类能够选择的决策方案里，我们应该权衡比较以寻求最佳决策方案。随着医疗风险管理的发展，越来越多的数理分析方法应用于确定医疗风险管理策略。比如，损失和效用期望值分析法、结构方程法等。损失期望值分析法是以每种风险管理方案的损失期望值当作决策的根据，但这种方法没有考虑同一损失大型医院能承受而小型医院不一定能承受。因此，亦需以效用期望值分析潜在损失的严重性。

总之，面对复杂多变的医疗市场，现代医院医疗风险管理离不开一整套完备的风险管理机构、工作程序及运作机制。目前，医院医疗风险管理还刚刚起步，仍需深入研究。

（本节作者：朱　琳）

第四节　医疗风险预警体系

医疗行业是属于高技术、高风险的领域。20世纪90年代以来，国际上几个探讨医疗错误的大规模流行病学研究，揭露了在当下的医疗环境中有相当程度的医疗风险。由于社会经济的成长及人们健康需求的提升，卫生体制改革持续深化，医疗风险已是社会关注的焦点。所以，有效的风险管理是保障患者安全、医疗机构能够健康发展的重点所在。医疗风险预警体系作为风险管理的重要构成内容，为风险管理指出了路径与依据，作为医院管理者应当正视医院风险的存在，并进行全面有效的管理，建立一套行之有效的预警体系。

一、医疗风险预警概述

（一）医疗风险预警的定义

医疗风险预警一般是即时监测医疗服务全过程，同时对其现有或者潜在风险加以识别与剖析，向医院提供相应的预防及处理风险的科学根据。利用医疗风险预警，能第一时间发现医疗服务里现存或者潜在的风险，从而保证医院各项工作的正常运行。

（二）医疗风险预警的原则

医疗风险预警系统的重要作用是准确评判医疗风险程度及概率，利用相应的机制给出预警信号，防止出现医疗风险事件。所以，一定要坚持相应的原则，从而确保该系统体系的有效性、客观性与科学性。创建医疗风险预警系统，从整体来看应坚持如下原则：①可操作性。也就是收集到的指标应和医疗风险关系紧密，同时指标的获取既精准，又快捷，以便于操作。②预防性。创建医疗风险预警系统能成功预防危机，可及时、精准地评判风险程度且预估发生危机的概率及原因，因此，预防性是创建医疗风险预警系统的一大基本原则。③系统性。风险存在于医疗行业的各个方面。因此，只有对系统进行详细分析，研究系统与子系统间的相互影响和约束关系，才能最大限度地辨识被评估对象的所有风险以及对整个系统的影响程度。④普遍性。各个医疗机构虽然具体情况不同，但是面临的风险也具有相似性。因此，建立带有普遍性的风险预警体系有利于各医疗机构间的交流协作和信息共享。同时，亦对于创建全国性医疗风险预警系统大有裨益。

（三）构建医疗风险预警体系的步骤

风险预警体系的中心职能是监测预报医疗风险，建立成功的预警机制。这个预警体系的基础流程为：输进一段时间医院内部运行情况及外部环境的相关数据，通过预警指标系统的汇总与运算，就能预测出当下和将来一定时期里医院风险状况的相关信息，通过风险标识表示出来。经过系统分析后结合专家组评估意见，以预警当前医疗风险供决策层制定合理的风险应对策略。预警体系一般包括四个部分：指标体系、数值计算、预警界限及风险标识。建立风险预警体系的一般程序包括：①选取可体现医疗风险的指标，建立指标系统。②用结构方程式的方式算出指标综合指数。③以事先设计的指数区间和算出的指数对比，用风险标识描述预警风险的程度。预警体系建设的难点在于预警指标体系、指标评价的设立即指标的范围区间的确定以及预警值的计算方法的确定，这在一定程度上也决定着预警系统的能力和有效性。

二、医疗风险预警指标的建立

现代医院作为一个系统，层次多、要素多、关系层次复杂。医疗风险管理应立足全局，从而对局部进行指导，将医疗风险减至最小。医院内部各区域或者科室存在部分共同点，然而，因为各学科不同、医疗活动各流程不同，乃至每个科室出现医疗风险事件的频次、严重程度和引发因素均存在差异。因此，医疗风险预警体系初步把医疗风险划入四个子系统里，即手术系统、非手术系统、门急诊系统及辅诊系统。如此一来，在确定指标时针对性更强。利用这四个子系统对医疗风险的预警，实现对全部医院医疗风险的预警，从全局预防控制医疗风险。

（一）医疗风险预警指标的选择原则

医疗风险预警指标系统作为预警体系的关键构成内容，在选取指标时应坚持如下原则：①灵敏性。应对医疗活动里潜藏的风险予以灵敏度反映。②代表性。即风险预警指标应具备同类指标的一般特点，可体现与描述医疗风险的出现和进展程度。③稳定性。选取的指标比较稳定，变动区间在其划定的状态范围里可维持一定的稳定性。④关联性。指标、子系统之间关联性很好，并非孤立地显示风险程度。⑤前瞻性。指标要能反映系统的动态变化。⑥可比性。即所选定的指标要能够连续计算，可连续地观察医疗机构的运行情况。

（二）医疗风险预警指标的筛选方法

以下是筛选医疗风险预警指标的一般办法：①单一方法筛选法：依靠经验选择指标，比方系统分析法、德尔菲法；单因素分析法，对全部指标一一开展假设检验及单因素分析，选择在某一概率水准上存在统计学意义的指标当作预警指标；多元分析法，比方逐步回归、多元回归分析法等。②综合筛选法：当指标体系十分繁杂，同时有多种类型时，每种单一方法均有其局限性，在挑选时可能产生各种偏差，而综合使用多种方法则可取长补短。这些方法包括：相关系数与聚类分析法、变异系数法、基本统计方法、专家咨询法、主成分分析法和排序方差最大运转因子分析法。首先，以调查问卷的形式收集选定医院的原始资料，通过全面、系统的书面调查，获取第一手信息资料。然后，对样本医院进行现场调研，采取现场调查、医院风险事件情况介绍、专家交谈等方式，收集近年来样本医院所发生的医疗风险事件，并对风险事件进行统计学分析、研究，列出风险事件发生的频率及损害的严重程度，并深入分析产生风险的原因以及与医疗活动的关联点，为筛选指标提供依据。采取综合指标筛选方式，针对所要遵守的原则，筛选设定各级指标。其后用专家咨询法根据风险事件的影响程度及其可控性为指标赋予权重。确定指标体系后，用结构方程模型分析计算得出各子系统的风险值和总指数。

（三）预警监测指标体系的选定构想

因为医疗风险有着多变性及复杂性特点，并且医疗风险预警系统缺乏成熟模型以供借鉴，所以，我们将医疗风险预警监测指标体系分解成几个模块进行分析，力求指标体系的全面性和科学性。①管理要素：医院的管理者是医院经营活动的策划者和指挥者，负责医院的市场定位、投资方向、经营策略等重大决策，所以，医院中高层管理者的领导才能、内部管理制度的制定和执行情况、医院的自主经营程度、遵守国家法律和法规的情况等都会成为医疗风险的构成要素。②科室职能：医院科室是医院医疗活动的主要服务场所，科室人员是医疗活动的主体，所以，医务人员的自身业务素质、对各项规章制度的执行能力，以及医务人员的职业道德素质都会影响医疗活动，成为医疗风险管理的指标。然而，医院各个科室的风险特点各有不同，在进行风险分析和控制的时候，应该根据各个科室的情况有针对性地选取指标。③医院规模：不同的医院面临的风险多少和风险大小不同，对风险也有不同的承受能力。规模较大的医院床位较多、设备先进、综合实力强，因此，对医疗环境的适应力较强，对风险的承受能力较强。所以，医院规模也是构成风险预警的要素。④地域的不同：不同的地域，拥有不同的医疗环境、风俗习惯，医疗消费者的维权意识和风险意识也不同，因此，会带来不同的风险问题。据调查，不同地域的医疗纠纷和医疗事故的发生率有一定的差异，对此，风险指标的构建应当充分考虑地域差异带来的不同。⑤人群的差异：医疗活动的主要服务对象是患者，由于患者知识水平的差异、从事职业的不同，会有不同的道德修养，对医疗活动的认知水平也不尽相同。有的患者当自身权益受到侵害时，会积极正当地进行维权；部分患者及其家人因为利益驱使，不顾诚信和道德，对医务人员采取人身攻击之类的过激言行，会给医院带来严重的不利影响。⑥政策法规：医院的外部环境潜伏着难以忽视的政策、风险变化，比方医疗保险制度改革、不同种类医疗法规的发布等，均给医院提出了新要求，若应对不当容易引发医疗风险。⑦预警能力：医院进入市场经济后，面临各种各样的市场风险。医院对市场风险的灵敏度主要来自医院对市场风险的识别、测量、监测和控制能力，以及医院内部风险管理系统的健全程度。因此，医院内部风险管理系统的职能构建和运行等都会影响到医疗风险，成为风险预警要素。

三、医疗风险监测与评估

（一）医疗风险监测

医疗风险监测既是一种有效方式，可在第一时间查出流程或者环节错误，又是纠正错误的基础。医疗风险监测预警体系应包括一整套环节：信息收集、信息公示、信息报告、发布预警信息等。然而，要实现医疗风险的成功监测，上至国家机关下到各级医院，都不是一朝一夕能完成的事情。但各级医疗机构应当增强风险意识，成立医疗风险管理职能部门，制定适合本院的风险监测指标，同时建立风险报告制度，强调医院各机构向风险管理部门呈递各指标的数据，便于发现异常，及时进行风险评估并采取预控措施。

（二）医疗风险评估模型

目前，医疗风险预警研究尚未成形，因此，没有成熟的评估方法或模型可以借鉴。但金融、企业的风险预警已经相对比较成熟，且已有实际应用的模型。下面借鉴其他行业风险预警的方法，结合医院自身的特点，对医疗风险评估的模型做简单构想。

1. 层次分析法

由美国运筹学家萨蒂提出的层次分析法，是一种能用来处理复杂的社会、经济和技术等问题的新的决策方法。运用层次分析法，先将医疗风险问题层次化，将监测指标分成不同层次，并按各因素之间的隶属关系和相互关联程度分组，形成一个不相交的层次。上一层次的元素对相邻的下一层次的元素起支配作用，从而形成一个自上而下的逐层支配关系，即构成医疗风险的递阶层次模型。利用层次分析法，对医疗风险的认识能够由定性层面提高到定量层面，明显提升人们对医疗风险认识的精准度。层次分析法得出的是各监测指标相对重要性的排序，通过这一排序能够看到一个因素或指标对医院风险影响的大小，即各指标的相对权重。运用层次分析法建立医疗风险的综合评价模型后，再运用计量经济学方法建立医疗风险的预警评估模型，并可通过对几个样本医院进行实证研究，以便对系统进行修正。这样，就可以建立医疗风险的综合评价和预警模型。

2. 模糊优选和人工神经网络分析法

由于我国医疗风险预警起步较晚，医院样本、有效数据较少，同时因为医疗风险具有多变性与复杂性的特点，以往的统计预警方法，比方单变量判定分析、多元判定分析、概率回归、逻辑回归法等许多数学统计方法，受制于一定的统计理论依据，在面对复杂系统时，其适用性受到限制，无法顺应国内医疗风险预警的现实需求。将模糊优选和人工神经网络分析法结合起来，可以实现对我国医疗风险的预警评估。基于模糊优选和神经网络的医疗风险预警原理是：以BP神经网络为基本构架，先应用BP神经网络对医院风险预警指标进行预测，得到新的预警数据；然后引入模糊理论，利用模糊优选模型测评医疗服务的风险状况，得出优等相对优属度的值即风险程度评价值。将模糊优选模型确定的结果作为模糊优选BP神经网络的输入向量，将代表相应时刻的医疗服务所处风险状态作为模糊优选BP神经网络的输出；然后通过收集以往医院医疗风险发生时各指标数据和损失程度训练系统。通过对训练样本不断的学习及测试，满足精度要求后，得到模糊优选BP神经网络的权值和阈值，从而完成预警知识的获取；利用训练好的神经网络知识库中的网络权值和阈值，在新的预警数据驱动下，输出医疗活动所处的风险状态，形成报警。

（三）预警评估结果的显示

医疗风险预警系统在实现风险监测和取得监测数据后，既要对预控对策系统提供风险的所在、成因及趋势预测，还要绘出预警系统的信号输出图。其目的是使预警系统在对风险事件采取预控对策的同时，对医疗风险波动的态势保持总体控制，以防止微弱波动的叠加，或未被识别的波动现象突然造成风险事件。在采用模糊优选和人工神经网络分析法对医院风险综合评价之后，设定风险状态为四个档次：*S*1为正常状态，*S*2为基本正常状态，*S*3为低度危机状态，*S*4为危机状态。这四种状态依次设定三条警戒线，警戒值为*s*1、*s*2、*s*3、*s*4。

当医院医疗活动处于绿色预警或黄色预警时，说明医院在未来一段时间内发生风险事件的可能性较小，医院实行静态监控即可；当医院处于橙色预警时，医院的风险管理层就要提高监管力度，找出风险可能发生的领域，并采取一定的措施预防风险发生；当医院处于红色预警时，医院的风险管理层就要采取强有力措施，以防随时可能发生的风险事件。一级风险由决策层负责实施管理，二级风险由管理层和执行层负责实施管理，三、四级风险由操作层负责实施管理。在实施风险预警分级管理过程中，各级医疗风险管理人员必须有一个清醒的认识，即风险是一个动态的管理过程，一、二级风险通过有效的控制可以转变为三、四级风险，三、四级风险如果不加以有效的控制，仍任其发展就可能转变成一、二级风险。

四、创建医疗风险预警信息管理系统

当下，国内一些医院创建了信息化系统，从而让部分管理职能能够智能化。在病历统计、医疗事件的统计与分析等方面，医院信息系统有着绝对的优势。所以，可设想把医院风险预警的职能建立于医院现有的信息系统基础上，以创建医疗风险预警信息管理系统。

设想将医疗风险监测的指标输入信息系统中，信息系统中含有指标的数据处理模型和指标的预警界线值，结合医院医疗风险管理相关人员的职责分工，各级管理者和医疗质量控制办公室的人员专门负责信息系统的管理工作和监测指标的监控工作，结合信息系统反馈的数据指标及信息，第一时间找出原因，到科室了解情况并处理可能存在的风险问题。

通过信息管理系统监测、评估医疗风险，可增强预警预报及快速反应能力，既可节省许多财力、人力，又可提升精准度。医院信息系统可以实现信息的交换和共享，便于管理者和政府机构对医院的监管，使医院风险预警更具有针对性和可行性。

我国医疗风险预警建设处于初级阶段，但建立预警系统需要大量的人力、财力和先进的科学技术，考虑到我国现有的国情和医院的发展水平，创建一个比较完备的医疗风险预警体系需要一定时间。国内创建医疗风险预警体系，可谓任重道远。

（本节作者：朱　琳）

第五节　医疗风险预防控制体系

世界公认“医疗风险绝对存在”，其覆盖了门诊、治疗、住院、出院和康复等医疗活动全过程。因此，根除医疗风险是不切实际的。成功预防医疗风险一方面能确保患者的人身安全不因医疗过失或失误而受损害，另一方面能预防或降低由于事故或者医源性纠纷而给医院和当事医务人员带来经济、人身、法律责任等风险。

一、医疗风险防控的目的

风险防控的目标一般有两点：其一，在察觉风险征兆、认定风险有发生可能，或者风险业已发生于相关部门时，立即落实坚决措施，将风险消除于系统发作前，或者消除于萌芽状态。这样，能防止或断绝风险的扩大化。其二，即便无法将风险消除于发生之前，或者消除于萌芽状态，亦应尽量实施改善风险的办法，也就是尽量将风险强度管控于相应区间，预防风险快速蔓延、加剧，导致人员及财产遭受更大损失。

二、医疗风险防控体系的构成

欲成功减少医疗风险，需要创建医疗风险防控系统（图8-4），而实施及优化调控模式，离不开医疗机构、行业管理部门、医疗责任保险、患者、医务人员等各方的合作。

（一）行业管理

1.加强医疗风险办公室的建设

在发达国家，对医疗服务进行风险管理业已十分普遍。美国医疗服务风险管理协会及医疗服务组织认证联合委员会经由为医疗服务行业介绍“医疗服务失败模式和效果分析”，从而对医疗服务进行“事前”的风险管理。杜克大学医疗集团则组建专业的医疗风险管理办公室统一对医疗风险进行管理。国内可则依据各区域组建医疗风险管理办公室，人员包括：高级风险管理全职人员、高级兼职的医务

人员、保险精算师、卫生行政部门人员及律师。定性分析与量化分析风险事件的参与因素，这样，可公平、公正地处理风险事件，使医疗机构及医生全身心地投入医疗活动中。也可通过分析风险产生的原因，针对其中发生风险高的环节进行特别的管理与控制，以预防、消除或减轻多种医疗损害。

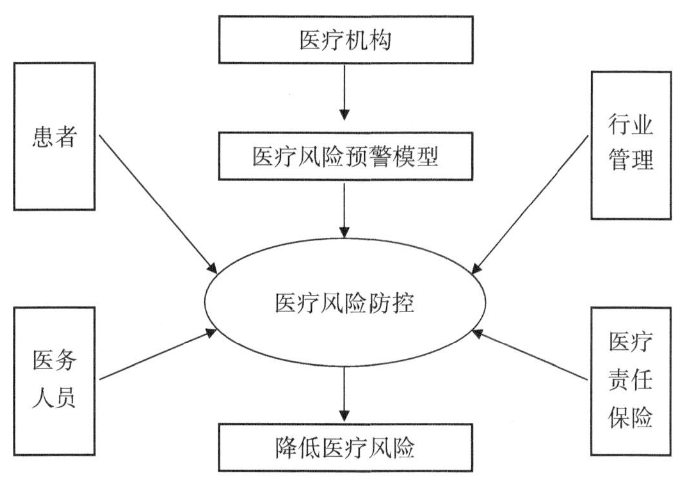

图8-4　医疗风险预防控制体系

2.加强准入制度建设，严格督促各项准入制度的落实

第一，强化医疗机构、医疗项目准入，严格执行医疗机构、医疗项目准入制度，现行的有《医院管理评价指南（试行）》。第二，强化医务人员准入（详见医务人员部分）。第三，强化新药准入，并且强化用药的监管，严密监控滥用药品、药品不良反应，亦应强化新技术、医疗器械、新方法的准入制度。对新技术、新方法要经过讨论后才可实施，避免不正确的知识和技术所带来的风险；并且在实施新技术、新业务时，应严格选择与把握适应证。

（二）医疗机构

1.医疗风险预警机制研究

失效模式和效果分析（failure mode and effect analysis，简称FMEA）是一项前瞻性的分析方法，能成功减少医疗风险事件的出现概率。目前，国际上FMEA在医院一般用来防止设备缺损及技术失效，在治疗时提高高危程序的安全性、识别患者及医疗服务方面潜在的风险因素。要结合国外的研究进展，研究FMEA在国内医疗风险管理上的运用。

2.建立医疗风险信息数据库系统

由于医院信息化建设迅猛发展，HIS（医院信息系统）业已较为完备。依托HIS，针对医疗质量管理，创建医疗风险信息数据体系能向预警调控系统予以数据支撑，以全面预警和调控医疗风险。并且，由于医疗风险预警调控系统的创建与相关研究，创建依托医院的、全国性的风险管理数据库和通畅、有效、无障碍的监测报告系统，可对医疗风险这一复杂的、具有多重信息反馈的、非线性的、涉及诸多因素交互作用的系统进行全面系统研究，以利于提高风险的防范水平。

3.加强科室间联系与监督

在管控医院风险时，不同科室及部门人员之间共享信息十分关键，能防止工作人员在向患者解释时由于传递给患者的信息不同而发生风险事件。医疗机构可成立督导小组，成员包括：医学法律专家、护理专家、医学专家，在医务科、护理部等部门及各科室管理人员辅助下工作。通常督导各部门科室医疗流程、医疗质量管理、操作规范的落实状况，对规章制度的落实状况，医疗文书的书写和保存状况。

（三）医务工作人员

我国医疗资源分配不均匀，各级医疗机构水平不尽相同，对医务人员的要求不同，急需完善医务人员从业准入制度。不少医疗纠纷是因为医务人员不懂法律、不当处理医患关系而导致的。在培养医学人才时，应强化人文学科的学习，特别是医学法律知识的学习。

医疗机构要针对自己的具体情况，定期组织医务工作者参与继续教育、专业培训、讲座等活动，增强其专业技术能力。定期对全员开展法律规范、医疗风险宣教，强化医务工作者依法行医的理念。关注医德教育，增强职业素质。以各科室的实际状况为基础开展针对性教育，帮助工作人员认识到本岗位职责及潜藏风险。利用临床规章制度的学习，技术层面的培训、考试、同行评议、患者评价等查验宣教成效。可创建与完善有效的激励机制，激励先进，鞭策落后，实现预防及矫正医生“道德风险”的目标。另外，可在医院允许范围内努力改善工作环境，尽量减少超负荷工作的情况，改善医务工作者薪资水平，吸引、留住医务人才，调动他们的工作主动性，减少由于疲劳等原因引起的医疗风险。

（四）患者

1. 树立患者的风险意识

在无医疗条件时，患者完全自行承担健康及生命风险。患者能选取医生，可医生却无法选取患者。如此，风险就从患者转移至医生。医疗机构只是专业服务的提供方，并不承担患者的疾病风险，为患者树立科学的风险意识。并且，医疗机构亦应强化和媒体的交流，为医务人员树立正面形象。

2. 公众医学知识的普及

因为患者自己医学知识不足，不了解疾病的转归，极易引发医患误会。除了医务工作者在和患者及其家人交流时多做解释、尊重患者各项权利、塑造和谐的医患关系之外，还要向患者普及医学知识，构建新型的风险共担医患关系。

3. 患者法律意识的增强

在出现医疗风险事件之后，患者切勿冲动之下干扰正常的医疗工作秩序，应经由法律程序以法律武器维护自身权益。

（五）建立强制性医疗责任保险制度

相关调查表明，在国内医疗责任保险的投保状况不佳，因此，建议把医疗责任保险规定为非营利强制保险，保险业务让卫生部门代理，同时利用强制方式确保及时、足额上缴保费，为累积起雄厚的保险基金、形成经济补偿能力奠定根基。通过医疗责任保险，把医疗风险变成保险责任，让保险公司承担，分解与转移医疗风险。并且医疗机构要创建完备的内部制度，如果出现医疗事故，即便医务人员对外不承担责任，医疗机构内部也要按照相关制度对当事人追责。政府部门、保险公司、医疗机构等相关专业人员应对医疗责任保险面临的挑战进行深入探讨，推动医疗责任保险的进步，使其变成维护医疗安全、预防医疗纠纷的一项关键举措。

三、医院医疗风险防控的措施

（一）医疗风险防控策略

风险防控主要存在三个状态，即正常状态、警戒状态及危机状态，拥有三个管理措施，即风险预防、风险控制、危机管理。首先，医疗风险预防是为开展控制管理活动提供前期保障，主要包括组织职能分配、质量管理和前期教育。此项活动是较理想的风险控制方法。其次，风险控制是对医疗风险进行实时监控的管理活动，即对医疗风险现象进行避防与纠正活动，并使医疗活动恢复到正常状态。最后，危机管理指当日常监控难以改变局势而沦为危机状态时，需要成立特别领导小组、采取紧急救援等方式介入风险管理过程。一旦医疗活动恢复正常，危机管理就完成了使命。

（二）医疗风险预防措施

1. 明确各部门的职能

可靠的风险管理预控应涉及全院的每一名工作人员，因此，医疗风险管理的实施应是各部门、各科室、各级各类人员共同参加的多层次结构。其成员包括医院管理人员、各科室有关成员、质量评审专家、经济学专家及法律专家等。从医疗风险预警预控考虑，将医院组织的功能体系分为决策层、管理层、执行层和操作层。设战略（strategy）管理职能为S（s），执行（execution）管理职能为E（e），监控（control）管理职能为C（c），其中大写表示主要职能，小写表示辅助职能。医院各组织在风险管理中的职能分配如表8-3所示。依据此职能框架建立院科两级风险管理机构，院长是全院风险管理工作的第一责任者，各部、科室主任及护士长承担所属科室的风险管理责任，并由医教部安排专人负责处理日常风险事件。

表8-3　医疗风险管理中各部门的职能分析

职能	决策层		管理层				执行层				操作层		特殊机构
	院长	副院长	政治部	院务部	护理部	医教部	信息科	预警部	科主任	护士长	危机管理部	各科室	咨询机构
战略S(s)	S	S	S	S	S	S	s	s	s	s	s		S
执行E(e)		E	E	E	E	E	E		E	E	E	E	
预警预控C(c)		c	c	c	c	c	C	C			C	c	C

2. 风险教育

医务人员风险意识培养在医院的风险管理中被认为是极其重要的部分，关系风险管理的成败。医疗风险教育面向医院全体人员，增强风险意识将有力地提高风险防控的灵敏度和范围。医院风险管理部门利用实际风险事件的分析总结，在医院和科室范围内对医务人员进行包括医疗技术方面以及法律方面的风险教育。医院和科室建立风险管理教育制度，以季度或月度为期限，举行院科级别的讨论和学习会议，使风险管理逐渐融入医院安全文化教育中。对患者的风险教育同样是十分重要的，主要用医患交流的方法达到教育目的。

3. 医疗质量管理

据不完全统计，国内当下每年死于不合理用药的有20万人。药物不良反应发生率约占住院患者的10%～30%，母婴感染约为8%。所以，以质量抵御风险，是最有力的医疗风险防控方式。医疗质量管理的目标是建立以患者为中心、医疗质量为核心、临床医疗质量为重点的医院业务管理方法。医院质量管理包括临床医疗质量管理、护理质量管理、急诊医疗质量管理及医院感染控制。利用医院质量管理体系，通过各种协调、监督措施，开展质量教育、质量控制标准培训，采取质量评价和信息管理措施以保证质量管理的成功。

（三）医疗风险控制措施

1. 建立事故差错报告制度

建立透明、公开、非惩罚性的医疗风险报告系统，构建与其相适应的管理机制和法律环境，可在风险易发的重点科室试行，使风险事件及时得到处理。事故差错报告制度建立时应遵循三个原则，即第三方独立管理原则，由医教部专人负责处理日常风险事件，事件处理过程完全独立，不受医方和患方影响；专门分析反馈原则，由医院风险管理组织对风险事件进行专业评价，并提出意见作为风险处理人员开展工作的标准；保护个人信息原则，在风险事件处理过程中严格保护患者及医疗方责任人的个人信息，对医疗方责任人采取无处罚原则，以保护全体医务人员的工作积极性。一个医疗风险自愿免责系统是否有效，应有如下特征：①报告制度应简洁、实用；②应公正对待报告当事人；③管理制度应支持报告；④所有报告均得到调查与核实；⑤应将调查结果、结论反馈至当事人；⑥应使报告人清楚，报告旨在改善系统，避免事件又一次发生；⑦让事件相关人员维持以往的信心；⑧通过系统广泛发布事件的经过、结论等，警示其他人员。

2. 责任追究

责任追究制度是确保风险报告机制、风险评估机制正常、持续运行的关键前提。首先，指定医院法定代表人担负本单位全盘的风险管理，每个科室负责人担负对应的区域责任，成功把风险责任分解、落实至对应人员，如果出事，可第一时间找到负责人员。医院内部订立清晰的医疗安全奖励制度及责任事故处置策略，制度化处理相关事件。医院在风险管理过程中要以奖励为主，风险奖惩通常和奖金联系起来。科室每月、医院每季度要剖析、总结风险管理状况，对风险管理未达标的部门和个人，根据风险事件导致的损失按照相应比例扣除奖金，敦促责任人增强警惕性。

3. 风险预案

医院订立多种预控基本方案，如果出现危机，迅速以预控方案为基础订立详细的实施方案。这样，既可以提高反应速度，又可防止忙乱中订立的预控方案存在重大错误。风险预案可以按风险影响值分为不同等级或就医疗风险的类型做相应安排。当遇到风险事件时，信息系统启动风险处理预案，并根据不同风险类型选择正确的操作，以使风险不至于影响医院正常运行或减少其对医院正常运行的影响值。

4. 风险分担

医疗责任保险对医院转移风险起重要作用。医疗责任保险，指的是投保主体为医疗机构或者医生，保险公司参照法律规定或保险合同约定，标的是被保险人对第三者应负民事赔偿责任的一种责任保险。医疗责任保险在转移医院风险方面起积极的作用，能减少危机对医院的影响。当然，结合当下不同地方业已实施的医疗责任保险状况可知，并不尽如人意，比方保险公司愿意承保的区间极窄、保险费用太高、保险期限过短等。由于医疗责任保险在国内处在初步发展阶段，在医疗责任保险未覆盖全部风险的现实情况下，医院可结合自己的实际状况和保险机构订立满足现实运转需求的保险模式，如允许医疗责任保险机构在医疗纠纷中行使抗辩权，创建包含三个部分（医务人员个人风险基金、医疗机构固定保险费、患者自愿购买的保金）的医疗责任保险费等。这样，既可提高各方面人员对于医疗风险的重视程度，又增强了医院对于风险的承受能力。另外，在我国的经济较发达地区出现了医院自设“医院风险基金”，以独立承担医疗风险，弥补医疗责任保险的不足。

（四）危机处理措施

医院危机处理是指在风险逃脱预控或在预控失败后暴发危机时被迫进行的紧急管理方法。在危机暴发阶段作为医院风险管理层应当迅速反应，建立危机管理小组。在处理过程中，危机管理小组应当迅速将危机隔离，使其不影响医院的正常工作，运用危机处理方法抓住危机中的主要矛盾，调配相应危机处理所需资源，消除危机对人员带来的影响。进入危机恢复阶段之后，可以由相应危机恢复小组确立医院危机恢复的目的，制订相应计划，对危机对象进行恢复性处理。同时可在化解危机时咨询专业的风险管理个人及机构，使用其专业知识，为医院摆脱危机事件所带来的影响。在危机处理后，应当进行医院危机处理评价，丰富预警预控知识，提高风险管理能力。

（本节作者：朱　琳）

第六节　医疗风险评估模型构建

一、相关概念

风险因子指的是可以导致医疗风险的不同种类的风险因素，包括三种，即人员因素（患方及医方）、管理因素及社会因素。

风险权数指的是变量出现的频率或次数，用以评价总体医疗风险里不同风险因子的作用，可采取某一特定方式求出一组更宏观、更准确的数值进行描述。

风险值指的是在一定的时间里、在给定的概率水平下（即“置信水平”），由于风险而会产生的最大损失。

二、医疗风险评估模型的框架

风险评估是风险管理的核心一环，是将风险识别和风险控制联系起来的桥梁。风险评估一般用以评价此类不可控因素受到外力作用而产生损失的可能性与程度，以此在面临多种控制措施的选择时具备有效、合理的根据。所以，对医疗领域里重大的医护行为、医疗决策开展风险评估，是一个十分关键的步骤与流程。

医疗风险评估指的是基于风险识别，评价在医院服务经营里不同种类隐形医疗风险出现的概率以及隐含的损失程度。一般采取事实研究与定性分析，剖析各风险因子的层次、级别及主次，从里面找到问题的根本原因，以此明确医疗风险性质；然后，结合定量分析与描述性研究，得到有关的风险数据（比方权数、概率），同时将风险危害程度实施重要性排序，以此明确医疗风险等级，从而据此实施针对性的风险控制及预防管理策略。

三、医疗风险评估模型的流程分析

（一）层次等级分析

20世纪70年代末，国际上提出了一种系统分析的新方法——层次分析法（AHP），这种方法可把决策者的主观推理、判断同现实状况紧密关联，逐层分析客观目标层，且可对所有因素相对于上一级总的目标按重要性（或偏好程度）排序。在收集和统计大量调查数据的同时，可首先用层次分析法对医疗风险因子进行等级分层和重要性排序，即把风险因子分解成四层：第一层为总目标层，即医疗风险总因子，然后按照医疗风险性质，将中间层分解为一级指标层和二级指标层，最低层一般为控制层（图8-5）。

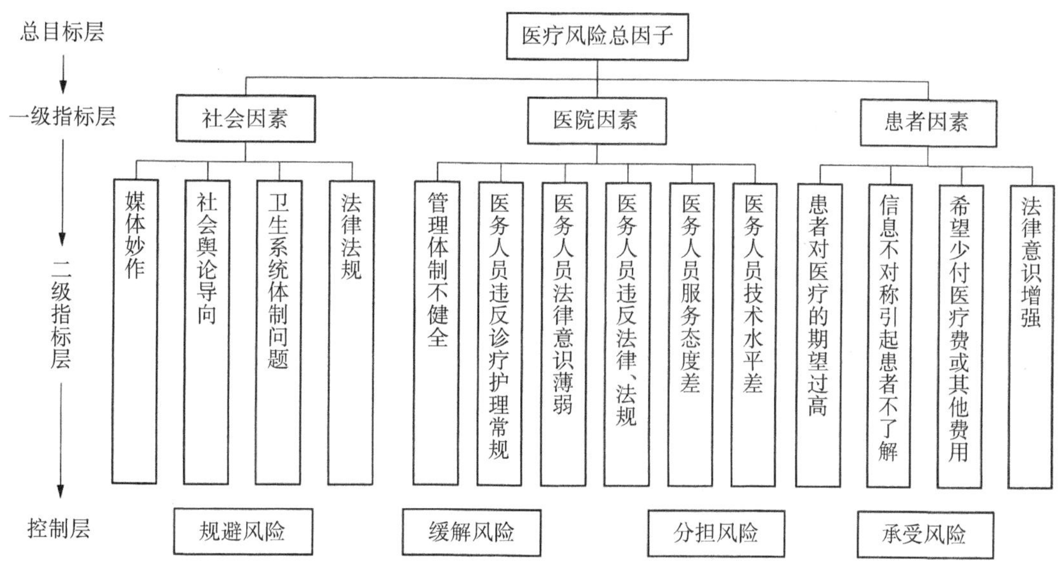

图8-5　医疗风险因子层次等级分析

（二）Pareto主次分析

Pareto主次分析，又称排列图分析，是一种把影响质量的因素区分为重要的少数与次要的多数，并从中找出影响质量的主要因素、关键因素以及次要因素三种类型的一种统计方法。其排列图是由意大利经济学家帕累托（Pareto）发明的，是一种用以寻找影响质量关键因素的统计图形。根据在人群调查中所获取的各类相关数据，通过对医疗风险中同一层次上的各个风险因子进行Pareto主次分析，将风险因子按主要程度依次分为：高风险因子、中风险因子和低风险因子三种类型。

（三）因果分析

因果分析是指用鱼骨刺图来寻找影响质量特性因素产生的根源，阐述产生结果和形成原因之间的关系。就医疗风险来说，问题产生的原因有许多层面，各层面原因亦存在不少小原因。把此类存在联系的风险因子分门别类加以归纳，绘制成一张鱼骨图，清晰地了解各种因果关系，从而有助于实施相应的有效措施。有两种方法绘制鱼骨图：原因追查法及原因罗列法。原因追查法用于发生医疗风险后，采取纠正措施之前；而原因罗列法用于预防医疗风险的发生。可以试着用鱼骨图分析医疗风险与诱发因素之间的因果关系（图8-6）。

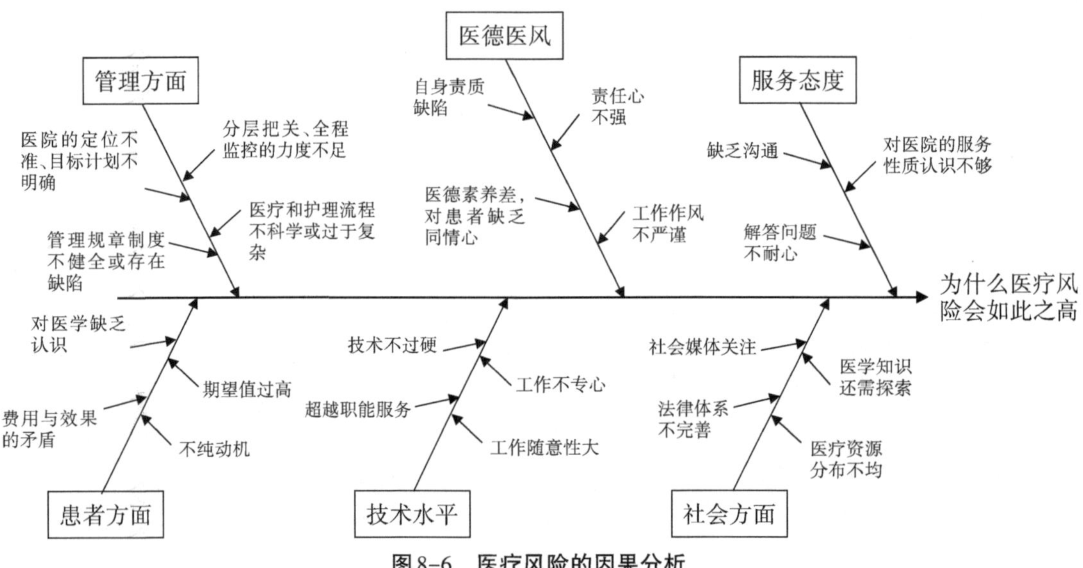

图8-6 医疗风险的因果分析

（四）风险权数分析

通常在计算风险权数时，用调查因素所出现的频率来表示，即$\lambda_i=a_i/S$，其中a_i代表因子i被选中的次数，S代表所调查对象的总人数，λ_i为因子i的权数。为了清楚地了解和合理地反映医疗风险的实际情况，在上述层次等级分析的基础上，确定医疗风险的权数。这样，既能对本医疗单位内某些风险因子进行权数分析，确定这些因子的相对重要程度，又能对不同医疗单位间某项风险因子进行横向比较，分析相互之间对该因子的重视程度。具体方法为：首先，进行两两比较，得到数值$a_{ij}=a_i/a_j$和判断矩阵$A=（a_{ij}）_n\times_n$；其次，计算最大特征根λ_{max}和相应的特征向量B，计算方法为：

$$b_{\bar{ij}} = a_{ij}\sum_{k=1}^{n} a_{kj}, W_{\bar{i}} = \sum_{j=1}^{n} a_{\bar{ij}}, W_i = \frac{W_{\bar{i}}}{\sum_{i=1}^{n} W_{\bar{i}}},$$

$$\lambda_{max} = \sum_{i=1}^{m} \frac{\sum_{j=1}^{n} a_{ij} W_j}{n W_i}, B = (W_1, \Lambda, W_n)^T (i = 1, \Lambda, n).$$

（五）概率统计分析

评估医疗风险的概率是风险评估的一个关键作用。应对过去和当下医疗风险的相关数据实施概率统计分析，且结合这一概率情况，实施针对性的补救办法，力争将风险损失最小化。通常，在描述医疗风险损失大小和干预时机分布时，需要对其进行概率统计分析，既可估算出触及某一风险因子后造成某种程度损失的可能性，又可表现在某个时间点执行医疗干预的效果。方法为：先初步统计分析相关数据，从客观图表中描述出损失或干预时间的分布类型和特点，再在此基础上进行概率分析，把其转化成所对应的标准分布，并通过查阅标准统计表得到其概率。

（六）风险值分析

在许多医疗风险因子里，人们单独且高频率地触及某一风险因子，一定会造成某一类型的医疗风险，亦会让医院承受相应损失。而对这一因子可能给医院造成的损失进行风险值分析，能为是否采取相应的控制措施提供可靠的依据。此分析有效地结合了人对医疗风险置信程度的主观意愿，尤其是在不得不冒险的情形下显得至关重要。

此外，在评估医疗风险时，应用风险值分析，就当下而言，仅仅是开始，仍需将研究深化。总之，面对复杂多变的医疗市场，在医疗风险管理中需要一个完整的风险评估模型来对医院的医疗风险所处状况进行衡量和评价，并通过一系列的定性和定量分析方法，客观地评估出医疗风险的性质和等级等特点，正确指导医疗风险的预防和处理。

（本节作者：朱　琳）

第七节　FMEA在医疗风险管理中的应用

一、FMEA方法介绍

潜在的失效模式和效果分析源自20世纪60年代美国的航天工业公司，是系统分析可靠性的一种方法，在分析时让问题获得合理处理的一种工具，在推动设计过程、制造过程和服务过程的质量改进中得到广泛应用。考虑产品所处的全环境，对其可能存在的失效模式以及对用户造成的风险进行预计及量化的评估，找出隐含缺陷，并采取各种方法加以预防和控制，从而达到减少直至规避风险的目的。

FMEA的实施是一个反复评估、改进和更新的过程。其步骤为：首先，结合产品的技术质量指标、同类及类似产品历史资料的回顾、客户对产品的要求，分析系统结构、维护及使用环境，鉴别失效模式，找出失效的原因，创建一份完备的“失效模式分析表格”；其次，采取相应的统计方法，估算失效时后果的严重度（S）、发生频率（O）及失效模式可探测度（D）等因素，算出风险优先指数RPN值（risk priority number，RPN），结合RPN值的大小评估有无改进必要，明确改进的轻重缓急程度；再次，给出纠正、预防措施，跟踪控制措施的落实状况，更新失效模式分级表，以利用较低成本实现改进重点质量事件，提高系统总体可靠性。归为三大步骤：故障排列、故障评定和改进措施。

二、FMEA在医疗风险管理中的应用

（一）主要用途

虽然FMEA作为一种管理方法，业已比较完善，但是，对于其在医疗风险管理上的相关研究仅有不长的时间。2001年7月1日，美国保健组织资格认证联合委员会（JCAHO）要求每家评审合格的医院以JCAHO定期公布的发生最频繁的警戒事件信息为基础，每年起码开展1次前瞻性风险评估，同时推荐FMEA作为评估工具。美国退役军人事务局基于传统FMEA进行了改进，打造了更适用医疗服务行业的HFMEATM模式。在操作流程设计、预防医疗硬件设备技术故障或设备缺损、提高患者治疗

过程中高危程序的安全性以及识别患者和医疗服务提供者之间存在的潜在危险因素等方面，FMEA都可加以有效改进。例如，目前研究较多的有FMEA在降低给药风险中的应用，强化静脉输液安全的相关应用等；FMEA对探究医院总体布局、软件设备的漏洞等也有极大用途。

（二）FMEA应用于医疗风险管理的优势

1.前瞻性分析和持续的质量改进

FMEA重视“事前预防”，而非“事后纠正”，是在第一道防线即把问题解决于萌芽中的有效工具。并且，在执行FMEA时，非常重视落实改进措施，由专人负责，记录并跟踪监测为减少风险而采取的行动，持续更新质量要求，保证持续地改进质量。

2.系统性工具优化项目风险管理流程

FMEA重视过程的持续性和每个环节的彼此制约与促进，是流程上的改进。对于原本就是一种项目风险管理——医疗服务中某些流程清楚、操作性强的项目，将危险源辨识、风险评价、风险应对、风险监控的策划前后关联，有着较为严密的因果关系和逻辑性，不会脱节，可较好地找出其中的问题，以优化流程路径。

3.隐性风险的显性量化推动风险管理标准化

明确风险事件RPN值让全部隐含风险都能够得到量化，从而实现医院风险预警度分级的标准化，让复杂医疗风险的分级与处理程序化、易感知。另外，结合各种RPN值实施风险分级，可引导工作人员在全程管理中着力抓住和医疗服务特殊性相关的关键流程、关键事件，以明确风险的关键改进目标，从而及时化解问题、合理应用资源、取得显著效果。

4.从全局利益考虑，关注整体绩效，落实全面质量管理

FMEA隶属于六西格玛管理。关注产品的设计者、制造者、销售方以及用户等多方面的整体利益，强调产品全过程各个环节的相互影响。每一个步骤都要以整体的目标为指导，对下一个步骤的更好实现负责。重视每个部门之间的交流和协作，使产品和服务更具完整性。强调一切质量改进都应服从全局利益，实现质量、利润、成本高绩效。

（三）FMEA应用于医疗风险管理中的局限性

1.不确定的医疗服务标准造成失效模式认知障碍

FMEA的基础和前提是失效模式。通过失效模式分析可以获知失效严重程度及其对整个系统的影响，从而为确定改进措施、消除和减少设计缺陷、改进工作流程提供依据。因此，彻底弄清系统各功能级别全部可能的失效模式，获得失效危害度和发生频率是很重要的。在企业中，FMEA以产品满足用户需求为目标，在实施前将用户对产品功能、价值的需求转化为可量化的指标。相应的失效模式是产品缺陷的外部表现形式，是可以观察到并通过大量的调研得到的。医疗服务也以患者的安全为中心，但医疗服务具有“提供产品——‘健康’的无形性”、价值的难以计算，以及“风险的不可预测性”，加之患者医疗专业知识的缺乏，难以给出明确的、针对性强的医疗服务改进要求，不同患者疾病严重程度和病情的差异，医疗技术本身发展的不完善，使得医院难以创建管理的“金标准”。服务时出现的失效现象无法提前显现，系统本身的不足和失效模式之间无法找到有效而明显的联系。某一缺陷可能造成的失效模式复杂多样，危害度和频度亦就无法明确。

2.专家主观分析制约结果的客观性

FMEA的过程由相关工作领域的专家一起讨论，所以，无法杜绝观点和意见分歧，最终结果可能失之偏颇。RPN指数的计算是三维的，但当严重度达到一个比较高的危险数值时，哪怕其他两个数值并不超过安全区间，也应该采取相关的干预措施。专家意见在区别严重度、可探测度以及发生频率方面可能产生混淆，造成危害事件的错误定位或遗漏。最后，针对创新项目，在缺乏经验数据的情况下，依靠头脑风暴等方法获得风险评价指数，在结果的客观性、适用性方面打了折扣。

3.医疗服务的非绝对固定流程导致FMEA应用的局限

FMEA在确保整个流程的每个步骤正确实施的基础上，能对流程设计进行轻微的修正，但对流程之间加以连接的、不能提供附加值的工作是不能轻易消除的。医院是特殊的服务行业，医疗服务个性化、部门化非常明显，每个环节的流程不像企业那样固定不变，而是随着医务人员的不同及病种、病情的变化而有所波动。就医院而言，改进工作方法、完善各流程、降低失误率是必要的，然而，更为关键的是流程重组，即规划、衔接好为患者服务的每个相对独立的流程，降低流程之间的消耗，使每个服务流程更便捷、畅通，这比提高单个服务环节的效率更能为患者提供有效的服务。

4.单纯项目改进无法对医疗风险进行宏观调控

FMEA可有效揭示项目管理及流程控制里的不足，得出有关的风险优先值，从而标准化管理与改进关键项目。当然，烦琐的分析工作之后获得的改进程度小、范围比较局限，无法从总体上把握一个医疗机构当下面临的风险状态，对整体医疗风险缺乏宏观调控，尤其是对医院管理层缺乏宏观指导。加之医院管理者与被管理者在医学专业知识上的不对称，使得决策层无法直接评估医院整体的风险状况，对整个医疗机构风险管理政策的制定和推行缺乏充分的指导价值。

三、FMEA改良及其在医院医疗流程风险管理中的应用

（一）FMEA改良

RCA法（根本原因分析法）是对已出现的风险事件开展的一种结构性调查分析法，目标是找出问题的原因，给出解决策略。其核心理念为：风险事件的发生是个系统问题，调查关注点是风险事件过程所涉及的整个系统，而不具体追究个人执行上的过错与责任，以探寻预防措施，制订可行的改善计划，预防类似事件反复发生，以打造优良的医疗安全文化氛围。其步骤一般包括：①组建团队、收集相关资料；②找出近端原因；③确认根本原因；④拟订改善行动计划。

RCA法与FMEA法均为最常用的定性医疗风险评估方法。尽管二者有所不同，但是J.W.Senders提出二者不应分开使用，指出FMEA重点在于针对医疗全过程寻找每一个失效模式可能影响的结果，侧重于及时、前瞻性预防；而RCA重点在于通过对事件结果的调查去寻找所有可能的失效模式。每个失效模式必然存在其相应的结果，而每一个结果也必然对应一定的失效模式，侧重于事后性的回顾分析。改良型FMEA法则是将这二者进行优势互补，取得综合效果。

（二）改良型FMEA的应用

1.应用对象

神经外科是医院中医疗风险高发的科室。此次研究的应用单位是北京某三甲医院的院中院——神经外科医院。该院的神经外科在我国有较高知名度，现有临床护理单元4个、床位225张，日均手术量20台。其收治的患者一般是疑难重症者，病例CD型率为54%，治疗、护理难度大，隐含的医疗风险不小。据统计，该科室医疗不良事件有13起，医患矛盾有47起，升级为医疗事故、采取法律方式处理的事件有33起。对该医院神经外科近10年的病例进行筛选、分析发现：①颅内肿瘤切除是神经外科重要的手术，占其外科手术总数的90%，故将其作为一个单独的病种进行研究；②护理工作原因引发的医疗安全不良事件占总医疗安全不良事件的比例最高，达到45%，而患者术后1～2天的监护护理阶段所发生的医疗安全不良事件占其中的69%。护理工作对于医疗质量、患者康复具有重要的影响，而患者术后1～2天的监护护理阶段是产生医疗安全不良事件最多的环节。分析小组通过投票、综合分析后，决定选择“颅内肿瘤切除术围手术期”中的“颅内肿瘤切除术后患者监护流程”作为改良型FMEA法的应用对象，以检验改良型FMEA法在神经外科医疗风险管理的可操作性与实用性，为将其推广至神经外科医疗全流程乃至医疗全流程及医院管理提供依据。

2.应用步骤

本研究实施的改良型FMEA法，以FMEA为基本框架，将RCA融入其中，针对神经外科中医疗流

程中的失效模式（FM）进行根本原因分析，详细步骤见图8-7。

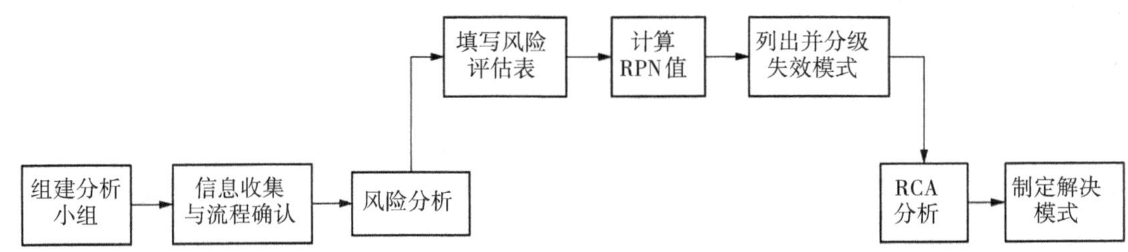

图8-7 改良型FMEA应用步骤

（1）分析小组的组成

分析小组成员包括：麻醉师、医生、科室主任、相关功能单元护士。为了确保研究过程严谨、科学和结果的可信度，在分析之前，为小组成员培训实施方法。确定一名有着过硬专业技术、缜密思维、有领导才能的人，当小组负责人。

（2）信息收集与流程确认

分析小组收集护理和治疗流程、护理规范及标准、其他医院神经外科的相关信息等资料，绘制“颅内肿瘤切除术后患者监护流程图”（图8-8），且按流程中诸环节分析颅内肿瘤切除术后监护护理流程中最有可能引发不安全事件的因素，找出全部可能发生风险的原因，以明确工作流程里的高危环节。

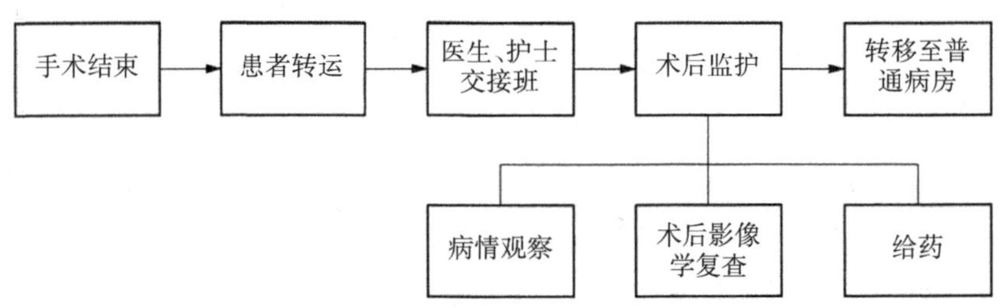

图8-8 颅内肿瘤切除术后患者监护流程

（3）风险评估表的发放与回收

向小组成员、有关专家、临床工作人员发放自行设计的“神经外科医疗风险管理方法探究调查问卷——颅内肿瘤切除术后监护护理流程风险评估表”。该表以头脑风暴法所得失效模式表为基础，以其他调查研究为补充，通过有关专家论证之后制成。调查问卷内容一般有：评分者基本信息、风险顺序数评分表、流程风险评分表等。由专人发放评估表并回收，对关键指标进行答疑、讲解，以保证调查的有效性。共发放调查表13份，其有效回收率为100%。

（4）计算风险优先指数（RPN值）

参照调查问卷里的各项得分及专家意见，算出各失效模式的风险优先指数，详见表8-4。采用公式：$RPN=O\cdot D\cdot S$。其中，O，D，S均为正相关指标，且取值范围均为（1，10）。O（occurrence）为失效模式发生的概率，其计算依据为现况调查资料；D（detection）为失效模式被发现的可能性；S（severity）为失效模式所产生的危害及影响严重程度的指标，其在干预前后是固定值。RPN值愈高提示安全隐患愈大，且以此筛选重点失效模式，开展根本原因分析，明确防控重点。

表8-4 颅内肿瘤切除术后监护护理流程中失效模式RPN值

流程	失效模式(FM)	S	O	D	RPN
患者转运	1.搬运不当	7.6	4.3	5.0	163.4
	2.体位摆放不当	6.0	3.6	4.3	92.9
	3.各种导管不通畅、不在位	7.9	3.7	5.1	149.1

续表8-4

流程	失效模式（FM）	*S*	*O*	*D*	*RPN*
交接班	4.监护室护士未完全掌握患者情况	6.7	4.2	4.5	126.6
	5.病历或影像学资料缺失	4.2	3.8	4.0	63.8
病情观察	6.未按时检查患者各项生理体征	7.2	4.7	3.8	128.6
	7.未及时上报主管医生	7.7	3.7	4.0	113.9
术后影像学复查	8.未能及时进行检查	6.7	3.2	4.0	85.8
	9.患者在检查搬运途中出现意外	8.0	3.6	4.8	143.9
给药	10.出现用药问题	8.7	3.1	5.5	148.3
其他	11.未及时发现、控制及处理病情变化	8.2	5.5	5.2	234.5
	12.未有效约束躁动患者	8.5	4.3	5.0	182.75

（5）确定失效模式的根本原因

将RCA中“确认根本原因”融入FMEA法中，找出颅内肿瘤切除术后监护护理流程中失效模式的根本原因。根据文献，本研究以*RPN*=150作为判断关键失效模式的分界值，即把*RPN*>150的失效模式当作关键点开展根本原因分析且实施防控办法。11、12、1为最需要关注的3个失效模式，应确认其根本原因。为此，绘制鱼骨图和根本原因分析表，从两个角度分析、描述导致失效模式的根本原因（图8-9，表8-5）。

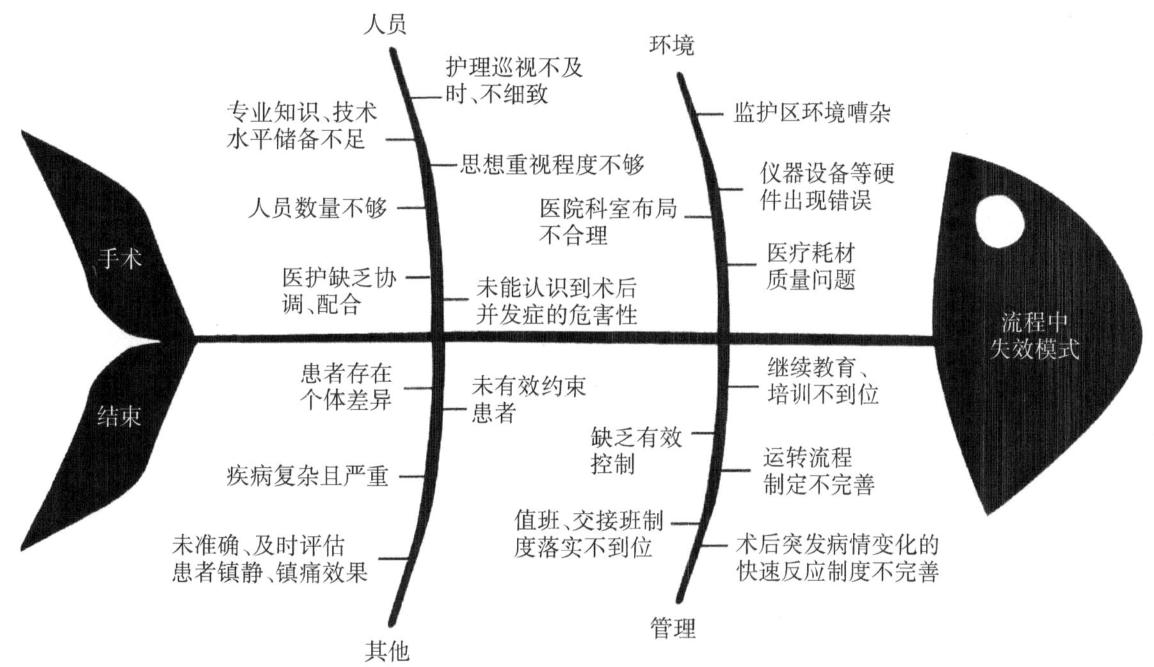

图8-9　颅内肿瘤切除术后监护护理流程中失效模式因素分析鱼骨图

表8-5 颅内肿瘤切除术后监护护理流程中失效模式根本原因分析及解决措施

序号	失效模式	医疗效果的恶化	根本原因	应对措施
1	未及时发现、控制及处理病情变化	易导致患者抢救不及时产生严重并发症，甚至死亡，引发医疗纠纷	人员数量不足 专业知识、技术水平储备不足 术后突发病情变化的快速反应制度不完善	科学、合理、弹性设置、配备护理人员 重视、分区加强开展护理人员的继续教育，通过考核检验教育成果 完善术后突发病情变化的快速反应制度，通过多次演练以持续完善
2	未有效控制躁动患者	医源性皮肤损伤，非计划性的拔管、脱管，甚至发生坠床、跌倒，造成二次伤害	未准确、及时评估患者镇静、镇痛效果 医护缺乏协调、配合	加强护理人员专业素质与技术水平，突出重点 合理配置值班护理人员，按时检查患者机体功能状况
3	搬运不当	加重患者病情，延缓康复	未严格执行转运流程	加强医生与护理人员之间的协调、配合 明确转运流程人员职责，并严格落实，针对可能存在问题，积极预防

（6）制定解决措施

分析关键失效模式的原因，收集相关信息；分析小组深入探究失效模式间的相互关系，深入收集相关信息，并通过归纳、整合，制定出针对性的办法。

（7）实施结果整理

通过统计学软件SPSS 21.0，在采用改良型FMEA管理模式6个月之后开展效果评价，3项高风险失效模式的RPN值和监护室护理人员专业考核成绩以配对t检验方式对比，患者躁动发生率及搬运意外状况发生次数使用卡方检验。检验水准a为0.05。结果表明，和干预之前比较，3项高风险失效模式的RPN值得到明显控制（表8-6），护理人员专业知识与技能考核成绩有了极大进步（表8-7）；患者躁动发生率及其二次伤害的概率大大降低（表8-8）；患者在搬运过程中发生意外的状况大大减少（表8-9）；都存在统计学差异。

表8-6 干预前后3组高风险失效模式RPN值

组别	例数	未及时发现、控制及处理病情变化	未有效控制躁动患者	搬运不当
干预前	543	234.50	182.75	163.40
干预后	485	127.34	104.65	78.90
差值	58	107.16	78.10	84.50
t值	—	245.98	114.56	100.91
P值	—	<0.01	<0.01	<0.01

表8-7 干预前后护理人员专业知识与技能考核成绩

组别	例数	考核成绩（分，$x±s$）
干预前	26	82.81+2.11
干预后	26	93.12+2.42
差值	—	—
t值	—	20.07
P值	—	<0.01

表8-8　干预前后患者躁动发生情况

组别	例数	躁动发生(%)	未发生(%)
干预前	543	340(62.62)	203(37.38)
干预后	485	230(59.79)	255(40.21)
合计	1 028	570	458

注：X^2=123.093，P<0.01。

表8-9　干预前后患者搬运意外发生情况

组别	例数	搬运次数	患者搬运意外情况发生数	未发生数
干预前	543	2 658	41	2 617
干预后	485	2 460	6	2 454
合计	1 028	5 118	47	5 071

注：X^2=22.273，P<0.01。

（三）结语

研究可见，在神经外科护理流程里使用改良型FMEA法是可行的，一方面可帮助管理者有效识别、评估神经外科颅内肿瘤切除术后监护护理流程里蕴含的风险，给出相应的预防流程和管理措施，另一方面亦有助于医院管理者和临床工作人员结合已出现的或潜在的风险，剖析且寻找基本原因，从而有的放矢，是一种结合了前瞻性、回顾性的有效风险管理方法。

改良型FMEA方法更加全面、科学、详细地分析、诊断、预防医疗流程里包含的风险，把风险降至尽量低的水平，乃至完全清除，为管理人员和临床工作人员提供简单、操作性强的医疗风险预防模式。其所确定的失效模式的改进与完善要求涉及流程相关的各层级工作人员一起加入，这使得改进流程及方法与科室现实工作更为贴切。落实此种方法，有助于提高护理人员专业技能及知识，强化护士的风险预防意识，培养护理人员严谨的工作态度，强化护理队伍的凝聚力等。应用对象已成立以住院医生、病区总护士长为核心的分析小组，定期针对科室内医疗、护理流程实施改良型FMEA法，使之成为常态化工作，以促进医疗流程向着常规化、程序化、科学化及规范化的方向发展，持续改善医疗质量。改良型FMEA法可应用于神经外科其他医疗工作上，从而减少科室内的医疗风险，从总体上改善患者满意度和医疗质量。

（本节作者：朱　琳）

第八节　结构方程模型在医疗风险预警体系中的应用

一、结构方程模型的概念和基本原理

（一）概念

结构方程模型（structural equation modeling，简称SEM），是基于当下因果理论，利用和其相应的线性方程系统描述这一因果理论的一类统计分析技术，以研究不同事物的因果关系，同时以路径图、因果模式等方式描述这种关系。结合这一方法的各种属性，命名有所不同，比方以数据结构为基础，被叫作协方差结构分析；基于功能，被叫作因果建模。

（二）结构及原理

结构方程模型是一个结构方程式的体系，有观察变量（可被直接检测的变量）、误差变量、潜变量（难以直接检测的变量）和结构参数（变量间因果关系的不变指数）。一般把结构方程模型划分成两部分，即测量模型和结构模型。测量模型亦叫作验证性因子分析模型，用以描述潜变量与观察变量间的关系，一般由两个方程式组成（图8-10①、②）；结构模型亦叫作潜变量因果关系模型，用以描述潜变量间彼此影响的关系（图8-10③）。方程式里，Λ_x、Λ_y分别表示x与ξ以及y与η间的回归系数（结构参数）；δ、ε依次代表x、y的测量误差；B表示η间的关系；Γ表示ξ对η的影响；ζ表示残差项。

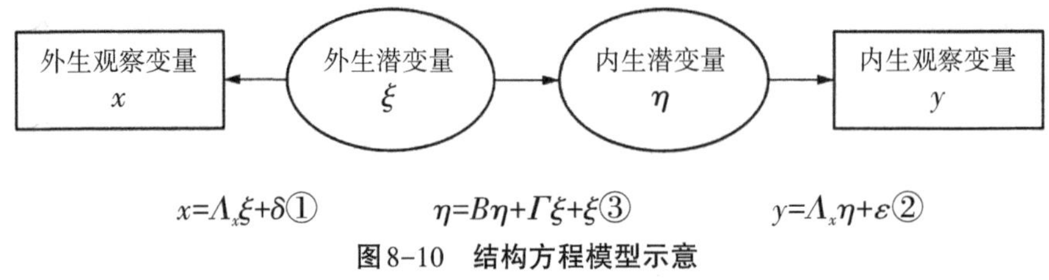

$x=\Lambda_x\xi+\delta$①　　$\eta=B\eta+\Gamma\xi+\xi$③　　$y=\Lambda_x\eta+\varepsilon$②

图8-10　结构方程模型示意

二、结构方程模型在医疗风险预警体系中的构建与应用

（一）模型界定

不同于其他多变量的统计技术，结构方程模型的构建必须依靠健全的理论或假设。在构建医疗风险预警指标体系时，以相关理论和以往研究的分析为依据，通过发放调查量表、样本医院现场调研、医疗风险案件分析、专家咨询等方式收集影响医疗风险的因素（满足SEM大样本的要求）。应用相应的软件程序分析和处理定量资料，筛选具有灵敏、全面、稳定性的指标因素作为模型的n个外生观察变量（用$X_{1\sim n}$表示）。运用主成分分析、因子旋转等探索性因子分析方法（EFA）抽取构成这些变量的公因子（用$\xi_{1\sim m}$表示）；结合专业知识，征求专家意见命名影响医疗风险的公因子，作为模型中的m个外生潜变量。初步将医疗风险分为手术系统、非手术系统、辅诊系统和门、急诊系统四个子系统，作为模型的四个内生潜变量（$\eta_{1\sim 4}$表示）。以SEM符号描述各变量间的关系，建立模型的路径图。最后，结合路径图用方程式表达模型的因果关系，产生假设，就完成了模型界定的过程。

（二）模型识别

运用规则进行模型识别，一般是检测能否按照观测数据算出每个自由（未知）参数的唯一估计值。若难以得到参数的唯一值，那么上述模型的构建就是失败的。

（三）模型估计和评价

如果模型可以识别，则利用LISREL程序的极大似然估计法（ML）或广义加权最小二乘法（GWLS）等估计结构参数，即确定变量间（$X\to\xi$，$\xi\to\eta$，$\eta\to\eta$）的路径系数（Λ_x，Γ，B）。然后，用适配度指标（GFI）、近似误差均方根（RMSEA）、修正的拟合优度指数（AGFI）等模型参数评价样本数据与模型的拟合效果（图8-11）。

（四）模型修正

利用显著性检验结果，评估假设的两变量之间因果关系能否确立。去除不合理变量及变量间不存在的关系路径，保留合理变量和变量间的关系路径，或在理论的基础上释放参数，直至得到有效的结构方程模型。

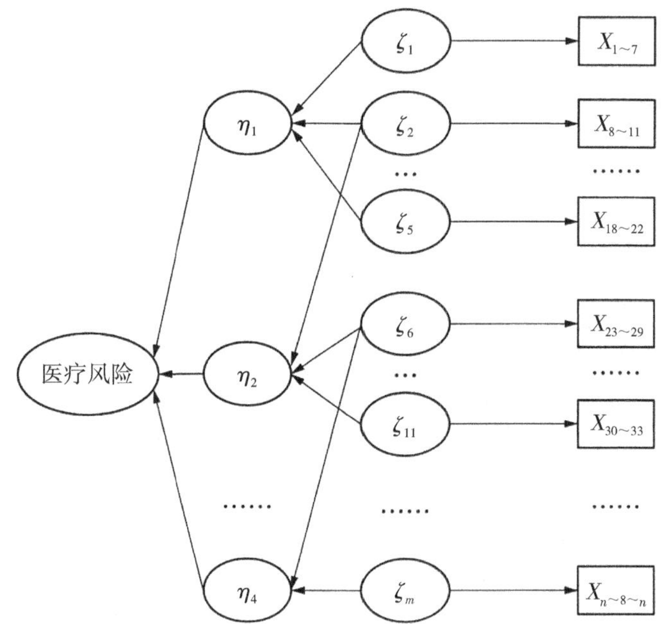

图8-11　医疗风险影响因素路径图

（五）模型应用

按照测量模型的方程式，通过可观测的影响医疗风险的指标（x）及结构参数（Λ_x），可算出医疗风险的各影响公因子（ξ）的值，再计算4个医疗风险子系统（η）的值，以算出医疗风险值。将这一风险值和已明确的警度阈值对比，评估风险程度，起到风险预警作用。根据成本效果优化分析，可选择性地对可观测变量x加以干预，最终达到控制医疗风险水平的目的。

三、结构方程模型应用于医疗风险预警体系的优势

1.客观分析因素，提高模型信度

医疗风险的发生是多因素共同作用的结果。实际上，各种因素的测量在一定程度上均存在误差。其中涉及行为、社会、心理等方面的因素大多是抽象的概念，更是无法直接观测的。传统的统计分析方法，即使可以简单地处理潜变量，也无法避免测量误差对结果造成的影响。在结构方程模型中，一个潜变量可以与多个观察指标相关，一个观察指标也可以同时从属于两个或两个以上的潜变量，并允许变量存在测量误差。所以，应用结构方程模型可以更加客观地分析影响因素与医疗风险的相关性，减少主观因素和测量误差对模型信度的影响。

2.构建网状分析结构，提供整体思维方法

鉴于医疗行为的交互性，医疗风险影响因素之间的作用关系极其复杂，有的是直接作用，有的则是通过中介因素间接作用。传统的统计学分析方法，往往孤立地关注潜变量与观察指标之间的关系，而忽略其他潜变量的存在和影响，缺乏从整体结构上的把握。结构方程模型不但可以同时考虑和处理多个潜变量的影响和作用关系，亦可利用分解相关系数剖析变量之间的关系。所以，结构方程模型可建立一个全面的医疗风险影响因素分析网，为全面分析医疗风险影响因素，指出其中的传导机制和彼此影响的内在规律创造一种整体思维方式。

3.允许假设检验，深入研究风险机制

由于医疗风险自身的复杂性和不确定性，其发生机制尚未完全明确，因此初步选择的用于构建预警模型的医疗风险影响因素实际上可能并不完全与之相关。在因素分析法中，因素与因素之间的关系必须是全有或全无，即因素必须是完全相关或完全不相关。结构方程模型则可按照理论，假设变量间

的因果关系，在验证这种关系是否存在的同时，分析两者的相关强度。然而，有些学者批判SEM的因果性，认为在对非实验性资料的分析中，模型与样本拟合，仅表示这一模型截至现在还没有被人否定，并无法以此验证因果关系。严格而言，虽然SEM无法验证因果关系，但是其意义是，可以找到变量之间最可能的因果关系。从这个角度来看，结构方程模型的验证性因子分析技术，对进一步认识医疗风险的发生机制具有积极作用。

4.量化评价指标，实现风险宏观调控

风险的不可测性，使医疗风险管理的研究和发展受到制约。同一时间点上，不同的医疗机构在组成规模、管理体系、医疗条件、人才素质等各方面均有所不同，很难将它们各自的风险水平做横向的比较。即使是同一个医疗机构，在不同的时间点上，影响风险水平的因素也不尽相同，从而无法纵向评价各阶段风险管理的成效。在医疗风险预警体系中构建结构方程模型，则可以通过量化了的指标值计算得出风险值，从而使医疗风险具有可测量性和可比较性。对于医疗风险的管理高层来说，一方面，可以横向比较，对具有相对高风险度的机构给予警示；另一方面，可以纵向评估风险水平的趋势，对风险管理提出改进意见。此外，还可用于评价各机构遭遇突发事件时的风险承受能力。因此，结构方程模型的应用使实现医疗风险的宏观调控成为可能。

四、结构方程模型应用上的局限性

1.模型的构建受样本容量的限制

构建结构方程模型要满足大样本的要求。医疗风险影响因素的复杂性和多样性，给原始资料的收集带来很大难度，可能需要大量的人力和时间。

2.指标选择和模型界定易受主观因素的影响

目前，医疗风险的机制尚未完全明确，对医疗风险因素的分析和因素间作用关系的构建仍基于人类对风险的认识水平，带有一定程度的主观性。

3.缺乏对环境及认识改变的适应性

随着医学科学的不断发展和人类对风险认识的不断深入，影响医疗风险的因素也会随之发生变化。对于可能出现的因素，或因素与风险相关程度的改变，相对固定的模型无法预测并改变自身结构与之相适应，使其对风险的评估失去精准性。因此，构建医疗风险预警模型不是一劳永逸的，也需要不断地改进和修正。

综上所述，结构方程模型坚持了许多类型统计分析手段的长处，为医疗风险预警模型的构建提供了有力的工具，并使医疗风险管理机构可以从全局着眼评估风险水平，从而实现对风险的宏观调控。因此，结构方程模型虽然具有一定程度的局限性，但在医疗风险预警体系的研究中仍然具有其他统计学分析方法所不能比拟的实用价值，值得进一步研究和应用。

（本节作者：朱　琳）

第九章　医院领导

建立适应社会主义市场经济发展的医院领导体制，提高医院领导的素质，以及建设合理化的领导群体结构，是医院领导活动成功和实现医院科学管理的关键，也是医院管理学必须从理论和实践上认真研究和解决的问题。

第一节　概　述

一、概念

（一）领导

领导是指在某一特定条件下，指引、带领、影响和鼓励他人为实现组织目标而努力的过程。该定义包含了三要素：

1. 领导者必须有部下或追随者

所谓领导者，现代管理学家彼得·德鲁克认为："领导者的唯一定义就是其拥有追随者。"在领导过程中，领导者是领导活动的主体，被领导者是客体，二者都以对方的存在而存在，如果没有被领导者，当然领导者也就失去了意义。因此，领导过程并不是单向的，而是双向互动的过程，领导者通过指挥、协调、激励和影响追随者，追随者在领导者的指引下，在努力实现组织目标的过程中，以行为、信息和反馈来不断修正领导者现阶段和未来的组织目标和行为准则，二者之间永远是一种相互动态的过程。

2. 领导者拥有影响追随者的力量或能力

追随者与领导者之间的关系，并不是一个简单的自上而下或自下而上的关系，而是一个具有权力或影响力的关系。这种权力或影响力，既包括领导者对被领导者施加的强制性影响，也包括被领导者对领导者施加的影响力。这种权力或影响力，既包括由组织任命赋予领导者的职位和权力所带来的权力性影响力，也包括领导者个人所具备的知识、才能和吸引力带来的非权力性影响力。在社会交往中，领导的影响力一部分来自工作职权，另一部分来自自身素质。因此，领导者要在提高自身修养的基础上，正确运用权力，才是提高领导能力的基本途径。

3. 领导的目的是通过影响部下来达到组织的目标

领导活动是一项具有很强目的性的行为过程。领导活动的目的性主要体现在三个方面：一是使人们心甘情愿地、热心地、积极地为实现组织目标而努力；二是使人们主动自觉地、自觉不自觉地为实现组织目标而努力；三是使人们在实现组织目标的过程中不断获得自身能力的提高和发展，而不是无奈地、勉强地、被动地为组织工作，这就体现了领导工作的水平。

领导是一门科学，它研究领导活动的一般过程和领导活动的结构问题。领导活动的过程主要包括决策、组织、激励、沟通、控制以及创新等；领导活动的结构主要指领导体制、领导素质、领导结构及领导要素之间的关系。

（二）医院领导

医院领导是指对医院的发展目标、实施计划、组织实施、监督控制和评价考核等一系列活动进行组织和领导，以实现发展目标的过程。医院领导是医院工作的组织者，是管理活动的主体。

二、医院领导目标

医院领导目标是指医院领导活动所要达到的明确预期效果，是整个行为活动目标责任都集中指向的未来标的，是整个行为活动的“愿景”。它既是整个行为活动的指导方针，又是影响资源流向和效用、领导活动成就和结果、决定领导行为性质和方向的因素。医院领导目标是集医院领导工作之大成，体现了医院领导工作的核心与本质。医院领导总体目标是以市场发展为导向，以患者为中心，以实现广大民众“病有所医”为使命，以满足人民群众日益增长的健康需求为目标，以医疗卫生事业发展为己任，为新时代社会主义现代化建设事业服务。

（一）医院领导目标的分类

按医院领导的责任划分，具体的领导活动具有特定的领导目标，即医院医疗核心业务工作目标、医院科研教学目标、医院组织人事目标、医院基本建设目标、医院经济活动目标、医院行政管理目标等。

按医院领导目标实现的期限长短来划分，如长期领导目标：十年或以上；中期领导目标：五年；短期领导目标：一年以内。

（二）医院领导目标的制定原则

领导目标对领导行为具有引导和规范的作用，在这种引导和规范的作用下，领导行为才能准确地、按时地指向领导目标去努力，从而才能取得良好的社会效益和经济效益，才能确保领导活动实现成功。因此，制定领导目标是一项重要的工作，它直接关系到领导活动的成败。要制定切实可行的领导目标，必须遵照一定原则。

1.科学性原则

医院领导目标的制定一定要有科学的依据和方法。首先要深入实际调查研究、收集有关资料，分析医院的市场环境特点，包括内部环境和外部环境。内部环境主要研究各级各类卫生技术人员数量、技术水平、技术设备、经济状况、医院文化环境等方面；外部环境主要分析社会政策、社会经济、居民的健康需求、其他医疗机构的布局和实力等。在此基础上进行科学的预测和准确的判断，把握医院未来的发展趋势和走向，不但要进行定性预测，还要进行定量预测，包括对潜在的风险的论证与分析。只有在充分调查、分析、预测和论证的基础上，领导目标的制定才具有科学性和可行性。

2.群众性原则

领导目标的制定，还应广泛动员医院的干部职工积极参与，这不仅可以听取职工的意见、集思广益，增强领导目标的可行性和科学性，更重要的是还有利于调动广大医务工作者的主人翁精神，充分发挥职工的主观能动性和创造力，有利于组织目标的贯彻落实执行。

3.方案优选原则

在领导目标制定过程中，坚持方案优选原则。在组织目标制定过程中，要充分利用各种条件和可能，根据工作目标的内容、性质、难易程度以及领导意图，制定出两个以上的方案，从中选出一个最优方案。所谓最优方案，应该满足以下三个标准：第一，领导目标要具有效益性；第二，领导目标要具有创新性；第三，领导目标要具有可行性，要切合实际，通过努力能够实现。

（三）医院领导目标的实现

领导目标的实现是一个复杂的过程，涉及各方面的工作，贯穿于领导活动的各个环节，要求医院领导具有团结一致、坚毅果敢、勇于创新和坚定不移的精神。具体的实现过程包括：制订详尽的实施计划，根据领导目标的设定要求结合目标实施过程中存在的主要矛盾，确定目标的战略重点和实施步骤，并进行目标任务分解，制定合理的奖惩制度，目标的实施，检查考评，不断优化战略目标并按照目标管理循环。

三、医院领导职责

所谓医院领导的职责就是医院班子成员为实现其领导权限范围内应承担的责任和任务。毛泽东曾经指出："领导者的责任，归结起来，主要是出主意、用干部两件事。"这一论述从根本上概括了领导职责的实质。医院领导的主要职责具体如下：

1. 科学决策

在社会主义市场经济条件下，医院领导的决策在很大程度上关乎着医院的生存与发展。医院领导正确决策和提高决策的质量依赖几方面的突破：其一，重视收取、分析和吸纳信息。及时、准确的信息是科学决策的依据。其二，发挥民主，广集民智。发挥民主、集中群众智慧、调动广大医务工作者的积极性是科学决策的基础。其三，能谋善断，把握机遇。重视"智囊团""思想库"的作用，审时度势，提高科学决策的效率。

2. 善于用人

古人云"治国之道，惟在用人""善用物者无弃物，善用人者无弃人"；现代管理学常用的一句话"没有无用的群众，只有无能的领导"。善于用人是管理者的重要职责，医院领导的工作，很大程度上与识人用人有关。因此，医院领导要树立正确的用人观，需掌握正确的量才标准。要正确识人用人首先要有爱才之心和用才之能，要知人善任，要善于发现和识别不同类型的人才，敢于用人和善于用人，并能扬长避短；领导还要有容才之量和护才之魄，对于与自己有不同见解的人才，领导要有宽容大度的胸怀，对于那些由于知识和经验不足造成某些工作中出现非原则性小错误的，医院领导者始终应牢记"金无足赤，人无完人"之古训，切忌追求完美，并在适当的时候给予帮助；同时也要有荐才之德和育才之方，大胆选贤举能、培养人才，不断为医院增加新的活力。

3. 创造综合效益

领导所追求的效益是社会效益与经济效益相结合的综合效益。取得最佳的综合效益的过程就是领导活动中各种因素、各种资源、各个环节最佳组合并发挥最佳作用的过程。医院的综合效益越高，领导的社会作用越好，说明领导活动处于良性、有效的运行状态。

四、医院领导对象

医院领导的工作对象是指领导行为所影响者或所及者，实际上就是领导客体。根据这一含义，医院领导的工作对象是指医院的人力、物力、财力和技术，其中人力是最主要的对象。

1. 人力

在医院领导活动中，作为医院领导对象的人力资源主要指卫生技术人员和行政管理人员，是医院领导对象中最重要的资源，也是最复杂的资源，具有培养周期长、使用管理较其他资源难、组合复杂和不断变化等特点。因此，医院领导在人才的培养和建设上要从发展的角度来考虑，在使用上要合理配置、最佳组合，才能发挥最好的效益；要根据不同层次的人才资源需求的差异，采取相应的激励措施，充分调动全体医院职工的积极性。

2.物力

医院的物力资源主要指医院房屋、医疗设备、各种物资等。科学的物力资源管理能帮助医院降低医疗成本、提高诊疗质量、减少物资的资金占用，从而取得良好的经济效益。

3.财力

医院财务活动是医院领导日常工作活动的重要组成部分，包括医院资金的筹备、使用和与之相关的不同资产的价值管理。加强医院的财力管理、合理开发和利用医院的财力，有利于提高领导活动的经济效益和社会效益。

4.技术

医院是技术密集型机构，医疗技术为领导者提供实现领导目标的工具和手段，医疗技术管理的核心是提高诊疗服务质量。诊疗服务质量是涉及人的生命和生命质量的大问题，在逐步规范的医疗市场中，诊疗服务质量是医院立足于医疗市场的重要法宝。因此，可以说在医院领导活动中，提高诊疗技术水平和服务质量是医院领导者的中心工作。

（本节作者：陈其葳）

第二节　医院领导体制

研究医院领导体制、探索和建立适应社会发展需求的现代医院领导体制，在社会主义市场经济的机制下尤其重要。

一、基本概念

领导体制指的是领导者为了确保领导活动的顺利开展，并实现领导功能，而构建起来的组织结构形式和相关规章制度的有机统一。它是领导活动中的领导权限划分以及与之相对应的组织机构设置的一套制度，它是领导活动的载体。

医院领导体制指的是在不同的社会制度和一定的历史发展时期，医院管理结构、管理方式、管理层次的划分，以及各管理层次的职能分工与协调合作的制度体系。

二、分类

按照医院领导者职权和责任的集中与分散划分，医院领导体制主要有两类：集权型与分权型。

1.集权型

在中央集权的领导体系中，医院一切工作的最终决策权均由院长掌握，下属单位只能按照院长的指示和决定行事；院长负责医院的一切工作，包括医疗、护理、行政后勤等。中央集权的医院院长，不仅要有医生的背景，还要有一定的管理能力。这种领导体制具有政令统一、规范统一、权力集中、便于指挥、令行禁止的特点。不利之处在于不能因时因势因地而用人，不能充分发挥领导的作用，也不能灵活多变。我国的医院领导体制基本上属于此类型，另外还有日本、欧美的一些公立医院和军队医院，一些发展中国家的医院等。

2.分权型

在分权型领导体制中，医疗、护理、行政三权分离。院长不主管医疗业务，而是医院的经营管理和行政管理，医疗业务由相应的机构管理。这种类型的院长一般不是医生出身，大多数是经营管理专家。

分权型领导体制与集权型领导体制相比，其特点主要是：医疗、护理、行政三权分离，医疗业务由相应的机构负责。分权型管理对于医疗和护理管理机构有较大的自主性，其领导的才能易于显现和发展，但各组织相互独立，矛盾冲突难以协调，难以维护医院的整体利益。

三、我国医院领导体制的主要模式

我国医院领导体制包括已经实行和正在实行的三种主要模式，分别是：党委领导下的院长负责制、院长负责制、董事会领导下的院长负责制。

（一）党委领导下的院长负责制

1982年卫生部颁发的《全国医院工作条例》规定，医院要实行党委领导下的院长负责制。该体制主要包括：

1.党委集体领导

党委是医院的领导核心，在抓好党组织自身建设的同时，对医院的行政、业务工作负有领导责任，决定行政重大问题，保证党的路线方针政策的贯彻实施，并对干部进行管理。

2.院长在党委的领导下负责医院的行政指挥

院长对于党委决定的重大行政、业务问题有独立的领导和指挥权，对医院的日常行政和业务工作有领导和决定权，对干部的任免有建议权，副院长协助院长抓好分管工作。

3.职工参与民主管理

党委领导下的职工代表大会制度，是医院的民主管理形式，职工通过职工代表大会对院长的工作进行支持和监督。这种体制存在的问题有：医院领导体制上的党政职能不分、权责分离，也容易造成医院书记、院长多头指挥。

（二）院长负责制

1985年4月经国务院批准，在我国医院实行院长负责制。这是医院领导体制改革的一项重要尝试，通过多年的改革实践，大家认为这种体制有利于加强和改善党的领导，体现了统一指挥、权责一致和自主经营的原则，有助于克服党政不分、权责分离的弊端，有利于医院的科学管理。目前，我国大多数医院实行的是院长负责制。

1.院长负责制的内涵

院长负责制指的是医院院长对行政和业务工作全权负责，党委发挥保证监督作用，职工代表大会参与民主监督和民主管理的医院领导体制。院长是医院的行政负责人，他是医院的法人代表，受到国家的委托，在上级卫生行政机关的领导下，对医院进行相对独立的经营和管理，对医院的工作进行全面领导、统一指挥，并对其负责。

医院院长的主要权限有：

（1）决策权

医院发展的重大问题，经集体讨论后由院长做出决策。

（2）指挥权

院长对医院的行政、业务工作实行统一指挥，有权对医院的人、财、物和设备统一调配。

（3）人事任免权

对医院中层干部和各级各类医疗技术人员的聘用、解聘、任免，经院长提名、组织人事部门考核、党政领导集体讨论后，由院长任免。

（4）奖惩权

院长可以根据有关规定对医院职工进行奖惩，包括晋职晋级、降职降薪、奖励、处分等。

根据医院规模和实际情况设副院长2～4人，副院长作为院长助手，一般按医院业务、经济、行政、后勤、教学科研进行分工，对院长负责。

2.院长与党委的关系

党委是医院的政治核心，是与院长并列的一套领导体系，对业务领导起保证监督作用。主要职能是保证党和国家的方针、政策的贯彻执行，抓好党的建设，参与人事管理，领导并发挥工会、共青团、妇联等群众性组织的作用，支持院长的工作，保证医院各项工作的顺利进行。党委参与医院重大问题的决策，了解医院行政业务工作的开展情况，院长和书记在工作中要经常沟通，密切配合，加强协调，从不同的角度共同做好医院的工作。

3.院长与职工代表大会的关系

职工代表大会是医院民主管理的基本形式，也是医院的监督机构。职工代表大会在党委的领导下，参与医院管理，支持院长行使职权，对行政工作进行监督，维护职工的合法权益。院长在工作中要依靠职工代表大会，并接受职工代表大会的监督；定期向职工代表大会汇报工作，听取对医院重大问题、财务预决算、规章制度、年度工作总结等的意见和建议；将有关医院发展和管理的重大问题、财务预决算等提交职工代表大会讨论；对涉及全院职工切身利益的重大事项或对职工关心的热点问题提出处理意见和建议。院长负责制和职工代表大会相辅相成、互相支持，共同做好医院各项工作。

4.院长负责制要建立必要的领导制度

为了提高医院领导的水平和实现医院领导活动的目标，使院长的决策更加符合实际情况，避免盲目性、片面性，减少工作误差，必须建立有关的工作制度，工作中做到职责权限明确，奖惩分明。院长负责制主要建立以下领导制度：①集体讨论医院重大问题的制度；②计划工作制度；③各级目标责任制和检查制度；④奖惩制度；⑤调查研究制度；⑥信息管理制度。

院长负责制具有一套合理的管理系统、科学的决策程序、完整的规章制度、明确的目标责任，在医院管理实践中得到普遍采用。

（三）董事会领导下的院长负责制

随着我国社会经济的发展和医疗卫生体制改革的不断深化，一种纯企业行为的股份制制度已陆续出现在医院管理中。这种医院的领导体制实行的是董事会领导下的院长负责制，包括少数中外合资或合作医院和国内的民营医院以及部分公立医院。医院董事会向股东大会负责，院长由董事会任命，向董事会负责。医院行政、业务上的重大问题，经董事会讨论决定，院长是具体的执行者。

目前全国民营医院及合资医院大都实行的是董事会领导下的院长负责制的领导体制，这些医院的实践总结表明，董事会领导下的院长负责制不仅有利于理顺医院内部的管理体制，使决策更加民主、科学，而且在积极发挥院长的职能的同时，还能更有效地行使监督机制，职责更加分明、权责更加清晰。随着我国社会主义市场经济体制的逐步完善，卫生行政部门的职能也随之逐渐转变，医院作为经营实体的趋势越来越明朗。我国加入WTO以后，全球经济一体化，学习国外医院的先进经验，与国际接轨已成为我国医务界的当务之急，股份制医院所实行的董事会领导下的院长负责制形式将会成为医院管理的发展趋势。

（四）医院管理人员职业化势在必行

值得重视的是，无论医院实行哪一种领导体制，社会发展都要求医院管理者必须走职业化发展的道路。由于历史原因，我国医院的经营管理者大都是“技术专家”出身，精于各自的专业，在从事医院管理的工作中实际上是一种非职业化的短期行为或称“兼职”模式。随着社会主义市场经济体制的建立，医学科学技术的发展，外资医院的进入，市场的竞争越来越激烈，医院的经营管理作用日益增大，任务也日益繁重复杂，社会对医院管理者的要求也发生了根本性的改变，非职业化的管理模式已越来越不适应形势发展的要求。因此，专家们呼唤尽快建立职业化的医院管理者队伍，从而以管理为专长的职业“管理专家”应运而生。一些医院已经开始注意引进诸如经济管理、社会学、工商管理类人才，以增强医院的竞争实力。不少的医院院长也注意到了“技术专家”的不足，开始改变自己的知识结构，系统学习有关市场经营战略、管理科学、社会科学等的知识，以开拓思维与开阔视野，迎接挑战。

（本节作者：陈其葳）

第三节 医院领导素质和能力

一、领导素质

领导素质是指充当领导角色的个体为完成其特定的职能职责、发挥其特定的影响和作用所必须具备的自身条件。医院领导者的思想素质、业务素质和身体素质应符合下列条件。

1. 思想素质

①医院领导者要学会和掌握用马克思主义立场、观点和方法，分析研究医院管理工作中的问题，在工作中要自觉地贯彻执行党的基本路线、方针和政策。

②应有强烈的事业心、高度的责任感和不断进取的创业精神。

③要有良好的思想作风和踏实的工作作风，深入实际调查研究，认真听取群众意见和建议。

④具有影响他人的人格魅力，牢记全心全意为人民服务的宗旨，以自己崇高的思想境界去影响人、感染人和教育人，密切联系群众。

2. 业务素质

①应懂得市场经济的基本理论，用战略的眼光观察医院的环境，善于用市场的观念思考、分析医院的发展问题。

②不仅要系统掌握现代管理科学的基本理论、基本方法和基本知识，还要能正确运用于医院管理的实践中。因此，医院领导者要加强对管理学、经济学、社会学、心理学等领域的学习。

③我国大部分医院的大多数院长都是医疗技术方面的专家，虽然在本专业有较深的造诣，但作为一个管理者，在精通自己本专业医学知识的基础上，还要了解与临床医学密切相关的医学专业知识和发展趋势，如基础医学、预防医学、医院建筑学等，以便把握医院发展和建设的方向。

④医院领导者还必须有丰富的法律知识和强烈的法律意识，要认真学习国家的有关法律、条例和规定，要学会用法，善于依法治院、依法办事、依法管理和依法领导，善于依法保护医院和医护人员的合法权益。

⑤能够熟练应用计算机和医院信息管理系统，及时掌握医院各项工作的动态和相关指标，处理有关信息；同时了解国内外医院管理和医学科学发展的动态。

3. 身体素质

领导负责医院工作的组织与协调，这是一个既要脑力又要耗费很多体力的工作，所以对身体素质要求很高，精力也要充足。

对于一个领导者来说，要想在自己的领导工作中做出成绩，就必须具备良好的思想素质、业务素质和身体素质。

二、领导能力

领导能力是指领导者在一定的条件下，把各种管理理论与业务知识，通过一定的途径和方法，运用于实践，进行具体管理、解决实际问题的本领。所以，领导能力是管理者通过领导活动表现出来的能力，它是在一定条件下，通过一定的途径和方法而表现出来的能力。领导能力是在领导活动中培养起来的，医院领导者在管理的实践中要注意不断提高自己的管理能力。

关于管理者应具备的基本能力，管理学家们提出了各种观点，我们将卡兹提出的管理者应具备的三种基本管理能力运用于医院领导能力中。

1.业务能力

业务能力是指执行一项特定的任务所必需的能力，也就是说业务能力与一个人所从事的工作有关。对于医院管理者来讲，不仅要有较好的医疗业务技能，而且要掌握和运用各种管理技术，包括决策能力、计划能力、组织能力、指挥能力、控制和评价能力等。

2.人际能力

人际能力是指在管理过程中，与人共事，激励或指导组织中的各类员工或群体的能力。管理是一项群体性工作，每一位管理者都要面对各种类型的人员和群体，这就要求管理者具有一定的人际能力。在医院这个特殊的组织中，管理是一项群体活动，而不是个人活动。在此意义上，人际能力就是一个人以合适的方式与人沟通的能力。这就要求管理者不仅要具有语言表达能力和人际交流能力，还要具有协调沟通能力和激励能力。

3.概念形成能力

概念形成能力包括：洞察既定环境复杂程度的能力；减少这种复杂性的能力。

在任何一种既定的环境中，都有许多的影响因素，要想了解一件事情是怎样影响和怎样受到其他因素影响的，都必须要有很强的概念形成能力。这种能力主要表现在以下几个方面：①分析事物的能力；②逻辑思考能力；③思维创造能力；④感受事件趋势的能力。作为一个医院管理者概念形成能力是最重要的，也是最难培养的。概念形成能力主要表现在：能快速敏捷地从混乱而复杂的环境中辨清各种因素间的相互关系，抓住问题的实质，并根据形势和问题果断地做出正确的决策，如对医院内部机构的重组、医院适应外部政策的调整、应对市场环境的变化等都需要有较强的概念形成能力。这要求领导者不仅要有扎实的理论功底、丰富的阅历和经验，还要有战略的眼光、超前的预见能力和敏捷的思路。

值得注意的是，其一，成功的管理者应具备较高的业务能力、人际能力和概念形成能力，但由于不同层次的管理者所承担的主要职责不同，因此对于不同层次的管理者这三种能力的重要程度也不同。对于医院院长，最重要的是概念形成能力，而对于医院的基层管理者，比如各临床科室和医技科室的科主任，由于他们是处于医疗业务工作的第一线，所以业务能力显得格外重要。另外，领导活动中的主要对象是人，因此人际能力对于各层次的管理者来说都是很重要的。其二，医院组织中不同层次的领导者对业务能力、人际能力和概念形成能力的需要比例是不同的，因此领导能力要随着管理者在组织中所处的层次改变而变化。如果一位颇有学术造诣的临床主任无法把业务能力转化或升华为概念形成能力，就很难做一名称职的院长。(图9-1)

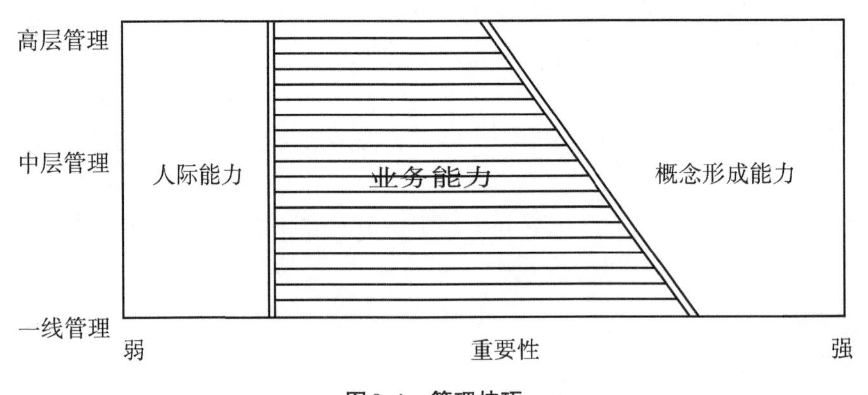

图9-1　管理技巧

（本节作者：陈其葳）

第四节　医院领导的群体结构

医院领导活动要成功、医院领导目标能达到，不仅要有良好的领导个人素质和能力，还要有一个好的医院领导群体结构。因为，一个有合理结构的领导班子不仅能使每个成员人尽其才做好各自的工作，而且能通过有效的组合发挥巨大的集体力量。这对提高医院科学管理水平，提高医院管理整体功效十分重要。因此，医院领导群体结构的合理化的建设是领导班子建设的重要内容之一。领导群体结构包括年龄结构、知识结构、专业结构和团队角色结构。

一、年龄结构

寻求医院领导群体成员的最佳年龄结构是非常重要的。现代生理科学和心理科学研究表明，不同年龄的人有不同的智力（表9-1）、不同的经验。从表9-1中可见，在智力的诸因素中，中青年占明显优势。但人的经验一般与人的年龄成正比，年龄大的人经验往往比较丰富。

表9-1　智力与年龄的关系

智力	10～17岁	18～29岁	30～49岁	50～69岁	70～89岁
知觉	100	95	93	76	46
记忆	95	100	92	83	55
比较和判断力	72	100	100	87	67
动作及反应速度	88	100	97	92	71

因此，一个完整的领导群体，应该是老、中、青结合的，向年轻化趋势发展的集体。这个集体既要有阅历丰富的老领导，又要有老练持重的中年，还要有思维敏锐的青年。这样有利于各个年龄段的优势互补，相互学习，促进年轻干部健康成长，也有利于年龄稍长、经验更丰富的干部顺利地向年轻干部转换，保持政策的稳定性和连续性。领导班子的年轻化是现代社会发展到一定历史阶段提出的客观要求。领导班子年轻化并不等于青年化。有的同志认为，领导班子成员越年轻越好；有的同志则认为，年龄稍大一点的领导干部工作经验丰富一些、眼界宽一些、考虑问题全面一些、看问题更深刻一些。这些都不能片面地理解为领导班子成员越年轻越好。领导班子要形成合理的梯队结构，既要防止领导队伍老化，又要保证工作的继承性，还要注意培养具备条件、经过锻炼能够担当重任、独当一面的青年干部。

二、知识结构

知识结构是指医院领导群体中不同成员的知识水平构成。医院是一个知识技术高密集型机构，领导班子成员都应该具有较高的知识水平，否则难以胜任现代化医院管理的要求。在医学科学技术高速发展的今天，在市场的激烈竞争中，为了医院的生存和发展，医院领导必须具备广博的知识。“T”形人才，应该是横向在现代管理知识方面的博大，纵向在自己分管领域的知识的精深。在学历上不强求一律是高学历，关键看是否有真才实学。

三、专业结构

医院领导的专业化是必要的，但专业化并不等于医学专家化。医学专家在医学的某个领域造诣很高，对医疗业务内行，对从事医院领导工作较为有利，但并不一定都具备管理的才能。医院领导是否内行，关键看他是否具有现代管理的知识与才能。医院管理包括医疗业务、护理、经济、行政、人事、设备、后勤等多个领域，能精通各方面管理的人毕竟很少，但要是各种专业的人才组合得好，就会变专才为“全才”。医院领导应该要有不同专业知识结构的人才组成合理的结构，既要有精通医疗业务管理的，又要有长于医院经营管理的，还要有善于做思想工作的，这样从总体上强化领导班子的专业力量，提高领导活动的效率。

四、团队角色结构

团队角色结构又可以称为智能结构。领导的效能不仅与领导者的知识有关，而且与他运用知识的能力有密切的关系。这种运用知识的能力对管理好一所医院是非常重要的。能力是一个非常广泛的概念，每个人的能力也是不相同的。有的人善于思考分析，但不善于组织工作；有的人喜欢实干，但不善于人际交流等。因此，医院领导群体中应包括不同能力类型的人物，也就是说，一个领导群体中要有不同的角色的人物，既要有组织者、思想家，又要有实干家，还要有信息员等，不能是清一色的同一种角色类型的人的组合。只有这样，才能形成最优的能力结构，在医院管理中发挥各自的长处。关于团队角色结构，我们认为英国梅雷迪思·贝尔宾教授多年的研究结果对医院领导群体结构的组成具有一定的参考意义。

贝尔宾教授的研究认为任何领导群体中的任何人，都在同时扮演着两种角色：一种称为职能角色，一种称为团队角色。职能角色是由工作任务、职务、工作性质等因素赋予特征的角色，如医院院长、党委书记、工会主席等；团队角色是基于性格、气质等心理因素的角色，在工作中经常表现为待人接物的习以为常的方式。前者是因参与工作并从工作需要出发扮演的，而后者是在参与工作过程中自然而然扮演的。

贝尔宾教授多年的研究结论认为，决定一个领导群体构建合理的关键因素是团队角色搭配得是否合理。在中层、基层企业和事业单位中，具有典型意义的团队角色共有八种：主席、智多星、塑造家、监督员、信息员、实干家、凝聚者、善后者（见表9-2）。

表9-2　构成有效团体的角色表

类型	典型特征	积极特征	能容忍的弱点
主席 chairman(CH)	沉着;自信;有抑制力	对各种有价值的意见不带偏见地兼容并蓄;甚为客观	在智能及创造力方面并非超常
智多星 plant(PL)	有个性;思维深刻;不拘一格	才华横溢;富有想象力;智慧;知识渊博	高高在上;不重细节;不拘礼仪
塑造家 shaper(SH)	思维敏捷;开朗;主动探索	有干劲,随时准备向传统、向低效率、向自满自足挑战	好激起争端,爱冲动,易急躁
监督员 monitor evaluator(ME)	清醒;理智;谨慎	有判断力;有分辨力;讲求实际	缺乏鼓动力和激发他人的能力
信息员 resource investigator(RI)	性格外向;热情;好奇;联系广泛;消息灵通	广泛联系人的能力;不断探索新的事物;勇于迎接新的挑战	事过境迁,兴趣马上转移
实干家 company worker(CW)	保守;顺从;务实可靠	有组织能力和实践经验;工作勤奋;有自我约束力	缺乏灵活性;对没有把握的主意不感兴趣
凝聚者 team worker(TW)	擅长社交;温和;敏感	有适应周围环境及人的能力;有改进团队精神的能力	在危急时刻优柔寡断
善后者 finisher(FI)	勤奋有序;认真;有紧迫感	持之以恒;理想主义;追求完美	常拘泥于细节,不洒脱

1. 主席

主席又称为协调人，是领导群体组织工作的主导者。其显著的特征是他时刻想着目标；办事严谨、有条有理；有一种超凡魅力去激发别人的忠诚和热情，而不借助于权威去征服人；他是支配者，但只是在宽松和谐的气氛中的支配者。

主席阐明团队的目标，确定日程安排，确认关心的问题并分出轻重缓急，但不搞一言堂。他的作用最初是提出问题而不是做出结论。他概括组织的观点，表述组织的决策，如果必须做出决定，他会在每个人发言后果断拍板。

他的天性是信任人们，除非有明显迹象表明有人不值得信任。他胸怀坦荡，而不心存嫉妒，他清楚地知道集体中每个成员各方面的长处与不足，注意他们做什么工作最好。他意识到必须尽可能有效地使用大家的才智，这就是说，他要确定他们在集体中的角色、工作范围，还能看到工作空隙、漏洞，并采取措施予以弥补。主席理应才思敏捷，但不是绝对的聪慧，在智能及创造力方面并非超常。

2. 智多星

智多星又称创造者，是领导群体中不可缺少的成员，是团队的基本思想、创建、提议的源泉，是思想者，在集体中最富于想象，也是最有智慧的成员。

智多星能为对付问题和困难提出根本性的方法，特别是当工作集体陷入困境时，很可能由他率先寻求解决问题的全新方案。他有闯劲、无拘无束，为领导群体提供了生机勃勃的思想火花。

智多星的缺点在于，他可能将自己的创造力过多地投入自我陶醉的观念中，不大顾及团队的需要和团队的目标。他可能不大接受他人的批评，如果他的观点遭反对或被剖析，他会拍案而起，实际上他很可能不听指挥，并拒绝做任何进一步的贡献。为了充分发挥他的作用，通常可以由主席出面，以非常小心的方式和慎重的表扬来对待他。

3. 塑造家

塑造家是领导群体中的骨干成员，他的主要作用是把团队的工作任务具体化，在讲话中他总是在寻找一种模式，企图把思想、客观环境和实际条件都考虑其中，得出唯一的可行方案，并尽快做出计划、决定，付诸实施。

塑造家充满活力，性格开朗，易动感情，任性且急躁。爱向别人挑战，也善于应战，但心中不存积怨。虽有些冲动，但总是指向目标，说干就干，从不拖延。个人竞争力强，不能容忍朦胧、含糊和混乱的建议。

缺点在于好激起争端，易急躁。

4. 监督员

监督员冷静、慎重地分析问题而不是提出创造性建议。高的智商使他看问题深思熟虑，在工作集体中他是非常客观的，能看到计划中的缺点，虽然不大可能提出启迪人心的好建议，但是很可能终止一项使集体误入歧途的方案。他最有价值的技术是吸收、解释和评价复杂的书面材料，分析问题，评估他人的判断和贡献。

不足之处是缺乏鼓动力和激发他人的能力。

5. 信息员

信息员是非常重要的团队角色，是领导集体成员中最容易博得大家喜爱的人。性格外向，交际广泛，对事物容易产生新的兴趣，是一个给组织带回信息、思想和发展设想的人。他使领导集体不至于停滞、僵化和与现实脱节。

但他可能把过多的时间花在感兴趣但与工作不相干的事情上，而且容易事过境迁。

6. 实干家

实干家是实际的组织者，他将医院领导集体的决定和策略变成明确的、易于管理的任务，使人们确实能接受并予实施。他的主要作用是把团队的计划变成可行的方案，把目标分门别类、有条不紊地加以贯彻。有严谨的风格，真诚、正直，值得信任。工作有效率、有系统、有条理。

但有时工作缺乏灵活性。

7.凝聚者

凝聚者是一个团队的黏合剂，他是工作集体中最敏感的人——他最了解个人的需求和忧虑，能清楚地感觉出内部潜在的情绪，能够很好地将内部信息传递给其他人，并且能轻松自如地与人沟通。他是一个积极的沟通者，有能力将谈话引导到他想要的方向，让别人理解自己的意思。他非常愿意倾听别人的谈话，并能轻松自如地与人沟通，在沟通中别人也会非常喜欢他。作为一个团结与和谐的促进者，他可以抵消由塑造家、智多星以及偶然由监督员引起的摩擦和不一致。当工作集体有压力或者处在困难之中时，凝聚者能够通过赞同、理解、忠诚和支持来抵消由监督员引起的摩擦和不一致。凝聚者是集体成员中最优秀的模范，他在集体中扮演着重要角色。

缺点是在紧急时刻往往优柔寡断。

8.善后者

因为善后者常常担心事情出差错，所以在每一个细节上都要进行检查。他自己要经常检查，甚至连每一根头发丝都不放过。只要发现任何一个问题，他都会立即采取措施。只有在他自己检查了每一个细节之后，确认没有任何问题、没有忽略任何方面时，他才会放下心来。因此，他总是有一种紧迫感，这种紧迫感感染着每一个人，使他们立即采取行动。

当然，善后者也不能容忍那些在工作集体中漫不经心或轻率莽撞的人。如果说善后者有一个重要的特点的话，那就是秩序。

由于善后者表现出的固执和焦虑，使他常拘泥于小节，不洒脱。

值得注意的是，以上八种团队角色在一个领导群体中，通常并不一定需要由八个人来分担，就领导群体的团队角色而言，八种角色是不可缺其中任何一种的，但它们可以由群体内的人一身兼两或三种角色；另外，在同一个领导群体中，同一种团队角色不应重复出现，那样会因违背“一山难容二虎”的心理准则，造成领导人才的浪费或酿成不必要的矛盾。

贝尔宾教授对领导群体中八种团队角色的研究分析较为客观，他还专门研制了领导者团队角色类型的测定量表，为人们因才适用、因时适用提供了可操纵性的便利条件，其成果目前已为世界许多国家采纳、运用，反映效果均佳。

（本节作者：陈其葳）

第十章　医院人力资源管理

随着知识经济时代的到来，人的因素越来越成为组织实现自己战略目标的关键因素。市场竞争，说到底是人才的竞争，是人力资源综合素质的竞争。在激烈的医疗市场竞争中，那些占据着人力资源优势的医院无疑将成为最终的胜者。

第一节　概　述

一、概念

（一）人力资源

人力资源是指在特定的社会区域，可以将其作为生产要素投入经济活动中，并且可以被使用，可以促进和推动整个经济和社会发展的，具有智力劳动能力和体力劳动能力的人的总称。人力资源相对于物力和其他生物资源而言，具有活动性、可控性、时效性、能动性、再生性、持续性、消耗性、资本性等特征。

（二）人力资源管理

1. 定义

人力资源管理是指以实现组织目标为导向，运用科学方法，协调组织内人与事的关系，处理人与人之间的矛盾，充分发挥人的潜能，使人尽其才、事得其人、人事相宜，实现组织目标的过程。

2. 人力资源管理与传统人事管理的区别

人力资源管理与传统人事管理的区别见表10-1所示。

表10-1　人力资源管理与传统人事管理的对比

	传统人事管理	人力资源管理
环境	国内、内部	全球、外部
管理导向	注重成果	注重过程
管理视角	视人力为成本	视人力为资源
机构	事务性、实际操作性、执行层	战略性、决策性

续表10-1

	传统人事管理	人力资源管理
部门性质	非生产、非效益部门	生产与效益部门
与其他部门关系	职能式	合作关系
人员	专家	通才
HRM实践	集中于个人,范围狭窄	范围广泛
管理活动性质	被动反应型	主动开发型
管理焦点	以事为中心的绩效考核	强调人与事的统一发展
管理对象	员工	劳资双方
管理深度	注重管好现有人员	更注重开发人员的潜在才能
管理方案	例行的	变化的、挑战的
劳资关系	从属的、对立的	平等的、和谐的

注：HRM（human resource management，人力资源管理）。

人力资源管理是超越传统人事管理的一种新思想与新观点，它与传统人事管理的区别，主要表现在思想观念上。

（1）内容不同

传统的人事管理主要存在于雇佣关系从发生到结束的运动过程。人力资源管理不仅涵盖了传统人事管理的这些基本内容，而且进一步向纵向加深、向横向拓宽，把管理触角伸至雇佣关系发展前和雇佣关系结束后，把管理拓展至人的社会关系、情感世界和心理活动等领域，注重人的潜能的开发，从而形成全方位的管理。

（2）工作性质不同

传统人事管理基本上属于行政事务性工作，活动范围有限，短期导向，主要由人事部门职员执行，很少涉及高层战略决策。人力资源管理则直接参与决策，配合和保障组织总体战略目标的实现。

（3）在组织中的地位不同

传统的人事管理活动往往被人们视为低档次的、技术含量低的、无须特殊专长的工作，而在组织管理中却占有非常重要的地位。人力资源管理在组织管理中占有极其重要的地位，而一个高水平的人力资源管理人员除了要具备较强的领导组织能力和多方面的知识以外，还要有较强的学习能力，对新事物、新知识、新方法和新技术有敏锐而深刻的洞察力。

二、基本原理

人力资源管理原理很多，从实用角度有选择地介绍其中几种。

1.同素异构原理

同素异构原理就是指在化学里，一个分子中有一个原子，还有一种分子，这种分子不是以单个原子的形式存在，而是以一个或几个原子的形式存在。我们把自然界的同素异构原理移植到人力资源开发和管理领域，就是同一个人，如果他的成分、结构形式不同，他会在同样的时间里得到完全不同的结果。这就是我们所说的同素异构原理。

2.能级对应原理

能级对应原理，就是在管理中，人的能级必须与其所处的管理级次动态对应。在这个对应过程中，人的能量是不断变化的，在不同的能级上，人会表现出不同的权力、物质利益和荣誉。而这种变化，不是一成不变的，而是随着人的成长与环境变化而不断发生的。因此，能级对应原理承认能级本身具有动态性、可变性和开放性。

能级对应原理包含以下内容：

①人具有能级的差别。

②人力资源管理的能级必须按层次具有稳定的组织形态。

③不同能级应表现为不同的权力、物质利益和荣誉。

④人的能级必须与其所处的管理级次动态对应。

⑤人的能级不是固定和一成不变的，能级对应原理承认能级本身的动态性、可变性和开放性。

⑥人的能级与管理级次之间的对应程度标志着社会的进步和人才使用的状态。

3.要素有用原理

在人力资源开发和管理中，任何要素（人员）都是有用的，关键是为它创造发挥作用的条件。换言之，“没有无用之人，只有没用好之人”。

4.互补增值原理

互补增值原理是指具有不同文化背景、性格气质、知识结构、能力水平以及年龄的人，通过有效的组合，可以使组织功能的效率发挥到最佳状态。互补的内容主要包括：知识互补、能力互补、性别互补、气质互补、年龄互补等。

5.动态适应原理

在人力资源的开发与管理中，人与事的不适应是绝对的，适应是相对的，从不适应到适应是在运动中实现的，是一个动态的适应过程，这就是动态适应原理。

6.激励强化原理

激励就是创造满足职工各种需要的条件，激发职工的动机，使之产生实现组织目标的特定行为的过程。管理是一项重要职能，也是人力资源开发与管理的一个重要内容。我们通常讲管理，往往都是从人力资源开发与管理、人力资本投资与管理谈起。在管理中，激励是一种手段和方法，其目的是调动人的主观能动性，使人发挥出最大潜力，从而使组织目标得以实现。它与一般意义上的激励有很大的不同。我们知道，人是有思想感情的动物，人的思想感情对其潜力的发挥至关重要。在一定程度上讲，人不仅能在物质上创造财富，也能在精神上创造财富。根据管理学家的统计研究结果，一个计时工，如果发挥个人潜力的20%～30%即可保住饭碗；但通过适当的激励，这些工人的个人潜力可以发挥出80%～90%。激励能调动人的主观能动性，强化期望行为，从而显著地提高劳动生产率。

7.公平竞争原理

公平竞争指对竞争各方从同样的起点、用同样的规则，公正地进行考核、录用和奖惩的竞争方式。在人类社会，竞争是无处不在的。竞争分良性竞争和恶性竞争。良性竞争的特点是以组织目标为重，个人目标与组织目标结合得好，个人目标包含在组织目标之中。

8.弹性冗余原理

弹性冗余原理是指人力资源管理过程中必须留有充分的余地。留有余地，保持弹性，才能使人身心健康。它包括：劳动强度要适度有弹性；脑力工作要适度有弹性；劳动时间要适度有弹性；工作定额要适度有弹性等。

三、医院人力资源管理的发展及现状

（一）我国卫生事业单位的人事、分配制度发展历程

卫生事业单位的人事、分配制度的演变过程，体现了我国由计划经济向市场经济的转变过程，大致经历了五个阶段：

第一阶段：新中国成立初期至党的十一届三中全会前。实行专业技术职务任命制度和职务等级工资制度。

第二阶段：1979年至1985年。实行专业技术职务评定制度和职务等级工资制度。

第三阶段：1986年至1992年。实行专业技术职务聘任制，在分配上逐步实行以职务工资为主的结构工资制。

第四阶段：1993年至1999年。机关公务员实行国家公务员工资制度，事业单位实行专业技术职务等级工资制。职称晋升强调了合理的结构比例、明确的岗位职责和严格的评审聘任。分配方面逐步建立起了符合卫生单位特点的工资制度和工资增长机制。

第五阶段：2000年至今。以2000年3月中组部、人事部、卫生部发布《关于深化卫生事业单位人事制度改革的意见》为标志，卫生事业单位的人事制度改革进入全面的深化阶段。根据各类人员的特点，分别制定相应的聘用办法。在国家机关、事业单位工作的，可按公务员管理办法进行管理；在企业和自收自支、企业化管理的事业单位工作的，可按事业单位人事管理条例进行管理；在社会团体和民办非企业单位，可按社会团体或民办非企业单位人事管理条例进行管理；在乡镇企业、农村集体经济组织等其他经济组织工作的，可按其章程进行管理；在其他事业单位工作的，可按事业单位人事管理条例进行管理。改革卫生事业单位领导人员管理制度，区别不同情况分别实行聘任、选任、委任、考任等多种选拔任用方式；建立健全任期目标责任制；卫生事业单位中的卫生管理人员实行职员聘任制，中层以上领导干部实行任期目标责任制；卫生专业技术人员实行专业技术职务聘任制；卫生事业单位中的工勤人员实行合同制。建立了解聘和辞退制度，并对新员工进行了公开招聘。要对卫生事业单位的工资分配制度进行改革，必须遵循按劳分配和生产要素参与分配的原则，并结合卫生工作知识密集、脑力与体力相结合、高风险等特点，在逐步推进管理体制改革的前提下，进一步搞活内部分配，扩大各事业单位的分配自主权，以按岗定酬、按任务定酬、按业绩定酬的精神为基础，构建起重实绩、重贡献，向优秀人才和关键岗位倾斜，自主灵活的分配激励机制。

（二）现阶段医院人力资源管理存在的主要问题

1.管理体制僵化，配置手段单一

许多医院仍然受到计划经济时期的传统人事管理观念的制约，人事权、分配权都集中在上级领导手中，工作人员从“单位人”到“社会人”的整体转型尚未彻底完成。由于医院人力资源配置方式单一，加之人事管理权向行政机关下放，造成了医院人员管理方式单一、不灵活等问题，严重影响了医院的改革与发展。

2.管理机制不灵活，制度落后

有些医院在人事、分配制度上仍然沿用计划经济时代的制度，用人、报酬等都是按国家的指令性计划进行，用人和需求相脱节，员工劳动所得与付出相脱节，存在任人唯亲、论资排辈、平均主义、限制人才流动等问题，形成人员“难进难出”的局面。造成了人力资源的积压与奇缺并存，结构布局不合理，整体使用效率低下，制约了医院的业务和经济发展。

3.分配制度陈旧，忽视人的潜能开发

分配问题是医院改革的难点和热点，现行的分配制度还没有做到员工的待遇报酬与个人业绩、责任、风险、技术能力、服务质量等挂钩，造成了医务人员工作积极性不高。另外，过于注重对人的约束，而忽视了对人的潜能的开发。

（本节作者：陈其葳）

第二节　医院员工的招聘、录用与教育、培训

一、医院员工的招聘与录用

（一）员工招聘

员工招聘既是医院的现实需要，也是医院的战略需要，拥有一支高素质的员工队伍是医院生存和

发展的基础与保证。

1.概念

员工招聘是指医院根据战略发展规划和现实工作需要，按照机构和人员编设方案，为满足医院对各类人才的需要，有计划地吸收员工的工作过程。包括外部招聘和内部招聘。

2.原则

（1）公开原则

医院要招聘的科室、岗位名称、招聘人数、职称要求、工作能力、资格要求、考试科目、时间、面试的方法以及其他需要应聘者周知的事项，都要通过一定的途径向社会或医院内部公告，这样既能给应聘者一个公平竞争的机会，达到广招人才的目的，又可以使招聘工作置于社会公开监督之下，防止不正之风。

（2）公平原则

医院在实施招聘的过程中，对所有的应聘者都要做到一视同仁，不得有意设置标准来限制人才的竞争，同时也不得有与招聘岗位业务无关的所谓优先优惠政策来照顾某些应聘人员，使每一个参加应聘的人都能有一个平等竞争的机会。

（3）公正原则

医院公开发布招聘信息，公平地制定招聘条件，组织考核之后，对决定要聘用的人员必须按照公正的原则予以聘任，不得对某些应聘者给予特殊的照顾。只有做到了公正，所谓的公平、公开才是有保证的。

（4）全面原则

医院在招聘过程中对人才的考核要全面，既要考核应聘者的理论知识、业务技能，同时还要考察应聘者的职业道德、思想品德、管理能力、过去的工作经验和业绩、社会适应能力以及身体健康状况等，因为一个人能否胜任某项工作或者发展前途如何是由多方面因素决定的。只有进行综合考核，医院才有可能招聘到德才兼备的人才。

（5）守法原则

人员招聘必须遵守国家相关政策和法规。在聘用过程中不能有年龄、性别等歧视行为。

3.程序

招聘过程始于人力资源计划。为了保证招聘过程的科学规范，也为了节约招聘成本，招聘活动通常要经过五个步骤：

（1）拟订招聘计划

将可能出现或已出现空缺的工作岗位纳入医院招聘工作考虑目标的过程。具体说，招聘计划需明确本次招聘的员工数量和类型等内容。

（2）开发招聘策略

一般来说，策略开发包括：在多大范围内开展招聘；招聘的渠道；何时招聘；如何向潜在的求职者“推销”本组织等。

（3）搜寻

是吸引和寻找候选人的过程。

（4）对应聘者进行筛选

通过各种测试、面试等手段将不合乎职位要求的申请者排除出去。

（5）对招聘工作进行评估

评估就是对招聘过程的每个环节进行跟踪，以检查招聘是否在数量、质量和效率方面达到了标准。

招聘程序如图10-1所示。

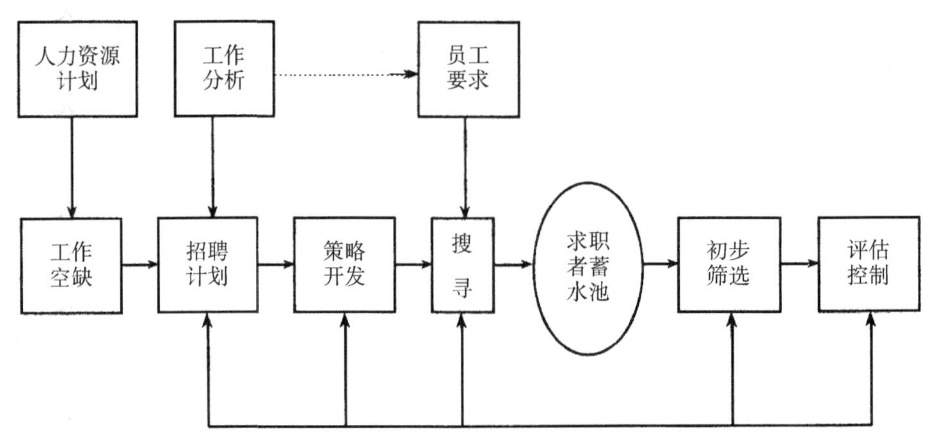

图10-1 招聘的程序

4.渠道

（1）内部招聘

内部招聘是当医院出现职位空缺时，通过内部人员选拔进行替补的一种招聘方法。内部招聘同样应严格遵守上述招聘原则，必须将所要招聘的岗位名称、任职资格以及所要求的各项条件等公布周知，应聘者要经过人力资源部门或招聘小组的考核，按照竞争择优的原则，只有考核合格才能聘任到相应的岗位。当然，医院也有自己的提职和晋升制度与规则，通过工作接触，根据员工平时的业绩表现和人力资源部门的绩效考核，可以将某员工从一个岗位调整或晋职到另一个岗位。

（2）广告招聘

广告是指通过广播电视、报纸或行业出版物等媒体向公众传送就业需求信息。它是目前医院招聘人才最常用的一种方式。通过广告招聘时要具体地说明招聘岗位的名称、所需条件要求以及相关的责任和待遇等内容。招聘广告同时还具有宣传医院、推广医院、树立医院良好形象的功能，因此在措辞时应尽量让应聘者产生一种亲切感、荣誉感和归属感，这样才有助于医院招聘到高素质的人才。广告的结构要遵循AIDA四个原则，即注意（attention）、兴趣（interesting）、欲望（desire）和行动（action）。好的招聘广告要能够吸引读者的注意并产生兴趣，继而产生应聘的欲望并采取实际应征行动。

（3）网络招聘

现在不少医院建有自己的网站，医院可以通过在自己的网站发布招聘信息，或通过有关的专业网站、人才网站等发布招聘信息，让更大范围的人获得招聘信息。由于网络招聘具有费用低、覆盖面广、联系快捷方便等优点，所以不失为招聘人才的一种好形式。

（4）人才市场招聘

人才市场招聘有两种含义：一是通过人才交流服务中心招聘，因为人才交流服务中心建有各类专业技术人才和管理人才的信息库，医院可以比较方便地找到所需要的人才。二是通过专门的人才交流会招聘人才，医院可以和应聘者面对面地交流，比较容易了解应聘者的一些基本情况，而且还可以进行现场笔试和问答，这种招聘办法可以大大节约招聘的时间和费用。

（5）校园招聘

校园招聘是指通过在校园中举办招聘会等形式，提前招聘一些即将毕业的大中专院校学生的一种招聘途径。大学校园是专业人员与技术人员的重要来源。校园招聘的关键是要结合医院实际和地区特点选择好院校，这样，招聘工作才能有针对性，对医院和学生双方都有利。

（6）员工推荐

这种方法被证明是十分有效的。员工推荐的人才一般素质较高，在品德等方面有较高的可靠性，而且费用低，所以医院应鼓励和支持员工多介绍优秀人才，即使不能马上聘任，也不失为一种人才储备的好办法。

（7）临时性雇员

在一个竞争性的市场条件下，医院面临的市场需求是经常发生波动的。为了保持比较低的人工成本，使运营更具有适应性和灵活性，可以把核心的关键员工数量限制在一个最低的水平上。同时，在这样一个安排下，医院可以建立一种临时员工计划。

（8）猎头公司

猎头，又称为"猎取人才"，是专门为雇主"搜捕"和推荐高级主管人员和高级技术人员的公司。猎头公司与传统的招聘方式不同，它并不是直接在市场上寻找合适的人选，而是通过特殊渠道，例如利用关系、网络或其他媒介搜寻适合人选的信息。猎头公司最擅长接触那些正在工作并对更换工作还没有积极性的人，设法诱使这些人才离开正在服务的组织。与招聘人员相比，猎头费用较高。

（二）员工录用

1.方法

（1）推荐与背景调查

推荐与背景调查是招聘中对外部工作申请人进行初选的最常用的方法，美国的一项调查发现，有30%的工作申请人的简历至少有一处重大的虚构，说明此项工作是非常必要的。背景调查可以通过打电话或要求工作申请人提供推荐信等方式对应征者的个人资料进行验证。

（2）录用测试

①能力测试是在人事领域中使用得最早的测试方法。它是根据一定的标准，采用各种方式测验应征者的认知能力、行为能力和情感素质，以便评定应征者能否胜任某项工作。常用的能力测试方法有一般智力测试和特殊认知能力测试。

②操作与身体技能测试是指通过让应征者做一些简单而又直接的动作，以判断其身体的协调性与灵敏度。操作与身体技能测试有助于筛选掉那些永远也无法胜任这项工作的应征者。

③人格与兴趣测试：人格测试多被用来衡量应征者的内省性和情绪的稳定性等方面的基本状况，如主题统觉测试、吉尔福德气质测试、明尼苏达多重人格测试。兴趣测试是将应征者的兴趣同各种职业成功员工的兴趣做比较，来判断应征者适合做什么工作，并作为员工前程规划的参考。

④成就测试：了解应征者已经掌握的知识与能力，最常见的学历要求就是成就测试。人们在学校里所参加的测验，大都属于成就测试。比如，学生时代所做过的试卷、参加过的测验、取得过什么样的成绩、获得了什么样的证书等，这些都是成就测试所要了解和测知的内容。

⑤工作样本法：主要目的是考查员工实际动手能力而不是理论上的学习能力。

（3）工作申请表的使用

工作申请表一般是由组织设计，由工作申请人填写并由组织的人力资源部门保存的信息记录，它可以在组织出现职位空缺时用来选择员工。

2.原则

（1）补偿性原则

是指工作申请人在招聘测评中成绩高的项目可以补偿成绩低的项目，因此在评价时可以对不同项目设置不同的权重。适用于对申请人没有某种最低要求而是要强调申请人综合素质的情况。

（2）多元最低限制原则

是指申请人在测评的每个方面都必须达到某个最低的标准。在应用这种方法时，申请人依次经过各种测试，只有在测试中没有被淘汰的才有资格参加下一种测试。

（3）混合原则

组织在招聘员工时，在某几方面对员工有最低的要求，但是在其他几个方面对员工没有最低的要求，这时就可以运用混合原则。具体步骤是首先对申请人运用多元最低限制原则淘汰一部分，然后运用补偿性原则对申请人进行综合评价。

3.面试的种类

（1）从面试问题的结构化程度划分

①非结构化面试：特点是面试考官完全任意地与申请人讨论各种话题。可即兴提出问题，不依据任何固定的线索。②半结构化面试：考官提前准备重要的问题，但是不要求按照固定的次序提问，而且可以讨论那些似乎需要进一步调查的题目。③结构化面试：提前准备好问题或一并准备好各种可能的答案，要求工作申请人做出回答或选择答案。

（2）从面试的组织方式划分

①系列式面试：在做录用决定前，必须有几个人对求职者进行面试，称为系列式面试。每一位主试者从自己的角度观察求职者，提不同的问题，并形成对求职者的独立评价意见。②陪审团式面试：是指由一群（或组）主试者对候选人进行面试。目的是更加全面地了解应征者的情况。③集体面试：是由陪审团式面试发展而来的，由多个面试人员和多个应征者同时进行面试。面试人员分别提出问题，然后让各个应征者分别回答。④压力式面试：是指用穷追不舍的方法对某一主题进行提问，问题逐步深入，详细而彻底，直至应征者无法回答。目的是测试应征者如何应对工作中的压力，了解其应变能力，探测其在适度的批评下是否会恼怒和意气用事。

二、医院员工的教育与岗前培训

（一）医院员工教育

1.内容

（1）文化素质教育

医疗工作是一项科学性、技术性很强的服务性工作，医务人员要与形形色色的患者及相关人员打交道，要求其必须具备较高的文化素质和业务素质。因此进行文化素质教育非常重要，它包括对员工进行历史学、社会学、美学、文学、心理学、伦理学、人际关系学等方面的教育和学习，这是增强医院员工知识素养的需要，同时也是提高医院员工品质的客观要求。

（2）医学理论知识和专业技术教育

指针对医院医疗、护理、医技和管理等专业人员所进行的医学理论知识，特别是中医药理论知识的教育，以及针对本专业的特点和医院的工作需要进行的专业技术教育，可以全面提高医务人员医学理论知识水平和临床实践技能。通常人们所说的医学教育大都指此类学习，如进修、学术交流、继续医学教育等。

（3）医德教育

医务工作者被誉为白衣天使，医德和医术是天使的两只翅膀。在进行医学技术教育的同时，更不能忽视对医务人员的医德教育。要让医务人员时刻牢记自己的服务宗旨和光荣使命，在本职工作中恪尽职守，时刻履行一名医务人员的光荣职责。

（4）服务艺术教育

事实证明，即使是相同水平的医务人员，因服务水平不同，其医疗效果也会大不一样。医务人员在整个医疗活动中要与病人直接接触，如有不妥，就会引起病人不满，甚至引发医患纠纷，所以医疗服务常被称为一门服务艺术。医院在员工教育中要有服务艺术教育的内容，它包括医务人员的形象教育、礼仪教育、语言表达及人际沟通能力等学习以及行为规范培训等。

（5）管理专业知识教育

随着医院职业化管理进程的推进，重视和加强医院管理专业知识的教育显得越来越紧迫，所以必须加快医院管理干部的专业教育和培训步伐。

2.方式

（1）个人自学和师带徒相结合

可根据各类技术人员的特点和水平情况，提出要求，制订自学计划，指定必修的业务书目和参考文献，定期检查他们的学习笔记，组织他们摘写中医文献和文献综述，并定期考核。也可以跟随老中医学习，根据双方自愿的原则，采取定人、定任务、定时间的办法，建立正规的师徒关系。

（2）举办学术讲座

举办学术讲座主要是医院配合临床需要或结合医学科技的发展，有目的地邀请医院内外的专家就某一医学内容进行授课。可以由科主任主持，定期在本科内进行；可以由医务处主持，在院内联合各科活动；还可以不定期邀请院外专家进行。

（3）参加学术交流会

学术交流会是医学界比较广泛采用的一种学习教育活动，高层次的学术交流往往能收到非常好的学习效果。

（4）外出进修和参观学习

根据业务需要选派业务骨干离开本院，到上一级或其他医院进行临床进修学习，以提高在某一专科领域的实践技能，时间一般不超过一年。对高层次的卫技和管理人员应组织有针对性的外出进修和短期参观学习。

（5）在职学历学位学习

主要是按照专业对口的原则，在继续从事本职工作的前提下，利用业余时间或脱产参加国家承认学历的自学考试、夜大、函大、电大、在职研究生班等学习。

（6）专题培训

专题培训主要是为了推广某项医疗技术新项目而举办的理论学习与临床实践相结合的培训班，这种班一般适合于具有中级职称以上的人员参加。

3.培训方法

有效的教育培训方法是保证培训效果的重要手段，在培训过程中一定要注意选择恰当的培训方法。下面介绍一些目前比较流行的教育培训方法。

（1）课堂讲授

培训中最普遍、最常见的方法。它是教师通过语言表达，系统地向受训者传授知识，期望受训者能记住其中的特定知识和重要观念。

（2）视听技术

利用电影、闭路电视、录音带或录像带等进行学习。主要适用于描述实际操作流程、向受训者展示一般讲座中难以表明的事情时，如体外循环心脏手术录像和对整个组织的所有人员进行培训等情况。

（3）远程培训

远程培训是指通过一些电子通信手段来提供跨地区、跨国家的培训课程的一种培训技术。

（4）程序化教学

程序化教学是指传授工作技能的系统方法，包括提出疑问或事实，让受训者回答以及对其准确的回答及时给予反馈。这是一种没有教师介入的情况下提供教学指导的方法。

（5）情景模拟

以脱产的方式，将受训者置于一个模仿现实工作情形的场景中来进行培训的一种方法。

（6）案例研究

案例研究是指向受训者提供一些实际案例，要求每个受训者对案例提供的信息进行分析，并根据具体情况做出决策的培训方法。

（二）岗前培训

1.目的及必要性

医院的岗前培训是指在医院工作人员走上新的工作岗位之前，据其即将履行的新的岗位职责，接受结合岗位特点的短期培训教育。这是在一定条件下的最基本的就职前的职业训练。岗前培训主要针对的是新员工，新员工主要包括两部分：一是以前没有工作经历的员工，比如大中专院校的毕业生、刚刚招来的新员工等；二是已经有过工作经历的员工，比如医院引进的中高级专业技术人才和管理人才等。

这种职业培训不同于在职业务教育，它不是经常性的、持续性的，而是在即将就任新的职务前的一次短期培训，目的是使受教育者对自己所处的环境和即将承担工作的特点有一个基本的认识和了解，及早适应新的工作岗位特点对自身应具备的严格要求，减少上岗初期的紧张不安，为今后的工作打下一个良好的基础。

当前，医院对岗前培训的重要性尚缺乏足够的认识，还没有能够很好地开展这项工作，致使一些刚从医学专业学校毕业的人员虽然拥有一定的医学专业知识，却无法有效地履行自己的职责；也有一些随工作变动即将走上新的工作岗位的人员不能很好地处理新职责带来的一些新问题。

2. 内容

（1）医院背景介绍

要使员工对自己即将就任的新的医院有一个比较全面的概略了解，包括医院的发展历史、现有规模、组织结构和管理链条、经营宗旨、发展规划、营销策略、医院文化、服务理念、价值观以及医院主要的医疗设备、医疗技术项目和主要的专家等情况。

（2）医院规章制度学习和纪律教育

主要指对新员工进行诸如工作职责、医疗程序、教育培训制度、考勤请假制度、考核制度、薪资制度、福利制度、安全制度以及医院的各种禁止行为的学习与教育，从而提高新员工上岗后执行医院规章制度的自觉性。

（3）职业道德和服务艺术教育

主要是指对新员工特别是新医护人员进行医德规范、廉洁行医以及医德医风制度等的学习和教育。服务艺术教育主要包括服务礼仪规范、行为举止方式、服务语言艺术、塑造良好形象等方面的内容。

（4）有关专业知识的教育

一些特殊的专业性岗位，在上岗前还要加强有关的专业知识培训，这主要是为了提高新员工的业务技能，以增强其对新岗位的适应能力，提高上岗后的工作质量和工作效率。

3. 方式

（1）举办培训班

它的特点是人员相对集中，适合培训人数较多的情形，但培训针对性不强，有时因人员较多或者管理不好而影响培训效果。

（2）院内参观

带领新员工到医院的各个科室参观仪器设备，听取科室负责人对本科室开展的医疗技术项目、特色优势、人员结构以及管理等方面的情况介绍，比较直观地了解医院的自然环境和各个科室的工作概况。

（3）相关岗位见习

为了更全面地了解新员工的业务能力或者增强岗前教育效果，还可以有目的地指派人员到相关岗位见习，以提高培训效率。

（4）学习有关资料

对于一些通过阅读文字材料就可掌握的内容，比如医院的考勤请假制度、薪资分配制度、福利制度等，医院可直接将文件下发到员工手中，让他们阅读。

总之，一个设计完美的岗前培训，会使新员工感到充实和鼓舞，帮助他们减轻心理压力，轻松地进入新的工作角色。

（三）效果评估

教育培训效果是指在教育培训过程中受训者所获得的知识、技能、才干和其他特性应用于工作的程度。只有在教育培训的效果得到评估后，整个培训过程才算结束。对教育培训的效果可以通过以下几方面进行评估：

1.反应

即测评受训者对教育培训项目的反应。受训人员是否喜欢教育培训项目，对培训人员和设施有何意见，课程是否有应用效果，他们有些什么建议，可以通过面谈、问卷调查的方法搜集评价意见。

2.学习

即测试受训者对所学的原理、技能、态度的理解和掌握程度。受训人员在教育培训前后，知识以及技能的掌握方面有多大程度的提高，这项指标可以用教育培训后的考试、实际操作测试来考查。

3.行为

即测定受训者经过教育培训后在实际岗位工作中行为的改变，以判断所学知识、技能对实际工作的影响。培训后，受训人员的行为有无不同，他们在工作中是否使用了培训中学到的知识，可采用控制实验法进行测量，方法是将员工分为实验组和控制组，将两组人员测试结果进行交叉比较，以此对培训效果做出评估。

4.成果

即测定教育培训对组织经营成果具体而直接的贡献，如生产效率的提高、质量的改进、离职率的下降和差错事故的减少等有多少是由于培训引起的，组织是否因为培训经营得更好了。

（本节作者：陈其葳）

第三节　医院员工的考核与薪酬管理

一、医院员工的考核

1.意义

员工考核是对员工的工作行为与工作结果全面地、系统地、科学地进行考察、分析、评估与传递的过程。医院对员工进行考核具有重要意义。

（1）有利于人员的合理选拔任用

没有客观的考核很难权衡员工的工作能力，更谈不上为其安排合适的工作岗位，可能出现员工的能力和职位不相匹配的现象。因此，要想充分发挥人力资源的作用，就必须做好人员考核工作。

（2）有利于客观评价工作绩效，有效奖惩

单凭主观印象很难对员工的工作好坏做出判断。要想客观评价员工的工作绩效，就必须对被考核者的工作进行定量考评，通过考核兑现奖惩。

（3）有利于医院人力资源开发

员工考核注重对员工的智力和能力的测量，能够评价人的智能状况和潜在的才能，反映其能力和实际职位、担负责任和今后期望之间的距离，从而找出差距、发扬成绩，为进一步开发人力资源提供依据，同时也为医院确定发展战略提供比较科学的依据。

2.内容

要从德、能、勤、绩四个方面进行考核。其中，德是核心，能是考核的主要内容，绩是德和能的综合表现形式，是考核的重点。

（1）德

主要指思想政治素质，包括政治立场、政治品质、思想作风和职业道德等。

（2）能

主要指知识与技能，包括基础知识、专业知识、操作技能等。

（3）勤

主要指敬业精神，包括组织纪律观念、工作积极性、出勤率等。

（4）绩

主要指工作的数量和质量，包括完成岗位任务的情况和工作效率等。

3.方法

（1）自我考评

由被考核人根据培养计划和本岗位的职责做自我鉴定，并提供能反映本人业务水平的各种依据，如工作总结、论文、论著、奖励和发明证书等。

（2）逐级考评

即上级考核下级，一级考核一级。上级领导负责组织制定考核标准，经民主讨论完善后组织人力实施对下级的具体考核。基本做法是由被考核者写述职报告，分管领导召开述职评议会或个别谈话并审阅述职报告，在听取意见的基础上写出对考核对象的评鉴意见。

（3）同行评议考核法

主要用于职务聘任或技术职称评定，即组成一定的专业技术人员评审组，通过自我鉴定、摸底考核、比照职务标准、答辩等步骤来完成。这种方法是对个人能力的综合考核。

（4）考试

主要用于对人员认知能力、知识水平的考核。如基础医学和临床医学理论知识、外语水平考核等。这种方法比较客观，而且考核内容形式灵活，应用较广泛。

（5）现场考核

主要是对临床技能和同临床工作相关的人际能力与个人品质的考核，即参照统一标准，现场进行某项技能操作的考核，并做出评价，如床旁考试等。

（6）评分量化

将人员素质分解为若干要素，选择定量指标，确定各指标的权重，形成一个可操作的、标准的定量评价体系，对被考核者对照打分。

二、医院员工的薪酬管理

1.概念

薪酬是指员工因为雇佣关系的存在而从雇主那里获得的所有各种形式的经济收入以及有形服务和福利。它主要包括两部分内容：直接报酬，以工资、薪水、奖金、佣金和红利等形式支付的直接货币报酬；间接报酬，以各种间接货币形式支付的福利，如保险、休假等。

2.作用

一个完整的薪酬结构，应该同时具有三个方面的作用，即保障作用、激励作用和调节功能。

（1）保障作用

薪酬首先要保证劳动者个人及其家庭人口的基本生活需要。劳动者劳动的基本目的是获取收入以维持自身及家庭的生活。薪酬应满足生产、发展、维持和延续劳动力的需要，这种需要是由人类自身的生存和繁衍以及社会的发展决定的。

（2）激励作用

薪酬的激励作用直接表现在对劳动者积极性的影响上。实践证明，充分体现按劳分配原则的薪酬分配，能够有效地奖勤罚懒、奖优罚劣、鼓励先进、鞭策落后，从而调动劳动者的积极性；反之，不合理的薪酬分配，不但不能激励人们努力工作、多做贡献，反而会挫伤劳动者的积极性，影响社会和经济的发展，更主要的是不利于医院的生存与发展。

（3）调节功能

薪酬的调节功能主要表现在对人力资源的配置具有一定的调节作用，一方面表现为劳动力自发地向薪酬较高的单位或岗位流动；另一方面，也可以利用薪酬这一经济杠杆，对人力资源进行合理配置。

3.原则

（1）适度性原则

薪酬既有“上限”也有“下限”，员工薪酬的增长，必须以国民收入的增加为前提，与劳动生产率相协调，否则薪酬水平的增长将成为无源之水、无本之木。从员工的角度来看，薪酬应满足员工的基本需要，并适当高出员工的基本需要，不能满足这一条件的薪酬就是不适度的。

（2）公平性原则

公平性是薪酬给人带来的心理感受中最有影响的一种作用。公平性主要表现为外部公平性、内部公平性与个人公平性。在很多情况下，即使人们所得的报酬不多，但是在相比之下让人觉得公平和公正，人们也会一如既往地努力工作。

（3）接受性原则

薪酬制度只有被员工们广泛接受才会有成效。不被员工认可的薪酬制度只是组织的一厢情愿，得不到员工的支持，起不到激励作用，组织就很难吸引和保持一支有效率的员工队伍。越来越多的组织已清楚地认识到这一点，他们在整个决策过程中不断地听取和采纳员工们的意见和建议，向员工解释组织的意图和目的，在良好的沟通中确定本组织的薪酬制度。在实施中还应根据实际情况和员工的反馈意见不断地加以修正和改进。

（4）激励性原则

对有效的薪酬制度而言，仅仅让员工满意和认可是远远不够的，那样只会让员工们对自己的工作自满自足，难以自我突破。只有激励性的薪酬制度才能强化员工的劳动行为，并引导和推动他们的行为不断达到更高的目标，这也就是薪酬的激励作用。

（5）多元化原则

薪酬的目的是满足员工的多样化需求并刺激他们的行为达到激励的目标，它影响到员工的根本利益，是影响工作积极性、生产率和士气的关键因素。因此，薪酬制度必须是多元化的。为了达到这一目的，许多组织采用弹性薪酬管理，对组织中每一位员工的薪酬待遇考虑其个人需要，甚至允许在一定范围内自主选择。

4.影响因素

决定薪酬水平高低的因素可以分为外部、内部两大类。外部因素主要包括：劳动力市场的供求状况、地区工资水平、生活费用和物价水平、行业工资水平、国家的法律和政策等。内部因素主要包括：员工的劳动量、职务的高低、技术与能力水平、工作条件、年龄和工龄、组织的负担能力等。

5.薪酬制度的类型

（1）资历型薪酬制度

资历型薪酬制度主要是以员工的学历、职称、工作年限等因素来确定工作报酬的一种制度。它的优点是容易让员工对医院产生较持久的感情，有利于形成员工的集体归属感，保持员工队伍的稳定。但它也有明显的缺点，即论资排辈，难以激发和调动员工的工作积极性、主动性与创造性。

（2）技术型薪酬制度

技术型薪酬制度主要是指医院按照专业技术职务等级制定出相应的考核标准，要求员工具有一定专业技术级别的技术水平和业务能力，并以此来确定其薪资等级的一种制度。它的优点是有利于激励员工主动学习，有利于保持一支比较精干的员工队伍，但可能导致医院的人工成本较高。

（3）业绩型薪酬制度

业绩型薪酬制度主要是根据员工的动态业绩来支付薪酬。采用业绩型薪酬制度的优点在于可以比较充分地调动员工的工作积极性，增强其主动性和创造性，缺点是不利于提高员工的综合素质和开发员工的潜能，容易造成员工的短期行为，引发员工之间的矛盾等。

（4）综合型薪酬制度

上面所述的资历型、技术型和业绩型薪酬制度事实上都有其优缺点，因此，在医院薪酬管理中一般是综合各种制度的优点，通过综合考虑多种因素来确定薪资制度，这就是通常所说的综合型薪资制度。比如，一些医院在确定薪酬结构时，往往要考虑一名医务人员的学历、职称、从事本专业工作的年限、是否担任行政职务、个人的专业技术水平、承担的责任、工作的数量与质量、工作条件以及出勤情况等多方面的因素来确定报酬待遇，这其实就是一种典型的综合型薪酬制度。

（本节作者：陈其葳）

第十一章　医院文化管理

医院文化的概念来自企业文化的引入，而企业文化根于日本公司的管理经验，后又被美国管理学专家提升系统化为一种新的管理理念和管理取向。它在医院管理中同样具有非常重要的意义。

第一节　概　述

一、概念

所谓“文化”是相对于“自然”而言的一个概念。广义上，文化是包括人类历史上和现实社会实践过程中所创造的一切物质文明和精神文明的总和。狭义上，主要是指信念、道德、法律、态度、艺术、习俗和传统等社会的意识形态，以及与之相适应的制度和生活方式，即指体现在对象化产物中的那些无形的思想理念和精神风貌。

一般来说，一种管理理论和方法的产生必然是生产关系适应生产力发展的结果，管理科学从科学管理到行为科学管理，再到文化管理的发展是时代发展的必然趋势。

“企业文化”或“公司文化”，也可以称为社团文化、组织文化。企业文化作为一种新的管理理念，是20世纪80年代由美国学者在对日本和美国企业管理进行跨文化比较研究后提出来的。

美国管理学家的比较研究认为日本公司管理的特点有：

①两国企业的雇员，观念、技能水平和管理作风不同，如日本企业将雇员看成是公司非常重要的宝贵财富而加以特别的关心，实行定期考核和逐级提升制度，既严格执行各种现代化的管理措施，又注重对人的经验和潜能的有效激发，所以雇员对企业报以格外的努力和忠诚；上下级建立了较为平等融洽的人际关系。

②日本企业通过实施终身雇佣、年功工资和企业内工会制度，使员工对企业的前途更关心，对组织更“忠诚”，对同事更“和谐”，员工具有较强的团体归属感和认同感。

③崇尚劳动是美、忙碌是德的生活观。劳动不仅被视为是经济活动，还被推崇为一种履行社会义务和责任的“为善”的德行，因此，勤奋工作、通过劳动而沉浸于一种美的陶醉，是日本企业员工努力工作的原动力。

④信奉“经营即教育”的观念，制订了周密的人才培训计划，坚持不懈地实施对员工的教育，提高经营素质，树立“经营的目的是为社会服务，而利润乃是服务的报酬”的经营理念。

⑤开展以非正式组织“质量管理小组（QC小组）”进行的质量管理活动，使企业文化建设有了合适的依托。在QC小组内，成员自愿结合，共同参与质量的研究和管理，使每一个员工感到了自我

价值的实现，提高了工作的积极性和创造性，增进了团队协作的精神，以自我控制代替了等级指挥，将原来的劳资对立引向了劳资协调的良性循环，实现了个人价值和企业目标、组织与非正式组织、经济活动与文化精神的完美结合。

日本企业文化管理所带来的成功为世界管理学提供了新鲜的管理理念和丰富的实践经验，证明了“强有力的文化是企业取得成功的新的金科玉律”。

企业文化是人类文化的一个组成部分，是现代社会文化系统中的一个子系统，其主要是指浸透和表现在企业组织、有形物质生产和服务过程中的精神品质、价值观念和企业形象。企业文化与企业产品质量、企业目标一样，既是一种管理的理念和要素，又是企业独一无二的无形资源和竞争力。企业的文化要靠长期的培养和沉积，要有天时地利人和与历史传承。各个企业的文化风格是千差万别的，并没有统一的模式和标准。因为企业文化的不可复制性和移植性，所以在企业管理中，企业文化管理是一种非常关键的要素和策略。

企业文化管理就是围绕企业文化建设而进行的计划、组织、协调的过程。企业文化管理的目的是通过培养、教育和激励，形成一种为企业员工共享的观念和意识，并以这种观念和意识来凝聚和鼓励员工为组织的目标奋斗。文化管理与那些强制性的法规、制度等“硬性”的管理不同，是柔性的和更人性化的管理。

二、医院文化管理的必然性

虽然医院自产生以来就具有自己独特的文化，可是现代意义上的医院文化是在20世纪企业文化管理兴盛的背景下发展起来的。现代医院管理从纯技术的科学管理向文化管理方向的发展是医院适应社会市场经济变化的必然结果。

1.医疗服务是一项人命关天的、需要高度责任心和爱心的工作

医院管理一方面需要严格的医疗法规的“硬性”管理，另一方面也需要价值管理、人本管理、情感管理和团队管理作为补充。20世纪以来人本主义思潮的兴起对传统管理科学关于“经济人”的基本假设提出了挑战。20世纪30年代，美国的霍桑实验证明，企业员工并不只是单纯追求金钱的收入，还有社会、心理方面的需求。如果管理者使员工感到被重视，有参与感，对工作环境有新奇或特殊待遇感，即使是其他条件没有改善，他们仍将工作努力，工作效率因而提高。美国管理学家梅奥根据霍桑效应，提出了“人际关系学说”，认为企业员工是“社会人”，影响员工士气的主要不是物质条件，而是上下左右的人际关系等社会条件。管理者应该从社会和心理方面来满足人的需要而调动员工工作的积极性。美国人本主义心理学家马斯洛在《人类动机理论》和《激励与个人》等书中提出了“人类需求层次论”，认为只有那些尚未满足的需求才会产生激励的动力。接着又有美国的心理学家赫兹伯提出了激励-保健双因素理论，认为人的需求可以分为两类：一类称为保健因素，即未得到满足时感到不满，但满足却未必会刺激积极性，如生活、工作条件、薪金等；一类称激励因素，即未得到满足并不会感到强烈的不满，但给予满足则会调动高度的积极性，如受人尊重、富有成就感等。这些人本主义的实验观察和理论动摇了传统管理学理论中关于人是好逸恶劳的，工作的目的只是取得经济报酬的“经济人”的基本假设，证明了企业员工有自我发展的需求、参与的需求、个人成就感的需求，以及情感需要等超出经济需求的更高本性，而企业文化管理的核心正是强调尊重人、培养人、满足人的情感等精神需求的，以人为中心的管理。

2.医院是知识分子密集和高技术应用广泛的组织，需要改变外部控制的管理方式

现代医院是医药、电子、机械、化学、生物等多种类型的人才密集，CT、B超、核磁共振、电子计算机网络等高新技术应用最普遍的机构。脑力劳动在工作中的含量越来越高。知识型的员工需要改变单靠薪金收入刺激积极性的管理方法，而应提供更多的自我实现的机会。特别是由于信息技术的普及，以及医学服务的特点，知识型的员工不仅有更多独立工作的空间，而且工作的种类和技术千差万别，他们必须相互信任和协作才能完成一件共同的工作和服务。例如，临床医生和辅助科室、医生和护士、医务人员和药学人员、临床人员和后勤服务之间就是这样一种在组织上分散而又被技术和服务

目标紧密联结的关系。医疗服务劳动的定额、质量的评定、速度的控制在很大程度上都取决于劳动者的自觉性和责任感，因此没有良好的职业道德和对组织与服务对象的“忠诚”，没有全体员工的自觉控制，医院就不可能保证有良好的医疗质量。从就业机会以及医务人员的个性特点来看，具有较高知识层次、拥有一技之长的医务人员往往也有更多的工作机会和选择。从需求层次理论来看，他们的生存需求已经不成问题，因而会转向对尊重、关爱、自我实现或更具有创造性的工作等更高层次需求的追求，他们也往往具有独立的自我表现意识，个性鲜明而不易盲从。因此，没有人性化的管理，压制个性的管理就不可能取得成功。一些医院管理者已经意识到只有注重对医务人员的“脑袋”和“口袋”的同时投入才能保证医院人力资源的充足。

3.服务制胜，文化管理创新已经成为医院竞争的关键性和具有特质的力量

传统的管理理论较多地关注公司或医院内部的管理，例如“以医疗为中心”就曾经是一个时期医院管理的宗旨。在市场经济的条件下，企业与顾客或医院和病人关系的协调管理已经上升为现代企业和医院的管理的核心问题。因为从某种意义上说，企业的命运在顾客手中，病人是医院的衣食父母。某中医院把“让病人选择你=疗效优势+服务优势+信誉优势”当成医院生存必须牢记的一个市场公式，医院认为，“病人可以没有某中医院，某中医院不能没有病人”。为此，在服务理念上，医院把“对”永远让给患者。医院将“与众不同，才能生存”“服务只有更好，没有最好”“诚信是医院最重要的无形资产”作为自己的服务信条。医院开展“放心药房”的活动，努力做到药品价格、药品质量、服务“三放心”。把进药的价格控制在低于市场平均价格5%的范围内，为住院病人免费提供“住院费用每周一清单”及住院费用总清单，真正让“病人至上”的服务价值观落到实处。在中国加入WTO后，医疗服务市场激烈竞争的时代，设备、资金和建筑投入的资源总是有限的，文化管理创新已经成为一种竞争制胜的力量。如何满足病人已经明白表达的需求和发现病人潜在的需求，了解病人深藏不露的担忧已经成为医院开发服务产品和创造出未来新的服务市场的源泉。要在病人满意中树立医院的良好形象，就必须实现服务质量的“零缺陷”和服务质量的“零抱怨”。医院的顾客满意战略、营销和公共关系已经成为现代医院管理探索的新热点。我们已经进入了一个知识经济和服务制胜的时代，如何提高医院的服务质量就必须依赖于文化管理的方法，因为优良的服务质量关键取决于服务提供者的观念、情感和价值观，管理者只有使服务工作与服务提供者的心理需求和自我实现相统一起来，才能从根本上解决服务质量的保障问题，即职工有一种内在的社会责任而不只是依靠外部控制为服务质量的提高而努力工作。

三、医院文化及其文化管理的特点

医院文化及其文化管理的理念是从企业文化中引入和延伸而来的。医院像企业或公司一样，是一种具有一定社会功能的组织，但由于医院的性质和社会分工的规定，医院文化及其文化管理具有区别于一般企业文化的特殊性。

1.将“救死扶伤，病人至上”作为最高的价值准则

美国管理学家托马斯关于公司文化的定义，“就是在一个组织里形成某种文化观念和历史传统，共同的价值准则、道德规范和生活信念，将各种内部力量统一于共同的指导思想和经营哲学之下，汇聚到一个共同的方向”。卫生行业是一个服务行业，其服务对象是具有求医行为的病人或健康人。救死扶伤，满足病人的需求就是医院的核心工作。医院的一切服务和文化建设等管理工作都应该服从和围绕这个中心。生命是社会中最宝贵的财富，挽救人的生命和维护人的健康，是医院义不容辞的社会责任和义务，医院的其他一切利益都应服从于这个最高的价值目标。

在实行市场经济制度的社会，病人可以自主选择就诊的医院和医生。对于病人来说，可以没有某一家医院，但任何医院都不能没有病人的光顾，否则，医院就面临关门的生存危机。从这种意义上说，病人就是医院的衣食父母。所以，医院文化的建设一切都要使服务对象感到亲切友好、关爱温馨、放心安心。病人满意是医院行为的最高目标。

2. 医德医风成为医院社会形象的重要标志

在医院的发展历史上，通过救死扶伤实施人类社会对弱者的关爱和实践伦理道德一直是医院优秀的文化传统。由于医务人员和病人之间对有关健康和疾病的信息的知晓程度极不平衡，对于如何诊治自己的疾病，大多数病人处于被动的地位，因此，医护人员遵循“爱人如己”的职业道德的自觉性如何，对于维护病人的利益和保证医疗质量就显得特别重要。于是，对医护人员进行职业道德的教育就成为医院文化建设中古今中外一个永恒的话题。医学职业道德并不是一个空洞无物的口号，而是渗透和体现在各个服务环节的精神，不仅在诊断的态度和过程、诊断的宣布和治疗方案的设计、开处方和化验单，还在药物调配、注射的方式、手术的方式和时间的把握、护理的程序和后勤服务等各方面体现出服务提供者的道德修养和精神风貌。一个医院文化管理的成就如何，医德医风就是最敏感和最综合的社会标志。

3. 体现福利与公益性政策的经营宗旨

卫生服务机构既不是以营利为目的的企业，也不是从事义务教育的学校或是完全免费的慈善机构，而是实行一定福利政策的公益性社会服务机构。因此，医院文化建设应充分体现社会效益第一性、服务的公平性、价格的合理性等社会要求。医院的经营目标与社会维护人群健康的整体利益目标是完全一致的。尽管现代医院建制已经分为营利性和非营利性两类不同经营目的的医院，但其防病治病的社会功能是一样的，而且收费实行国家指导价和有限度的市场浮动价，不能牟取暴利。我国现阶段医院经营的基本宗旨是，既要体现医疗服务的低水平广覆盖的公平性，又要尽量满足不同消费水平的需求，提高医院的效益。

4. 具有人文关怀与科技服务并重的功能特色

医院起源于古代宗教举办的慈善机构，具有人文关怀的历史传统。医院是运用高科技最多的技术密集的社会机构，医疗质量既具有生物质量（诊断的质量和治疗与护理的质量），又具有心理满足度和社会质量（费用、时间成本等）等多维性，因此，诊治疾病的过程具有人文关怀与科技服务并重的特点。医院文化建设与娱乐文化、艺术文化不同，要紧紧围绕疾病的防治和康复这个核心目标。医院要着力推行预防为主、严谨认真的科学文化。卫生服务的生产质量寓于服务之中，病人的消费与医护人员的服务同时进行，不可分割；健康产品具有无形性，不能储存，不会变质，不能运输，已经完成的服务也不能被退回；医疗服务还具有高风险性，即便可以补救，也将付出健康的代价，因此医院文化建设的主要目的是提高医疗质量，减少医疗风险。

5. 名医和专家是医院价值的人格化和组织力量的集中体现

决定医院临床水平的关键因素并不是仪器设备和医院环境，而是名医和专家的多少以及医护人员的整体水平。自古以来，名医和专家就是医院的科学精神和医德的代表人物，他们的事迹就是医院精神和价值观的生动体现或化身。病人寻医问药，看中的就是医院的名医和专家，即“院有专科、科有专病、病有专药、人有专才”“一个专科，一群专家，就是一面旗帜”。从某种意义上说，医学是一种临床技艺，需要长时间的经验积累，因此，学历并不等于水平，文凭并不等于经验，只有具体转化为实际临床诊治水平的、为服务对象所认可的专家才能成为医院的生产力和文化的旗帜。所以，大力培养和宣传医院的名医和专家成为医院文化管理的一个重要特色。

6. 中医院的文化建设具有优秀的历史传统和丰厚的内涵

相对于现代医学来说，传统中医药的理论语言、医学人物典故、诊治的方式与方法、药物的形态与服用方法、养生理念与方法都具有鲜明的民族特色，治疗具有简、便、廉、验的优势。中医药学根植于中华民族的文化土壤，在群众中具有深厚的信誉基础，中医院的文化建设具有深厚的内涵。

四、医院文化管理的作用

医院文化管理就像目标管理、质量管理和标准化管理一样，是适应社会的变化和医院发展的需要而产生的，它在推动医院发展中具有不可替代的重要作用和意义。

（一）医院文化管理的作用

1.导向与价值提升作用

如果说目标管理规定了一个组织内成员行为的具体硬性目标的话，那么文化管理就指引了成员价值取向的目标。目标管理的缺陷是常常忽视了达到目标的手段和过程，而文化管理正好弥补了这一不足，使完成目标的过程有了来自主体内在的道德和价值观的指引而更富有人情味和社会责任感。医院文化管理使员工不再将自己看成只是一个“打工”的经济人，而视为是医院的主人翁，履行一种崇高的社会责任，对自己的工作感到有价值和有意义，也有美感。人是唯一追求意义的动物，而文化管理提升了劳动者对枯燥辛苦的工作的重新品味，调动了员工献身事业的热情。

2.凝聚与协调作用

与个体医学时代不同的是，现代医院是一个众多学科、众人分工与合作的复杂系统和工作过程。一个病人的诊治过程需要经过多个部门、数个环节和多人的合作才能完成。无数医疗纠纷充分证明，任何一个环节的疏忽大意都可能造成医疗安全事故，引发医疗纠纷，进而带来医院经济和形象的损失。虽然标准化管理对各工作环节的质量标准做出了规定，但却缺乏一种将全体成员和各工作环节协调起来的软性管理，而文化管理以其统一的价值观、责任感，高尚情操的激发为特点，所以有助于医院形成全面的质量管理，使员工在心理上凝聚成一个具有统一意志的组织或集体。

3.激励作用

建构使人人得到尊重、人人具有参与的机会、个个满足自我实现愿望的医院文化，不仅可以极大地调动员工工作的积极性，产生比单纯的奖金更大的激励效果，还因为营造了一个心情舒畅的工作环境，有助于人才的进步，培养更多杰出的医学人才，促进医院临床水平的提高和技术创新。

4.约束作用

管理经验告诉我们，硬性的规定往往容易使人产生逆反心理，而“千夫所指”的文化规定却令人生畏。人也许不怕少拿几个钱，而怕被众人所唾弃；人也许能够忍受工作条件的恶劣，却可能在恶劣的人际关系中发疯；医德医风虽然不是法规，但内化的良心却是一双看不见的眼睛，对于监督医护人员的品行具有强大的约束力。医院文化还可以产生强大的从众心理作用，使组织内的员工行为服从组织的整体目标。

5.形象标志作用

卫生服务是涉及人群面最广的公益性事业，医院文化建设有助于医院形象的树立，如名医专家义诊、送医下乡的消息，攻克医学难关的事迹，救治危重病人的报道，扶助贫困家庭的行动都具有良好的社会影响，是医院文化形象的生动体现，对于推动整个社会的精神文明建设具有积极的作用。良好的医院形象就是医院吸引病人、提高医院经营效益的一种品牌和无形资产，而品牌的后面必须有文化的支撑。

（二）医院文化管理的一些误区

1.将医院文化建设看成是可有可无的东西

出于对医院文化及其文化管理的重要性认识不足，不少医院管理者对医院文化建设“说起来重要，做起来可要可不要，忙起来忘记了”。重设备硬件投入，轻人才继续教育；重经济奖罚，轻精神激励；重制度规范，轻价值观引导；重技术引入，轻思想理念的培养；重对违规的批评，轻正面典型的示范；重急功近利，轻可持续发展。

2.将医院文化建设搞成装饰门面的花架子

有些管理者将医院文化仅仅理解成书画比赛、爬山旅游、文艺表演、礼仪庆典、医院环境布置等外在形式的建设，存在重形式，轻内容；重口号宣传，轻落实；重一时走过场，搞一阵风或临时突击的短期行为，轻长期经常化的持续建设；重学习规模，轻内化效果；重形象标志等显性文化，轻素质训练等隐性文化；重单位内的规范，轻职工家庭和社会行为的引导；领导在场与不在场不一样，检查与不检查不一样等问题。将医院文化建设当成追求时髦，缺乏稳定性和历史的传承性，院训雷同，缺乏个性和创造性已成为一个通病。“团结”“求实”“开拓”“进取”“拼搏”“奉献”几乎成了流行的套话。

3. 上下认识不一，群众参与程度不高

对于医院文化建设，领导重视、群众轻视或群众热衷、领导忽视的现象也非个别。在社会主义市场经济的初级发展阶段，并非每一个员工的思想觉悟程度都一样高，一些为工资奖金工作的“经济人”，缺乏职业道德和社会责任感、自私自利、损公肥私的人仍有不少，因此医院文化建设必然还会遇到不少的阻力和困难。医院文化的核心是医院精神，只有认识到位，才能抓好抓实。

（本节作者：朱　琳）

第二节　医院文化的要素与结构

医院文化结构就是指由医院的精神文化、制度文化、行为文化和物质文化等若干文化要素所组成的相互作用和相互关系。

一、医院文化的精神层

相对于医院物质文化、行为文化和制度文化来说，医院精神文化是一种更深层次的文化现象。在整个医院文化中，它处于核心地位。医院精神文化是指医院在经营实践过程中，受一定的社会文化背景、意识形态影响而形成的一种精神文明。它包括医院价值观、医院精神、医院哲学、医院道德和医院风尚等。

1. 医院价值观

医院价值观是指医院在经营管理的过程中，所推崇的基本服务信念和奉行的目标，是医院全体员工一致认同的对医院行为的价值判断。价值观是医院文化的核心。统一的价值观使医院内成员在判断自己的行为时具有统一的标准和行为取向。当代医院价值观最突出的特征是以病人为中心，以救死扶伤、廉洁奉公、乐于奉献、全心全意为人民服务为价值取向。医院应树立与社会互利的价值观，即医院的价值在于追求最佳的社会效益和经济效益的统一。

2. 医院精神

医院精神是医院在长期的医疗实践中逐步形成的具有医院个性的共同信念、共同理想，是医院全体员工按照共同的价值观念和奋斗目标而创造的文化的结晶，是办院方向、医疗服务水准、服务宗旨、医务人员行为准则的综合体现。医院精神是医院文化的基石。医院精神可将员工紧密团结在一起，形成强烈的向心力。

3. 医院哲学

医院哲学是指医院在管理过程中提升出来的经营理念和方法论，是医院在处理人与人、人与物关系上形成的意识形态。作为现代医院哲学，主要包含系统观念、动态观念、效率效益观念、风险竞争观念和市场观念等要素。

4. 医院道德

医院道德是调整医护关系、医患关系的行为规范的总和，是医院行为法规的必要补充。具体表现为医院的医德医风。

5. 医院风尚

医院风尚是指医院员工的服务态度、情感、气质和行为习惯等心理和道德观念的具体行为表现。医院一旦具有求实、创新、平等、友爱的氛围和全心全意为人民服务的精神，一定会形成一种积极向上、民主的气氛和风尚。

二、医院文化的制度层

医院文化的制度层指通过组织、规章制度等所表现出来的管理理念。它既是人的意识与观念形态的反映，又具有一定物化的形式，是塑造精神文化的主要机制和载体，主要包括三个方面的内容：

1. 医院领导体制

这是医院领导的组成、结构与工作模式的总称，它是医院制度文化的核心内容。领导体制直接影响着医院组织机构的设置，制约着医院管理的各个方面。一个有着完善制度文化的医院，医院的领导体制必然与医院的现状相适应，与医院未来的发展是统一和协调的。

2. 医院组织机构

这是医院为了有效实现目标而设立的人员分工和协作关系。不同的组织结构反映了不同的医院文化。目前，医院的组织结构呈现出的变化趋势是：随着科技手段在医院的推广应用及员工素质的提高，医院的组织结构趋向于扁平化并增加了管理幅度；因工作项目的多部门合作而需要更多地采用矩阵结构；随着医院后勤社会化程度的提高，医院的组织结构呈网络结构发展；随着医院集团的产生和壮大，医院的组织结构向委员会或董事会结构发展等。

3. 医院管理制度

医院管理制度是指医院为保证日常工作的良性运行，获得最佳的社会和经济效益所制定的各种带有强制性的规定或条例。优秀的医院文化必然是科学完备的管理制度的体现。

三、医院文化的行为层

医院文化的行为层，是指医院员工在实践过程中产生的活动文化。它包括医院经营决策、医疗实践服务行为、员工礼仪、教育宣传以及人际关系活动中产生的文化现象等。从行为主体上划分，医院行为文化包括以下几种：

1. 医院领导者行为

医院的整体经营决策主要来自医院领导层，最高领导者是医院经营的主角，其领导能力、方式、作风和人格魅力等都对医院的整体经营有着重大的影响。成功的医院高层管理者应具有坚忍的意志和敏锐的判断分析能力，善于开拓创新，勇于把握时机做出具有战略意义的重大决策。

2. 医院劳动模范人物的行为

医院劳动模范人物是从实践工作当中由全体员工选举或认同的，在专业岗位上做出了突出贡献的佼佼者。他们是医院员工学习的榜样，同时也是医院价值观的人格化和形象化的代表。劳动模范人物在医院员工中具有重要的示范作用，通过他们的实际行动和成就告诉员工，成功是可望且可即的。

3. 医院员工行为

医院人员的主体是医院的普通员工。医院员工行为的总和决定了医院整体的精神面貌和医院文明的程度。医院员工行为主要包括三方面内容：一是医疗服务行为，员工能否做到服务规范、技术精益求精、诊断正确无误、治疗及时、效果显著是最关键的；二是员工积极为医院的发展出谋献策等参与管理的行为，这要看员工是否能将医院的目标、个人的理想与本职实际工作紧密地联系和统一起来；三是员工不断学习、提高自身素质的行为。

4. 信息传播网络

在医院组织中，信息传播渠道有正式和非正式两种。相对于公文、会议等正式传播渠道所传播的管理信息而言，非正式传播渠道通常是指群众以口头传播的一些非官方的文化信息的途径。这些信息有以下特点：

①传播的信息往往是与员工们利益密切相关的重大事件，能反映出医院员工的某些心态和愿望。

②这些信息对员工的工作积极性和相互之间的协调性常具有不可忽视的影响。

所以，医院管理者一方面应重视这些非正式的文化信息，对于一些不利的信息要及时了解其产生的原因，制定相应的应对措施，给予正确的引导；另一方面提示医院的管理决策信息要公开化，具有透明度，及时让全体员工了解医院的发展与重大决策，以避免管理信息的错误传播。

5. 文化仪式

文化仪式是指医院内的各种义诊、表彰、奖励、庆典及文化娱乐活动等。它是医院价值观和精神面貌的行为展现，有助于使人们通过这些生动活泼的活动来领会和感受医院文化的内涵。

四、医院文化的物质层

医院文化的物质层是医院文化结构中的最表层，它是由医院内外环境和医院各种物质设施及建筑等构成的物化文化。包括医院环境、医院建筑、医院标识、医院的文化设施、医疗设备和药品等物资。

1. 医院环境

医院环境包括医院的内部环境和周边环境，如自然环境、空气、阳光、噪音状况、医院占地面积大小、建筑的空间布局、颜色设计、功能设计、绿化、清洁卫生、交通状况及生活服务环境等要素。

2. 医院标识

医院标识是医院文化的表征，是体现医院个性的标志。它包括医院的院徽、院歌、院旗、医院员工的服饰仪容、药物包装等医院服务精神的象征符号和图案等要素。

3. 医院文化服务设施

这是体现医院文化的最直接、最明显的物质载体，如显示医院服务信息的电子公示屏和宣传橱窗、院史馆、图书馆、院内有线广播电视等设施。这些设施一方面是向院内员工传播医院文化的有效途径和方法，另一方面也是向社会公众宣传医院文化的窗口。

4. 医疗设备和药品等物资

医疗设备和药品等物资是现代医院开展医疗服务的物质基础。医疗设备和药品等医疗物资的使用和管理水平直接反映医院物质文化建设的水平。新技术、新设备的引进和使用，直接关系到医疗质量。医护人员凭借先进的诊疗设备可大大提高工作效率，为病人提供更为周到满意的服务。

医院文化诸要素之间具有相互依存和相互作用的关系，如图11-1。

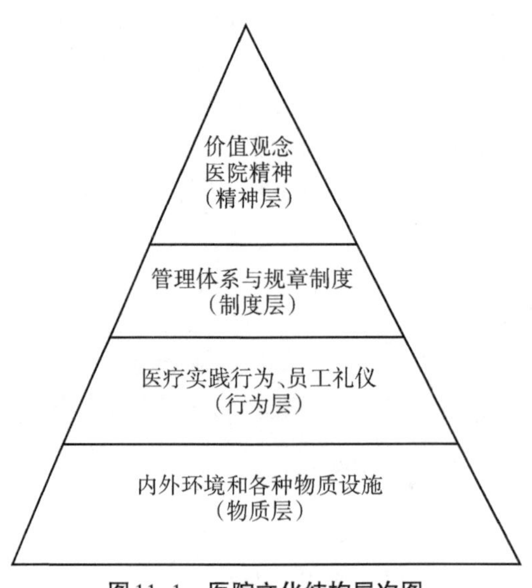

图11-1　医院文化结构层次图

由上可见，物质文化是医院制度文化的基础。没有起码的服务条件，优质的医疗服务只能是空中楼阁。一定的物质文化必然带来与之相适应的行为文化的变化。制度文化既是医院行为文化得以贯彻的保证，又是精神文化的载体和体现。精神文化是整个医院文化的最高的集中反映和灵魂，对整个医院的文化建设具有导向和统摄作用。

（本节作者：朱　琳）

第三节　医院文化建设的途径与方法

医院文化不只是一种管理的新理念，同时更重要的是一种新的管理模式和应用方法，具有提高医院管理水平的实际作用。医院文化重在建设，重在实践。

一、医院文化建设的原则

1.个性原则

如果说科学是无国界的，那么文化的特质就在于它的独特性或本土性，科学技术可以引进、移植，而文化却不能照搬模仿。医院文化建设要坚持个性原则，就是指医院要从自己的历史沿革、人文地理环境、规模、员工、医院的整体建设目标等实际情况出发，建设具有自己本院风格和个性的文化。医院文化不仅要区别于一般的企业文化，而且医院之间也应根据本院特点建立风格各异的文化，确立自己医院的具体价值取向。如中医院应该突出宣传传统中医药的悠久历史，历史对于医药行业来说就是临床经验的证明和品牌；著名的医学人物更是精湛医术和美德相统一的集中体现，是中医文化资深望重的杰出代表，对后人具有示范和激励的作用。

追求医院文化建设的个性，用意在于要管理者真正开展独立思考和实践自己的办院理念，提炼自己的经营理念，并不是要追求奇异、时髦或另类，而是要实事求是，体现本院的精神特质和优势。

2.创新原则

日本企业文化成功的经验告诉世人，一方面要不抱任何成见地消化吸收和借鉴一切先进文明的成果来丰富自己，另一方面要继承和发扬本民族文化传统的精华，古为今用，融会贯通。创新是医院文化生命力永恒的源泉。中医药虽有悠久的传统，但亦要与时俱进，大胆改革创新，破除一切妨碍医学进步的陈规陋习。

坚持创新原则就是要强调医院文化建设要不断适应市场需求的变化，注重社会文化中观念、习俗、生活方式等文化因素的变化对卫生需求的影响。文化有先进和消极之分，坚持创新原则就是要大力弘扬优秀的文化，推陈出新，既突出中医特色，又体现中西医结合和中医现代化的水平。

3.群众参与原则

医院文化管理的理论认为，人既是文化管理的出发点，又是文化管理的归宿。一方面医院文化建设必须坚持以职工为主体，充分调动群众参与的积极性和创造精神。“没有落后的群众，只有落后的干部。”日本企业文化建设中的QC小组正是群众文化实践的创造物。实践表明，让职工当家作主、自我实现，群众中就可以爆发出极大的改革热情和创造性，问题在于有没有一个宽松的环境和一个良好的激励机制。医院文化建设只有建立在职工广泛参与的基础上，才可能使医院的制度和目标与职工群体的价值观相一致，医院文化才不致沦为少数人附庸风雅的摆设。坚持群众参与的原则就意味着分权管理改革的取向，并且必须有相应的民主集中制度作为保障。

另一方面，坚持群众参与的原则也意味着医院的文化建设要让服务对象知晓和参与，让病人真切感到医院真正关心他们，体现了“病人至上”“以病人为中心”的价值取向。

二、医院文化建设的一般程序

1.调查研究，确立医院文化建设的目标

调查研究的要点有：调查本单位的发展历史和现状、医院的人文地理环境、当地的经济文化发展状况与传统、医院人员的构成与素质、职工的精神状态和行为习惯、医院具有优势的专科和知名专家、医院经营服务产品的特色，及其在同行业中的影响和发展前景、目前国家的有关医院发展的政策导向、同行业医院文化建设的经验教训等。在调查研究的基础上提出本院文化建设的基本理念和构想，然后组织专人和通过集体讨论，对方案进行反复多次的科学性和可行性论证，最后应提交医院职工代表大会讨论通过，最终形成一种集体的意志。

2.制订实施计划

医院文化建设是一项系统工程，基本方案一经确定之后，还需具体制订实施的详细计划，要点有：如何规划医院文化建设的实施步骤和布局；如何以最合适的形式宣传和反映医院的价值观；以什么途径和方式将这种价值观内化成全体员工的意志；如何将文化管理与医院质量管理、目标管理、标准化管理等其他管理形式和手段结合起来；各部门和工作环节以什么方式切入文化建设；如何评价医院文化管理的效果等等。实施计划思路要直观明了，要求具体明确，措施要软硬兼施，方法要操作可行。

3.广泛宣传发动和培训骨干

在正式启动文化建设工程之前，要通过一切可以利用的途径与方法广泛宣传医院文化建设的意义、内容与作用，提高全体员工对医院文化建设及其文化管理的认识，调动群众参与的主动性和积极性。与此同时，要组织基层中的骨干进行专题培训，先行提高对文化建设与医院改革的关系以及医院文化建设内涵的认识，提高领导群众参与的责任心。

4.组织实施

在医院的统一部署下，在各基层组织骨干的带领下，围绕医院文化建设的目标开展结合具体工作的实践探索。例如医护人员可结合疾病的诊治工作，以QC小组为单位，以如何提高医疗质量，让病人更多地知情同意为切入口，群策群力，研究如何改进医疗工作，防止医疗差错事故的具体对策；后勤部门可以如何方便病人、使病人更满意为主题研究改进生活服务方式；收费部门可以如何使病人更放心为主题研究如何为病人提供必要的咨询信息等。如何判断一个单位是否实行了文化管理，就看这个单位是否实行了以人为中心的管理，是否培育出全体认同的价值观，而且这种价值观与管理制度以及实际所表现出的行为是一致的。

5.检查改进，总结提高

医院文化建设是一个动态的过程，其表现形式是常新的，但思想核心又是相对稳定的，正如行政管理不要朝令夕改一样，医院文化管理也不要虎头蛇尾、雷声大、雨点小。定期检查，总结、交流和推广好的经验，表彰先进，吸取教训，改进与完善文化管理或进一步提升医院文化精神是不可缺少的环节。如何评价一个单位医院文化建设的效果，主要看服务对象的满意度是否提高，职工的士气是否高涨，团队的精神是否强盛，人际关系是否和谐，社会效益与经济效益是否良好。

三、医院文化管理的要素与方法

医院文化管理管什么以及如何管，这是一个非常重要的问题，不明确这个问题就可能使文化管理流于形式。

（一）价值观管理

1.医院的价值观和价值观管理

医院价值观是医院文化的核心和基石，是所有成功的企业和医院的哲学精髓，是区别不同医院文化模式的主要依据。所谓价值观是人的一种主观的内在尺度，人用这种尺度衡量被对象化的事物对于自己的价值，即什么是有意义的或无意义的，什么是值得追求的或不值得追求的。人正是根据这种尺度去期待、选择、规范和指引自己的行为。根据其主体的不同，价值观可以分为三个层次：①社会或民族的价值观，如中华民族的价值观与西方民族的价值观，中国现代社会的价值观与古代人的价值观是不同的；②单位群体的价值观，如在同一个社会中，企业与医院等不同行业的群体的价值观是有差异的；③个人的价值观，如先进的劳动模范者与功名利禄熏心的人，其价值观是不同的。

在西方企业的发展中，企业的价值观经历了从“最大利润价值观”，到“合理利润价值观”，再到“企业社会互利价值观”三个阶段的演变。美国管理学家德鲁克认为，其实，“管理的任务就在于使个人的价值观和志向转化为组织的力量和成就”。从某种意义上说，价值观的管理就是如何在个人价值观、群体价值观和社会价值观三者之间建立平衡和谐的关系。

所谓医院的价值观是指在医院中占主导地位的，对其经营行为意义的基本信念和指导其发展的行为准则。它是一个医院经营哲学理念、医院品质、医院形象、医院制度的高度概括和集中体现，是医院经营主体对服务对象的一种责任精神契约和服务行为的取向。

2. 医院的价值观体系

对于同一个主体来说，用同一种价值尺度去衡量许许多多被对象化的事物或评价事物的不同方面，就会得出许多价值判断，这些价值判断的集合就可以称为一个主体的价值观体系。在医院工作中，经过历史的长期积累和广大医务工作者的实践，可以概括出下面这样一些具有共识的价值观要素：

（1）生命是神圣的，人的生命价值高于一切

救死扶伤是医院义不容辞的社会责任。因为人的生命是不可复加的单向过程，是世间最宝贵的财富，这意味着在任何情况下医院都要以尽量维护人的生命为己任。

（2）病人至上，医院第二

这是指医院的一切工作都要围绕以病人为中心来规划和安排，病人的利益高于医院的利益。当医院的利益与病人的利益相冲突时，要按照病人至上的原则进行处理。某中医院“将‘对’永远让给病人”就是这一价值观的体现。

（3）社会利益高于医院利益

社会利益包括社会疾病防治的任务，社会对医院的期望与要求等。医院是实行一定福利政策的公益性服务机构，即使是营利性医院，也要用社会利益优先的原则处理一切事务。我国某医药企业以“修合无人见，存心有天知”的古训为信条，将行医卖药作为服务社会的崇高理想，代客煎药。

（4）集体的利益高于个人的利益

集体的利益既指医院整体的利益，也指社会整体人群的利益。一方面是指所有医院职工的个人利益都应顾全医院的整体利益。另一方面是指所有病人个人的利益都应服从人群健康保障的要求。例如对传染病人实行必要的隔离措施是必要的和合乎医学伦理的。

（5）保证医疗安全的价值高于使用新技术的价值

医院常常是推广应用新技术和新药最频繁的地方，但使用一切新技术和新药物都必须以保证医疗安全为前提。

（6）保证医疗质量的价值高于服务速度的价值

医疗质量是医院的生命线，质量和速度相比，宁肯慢些，但要好些。

（7）病人的知情同意高于医生技术上的考虑

实施某些治疗或放弃某些治疗，医护人员不仅要告知患者当事人并提供必要的咨询信息，而且要始终以当事人的意见为主要依据来进行临床决策。

3. 医院价值观管理的任务与方法

医院价值观管理的任务就是如何使医院确定的价值观内化成全体员工的精神要素，以及如何在工作实践中实现这种价值观。

（1）严格执行国家有关卫生工作的政策与卫生法律、法规，树立卫生服务行业的社会价值观

医院是具体实践国家有关卫生工作的政策和法律、法规的机构，不论是医院的管理者，还是普通的员工，都必须有强烈的政策和法律意识，有强烈的社会责任感，自觉抵制“一切向钱看”的拜金主义的影响，尤其是公立医院不能以本单位的利益为最终目的，而必须有“关注人人健康”的大志。事实表明，如果只顾追求本单位的经济利益，结果必然导致高收费、乱收费、医德滑坡等非正常行为。

这也是断送医院市场和未来的短视行为。如何运用成本管理、时间管理等方法，为病人节约费用，遏制社会医疗总费用过快增长的势头，使原来稀少的东西变得平凡和人人皆可拥有，为社会创造更多的价值和财富，具有这种使命感和责任感的医院才能得到广大群众的欢迎和拥有广阔的市场。

（2）正确处理社会、集体与个人的利益关系，建立“先义后取”、合法求利的价值观，从根本上杜绝医德腐败现象

医院不仅是完成治病救人社会功能的公益组织，同时也是医院职工谋生和实现自己人生价值的平台，因此，任何企业、公司和医院都具有经济性和社会性的双重使命，在取得良好的社会效益的同时也要尽量提供职工就业、发展的机会和满足取得合理报酬的需求。“敞开正道，才能堵塞歪门邪道”，运用道德规范形成“不许贪”的内部环境；使职工通过正常渠道的辛勤劳动获得合理的收入，形成“不想贪”的思想观念；通过从严治院，使职工明确“不能乱伸手，伸手必被捉”，形成“不敢贪”的约束机制；加强内部制约和外部监督机制，形成“不能贪”的外部环境。医德医风问题绝不是一个小问题，“拿一个红包就等于失去一批病人，开一个大处方或大包围检查就等于赶走一批病人，从而影响医院的声誉和发展，最终等于砸了自己的饭碗”。要让每一个职工都确立将自己的本职工作当成履行社会责任和代表医院形象的意识。

（3）运用“推己及人”的方法，树立顾客满意的价值观

“医生是因为有了患者才重要，对患者好的医院才有未来”，这就要求医院要把病人的需求和满意作为开发服务新产品的源泉，在服务的内容与功能定位、价格的确定、服务方式的实现等方面以方便病人为原则，想病人之所想，急病人之所急，最大限度地使病人满意。如何确立顾客满意价值观，古人为我们提出了“推己及人”的好办法。推己及人的换位思考能帮助医护人员对服务对象具有更多的共情。

（4）以“6S”原则指导医院文化建设，树立人与环境相和谐的价值观

所谓“6S”原则是指企业或医院经营要坚持使顾客满意（CS）、职工满意（ES）、经营者满意（MS）、社会满意（SS）、世界满意（IS）和地球环境满意（SMS）的可持续发展观。这就是说，医院价值观管理的最终目的就是要建立一个人与环境（包括人文社会环境、自然生态环境）和谐发展的关系，这也正是中国传统中医学孜孜不倦所追求的理想境界。在医疗诊治过程中有许多问题涉及环境卫生与人群健康的伦理道德，例如如何避免院内、交叉感染，如何避免医疗针具等废物流向社会，如何降低输血、输液中的污染和减少传染疾病的危险，如何避免药物滥用等，都是医院“绿色管理”的重要内容，也是医院社会责任感和可持续发展观的体现。

（二）人本管理

1.什么是人本管理

所谓人本管理就是以尊重人、激发人和合理满足人的需求为核心理念的管理模式。人本管理与管理者对人性的基本看法具有密切的关系。在中国历史上，对人性的看法有孔孟的“性本善论”、荀子的“性本恶论”和道家、墨学的“性可养论”。在西方历史上，有“理性经济人”“社会人”“自我实现人”“社会关系人”等关于人性假设的哲学观点。简而言之，对人性持消极看法的管理者大多采用严格的硬性管理模式，而对人性持积极看法的管理者大多采取以人为中心的柔性管理模式。

人本管理的基本理念是“以人为中心”“人是管理的目的”。其具体内涵是：

（1）企业或医院即人

这是指企业或医院是由许多专业技术人员和其他员工所组成的，人是最活跃的生产力要素，没有员工的努力工作，企业或医院就没有生产力可言。因此，企业或医院应该将调动职工的积极性和挖掘人的潜能放在管理的首位。

（2）企业或医院为人

这是指企业或医院的存在应以满足人的发展和社会需求为目的，而不仅仅是“追求利润最大化”。个人加入一个组织并不只是为了谋生，还有发展自己、实现自我的精神需求，企业和医院应该积极为

员工发挥创造性提供舞台，培植满足人性发展的土壤，不仅出产品和提供服务，还要出人才。

（3）企业或医院靠人

这是指企业或医院经营管理的主体就是全体员工，领导就是服务，领导者就是公仆。只有紧紧依靠全员管理，发挥团队合作精神，才能发展企业或医院。

2.人本管理的要素与方法

人本管理是一种以人为中心的柔性管理，其实施管理的要素和方法主要有如下几个方面。

（1）重视情感投入管理

在科学管理时代，对人性的基本看法是“理性经济人”的假设；而在文化管理中，对人性的看法则是侧重于情感的。所谓情感是指人所独有的一种对所认识的或实践的事物所持态度的体验。情感可以影响当事人对工作的积极性和行为效果，以及面对挫折时的忍耐力，影响组织的凝聚力。所以，情感是一种可资调动的人力资源。所谓情感管理就是指通过管理者与员工、员工与员工、员工与服务对象之间的情感双向交流和沟通，实现心理满足，调动工作积极性和创造性，消除人际矛盾和不良情绪的管理方式。实施情感管理要有具体可感的形式，如管理者可实施不定期的“走动管理”，经常下基层，深入现场，了解员工思想动态，征求对医院的意见；医院领导应主动关心和帮助员工解决家庭和生活中的各种困难等，都是行之有效的情感交流方式。

（2）推行民主管理

所谓民主管理是指医院要调动职工的主人翁精神，积极推行全员管理，民主参与单位重要决策，群策群力，集思广益。将“金字塔”式的管理变成“倒三角形”管理，树立领导就是服务的新理念。民主管理可以大大提高人的自尊心，增进组织的凝聚力，提高决策的透明度和正确性，提高监督的效能，防止腐败现象。

（3）倡导自主管理

即由职工自己制订与组织目标相一致的个人工作目标和计划，由上级管自己变成“自己管自己”，由“要我做”变成“我要做”，甚至可以实行信任型的“弹性工作制”，以工作目标和工作质量来规范和评价人的行为效果。

（4）重视人才管理

现代社会是知识经济和学习型的社会，医院之间的竞争归根到底就是人才的竞争。企业和医院只有通过有活力的人力资源才能完成其社会使命。人本管理将人才视为医院最宝贵的财富而倍加爱护和培养，千方百计地调动员工的积极性和创造性。这表现在是否重视对员工继续教育的投资，对人才使用、提拔是否任人唯贤、不拘一格，是否人尽其才、才尽其用。

（三）激励管理

激励管理是指通过物质和精神等外部刺激，激发劳动者为达到组织目标而工作的积极性、主动性和创造性的管理理念和方法。激励管理的理念和方法同样是建立在对人性及其潜能理解的基础之上的。管理心理学的研究表明，在一般工作的状况下，员工的工作能力只发挥了30%左右，而如果受到激励时，其能力可以发挥至90%以上，这说明人的潜能是巨大的。不仅工作能力是如此，人的服务态度和情绪也可以因受激励发生改变。医院的激励管理是一种发掘员工潜能、提高工作绩效、改变服务态度的重要手段。

常见的具有激励的因素和激励方法有：

1.具有挑战性的工作任务和适时调换工作

俗话说“树挪死，人挪活”，经验表明，日复一日地做同样的工作容易使人感到厌倦，而调换新的工作或有新的工作任务时劳动者易有新鲜感和有助于激发斗志。特别是管理者布置具有一定难度和新颖性的工作给员工时，后者会感到是领导对自己的信任，并有较强的自我实现感。因此，在知识型和学习型社会，一专多能应受到鼓励，适时调动员工的岗位，“压”任务可以促进员工的进步。

2.较强的工作成就需求

美国管理学家麦克莱兰认为，成就需求较高的人一般都很关心工作的成败和得失影响，他们希望在有一定难度的工作中表现和突出自己，并需要给予一定的自主权，希望有独立解决问题的工作环境，希望有迅速明确的关于工作效果的反馈并期待得到组织和他人的肯定。因此，管理者一方面可以通过树立榜样，激发出员工的工作成就需求；另一方面应以一定的形式及时对员工的工作成绩予以表彰。

3.对工作奖赏目标较强的期望和对工作目标的重视程度与价值评价

美国心理学家弗鲁姆认为，人受激励水平的高低与其所期望的目标奖酬成正比，与其对工作目标的重视程度及其价值判断成正比。即劳动者对自己的行为导致其期望的工作绩效和目标奖赏的估计越高，其工作的积极性和主动性就越高；越认为工作目标对自己的价值和实现的概率越大，被激发的动机就越强。从这种意义上说，激励管理要与目标管理相结合。

4.个人对劳动公平性的看法

美国心理学家亚当斯认为，劳动者的工作动机不仅受所得绝对报酬的影响，还会受其相对报酬的影响。即劳动者会不自觉地将自己付出的劳动及所得报酬与他人同样的劳动及报酬进行比较，如果认为是公平合理的就会受到激励，如果认为是不公平合理的就会牢骚满腹，甚至会产生相对被剥夺感。

5.工作结果受到肯定、赞赏、提升、奖金和舆论等强化

行为主义心理学认为，人的某种行为出现的频率与行为后是否被强化有关。如果受到肯定、赞赏、提升、奖金等正强化，该行为出现的频率就会增加，反之就会因为不受到重视而消失。所以，管理者应该对员工自发的点滴创造性行为予以重视和鼓励。

6.参与决策激励

让员工在不同程度上参与单位的决策过程、参与目标制定、参与质量改进的研究等管理过程，鼓励并奖励员工向单位提合理化建议，可以使员工感到被重视、被尊重，有助于提高员工的自我价值感，让员工更加了解组织的目标，以及组织利益与自己个人利益的相关性，激发工作的自觉性、主动性和创造性，提高工作的责任心。

（四）医德医风建设

道德与法律、法规相比，是一种靠善与恶、诚实和虚伪、良心与义务责任等道德范畴来进行评判的文化力量，它只能通过社会舆论、传统习俗、内心信念等非强制性措施来影响人的心理和行为。所谓的医院道德是指医院在服务、管理和经营等活动中，调整医院与国家、医院与社会、医院与其他医院和相关单位、医院与患者、医院与内部员工之间关系的道德规范与行为规范的总和。医院道德的主体是由医院全体成员构成的医院组织，而非个人。一般来说，医院道德由医院的道德精神、道德规范和道德行为几个层面构成。医院的道德水平不仅是由医院在所有服务活动中所体现的领导决策，也是由每一个员工在自己的具体工作岗位上的职业道德行为中所体现出来的。

医院道德建设的主要内容及方法有：

1.提高全体员工对医院道德建设重要性的认识，消除医德建设中的思想障碍

由于医院服务的特殊性，古今中外，医院道德都是医生和医院形象的重要标志。医院道德的建设对于树立医院形象，提高医疗服务质量，减少医疗纠纷，增进员工团结都是非常重要的管理内容。医院道德建设首要的任务是要提高全体员工对医德建设与医院声誉、医院利益、社会责任和医院生存及发展关系的认识，确立坚定的医德信念，培养强烈的医德情感。

2.制定操作可行的医院道德规范

为了使医德行为有章可循，医院必须经过民主集中的程序制定医院的道德规范，这是医院内部约定的一套告诉员工该做什么和不该做什么的行为规则。其内容一般包括：珍视生命和生命价值的原则，病人自由选择医生和医疗方式的原则，病人知情同意的原则，公正和公益的原则，保密和讲真话的原则，实事求是、科学处置的原则，预防为主、安全第一的原则，尊重病人人格的原则，维护医院形象和尊重同行的原则等。根据上述一般原则，医院还应结合每一个科室工作的具体内容制定有针对

性的道德规范，才能使医德建设落到实处。

3. 坚持不懈地开展医德活动，培养员工的道德习惯

古人说得好，“习以成性”，道德规范如果不经过长期的实践就不可能真正内化成员工的道德习惯。因此，医德建设一贵在狠抓落实，真正实践；二贵在坚持不懈，自觉自愿，成为大家的习惯和基本素质。

（五）医院形象策划

医院形象及其形象策划的思想来源于公司（或团体）形象策划概念的引入。所谓医院形象是医院在全部实际活动中所展现的特有个性化的品质，是社会消费者和医院关系者（如保险公司、药品供应商）对医院的总体印象和评价。构成一个企业或医院形象的因素一般有：医院的服务形象、管理形象、员工队伍形象和医院外部形象等。所谓的医院形象策划就是指通过各种文化活动、视觉形象设计等形式和方法，宣传医院的经营理念，建立组织的社会形象和影响力，增进员工团队精神的一种管理方法。良好的组织形象是医院在市场经济中一种重要的无形资产，对于提高单位的社会声誉和整合一个组织内的各管理要素具有重要的现实意义。

一般来说，医院形象策划包括以下三个主要内容：

1. 理念识别

所谓医院的组织理念包括医院的经营理念和经营哲学，而理念识别是指能反映或代表组织经营观念和核心精神的简练语句。如“救死扶伤”“治病救人”已经成为医院精神的集中代表，它们反映了医院作为公益事业的基本价值观。然而作为一个具体的医院还应该有体现自己本院特质的经营理念作为标志。如我国某中医院的办院宗旨是“办人民需要、患者满意的中医院”，医院的核心精神是“仁爱、敬业、务实、进取”，医院的追求是“一流的服务、一流的技术、一流的管理、一流的人才、一流的效益”，医院的作风要求是“严、细、实、高”。

2. 行为识别

它是指在医院经营理念指导下培养起来的医院员工的行为规范、行为方式和工作方法，以及围绕宣传经营理念而开展的各种各样的对内的和对外的社会活动。对医院内部的活动包括对员工的继续教育、职业技能培训、优质服务活动、送医送药的扶贫活动、咨询公益性活动、疾病防治宣传活动、医院与其他团体组织或社区之间的公共关系活动等。组织行为识别是医院精神的动态反映指标，是贯彻落实医院经营理念的具体表现，是被服务群众最能真切感受到的东西。

3. 视觉识别

它是指能体现公司或医院经营信息的具体视觉化的静态的形象标志符号或图形。如“红十字”代表医院，“绿十字”代表药房已经是众所周知的视觉识别符号。视觉识别的基本要素包括医院的名称、品牌标志、标准字、标准色、象征图案、宣传标语、医院的环境设计、产品的包装设计、员工衣着服饰的设计等。一个医院的视觉识别的设计既要考虑到本行业的共性，也应体现自己独特的有别于其他医院的个性。还要注意必须符合和遵循国家和行业的有关法规，以及民族的风俗习惯和审美原则。例如在中国古代，葫芦曾是中医“悬壶济世”的形象标志。在西方，蛇杖曾是医生聪明才智的标志，不少医学院校仍以有蛇杖的图案作为校徽。医院的环境设计也十分重要，根据医院的特点要做到“三化”和“三优”，即净化、绿化、美化，优良秩序、优质服务和优美环境。中医院的建筑还应兼顾到现代技术的功能性和民族文化的协调性问题。

简而言之，理念识别、行为识别和视觉识别三大要素是相互依存和关联的统一体，它们构成一个企业或医院的形象识别系统，缺一不可。当前在医院形象策划的工作中存在着一些带有共性的问题应引起注意。如重视医院形象策划，轻视一般的基础管理；重视视觉识别，轻理念识别建设；重少数人策划，轻群众参与和实践。以为只要导入医院形象策划就是有文化品位了，就可以解决管理上的一切问题，以医院形象策划代替内部改革、代替管理的基本建设。这实际上是舍本逐末。

（本节作者：朱　琳）

第十二章　中医文化建设与传播

“名不正则言不顺，言不顺则事不成。”（《论语·子路》）历史上很多无谓的争论，皆因对概念的内涵、外延界定不清、理解不同而起。因此，什么是文化，什么是中医文化，什么是中医文化学，文化、中医文化、中医文化学之间存在着什么联系与区别，研究、学习中医文化学的目的和意义何在，这是作为中医文化学首先要回答的。

第一节　概　述

“中医文化学”这一概念中包括“中医”“文化”“学”三个概念，因此在对“中医文化学”界定之前，首先要界定什么是“文化”，以及对“文化”的分类、层次、结构等予以简单介绍。

一、文化的内涵与外延

关于文化，目前国内外的界定众多，但细加分析、归纳，不外乎从广义与狭义、静态与动态两个方面进行界定。

（一）广义、狭义的文化

1. 广义的文化

对于广义文化的界定，苏联《哲学百科全书》的定义是代表，它认为文化是指“人类在社会历史实践过程中所创造的物质财富和精神财富的总和”。这种界定几乎将人类社会的一切都囊括在内。

2. 狭义的文化

对狭义文化的界定，以英国人类学家泰勒在《原始文化》中的界定为代表，他认为“文化或文明，就其广泛的民族学意义来说，乃是包括知识、信仰、艺术、道德、法律、习俗和任何人作为一名社会成员而获得的能力和习惯在内的复杂整体”。这种界定特指人类在历史发展过程中所创造的精神财富的总和。

（二）静态、动态的文化

1. 静态的文化

在通常的书面语中，不论是广义的文化，还是狭义的文化，一般情况下都作为名词使用，给人以一种静态的感觉，为静态的文化。例如，说某人“有文化”是指他具有知识文化，“酒文化”指与酒、饮酒等相关的文化现象等，其中所说的“文化”皆是名词性的、静态的。

2.动态的文化

考察“文化”一词的语源，它本身是一个主谓词组，呈现出一种动态感。

在甲骨文、金文中，“文”像一个人的胸前有刻画的符号，或者是胸前悬挂着好看的贝壳、石块之类的饰物（图12-1）。朱芳圃在《殷周文字释丛》中说：“文即文身之文，像人正立形，胸前之丿、×……即刻画之文饰也。”可见，最早的“文”也就是“纹”“文饰”之义。《庄子·逍遥游》说“越人断发文身”，《史记·吴太伯世家》说吴太伯、太伯弟仲雍“文身断发，示不可用”，《周易·系辞下》说“物相杂，故曰文”，皆其例。

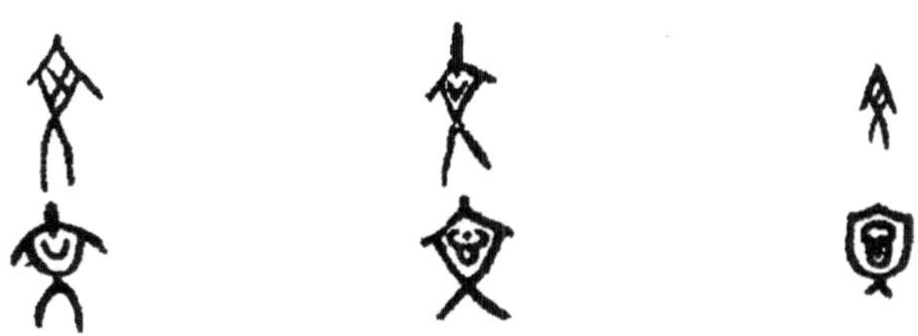

图12-1　古文中的“文”

人类考古学表明，最晚在旧石器时代，人类已经知道开始文饰、打扮自己，已经产生了美的观念。“文”作为人胸前刻画的符号或者好看的贝壳、石块之类的饰物，表明人类有了某种思想、观念、意识，而这种思想、观念、意识是人类通过与自然物的交织、互动来体现和反映的。换言之，从源头上说，最早的“文”产生于人类与自然的交织、互动，呈现出一种动态。当“文”的这种动作相继被其他人模仿时，表明“文”已经开始对他人产生影响；当“文”所代表的思想、观念、意识被广泛认同后，就会在一定的时期内相对地稳固下来，此时的“文”又呈现出一种相对的静态。

在甲骨文、金文中，“化”像两个人摔跤的样子（图12-2）。朱芳圃在《殷周文字释丛》中说：“化像人一正一倒之形，即今俗所谓翻跟头。”摔跤是两个人之间力量、技巧的相互作用，因为力量、技巧的相互作用而使两人的位置、姿态乃至精神、心理状态不断改变，由此“化”又引申出人与人之间相互作用、相互影响、相互改变、相互转化等义，如《国语·晋语》“胜败若化”之“化”，最近的例子如2008年北京奥运会柔道、摔跤图标，都证明了这一点。总之，不论其本义还是引申义，“化”都是一种动作行为，都呈现出一种动态。

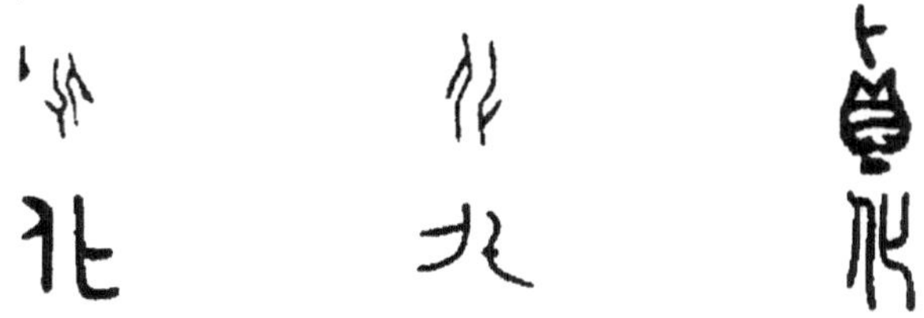

图12-2　古文中的“化”

如上所述，“文”是通过一定的物质所反映的人的思想、精神、意识，“化”是人与人之间相互作用、影响、改变，那么“文”“化”合在一起就是人类思想、精神之间的相互影响、相互作用。

需要指出的是，在中国人“比类取象”的思维方式、“天人合一”的思想观念之下，本来属于人文的“文”、人文的“化”也被“移情”而扩及自然万物，用以指“天文”。如《周易·贲象》中说：“刚柔交错，天文也；文明以止，人文也。观乎天文，以察时变；观乎人文，以化成天下。”就是将“文”由“人文”扩及“天文”。同时，这段话也是汉语文献中“文”“化”连文最早的语境之一。

西汉以后，“文”“化”逐渐合成一个词。如《说苑·指武》云：“圣人之治天下也，先文德而后武力。凡武之兴，为不服也。文化不改，然后加诛。”《文选·补亡诗》云：“文化内辑，武功外悠。”其中的“文化”，一是与“武力”对举，其义偏向于道德、思想、法律等狭义“文化”；二是作为主谓结构词组，取其“以文教化”“以文影响”等义。

汉语中“文化”一词，近世以来也用英文的“culture”来翻译。“culture”来源于拉丁文“cultura”，原词是一个动词，本义为土壤改良、植物栽培等物质生产活动，15世纪后由耕作、培养逐渐引申出教育、发展、尊重、练习、陶冶等义。“culture”的这些含义至今程度不同地保留在与拉丁文同属印欧语系的英语、法语、德语等语言中，其引申义与汉语语境中动态的“文化”相似。

文化有广义、狭义之分，而不论是广义、狭义的文化又都有静态、动态之分。本书中所使用的“文化”概念兼取其广义与狭义、静态与动态。

二、文化的分类、层次、结构

（一）文化的分类

事物的分类取决于分类的标准，文化也可以按不同的标准来分类。除了上面从含义、词性的角度分为广义与狭义、静态与动态之外，还可以从历史、地理、民族、学科等众多不同的角度对文化进行分类。

从区域的角度分类，可以分为东方文化、西方文化等；从国别的角度分类，可以分为中国文化、印度文化等；从历史的角度分类，可以分为传统文化、现代文化等；从学科的角度分类，可以分为农业文化、建筑文化、医学文化等。

以上这些分类还可以再细分。从中国历史不同时期分，可将中国文化分为先秦文化、汉代文化、近代文化等；从中国历史上的区域分，可分为齐鲁文化、吴越文化、荆楚文化、闽粤文化等；从民族的角度分，可以分为蒙古族文化、满族文化、藏族文化等。

由于分类的角度不同，分类标准的外延不同，因此不同分类的文化也有局部包容、局部重叠的情况。

（二）文化的层次

关于文化的层次，有二分法、三分法、四分法、六分法等诸多不同的分类，从四分法的角度分类包括以下几个层次：

1.精神文化

精神文化也称为思想文化、心态文化，指人们通过长期的社会实践活动，从而形成的思维方式、思想观念、价值观念、意识形态、宗教信仰、审美情趣、道德情操、民族性格等。

2.制度文化

制度文化指人类在长期的社会生活和实践中，逐步建立和制定的各种规章制度、行为规范、组织形式等，如社会制度、家族制度、政治制度、法律制度、教育制度等。

3.行为文化

行为文化指实践活动中所创造、体现、反映出来的文化，包括医疗文化、著述文化、教育文化、传播文化等。

4.物质文化

物质文化也称为物化文化、器物文化，指人类为了改造自然环境所创造出来的所有物品，如工具、器皿、服饰、建筑物、文物、文献等。

（三）文化的结构

文化的结构层次一般情况下难以截然分开，往往是相互关联、相互交织的，按由精神到物质的次序层层递进落实，最里层的落实为中层，中层的则落实为表层，从而构成完整的文化体系。其中，精神文化反映的是人们的内心世界，是文化的最里层、最深层的核心内容、本质内容；制度文化、行为文化是介于精神文化、物质文化层次之间的层次，是心、物结合比较密切的层次；物质文化是文化最表层的有形部分，是精神文化、制度文化、行为文化的物化形式，在它们上面凝结和反映着人的观念、需求和能力。

当某种思想、精神对大多数人产生影响，被社会大众广泛认同和接受后，则落实到制度文化上，体现在行为文化中，凝结和反映在器物上。这就是《周易·系辞上》所说的“形而上者谓之道，形而下者谓之器”。因此，从根本上说，制度文化、行为文化、物质文化三个层次，都是精神文化在不同层次的落实和反映；反过来也可以通过对制度文化、行为文化、器物文化的回溯研究，来探求最深层、最本质的精神文化。

举例来说，据考古发现，距今约一万八千年前的山顶洞人，在死者身旁撒有红色铁矿粉粒。这些红色铁矿粉粒是象征血液，还是代表着火，抑或是起防腐作用？这种将红色铁矿粉粒撒在死者身旁的行为，是一种行为文化。不论红色铁矿粉粒象征血液，还是代表火，抑或是起防腐作用，都表明有某种观念在背后支撑这种行为，而研究这种行为可以探得古人背后的观念。如果这种红色铁矿粉粒象征血液，则表明山顶洞人已认识到血液流失与死亡之间的关系；如果这种红色铁矿粉粒代表着火，则可能反映了山顶洞人对火的崇拜；如果这种红色铁矿粉粒是起防腐作用，说明山顶洞人可能已经认识到这种红色铁矿粉粒的防腐作用。

三、中医文化与其他文化的关系

在对“文化”进行界定，对文化的分类、层次、结构简单介绍后，还需进一步对中医文化的内涵与外延进行界定，然后才能对中医文化学的内涵与外延进行界定。

如前所述，文化有不同的分类。中医文化在起源、生成、发展的过程中，与中国传统文化、中国区域文化、印度文化、西方文化的关系尤其密切。这是在探讨中医文化的过程中需要特别关注的。

（一）中医文化与中国传统文化的关系

中国传统文化就是中国自古以来流传、传承下来的文化。中医文化是中国传统文化的一个组成部分，又植根于中国传统文化的土壤，与中国传统文化有着千丝万缕的联系，二者是源与流、干与枝、母与子的互动关系。一方面，在发生和发展的过程中，中医文化受到以阴阳五行、易学、道学、儒学文化为代表的中国传统文化的深厚影响；另一方面，中医文化也同样影响、充实、丰富了中国传统文化。佛学传入中国以后，与中国传统文化逐渐融合，并且落地生根、开花结果，形成了中国本土的佛教。佛学也不断与中医文化互动影响，如与中医在理论上融通，进一步丰富中医方药资源，提升医者医德境界，尤其是对中医养生文化产生了重要影响。

（二）中医文化与中国区域文化的关系

我国民族众多、地域宽广、幅员辽阔，由多民族最终融合、统一而来。如同多民族最终融合、统一为一个大的中华民族一样，中国传统文化的形成也是不同地域文化、民族文化逐步碰撞、融合、统一的结果，渗入了中国不同地域文化、民族文化的元素。作为中国传统文化的一个组成部分，中医文化在其发展过程中，也渗入、吸收、融合了中国区域文化、民族医药文化的成分，同时也在传播过程中对地域文化、民族文化产生辐射、影响作用。

（三）中医文化与西方文化的关系

中国文化、西方文化本来是两个完全不同的文化体系，在本体论、认识论、方法论、思维方法、理论形态各方面都有较大的差异，甚至是方枘圆凿、扞格不入，作为中国传统文化组成部分的中医文化与西医文化同样也是如此。但自从清朝末年西方文化、西医文化传入中国以来，对中国传统文化、中医文化产生了重大冲击，甚至民国时期曾酿成“废止中医案”。虽然“废止中医案”最终未果，但折中的结果是中医教材要以西医术语来陈述、中医医者必须要同时学习西医等，由此也开启了中西医汇通、中西医结合、中医科学化的路子，既在一定程度上丰富、发展了中医文化，也在一定程度上泯灭了中医文化的特色。

四、中医文化的内涵与外延

中医文化是中国传统文化的重要组成部分，在中医文化这一概念中，“中医”无疑是对“文化”的限定，因此从字面上来理解，中医文化就是指“关于中医的文化”。

如前所述，文化主要有广义和狭义之分。同样，中医文化也有广义、狭义之分。广义的中医文化，指整个中医药学。因为中医是中国人创造的精神财富，“凝聚着深邃的哲学智慧和中华民族几千年的健康养生理念及实践经验”，因此中医本身就属于大文化范畴。我们现在常说的“中医药文化进校园”“弘扬中医药文化”，用的就是广义的中医文化概念。

狭义的中医文化，特指中医在形成与发展过程中的文化背景、精神价值、思维方法，以及由此产生的行为规范、礼仪制度、器物场所等。本书所说的“中医文化”特指狭义的中医文化。

中医文化的内涵主要体现在中医的精神文化层面，即中医的价值观念和思维方式，它是中医的灵魂和血脉，决定了中医学的特色和优势，决定了中医学形成和发展的走向。这一内涵使得中医文化成为中华优秀传统文化的杰出代表，增强了中华民族的文化自信和文化认同。中医文化的外延涉及中医精神文化、制度文化、行为文化、物质文化各个层面，包括中医的道德规范、中医的行为方式、中医的典籍文献、中医的人物历史、中医的器物场所、中医的传承传播，还涉及与中华传统文化及外来文化的关系等领域。

（本节作者：阳嵘莎）

第二节　中医制度文化

中医制度文化指在长期医事活动中建立起来的比较明确的、官方色彩浓厚的、具有较强约束力的各种规章制度、行为规范及组织形式等。中医制度文化建立在中医实践活动的基础上，反过来又对中医实践活动进行组织、指导和规范。中医制度文化主要体现和反映在医官及医疗机构的设置、医学教育制度、医事法律等方面。

一、医官制度文化

中医医官及医疗机构的设置，反映不同历史时期中医发展的状况及其所呈现的中医文化的特点。

医源于巫，在巫医不分的阶段，政教合一，氏族、部落首领往往是最大的巫者，医药之责由巫者兼任。《说文解字》云：“古者巫彭初作医。”《山海经》中记载的巫咸、巫即、巫彭等，都是兼有医药之责的巫者，可视为最早的医官。

随着社会的发展，巫、医的职能也逐渐分化。反映西周至战国时期职官制度的《周礼》中，已经把“巫祝”列入“春官宗伯”职官系列中，而“医师”则归属于“天官冢宰”系列。说明此时巫、医已经有了初步的分业，医学已经开始走上相对独立发展的道路。

从《周礼》的记载可以看出，周代已经设立了比较完备的医官制度，也反映出其医学发展达到较高的程度。主要表现在以下五个方面：

一是设立了由医师、士、府、史、徒等组成的医政组织。《周礼・天官冢宰》中有“医师上士二人，下士四人，府二人，史二人，徒二十人”的记载，即医师是众医官之长，主管医药行政，负责王室和邦内的疾病治疗和预防，其下设置负责治病的上士和下士、负责保管药物器具及会计事务的府、掌管文书及记录医案的史、专供役使的徒各若干人。

二是有了初步的医学分科。《周礼・天官冢宰》中有“食医中士二人”“疾医中士八人”“疡医下士八人”“兽医下士四人”的记载，说明当时周王室的医生有食医、疾医、疡医、兽医的初步分类。

三是创立了相应的医疗考核制度及考核标准。《周礼·天官冢宰》中有“岁终则稽其医事，以制其食。十全为上，十失一次之，十失二次之，十失三次之，十失四为下”的记载，说明到了年终，医师要根据医生们的治病效果考核其成绩的优劣，并据此决定他们的级别和薪水俸禄。

四是建立了病案记录制度。根据《周礼·天官冢宰》“凡民之有疾病者，分而治之，死终则各书其所以而入于医师”的记载，可以看出当时已经开始分类治疗病者，并对死亡者的死亡原因做出说明报告，并呈送医师记录存档。

五是建立了基本卫生保健制度，并针对清扫、除虫、防暑降温等设立了相应的专门官职。如《周礼·夏官司马》记载“隶仆掌五寝之扫除粪洒之事”；《周礼·秋官司寇》又记载“庶氏掌除毒蛊”“翦氏掌除蠹物”“壶涿氏掌除水虫”；为防暑降温，周代还设置了名为“凌人”的专门分管冰的官职。

秦代医官情况无完整的文献记录。但据《史记·扁鹊仓公列传》“秦太医令李醯自知伎不如扁鹊也”，可知秦时设太医令。据《通典·职官七》“秦有太医令丞，亦主医药，属少府”，可知秦还设有太医丞。20世纪末，在西安市北郊向家巷村发掘出数以千枚计的秦封泥，其中即有“泰（太）医丞印”。据《左传·成公十年》《左传·昭公元年》，战国时秦国有名噪诸侯的医生缓、和；据《战国策·燕策三》“侍医夏无且”及《史记·刺客列传》“无且爰我，乃以药囊提荆轲也”的记载，秦时还设有侍从秦王左右的侍医。另据《睡虎地秦墓竹简》，秦时也设有地方医官，已有法医及完整的医案。

西汉时期的医官机构，据《汉书·百官公卿表》载，设置分别隶属于太常（中央行政机构）和少府（皇室服务机构），其下又设太医令、太医丞、侍医、尚方、乳医等。各分封王国医制基本仿照中央而略有不同，如《史记·扁鹊仓公列传》载“齐王医遂病，自炼五石服之”，遂即是齐王的侍医。东汉时期太常所属太医令被删汰，仅在少府中设太医令、丞。据《后汉书·百官志》记载，设太医令1人，掌医事管理，下辖药丞、方丞各1人，药丞主管药事，方丞主管配方。员医293人，员吏19人。魏晋南北朝时期医事制度主要承袭汉制，均设太医令丞。

隋代医官，根据《隋书·百官志》的记载，分统于门下省、太子门下坊、太常寺、太仆寺四个部门。门下省统有尚药局和尚食局，二者下又有各级医官若干，主要为皇宫服务；太子门下坊统太子藏药局，其下又有各级医官若干，主要为东宫服务；太常寺统太医署，太医署主管一般医事及医学教育，下设太医令2人，丞1人，主药2人，医师200人，药园师2人，医博士2人，助教2人，按摩博士2人，咒禁博士2人；太仆寺设有兽医博士员120人，是主要服务于御厩的医官。

唐代基本承袭了隋代的医政制度，但在各方面比隋制更为严密，同时规模也更加宏大。如据《旧唐书·职官志》等载，地方诸府诸州也有了医职的设置，增设了针科博士，尤其是医学教育人员众多，已实行分科教学。

宋代设立翰林医官院主管医药行政，一切医政命令、医疗事务都由其管辖。设立太医局专管医学教育，并对医官的选拔任用和医学队伍实行严格考核。还设立校正医书局，专门负责医书的校订刊行。设立官办药局如“和剂局”“太平惠民局”等，对方便民众求医问药、规范成药处方、推广成药使用都有积极的意义。设立了一些与医疗有关的具有慈善性质的机构，如由僧人主持的主要为贫困百姓治病的安济坊、收养孤寡病老者的福田院等。与前朝相比，宋朝的医事管理机构已较为全面，其医疗卫生事业已不仅仅局限于宫廷官府，在面向社会民间的医疗服务方面明显地迈进了一大步。

元代的医药制度总体上承袭宋制，但有其自己的特色。如把宋代的翰林医官院改称为“太医院”（此一名称后来一直沿用至明清两代），并大大提高了医官的品秩和太医院职权。太医院院使正二品，太医院下辖医学提举司、官医提举司、广惠司等机构。医学提举司负责医生资格考试、医官考核、医书编审、药材辨验、医务人员培训等。官医提举司负责医生的管理、各地药材的进贡验收等。广惠司掌管民族医学。

明代医政制度直接沿用宋元，只在职官配置及机构职责方面略有变动。如洪武六年（1373年）设御医，以太医院医士充任（《明史·职官志》）。

清代的医政制度在沿袭明代的基础上而略有不同，在某些方面更加严格完备。如在太医院院使、院判之上又设有管院事王大臣一人（《清史稿·职官志》）；御药房分东西两处，并有明确的御医值班制度；在医官职务升补上，除了看考试成绩外，还需有医官保结。在医学分科中，除去以前各朝祝由、咒禁等科，这无疑是有医学进步意义的；但在太医院中停止针灸科，又表现出其保守的一面。

二、教育制度文化

中国古代的医学教育，有私学和官学两种模式。私学包括父子相传、师徒相授两种情况。官学就是由国家政府设置的医学教育。

父子相传的医学教育、传授方式也称为家学，这种方式培养出来的医生称为“世医”，如《礼记·曲礼下》云：“医不三世，不服其药。”宋濂《赠医师葛某序》云：“吾乡有严生者，三世业医矣。”这种医学教育、传授方式，在传授内容上往往以某一方面的经验、技能、药方为主；在传授对象上，受中国宗法思想、小农经济思想的影响，恪守传男不传女、传家人不传外人的规定。在传授内容和传授对象上，均有一定的局限性。

师徒相授的教育方式在文献中多有记载，如僦贷季之再传岐伯，岐伯、少俞、少师、伯高之传黄帝，黄帝之传雷公（《黄帝内经》），长桑君之传扁鹊，扁鹊之传子阳、子豹，公乘阳庆、公孙光、杨中倩之传淳于意，淳于意之传宋邑、高期、五禹、冯信、唐安（《史记·扁鹊仓公列传》），涪翁之传程高、程高之传郭玉（《后汉书·方技列传》），华佗之传吴普、樊阿（《三国志·魏书·方技传》）等，都属于师徒形式的教育、传授，之间的师承线索、脉络清晰。师徒方式的教育、传授，虽然也属于私学，但与父子相传相比，在传授对象的选择上更具灵活性，更注重对传授对象智力条件、习医动机等的考察；在传授内容上各具特色，形成众多不同的学术派别。师徒相传的教育、传授方式，是我国古代最早的医学教育形式，也是古代中医教育、传授最普遍、最基本的方式，符合中医自身的特点，因而在中医学校教育兴起以后，仍是中医教育、传授的一种重要形式。

中医学校教育，一般认为始于南北朝的刘宋时期。据《唐六典》载，太医令秦承祖于文帝元嘉二十年（443年）奏请设置医学，以广传授。这里的医学是正式的官办医学教育机构即学校，因此这应该是中国古代官办医学学校教育的正式开端。稍后北魏也有太医博士、太医助教的医官设置（《魏书·官氏志》）。

隋朝国祚虽然短暂，但官办中医学校教育有了较大发展。太常寺辖下的太医署作为医学教育机构，负责医学生的教育与培训。太医署有医务人员、教员及行政管理人员，分科培养各类医生（《隋书·百官志》）。

唐代在总体承袭隋代官办医学教育制度的基础上，使其发展更加完备。同样设立了太医署，由行政、教学、医务、药工四部分人员组成，既是中央医疗单位，也是中央医学教育机构，设医科、针科、按摩科、咒禁科四科，医科又分为体疗、少小、疮肿、耳目口齿、角法五个专业，各有不同的学习年限。在课程设置上，学生须先学习《素问》《神农本草经》等基础课程，然后再分科学习，学习过程中还注重道德教育。同时还有月考、季考、年考等较严格的考试考核制度，规定学习9年仍不达标者责令退学。

唐代的医学官学还有以下两个创举：

一是在京都设立了相对独立的药学部门——药园，进行药学教育，培养药学人才。药园每年从民间招收少量15岁以上的青年为药园生，由药园师教授药物鉴别、种植、采集、加工、配伍等，药园生毕业考核合格后可充任药园师。药园同时承担医学部门各科学生学习本草时熟悉药形、认识药性的实习任务。

二是唐代首次建立了地方性的官办医学教育机构，要求各州府设立医学校，并设有医学博士、助教等教习学生。

总之，唐代的官办医学教育组织严密，分科较细，规模较大，范围广泛，管理规范，注重医学教育与药学教育的结合、基础教育与临床教育的结合、专业教育与道德教育的结合、综合教育与分科教育的结合、中央教育与地方教育的结合，达到了当时世界上领先的水平。

宋代的官办医学教育在继承唐代官办医学教育的基础上，又进行了许多积极探索和损益改革，虽不如唐代长期稳定，但更加详备。其突出创新之处有：

一是在中央设立直接专门管理医学教育的机构太医局。北宋熙宁九年（1076年）太医局从太常寺中正式独立出来，成为国家独立的医学教育管理机构，也是国家最高医学教育学校，有学生300人，设提举（校长）1人、判局（副校长）2人，并特别规定判局一职要由专业人员担任。医学各科均设教授1人，为我国医学校最早的教授设置，并设助教作为辅助。地方各州郡也仿照太医局开办地方医学，设置医学博士教习医书。

二是宋徽宗崇宁年间，将医学与太学、律学、武学置于同等地位，皆在国子监管辖之下，打破了以往医学教育往往附属于政府医疗机构的格局，医学教育被首次纳入了国家官学系统之中，大大提高了医学和医学教育的地位。

三是在医学教育中引入王安石的“三舍法”。太医局把学生按成绩优劣分为上舍（40人）、内舍（60人）、外舍（200人），外舍生经一年学习后如成绩优良升为内舍生，内舍生经两年学习后如成绩优、平者可升为上舍。上舍生再分为三等，毕业时据等授官。太医局不但强调学生的理论学习，而且注重实际医疗技术的实践训练，规定医学生要轮流为其他学校（太学、律学、武学）与各营将士治病，并要做出病历记录，根据治疗结果把学生分为上、中、下三个等级，奖优罚劣，医疗过失多或严重者，开除学籍。这对促使学生努力学习、提高医疗水平有积极的推动作用。

四是随着印刷术等科学技术的进步发展，宋朝官办医学教育的教学方法、工具等也有改革创新。如许叔微《仲景三十六种脉法图》，在教科书中加入绘图示意以助学习理解；精编《圣惠选方》等医著教材；王惟一铸造出针灸铜人作为针灸教具，增加教学的形象化、直观化（《宋史・职官志》《宋史・选举志》《元丰备对》）。

元代官方亦十分重视医学教育，但多承宋制，其特色之处在于注重对医学教师的严格管理和质量保障。如设立了专门的“医学提举司”，其主要职责之一就是负责对医学教师和医官的考核；国家各级行政机构都有一套严格的对医学教育师资及教育活动进行管理的制度，对医学教学工作进行定期检查，不认真教学、敷衍塞责的教员及管理人员都要受到不同程度的处罚（《元史・百官志》）。

明清时期，中国封建社会已进入末期，其保守僵化日甚，除比前朝更重视地方医学教育外，在官办医学教育的制度设计上没有多少明显的亮点。

进入近代阶段以后，在西方近代医学教育的冲击下，在中国社会整体转型的大背景下，中医学校设置虽多，但在课程设置、教学内容、教学方法诸方面皆受西医的影响，古代中医学校教育的模式日渐解体。

古代中医学校教育出现得较晚，其地位、作用和影响不如私学，但在中国教育制度发展史上仍然有其独特而重要的地位，标志着中医的影响在不断扩大，中医学校教育有了合法地位。中医学校教育在教学师资、招生数量、教学器具、教学场所等方面的优势，极大地弥补了民间私学中医教育的不足之处，推动了中医文化在更大范围内和更深程度上的传播。

三、医事法律文化

中医医事法律是在长期的医学发展历史中形成的，是中国古代法制文化的重要组成部分，也是中国古代法制在中医药领域的反映和具体化。

据《周礼・天官冢宰》，周代已有比较完备的医事制度，其中也包括对医生的考核奖惩规定。要求医生建立病案，记载治病过程，说明死亡原因，上报主管医师，“死终则各书其所以，而入于医师”。到了年终，医师则根据医生的治愈率，确定医生的俸禄和等级的升降。即使是兽医也不例外，“死则计其数以进退之”。

秦朝对医生的惩罚，一如其他方面之严苛残酷。《史记・秦始皇本纪》载：“秦法：医不得兼方，不验辄死。”对此张守节《史记正义》释云：“令民之有方伎不得兼两齐。试不验，辄赐死。”在对医者的水平、疗效要求和惩罚上皆异常严苛。另外，在臭名昭著的“焚书坑儒”事件中，所坑之“儒”

其实就有兼有医者之能的方士在内。这些方士因投始皇之所好，屡屡以为始皇寻求长生不老之药为名而骗取钱财，因此遭到坑杀。在秦朝高度集权、专制的政权下，皇帝个人的意志、命令往往就是法律。因此“坑儒”事件不论是出于秦始皇个人的意志还是有“医不得兼方”之类的法律依据，都反映了医事法律的严苛残酷。

汉代医事法律虽未见明文记载，然从一些文献记载的情况看，如果作为医生而无故拒绝给人治病，或治病过程中不尽心力，是要被问责的。如《史记·扁鹊仓公列传》载，西汉名医仓公淳于意“或为不人治病，病家多怨之者”，此或即“文帝四年中，人上书言意，以刑罪当传西之长安”的原因。又《后汉书·方术列传》载，东汉名医、曾任太医丞的郭玉，为“贫贱厮养”之人治病“必尽其心力……一针即差”，而“医疗贵人，时或不愈”，汉和帝因此“召玉诘问其状”。又《三国志·魏书·方技传》载，名医华佗“本作士人，以医见业，意常自悔”，后因借故不给曹操治病而遭逮捕以至处死。另外，巫医、方士、方术在汉代与医学、医术仍多有纠缠，汉武帝对李少君、少翁、乐大等方士由宠信到惩罚乃至处死（《史记·孝武本纪》），也在一定程度上反映了汉代的医事文化。

医生在古代属于“工”，《说文解字》曰：“医，治病工也。”“工”前加上、中、下、良、粗等限定词，则标明了医生的不同等级。其中良工相当于中工以上者，粗工则相当于下工。此外，还有相当于上工而高于上工的“圣人”之称。《黄帝内经》中把是否具有基本的医学理论知识作为一个医生的基本条件，如《灵枢·官针》中云：“故用针者，不知年之所加，气之盛衰，虚实之所起，不可以为工也。”《灵枢·经别》中云：“夫十二经脉者，人之所以生，病之所以成，人之所以治，病之所以起，学之所始，工之所止也。粗之所易，上之所难也。”把是否具备全面的临床诊治技术，是否能够在临床治疗中随机应变作为上工的标准，如《灵枢·邪气脏腑病形》云：“见其色，知其病，命曰明。按其脉，知其病，命曰神。问其病，知其处，命曰工……故知一则为工，知二则为神，知三则神且明矣……能参合而行之者，可以为上工，上工十全九。行二者，为中工，中工十全七。行一者，为下工，下工十全六。”又如《灵枢·卫气失常》中云：“夫病变化，浮沉深浅，不可胜究，各在其处，病间者浅之，甚者深之，间者小之，甚者众之，随变而调气，故曰上工。”把能否治“未病”作为区别“上工”“中工”“下工”的标准，如《素问·八正神明论》中说：“上工救其萌芽，必先见三部九候之气，尽调不败而救之，故曰上工。下工救其已成，救其已败。”《灵枢·逆顺》中也说：“上工刺其未生者也，其次刺其未盛者也，其次刺其已衰者也。下工刺其方袭者也，与其形之盛者也，与其病之与脉相逆者也。”把是否具备包括天地阴阳、四时经纪、人事变化在内的广博知识作为医圣的必备条件，如《素问·疏五过论》中云：“圣人之治病也，必知天地阴阳，四时经纪，五脏六腑，雌雄表里，刺灸砭石，毒药所主，从容人事，以明经道，贵贱贫富，各异品理，问年少长，勇怯之理，审于分部，知病本始，八正九候，诊必副矣。”《黄帝内经》的成书年代不会早于西汉，其中关于医生上工、中工、下工、圣人划分的标准，虽然未必是实际考核中的依据，但也从一个方面反映了西汉之前对医生等级的认定标准，对后世影响深远。

隋唐五代时期，随着我国律学的发展，医事管理初步呈现出了制度化、法律化的趋势，有关医生道德、选任、考核、奖惩等方面的法律、制度相继产生，考核的主要标准是临床治疗效果。据《旧唐书·职官志》载，考核的方法有“四善”和“二十七最”：“凡考课之法有四善：一曰德义有闻，二曰清慎明著，三曰公平可称，四曰恪勤匪懈……其二十三曰占候医卜，效验居多，为方术之最。”其中第“二十三最”即是对医官考核的最高标准。《唐律疏议》中对医生及相关人员违反医药卫生律令所应承担的法律责任及定罪量刑，有了明确的条文规定。例如“诸合和御药，误不如本方及封题者，医绞；料理拣择不精者，徒一年；未进者各减一等；监当官司，各减医一等”，规定在合和御药的过程中，如果药量有出入，或调和方法不对，以及合成之药与其题封上注明的内容不符，医生都要被绞死。处罚极为严厉，体现了皇权的威严和至高无上。“诸医为人合药及题疏、针刺误不如本方杀人者，徒二年半，其故不如方杀伤人死，以故杀伤论；虽不伤人，杖六十。即卖药不如本方者，亦如之。”这是规定合和普通人药物有误也要判刑，不过相对合和御药有误来说，处罚宽松了许多。“诸以毒药毒人及卖者，绞（谓堪以杀人者，虽毒药可以疗病，买者将毒人，卖者不知情不坐），即卖买未用者流二千里。”这是针对经营药物的医生而定，规定医生用毒药杀人或者卖给他人杀人，处于绞刑。其中，又区分卖药者是否知情两种情况。如果买卖双方皆知情，虽然杀人行为未实施，也处流放两千里。针对医生欺诈患者规定：“诸医违方诈疗疾病而取财物者，以盗论。”针对医生为人开具诈病或诈伤不实的报告规定：“诸有诈病及死伤，受使检验不实者，各依所欺，减一等。若实病死及伤，不以实验者，以故入人罪论。”对医生的考核奖惩、刑事处罚等的规定，已经比较详细、全面和完备，因而多为后世所借鉴。

宋、元、明、清时期的《宋刑统》《元典章》《大明律》《大清律例》等在医事法律上的规定基本照搬唐代，只不过在定罪量刑的标准、方式和幅度上有所出入，也有一些规定更加明确和具体。如清代《大清律例》则明确规定禁止巫医行医：“凡端公、道士及一切人等，作为异端法术……医人致死者，照斗杀律拟绞监候；未致死者，杖一百，流三千里；为从各减一等。”

古代中医医事法律制度对规范医生的诊疗行为、促进医疗水平的提高、调节医患关系、维护良好的医风医德发挥了不可替代的作用，对当今卫生法制建设仍能提供有益的资鉴作用。

（本节作者：阳嵘莎）

第三节　中医行为文化

中医行为文化指中医实践活动中所创造、体现、反映出来的中医文化。贯穿于中医实践、中医文化发展的历史过程之中，体现和反映在中医医疗行为、中医著述行为、中医教育行为、中医传播行为等方面。

一、医疗行为文化

医学是一门实践性科学，中医行为文化首先体现和反映在中医医疗实践中。人是文化的创造者，医者是医疗行为的主体，因而也是中医文化创造的主体，医疗行为过程也是中医文化创造、体现和反映的过程。

（一）体现和反映中医思维的应用

中医思维的发展经过漫长的历史过程，虽然以意象思维方式为主，但在不同历史时期又表现出不同的特点。如《淮南子·修务训》载：“于是神农……尝百草之滋味，水泉之甘苦，令民知所避就。当此之时，一日而遇七十毒。”《礼记·曲礼下》也规定：“君有疾，饮药，臣先尝之；亲有疾，饮药，子先尝之。”反映出中医对药物性味功能的认识是建立在具体医药实践活动基础上的，因而中医思维是以经验思维为基础的。又如《后汉书·方术列传》载，东汉名医、曾任太医丞的郭玉，不仅医术高明，而且常存仁爱之心。他为贫贱百姓治病时，竭尽心力，疗效显著；但为达官贵人治病时，疗效往往不如人意。汉和帝于是使达官贵人扮装成普通百姓，再令郭玉诊治，“一针即差”，疗效迥然不同于前。汉和帝质问治疗达官贵人时疗效不如意的原因，郭玉回答说：“医之为言意也。腠理至微，随气用巧；针石之间，毫芒即乖。神存于心手之际，可得解而不可得言也。夫贵者处尊高以临臣，臣怀怖慑以承之。其为疗也，有四难焉：自用意而不任臣，一难也……针有分寸，时有破漏；重以恐惧之心，加以裁慎之志，臣意且犹不尽，何有于病哉？此其所为不愈也。”郭玉之言不仅揭示了“医之为言意也……可得解而不可得言也”的中医思维本质与真谛，而且指出在运用中医思维诊治疾病的过程中，医者需要全神贯注、聚精会神，患者应该充分信任医者，积极配合医者的诊治，共同创造一个良好的诊疗内外环境，才能保证诊断的准确、治疗的奏效，这在针刺治疗活动中尤其突出和明显。

（二）体现和反映中医文化的构成

众所公认，中医文化受以易文化、道文化、儒文化为代表的中国传统文化的影响。但由于易文化、道文化、儒文化在不同历史时期的地位和影响不同，也使中医文化在不同历史时期所受易文化、道文化、儒文化的影响有程度上的不同，因而使中医文化在不同历史时期呈现出不同的特点。例如《史记·扁鹊仓公列传》记载，扁鹊受医药于长桑君，而长桑君乃“非常人”。长桑君在传授扁鹊医药时，“乃呼扁鹊私坐，间与语曰：我有禁方，年老，欲传与公，公毋泄”。在扁鹊“敬诺”后，长桑君“乃出其怀中药予扁鹊”，并且说“饮是以上池之水三十日，当知物矣”，又将其“禁方书尽与扁鹊，忽然不见，殆非人也”，扁鹊在按长桑君之言服用药物三十日后，具有了“视见垣一方人。以此视病，尽见五脏症结”“病应见于大表，不出千里，决者至众，不可曲止也”的功能。从其中的描述看，作为“非常人”“忽然不见，殆非人也”的长桑君具有术士、仙士的特征，他在传授扁鹊医药时“乃呼扁鹊私坐，间与语曰……公毋泄”、扁鹊“敬诺”的言行颇具神秘性，其所传授的“禁方”“禁方书”应该就是禁止公开流传的方士之方、方士之书，服用药物所需的“上池之水”正是术士、道家中人所推崇之物，而扁鹊服药后所具有的神奇功能又与道教所宣扬的内视相似。这一切都表明，司马迁《史记》中的描述，实质上杂糅了神话传说中的扁鹊与春秋时期的名医扁鹊也即秦越人二者的形象。而方士是巫医的变体，战国至秦汉期间逐渐与道家、道教合流，其方其术也多为道教所继承。因而司马迁所描写的扁鹊实际上一定程度上反映出由巫文化到方士文化的中医文化的发展轨迹。其实不只是扁鹊，历史上多数医家尤其是宋代以前的医家皆有道文化的背景。仅举其影响较大者，如西汉时的淳于意，东汉时的郭玉，三国时的华佗，晋代的葛洪及所著《神仙传》中的壶公、董奉，南朝时期的陶弘景，隋唐时期的杨上善、孙思邈、王冰，宋代的王怀隐，金代的刘完素，明代的王珪，清代的傅山等等，他们或由道家而习医，或本为医而引道，都属于道医的范畴。由此可见，中医与道家关系之密切，道文化对中医文化影响之深远，表明道家文化对中医文化的影响一直贯穿于中医文化的发展过程。

（三）创造和丰富中医文化

中医文化是一个不断创造和发展的过程，医家是中医文化创造的主体，不仅受中医文化的熏陶，也通过自身的医疗活动不断创造中医文化。例如，著名的金元四大家，虽然生活时代相近，理论也多宗《黄帝内经》《伤寒论》，但在各自医疗实践中发展出了各具特色的中医理论和疗法，形成了不同的学术派别，极大地丰富了中医文化。刘完素认为疾病多因火热而起，在治疗上多运用寒凉药物，因此被称为寒凉派；张从正认为邪去而正安，治病应当着重于祛邪，在治疗上丰富和发展了汗、吐、下三法，被称为攻下派；李杲认为人之生以胃气为本，因此在治疗上长于温补脾胃，因而被称为补土派；朱震亨认为人体阳常有余、阴常不足，因此治疗中以滋阴降火为治则，故被称为养阴派。又如大家所熟知的东汉末年名医张仲景，在担任长沙太守期间，正值疫疠流行，许多贫苦百姓慕名前来求医。他一反封建官吏的官老爷作风，对前来求医者总是热情接待，细心诊治，从不拒绝。起初他是在处理完公务之后，在后堂或自己家中给人治病；后来由于前来求治的患者越来越多，应接不暇，于是他干脆把诊所搬到了长沙官衙大堂，公开坐堂应诊。张仲景不仅在长期医疗活动的基础上，著成中医临床的经典著作《伤寒论》，其在官衙大堂诊疗的举动，也被传为千古佳话。受其影响，后来许多中药店都冠以某某堂之名，如“济生堂”“同仁堂”“长春堂”等，而坐在药铺里诊病此后也成为中医的一种行医方式，坐堂行医的医师称为“坐堂医”。

（四）树立高尚的医德医风

在长期的医疗活动中，历代医家不仅以高超的医术治病救人，还体现出高尚的医德医风以垂范后世。例如《神仙传》载，三国时期的名医董奉，为人治病不计报酬，只需病家种植杏树五株，数年后杏树蔚然成林，常有禽兽游戏其下。杏子成熟后，用以换取米粮，再用米粮救济贫苦百姓。遇有多取杏或偷杏者，林中群虎则出而逐之。董奉不仅以其医术治病，还以米粮济世救乏，将医术提升为仁术，后人因此以“杏林”指中医界，以“虎守杏林”喻指对高尚医德的坚持，以“杏林高手”喻医术的精湛等，“杏林”“虎守杏林”“杏林高手”等也成为中医文化的符号标志。再如金元四大家之一的朱震亨，“简悫贞良，刚严介特；执心以正，立身以诚”“非其友不友，非其道不道。好论古今得失，慨然有天下之忧……然但语及荣利事，则拂衣而起……苟见枝叶之辞，去本而末是务，辄怒溢颜面，若将浼焉”，史称其“风声气节，足以激贪而厉俗”（戴良《九灵山房集》）。又如唐代的药商宋清，在售药过程中重义轻利，“虽不持钱者，皆与善药，积券如山，未尝诣取值。或不识，遥与券，清不为辞。岁终，度不能报，辄焚券，终不复言”，时人因此誉为有“道”者，而宋清谦而不受（《柳宗元集》）。

二、著述行为文化

医者将自己的医学经验、理论通过文字著述为书，或者后人将前人的中医药相关著述加以整理，是中医文化得以保存的重要手段，也是中医文化得以传承、不断发展提高的基本前提。

（一）记录、保存和整理中医文化

中医文化是从中国传统文化的母体中孕育出来的，在中医文化的起源时期，中医文化只是在甲骨文和《周易》《诗经》等其他文化典籍中有零星的记载和反映。

近几十年来，各地考古在秦汉墓葬中发现不少医药简帛文献。如阜阳汉墓出土的竹简《万物》，张家山汉墓出土的竹简《脉书》《引书》，长沙马王堆汉墓出土的帛书《足臂十一脉灸经》《阴阳十一脉灸经》《五十二病方》等。2012年成都老官山汉墓出土900多支医简和1具髹漆经脉人像，医简的内容为《五色脉诊》《敝昔医论》《脉死候》《六十病方》《尺简》《病源》《经脉书》《诸病症候》《脉数》9部医书。据初步分析研究，部分医书的内容极有可能是失传已久的中医扁鹊学派经典书籍。这些简帛文献虽然在秦汉入葬，但其成书时间要早于秦汉，表明至少在秦汉以前已有专门的医学著述出现，是研究秦汉以前中医药文化发展情况的重要资料。

《黄帝内经》《神农本草经》《伤寒论》分别是中医理论、中药学、中医临床的经典著作。前二者的具体成书时间不能确定，但一般认为是在西汉；后者成书于东汉末年。前两者非一人一时之作，属于编著性质的著作，分别对其以前的中医理论、中药学成果进行了系统性的总结整理。后者属于专著性的著作，乃张仲景“勤求古训，博采众方，撰用《素问》《九卷》《八十一难》《阴阳大论》《胎胪药录》”，并结合自己临床实践中“平脉辨证”（《伤寒论序》）而成。三部医著共同奠定了中医文化的基本体系，后世医家不仅在其指导下从事医疗活动，同时从事医学著述活动，不断诠释中医文化经典、阐发中医理论、记录个人医疗经验，丰富和完善了中医文化。尤其应该指出的是，唐宋以来一些著名的文学家、政治家、科学家撰辑医论、医方蔚然成风，如刘禹锡有《鉴药》之论、集有《传信方》，张耒有《药戒》之论，苏轼、沈括合辑《苏沈良方》，许叔微辑有《普济本事方》等，反映了唐宋以来儒家思想对中医的显著影响，也反映了当时社会对于养生的重视及中医文化传播普及的状况。

除了医家个人著述行为之外，随着中医文化的日益发展，政府搜集、整理、编纂、刊刻医书的行为也逐渐兴盛，对中医文化的总结推广、医学教育的展开、医疗水平的提升等发挥了积极、重要的作用。例如，隋炀帝时组织医官撰述了《诸病源候论》《四海类聚方》《四海类聚单要方》（《隋书·经籍志》）。唐代官修的《新修本草》，既是中国历史上第一部由政府颁行的药典，也是世界上第一部由政府制定的药典。宋太宗诏命医官校勘编类而成《太平圣惠方》，是现存最早的官修方书；北宋末年，宋徽宗又敕编大型方书《圣济总录》；为统一官办药局的质量标准，编撰了《太平惠民和剂局方》，是世界上最早的官定配方手册；宋朝政府还主持编修、校订《开宝本草》《嘉祐本草》《本草图经》等本草著作，其中《本草图经》是我国最早的由政府编绘的刻版药物图谱。明代官修的《普济方》集以前各代方书之大成，是我国古代最大的一部方书。清代敕令编纂的《古今图书集成·医部全录》是我国历代最大的一部医学类书；《医宗金鉴》则是一部大型综合性医学丛书，也是一部很好的医学入门书，被清太医院定为医学教科书。

（二）反映和揭示中医文化与中国传统文化的关系

中医文化受中医传统文化的影响，这种影响在中医文化典籍中得到全面反映。综观中医文化发展的历史，唐代以前对中医文化影响最大的是道家文化。例如，作为中医理论经典的《黄帝内经》，不论在书名、成书年代、所反映的君臣关系及传道方式、学术思想来源等方面，都反映出与道家的密切关系。又如中药经典著作《神农本草经》，分药物为上、中、下三品，以大量金石为药，也反映了与道家的密切关系。汉代到唐代时期，儒、道、佛三家合流，共同对中医文化产生影响。例如，唐代医学大家孙思邈就是一位兼修儒、道、佛的医家，他在《备急千金要方・大医习业第一》中指出："凡欲为大医，必须谙《素问》、《甲乙》、《黄帝针经》、明堂流注、十二脉经、三部九候、五脏六腑、表里孔穴、本草药对，张仲景、王叔和、阮河南、范东阳、张苗、靳邵等诸部经方。又须妙解阴阳禄命、诸家相法及灼龟五兆、《周易》六壬，并须精熟，如此乃得为大医。若不尔者，如无目夜游，动致颠殒。次须熟读此方，寻思妙理，留意钻研，始可与言于医道者矣。又须涉猎群书，何者？若不读五经，不知有仁义之道；不读三史，不知有古今之事；不读诸子，睹事则不能默而识之；不读《内经》，则不知有慈悲喜舍之德；不读《庄》《老》，不能任真体运，则吉凶拘忌，触涂而生。至于五行休王、七耀天文，并须探赜。若能具而学之，则于医道无所滞碍，尽善尽美矣。"深刻认识到中国传统文化对中医文化的影响，指出要学好中医、成为大医，不仅要研习中医文化典籍，还要学习中国传统文化，而这也正是孙思邈成为大医的主要原因。

（三）对医疗行为进行规范

在长期医疗活动的基础上，中医逐渐形成有自己特色的医疗行为规范，对医术水平、诊疗程序、医风医德等提出明确要求。除了反映在中医典章制度中，在中医文化典籍中也多有反映。例如皇甫谧《针灸甲乙经・序》云："若不精通于医道，虽有忠孝之心，仁慈之性，君父危困，赤子涂地，无以济之。"徐春甫《古今医统・庸医速报》云："医学贵精，不精则害人匪细。"把精通医道、医术精良作为行医的首要条件。《素问・疏五过论》云："凡未诊病者，必问尝贵后贱。""凡欲诊病者，必问饮食居处。"《灵枢・师传》云："入国问俗，入家问讳，上堂问礼，临病人问所便。"既体现出中医诊治中的整体观念，也反映了中医文化的人文关怀。孙思邈《备急千金要方》中《大医习业》《大医精诚》两篇名作，则对医者的专业学习、医术水平、诊疗规范、医德医风等方面，进行了全面的论述和提出了全面的要求，如在专业学习上"必须博极医源，精勤不倦"，在习医、行医动机上"不得恃己所长，专心经略财物"，在对待病人的态度上"不得问其贵贱贫富、长幼妍媸、怨亲善友、华夷愚智，普同一等，皆如至亲之想。亦不得瞻前顾后，自虑吉凶，护惜生命"，在诊治中"必当安神定志，无欲无求……澄神内视"而不得"多语调笑，谈谑喧哗，道说是非，谈论人物，炫耀志名"，在医术水平上"详察形候，纤毫勿失；处判针药，无得参差"等。

随着中医学的发展，医学分科的细化，明清时期也出现了许多关于中医医德、规范的论著，如明代龚廷贤的《万病回春・医家十要》、明代陈实功的《外科正宗・医家五戒十要》、明代缪希雍的《本草经疏・祝医五则》、明代李梴的《医学入门・习医规格》、清代喻昌的《医门法律》等，从不同角度、层面进一步细化、丰富和完善了中医规范。如在如何对待女患者问题上，《外科正宗・医家五戒十要》第二戒说："凡视妇女及孀妇尼僧人等，必候侍者在傍，然后入房诊视，倘傍无伴，不可自看。假有不便之患，更宜真诚窥睹，虽对内人不可说，此因闺阃故也。"第五戒又说："凡娼妓及私伙家请看，亦当正已，视如良家子女，不可他意见戏，以取不正，视毕便回。贫窘者药金可璧，看回只可与药，不可再去，以希邪淫之报。"由于中医从业者多为男性，因此强调医不贪色具有较强的针对性。又如在医生之间的关系上，《外科正宗・医家五戒十要》提出："凡乡井同道之士，不可生轻侮傲慢之心，切要谦和谨慎，年尊者恭敬之，有学者师事之，骄傲者逊让之，不及者荐拔之，如此自无谤怨，信和为贵也。"在处理好同道之间的关系方面，主张尊师重道，谦和谨慎，不骄不妒，相互学习，取长补短，共同提高。

中医文化典籍中著述的医疗规范内容丰富全面，既是对以往医疗活动经验的总结，也有对行医规范的进一步要求，符合中医学的特点和体现出中医文化的特色，对于促进中医文化的发展有积极的意义。

三、教育行为文化

中医教育行为是中医文化传承的重要途径，正是由于中医教育行为，中医文化才得以生生不息、延绵至今。

（一）反映中医教育的特点

中医教育行为主要包括父子家传、师徒相传、学校教育三种。父子家传的教育方式，受传统的小农经济、宗法思想的影响，往往传男不传女、只传家人不传外人，传授对象、传授途径比较狭窄，传授内容比较单一，理论的学习、涵养与指导不够，如宋濂《赠医师葛某序》中所说的严生“三世业医矣。其为医，专事乎大观之方，他皆愦愦，绝弗之省”。这种方式也容易使一些独特的医疗经验、医方湮灭，不利于中医文化的传播和发展。

师徒相传，是中医学校教育之前中医教育中主要的教育方式。在这种方式的教育、传授过程中，师生经常一起相处，学生侍从老师左右，在协助老师医疗的过程中，得老师言传身教，可以随时观察、体会、揣摩老师诊治、用药中那些不可言传的精微之处，是比较符合中医特点的教育方式。因此即使是在中医学校教育兴起以后，这种方式仍是中医教育的一种重要方式，迄今也是中医大规模学校教育的一个重要的补充。

中医的学校教育在魏晋南北朝时初兴，经过唐、宋、元、明、清的发展，规模逐渐扩大，不仅有依托太医署、太医院等医疗机构的国家医学学校教育，也有地方性的中医学校教育，在招生、课程、考试等方面不断完善，在很大程度上仍延续了符合中医特点的师徒相传式教育方式。近代以来，中医学校教育规模有了长足的发展，但随着西方医学的传人，中医学校教育深受西方医学教育的影响，固然在教育内容方面弥补了中医教育的某些不足，但也在一定程度上背离了符合中医特点的教育方法，湮没了中医教育的特色。

（二）体现和反映习医者应具的素质

医学以患病之人为诊治对象，因此医者的行为关乎人的生死，中医学也不例外。中医教育、传授过程中对所教育、传授对象的选择极为慎重，认为选择合适的人传授给他正确的知识技能，才符合教育、传授之道。如《素问・金匮真言论》中云：“非其人勿教，非其真勿授，是谓得道。”所谓的“其人”，就是在智力、习医动机、道德品格等各方面都符合习医标准的人。

由于医学为“至精至微之事”，为“艺能之难精者也”（《备急千金要方・大医精诚》），因此要求习医者具备相应的聪明、敏捷、细致、缜密等智力条件，然后才能在医术上达到精湛的程度。正如《备急千金要方・大医精诚》指出：“唯用心精微者，始可与言于兹矣。”相反，“今以至精至微之事，求之至粗至浅之思，其不殆哉”。又如宋濂《赠医师葛某序》中说：“夫医之为道，必志虑渊微，机颖明发，然后可与于斯，虽其父不必传其子也。”

选择合适的人进行医学教育和传授，也包括对习医者的特长进行考察。《灵枢・官能》载：“雷公问于黄帝曰：《针论》曰：得其人乃传，非其人勿言。何以知其可传？黄帝曰：各得其人，任之其能，故能明其事。雷公曰：愿闻官能奈何？黄帝曰：明目者，可使视色；聪耳者，可使听音；捷疾辞语者，可使传论；语徐而安静，手巧而心审谛者，可使行针艾，理血气而调诸逆顺，察阴阳而兼诸方；缓节柔筋而心和调者，可使导引行气；疾毒言语轻人者，可使唾痈咒病；爪苦手毒，为事善伤者，可使按积抑痹。各得其能，方乃可行，其名乃彰。不得其人，其功不成，其师无名。故曰：得其人乃言，非其人勿传，此之谓也。”根据习医者的特点特长教授相应的技能，也反映了中医教育中因材施教、人尽其能的思想。

考察习医动机也是选择医学教育、传授对象中的一个重要方面。例如砚坚《医史》中载，李杲在传医学于罗天益时，先问罗天益："汝来学觅钱医人乎？学传道医人乎？"在罗天益回答"亦传道耳"后乃收其为徒，并资助其完成学业。习医动机直接关系到以后作为医生的医德，因此清代徐廷祚《医粹精言》中也正告："欲救人而学医则可，欲谋利而学医则不可。"

（三）体现和反映中医文化的内涵

中医文化在其发展过程中受传统文化影响，这在中医教育、传授过程中也有所反映。例如，众所周知《黄帝内经》是以黄帝问、岐伯等大臣答的形式写成。黄帝为帝、岐伯等为臣，但黄帝却又是一个学生的角色，而岐伯等却是老师的角色，而这种帝为生、臣为师、帝以臣为师的师生关系是黄老道家所独有的。例如，1973年河北定县汉墓中出土的黄老著作《文子》也是以平王问、文子答的形式写成。1973年长沙马王堆汉墓出土的黄老著作《黄帝四经》中，《观》《姓争》《成法》《顺道》等篇中黄帝问力黑，《果童》篇中黄帝问果童，《五政》篇中黄帝问阉冉，《正乱》篇中黄帝问太山稽等，都是帝以臣为师、向大臣请教。对此《黄帝四经·称》中还解释道："帝者臣，名臣，其实师也；王者臣，名臣，其实友也。"帝以臣为师，视君臣关系为师友关系，是黄老道家谦虚守柔的南面之术的反映。再从《黄帝内经》中所反映的神圣、神秘而庄重、严格的传道仪式来看，也是道家、道教的传道方式。例如《素问·灵兰秘典论》载："黄帝曰：善哉！余闻精光之道，大圣之业，而宣明大道，非斋戒择吉日也。黄帝乃择吉日良兆，而藏灵兰之室，以传保焉。"《素问·三部九候论》载黄帝求教于岐伯曰："余愿闻要道，以属子孙，传之后世，若之骨髓，藏之肝肺，歃血而受，不敢妄泄。"《灵枢·禁服》中记载得更为详细："雷公问于黄帝曰：细子得受业……细子恐其散于后世，绝于子孙，敢问约之奈何？黄帝曰：善乎哉问也！此先师之所禁，坐私传之也，割臂歃血之盟也。子若欲得之，何不斋乎？雷公再拜而起曰：请闻命于是也。乃斋戒三日而请曰：敢问今日正阳，细子愿以受盟。黄帝乃与俱入斋室，割臂歃血。黄帝亲祝曰：今日正阳，歃血传方。有敢背此言者，反受其殃。雷公再拜曰：细子受之。黄帝乃左握其手，右授之书，曰：慎之！慎之！吾为子言之。"不论是《黄帝内经》所反映的师生关系还是传道方式，都表明作为中医理论经典的《黄帝内经》实质上是一部黄老著作，而中医文化的本质于此可见一斑。

（本节作者：阳嵘莎）

第四节　中医器物场所文化

中医学在诊断与治疗、教授与学习、制药与行医的历史发展过程中，创造并留存了很多丰富多彩、特色鲜明的器物与场所。这些器物和场所是几千年中医文化的结晶，承载着中医文化的核心精神，见证了中医文化发展的历史，体现着中医文化的独特魅力。

一、特色鲜明的医事器具

在长期的医事活动中，中医创造了很多独具特色的医事器具，这些器具有些至今仍在发挥着作用，有些已经成为文物或艺术品，然而从其历史角度来讲，均有着无法替代的历史意义和文化意义。清代王夫之曾提出，"无其器则无其道""据器而道存"，器道是相须不离的。那么，中医器具自然也体现了中医之道，体现了独有的中医文化特色，主要表现在以下四个方面：①行之有效的实用性。医事器具产生于医事的需求，其实用性是不言而喻的，而且有些器具的作用与效果是立竿见影的，如针具、灸具等。②简便可取的简约性。中医器具由实践而生，与生活相当贴近。因此，很多器具非常简便，甚至是就地取材，但效果极佳，比如可以治病的磁石、治疗肛瘘起探针作用的猪鬃等。③普及入俗的大众性。中医器具可以是医疗器具，也可以是生活用具，如刮痧用具、拔罐用具等，生活中随手可取，一个普通的玻璃瓶就可以是一个拔罐的工具，普及性与大众性极强。④精巧美观的技艺性。有些中医器具体现了很高的技巧性，如针灸铜人，有些又体现了极高的艺术性，如唐代青瓷脉枕。总之，中医医事器具丰富多彩，在注重实用简便的同时，又具有很高的工艺性与中医文化特色。如“针灸铜人”不仅是古代中医教学考核的用具、现代所用经络模型的基础，还是传统医学的重要标志与符号，具有深厚的历史意义与长远的现实意义。

（一）诊疗器具

诊断与治疗是医事活动中的重中之重，经过不断的探索与实践，中医在诊疗过程中，根据不同的诊疗方法，创造出了不同的诊疗器具。如诊断所用的脉枕、桌案等，外治法中的针具、灸具、按摩用具、刮痧用具、拔罐用具等，炮制药物所用的药碾、杵臼、研钵、药罐和药秤等，甚至还有《五十二病方》所载的治疗腹股沟斜疝的“壶卢”、治疗肛瘘起探针作用的夏铤等。这些诊疗器具丰富多样，虽然有些可以说是就地取材，却也体现出中医学灵活多样的诊疗方法，体现出中华民族古代人民的聪明才智与中医文化的博大精深。

1.脉枕

脉枕是医师诊脉时垫在患者手腕下的用具。切脉是中医诊病的方法之一，早期切脉方法是通过切按人迎、寸口、趺阳三部脉象，综合参考判断疾病，后逐渐简化为只切按寸口脉。如《难经·一难》指出：“十二经皆有动脉，独取寸口，以决五脏六腑死生吉凶之法。”寸口脉在手腕横纹向上约一寸长的部位，为使手腕充分暴露，方便医师切按，古人发明了体积小、重量轻、方便携带的脉枕。就材质来看，古代脉枕有瓷质、陶质、木质、青铜质、棉质、玉质，种类颇多。就造型来看，多简约实用，但后期也有一些观赏型和寓意型的脉枕。现存最早的脉枕为唐代的瓷脉枕，出土的有青瓷、白瓷、三彩、绞胎等陶瓷脉枕。如现收藏于绍兴博物馆的唐代青瓷脉枕，枕体呈弧角长方形，枕面两侧稍高，中间微凹，枕面略大于枕底，枕内中空，平底，底的中央镂一个小气孔（图12-3）。后期有些脉枕设计独具匠心，还有可穿绳索的小孔，以方便医师出诊时携带。

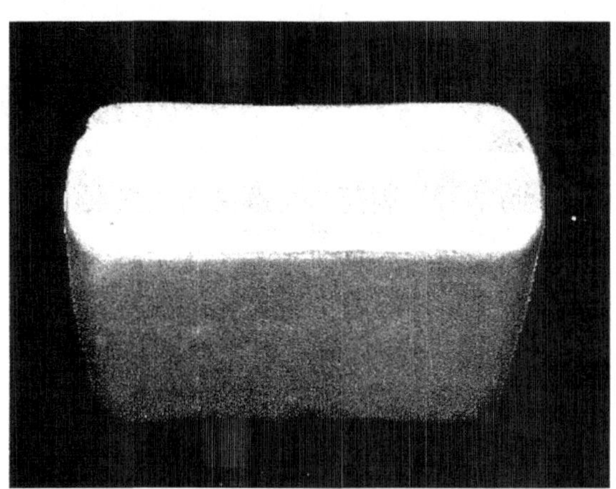

图12-3　唐代青瓷脉枕（绍兴博物馆收藏）

2.针具

针刺疗法是中医特有的一种外治疗法，历史悠久，疗效显著，颇受世人青睐。其所用的针具，从材质上经历了石针、骨针、竹针、青铜针、铁针、金银针、不锈钢针的历史发展过程。在炼铁术发明之前，古人主要依靠石质工具进行医疗保健活动。砭石是现存最早的外治工具，合理地运用于身体的合适部位，可以起到安神、疏通经络、调理气血的治疗作用（图12-4）。后出现了石针，作为古人用来切割皮肤、排脓放血，或通过刺激身体的一定部位以消除病痛的器具。《礼记·内则》记载：“古者以石为针，所以为刺病。”骨针则是用动物体内呈针状或其他形状的小骨打磨制作而成的针具（图

12-5）。再后来出现了有意而为之的竹针、木针。现存最早的青铜针为1960年陕西扶风齐家村出土的西周时期的青铜针，针体呈三棱形，末端尖锐，可以用来刺病、放血，表明当时针刺工具和针刺疗法都有了很大的进步，放血疗法已经广泛运用。此后随着生产技术的进步，出现了铁针、金银针、不锈钢针（图12-6）。

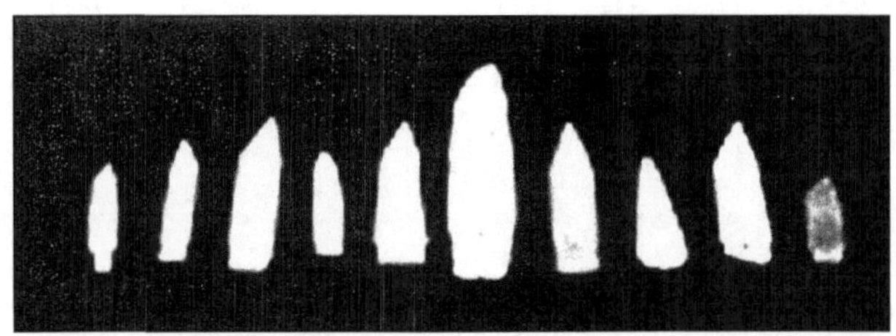

图12-4　商周时期的砭石（广州中医药大学医史博物馆收藏）

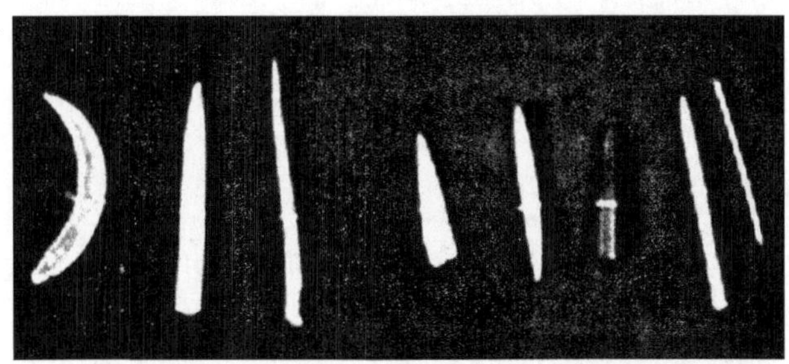

图12-5　新石器时代的骨针（中国中医科学院医史博物馆收藏）

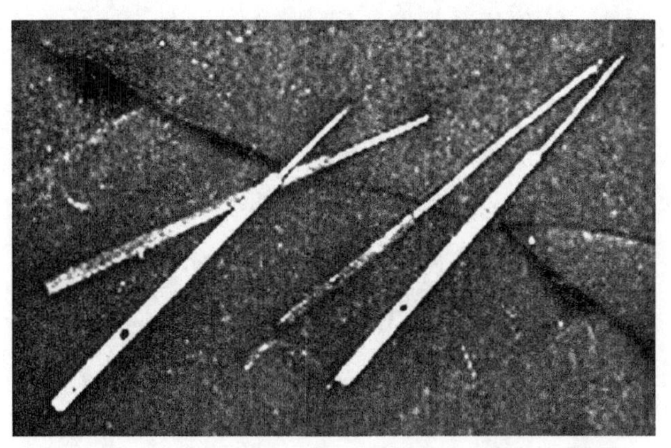

图12-6　西汉时期的金银针（中国国家博物馆收藏）

据文献记载，古代有九针，属金属针具，依治疗用途不同分为九种形态。《灵枢·九针十二原》载："九针之名，各不同形：一曰镵针，长一寸六分；二曰圆针，长一寸六分；三曰鍉针，长三寸半；四曰锋针，长一寸六分；五曰铍针，长四寸，广二寸半；六曰圆利针，长一寸六分；七曰毫针，长三寸六分；八曰长针，长七寸；九曰大针，长四寸。"镵针针头大而针尖锐利，用于浅刺泄热；圆针针身粗大，针尖呈卵圆形，用于按摩皮肉；鍉针针身粗大而尖圆，用于按脉候气；锋针针身为三棱形，针锋三面有口，十分锐利，用于刺络放血；铍针形如剑锋，用于排脓放血；圆利针圆且锐，针身中部微粗，用于治疗急性痹证；毫针针身较细，针尖十分尖锐，用于扶正祛邪，治疗寒热痹痛；长针针身较长，针锋锐利，用于病变位置较深的痹证；大针针身粗，针锋微圆，用于关节水肿。九针硬度强、弹性大、极锋利，用途甚广。目前临床上所用针具以型号不同的毫针为主，材质为不锈钢，制造较古代更为精巧细致。

3. 灸具

《素问·异法方宜论》曰："北方者，天地所闭藏之域也。其地高陵居，风寒冰冽，其民乐野处而乳食，脏寒生满病，其治宜灸焫。”北方为自然界之气闭藏的地区，地势高，风寒冰冽，当地居民多食乳品而易生胀满之疾，为此人们发明了灸疗和灸具。《灵枢·寿夭刚柔》载有用蜀椒、干姜、桂心、清酒浸白布和棉絮，桑炭灸之，熨治寒痹的方法。可见灸法的基本理念源于“以热治寒”“寒者热之”的朴素观念。河南省陕县南虢国墓曾出土了一组春秋时代的灸具，是目前为止所发现的最早的灸具，分别为铜质阳燧和盘螭纹扁圆形铜罐。铜罐内可盛放艾绒，用阳燧取火点燃艾绒，然后将铜罐放置患处进行灸法治疗。此外，人们还发明了灸板、灸罩、灸盏、灸筒、泥钱等灸具，构造简单、方便实用，促进了灸疗学的发展。在施灸材料的选择上，最初古人是就地取材，身边能够燃烧生热的树枝、干草等都可使用，但这些材料燃烧速度快、温度高，难以掌控，易出现烫伤等情况。在实践的过程中，古人逐渐发现艾草性温微甘，容易燃烧，火力也较温和持久，又具芳香之味，且分布广泛，除干旱与高寒之地外，几乎遍及全国，便于采集，于是艾草便成了主要的灸料。《灵枢·经水》言：“其治以针艾，各调其经气。”表明当时艾草已广泛运用，并成为灸法的代称。

艾灸有艾炷灸和艾卷灸两种。艾炷是一种经压制而呈圆锥形的艾绒小团，其大小不等，可随症选用（图12-7）。使用时可直接将艾炷置于皮肤之上烧灼，但这种直接灸的方法易使皮肤上留有瘢痕，故又发明了间接灸的方法，又称隔物灸，即用姜片、蒜片、食盐、豆豉饼、附子饼等置于艾炷与皮肤之间，不仅可以保护皮肤，还可加强温通经络的作用。艾卷也称艾条，是用纸张等卷裹艾绒制成的圆柱形艾条，制作时还可以在艾绒中加入辛温芳香药物，此方法称为药条灸，目前临床使用广泛（图12-8）。

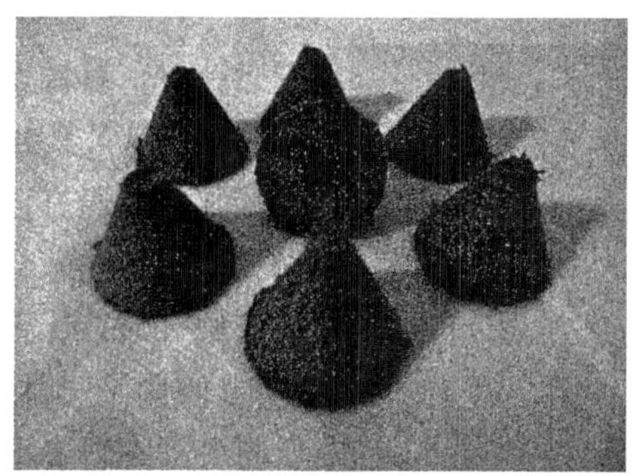

图12-7　艾炷

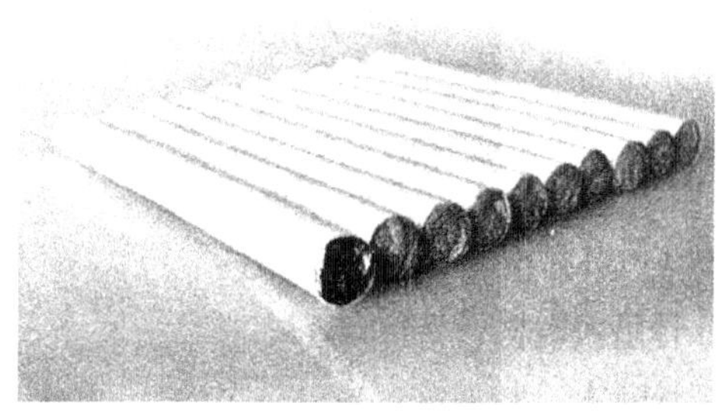

图12-8　艾卷

除艾灸之外，还有灯火灸、药线灸、天灸等，其使用的材料与方法各不相同。近现代以来，又发明了不同的灸具。如清代雷少逸《灸法秘传》中所载的灸盏，其形如杯，“四周银片稍厚，底宜薄，须穿数孔，下用四足，计高一分许。将盏足钉在姜片上，姜上亦穿数孔，与盏孔相当，俾药气可以透入经络脏腑”（图12-9）。由此，又发展出各种方便的温灸器，如近代所用的艾斗，其上部为由金属丝绕制而成的弹簧斗，下部为石棉衬垫，两边是可供固定的丝带，使灸法的使用更加便捷。

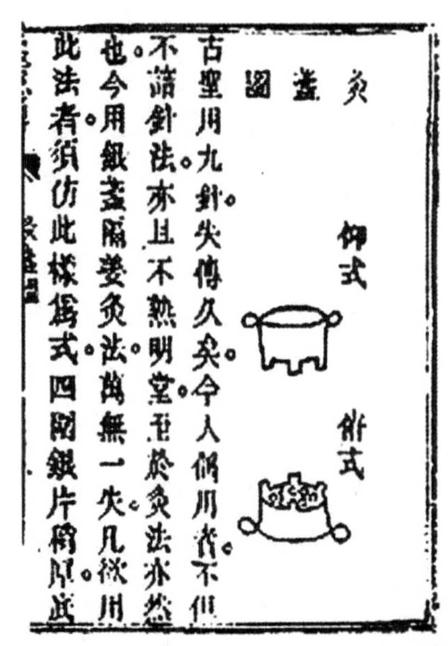
灸盞圖
仰式
俯式
古聖用九針。失傳久矣。今人偶用者。不但
不諳針法。亦且不熟明堂。至於灸法亦然
也。今用銀盞隔姜灸法。萬無一失。凡欲用
此法者。須仿此樣爲式。四周銀片稍厚。底

图 12-9　清代雷少逸《灸法秘传》灸盏图

（二）教习器具

中医教习器具包括教科书与实习用具。古代丰富的中医学典籍不仅是中医学传承与发展的载体，也是教习的依据。在学习的过程中，医师们发明了很多帮助记忆与学习的工具，如针灸铜人就是一个典型的代表。

1. 古籍

中医古籍内容丰富，种类繁多，形式体裁多样。从内容来划分，有《黄帝内经》《难经》等医经类，有《名医类案》《续名医类案》等医案类，有《医说》《冷庐医话》等医话类，有《医学读书记》《医学源流论》等医论类，有《神农本草经》《新修本草》《本草纲目》等本草类，有《伤寒杂病论》《备急千金要方》《千金翼方》《太平圣惠方》《圣济总录》等方书类。从载体形式来看，最早有甲骨文献，虽然并非专门的医学文献，但从中可以看出当时已经具备了疾病的概念，对人体构造有了一定的认识，也有简单的病因观念和治疗措施。缣帛文献是古代记录在丝织品上的一种医学古籍，被称为“帛书”。其优点是轻巧方便，缺点是过于昂贵，使用范围十分有限，且不易保存，所以传品甚少。迄今唯一存世的缣帛医书系1973年湖南长沙马王堆汉墓出土的古医书，有《足臂十一脉灸经》《阴阳十一脉灸经（甲本）》《脉法》《阴阳脉死候》《五十二病方》《却谷食气》《阴阳十一脉灸经（乙本）》《导引图》《养生方》《杂疗方》《胎产书》。简牍文献是古代记录在竹或木制成的简牍上的医学古籍，是纸张出现前最通行的文献载体。其缺点是一部书就是一捆竹简，沉重不易携带与翻阅，也不易保存。目前考古发现有战国秦汉时期的医学简牍，有《十问》《合阴阳方》《杂禁方》《天下至道谈》《脉书》《引书》《万物》《治百病方》，此外还有不少涉医材料散见于各地出土的简牍之中。可以说缣帛与简牍是目前能见到的最早的中医学源头文献，涵盖了“医经”“经方”“神仙”“房中”各类方技内容，具有极高的学术价值。金石文献是铸刻在青铜器与石器上的医学文献，其质地坚硬，流存时间久远。最早的医学石刻，是战国初期用篆文刻写在小玉柱上的《行气玉佩铭》。现存的石刻医书还有北齐时代刻在洛阳龙门的《龙门方》。有些是通过拓本传世的，如《褚氏遗书》。金石文献虽然耐久，但留传下来的并不多。大部分中医古籍为纸质文献，有抄写形式的卷子医书，主要见于甘肃、新疆、内蒙古等地出土的卷子本，保存了不少有价值的古医书。雕版印刷术盛行以后，中医文献即以雕版印刷的纸质刻本为主，经过历代整理刊印，纸质刻本古籍成为中医学教习的主要工具，也是中医学传承的主要载体。

2. 针灸铜人

针灸铜人是我国医学史上最珍贵的遗产，它是用青铜浇铸而成的人体经络腧穴模型，是古代医家发明的针灸教习用具，始刻于北宋天圣年间。当时，传世的针灸书籍错误百出，容易误导后学之辈。为此，宋仁宗赵祯诏令翰林医官院医官、尚药奉御王惟一铸造针灸铜人，确立腧穴经络准则。王惟一经过仔细研究考证，撰成《铜人腧穴针灸图经》3卷，并铸造出两尊针灸铜人模型。铜人完全按照真人实际比例铸就，其身高、外形与成年男子一般无二。身体外壳可以拆卸，打开胸腹腔，可以看见五脏六腑，其位置、形态、大小都与真人脏器形态一致。在铜人体表还刻着人体十四条经络循行路线及穴位，并详细标注其名称。这使得针灸教习更加标准化、形象化。针法考试时，将铜人体表涂上一层蜡以遮盖穴位，然后给铜人体内注入水银或水。考生据题用针直接在铜人身上作答，当针刺部位错误，则无法存针，若取穴正确，针便会扎入正确穴位的小孔中，拔针后，水银或水自然会从针孔中射出。这样的实践操作考试，更为直观，而且标准统一，对指导学生学习经络腧穴非常实用，极大地促进了针灸学的教习，推动了针灸学的繁荣与发展。这两尊针灸铜人开启了中医学以实体模型为教具的先河，它巧妙的构思与设计、精细的铸造工艺，充分展现了宋代的科技水平和超凡智慧。之后，王惟一又重新编撰了《新铸铜人腧穴针灸图经》，现存有明刻本与清刻本。

“宋天圣铜人”是中国历史上最早的针灸铜人。后于明代正统八年（1443年），完全仿照天圣铜人复制了一具新铜人，被称为“明正统铜人”，这是我国现存最早的针灸铜人。之后，明世宗嘉靖年间又铸成“明嘉靖铜人”。该铜人外形似儿童，左手拇指与中指弯曲连成环状，表示“中指同身寸”的穴位测量单位。清乾隆十年（1745年），清政府为奖励《医宗金鉴》编写人员，为每人颁发了一具小铜人，被称为“清乾隆铜人”，该铜人为身材瘦高、表情慈祥、耳垂饱满的裸体老妇人形，体表刻经络线和穴位，无穴位名。之后还有“民国铜人”，由北京同济堂药铺制作，该铜人是一位长相俊美的光头裸体儿童。总之，针灸铜人诞生后，广泛地运用于针灸教习活动中，极大地推动了中医学的发展，具有重大的历史意义与社会价值。

二、医药合一的医事场所

医事行为涉及的场所主要有制药场所、诊疗场所、教习场所。在古代，大多药堂就是诊堂，也是医徒的实习场所，集诊疗、制售药与教习三种功能为一体，这是古代医药场所的独有特点。中医药场所是固态的，但其内含的文化底蕴与展示在外的形象却是中医文化的体现。中医药老字号即是场所文化的代表，它是富有特色的经营理念通过长期积淀而形成的一种文化传统，不同的老字号形成了不同的核心价值观与精神追求。其文化意义主要表现在三个方面：一是老字号的经营理念。如已有480多年历史的山西广誉远奉行“非义而为，一介不取；合情之道，九百何辞”的古训，凭良心制药，靠人品售药，成为我国现存最悠久的中药研制场所之一。长沙九芝堂奉行“九州共济，芝兰同芳”的理念，以“九分情，一分利”“药者当付全力，医者当问良心”规范自我。汉口叶开泰奉行“叶家药号开业，只图国泰民安”的理念，以“修合虽无人见，存心自有天知”为自律守则。广州敬修堂以“敬业修明，广施妙药”为理念。这些理念正是中医药老字号价值观与精神文化的集中体现。二是老字号独一无二的传统技艺。如杭州方回春堂的千年膏方工艺和“滴水成珠”的炮制绝活、武汉马应龙的八宝眼药、昆明老拨云堂的锭子眼药、济宁广育堂的二仙膏古法制作技艺等，这些不仅是古代优秀技艺的传承，也是优秀中医药文化与精神的代表与体现。三是老字号形成的经营或管理模式。如山西广誉远，在产品方面，除注重质量以外，还附有详细的产品说明书；在经营方面，不仅注重产品的宣传与广告，还注重打假活动；在管理制度上，大胆改革，不仅采取办法建立股份制企业，还努力实现资本的扩张。这都体现了典型的“晋商”药号的文化特点与精神。总之，中医场所不仅是业医的外在环境，而且是其内在精神的外在文化表现。一些传承至今的非物质文化遗产，更是中华民族历史、文化的产物，承载着千年的传统文化精神。而合医药教研为一体的中医场所，如前堂后厂的药堂，既是诊病、抓药的场所，又是采药制药与带徒的场所，体现了其多功能、重实用与方便大众的特色。下面仅就古代一些主要的药堂与医院做一介绍。

（一）药堂

古时将医药铺称为医药堂，这是因为东汉战乱、疫病不断，传说张仲景为长沙太守时，为方便百姓看病，便坐于公堂之上行医，后世为纪念张仲景，便称医药铺为“某某堂”。中医史上最早的官办药堂是在宋神宗时期设立的“太医局熟药所”，主要负责药材的收购、检验、管理到监督中成药的制作及出售。明代以后，随着商品经济的发展，出现了民间药铺，制售“熟药”，最早是明代嘉靖年间创建的山西广盛号药堂，其主要产品之一就是家喻户晓的龟龄集。明清之际，出现了著名的四大药局，北京同仁堂、汉中时济堂、杭州胡庆余堂、广州陈李济杏和堂。此外，民间还流传有“北有同仁堂，南有雷允上”的说法，后者指的是上海的雷允上药堂。

北京同仁堂是清太医院吏目乐显扬于清康熙八年（1669年）创建的，初为前店后作坊的小药店。几年之后，乐凤鸣在家传配方的基础上总结制药经验，著成《乐氏世代祖传丸散膏丹下料配方》，书中明确提出“炮制虽繁必不敢省人工，品味虽贵必不敢减物力”，成为此后历代同仁堂人的制药原则与古训。几十年后药堂初具规模，并于雍正元年（1723年）开始供奉御药，最初供奉生药材，后还派人进宫帮助御药房制药，前后共历经八代皇帝188年。也正因此，同仁堂能将自身独特的制药工艺与太医院、御药房的制药标准相结合，形成特点鲜明的同仁堂文化，加之其产品质量好、工艺精、疗效高，使得同仁堂300多年来长盛不衰，成为中药堂老字号的代表。而“同修仁德，济世养生”与“炮制虽繁必不敢省人工，品味虽贵必不敢减物力”也成了同仁堂的宗旨与精神。历代同仁堂人秉承古训，坚持济世救人与精益求精的精神（图12-10）。

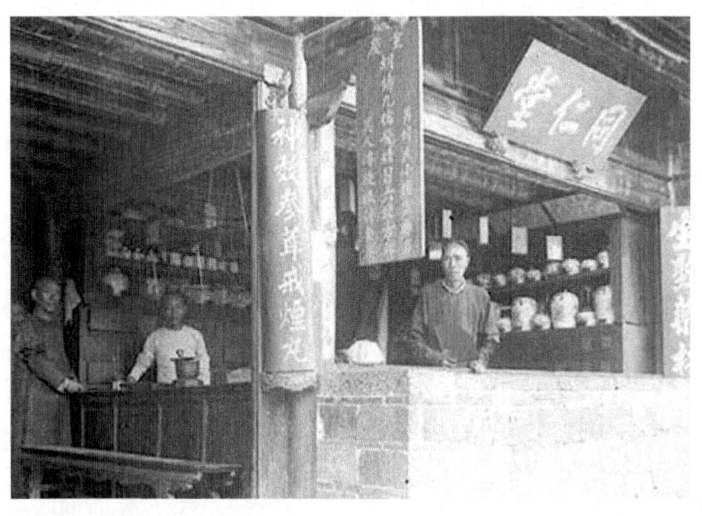

图12-10　北京同仁堂

胡庆余堂由胡雪岩创立于清代同治末年（1874年）。当时，胡雪岩集巨匠耗资30万两白银，在杭州吴山北麓建成具有江南庭院风格的胡庆余堂，其名取自《周易》“积善之家必有余庆，积不善之家必有余殃”，表明了胡雪岩救世济人、行善积德之志。胡庆余堂是国内保存最完好的国药字号，也是国内保存最完整的清代徽派商业古建筑群（图12-11）。目前，胡庆余堂中药博物馆还是我国唯一的国家级中药专业博物馆，其价值在于延续了当时作坊式的传统制药工场、生产工序、炮制方法等宝贵遗产，完好无损地保留了药号里面的柜台、器物，有被称为“中药第一国宝”的金铲银锅，还有抽屉、匾额、康有为的对联等。胡雪岩提出“戒欺”的经营理念，提倡“采办务真，修制务精”“凡百贸易均着不得欺字，药业关系性命，尤为万不可欺”，体现了独一无二的胡庆余堂中药文化。

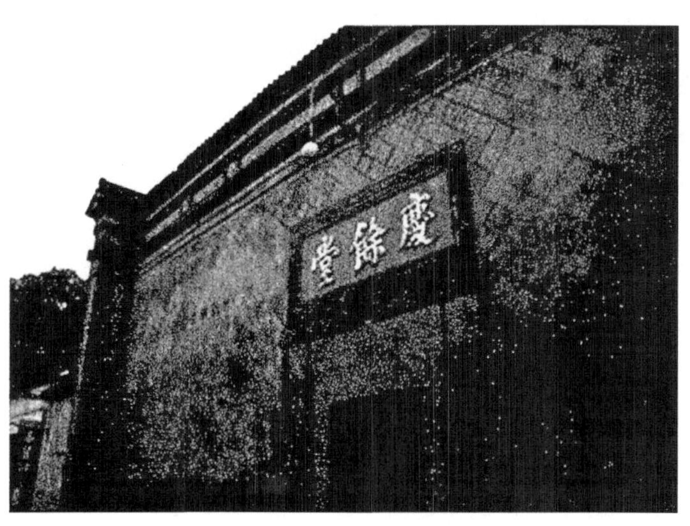

图12-11　胡庆余堂

广东陈李济杏和堂的建立有一个美丽的故事。据说在明朝万历二十七年（1599年）年末，商人陈体全携货银乘船回广州，上岸时将货银遗落船舱，被同船旅客开中草药店的李升佐拾获，忠厚的李升佐一直在码头等候到失主并将银圆归还。陈体全感动之余欲以银圆报答，李升佐坚辞不受，陈体全便提出将遗金半数投资于李升佐经营的中草药店。李升佐推辞再三后终于答应，并将其店号易名为陈李济，取合伙经营、同心济世之意，并以“扶危助困”为药铺的要则。陈李济多做古方正药，清初已具不菲声誉，其蜡丸更是闻名遐迩，成为“广药”的代表。同治皇帝服陈李济出品的“追风苏合丸”治愈感冒后，钦赐封号“杏和堂”，并钦准该厂用作原料的“旧陈皮”为贡品，多年向朝廷进贡。因此，同治年代，陈李济又称为“陈李济杏和堂药厂”，与北京同仁堂、杭州胡庆余堂共同形成中成药三大基地。19世纪20年代，陈李济产品被出国谋生的华人引销到新加坡、马来西亚、越南、泰国、缅甸等地。20世纪上半叶，广州老店毁于炮火，生产中断。1954年进入公私合营时期，以陈李济为主，多家药厂合并组成“广州陈李济联合制药厂”。1980年9月，经批准恢复“广州陈李济药厂”厂名和“杏和堂”商标，该药厂成为国家重点中药厂（图12-12）。陈李济至今保存着已逾百年的木质楹联，上书“火兼文武调元手，药辨君臣济世心”，体现了杏和堂的百年文化精神。

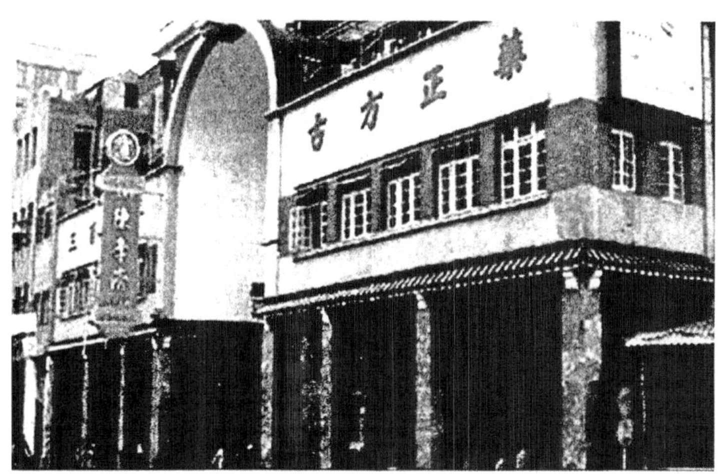

图12-12　陈李济杏和堂

汉中时济堂始建于明朝万历元年（1573年），在晚清战乱中渐趋衰落。新中国成立后，公私合营，时济堂并入中医联诊所。该药堂现已不复存在。

上海雷允上药堂始建于雍正十二年（1734年），由吴门名医雷大升创立。其后人于1860年在上海又开设了“雷诵芬堂申号”，该号研制的中成药质高效著，尤其是六神丸家喻户晓，上海雷允上品牌也声名远播（图12-13）。2007年，雷允上获得“中华老字号”称号。其“允执其信，上品为宗”的经营理念与价值观，是其百年不衰的保障。

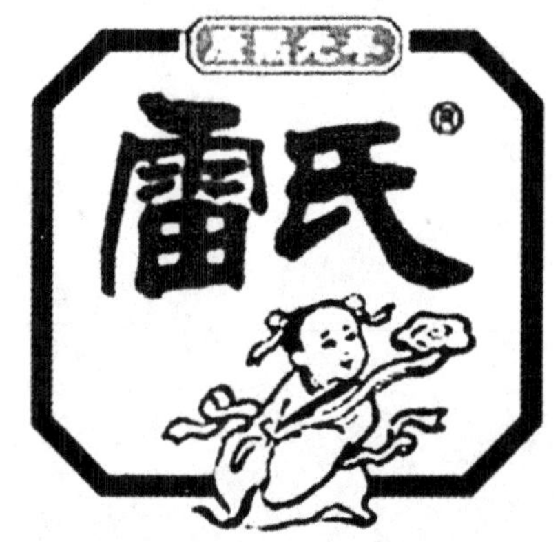

图12-13　上海雷允上品牌标识

（二）医疗机构

古代的医疗机构有三类：一是面向百姓的官办医院；二是民间慈善机构；三是太医院。

1.官办公益性医疗机构

我国早在周代就已有面向大众的医疗机构，根据《周礼·天官冢宰》可知，医生分为食医、疾医、疡医和兽医，进行分科治疗，并建立年终考绩制度，确定诊断治疗常规。据《汉书》记载，每遇疫情，汉代官方也会在各地设置专门的医疗场所，提供医药救济。北魏还设有“别坊”，专门给贫困百姓提供医疗服务。隋代有“病人坊”。唐代长安洛阳一带有“病坊”，多设在庙宇，由僧尼主持。北宋朝廷设有“和剂局”，负责药方的收集、整理与颁布；京师到各州县设有“熟药所”，负责药材的收购、加工与销售，也兼有门诊部的作用。至南宋，“熟药所”改称“太平惠民局”，提供有偿的医疗服务，同时也救助贫病者。元代承袭宋代，将“太平惠民局”改为“惠民药局”，由政府拨款维持，免费为贫苦百姓提供医疗服务。明代的“惠民药局”以其盈利来惠民。至清代，全面废除“惠民药局”。

2.官办收容医疗性机构

唐代以前，统治者多以施舍发放的形式救助流浪乞讨人员。至唐玄宗开元二十二年（734年），始令京城病坊收养孤儿；至肃宗至德二年（757年），扩大至各大主要城市均设有普救病坊。北宋沿袭唐代，设有福田院、居养院等，赈济年老无家之人，收养身有重疾的患者，并施以医药救助。此外，北宋还设有安济坊，为当时专门控制流行病而设，后成为常设机构。元代设众济院，明代设养济院。《大明律》规定：“凡鳏寡孤独及笃疾之人，贫穷无亲依靠，不能自存，所在官司应收养而不收养者，杖六十；若应给衣粮而官吏克减者，以监守自盗论。”法令相当严明。至明英宗年间，全国每县设养济院一所，院内日给两餐，有病者还要拨派医生进行医治，死者则给予棺木安葬。到清代，设栖流所。总之，古代官办的收容救助机构，也是流浪贫病者的医疗救助机构。

3.民间慈善性医疗机构

古代这种机构多为寺庙、道观所办。南北朝佛教、道教兴盛，寺庙经济、道观经济都成为相对独立的经济实体，开始举办慈善活动，包括医疗慈善。至近代，因战事不断，百姓流离失所，疫病频仍，出现了许多民间团体举办的慈善性医疗机构。如广州方便医院，始于广州城西方便所，出于清末瘟疫流行时民间的自救行为，其工作主要是收殓尸体、留治疫患、施医赠药，后发展成为华南地区最大的日常性中医慈善医疗组织。还有上海的广益中医院、华隆中医院、谦益伤科医院等，诊疗与慈善并重，免费收治贫困患者、救护伤残、施医送药。抗战时期，宋庆龄创建的孤儿院也有医疗行为与医事能力。

4. **太医院**

太医院为皇家宫廷御用医疗机构，主要是为皇室成员提供医疗服务，有时也会担任外派行医任务。历代都有宫廷医疗机构及设相应的医官，周代有医师及专门负责君王的食医；两汉设有太医令、太医丞；南北朝始设太医署作为独立的医疗机构；隋唐承袭；宋有翰林医官院；辽有太医局；金改称太医院。金代太医院隶属于宣徽院，主要为皇室提供医疗服务，有时也会参与一些民间的诊疗活动。元代沿袭金代，其太医院不仅是国家最高医药管理机构，还是最具权威的医药专业机构。不同于金代的是，元代太医院在制度方面进行了重大变革，设立了太医大使，负责掌管所有太医，其建制对后代宫廷医药机构乃至全国医政管理制度都产生了深远的影响。明代太医院初在南京，为五品衙门，隶属礼部。迁都北京后，又在北京设立太医院，形成南京隶属北京的南北两所太医院并存的局面，直至明朝灭亡。医官按其专业分为十三科。除为皇室成员提供医疗服务外，也为王府、大臣和外国首领使节诊治，还包括贯彻皇帝的医药诏令、地方官府医官的差派、医生的培养教育等功能。清代太医院医官按术业专攻分为九科，宫廷内诊疗活动皆由太医院派遣御医负责。此外，宫廷内还设有御药房，它有时隶属太医院，有时为礼部或内务部所制约，但供职的御医皆从太医院中选拔。此外，太医院还有两项重要工作：一是负责对军医、狱医的选派与考核工作；一是开设教习厅、医学馆，负责医学教育工作。太医院衙署内还设有生药库，收贮道地药材。1905年，清政府推行新政，设卫生科，后升为卫生司，成为与太医院并立的医政机构。太医院自金至清，共延续了八百余年，因其所在地为北京，又被称为“北京太医院”，在宫廷乃至全国的医事活动中发挥了举足轻重的作用。

三、简便亲民的医药标识

中医作为一个行业，自然有其标志性的器物，这些器物背后都有其形成的文化因素，同时器物还有其行之有效的功能作用，如走方医摇动串铃，成了当时医者行医的标志，而串铃代表着行医这一功能已经深入人心。这些器物也有其简便实用的形象特征，如古代医者身背的葫芦，取材方便，还可装药，实用性强。此外，这些器物有些为日常用具，是百姓生活中常见常用之物，后赋予其中医标识的文化意义。这些器物生活气息浓厚，具有亲民的特性。下面就一些主要的标识略做阐述。

（一）串铃

古代医者行医有两种形式：一为坐堂医，一为铃医。铃医因其总是身背药箱，手摇串铃，走街串巷，为百姓治病，所以又称为“串医”“走乡医”“走乡郎中”“走方医”，实则就是古代游走江湖的民间医生。据清代赵学敏《串雅》所载，铃医负笈行医，周游四方，其术始于扁鹊，华佗继之。手所持的串铃，“以铁为之，形如环盂，虚其中，置铁丸，周转摇之，名曰虎刺。乃始于李次口。次口，走医也。常行深山，有虎啮刺于口，求李拔之。次口置此器于虎口，为拔其刺。后其术大行，名闻江湖。祖其术者率持此以为识，即名虎刺云。”李次口用串铃撑开虎口，为其拔刺，此后串铃即成为走方医的标识（图12-14）。相传，孙思邈在拔除卡在老虎喉咙里的骨头时，曾以串铃撑在老虎口中以防止老虎咬伤，串铃因此也称为虎撑。总之，串铃是铃医的标志，其作用主要是以串铃之声招徕患者，听到串铃之声，便知是医家到了，可延请至家医治，方便而快捷。行有行规，摇动串铃的方式也是有一定之规的，如在药铺前不得摇铃，若摇铃则为不敬之举。不同级别的医家也有不同的摇铃方式，刚出道者摇铃于胸前，医术高明者摇铃高度与肩平齐，有绝活者摇铃高过头顶。铃医即以此方式游走四方，治病卖药，为百姓解除疾病。正如清代医家赵学敏在《串雅》中所说，游医“操技最神，而奏效甚捷”。两千多年来，铃医以其方便实惠的行医风格而兴盛不衰，串铃也因此而成为古代治病救人的标志之一。

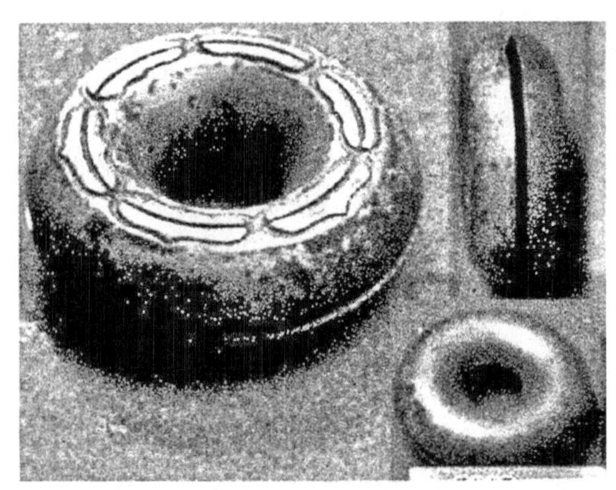

图12-14　串铃

（二）葫芦

葫芦在中国古代文化中常被用以喻指原始未分的混沌状态。作为创生神的女娲、伏羲都有葫芦瓜的化形，闻一多先生说："伏羲与女娃，名虽有二，义实只一。二人本皆葫芦化身，所不同者，仅性别而已。"传说商人祖先是由玄鸟口衔的葫芦而生，周人也以葫芦为其生命崇拜的图腾。道家以回归原始的混沌状态为其尊生、养生的理想境界，其著作中也以葫芦喻指原始未分的混沌状态，道家中人以佩带葫芦为其身份的标志。民俗中则以葫芦象征孕育期阴阳未分、阴阳合一的婴儿。而医家以燮理人体阴阳，使之均衡中和为目标，故也以"悬壶"为行医之称。

何谓"悬壶"？"壶"即葫芦。据《后汉书·方术列传·费长房传》载，东汉时有方士费长房，"曾为市掾。市中有老翁卖药，悬一壶于肆头，及市罢，辄跳入壶中。市人莫之见，唯长房于楼上睹之，异焉，因往再拜奉酒脯"。后老翁携费长房"俱入壶中。唯见玉堂严丽，旨酒甘肴，盈衍其中，共饮毕而出"。后来，经过老翁的再三考验之后，才将道术传于费长房，从此，费长房"遂能医疗众病，鞭笞百鬼"，使人起死回生，成为当时的一代名医。自此，郎中行医，就用葫芦当作招牌，以示医术超绝，而葫芦也被看作医生的标记，"悬壶"成为行医之称。俗语所说的"不知葫芦里卖的什么药"，本指的就是行医之事，而"悬壶济世"也是百姓对医者的称颂之语。

葫芦之所以承载了如此厚重的中医文化，是因为其自身的特点。葫芦轻巧、廉价、经摔、便于携带，而且密封性好，用以盛药可以保持药物的干燥，比起铁盒、陶罐、木箱等更加方便，有其独到的实用价值（图12-23）。

（三）招幌

招幌，即"招牌"与"幌子"，是行业身份的标识。各行有各行的招幌，古代中医药也有代表自己行业身份的标识。中医招幌的形式历代不同，各店堂、药铺及走方医的招幌也各有不同。有音响招幌，如古代走方医摇动串铃，或用吆喝声，来告知病家自己的到来。有实物招幌，如清代和民国时期，药店堂铺等多以悬挂膏药模型和丸药模型作为招幌。有字画招幌，起始于宋代，字牌幌是经常悬于门首檐下，写有"调元气""养太和""参茸饮片""虎鹿药酒"等介绍名贵药材的招牌；或以堂号做招牌，如"同仁堂""胡庆余堂"；还有以姓氏做店铺或产品的标识，如"陈李济"药店，"马应龙"药企；还有标志招幌，如上述的"葫芦""串铃"等。中医药的招幌形式多样，其作用主要就是广告与宣传，在古代是中医文化传播的重要方式。有些招幌已成为经久不衰的标识，承载着悠久的、厚重的中医历史文化意蕴。

（本节作者：阳嵘莎）

第五节　中医文化的传播要素

传播，是指人类在传递或交流信息、观点、感情的时候，产生与此相关的一系列交往活动。中医文化是中华优秀传统文化的典范，是构筑中华民族健康理念的基石，需要通过传播来进一步地弘扬与发展。

传播活动是由诸多要素组成的，按照传播学家拉斯韦尔所提出的“5W”传播模式，传播活动的要素包括传播者、受传者、传播媒介、传播内容与传播反馈。在中医文化的传播过程中，只有厘清传播者、受传者、传播媒介、传播内容、传播反馈的范围和特点，才能够得到好的传播反馈，从而达成较佳的传播效果。

一、中医文化的传播者与受传者

传播者是整个传播活动的发起者，占据着主导地位，把握着传播方向。中医文化的传播者主要包括个人和相关组织机构。

（一）个人传播者

1. 中医师

中医师是中医文化传播的主力军，承担着“意见领袖”的职责，是正确信息的出发点，容易被广大受众认可和接受。其传播方式以疾病治疗、专题讲座、国内外学术交流、开设中医文化类自媒体账号、短视频直播等为主。

2. 非临床专业人员

主要包括中医院校的师生、中医文化学者、中医机构工作者，他们是传播中医文化的重要主体。这一群体信赖、认可中医文化，具有一定中医素养，能够积极主动地投身于中医文化的传播活动中。包括组织讲座学习、中医文化交流等。

3. 患者及家属

他们是中医文化传播的接受者，也是潜在的传播者。他们多是通过中医治疗方法治愈疾病，从而对中医文化产生心理认同，同时学习中医文化的基本知识和技能，最终通过口口相传，传播中医文化。

（二）组织传播者

组织传播者是指专门从事中医传播活动以满足社会需要的单位和机构，主要包括政府、教育机构、医疗机构、新闻媒体等。在中医文化传播中，由政府主导的文化教育机构、中医院、中药企业、中医文化公司、大众传媒、出版机构等都是中医文化传播的组织传播者。

（三）受传者

传播内容的接受者是受传者，也叫信息接受者或传播对象，是传播的构成要素之一。在中医文化传播领域，受传者主要包括中医文化爱好者、养生需求者、患者等。他们大多对于健康保健具有同样的知识渴求，乐于接受并学习中医药文化知识。除此之外，还有大量的潜在受众，他们对于中医药的态度不明朗，如亲身经历见证了中医的疗效之后，也会热衷于学习并传播中医药文化。

1. 中医文化爱好者

他们信赖中医、认可中医，能够积极主动地寻找并接受中医文化知识。这类受传者通过学习中医药文化知识受益后，还会主动传播中医药文化，兼具传者与受者两种身份角色。

2.养生需求者

目前中国人口老龄化严峻，人们越来越重视养生文化。中医文化作为养生文化的重要组成部分，也开始受到越来越多的关注。近年来这一人群呈年轻化趋势。

3.患者

出于减轻病痛、追求健康的诉求，患者十分愿意接受中医文化知识，有着强烈的学习意愿，以及通过学习中医知识改善自身健康状况的迫切需求。但这类受众切忌“病急乱投医”，应选择正规医院、专业医生及权威媒体获取相关信息。

在中医文化传播领域，传播者和受传者是相互存在、相互依存的，存在着相互转化的可能。角色之间的相互转换，正是信息沟通和产生共识的基础，是社会性传播活动的保证。这提醒着中医文化工作者在从事中医文化传播活动时要注意倾听受传者的意见，从而让传播活动更加顺畅。

二、中医文化的传播媒介

传播的本质是信息的传递，须通过一定的渠道、手段或工具来进行，起到载体和桥梁作用的就是传播媒介。

随着历史的发展，中医文化与其他传统文化一样，经历了漫长的口语传播时代、文字传播时代和印刷传播时代；并随着现代科技的发展和全球信息化，快速进入了电子传播时代和数字传播时代。各类传播技术重复叠加，为中医文化的发展带来了巨大的机遇和挑战。按历史发展的脉络，中医文化传播的媒介大致可分为行为和语言、文字和图画、印刷媒介、电子媒介、数字媒介和融合媒介等方式，这些方式在当前的中医文化教育和社会传播中都在广泛应用。

（一）行为和语言

行为和语言是历史最悠久的传播媒介。人类最初通过身体动作和简单的发音，如处理伤口、尝试药草等行为，让他人仿效从而产生信息的传递。语言进化后，其所具有的符号性和系统性，使得信息的传递更为广泛，推进了人类文明的进程。迄今为止，语言仍是人类交流思想最重要的媒介。

在中医文化的传承中，行为和语言是产生最早和应用最多的方式。传统中医的师徒传授即老师通过自己在医疗活动中的具体行动和语言，向徒弟传递知识和技艺的过程。中医从业者的行为和语言，如望、闻、问、切四诊法的实施过程，是体现中医文化的标志。非物质文化遗产保护与继承工作中，如中医民间诊疗技术、中药炮制技法等，都是通过传承人的具体操作和语言描述保存下来的。

行为和语言的文化传播具有一定的局限性和随意性，缺乏稳定性，有言不尽意和理解偏差等问题。

（二）文字和图画

文字和图画是语言的进化，是一种书面的、可较长期留存的语言，是信息传递的最基本载体。文字的出现，标志着人类进入文明时代。图画的出现更早于文字，最初的文字是在图画的基础上发展而来的。

文字使得信息传播产生了一次大的飞跃，它克服了口语和行为的即时性，打破了时间和空间的限制，使人类知识和经验的积累不再单纯依靠个人的大脑，使所传递的信息得到进一步的整合和深化。我们现在可以通过甲骨文来了解上古时代的先民如何认识身体和疾病，可以通过出土医学简帛和传世医书来梳理古代中医的发展历程，可以通过著名医家的医方案例来挖掘学习他们的学术思想等等。这一切都是通过文字记载来实现的。图画一直作为文字重要的补充。如马王堆出土医学简帛中就有精美的“导引图”，后世医药典籍中亦少不了人体经络脏腑图画、中药辨别与炮制图画、运气图说等。

总之，文字和图画对中医文化的广泛传播起着根本性的作用。

（三）印刷媒介

印刷媒介是文字和图画传播依托技术进步的发展形式，它使得信息大量准确复制成为可能。中国是印刷术的发源地，印刷术和出版业的结合与持续发展，使得知识和信息大范围扩散，同时促使传播内容更加丰富，推动了文化的大众传播，中医文化也得到了快速传播。

印刷媒介主要包括书籍、报纸和杂志（期刊）。在中国，医书的印行很早就得到政府和民间的重视。宋代官方设立“校正医书局”，开始大规模整理印刷医书。明清时期，江南等富庶之地文化气氛浓厚，收集、刊刻书籍成为风气，如我们目前所见的宋本《伤寒论》，即明代著名藏书家赵开美整理刊刻的《仲景全书》中的一部分。报刊中最有代表性的当为民国时期大量中医药期刊的发行。从1897年创刊的《利济学堂报》开始，中医药期刊从浙江与上海发轫，逐渐遍布全国。据统计，至1949年止，共出版中医药刊物约389种（《中国医学百科全书》），其中包括学术期刊、行业综合期刊和知识普及期刊。这些中医药期刊在当时的中西医论争中起到了中流砥柱的作用，为中医文化的存续和发展开拓了道路。

在当前的中医文化传播领域中，书籍、报纸、杂志三者各擅其长。中医药书籍的印刷周期长，涵盖范围广，内容更具稳定性和权威性；报纸的时效性最强，覆盖面广，发行量大，多用于中医文化的普及性传播；杂志种类繁多，可针对不同阅读人群，时效性位于书籍与报纸之间，专业上更强调创新性。三者互相结合、互相补充，是中医文化传播的主流力量。

（四）电子媒介

电子媒介的出现促进了信息传播的飞跃发展。在19、20世纪之交，电影、广播、电视接连发明并投入应用，电子媒介飞速发展起来，并迅速形成了全球化的信息传递网络。20世纪80年代以来，广播和电视迅速深入每个家庭，占据了信息传播的主要阵地。

中医文化利用电子媒介传播的时间不长，但普及性强，影响力较大。广播电视的养生节目，在一定程度上对中医文化的普及起到了重要作用，但也掺杂了许多商业性行为，如假冒伪劣的“专家”和医药产品广告对中医产生了负面影响。如何利用好电子媒介使传播内容的科学性和通俗性相结合，是当前中医文化传播面临的主要问题。

（五）数字媒介

数字媒介属于广义的电子媒介，采用数字压缩方式在电子信号的传输方式上，逐渐取代了传统的信号模拟方式，并与网络技术相结合，进行信息的传递。其信息储存量巨大，方便快捷，形式丰富，选择性强，可集各种传播媒介于一体，并且打破了以往传播的单向限制，实现了传受双方的互动交流。但同时也容易造成信息的选择和甄别困难、个人信息泄露、信息安全受到威胁等不良后果。

当前开展的中医古籍数字化工作、中医药资源的数据库建设，都是中医文化利用数字媒介传播的基础工作。各地中医医疗和教育机构大都建立了网站，介绍研究成果，并通过网络传递和交流中医知识和中医文化。我们应打造科学、专业、权威的中医药数字化媒介平台，并及时针对传播效果进行反馈，把握中医文化传播的正确方向。

（六）融合媒介

信息传播技术发展中，媒介融合是未来发展的趋势，即将报刊书籍等传统印刷媒介、广播电视等电子媒介及计算机、平板电脑、智能手机新型媒体传播终端有效结合起来，实现资源共享，集中处理，从而衍生不同的信息产品，通过不同的媒介平台，传播给更多的受众。

当前，中医文化的传播已经广泛采取媒介融合的方式进行。我们可以通过电脑或智能手机浏览中医药古籍，可以通过网络查询信息或进行医疗咨询，可以通过网站、网络社交媒体或视频平台创作、阅读和转发相关信息和文章。在中医教育领域，传统的面对面的教学方式亦有许多改变，在2020年后网络课程、微课、慕课等形式已经被院校广泛采用。媒介融合不仅使以往的传播活动发生了重大变革，也对每个人的思想和行为方式产生了重大影响。

三、中医文化的传播内容

中医文化传播的基础是做好源头文化的建设，即从文化的角度出发，对中医药领域中的相关知识（基础理论、操作技能等）与理念（思想基础、思维方式等）进行梳理与系统研究，同时深入挖掘中医药本身的文化因素，充实和完善文化传播的内容。

（一）中医文化传播内容的选择和提炼

传播内容的选择在传播活动中处于基础性的地位。中医药学作为我国传统文化的一大宝库，在其长期的发展历程中所积累的知识，原则上都可作为中医文化传播内容的来源。但是在具体传播实践中，要在深入研究的基础上，根据具体情况和受众，对传播内容做具体分析、筛选和提炼，使其更有针对性，同时尽量避免负面影响。尤其在跨文化传播中，应注意寻求不同文化之间的契合点，进行不同语言之间的准确转换。

当前，中医药传播的内容从广义层次上主要包括依托于文化传播的哲学理念、思维方式、道德观念，以及依托于技术传播的诊疗方法、养生方法等，但二者在具体操作上可以互有交叉，如对传统养生方法的实践往往建立在对中医哲学理念的接受基础之上。

（二）中医药领域文化因素的挖掘和推广

中医药具有科学技术和社会文化双重属性。在中医文化具体传播的过程中，二者皆可作为文化传播的载体。在中医药技术的实践操作中，均蕴含着深刻的文化底蕴，如望、闻、问、切四诊的过程，方剂的配伍原则，中药的采摘与炮制等。这些文化因素往往得到应用效果的支持，在不同群体中都能够取得良好的传播效果。

同时，我们必须对中医文化领域本身进行更深入的研究和挖掘，如中医核心理念和哲学思想的研究、中医历史文化研究、中医古籍文物研究、中医地域文化研究等，不仅可拓展中医文化的领域和范畴，还可深入文化学、史学、社会学等人文领域，为其补充相关内容和开拓新的研究方向，亦是中医文化深化内涵、进行高层次传播的重要途径。

四、中医文化传播的原则

中医药是非常具文化代表性的中国元素，要充分发挥这种元素的国家形象效应，在传播过程中把握好以下三个基本原则。

（一）符号化原则

中医文化传播一般通过可触知的物质实体进行表达，如诊疗过程，这种传播虽然效果好，但是传播范围小。今后在中医文化的大众传播层面，要注意多采用符号化传播原则。传统中医药符号是长期约定俗成的中医药形象表达，如《黄帝内经》《本草纲目》等中医药典籍等；中医药代表人物，如扁鹊、张仲景等；中医药器具，如针灸铜人、制药工具等；中医药职位，如太医令、御医、医监等；中医药机构，如御医院、太医院等；中医药活动，如针灸、刮痧、按摩、煎药等。中医文化符号表达一般体现在与中医药相关的教育、诊疗、媒体等机构，以中医药为主题的博物馆、展览馆，以养生为主题的园林、餐厅、场馆、会所，以及旅游景点等经营机构，中药种植、栽培、生产、加工、销售相关场所的中医药文化硬件建设方面。中医文化符号化建设需要考虑自身建设条件与可行性，本着主题明确、特色鲜明的原则进行，从而达到可通过文化符号的呈现，把握、感知中医药形象的目的。

（二）特色化原则

历经几千年的中医文化，有经过历史沉淀的典型代表著作、故事、人物、形象，但不同的传播主体，尤其是地区性中医院、中药企业、养生机构等要注意传播的特色化，保持其独特性和代表性才是关键，只有不可复制的才具备自身特色。疾病治疗应秉持“病随地异，治适地宜”的原则，因此中医依据地域形成了不同流派，各具特色。不同地域的中医药文化传播也应紧扣地域特色，呈现独特文化；相同区域、同类医药机构的中医文化传播也必须整合各自的主题文化，实现特色表达。

（三）效益化原则

其一，中医文化传播的主题应与国家政策、时事、社会热点等保持高度的关联性，借助热点问题开展传播能达到事半功倍的效果。其二，在传播策略的选择上应充分考虑到效益最优化。因为当前受众已经发生很大的变化，社会传播媒介也日益多样化、复杂化，应当充分利用媒介渠道和传播技巧，来达到理想的传播效果。其三，中医文化符号化表达同样需要考虑最大效益化原则，包括文化内涵外化、艺术形象设计、建设投入成本与建设机构影响等因素。其中，选择最适当的外在形象，准确、完整地表达内在文化价值是促成整体建设最大效益化的关键。

（本节作者：阳嵘莎）

第六节　中医文化传播的主要类型与形式

文化传播是一个复杂的现象，因不同社会、不同历史阶段，以及传播的具体内容、对象等因素，有着不同的特点和表现形式。中医文化在传播过程中，既有一脉相承的思想内涵，又有时代化和个性化的形式与内容的创新。

中医文化传播具有不同的方向和类型。从总体上看，其传播路径可分为对内和对外两个大方向，涉及政府组织、专业人士、社会公众等主体，包括内向传播、人际传播、组织传播、社会传播、跨文化传播等多种类型和层面，各自采用多种传播形式。

一、中医文化的内向传播

内向传播，亦称人内传播、内在传播、自身传播或自我传播，是指个人在接受外部信息后，从而进行的一系列内部信息认知、处理和交流活动。某种程度上，内向传播相当于人的思考。其建立在人体的生理机制之上，由感觉、知觉、表象、概念、判断、推理等环节或要素构成，具有开放性、社会性和能动性，是人类最基本的传播活动，也是其他一切社会传播活动的基础。

中医文化的内向传播，即个人对中医文化的接受和认同过程。从传播的角度看，在社会生活中，人们通过各种方式接触到中医，产生印象，进而接受、体验、学习、思考，最终形成较为稳定的思维观念，这样一种内化的过程便是内向传播的表现。内向传播越深入、越全面，形成的认知也就越完整，理念也就越坚实。要达成中医文化内向传播的良好效果，需要引导广大的中医学习者和爱好者多学习、多实践，从内心真正认同中医，从而应用中医、传播中医、发展中医。

二、中医文化的人际传播

人际传播主要是指人与人之间的信息交流和传播活动。其可以发生在两人之间或两个以上的人之间，既可通过面对面的语言、行为、实物符号等，也可通过简单媒介如电话、书信、电子邮件等网络交流工具，进行听觉、视觉等方面的信息交流。

人际传播是社会生活中常见、直观、生动、丰富的传播现象，具有直接性、双向互动性、随意性、情境性、灵活性、保密性及双向反馈、可控性强等特点。人际传播是内向传播的延续，也是大众传播和组织传播的基础，是人与人之间社会关系的直接体现。

人际传播历来是中医文化传播的重要方式之一。结合中医本身具有的专业特性，从传播者和受传者相对固定的关系出发，中医文化的有效人际传播主要通过师承教育和医疗服务两种方式进行。

（一）师承教育

从人际传播角度看，师承教育是指教师与学生之间的信息传播过程。教师是信息传播过程中的传播者，学生是受传者。传播效果取决于学生是否完整地接受了教师传递的信息。师承教育是历史上占主导地位的，也是最具中医文化特色的中医教育模式，迄今亦已成为中医制度文化的重要组成部分。虽然可再根据传授者和受传者的身份细分为家传和师徒传授，但两者本质上并无不同，都是以师长为知识传授者，晚辈或徒弟作为知识接收者，双方建立起针对性强的紧密联系，通过长辈口传心授的具体指导，将中医理论、临床技能和思想观念传递给后辈，而后辈弟子主要通过侍诊抄方等跟师学习的行为，掌握老师的思维方法和诊疗特色，从而继承学术思想，体悟中医文化。中医历史上多数名医都师出有门，如扁鹊传自长桑君、张仲景传自张伯祖、南朝徐氏家传世医等等。

师承教育在中医药事业传承中具有不可替代的优势。师徒双方往往目标明确，教与学的意向皆强，实践操作过程与学习过程叠加，使得徒弟的临床能力能够较快地得到提高，老师独特的临床经验和学术思想能够得以重视和传承。特别在中医文化的传承方面，老师的言传身教能起到“润物细无声”的效果，让学生在不经意中接受传统文化的熏陶，树立对中医的信心，培养良好的医德规范。

但师承教育也有明显的不足之处。比如培养规模较小，难以适应当今社会对于医药人才的大量需求；在教育内容上，完全受到老师能力的局限，导致培养水平参差不齐；在学术上易受学派门户之见的影响，难以兼容并蓄，导致创新发展能力不强。所以，在当前，师承教育多作为院校教育的补充和提高，由政府和专业机构主导，建立高级师承教育培训班，为名老中医选择继承人，以跟师学习与经典研读为主要方式，注重实践感悟与医德医风的培养，以期更好地传续中医文化。

师承教育之中，还有一种特殊的传承方式，即“私淑”，指虽然没有得到某人的亲身教授，但敬仰其学识，通过学习著作或与传人交流而传承其学术，并尊之为师。从传播学角度看，私淑形式可以说是人际传播和内向传播的有效结合。在中国学术的发展脉络中，私淑形式比比皆是，如孟子称“予未得为孔子徒也，予私淑诸人也”（《孟子・离娄下》）。中医文化传承中，不少名医即是通过私淑方式进入医门并卓有成就的，如金元四大家的张从正私淑刘完素，清代名医何梦瑶私淑明代医学大家王肯堂。还有许多古代知识分子受“不为良相，便为良医”的感召，学习《黄帝内经》《伤寒论》等经典并积极从事医药事业，自称岐黄或仲景门人，形成中医历史上具有代表性的“儒医”群体。他们的加入使中医文化内涵得以深化、广度得以拓展，有力地促进了中医文化的传承与创新。

（二）医疗服务

医疗服务是医护人员与患者及家属之间建立的中医文化人际传播方式。中医药的主要任务是开展社会医疗活动，为民众的健康服务。如果说临床疗效是中医药存在的最重要理由，那么它也是中医文化得以发展壮大的前提条件。医护人员通过面对面的人际交流，向患者及家属传递疾病情况，提供诊疗手段，指导生活方式，从而建立起高效、稳固、顺畅的传播渠道。医生作为传播者，所传播的信息针对性强，患者接收程度高，医生也能随时接收受传者的反馈。因此，中医诊疗活动是最直接、最有效的文化传播方式，这也要求中医药的从业者本身具有较高的专业水平和文化素养，能在准确诊断病情、提供最有疗效的方案的基础上，从一言一行中体现出中医文化的韵味，使得患者对中医文化产生关注和认同。

三、中医文化的组织传播

所谓组织，是指人们为了完成一些特定的社会目标，同时执行一定的社会职能，以制度相联结起来的社会单元。组织是社会群体的一种，以专业化的部门分工、职务分工和岗位责任制及组织系统的阶层制或等级制为其特点。组织传播包括组织内部成员间、组织之间、组织与环境之间的信息交流过程。而中医文化的组织传播，是以各级各类中医相关群体为传播发起者，在各个层级间开展中医文化的信息交流。当前，传播中医文化的主要组织群体包括政府部门、中医院校、文化机构、中医机构及医药企业等。

（一）政府传播

政府传播是国家权力机关主导的，运用各类传播方式和媒介，向目标受众传递、交流信息的过程，具有权威性、高效性、准确性等特点。近年来，中医文化作为中华优秀传统文化的重要组成部分，逐步成为国家软实力的体现，并作为实现“健康中国”的重要途径之一，得到国家的高度重视和政府机关的大力推动。

由政府组织进行的中医文化传播，涉及从国家至地方政府各个层面及各级中医药行政管理部门，主要工作包括制定中医药相关政策与法律法规，组织开展中医药文化科普宣传，设立科学研究与基地建设等项目，及时报道反馈相关信息，做好突发事件和敏感事件的应对和引导等。

随着信息社会的发展，政府对于中医文化的传播亦经历了由单向宣传转向公共传播的理念变更，形式和内容更加多样化，服务性日益加强，与大众传播的联系也日益紧密。从政府传播的内容中，可明确中医目前的状况和未来的发展趋势，对于营造适合中医文化传播的社会大环境具有决定性意义。

（二）院校传播

院校传播是组织内部传播的重要形式之一。高等中医院校是承担中医药教学和科研任务的主体单位，也是中医文化的聚集高地和主要的信息传播源头。其引领作用主要体现在自身的校园文化建设和文化的辐射传播两个方面。校园的中医文化建设是培养中医药人才、持续发展中医药事业的保障，而培养的人才及所取得的研究成果又为中医文化的传播提供了专家团队和传播内容。尤其是高等中医药院校的教学科研人员和中医药专业学生，经过正规的系统教育，综合素质高，理论基础扎实，实践能力较强，在中医文化的传播过程中易被广大受众认可和接受。从其本身来看，充分利用自身条件进行中医文化传播工作，也有助于科研、教学成果的有效转化，帮助学生巩固所学知识、加强实践能力。当前，其传播方式仍以传统型、内向型为主，虽然具有绝对权威性，但对大众传播的影响力还可进一步加强。我们应更加注重中医药院校的文化建设，并积极鼓励其主动参与到中医文化的传播和科普工作中来。

（三）文化机构传播

在当前环境下，除高等中医药院校等文化教育机构外，博物馆、图书馆、中医文化公司等文化机构亦是中医文化传播的主导，尤其是以中医文化为主题的博物馆近年来在文化传播方面成绩显著。除原有高等中医院校与科研单位建立的中医药博物馆之外，一些较大规模的中医医院、中药生产企业及地区政府、地方民间组织或个人也纷纷结合自身特点，建立了多种形式的官办、民办中医药或医史博物馆；此外，还有名医遗址及纪念馆、少数民族医学博物馆及各级各类中医文化展示机构等。这些场馆在中医文化的传播方面具有受众面广、趣味性强、传播方式多样等优势，许多已成为当地重要的中医科普教育基地。

（四）中医机构传播

中医医院和综合性医院的中医科室是具体开展中医诊疗的主体单位，也是大多数民众首先接触到中医药的场所。它们主要通过实践宣传起到中医文化传播的效果，如中医医院的文化氛围和医护人员的行为方式直接影响到患者的就医体验和对中医药的印象。加强中医医院的文化建设，提高医护人员的中医文化素养，是巩固和提升中医文化传播的源头。医院应当在开展诊疗工作的同时，充分利用专家资源和技术优势，积极开展中医药普及与宣传工作。由于有着实际效用的支持，中医医院所进行的中医文化传播往往权威性更强，传播效果更好。

（五）医药企业传播

中医药企业往往是对市场变化较为敏锐的机构，也是能将信息的文化属性和商品属性密切结合、充分发挥其优势的机构，在中医文化传播过程中能够起到推进和整合的作用。中医药相关企业传统上以中药企业为主，其在对内传播中具有明显的优势，但近年来在对外传播中却面临不小的问题，主要在于技术标准与疗效评价的缺乏，导致国外对中药产品的不认同。当前的突破口一方面在于积极推进标准化建设，开展合作研究，打造信得过的代表性品牌，以实际效果得到广泛的认可；另一方面在于加强文化的建设和传播，尤其注意消除传播过程中的文化隔阂和语言障碍，促进中医文化的国际化传播。

除传统中医药企业外，近年来新兴的中医药文化产业亦成为中医文化传播机构中的重要组成部分。但目前以中医文化作为专业产品开发的企业较少，往往附着于其他文化产品出现，且良莠不齐，大众认可度较低。因此，中医药文化产业如何与权威机构相结合，面向市场，整合文化成果，并进行有效转化，是未来所要进行的重要工作之一。

四、中医文化的社会传播

中医文化的社会传播，是指在同一社会文化体系内，中医文化对于行业群体之外不特定公众人群的传播方式。从传播受众角度而言，其与传播学类型中的大众传播较为一致。但当前相对公认的大众传播，是专业化的媒介组织运用产业化的传播技术和手段，以社会上一般大众为对象而进行的大规模的信息生产和传播活动。由此可以看到，大众传播是伴随着现代社会信息传播技术的发展而形成的。而中医文化传播有着更深入和宽泛的历史特征，因此大众传播不足以涵盖其范畴，我们仍用中医文化的社会传播来表述这一传播形式。

中医文化作为传统文化的一部分，在受到西方文化冲击之前，并没有有意识地主动开展社会传播。因为中医不论作为医疗方式或是文化，公众都没有更多的选择，而中医文化作为一种生活方式，已经深入社会的各个层面，民众对其认可与接受是理所当然的事情。但近现代以来，面对异质文化的强势挑战，中医文化必须奋起应对，必须与之争夺阵地。大众是否认可和接受中医文化，能够在一定程度上决定中医药的发展，因此中医文化的社会传播成为一项重要而紧迫的任务。与行业群体内部传播偏重专业性、系统性不同，中医文化的社会传播注重传播效果，即公众对于传播内容和方式的认可、接受程度。

从传播的性质、目的和代表方式出发，中医文化的社会传播大致可分为科普传播、商贸活动传播、民俗文化传播、媒体新闻传播及自媒体传播等几个方面。

（一）科普传播

中医药具有科学技术的核心属性，理应属于科普工作的范围，而科普传播本身就是一种社会文化活动。因此，中医药科普既是在传播科学，又是在传播文化。

中医药科普应以宣传中医文化为目的，传播者当以能担当“意见领袖”的中医药专业人士为主，选择真实、有效、业内公认的中医药科学知识为主要传播内容，深入浅出，用公众易于理解、乐于接受和愿意参与的方式进行，同时注重文化创意和社会反响。切忌信口开河、歪曲事实、夸大其词、断章取义，或掺杂商业利益因素，更要杜绝伪科学和文化糟粕的混入。

科普传播是当前中医文化社会传播的主流，其覆盖面广、形式多样，最常见的是各类报刊和网络上登载的科普文章、科普图书及相关文艺作品、科普宣讲活动，以及广播影视中的科普节目等。应该看到，目前的中医药科普传播与社会大众追求健康、深入了解中医文化的需求还有一定距离，如何让更多的专业人士加入中医药科普队伍，生产更多优质的中医药科普作品，同时加强监管与评价，是亟待解决的问题。

（二）商贸活动传播

商贸活动是中医文化传播的重要途径之一。从出发点看，商贸活动以物质和货币的交易为形式，以获取利益为最终目的，但伴随其过程，亦产生文化上的交流与传播，物质文化、技术文化尤为明显。不过在“物”的背后，还隐含着行为、制度甚至思想的影响和渗透。如东西方在古代通过丝绸之路的贸易活动，使得丝绸、茶叶、瓷器进入西方，同时输入大量香料药物，对我国古代的医疗产生了重大影响。

商贸活动在当今社会，与中医文化传播亦有着密切的关系。具体包括药品、器械、保健品等与中医药诊疗及养生保健相关产品的生产、推广与销售活动，中医药的产业化和中医药文化的产业化、中医药服务贸易等，大众在日常生活中经常接触到的有中药、保健品或诊疗器械的推销广告，医疗机构和医药企业的宣传材料等。它们在推销产品的同时，也向大众宣讲一些中医药知识和理念，在客观上有效地推进了中医文化的传播。但由于商贸活动的终极目的是盈利，因此在其产品和传播流程的监管上还需配套的法律法规来保障，也需通过科普工作使大众提高对优秀中医文化的甄别辨识能力。商贸活动对中医文化的传播效应还作用到跨文化传播领域，产生了全球化的广泛影响，值得我们进一步重视和发展。

（三）民俗文化传播

民俗指一个民族或社会群体的民众所创造、共享并能够传承的习俗。它既是社会意识形态之一，同时也是一种历史悠久的文化。传统医药文化中有相当多的内容同时也是民俗文化的重要组成部分。当前，民俗文化更多以“非物质文化遗产”的表述形式进入人们的视野。2010年，中国针灸正式进入联合国教科文组织的“人类非物质文化遗产代表作名录”。2011年6月施行的《中华人民共和国非物质文化遗产法》中，传统技艺、医药和历法都被列入我国的“非物质文化遗产”而得到重视和保护。

与其他许多物质和非物质文化遗产不同的是，我国的传统医药文化至今在民间还有着强大的生命力，它不仅是陈列在博物馆中的收藏品，或得到少数人的了解和传承，而且作为一种生活方式深深扎根在民众的心底。比如因时因地因人的养生原则和方法、日常生活中的食疗食养、保健推拿的基本手法，在大众传媒中是最受欢迎的内容。

与其他文化传播相比，采用民俗文化方式传播中医文化，传播过程更为纷繁复杂。有时并不能准确地追寻其信息源头，传播者和受传者的角色转化更为常见，传播更具多向性和多元化，可以涵盖各层次人群，传播效果也比较理想。不足之处在于，信息在传递过程中容易因多次解读而产生歧义和误解，从而丧失部分准确性和真实性，因此仍需权威专家的参与、指导和提升，避免信息的偏差和讹误。

（四）媒体新闻传播

新闻是对最新发生事实、事件的准确报道。作为信息交流的新闻传播活动，其历史可追溯到人类社会活动之初。只要有信息传递的需求，就有新闻的产生。在某种意义上，新闻与传播是并起同行的。

新闻传播的方式因媒介的发展而发展，从原始的口耳相传、图画与文字，到报刊的印刷、广播电视，直至今日的互联网、移动新媒体。新闻报道的原则要以时效性、真实性为核心，辅以可读性、针对性、广泛性等特点。

在中医药新闻传播的环节与要素中，首先传播者应具备新闻传播学和中医学的双重素养，既有正确的判断力和敏锐的新闻敏感性，又具有一定的中医专业知识，能够立足大局，客观、准确地描述和分析事实，从而促进中医信息的准确传递。其次，中医药新闻传播应根据情况，选择适当的媒体，以达到最佳的传播效果。最后，中医药的新闻传播一定要把握原则，以事实为依据，发挥新闻工作的影响力，服务社会，普及知识，指导生活，为人民群众的身体健康服务。

（五）自媒体传播

互联网和现代信息技术的发展给传播领域带来了巨大变化，其代表之一便是自媒体介入信息传播过程，打破了原先占据统治地位的单向传播，在极大丰富了传播内容和形式的同时，也导致了传播者和受传者之间的不稳定性和相互转化。

自媒体，英文为“We Media”，是普通大众通过网络等途径向外发布自身的事件和新闻的传播方式。这一方式可使任何接入互联网的人成为信息的制造者和传播的源头，并参与到全球知识体系的构建中，具有私人化、自主化、平民化和普泛化等特征。

自媒体由初始阶段的BBS开始，经历了博客、个人网站、微博等发展阶段，进入微信公众号、抖音、快手等短视频和其他直播平台的时期。自媒体的发展给中医文化的社会传播既带来机遇，又带来挑战。一方面，中医文化传播的各个环节都得到充实和拓展，传播者的范围和参与度显著提升，信息内容和传播形式极大丰富，来自社会各层面的创造活力被广为激发，受传者的接受度和反馈也有所增加。但另一方面，中医文化素养良莠不齐的传播者大量涌入自媒体平台，过度追求经济利益和商业化因素的介入，使得信息的可信度下降，甚至混杂了大量负面、虚假、有害信息，难以分辨；知识的碎片化也不利于持续深入的思考与研讨；同时，相关法律法规也未跟上。这些问题急需通过中医内部的清理和网络监管的完善来逐渐解决。与其他领域相比，当前中医文化的自媒体传播所做的还较有限。我们必须充分抓住自媒体发展契机，鼓励更多的中医专业人士参与到此项工作中，加强信息传播的科学性、准确性和趣味性，为给社会大众提供更多更好的中医文化信息而努力。

五、中医文化的跨文化传播

跨文化传播是指处于不同社会文化背景中的个体、族群及国家之间的文化交流和信息传播活动。国际传播，是指国家或其他国际行为主体之间进行的、由政治所规定的、跨文化的信息沟通与交流。与跨文化传播相同，二者皆是文化横向扩散的一种方式，传播范围较一般的社会传播更为广泛。在早期，人员迁徙和贸易活动是跨文化传播的主要途径。随着历史的发展和科技水平的提高，人、群体、国家之间的接触日渐频繁，信息交流日趋便捷，世界逐渐进入全球化时代，跨文化传播的概念也逐渐被国际传播部分取代。因此，虽然跨文化传播和国际传播的强调点不同，但皆指向不同社会背景下的信息传播，在传播方法上可以互通互用。

中医文化作为我国优秀传统文化的重要组成部分，业已成为中国文化走向世界的一张“名片”，在跨文化传播中的地位和重要性也日益凸显。

（一）传播条件

跨文化传播的前提条件是所传播的源文化存在某种程度上的优势和先进性。中医药具有自然科学和社会科学的双重属性，既蕴含着我国数千年来宝贵的医疗经验，又是优秀传统思想文化反映在科技领域的代表。作为中医文化基础的“仁”“和”“精”“诚”等思想理念，关注健康与整体的思维方式，身心结合、注重个性化的医疗模式，都能够弥补以技术医学为代表的西方医学的缺憾。加之中医药在临床实践中所具有的确凿疗效，使得中医文化的跨文化传播具有可行性。

（二）传播路径

当前中医文化的跨文化传播主要指针对海外受众的国际传播，可以通过“引进来”和“走出去”

两条路径进行。

“引进来”指通过内涵建设和扩大宣传，吸引国外人员到我国接受相关中医文化的体验与学习。目前开展时间较长、规模较大、运行较为完善的是在专业教育领域，即各类海外留学生到我国的中医院校学习。从学生的层次和学习目的可以划分为短期体验生、短期职业进修生、长期学位留学生、高层次研究访问学者等。各中医教育机构依据学生的不同需求，设置了不同的教学课程和临床实践，使其能达到满意的学习效果。除专业教育之外，我们还应注意在社会传播层面向来华生活、工作及旅游的国外人员宣传中医文化，让他们通过对中医的直观体悟，理解、接受传统中医药，并将理念散播到世界各地。

“走出去”指我们在海外通过开设中医诊疗机构、中医教育机构、合作进行中医药科研及产品开发等方式，将中医文化主动传播出去。由于中医药国际传播的对象是社会环境和文化背景迥异的不同个体、群体、组织及国家，因此传播的深度、广度等皆有不同程度的差异，传播模式亦不尽相同，必须因地、因时、因人制宜。其步骤大致包括两方面：一是通过实际效果让他人了解中医药的确切疗效，从而进一步认同中医药的诊疗方式及思想理念；二是寻求不同文化之间的契合点和相似性，如医学上的整体观念、人体的动态平衡观念、西医学的“生物-社会-心理”模式等等，由此相同之处出发，使传播对象对中医药的独特性和优势有所认识，从而理解、接受中医文化。

近年来，随着我国双向开放战略的实施，国家与地域之间的文化交流不断向纵深发展。我国在境外开设的医疗与教育机构由原来的个体化、小规模的行为，逐渐向高层次、多角度、全方位提升，中医药的传播从自由的、分散的、自发的传播阶段，逐步发展到政府、组织、机构间主动合作阶段。其中以孔子学院最具有代表性。它已从单纯的语言文化传播机构发展为以各种中国传统文化为特色的教育机构。中医作为中国的国粹，集中体现了中华文化的特点，又可通过对中国传统医术的亲身体验与操作，感受到其实际效果，因此中医孔子学院特别受到海外学子的欢迎，成为跨文化传播的典型样板。全国多所中医院校和科研院所在海外建设中医药中心，作为开展合作办学、合作医疗与科研的基地，这些中医药海外医疗中心逐渐成为最主要、最权威的中医文化对外传播平台，对提升中医文化国际接受度、促进中医药海外本土化发挥着重要作用。

（三）跨文化传播中的关键问题

中医文化的跨文化传播源远流长。古时它主要伴随着中华文化向周边扩散，使得我们周围的民族、国家多数自然而然地接受了中医文化的理念，代表性的如日本的汉医、朝鲜半岛的韩医，以及越南、泰国、马来西亚等地，都是在中医的基础上结合自身情况，逐渐形成了当地的传统医学，它们可以说是中医文化的支脉。但进入近代之后，中国传统文化遇见了势均力敌的挑战对象，开始了艰难的抗争和融合过程。加之交通的发达和信息传递方式的便捷，以前散布于全球的文化族群开始频繁、广泛地交流。在此背景下，要向全世界推动中医文化的传播，必将面临因语言、思维模式不同而造成的沟通不畅，以及缺乏自信而导致的话语权失落等问题。

解决中医文化在跨文化传播中的诸多问题是一个漫长的过程。当前我们可以采取的原则和策略主要包括：①求同存异，以“和”为本，在承认文化多元化并存的基础上，坚守中医文化的主体意识，增强文化自信。②传统与创新相结合，在充分继承优秀中医文化的基础上，利用和引进现代技术方法，使得中医文化保持持续发展的活力。③加强文化沟通，畅通传播渠道，尤其要加强中医语言的翻译。④传播中以实效性的技术为先导，但应同时注重文化、思想和理念的传播。⑤在全球化背景下开展中医文化的合作研究，在中医药标准化及相关法律法规的制定等方面掌握主动权，为中医文化的传播铺平道路。⑥加强中医跨文化传播专业队伍的培养等。

中医文化与中华文化一样，向来是包容的、不断创新发展的。跨文化的国际传播，促使了中医文化对自身的审视，更为中医文化的未来发展开拓了广阔的前景。

（本节作者：阳嵘莎）

第七节　中医文化的传播实践

人们的传播活动都带有一定的目的性。因此，传播效果是传播活动中非常重要的一环。一个没有达到传播效果的传播活动是难言成功的。而想要达到传播效果，则需要运用各种传播技巧。在中医文化传播的活动中，如何运用恰当的传播技巧来达到较佳的传播效果，是传播者不能忽视的问题。

一、中医文化传播的常用技巧

传播技巧是在传播过程中，为了说服他人，达到预期目标而采用的一系列技巧、方法和策略，主要包括安排材料、进行表现、提示观点等。

当今社会，随着中医药发展上升为国家战略，中医文化传播迎来了前所未有的机遇。但是，机遇往往伴随着挑战。社会上对中医标准化的质疑、西方文化中心主义者的无端“中医黑”、部分无良人员假托中医行骗等行为，都给中医文化的传播带来了不良影响。因此，中医文化传播的一大重要课题便是如何在与各种对立思潮的“交锋”中占据上风，赢得公众的信任与支持。在这样的情况下，传播技巧便成为中医文化传播的必修课。需要说明的是，在传播学中，传播技巧有多种分类方式和表达方式，但并非所有的传播技巧都适用于中医文化传播。因此，我们在此无意将传播技巧做穷尽式的列举，而是针对中医文化传播的目的与所面对的主要问题，对部分适宜中医文化传播的技巧进行有针对性的介绍。

（一）“一面提示”与“两面提示”

在宣传一些可能存在争议的问题时，一般会有两种方法。第一种是只向受众展示对自己一方的观点较为有利的观念、材料、论据；第二种则是在向对方展示对己方有利的材料的同时，也通过一定的方法展现对己方不利的观点和材料。在此，我们称前者为“一面提示”，称后者为“两面提示”。

“一面提示”与“两面提示”各有其优缺点。“一面提示”单刀直入，更容易集中展现和陈述自身的观点，但容易给受众带来咄咄逼人的感觉，进而有可能引起受众的反感，从而影响传播效果。

“两面提示”则更能够给受众一种公平和客观的感觉，易于打消受众的疑惑。但是，如果在阐释对立方观点时没有把握好分寸，也有可能适得其反，无意中造成了为对立观点做宣传的效果。

在面对中医文化的初学者时，适合采用“一面提示”的方法。这种情况主要体现在中医文化科普活动中。这些活动面向的往往是对中医有一定的信任度，但中医素养相对较低的受众，他们对中医文化或是完全不了解，或是一知半解。在这样的情况下，传播者应当单刀直入地将所要表达的内容呈现给对方，直接将中医文化的理论与案例呈现给受众，从而坚定他们对于中医的信心，提升他们的中医文化素养。类似的中医文化传播活动涉及中医大讲堂，中医文化进校园、进社区，中医养生书籍的编写等领域。

“两面提示”首先适用于面向高层次文化水平受众的专业化传播中。文化水平较高者往往容易对劝服性传播活动具有一定的警惕性，思辨能力较强，因此需要同时提及两方面的观点和材料，以供受众思考和取舍。此类中医文化传播活动包括中医文化专著、论文的创作，中医文化学术论坛的宣讲，中医文化提案、智库建议的撰写等。

“两面提示”还适用于中医文化传播者与中医文化的反对者论战的情况。在面对各种质疑中医的言论时，仅仅强调中医的正面作用是远远不够的，如果想要获得论战中更多的正面声音，必须正面回应质疑的观点。在这种情况下，可以先将对立的观点抛出，并针对这些观点的破绽和问题加以解释，从而占据论战的主动权，让论敌“少说话”甚至“无话可说”。如在2020年新冠疫情期间，微博、微信等自媒体出现对中医药疗效作用质疑的留言帖、信息，甚至“中医黑”的言论，需运用“两面提示”传播技巧给予“解释”或反驳，以正视听。

（二）“诉诸理性”与“诉诸感情”

在传播活动中，采取不同的方式让受众获得认可，是传播过程中影响传播效果的因素之一。通常来说，我们有两种主要的做法。第一种是“诉诸理性”，指通过冷静地摆事实、讲道理，通过理性推理和逻辑思维来取得受众的认同；第二种则是“诉诸感情”，指通过营造气氛、推动情绪来从情感方面感染对方，从而获得认同。

能够影响两种方法有效性的因子较为复杂，人、事、时的变动都会使事情变得复杂。有些问题只能靠诉诸理性来解决，如科学层面的争执；有些问题在紧急情况下更容易诉诸感情，但在非紧急情况下更适合于诉诸理性。此外，心理学研究证明，不同个体的性格、文化素养、生活经历各不相同，理性思维和感性思维因为行动影响的变化也有很大区别，正如每个个体之间都有很大的差异，难以被简单量化。因此，对于两种传播技巧的选取，更多要参照实际情况，“晓之以理、动之以情”，力求提升整体的效果。

在中医文化传播技巧中，对于诉诸理性和诉诸感情的选择原则亦是如此。一般来说，文化水平相对较低、在接受传播活动前对中医文化的了解较浅的受众，更容易受到“诉诸感情”的影响；反之，文化水平较高，在接受传播活动前本身就已经对中医文化有一定了解的受众，则容易受到“诉诸理性”的影响。此外，年龄较大或较小的受众都更容易接受感性信息，而中青年受众则更倾向于受到理性思维的引导。

因此，在中医文化传播活动中，“诉诸感情”适用的活动主要包括中医文化进小学、中医文化进社区、中医医院的日常义诊、中医药普及宣传品的制作等领域；“诉诸理性”则主要适用于中医文化在大学的普及、中医药文创产品设计、中医药电视节目的制作、中医文化的主题研讨与讲座等层面。此外，文化的传播更加重视的是沉浸式体验和共情效应。应当首先谋求诉诸感情，通过中医的名家轶事、典故实现传播者与受众之间的情感“共融”，并让受众感同身受地融入对中医文化的了解与体验之中；再将传播活动上升到理性层面，如用治愈的病例数据来说明中医的疗效，使受众在“听故事”的同时也能够“悟道理”，实现中医文化体验的升华，从而达到传播效果和目的。

（三）警钟效果

所谓警钟效果的传播技巧，指通过展现负面后果等方法，呼唤人们的危机意识和紧张情绪心理，从而对负面态度和行为进行改变，朝有利的方向进行发展。

在中医文化传播的历史中，警钟效果这一传播技巧的应用有着悠久的传统。如古代名医扁鹊在给蔡桓公诊疗的时候，先后提到“君有疾在腠理，不治将深”“君有疾在血脉，不治恐深”等，便使用了警钟效果。

警钟效果技巧对于中医文化传播的最大启示在于提醒我们应当将中医诊病作为中医文化传播的重要助力点。对疾病和死亡的畏惧是人们愿意了解医学相关知识的主要动因，而中医文化更多的是哲学层面的内容。因纯粹的哲学内容往往难以引起受众对于疾病的恐惧与关注，因此也就淡化了他们了解中医文化的意愿。因此，在中医文化传播的过程中，应当注意将思想文化层面的内容与预防治疗疾病的内容结合起来，提升受众对于中医文化的了解意愿和接受程度。

二、中医文化的传播效果

传播效果是指通过一系列的传播活动而达到的效果。传播活动能否成功，主要看传播后是否能够达到预期的传播效果。因此，传播效果的研究历来为传播学研究者所重视，并形成了大量的传播效果理论。

传播技巧与传播效果的关系可以总结为策略与结果之间的关系。适当的传播技巧可以有效地提升传播效果。而对传播效果的研究，也有助于提升传播技巧选择的准确性，进而为今后的传播活动提供可靠的经验。在中医文化的传播中，对于传播技巧和传播效果的思考应当双管齐下，以求实现总体传播水平的螺旋式上升。

中医文化传播活动以弘扬中医文化、提升中医在民众中的认可度为主要目标，因此具有较强的目的性。在研究中医文化传播效果时，应将普遍意义上的传播理论与中医文化传播的特点相结合，不必将所有的传播效果理论均纳入考量体系。

以下以“议程设置”“沉默的螺旋”和“培养分析”理论这三个与中医文化传播密切相关的传播学理论为例，对中医文化的传播效果进行解读。

（一）“议程设置”理论

“议程设置”理论最早由美国沃尔特·李普曼在其1922年的著作《舆论》中开创，由美国的传播学家麦库姆斯和肖于1972年发表。他们认为，受众对于事件轻重缓急的判断，往往受到媒体的影响。媒体通过选择是否报道某个事件、着重报道哪些事件，能够影响人们对于事务重要性的判断。换句话说，人们所关注的事情，在很大程度上是由媒体所决定的。他们把媒体的这种活动效果总结为“给受众设置议事日程”，这就是所谓的“议程设置”理论。

结合“议程设置”理论，中医文化的传播者应当加大“中医文化议程”设置力度，以提升中医文化在社会上的受重视程度。在以往的很长一段时间内，中医文化工作者并未注意在大众传播活动中营造中医文化议程，以至于中医文化在公众心中处于“缺位”状态。这种“缺位”带来了两方面的影响。

第一，社会对于中医文化的重要性缺乏认识，难以形成对中医文化进行讨论的空间。这就导致许多人对于“辨证施治”“阴阳调和”“天人合一”等中医文化的核心要素不甚了解，在遇到问题时也就难以相信并使用中医。例如，在2003年的“非典”疫情中，由于当时整个社会对中医的诊病和文化思维逻辑缺乏足够的了解，中医在相当长的时间内被排斥在抗疫工作之外，直到疫情后期才得以参与。

第二，严谨科学的中医文化在主流舆论中的缺位，为部分假医假药借中医之名行骗提供了空间。在各大电视台的医药节目中，公众经常可以看到一些所谓“老中医”宣讲和售卖一些“祖传秘方”。在介绍这些“秘方”时，他们时常将中医中药挂在嘴边，并使用诸如“阴阳调和”“五行八卦”等中医相关概念。很多消费者上当受骗，并迁怒于中医。这些骗术能够得逞，其重要原因之一便是民众对于中医的基本知识缺乏了解，以至于被虚假广告中的假大夫、假秘方所迷惑和误导。因此，中医文化的传播者应当加紧利用媒体的力量，将正确的中医文化知识细化到大众媒介日常议程中并加以传播，从而扭转假信息、假专家充斥给中医带来的不利影响。

2020年新冠疫情期间，充分发挥中医药特色优势，治疗效果显著，受到了社会各界人士的广泛关注，以中国工程院院士张伯礼、黄璐琦和中国科学院院士仝小林为代表的中医工作者也得到了更多的报道，这为中医文化在全社会范围内的“议程设置”提供了良好的契机，中医文化工作者要在更广阔的范围内营造中医文化氛围，以期实现中医在诊病与文化层面的双重突破，达到更好的中医传播效果。

（二）“沉默的螺旋”理论

人们在表达自己观点的时候，并不总是直接将自己的观点抛出，而是会考虑多种层面的因素。我们在表达自己的观点时，究竟会受到什么因素的影响呢？“沉默的螺旋”理论从个人与群体之间的关系层面，给予我们一种可能的设想。

“沉默的螺旋”理论，1974年由联邦德国传播学家诺伊曼提出。理论的主要观点是，人们在每次表达自己内心的想法和观点时，常常会倾向于避免让自己陷入孤立，因此当我们认为自己的观点属于少数时，通常情况会倾向于不直接、含蓄地表达观点；属于多数时，通常情况会倾向于直接、明确地表达观点。这样一来，多数派的声音越来越大，少数派的声音越来越小，从而形成一种“螺旋”的状态。久而久之，多数派的观点便发展成了社会主流的舆论。

需要指出的是，“沉默的螺旋”并非不可打破，如果在少数派中有观点和意志较为坚定的人率先站出来表达自己的看法，就很有可能打破这种沉默，让更多的少数派成员鼓起勇气分享自己的观点，从而开启观点之间的交锋。

在中医文化的传播中，“沉默的螺旋”理论给我们带来的启发主要有以下两点：

第一，要在社会中树立中医的权威，敢于“大声疾呼”。“沉默的螺旋”理论告诉我们，在社会舆论中，优势意见往往更容易被认同与保持。因此，中医文化传播者应当努力在社会中营造中医的权威，进而增进民众的信任，改善中医的舆论环境。例如，备受公众关注的全国“两会”中，中医药界的代表委员应积极提交议案、提案。中医药界的两院院士、国医大师、专家学者等也应借助自己的权威头衔积极发声。权威专家的发声既能够在社会总体范围内增强中医文化的可信度，又可以提振中医文化传播者的“士气”，使专业的中医文化传播者和民间相信中医的民众敢于把自己的观点表达出来，为中医争取应有的地位。

第二，要敢于积极地同反中医文化的观点进行论争。以2020年新冠疫情期间的自媒体言论为例，对中医有许多负面评价，其中既有毫无缘由的抹黑与指责，也有对中医诊病思想、文化体系的质疑。中医文化的传播者应当敢于与反对观点进行交锋和论战，将观点旗帜鲜明地表达出来，以求获得更多的理解与支持。

最后需要指出的是，为中医文化发声、与反对中医的观点作斗争，并不是要中医文化传播通过控制舆论来压制反对意见的表达，而是要避免成为“沉默者”而丧失自己应有的地位和话语权。2020年1月至4月期间，中央电视台、新华社、《人民日报》《中国日报》等40余家媒体对张伯礼院士进行采访，张院士接受中国驻30多个国家大使馆、领事馆邀请，与各国专家、网民进行网络视频连线，介绍中医药抗疫发挥的积极作用，取得了很好的传播效果。

（三）“培养分析”理论

“培养分析”理论，是美国学者G.格伯纳于1976年提出的。这一理论认为，传播媒介的重要任务之一在于通过对受众的“培养”，在社会中营造出各种社会运转所必需的“共识”。例如，如果电视中经常播出暴力犯罪新闻，久而久之，受众就会觉得世界是危险和罪恶的。

这一点值得中医文化传播者思索并借鉴。在目前的社会环境中，中医文化处于一个尚未形成广泛“共识”的阶段，大多数民众对于中医文化的总体特征缺乏认识。在这种情况下，中医文化传播者迫切需要借助传播媒介的“培养”效果。大众媒体、新媒体，如微信公众号、微博、短视频客户端等，也应主动将权威的中医文化内容用新颖形式加以传播，营造浓厚的舆论氛围，最终达到“培养”受众，达到社会逐渐认可中医文化共识的目的。

总的来说，传播行为的最终归宿是传播效果，而中医文化传播的效果，主要表现在受众对中医药文化知识的关注和了解，对中医的接受、认同与信任。在最终的实践行动中，表现为受众在门诊就诊过程中，是否愿意接受中医治疗、认同中医理念，并主动宣传中医文化。这既是传播效果理论在中医文化传播中的应用，也是中医文化传播最终要达到的目标。

三、中医文化的传播实践

（一）作品的制作

1.编著科普书籍

近年来，很多中医名家、中医工作者等在出版学术专著之余，开始参与到中医科普书籍的编写之中。这些中医养生、中医防病等科普读物面世后，受到中医爱好者的欢迎和社会各界的广泛关注。面向中小学、儿童的中医读本、绘本数种，对于培养小“中医迷”起到积极作用。但是，也有个别出版机构不够严谨，有的中医科普书并非中医专业人士原创和把关，其内容由编著者东拼西凑而成，缺乏科学性、权威性，质量低下，容易误导读者。

2.媒体专题专栏

在报纸的健康栏目刊发中医专家预防治疗疾病的科普文章，在广播电台、电视台开设中医养生健康节目，是目前传统媒体中医文化传播的主要方式。此外，传统媒体的网站开设的健康频道中，也出现了许多“名中医访谈”“中医养生”等专栏。但是，中医文化传播在新媒体层面做得还远远不够，主要问题包括三点：第一，原创内容少，多为转载；第二，知识更新速度慢，时效性差；第三，未能适应新媒体传播“短平快”的特点，文章较长，可读性低。

3.音视频作品

近年来，随着抖音、快手、西瓜等短视频平台，以及蜻蜓FM、喜马拉雅等音频类客户端的兴起，中医文化音视频作品也越来越多，内容多为中医养生、防病，中药知识等。视频形式多为专家或医生在视频中讲述或问题答疑，或是以简明有趣的动画、访谈、微纪录片等形式对中医知识进行普及。但是，目前的中医文化短视频内容同质化、均质化程度较高，内容创新性不足，不够新颖有趣。因此，采用合适的传播技巧，打造将中医文化内容创作与传播融为一体的专业、权威的团队，进而加大对中医深层文化内涵的挖掘，是中医文化音视频作品势在必行的发展途径。

4.自媒体APP

自媒体在宽泛的语义中是指各类公司、单位或公众个人作为传播者在网络上发表信息的传播方式，即除个人创作以外，只要符合相应的传播渠道，企业创作、群体创作都可以算是自媒体。在当下移动互联网时代，在众多自媒体平台上，中医文化传播活动主要活跃在微博、微信公众号，以及健康类的APP客户端层面。其中以通过微博、微信公众号的自媒体介绍中医健康养生文化的居多，如“黄帝内经”“中国中医”“中医养生”等微信公众号。就自媒体运营内容而言，注重中医文化话题内容的延展，话题内容多联系公众实际生活，以此提高公众对其的关注度，是中医文化自媒体发展的主要途径。因其发布内容关系到公众的健康和生命安全，中医药管理、网信办等部门应协同加大监督力度，邀请中医专家作为自媒体监督员，提升中医类微信、微博及客户端的质量，杜绝低劣内容和假冒信息夹杂其中。

5.中医文化主题VR

VR（virtual reality）是指虚拟实境或灵境技术，它借助计算机等设备产生一个逼真的三维视、触、嗅觉等多种感官体验的模拟环境，使体验的用户沉浸到模拟环境中，达到身临其境的感觉。虚拟现实所产生的听觉、视觉、触觉、味觉、嗅觉等感知功能，具有人类所具备的所有感知功能，可以综合运用多种先进的高科技信息技术，例如仿真技术、三维技术、多媒体技术等，同时用户可以在体验过程中进行操控，以达到最真实的环境体验效果。

利用中医诊疗VR技术，可以通过网络体验“望、闻、问、切”的过程等。目前，VR技术在中医药高等教育、中医药图书出版、中医药影视作品、中医药旅游项目等领域中的有效应用，显著提升了中医文化的传播效果。比如北京中医药大学博物馆具有AR（增强现实）与VR（虚拟现实）功能，西红花、野山参、麝香、龙涎香、针灸铜人、内经图等二十余件博物馆精品参与了模型设计。观众们只要安装“北中医博物馆AR”软件，扫描展品AR识别图，即可实现与展品的互动。

6.影视作品

中医文化的传播还应利用多种艺术形式，如影视剧、纪录片等。电影《刮痧》，电视剧《大宅门》《神医喜来乐》《老中医》，大型纪录片《本草中国》《黄帝内经》等都取得了良好的传播效果，有效推动了中医药文化的广泛传播和知识普及。值得关注的是，近年来中医文化题材的影视作品尚缺少“爆款产品”，整体影响力仍不高，对于年轻人的吸引力也相对不足。以上这些问题都需要通过合适的传播技巧、传播策略的运用加以弥补和解决。

（二）主题活动策划

1.科普活动

中医文化科普宣传是大众了解、学习权威文化知识的重要途径，也是促进中医文化传播的快捷方式。目前，中医文化科普形式主要有以下几类：①各地卫生健康主管机构及各中医药大学面向特殊人群开展的中医文化普及活动。如各地卫健委及其他机构组织的中医专家健康讲座、中医大讲堂等；北京、天津等地开展的面向青少年的中医药文化夏令营等。②面向社会大众的中医文化传播活动，如国家中医药管理局联合各地中医药管理局组织的“中医中药中国行”——中医文化科普宣传周活动（包括文化展览展示、义诊咨询、文体表演、体验互动）。③各地中医药博物馆或中医文化传承基地举办的中医文化体验活动，充分利用科普资源，让公众在体验互动中感受中医文化。

2.主题创意大赛

中医文创产品大赛是通过对中医文化元素及元素含义的提炼，赋予文化消费功能，在满足消费者需求过程中潜移默化地传播中医文化。如将阴阳鱼、葫芦等图案和器物及合欢、桔梗、连翘、石斛等中药图片的元素用于设计制作手提袋、水杯、笔记本、旗帜、工作服、围巾、衣服等实用产品，或是兼具养生保健和文化艺术价值的药枕、艾叶香囊、中医穴位按摩T恤等，让消费者在休闲娱乐中感受中医文化熏陶。如2019年中医中药中国行组委会主办的全国中医药文创品设计大赛，收到全国各地创作者参赛作品近千件。许多中医医院、中药企业、中医文化传媒公司也纷纷设计制作各类中医药文创品，用于企划宣传、公关活动等。这些主题创意大赛和活动都很好地提升了中医文化的传播效果。

3.主题知识竞赛

中医文化主题竞赛活动是激励人们不断了解学习中医文化的有效方式。目前，竞赛活动类型有中医文化知识竞赛、中医文化文创设计竞赛、中医文化传播作品竞赛等。竞赛模式通常分为初赛、复赛、总决赛三阶段，各阶段比赛以抢答和问答方式进行，内容覆盖中医文化知识、中医养生保健知识、中医药基础理论知识、中医药经典典故等。

4.节庆文化

近年来，各地纷纷举办“中医文化节”，围绕当地中医文化建设的特色内涵，形成全民参与、共建共享中医地域文化，在全社会为中医文化发展营造良好氛围。如北京每年举办的“中医文化节”突出群众参与，现场安排了与名医面对面、品尝膏方、参与膏方制作等活动，让群众亲身体验中医药的魅力。再比如在贵州铜川举办的“中国孙思邈中医文化节”通过文化唱戏等方式，坚持中医药医疗、保健、科研、教育、产业、文化“六位一体”全面协调发展理念，塑造铜川对外形象，加快铜川市中药产业发展，彰显千年药王文化，激发了当地群众对中医文化的热爱和参与。

总的来说，以上中医文化传播的实践活动，既是中医文化传播工作的阶段性成果，也是中医文化传播技巧发挥作用，从而达成中医文化传播效果提升的主要阵地。中医工作者应通过对传播技巧和传播效果的学习和应用，从整体上提升中医文化传播的水平。

（本节作者：阳嵘莎）

第八节　中西医学文化差异与中医文化自觉

经过一百多年理论与实践的比较，人们对中西医在科学与文化上的巨大差异认识得越来越充分。面对差异，合理定位，以文化自觉树立学术自信，这是中西医文化比较带来的启示。

一、中西医学文化的差异

（一）文化基因的差异

基因是现代生物学的术语。在生物体内，基因通过复制可以遗传给子代，对生物体的功能、结构起着重要作用。20世纪50年代，美国人类学家克罗伯和克拉克洪提出“文化基因”的设想。1976年，英国人理查德·道金斯出版的《自私的基因》一书，提出了一个新概念meme，有的中国学者将其译为“文化基因”，主要是指文化传递的基本单位，它是某种文化中最重要的信息元素，决定了此文化不同于彼文化的基本特征。

中医文化和西医文化各有其文化基因，这是它们分别从东西方文化传统中继承下来的不同特征。在形式上，主要体现为本体论、认识论、方法论和思维方式等的差异。

1.本体论的差异

东西方文化有关于自然观的差异，主要是元气论和原子论的差异。在中国的传统文化中，元气论的主要内容有：气是构成万物的本原，分为阴阳或五行之气，阴阳二气和五行之气分别具有的升降交感和交互作用，产生了宇宙的万事万物，同时有效推动着它们的发展与变化。在这种哲学文化中，气是无形的、连续性的整体性物质，弥漫于整个空间，空间的范围和界限并不明确。由此，在气一元论的思想下，认识世界注重整体性和运动性，需要在整体背景下认识局部，在运动中观察气的分化与相互作用。

在元气论的影响下，中医主要研究人本身的统一性和与外界环境之间产生的相互联系、协调关系。在中医理论中，人始终被看作一个有机的整体，认为人体中，每一个组织器官在结构和功能上相互沟通、相互协调、互为所用，同时能够在病理上产生相互的影响。同时，人与外界环境之间也有着非常密切的联系。《黄帝内经》提出：“人与天地相应也。”人与天地之间之所以能够“相应”，是因为“气”的共通性。在中医的生理、病理、诊法、辨证、治疗等方面，都体现出了元气论的影响。例如，中医认为气是人体的物质基础，是人体生成的条件，“气聚则形存，气散则形亡”。人的疾病是“气”的不正常所导致的，故《黄帝内经》说“气相得则和，不相得则病”“气乱则病”“气治则安”，即生理功能正常及相互关系和谐则健康，不和谐则可导致疾病。人的形体是气物质化的结果，其功能则可通过气的运动形式反映于体表，因此诊断可以“以表知里”。万物均由气构成，因此自然界物质中相类的气可以干预人体之气的异常。

西方文化的原子论源自古希腊时代，其主要观点认为：世界万物的本原是原子，它们只存在形状和大小的区别，并没有本质的区别；无数的原子在空间中向各个方向不停运动，互相冲击而形成漩涡，产生形态各样、多姿多彩的现实世界；原子是事物不可分割的单元，原子在虚空中互相碰撞着，如果原子相互分离，事物也就同时灭亡了。因此，在物质的概念上而言，西方的哲学主要认为物质的不可入性，并同时注重强调结构观念。现代西方科学的发展虽然已经远远超越了古希腊时代，但依然延续着这些基本观念。

原子论对西医的形成和发展也产生了重要影响。西方医学认为，人同样是由构成物质世界的最小单元原子构成的，其构成方式类似于“机器”，把每一个疾病看作是机器的零件出现了故障或者失灵，西医医学始终将重点集中在出现故障或者失灵的零件上，从细节和微观的方面去研究和诊疗疾病。西医遵循还原论思维方式探讨疾病，并随着技术手段的进步而不断深入。按照人体的结构，从器官水平到细胞水平，再到分子水平，最后到达量子水平；从宏观领域逐步深入，进入微观领域，对不同层次上的病理解剖和生理机制进行了深入、广泛的研究分析。

2.认识论的差异

在不同的本体论支配下，东西方文化的认识论也有很大的区别。中国传统文化将人与自然看作一个整体，并且认为同为“气”所构成的万物可以相互感应和相互影响。因此，主要采用整体观察和关系构成的方式来认识自然界与人类社会。中国传统的思维讲究整体性，通常是将天、地、人及社会看作整体，它们之间具有密切的联系，认为天地、人、社会都处在一个整体系统之中，每个系统要素都有着相互关联、相互依存的关系。《吕氏春秋》说："人之于天地也同，万物之形虽异，其情一体也。"强调通过了解天、地来推知人事，因为天和地的规律很容易被发现并且能够在长期的实践之中被掌握。普里戈金作为耗散结构论的创始人，他在《从存在到演化》中指出："中国传统的学术思想是着重于研究整体性和自发性，研究协调与协和的。"

中医学是最能体现整体思维特色的学科。它将人与自然看作一个整体，强调"天人相应"，又将人的形体与精神、全身与局部都看成不可分割的整体。尤其在"形神统一"方面，《淮南子·精神训》说："夫形者，生之舍也；气者，生之充也；神者，生之制也。一失位则三者伤矣。"《灵枢·九针论》说："心藏神，肺藏魄，肝藏魂，脾藏意，肾藏精志也。"在生理病理状态下均注意人的身心统一性。同时，中医的临床诊治基本特征是辨"证"。证是中医学特有的概念，是在患者所有身心症状的基础上综合而成的，反映病人的总体生命状态，能够全面、深刻和准确地揭示疾病的本质。

而西医学是西方科学的一个主要分支，运用抽象的思维方法和分析还原的方法，研究人体的物质构成。现代科学将分析还原方法发挥到极致，实验研究方法在认识事物的过程中，舍弃了生命的丰富性、生动性和整体性，同时将个性的、复杂的生命整体进行简化，作为实体单元。因此，它擅长静态类别的准确把握，对于动态的个别方面很难进行把握；长于分析局部形体结构上的疾病，忽略难以分析的感觉和情感等。现代西医的医学模式虽然进行了转型，从单纯的生物医学模式发展为生物-心理-社会模式，但基本的分析还原论基因特征仍然十分明显。特别是诊治方面注重辨"病"，"病"的概念是指在临床试验过程中，通过选取大样本数据进行研究，从动物实验、临床观察和试验、流行病学调查，再通过统计学进行数据管理而形成。在这一过程中对次要因素和个体差异往往忽略不计，最终使"病"成为一种脱离了患者本人，抽象的疾病模型，治疗原则也是注重对"病"的客观指标的调整，而往往忽略个体患者的反应。

3.方法论的差异

在方法论上，东方文化重视调和，而西方文化强调对抗。东方文化重视调和的思想又称为"中和思维"，主要是指人们在观察、分析、研究、处理各种问题时，要注重事物的发生发展过程，以及产生各种矛盾的和谐、平衡状态，不产生偏激、过激的方法。中和一词，最早见于《礼记·中庸》："中也者，天下之大本也；和也者，天下之达道也。致中和，天地位焉，万物育焉。"在中国哲学中，"中"一般是指中正、不偏不倚，说明了宇宙间，阴阳平衡统一的根本规律，同时也说明了做人、为人处世中的最高道德准则，体现了哲学范畴。"和"即和谐、和洽，体现了天、地、人和谐统一的最佳状态，同时也是人类所向往的理想社会境界的最高哲学范畴。中和思维的基本特征是要注重事物的均衡性、和谐性，行为的适度性、公正性。平衡和不平衡主要是在事物发生和发展过程中的两种状态，要处在适度、协调、统一的状态，也就是处于中和的状态；反而言之就是不平衡、背离中和的状态。

在中医学中，"中和思维"体现在很多方面，例如阴阳五行的动态平衡、调和致中的治病原则和阴阳失调的发病机制等。在养生防病的同时，特别注重阴阳调和、饮食有节、起居有常、清心寡欲、精神内守，使人与自然和社会环境能够保持和谐统一的关系。《素问·生气通天论》云："凡阴阳之要，阳密乃固。两者不和，若春无秋，若冬无夏。因而和之，是谓圣度。"中医学讲求"天人合一"的整体观念，注重"法天则地"，顺应自然养生，借助自然之气益生，作为中医养生的法则。

西方文化重视人的个性，人类社会中过于张扬的个性往往形成过多的冲突。在人与自然的关系方面，也往往体现为"天人对立"的思想。他们认为人类是自然界的统治者，不应该把人类单纯看作有机自然的一部分构成，而应该看作自然界的对立面，为了人的福利而不断去增强认识自然和改造自然的能力。西医的治疗观，强调通过对抗或补充手段消除外因来克服和战胜病邪。在科学技术的推动下，西医治疗手段不断发展，用手术疗法割除甚至替换病变部位，用抗生药物征服令人生畏的生物病原体以控制传染病和寄生虫病，取得了许多进展，但同时也存在诸多手术后遗症、化学药物副作用、抗生素失效等负面后果。

（二）不可通约的理论体系

“不可通约”是现代科学哲学的术语。通约本来是数学术语，科学哲学用来说明不同科学理论之间的关系，本质上不相同的两种科学，即不可通约。

由于中医和西医都是研究人体生命与健康的学科，因此人们一直认为两者是可以相通的，中西医会通的思想即以此为基础。但经过一百多年来的讨论，人们发现中西医两者的文化基因不同，很难在保持各自基本特征不变的情况下融会互通。因而许多学者根据科学哲学的理论，指出中西医两者具有不可通约性。

1.研究对象不可通约

表面上人体与疾病都是中医和西医的研究对象，但其内涵有本质区别。中医研究的具体对象，是指人活的整体状态，并以此为中心进行扩展。活的整体状态，主要是指人的生理和病理两个方面。因此，中医通过望、闻、问、切四诊之后依据相对应的诊断方法和手段，获取的机体反应状态，即中医学所说的证候。证候不仅反映患者的身体状况，可能还涉及患者所处的社会条件、自然环境、文化素养、性格特征等因素，也就是完整的“人”。而西医从其文化基因出发，其诊“病”主要看客观结构的变化，从细胞、组织到器官，又从细胞水平到分子水平，最终研究的机体结构和功能，要落脚在最细微的水平上。通俗地说，中医以“人”为对象，西医以“病”为对象。现在西医虽然也提出生物-心理-社会模式，但其心理、社会和生物医学三者实质上是不相融合的三个医学分支，观察的仍然不是完整的“人”。

2.研究方法不可通约

中医用整体综合的方法研究人体与疾病，在研究方向上，对整体了解得越多，或者说收集诊治对象的信息越全面，就越有利于辨证。相反，西医寻找“病”的客观指标，只需要精准的局部定位或具体的单一指标，其他大多数信息，往往当作无关信息加以忽略甚至丢弃。由于方法的不同，诊断价值和治疗标准就大相径庭，很难取得一致的认识。

3.基础理论不可通约

中医的基础理论，如阴阳五行，具有理论模型的意义。这一模型具有动态可变的特点，人体内具体的某一组织或功能在不同情况下可能被赋予不同的属性，这与西医理论概念的确定性有很大不同。中医的脏腑，更多的是功能意义的概念，它们虽以心、肝、肾、脾、大肠、小肠、肺、胃、胆、膀胱等名称命名，带有粗浅解剖的影子，但随着中医理论的发展已经不完全是西医所指的脏器。中医的藏象，甚至还包含有天人相应的信息，如恽铁樵在《群经见智录》中称中医的五脏是“四时之五脏，而非血肉之五脏”。另外，像中医的气血、经络，也是在特有的认知方式下形成的概念，在西医理论体系中无法找到完全对应的概念。要想保持各自的理论形态来进行沟通融会，只会带来认识上的混乱。

4.病机理论不可通约

在中医看来，疾病的发生是外在的自然、社会因素与内在的精神情志、机体状况共同作用的结果，对于疾病的机理，中医归纳为风、寒、暑、湿、燥、火、痰、瘀、毒等病邪，以及阴、阳、表、里、虚、实、寒、热等证型。这些术语都是信息性病机模型，而不是实实在在可以找到的客观特质。因此，在西医药理论指导下发明的药物无法针对它们进行治疗。反之，中医这些概念可以容纳西医的各种疾病，但不具备西医理论下的精准特性，也不能直接指导西药的应用。

中西医理论体系的不可通约，源自两者文化基因的差异。所谓“不可通约”并非说两者不可比较或不可并存，只是说明两者不可能既保持原有的形态，又能互相诠释。如果互相融会，必然有一方，或者两方都要损失自身体系的完整性。而在近代以来的一百多年中，由于西方文化的相对强势，实际上在从会通到科学化的多次实践中，受损的都是中医。因此，阐明中西医理论体系的不可通约性，可以使人们吸取历史经验和教训，在中西医结合方面注意不要急于求成，以免重蹈覆辙。

二、树立中医文化自觉

中西医文化存在不可通约的差异，但又并存且共同为民众健康服务，这是其他科学领域所没有的现象。对此，应从文化自觉的角度，正确认识这一现象。

著名社会学家费孝通在思考各种不同文明在全球化高度发展中应该如何相处时，提出了“文化自觉”的概念，与美国学者亨廷顿的“文明冲突论”不同的“文化自觉”思想，通过“文化自觉”达至“各美其美，美人之美，美美与共，天下大同”的理想图景。费孝通提倡要重新认识和理解中国传统文化，并将传统文化中的新资源作为新文化发展的基础。在科学文化和医学文化的领域内，提倡中医的文化自觉尤为重要。

（一）从科学认识论谈文化自觉

科学认识论认为，客观世界中，真理应当是一元的，随着人类科学的不断进步，就越来越接近真理。中西医并存的状况，并非对科学认识论知识观的否定，而只是科学认识过程中的特定阶段。中医学和西医学，它们都是研究生命和健康相关问题的学科，从客观层面而言，它们的研究主体是一致的。然而从真理认识角度而言，中西学和西医学在相互发展中，都没有能够穷尽生命科学中的真理。部分医学专家认为，中西和西医从本质上而言，是可以相通的，然而由于双方各自发展轨迹的不同，文化基础和背景的不同，形成了不同的理论发展体系。在它们各自的理论体系中，中医和西医分别用自己的理论模型来认识世界，并分别取得了不能互相替代的成就，可以说二者在不同角度上揭示了真理的部分面貌。

在未来的医学发展中，中西医的不可通约性存在消解的可能性。中医理论体系由于重视整体，可以说从一开始就建立了博大的理论框架，只是它的建构过程是形而上的，带有思辨性，包括运用一些缺乏必然联系的非逻辑性思维方式，以最大程度地容纳实践经验知识，在发展中它需要有效的形而下的技术手段逐步验证与充实。西方现代医学以严格的实验作为基本研究手段，以严谨的逻辑思维构建知识体系，在形而下的研究方面不断地积累和发展，并逐渐在线性研究的基础上发展出系统科学和复杂性科学等新的科学认识，在很多方面进一步印证着中医的思想。中西医学双方在各自充分发展之后，认识上的差异必然会逐步缩小，但这可能是漫长的过程。因此，在生命科学发展过程中的相当长一段时期内，应当容许多种医学模式的并存。当然在现实中，不同国家有各自的科学文化背景，对医学采取不同的发展政策。一百多年来，中医和西医相互并存，已成为不争的事实，同时中西医并重也是我国的卫生事业方针。西方国家普遍以西医学作为主流，而将包括中医在内的传统医药称为替代医学。而中国实行中西医并重的政策，则是必然的选择。因为中国作为中医药的原创国家，如果不加以保护和支持，中医药就将失去继续发展的可能，从而使生命科学的发展缺失有重要价值的认识角度。从科学文化的角度，中国必须要有自己的文化自觉，并坚持实施正确的发展中医政策。

（二）从文化多样性谈文化自觉

人类社会发展到现代阶段，文化多样性的新理念也随之诞生。人类社会的历史，由于各种民族、宗教、文化等差异而引发战争，被认为是历史中的“文明冲突”，给人类社会和老百姓带来了不可磨灭的灾难。现代西方社会通过深刻的思考，逐步开始重视“文化多样性”的观念，这和中国古代思想中所说的“和而不同”的理念是相同的。各个民族的传统文化，是各自重要的精神力量源泉。只有摒弃“文明冲突论”，坚持“和而不同”的理念，多元文化才能够和谐共存。

在人类知识领域中，科学的客观性虽然具有巨大的影响力，但也不能完全代替人类心理、情感和文化的需要。在科学领域内，医学是一门特殊的学科，它的对象是有情感的人，需要科学手段的同时，还需要人文关怀。各民族的传统医学丰富多样，具有各自的优势和特点，与现代科学虽然在某些客观方面相一致，但是在实际运用中仍然可以根据需要选择不同的、多样性的医学模式，以达到最优的疗效。

《后汉书·华佗传》曾记载古代名医华佗的一则案例："又有一士大夫不快，佗云：'君病深，当破腹取。然君寿亦不过十年，病不能杀君，忍病十岁，寿俱当尽，不足故自刳裂。'士大夫不耐痛痒，必欲除之。佗遂下手，所患寻差，十年竟死。"这一案例的启示意义是，在最终结局相差不大的情况下，医生和患者可以根据不同的情况选择不同的治疗方式。现代医学与中医学、世界其他传统医学与我国多种民族医学的存在与发展都有积极的意义。也正因此，2010年11月16日，"中医针灸"成功入选联合国教科文组织人类非物质文化遗产代表作名录。

与世界其他传统医学相比，中医学有着独特的优势。其中，中华文明的延续性是最重要的文化背景。中国作为一个政治实体，朝代虽有分合或更替，传统的思想学术和道德价值观却一直得到延续，未曾为外来因素所中断。相比之下，古希腊文明和古印度文化都有明显的中断，来自其他文化的继承者并不能在思维和文化上完全地传承原有文明。而中国传统文化始终是传统医学的发展基础，文明的长久性和稳定性为医学经验的不断积累和医学理论的开拓创新在一定程度上提供了良好的基础。在理论形态上，中医的阴阳五行学说自引用于医学领域后，成为指导预防、诊断、治疗疾病的理论基础，它的辨证精神与古印度的三原质说，以及古希腊的四体液说各有所长，然而在经验的积累和技术的使用方面却略胜一筹，包括中医君臣佐使、七情和合的系统理论，在独一无二的经络学说基础上的针灸疗法等，其独特性都得到世界公认。

三、中医文化的现代价值

由于中华文化和中医药学的特殊生命力，在近代西方文化全球扩张的浪潮中，能够在积极应变中保持着自身的完整性，并且体现出重要的现代价值。

第一，传统中医学的医学思想为现代医学回归"大医学"观念提供借鉴。医学作为维护健康的学问，就其职能来说是包容广泛的。人是生物机体、心智道德和社会角色的统一体。医学应当治人，而不仅仅是治病。近代以来，生物医学的进步过于将医学局限在机体方面，这种缺憾已在其应用中充分体现出来。中医药讲究"天人合一"的整体观，将人的社会属性与自然属性、精神活动与生理活动看作整体，体现了人文与科学相融合的特征。在健康和疾病的问题上，中医学更主张预防疾病，注重养生，养生方法注重心理调摄和干预，使人与自然、心理与生理、道德修炼与治疗保健相互统一。而这正是在科技高度发达的现代，中医药学仍然受到广泛欢迎的原因之一。以预防为例，现代医学很重视预防，但中医所说的"治未病"内涵更为深刻。它实际上强调将预防疾病的选择权和主动权交到患者手上，而不是被动地完成医生的要求。进一步深化"治未病"思想，形成系统有效的方法体系，将会对社会整体带来更大的贡献。

第二，传统中医学的整体认知方法与西医学的分析还原法互为补充。在认知上，西方的分析还原思维主要是通过把复杂的一系列事物进行分解，成为简单的单元，然后通过分析归纳，找出这些单元的基础规律，再通过逻辑思维的方法，归纳总结出整个系统的规律。近代以来，生物医学代表的分析还原方法取得了较大的成就，但这并不意味着传统中医学的直觉认知方法所取得的成就已经过时。在中国古代，科学方法一般重视从整体、宏观和系统的角度上去研究问题，认知思维融直觉认知、形式逻辑和推理于一体，一开始就从整体上来认识复杂事物。例如，中医强调"天人合一"，把人置身于天地自然的运动中来审视；中医的辨证，与西医致力于寻找致病因子不同，着重于分析人体对致病因子的反应，将影响人体的外界因素，宏观地归纳成一定的刺激模式，如六淫、七情或饮食起居等，人体在接受这些因素影响时，其反应通过一定的症状或机能的改变而体现出来，中医通过"以表知里""司外揣内"的方法，结合临床经验的印证，总结出人体与外环境相对应的关系方式；中医的治疗，与西医着眼于特异病因的消除、局部病灶的去除不同，而着重针对"证"的调节和控制。在古代社会的条件下，中医的认识思维超越了技术手段的制约，绕过了因果链的部分具体细节，直接把握了因果联系两端的关系。从这种角度获得的认知与西方实证主义的分析法获得的结论完全不同，而又可以互相补充。

第三，传统中医学可以与最新的科学思想结合。现代科学的观念也处于不断的革新中，而每一次革新都促进了人们重新认识中医的价值。20世纪70—80年代的新技术革命，系统论、信息论和控制论等新学科给中医以重要的启迪，科学界懂得了以黑箱、信息-反馈等观念来看待中医的人体观与诊疗学，打破了近代以来单纯从解剖生理角度评价中医的立场。20世纪80年代开始，科学观又出现了以复杂性科学为特征的转变。人体就是一个复杂的系统，而中医理论也体现出与复杂性科学相通的特点。最新的科学思想对中医药学整体观和重视平衡协调的特点有了新的认识。中医学始终把人体和健康与疾病看作一个系统的整体来对待，把对疾病的诊疗看作全身性的复杂关系，并且具有与复杂性科学极为相似的研究方法与研究特点。例如，中医的“气-阴阳-五行”模型作为理想化的、整体性模型，具有高度的自相似性、自组织性，这与系统、复杂性科学的部分原理或原则一致；中医的“藏象”思维模型，不同于实质解剖的脏器，而适用于系统复杂性的研究；中医的证候，综合了多方面的自然与人体因素，注重因时因地因人制宜，不能简单地定量化，需要多变量非线性系统的控制方法等多学科协作来进行探索。复杂性科学着重研究系统集成的方法对整体性质的影响，以及各个部分之间的关系对整体性质的影响。中医的认知方法与此类似，通过理论实践不断总结经验，并在此基础上提升原理，并反复在实践中运用证明。这些表明，古代的中医学思想与现代科学发展方向有许多共同点和共通点，具有顽强的生命特征和长久的生命力。

此外，在具体医学观点上，传统医学还为医学科学提供了丰富的思想源泉。传统医学疗法的优点，正昭示着医学科技发展的广阔空间。例如，传统医学理论强调因势利导、调节平衡的方法，重视人体的基本康复能力。中医的扶正祛邪，就是帮助和发挥人体的抗病能力，然后通过因势利导的方法把有害物质排出体外，从而调整人体的内环境。中医传统的治疗思想给现代医学很多启发。有的学者指出，在现代的消费型社会里，与医药相关的工业产业总在有意无意地误导人们，让人们无止境地追求和消费高技术，相信人类能够消灭疾病。实际上，追求“消灭”疾病不仅不可能，而且导致过度医疗和浪费卫生资源，合理和适度地“妥协”，亦即中医的“和”文化也许更有意义。在应用技术上，传统医学也有诸多优点。例如，与现代药物有较多的副作用相比，传统医学的药物由于通常是直接应用天然动植物入药，其毒性含量一般比较低，而且经过长期的临床应用，作用和副作用都已经了解得比较清楚，复方中药物的毒副作用也能互相制约，因而严重的危害不容易发生。中药方剂的复方组成理论，蕴含着数千年来对药物配伍关系及药证对应关系的深刻认识，能较全面地综合调理患者的机体状况。针灸、气功、拔罐、水疗等非药物疗法，更是能够在积极发挥镇痛、调节内分泌紊乱和神经功能等作用，不存在任何药物的体内代谢和残留，理应受到人们的重视。

中医药作为祖国传统医学，需要我们做好中医药的传承、发展和创新。过去有一段时期曾把传统文化视为负担与阻力，这是缺乏民族自信与创新勇气的表现；令人欣慰的是，这一思想产生的特定社会历史时期已经过去了。现代文明倡导多元文化和谐共存，最重要的是如何合理定位，优化中西医学的资源配置，更好地共同为人类健康服务。

（本节作者：阳嵘莎）

第十三章　中医健康管理

第一节　概　述

一、健康管理的概念和特点

1.健康管理的基本概念

随着人口老龄化、急性传染性疾病的蔓延、慢性疾病发病率的不断提高，以及自然环境的不断恶化，导致了医疗卫生需求的不断增长。医疗费用的不断提高和与健康相关的各类生产效率逐步下降，在一定程度上对国家国民经济和社会的发展构成了严重的挑战。传统的诊治模式以疾病为中心，现今的诊治模式以预防为中心，因而个体和群体的健康管理模式和理念显得尤为重要。新技术的产生和相关学科的进步，为健康管理学科的产生奠定了坚实的基础。

健康管理作为一门新兴学科和行业，从不同的专业角度，其概念也存在不同的理解方式。从公共卫生的角度而言，健康管理是找出影响健康的危险因素，从而对该因素进行连续性的监测和有效的控制。从预防保健的角度而言，健康管理是通过体检的方式，早期发现疾病存在的风险，做到早诊断、早治疗。从健康体检服务的角度而言，健康管理是通过健康体检发现问题、解决问题，并进行体检后的追踪随访服务。从疾病管理的角度而言，健康管理能够提前、主动发现并筛查疾病，进行早期治疗干预。从职业健康与生产力管理的角度而言，健康管理可提早发现和管理职业损伤或早期慢性病，减少因病伤所致的损失，提高职业健康能力和生产效率。从公共或商业健康保险的角度而言，健康管理是通过定期体检发现问题，发现慢性病高危人群和个体发病风险，并根据健康风险评估结果制定健康管理险种，从而减少健康损失和保险赔付。

目前，关于健康管理的概念表述，国内外尚未形成统一的内容，综合国内外几种关于健康管理的代表性定义，参考我国《健康管理师国家职业标准》中对健康管理师的职业定义，可认为健康管理是以现代健康概念和新的医学模式及中医“治未病”思想为指导，运用医学和管理学相关的理论方法，对个体或群体的健康状况以及影响健康状况的危险因素进行分析，同时进行早期干预，全面评估，有效利用社会资源，通过最小的代价和成本而获得最大的健康效果，达到预防疾病发生、控制疾病进展、提高生命质量、实现人人健康为目标的新型医学服务过程。

狭义的健康管理是指在健康体检的结果和基础之上，建立个性化的健康档案，对健康状况进行有效评估，提出个性化的、全面的、可操作的健康管理方案，并由专业人员提供一对一的咨询指导和健康跟踪咨询服务，使被管理者从社会、心理、环境、营养等方面得到全面的健康管理服务。我国健康管理服务是由具有从业资格的健康管理师、社区医生等专业人员承担。

健康管理的内涵是指在健康管理的医学理论体系和指导下进行的一系列医学服务实践。健康管理的主体是经过系统医学教育或培训并取得相应从业资格的医务工作者或健康管理师；健康管理的对象包括健康人群、亚健康人群（亚临床人群、慢性非传染性疾病风险人群）及慢性非传染性疾病早期或康复期人群；健康管理的重点是影响健康状况的危险因素干预和慢性非传染性疾病的管理；健康管理服务的两大支撑是信息技术和医疗保险服务；健康管理的公众理念是“病前主动防，病后科学管，跟踪服务不间断”；开展健康管理服务的基础与前提是健康体检，开展健康管理的出发点与落脚点是健康干预。

综上所述，健康管理是一套系统的、完善的管理方法，主要是通过有效的健康管理，使患者和人群能够更好地恢复、促进健康，提前预防疾病，有效降低医疗费用，提升人类健康生活水平。

2.健康管理的特点

健康管理的特点主要是通过个体化、全面化、系统化的应用医学、预防医学、管理学理论和方法进行前瞻性和综合性的疾病有效干预。

（1）前瞻性

健康管理的主要目的是通过准确干预，降低可能引起疾病的风险，达到延缓疾病或防止疾病的发生，从而有效降低医疗成本，减轻医保压力，提高人群生活质量。前瞻性是实现健康管理价值的关键。

（2）综合性

健康干预的有效、准确实施，需要综合运用医学、健康管理学、预防管理学等知识对可能发生的疾病和危险因素进行提前分析，并制定可行、有效的一系列干预措施，建立完善、系统的健康管理实施方案，通过综合性的有效管理达到高质量健康管理的最终目的，提高人类健康生活水平。

二、健康管理学的概念与学科基础

1.健康管理学的概念与内涵

（1）健康管理学的概念

健康管理学是一门相对独立的新兴学科，主要研究人的健康状况和影响健康的风险因素，以及如何针对风险因素进行有效管理的相关理论、方法，是健康医学的重要组成部分，关于健康管理的学科理论体系。

（2）健康管理学的主要内涵

研究个体或群体的健康状况和影响健康的风险因素，即研究人的健康概念、理念、观念和健康测量维度、评价指标体系、评价标准，以及健康风险决定因素或影响因素。

①健康管理相关理论：健康行为学管理理论、健康信息学管理理论、健康测量学理论、中医“治未病”健康管理理论、预防保健理论、健康管理理论、健康评估学理论、职业与环境健康管理理论、生理健康理论、心理健康管理理论、社会适应性理论、“零级预防”与慢病风险管理理论等。②健康管理适宜技术与方法：健康信息采集与分析技术、整体健康状况与疾病风险评估、疾病风险评价技术、健康干预技术、健康监测技术、健康追踪技术等。③健康管理研究方法：健康自测自评方法、健康指标评价方法、健康状态辨识评价方法、健康信息分析与建模方法、健康调查与随访方法、健康实验或试验评价方法、健康管理路径与路线图方法、健康干预方案或处方设计方法、健康改善效果或健康管理效益评价方法。

健康管理学对于我国而言，是一门相对独立的新兴学科，有独立的医学学科知识体系，能够概括和总结健康管理中的实践经验和创新成果。

健康管理学是现代医学的传承、发展与创新，是健康医学的重要组成部分之一。

2.健康管理学的学科基础

健康管理学以临床医学、基础医学、预防医学的理论为理论基础，它的研究对象、研究内容、研究方法、研究模式等，有很大的理论和实践创新，是一门新兴学科，也是医学科技创新体系之一。

（1）学科分类

从学科分类而言，健康管理的学科体系包括宏观和微观的健康管理学。宏观健康管理学以研究国家政府和社会、环境层面的健康管理理论和宏观政策问题为主，主要包括国家健康立法、公共卫生健康与健康管理相关政策，以及公共或公益性健康管理与卫生服务机构及其模式、机制、法律法规、指南、规范的研究和制定等。

微观健康管理学以研究个体或群体的健康管理、健康服务、健康干预和健康评估等。其主要包括健康测量方法与评价指标体系及标准；健康监测/检测、健康评估、健康干预与健康跟踪技术与路径；健康行为和健康生活方式管理；健康素养与自我健康管理；健康体适能与运动监测管理，职业健康管理；营养与生长发育健康管理；心身整合或整体心理、生理及社会适应性健康管理等。

（2）健康管理学科体系

健康管理学科技术体系：①健康管理关键技术体系：基因与分支检测技术、生物医学影像技术、蛋白组学、代谢组学及生物大数据技术等。②健康管理通用技术体系：健康状况的基本问卷、体格检查、健康医学检验等。③健康管理公益技术体系：移动健康自测自评技术、健康体适能与运动监测技术、健康咨询与健康指导、自我生活方式与行为改善技术、健康教育与健康培训或训练、心理压力缓解、营养处方推荐等。

健康管理职业与技能体系：①健康管理职业主要包括健康管理师、公众营养师、心理咨询师、运动指导教练、中医养生师、健康照护护士和健康信息管理员等。②健康管理职业技能主要包括健康信息采集、收集、分析与评估，以及相对应的健康管理方案制定与健康有效干预指导、健康监测与健康跟踪等。

健康管理学科人才培养体系涉及健康管理学学历体系、健康管理职业教育与职业技能培训体系、健康管理服务岗位能力与继续教育培训体系、健康管理科普与健康素养教育体系等。

三、健康管理的起源与发展

（一）健康管理的起源

1.古代东西方医学中的健康管理

古时，在我国传统医学古籍文献中，有很多古代医学专家对健康管理的看法。《黄帝内经》“圣人不治已病治未病，不治已乱治未乱，此之谓也。夫病已成而后药之，乱已成而后治之，譬犹渴而穿井，斗而铸锥，不亦晚乎”蕴含着“预防为主”的健康管理思想。《吕氏春秋·尽数》“流水不腐、户枢不蠹，动也”富含生命在于运动的哲理。《黄帝内经》：“毒药攻邪，五谷为养，五果为助，五畜为益，五菜为充，气味合而服之，以补精益气。”华佗言：“动摇则骨气得消，血脉流通，病不得生，譬如户枢，终不朽也。”以上古代论述均体现了在中医养生中，古人重视饮食补益和锻炼身体以防疾病，而“上医治未病，中医治欲病，下医治已病”则体现了中医评估健康风险的思想。

在古代西方，医学典籍文献中同样也可以看到早期的健康管理思想。“医学之父”希波克拉底认为，“能理解生命的人同样理解健康对人来说具有最高的价值”。《罗马大百科全书》记载，医学实践主要由三部分组成：生活方式的治疗、药物方式的治疗和手术方式的治疗。生活方式的治疗主要是指在人们的日常生活起居、饮食、睡眠等各方面提供健康生活方式的指导和建议。

2.西方健康管理的兴起

现代健康管理的出现，是随时代发展的需要与生产力和人力资源观念的转变应运而生的。健康管理在我国的兴起与发展，一方面是由于改革开放以来，我国社会经济的高速发展，国民整体生活水平的显著提高，多样化的健康需求迅速增长，国家卫生事业与健康服务产业迅猛发展的大背景；另一方面，也是国际生命科学与生物技术和医疗健康产业快速发展的必然结果。目前健康管理已成为西医学发展的重要标志和新常态，健康管理与促进服务已成为我国健康服务发展的新业态和医疗健康服务供给侧改革关注的重点，是提升我国国民整体健康水平，扩大内需，拉动消费，有效促进社会经济可持续发展方面的一项重大举措。

健康管理在美国出现，是由健康保险行业和健康体检服务逐步发展演变而来的。由于健康保险行业的有效保障，在一定程度上解决了健康管理的资金问题，通过健康信息技术的有效支撑，健康管理行业逐步发展扩大。随后，英、法、德等国家也开始效仿并逐步实施。

健康管理研究与服务的内容，从最初的健康体检与相应的健康生活指导，发展到如今国家或国际组织全民健康促进战略规划的制定、个体或群体全面健康体检、健康风险评估与控制管理。21世纪以后，健康管理在发展中国家开始兴起与发展。近几十年来，世界范围内城镇化速度加快，人口老龄化，人类疾病谱的变化，慢性非传染性疾病死亡率的持续上升，以及自然环境的逐步恶化，导致了人类医疗卫生需求的不断增长。社会出现了医疗费用的逐步增加及和健康有关的生产效率逐步下降的现象，传统的以疾病为中心的诊疗模式开始向以预防为中心的模式转变。慢性非传染性疾病与生活习性、不良行为、心理因素等紧密相关，由此出现了以健康教育、健康咨询、健康危险因素分析、监测、干预与控制、健康体检、健康风险评估等为主要内容的新兴综合健康服务产业，同时促进了健康管理新兴学科及相关产业的发展。

（二）健康管理在我国的发展

1.第一阶段（1994—2005年）：健康管理理念的传播阶段

20世纪90年代末到21世纪初，随着医学模式的转变，健康医学、亚健康学、中医治未病学和“预测性、预防性、个体化与参与性”的“4P医学”等新的医学思想与概念出现，健康管理理念也随之在我国开始传播。1994年，苏太洋在其主编的《健康医学》中首次提出健康管理的概念，即“健康管理是运用管理科学的理论和方法，通过有目的、有计划、有组织的管理手段，调动全社会各种组织和每个成员的积极性，对群体和个体健康进行有效的干预，达到维护、巩固、促进群体和个体健康的目的”。2004年，首届“中国健康产业论坛”首次将健康体检纳入健康管理和健康产业学术交流平台。这一阶段健康管理及其相关理念的传播，为形成具有我国特色的健康管理创新理论起到了宣传作用。

2.第二阶段（2005—2010年）：健康管理学术组织与科研引领阶段

自2005年开始，全国性学会等机构相继申请成立了健康管理相关学术组织或机构。2006年，中华预防医学会成立了健康风险管理与控制专业委员会；2007年7月，中华医学会健康管理学分会成立；2007年10月《中华健康管理学杂志》创刊。形成的《健康管理概念与学科体系的中国专家初步共识》和“健康管理现代医学创新体系”及相关产业发展目标，标志着中国特色健康管理创新理论及医学创新体系初步形成。

3.第三阶段（2010—2013年）：健康管理机构与学科建设阶段

自2010年开始，中华医学会健康管理学分会和中国健康促进基金会联合围绕健康管理（体检）机构内涵建设和学科发展的需求，组织开展全国健康管理示范基地评选活动，开展了全国健康管理（体检）机构与行业现状基础调查，联合举办了两届“全国健康管理（体检）机构建设与发展大会”、三次“全国健康管理示范基地研讨会”，有效促进了我国健康管理（体检）机构（包括民营机构）与学科建设的发展。

4.第四阶段（2013年至今）：健康管理与促进服务业发展阶段

2013年，《国务院关于促进健康服务业发展的若干意见》正式发布，健康管理与促进服务正式成为国家大力发展的重要体系之一和重点发展方向；健康管理服务成为现代服务业中最具发展潜力的新兴业态，为我国深入开展健康管理研究与实践指明了方向，提供了政策支持与制度保障。在我国各级政府一系列政策支持与扶持下，相关产业开始步入协同快速发展轨道。为了规范健康管理（体检）机构的优质服务行为，有效提升服务水平和服务质量，2014年4月，中华医学会健康管理学分会和《中华健康管理学杂志》发表了《健康体检基本项目目录专家共识》，成为我国各级各类健康管理（体检）机构和人员的基本学术遵循及行为指南。为了贯彻落实《心血管疾病高危人群早期筛查和综合干预项目管理办法（试行）》，2015年8月和12月，中华医学会健康管理学分会和《中华健康管理学杂志》联合中华医学会心血管病学分会、超声医学分会，先后发表了《中国体检人群颈动脉筛查与管理专家共识》，标志着我国健康管理（体检）服务开始由普通的年度全面体检转向专业化慢病早期筛查服务，健康管理的创新理论方法、研究与实践逐步完善成熟，开始向有深度的学科专业和新业态的服务研究方向转变。

四、健康管理的服务对象与任务

（一）健康管理的服务对象

个体和群体是健康管理的服务对象，是从人出生到死亡的全生命周期所涉及的一系列健康问题。其服务的群体包括不同健康状态的人群，即没有病的状态、将要生病的状态、已经生病的状态等；个体的全生命周期不同阶段，即婴幼儿、儿童、青年、中年和老年，以及不同性别的人群；不同职业，即不同长期固定职业及特殊职业人群，不同种族人群；不同慢病风险等级和某种慢病不同阶段的人群，包括慢病低风险、中风险、高风险人群，慢病早期、中期、晚期及康复期人群。健康管理关注的是人的内在健康活动规律与外在健康表现，特别关注个体或群体健康问题（包括损伤或疾病问题）的发现、处理与预防。内在健康活动规律包括人体内在的生理及心理活动规律，组成人体分子、细胞、组织、器官、系统的正常结构与功能，身体内环境变化与调节规律，组织自我修复、生理自我调控、疾病或损伤自我康复的能力等。外在健康表现包括身体形体或形态、毛发与五官、关节与肌肉骨骼、皮肤与气质或气色、耐力与力量、健康行为与生活方式、饮食与运动、精神心理状态与社会适应性、生活与工作能力；个体或群体健康问题主要包括生理、心理、社会适应性及环境健康问题，特别是个体或群体慢性非传染性疾病及其危险因素的预防与管理等问题。

（二）健康管理的任务

健康管理是研究生命过程中健康的动态变化和影响健康的各种风险因素，运用多个学科（临床医学、中医药学、预防医学、心理学、管理学、社会学等）的知识和技术，研究全面检查、检测、分析和评估各种风险因素对健康可能造成的影响，以及影响的规律、特点和效果，提出风险因素的相关干预策略和具体措施，从而达到提升整体健康水平的目标，包括提供咨询，指导健康、文明、科学的生活方式服务，行为干预等。在个体服务研究的基础上，研究不同地区、不同年龄段、不同性别等多个群体的健康状况并进行群体性健康风险因素预测、评估、统计和分析，在一定程度上探索疾病发生的风险及其发展趋势和规律，从而不断改进健康维护和疾病预防策略，以提高人群的健康水平。根据健康管理的研究目标和研究方向，健康管理的主要任务分为以下11个方面。

1.健康管理创新理论与学科体系研究

健康管理创新理论与学科体系研究是指在健康管理相关理论的基础上，逐步统一和完善相关概念，建立起一个新的医学科学体系，能够与现代医学创新体系相匹配，同时能够适应和满足健康管理相关的产业发展需求，包括基于健康学、健康管理学、健康医学及现代医学创新体系的学科理论和学科体系，需做到以下四点。

第一，要创新研究人的健康概念与内涵、健康测量维度与健康评价指标体系、健康决定因素与健康风险因素、健康管理方法学，使之成为健康管理基本概念和基本理论的基础与前提。

第二，要深入研究人类发展观、健康学和健康医学的概念与内涵，使其成为健康管理的理论基础与学科体系的重要支撑。

第三，要深入研究和发展健康管理的学科基本理论，使之成为健康管理创新理论与学科体系的理论基石与实践指南。

第四，要研究构建具有中国特色的健康管理学科与新业态体系，使之成为我国健康管理服务与大健康产业发展的重要学术支撑和理论导向。

2.健康管理学科与健康管理服务相关政策研究

即研究构建健康管理学科发展相关政策，包括研究健康管理学科相关的教育培训政策、人才与人力资源保障政策、科研政策、科技成果转化及与国家合作政策；研究构建健康管理服务相关政策，包括国民健康和健康管理相关法规、支持健康管理服务新业态发展的相关政策，主要涉及健康管理服务（体检）机构和从业人员的准入与监管政策、服务质量与服务安全监督政策、服务技术考评与效果评价政策、服务支付与保险政策，以及支持社会开展健康管理和多元化开展健康管理服务等政策。

3.健康管理服务模式与路径研究

健康管理服务模式涉及公立医院健康管理服务模式、基层或社区健康管理服务模式、各种独立或连锁健康管理（体检）中心机构健康管理服务模式、职业或工作场所健康管理服务模式，以及特殊职业人群（如竞技体育运动员、军事特勤人员及特殊职业或环境作业人员等）健康管理服务模式等研究；健康管理服务路径研究涉及健康管理基本路径、慢病（高血压疾病、脑血管疾病、恶性肿瘤、慢性阻塞性肺疾病、精神病等）风险与早期筛查路径、营养与生活方式健康管理路径、心理健康管理路径等研究。

4.健康决定因素或健康影响因素研究

包括健康保护或促进、风险因素及影响因素的研究。健康保护或促进因素的研究，涉及有利于健康的遗传因素、环境因素、社会因素、文化因素、心理因素、生活方式、饮食、运动等；健康风险因素，涉及有害环境与职业暴露、遗传病史、不良生活方式、不利于健康的经济与文化因素、心理压力、吸烟、有害饮酒、慢性炎症、疲劳、不良医疗行为、健康素养低和自我健康管理能力弱，以及有害健康的相关生物学因素（超重或肥胖、血压与空腹血糖升高、血脂异常等）的预防和管理研究等。

5.慢病风险因素与慢病康复健康管理研究

包括以下两个方面：

第一，研究如何采用健康管理的方法和手段防控引起心血管系统疾病、糖尿病、慢性阻塞性肺疾病和恶性肿瘤等慢病主要的风险因素及引发疾病与损伤的关键环节。

第二，研究如何结合健康管理方法与路径，对已明确诊断或已患有的常见慢病进行早期康复干预和全程健康风险跟踪管理。把中医“治未病”和“零级预防”思想贯穿于健康管理理念中，将健康管理理念中的全生命周期理念运用在慢病人群常见风险预防和早期康复健康管理的实践中，同时研究构建新的慢病风险因素与慢病早期抗病健康管理科学体系是慢病风险因素与慢病康复健康管理研究中的关键环节。

6.健康管理信息标准与健康大数据研究

包括以下两个方面：

第一，根据我国和WHO医疗卫生信息总体框架与标准，研制适合我国国情、满足我国健康服务产业发展的需求、体现健康管理水平、符合相关健康产业发展规律的健康管理信息标准体系及标准。

第二，研究健康管理大数据，要符合我国的基本国情和健康管理信息标准，同时要基于我国医疗卫生信息标准体系框架，涉及健康问卷的调查、健康体检与慢病早期筛查、评估与干预、健康跟踪及移动互联网医疗研究、健康大数据与健康监测可穿戴技术等。

7.健康管理教育培训体系

包括研究健康管理学科体系，如临床医学、预防医学或公共卫生学、护理学和中医学等的健康管理专业体系；研究健康管理学历与研究生教育体系；研究健康管理职业与技能培训体系；研究健康管理服务机构岗位能力与继续教育培训体系；研究面向公众的健康教育与健康素养培训体系等。

8.中医健康管理研究

包括中医健康管理理论研究与实践研究。中医健康管理创新理论研究涉及中医“治未病”健康管理概念的内涵、观念与理念、方法学与学科体系、模式与路径等。中医健康管理服务实践研究涉及中医健康管理服务体系与服务政策、服务链与服务业态、服务供给、服务支付、服务人员与机构等。

9.特殊人群（儿童、老人、女性）健康管理研究

针对儿童、老人和妇女的生理特点和健康问题，健康管理在理论研究和服务实践方面均应对此类人群予以充分的考虑并区别对待。儿童健康管理研究的重点是生长发育、心理行为、视听及其他感官功能、体质与肥胖、脊柱及骨骼、营养与运动等方面的健康管理问题；老人健康管理研究的重点是如何延缓组织器官的衰老和心理认知功能的减退，防控健康或疾病风险因素累积增加，多种慢病或损伤的康复管理，孤独、跌倒与药物依赖等问题；妇女健康管理研究的重点则是生殖、围产期和围绝经期健康管理问题。

10.职业健康与健康生产力管理研究

一方面要针对不同职业暴露和身心应急负荷特点，深入研究如何减少有害环境或职业暴露，减缓职业压力，预防职业损伤等；另一方面要针对我国当前经济发展新常态和供给侧结构性改革引发的企业员工健康管理需求，重点研究如何通过健康管理的科学方法、技术手段与服务模式解决企业面临的群体性健康问题，包括职业损伤与慢病风险、慢病康复管理两大问题，进而提高我国职业人群的健康水平和生产效率。

11.健康管理服务与大健康产业新业态研究

随着人们对健康管理的需求，健康管理服务逐步受到大众和社会的关注，相关产业同步扩大发展，逐步成为新兴发展的支柱产业。健康管理服务研究的重点是健康管理医学服务，涉及服务内涵和范畴、服务链与服务体系、服务标准与技术、服务包与服务供给等；大健康产业新业态研究的重点是大健康产业新业态范畴与属性、特点与优势、业态体系与供给链、支撑技术与发展路线图等。

（本节作者：阳嵘莎）

第二节　中医健康管理的内涵

健康管理在我国的兴起与快速发展，一方面是国际健康产业和健康管理行业迅猛发展的结果；另一方面也是中国改革开放40多年以来，伴随着社会经济持续发展，国民物质与精神生活不断改善与提高，健康物质文化与精神需求增加的结果。

在中国，健康管理的思想萌芽早已有之，只不过并未以较为系统的理论呈现，散见于一些典籍中，其中对后世影响最深的是被尊为“医家之宗”的《黄帝内经》中的“治未病”思想，源于两千多年前。《素问·四气调神大论》：“是故圣人不治已病治未病，不治已乱治未乱，此之谓也。”这里的“治”，并不单纯指医疗，还应有治理、管理、整理、研究等意思，与我们今天提到的健康管理的内涵相契合。这种“治未病”思想是中国古人智慧的结晶，是对健康管理最为精辟、朴素的概述。

一、中医健康管理的概念与内涵

目前，我国的中医健康管理正处于探索阶段，但在探索的过程中发现，传统的中医养生与现代的健康管理理念和路径高度一致，同时传统观念的养生与现代健康管理又各有所专。纵观国内外知名专家的观点及中医健康管理方面专家近年来的研究成果，当前公认的中医健康管理概念有：运用中医“治未病”“整体观念”“辨证论治”的核心思想，结合现代健康管理的理论方法，通过对未病者、欲病者、已病者及病后群体进行中医的系统信息的收集、监测、分析、评价等，以达到准确维护个体或群体健康的主目的。此外，还应提供全面的中医健康咨询与指导、中医健康教育以及针对健康危险因素的中医干预。

中医健康管理的内涵为在中医理论和现代健康管理学指导下的健康服务。中医健康管理的主体是接受过系统的中医教育或培训并取得相应资质的中医医务人员。中医健康管理的客体是未病者、欲病者、已病者、病后人群。中医特色干预方法多种多样，如全面调整饮食、睡眠、情绪、运动等方面，通过一系列中医养生状态调理技术：饮食疗法、药物疗法、拔罐、针灸、推拿等，强身健体，在疾病早期预防或进一步促进疾病的快速康复，从而预防当前疾病的下一步发展。中医健康管理的核心要点是影响健康的危险因素的有效干预以及慢性非传染性疾病的严格管理。中医健康管理服务以信息技术和保险服务为当前两大支撑点。中医健康管理的公共理念是“未病先防，既病防变，病愈防复，跟踪服务不间断”。健康状态信息采集是基础，健康状态评估是手段，中医健康状态调理是关键，健康促进是目的。

二、中医健康管理形成的背景与学科发展需求

中医健康管理既是一门现代社会新兴的学科，又是一门古老的专业。之所以称其为新兴是因为健康管理理念在国际上的出现只不过很短的时间，而在中国的兴起更晚；称它为一门古老的专业，主要在于健康管理的思想内涵在我国古代的一系列医学文献中已有体现，如《黄帝内经》“治未病”理论已经蕴含着预防为主的健康管理思想，以及其中还提到的关于“重视饮食补益和健身防病”的理论，均对当今社会的健康管理学科的发展具有重要的指导意义。

（一）中医健康管理形成的背景

1.国际背景

健康管理在中国的迅速兴起与快速发展是中西方医学文化思想交流的结果。健康管理的理念和实践最早出现在美国，是伴随着人类健康的期望和医疗市场的需求而产生的。

2.国内背景

（1）社会背景

健康管理在我国的兴起与发展，第一方面得益于改革开放40多年的时间来，我国社会经济的发展，国民生活水平显著提高，多层次、多样化的健康需求迅猛增长，国家卫生事业与健康服务产业迅速发展的大背景。第二方面，表现在强大的社会需求上：一是人口平均期望寿命延长，人口老龄化进程加快，而老年人口是患病率较高的人群。二是慢性非传染性疾病发病率快速上升，近10年，我国平均每年新增约1000万例慢性病病例，其中恶性肿瘤、心脑血管疾病的死亡人数占我国因疾病死亡前10位总人数的70%以上。三是医疗费用和个人支付比例的增高，老百姓经济负担沉重，因病致贫、因贫返病。四是群众意识已从有病治病转变为预防与治疗并重，甚至预防为主。五是我国工业化、城镇化、农业现代化、经济全球化进程加快，环境污染日益严重，公共事件的多发和不良生活方式的泛滥等健康问题都对健康服务提出了新的挑战。目前，我国城乡居民日益增长的健康需求呈现多层次、多样化的特点，这进一步加剧了卫生资源供给不足与日益增长的健康需求之间的矛盾。在这种形势下，传统的中医药学在应对人口老龄化和慢性病问题方面具有突出优势，然而古老的中医养生技术与高速发展的现代社会又存在许多不协调之处，要解决这些矛盾迫切需要传统理论、技术与现代理念、技术的融合，中医健康管理正好应运而生。第三方面，国家政策的支持也为中医健康管理专业的形成起到了很好的促进作用。2013年10月，国务院印发了《关于促进健康服务业发展的若干意见》，指出要加强科技支撑，扩大服务范围，鼓励发展新业态，提高卫生服务的标准化和专业化水平，构建符合国情的卫生服务可持续发展的体制机制。党的十八大报告中要求医疗卫生总体实现基本公共服务均等化，以最大限度满足人民群众日益增长的基本公共服务需求。《中华人民共和国国民经济和社会发展第十二个五年规划纲要》和《中共中央　国务院关于深化医药卫生体制改革的意见》（中发〔2009〕6号）提出充分发挥中医药在疾病防控和医疗服务中的作用，积极推广中医药适宜技术，加强中医药资源的保护、研发和合理利用。中共中央一系列文件为中医理论与现代健康管理理念的融合指明了方向，指导和监督了中医健康管理行业的健康发展。

（2）专业背景

中医药学具有十分丰富的健康促进与健康维护知识积累，千百年来为中华民族的繁衍生息提供了基本的医学保障，但我国对现代健康管理理论的研究以及技术的应用起步较晚，而管理的重心也大多数放在了有效控制疾病的危险因素上，与真正意义上的健康管理还有一定差距。中医学以“天人合一”的整体观、因时因地因人制宜的动态辨证观、中医“治未病”思想作为基石以守卫人类的健康。中医“治未病”包含中医养生学及中医体质学等基本理论，它强调人们日常应当多注重保养身体，培

养正气，并且依据个人体质的偏颇，结合不同的传统中医疗法，以祛除人体的病邪，扶助正气，使气血调和，经络畅通，阴平阳秘，从而提高机体抵御各种病邪的能力。在中医“治未病”原则指导下，对于各种疾病的预防，尤其对于当今社会亚健康人群的防治有着非凡的意义，逐渐被全世界人所公认和接受。中医学的辨证论治思维能够客观地描述以及准确地评估人体健康状态的变化过程，同时又不局限于现代医学对疾病危险因素进行的评估。因此，中医的本质是在整体上对人体的健康状态进行衡量，可以算得上是真正意义上的个体化健康管理，将“治未病”内容与健康管理的各流程相结合，就是别具一格的中国特色的健康管理。

（二）中医健康管理学形成的学科发展需求

中医健康管理学的形成是我国现阶段社会经济发展需求的必然结果。

1.国家实施“健康中国2030”战略对健康管理学的明确要求

健康中国上升为国家战略，其主要内涵包括“健康环境”“健康人民”和“健康覆盖”。目前健康中国建设面临的形势非常严峻：一是雾霾和水污染及烟草暴露问题十分突出，构成了对“健康环境”目标实现的巨大挑战；二是数量巨大的门诊就诊人数和住院患者，对“健康人民”目标造成严峻考验；三是健康管理与促进服务覆盖率低，慢病预防与康复供给明显不足，对“健康覆盖”目标形成明显的“木桶短板”。因此健康管理学的形成与发展一方面要从宏观层面体现“健康中国2030”战略目标要求；另一方面要主动研究和解决“健康环境”“健康人民”和“健康覆盖”面临的健康管理理论及实践问题，使健康管理科学真正成为服务于健康中国建设、人民健康福祉、医学科技发展进步的重要学术正能量。

2.产业结构调整和发展健康服务业对健康管理学的需求牵引

伴随着我国产业结构调整和供给侧结构性改革的深入推进，以现代服务业为代表的第三产业已经超过第一产业农业和第二产业工业，成为我国国民经济的第一大产业。而现代服务业中，医疗健康服务又成为拉动新经济增长的龙头。在供给侧结构性改革方面，医疗健康领域的供给侧结构性改革问题十分突出和紧迫，主要表现为：以医疗、医药和医院为主导，以病伤、病人、病床为中心的生物医学传统观念根深蒂固；现代医学模式，即“生物-社会-心理-环境-工程”医学模式与慢病预防、早期康复和全生命周期健康管理的观念长期得不到落实；健康服务体系中，临床医疗“一枝独大”、健康管理与商业健康保险弱小的局面难以在较短时间内改变；医疗健康服务供给机构与人力资源保障方面结构性矛盾突出，绝大多数健康服务机构提供的仅仅是医疗或医药服务，专门从事健康管理和慢病早期康复的专业人员明显不足。因此，必须要加快健康管理学科建设和人才培养，从理论与实践相结合的角度创新、研究和探索健康管理在卫生保健领域的供给侧问题。

三、中医健康管理服务体系的基本框架

中医药在几千年的实践过程中，以其显著的疗效、浓郁的民族特色、独特的诊疗手法、系统的理论体系，为中华民族的繁衍生息乃至人类的健康事业都做出了重大贡献。《中医药健康服务发展规划（2015—2020年）》提倡积极开展中医特色的健康管理。中医健康管理将中医药文化的独特优势和当今社会的健康管理理念相结合，突出以临床上的慢性病管理为重点，以“治未病”思想为核心，探索一种独特的中医健康保障模式，将健康文化、健康管理以及健康保险融为一体，以实现“未病先防，既病早治，已病防变，愈后防复”的目标，达到祛病健身的目的。

（一）中医健康管理服务体系的基本框架构建原则

1.以人为中心，中西并重，各司其职

中医药学从宏观角度剖析问题，将人视为一个有机的整体，机体的各部分、各系统相互联系、相互影响。西医药学从微观的角度看问题，从分子、细胞、组织等结构分析机体。宏观一般统率微观，而微观又能进一步说明和解释宏观现象，两者相辅相成。健康管理的目标是维护人体健康，既要重视

病中和病后的治疗，又应重视病前的防范；既要重视生理层面的病变，又要重视心理方面的病变；既要重视人生的病，又要重视生病的人。综上，中医健康管理服务体系的构建，要以人为本，整合不同流派的医学之长，整合不同学科知名专家之长，为人类的身心健康服务。人作为一个有机整体，一般疾病的发生是通过多因素相互作用的结果，从开始到形成需要一段的时间，针对疾病不同的发展阶段应采用中西医学优势进行系统调治，例如肥胖症的干预，需要内分泌、营养及运动甚至外科专家的共同参与。

2. 注重管理过程，客观评价管理效果

健康管理的过程，又被视为是一个临床实践的过程，应从最基本的建立健康档案开始。健康档案类似病案，但是病案主要详细记录了患者住院期间的病情变化及用药情况等，不同之处在于健康档案更加翔实，从建档开始，将个人基本信息、中医西医体检、健康状况分析、专家咨询、会诊记录、用药情况、症状变化、跟踪服务，再体检、再评估、再干预等做详细记录，包括了院内以及院外，是一个较为连贯的管理服务过程。通过健康信息数据管理和统计系统进行相关的管理效果综合评价，以期能够找到一个最佳的干预手段，达到最理想的管理效果，进一步将中医的健康管理内容通过信息系统手段有机地融合到现代健康管理体系之中。

3. 依托现代信息技术手段，推进健康管理平台建设

健康管理服务与其他类型服务的最本质的区别是，它对于现代信息通信技术的依赖程度特别高，甚至可以这样说，若没有现代信息通信技术作为基础，就根本不可能实现市场化以及规模化的健康管理。健康管理信息平台可以通过多种渠道，充分地调动市场上存在的优势技术资源，采取广泛合作的共建形式，最后由政府相关部门进行统筹监管。建立起运行有效的健康管理信息资源平台，搭建政府、多个医疗机构、不同社区、健康管理公司及个人等可以相互查阅、联系的桥梁是非常有必要的。

4. 健康管理实践中要合理应用循证医学

为了保证健康管理的有效性，就必须寻找当下最佳的干预手段，这就必须借助循证医学的一系列研究成果。借助循证医学可以较快、较准确地获取当前信度高的成功或者失败疗法的证据。健康管理医学实践中，不但是借助证据的过程，而且是创造证据的过程。要积极发展，形成中国自己的科学证据。体检作为健康管理的一部分，更是健康的信息库，依此，才能生成中国自己的预警、预测、预报模型。中医中药在健康干预方面有丰富的方法和手段，也有许多科学性强的文章发表，可以从中找到有效干预措施，为临床提供参考。

5. 联合“治未病”工程，巩固和扩大健康管理工作成效

“治未病”项目的实施给中医健康管理带来了新局面，对实践中医“治未病”的健康理念起到了非常重要的作用。国家和各省市地区相结合，开展中西医结合、形式多样的预防保健活动，能有效巩固、发展和扩大健康管理的工作成效，促进中医健康管理服务体系的构建和完善，进一步提升我国健康管理的综合能力。

（二）中医健康管理服务体系的基本框架

中医健康管理服务体系的基本框架包括信息采集和中医体质辨识、中医健康风险分析与评估、中医药特色疗法综合干预。

1. 信息采集和中医体质辨识

信息采集和中医体质辨识是构建体系的基础。信息采集共分为三个主要部分：个人基本信息及一般情况、中医健康体检和西医健康体检（理化检查为主）。其中，中医健康体检指的是在中医基本理论指导下，再结合传统诊法的望、闻、问、切四诊，从而确定被检者的体质、脏腑、经络、气血的健康状态，以便系统地评估当前的功能状态。西医健康体检（理化检查）目前被视为健康体检的主体部分。此外，功能医学的检测在健康体检中的应用也是十分有必要的。中医体检也被称为功能状态检查，但目前中医的宏观性和规模性很难被人们理解，如果能够实现与功能医学检测、西医体检相结合，采用多种学科交叉的方法，从不同的层次分析健康状态的构成要素，才能够实现真正意义上的健康体检。

中医健康状态辨识学说早在《黄帝内经》《伤寒论》等经典著作就有论述，历代医家有关体质学说的论述也散见于各书之中。体质学说认为，体质不仅可以决定是否发病和对某种致病风险因素的易感性，还可以决定疾病的程度，甚至可以决定疾病的预后。因此，对体质状况的观察、辨识、分型及调理，不仅有助于积极预防各种疾病的发生，而且还能指导辨证施治，具有广泛的价值。

2.中医健康风险分析与评估

分析与评估是中医健康管理服务体系的重要环节。依据中医评估出来的体质类型、当前功能状态、易感的疾病、西医手段评估出来的不同理化指标，以及个人基本信息和一般情况提供的相关信息，最终由专家进行健康综合评估。评估的内容非常广泛，主要包括健康状态评估（健康、亚健康、亚临床、疾病状态）、疾病风险预测（某些疾病危险因素的增高与下降）、已患的疾病、环境的适应能力、心理指数、生存质量、生命周期中医诠释等，做出正确的评估是有效进行下一步干预的基础。依据综合评估的结果，由专家对下一步的干预给出最合理的方案，有效进行人员的分流。健康人群采用辨体施养方案（零级预防）；亚健康、亚临床人群采用亚健康状态调理方案（一级、二级预防），积极改善偏颇体质，增强自身抵抗力，降低相关疾病的发生率，尽可能将相关疾病消除在萌芽状态；已病人群可以安排门诊治疗、专家会诊或住院治疗（三级预防）。

3.中医药特色疗法综合干预

综合干预是中医健康管理服务体系的核心内容。开设一系列健康调养的咨询门诊，对亚健康以及亚临床的群体应用中医辨证论治理论，因人、因病、因体质个性化处方用药。规范应用中药、中成药、药酒、药膳、药茶等，综合使用饮食调养、针刺、推拿、艾灸、穴位敷贴、拔罐、熏洗（蒸）、刮痧、足疗、药浴、药膳、音疗、起居保养、四季养生、经络调理、精神调摄等技术。重点包含5大类人群：0～6岁儿童、孕产妇、老年人、高血压和2型糖尿病慢性病患者。规范的体检加上较完善的检后系列服务，就构成全方位的健康管理。综合干预被视为中医健康管理服务体系的最核心的内容，是维护健康的必要手段。

四、中医健康管理服务内容

2011年9月，国家中医药管理局发布了《基本公共卫生服务中医健康管理技术规范》，内容包括0～6岁儿童中医健康管理、孕产妇中医健康管理、老年人中医健康管理、高血压患者中医健康管理、2型糖尿病中医健康管理等内容。2013年9月，国家中医药管理局发布了《中医药健康管理服务技术规范》，包括老年人中医药健康管理服务技术规范和0～36个月儿童中医药健康管理服务技术规范。

（一）0～36个月儿童中医健康管理

小儿具有生机旺盛而又稚嫩柔软的生理特点，一方面生机蓬勃，发育旺盛；另一方面脏腑娇嫩，形气未充，其“发病容易，传变迅速”而又“脏气清灵，易趋康复”。0～36个月儿童中医药健康管理服务主要是针对小儿的生理病理特点和主要健康问题，通过对家长开展中医饮食起居指导、传授中医穴位按揉方法，改善儿童健康状况，促进儿童生长发育。

0～36个月儿童服务内容包括以下三点：

1.饮食指导

培养良好的母乳喂养习惯，尽量延长夜间喂养间隔时间；养成良好的饮食习惯，尽可能避免偏食，节制零食，按时按点进食，主张“三分饥”，防止乳食的无度致积；食物宜细、软、烂、碎，而且应同时具备多品种；严格控制冷饮，寒凉的食物也要适度。

2.起居调摄

保证充足的睡眠，并逐渐养成晚上睡觉、白天活动的良好习惯；养成良好的排尿习惯，及时排尿；养成每天规律排便的习惯；衣着需宽松，不可紧束而影响气血的流通，进一步影响骨骼的生长发育；春季多注意保暖，夏季纳凉也应适度，避免正对电风扇吹，空调温度也不宜太低；秋季则避免保暖过度；冬季室内不宜过度密闭保暖，应当适时通风，保持室内空气新鲜；经常进行户外活动，多吹吹风晒晒太阳，以增强体质。

3.推拿方法

加摩腹，捏脊。按揉足三里穴、迎香穴、四神聪穴等穴位。

（二）老年人中医药健康管理

随着老年人机体生理功能衰退，阴阳气血、津液代谢和情志活动的变化，老年性疾病的发生率较高，平和体质相对比较少，而偏颇体质较多。因此，关于老年人的中医药健康管理服务可依据老年群体存在的体质特点，从情志、饮食、起居等的调摄、运动和穴位保健等方面进行综合的中医药保健指导。

对65岁以上居民，在其知情同意的情况下开展老年人中医药健康管理服务，主要内容包括中医体质信息采集、中医体质辨识、中医药保健指导。

1.中医体质信息采集

按照老年人中医药健康管理服务记录前33项问题，逐项询问居民近一年的体验、感觉，查看舌苔和舌下静脉及皮肤情况等。

2.中医体质辨识

按照体质判定标准表计算出该居民的具体得分，将得分填写在老年人中医药健康管理服务记录表体质辨识栏内。根据得分，判断该居民的体质类型，并将体质辨识结果及时告知居民。

3.中医药保健指导

针对老年人不同体质特点，从情志调摄、饮食调养、起居调摄、运动保健、穴位保健等方面进行中医药保健指导。具体参照2013年国家中医药管理局《中医药健康管理服务技术规范》中各体质调养方案。

（三）孕产妇中医健康管理

1.孕妇中医健康管理

中医学认为，女性妊娠期间脏腑、经络的阴血下注冲任，以养胎元，因此，整个机体多呈现“血感不足，气易偏盛”的典型特点，故存在“产前一盆火”的说法。妊娠初期，由于血聚于下，冲脉气盛，肝气上逆，胃气不降，则出现饮食偏嗜、恶心作呕、晨起头晕等现象，一般不严重，经过20～40天，症状多能自然缓解或消失。另外，妊娠早期，孕妇可自觉乳房胀大。妊娠3个月后，白带可能会稍增多，乳头乳晕的颜色也明显加深。妊娠4～5个月，孕妇自行可感觉胎动，胎体逐渐增大，小腹部也逐渐出现了膨隆。妊娠6个月后，胎儿渐大，影响气机，水道不利，常会出现不同程度的肿胀。妊娠末期，由于胎儿的先露部压迫到了膀胱与直肠，可能会出现小便频数、大便秘结等现象。

（1）日常保健

①端正言行：孕妇要端心正坐，清虚和一，坐无邪席，立无偏倚，行无邪径，目不斜视，耳不邪听，口无邪言，心无邪念，以修身养性。②调养饮食：根据妊娠不同时期所需营养，以逐月养胎。需均衡饮食，少食辛酸、肥甘、生冷、煎炒。③调畅情志：孕妇应该保持心情的愉悦，情绪稳定，避免精神过度紧张，从而可能影响胎儿的发育。④起居有常：在生活起居方面，孕妇应该顺应自然，依据四时五气的变化，随其时序而适其寒温，以避免环境、天气等因素对胎儿造成的损伤；提倡静养，勿劳，慎起居，适度活动，以促进孕妇体内胎儿发育，以便于减轻孕妇在分娩时的难度及痛苦。另外妊娠的早期以及7个月以后，应当谨戒房事，以免影响冲任、胞脉，从而引起胎动不安或堕胎、小产或病邪内侵。孕期应劳逸适度，行动往来，使气血调和、百脉畅通，以便于胎儿的生长发育和分娩。切记，不要登高，不要临深，不要越险，不要负重。⑤谨慎用药：凡属于滑利、祛瘀、峻下、耗气、破血及一切有毒药品，都应当慎用或者禁用。发生疾患必须用时，应该在专业医师的指导下严格应用。⑥分期保健要点：早期养胎气。不应该服食药物，最关键的是调心。饮食方面应当注意饥饱适中，食

物要清淡、精熟，宜清补而不宜温补，否则将会导致胎热、胎动，易发生流产。中期助胎气。孕妇应当调养身心以便助胎气，动作轻柔，心平气和，太劳则使气衰，太逸则使气滞，多晒太阳少受寒。饮食方面应当注意味美及品种多样化，营养需丰富，但不能够过饱，应多吃水果以利于通便。此期多阴血常出现不足，易生内热，宜养阴补血。后期利生产。后期，多数孕妇会出现脾气虚，不能够制水而发生水肿，以及阴虚血热，胎热不安，出现早产现象。此期孕妇衣着必须宽松，不能够坐浴，要行走摇身，心静，不可大怒。

（2）异常情况的中医保健

①妊娠呕吐：妊娠早期，出现头晕、乏力、食欲不振、食酸或厌腻、恶心、晨起呕吐等一系列反应，属于早孕反应，可以通过含服少量鲜姜片、乌梅、陈皮等缓解或减轻，若服中药即吐者，可以热汤药熏鼻以止呕；饮食宜清淡易消化，忌肥甘厚味及辛辣之品。鼓励饮食，选择少食多餐，也可适当选用食疗。严重者应及时就诊。②妊娠血虚：中医认为，妊娠后血聚于下以养胎，故孕妇“血常不足，气易偏盛”。临床常见面色淡黄，或少华。适时适当增加营养，注意休息，也可选用食疗。严重者及时就诊。③妊娠便秘：孕妇容易发生便秘，便秘易诱发痔疮或随着时间的推移加重原有痔。如果便秘严重，会导致排便时腹部压力增高，容易引起胎儿躁动。妊娠期便秘以预防为主，如正常食用富含粗纤维的蔬菜，食用促进排便的食物。保持适当的运动，养成规律排便的好习惯。④胎动不安：如果孕妇出现下腹部不适或隐痛，伴有腰酸，或阴道有极少量出血，可能是胎动不安先兆，应尽早治疗。

2.产妇中医健康管理

（1）产妇的生理特点

①阴血骤虚，元气耗损，百脉空虚。中医有“产后一盆冰”之说。容易出现虚热、怕冷、怕风、多汗、微热等现象，若失于调养，容易罹患“产后病”（中医称“月子病”）。②易发生瘀血阻滞现象。“十月怀胎，一朝分娩。”分娩后元气亏虚，运血无力，气虚血滞，易出现产后腹痛、恶露不绝等症状。③泌乳育儿。④子宫缩痛，排出恶露。

（2）产后病理特点

产后疾病种类繁多，多为“虚”“瘀”。无论何种发病机制，其致病因素无非是产后生理变化、素体禀赋不足、产后摄生失慎。如果这种异常变化超过生理正常，就可能发生疾病。

（3）产妇日常保健

重视“三审”，防病于未然。①审少腹痛与不痛，辨恶露有无停滞。若腹痛拒按，下腹有块为瘀阻；无腹痛或腹痛喜按为血虚。②审大便通与不通，验津液盛衰。大便干结，秘涩不通为津液亏损；若大便通畅，为津液尚充。③审乳汁行与不行和饮食多寡，察胃气的强弱。乳汁量少、质清，乳房柔软不胀，纳谷不馨，属脾胃虚弱；乳汁充足，胃纳如常，为胃气健旺。

（4）产后养生须知

①寒温适度，起居有方。②饮食要清淡，有营养，容易消化。③保持心情舒畅，营造安全的育儿环境。④产后百日内，不宜交合。⑤谨慎用药与补益。⑥哺乳期的产妇应谨慎用药或进补，以免给婴儿带来潜在的风险。

（四）慢病中医健康管理

中医药在慢性病预防、保健、治疗方面有着较大的优势，开展中医慢病健康管理，能对高血压、糖尿病、肿瘤等慢性病进行有效的防控，大大降低中老年人群慢性病发生率和发生意外的风险。中医药保健内容包括食疗、中药内服、运动、导引、传统外治疗法等，对慢性病起到未病先防、已病防变的作用。

（本节作者：陈其葳）

第三节　中医健康监测

健康监测是指对人体健康状态的测量，是健康管理的重要组成部分之一。健康监测结果既是评价机体健康状态的重要指标，又是评估各种疾病风险因素的重要依据。

一、健康监测的内容

（一）中医人体状态监测

根据健康水平的不同，依据人体的未病、欲病、已病、病后四种状态进行监测。

未病状态监测：对患者体质进行评估，提示可能的健康风险，给予针对性的健康指导。

欲病状态监测：对患者欲病状态进行预警，提醒患者可能导致疾病的危险因素，监督患者远离高危因素。对疾病倾向给予提示，尽早纠正体质偏颇。

已病状态监测：对已存在的疾病，建议就诊科室或专家，督促患者及时就诊，提供有利于疾病康复的调理方式，促进康复，建议后期需重点监测和复查的指标。

病后状态监测：对患者病后的恢复情况进行监测，提供持续的健康教育和康复指导。

（二）人体状态表征参数系统监测

人体状态通过外部的症状、体征、各类检查指标等反映出来的表征称为状态表征，用以描述状态表征的参数或变量称为状态表征参数。根据状态表征参数的类别将参数划分为微观参数、中观参数、宏观参数。

1. 微观参数监测系统

在医学健康领域，微观一般是指细胞、分子水平以下的领域。微观参数是指可客观化、量化的，用仪器可以检测和收集到的信息，是人体健康状态的内在反映。随着现代科学技术的进步和中西医结合学科的发展，微观参数已经被广泛应用于中医健康管理领域。微观参数系统包括：①通过物理检查获得的影像资料，如MRI、CT、X线、B超、内镜检查等。②通过化学检查获得的组织、细胞情况，如血常规、尿常规、便常规、血生化、血气分析、免疫学检查、痰液检查、脑脊液检查等。③通过分子生物学检查获得的遗传物质变化情况，如基因检查、蛋白组学检查等。

2. 中观参数监测系统

中观是指与人体健康状态密切相关的生理、生物、社会、心理、精神等领域。中观参数是指机体直接表现的症状、体征、心理状态以及密切接触的社会环境等参数。中观参数常分为生理、心理、社会三个部分。中观参数系统包括：①通过西医的视、触、叩、听获得的身高、体重、腹围、臀围、发育、营养等一般情况及临床病史、症状、体征等。②通过中医的望、闻、问、切四诊方法获得的精、气、神、形、面色、舌象、脉象等信息。③通过中医体质量表法获得的体质状况等。④通过各种测评量表监测的心理指标和社会指标，如通过宗氏焦虑抑郁量表、韦氏智力测验、心理适应量表等获得的人格、智力、个性特征、心理状态等心理情况；通过社会适应能力量表、成人人际关系量表、社会支持问卷等获得的生活和工作环境、工作压力、生活条件、人际关系、社会适应能力等社会情况。

3. 宏观参数监测系统

宏观是指与人体健康状态有关的地理、气候、季节变化等自然环境因素。宏观参数是指自然环境因素中能影响人体的生理功能和病理变化的参数，如通过询问病史、现场观察、监测仪器及相关管理部门如气象部门发布的数据等获得的个人居住环境或工作环境中的紫外线、辐射、高温、低温、噪声、各种污染（土壤、水源、环境、空气）、自然灾害、节气变化等情况。

（三）健康计划实施情况监测

健康计划实施后需要定期对实施过程和效果进行监测，了解患者的执行情况，对潜在健康危险因素早发现、早控制、早调理，建立健全疾病预警系统，并进行效果评价。如定期对患者进行电话随访和网络平台服务，邮寄健康资料和提示健康信息；定期监督随访，询问患者的健康管理计划实施情况。一方面可以督导实施，改善治疗效果；另一方面可以了解患者的依从性、心理状况等。

二、健康监测的形式

（一）健康体检

1.概述

健康体检是指运用医学手段和方法对患者进行身体检查，了解患者健康状况的诊疗手段。健康体检是获得患者健康信息的主要途径，是健康管理的前提和基础。健康体检可以早期发现影响健康的危险因素或疾病线索，为个体提供健康预警，可促使患者改变不良的生活方式和习惯，及早接受规范化治疗和采取康复措施，为疾病的早期发现、早期诊断、早期治疗提供重要保障。定期体检是健康监测的重要形式。

2.健康体检后的状态跟踪及服务

（1）健康状态跟踪

健康体检后，将原始健康数据录入计算机，利用计算机对健康信息进行长久保存、管理、利用，可以实现对个人健康状态的动态跟踪。在健康管理中，健康信息是要不断进行更新的。

（2）后续服务

健康体检后，根据体检结果，患者可以依据个人需要接受体检机构提供的后续跟踪服务，如健康咨询、就医指导、健康教育、健康问题的跟踪服务、慢性病的自我管理等。①健康咨询侧重于解答患者针对健康体检报告中的阳性结果、异常情况、健康状态描述等提出的各种问题，并对这些问题进行原因分析，提供个性化的预防干预措施。②就医指导是指针对体检报告中明确诊断的疾病，指导患者至相关科室进行进一步的诊断和治疗，包括提供相关专家门诊信息，指导预约挂号的方式或帮助预约，帮助联系住院等就医指导和服务。③健康教育侧重于通过一系列教育和社会活动，帮助患者建立健康信念，促使改变不良的行为和生活习惯，减轻或消除影响健康的危险因素，预防疾病，促进健康，提高生活质量。比如对常见疾病如高血压、糖尿病、高尿酸血症、颈腰椎疾病等提供饮食控制、运动方式、生活方式调整及疾病自我监测等方面的教育活动。④健康问题的跟踪服务侧重于针对体检的异常结果，如血糖、血压、血脂、血酸等，提醒患者定期复查，强调定期复查的重要性，指导定期复查的重点项目和随访时间，出现异常情况应及时就医等。⑤慢性病的自我管理侧重于帮助患者制定疾病管理的目标，制订个性化的健康计划，传授自我管理和自我监测的技能，提高自我管理的能力和依从性，指导和促进患者自我管理疾病。

（3）健康信息的利用

通过健康体检获得的信息可以用于个体和群体两个层面的健康管理。①个体层面，利用健康信息分析和评价个人的健康状态和主要危险因素，明确健康管理目标和健康管理方案，科学制订个性化的健康管理计划，针对影响健康的危险因素进行相应的指导和干预。此外，还可进行健康管理效果的动态评价，如血糖、血压等自我管理有效程度的量化评价。②群体层面，利用群体健康信息，评估、分析、总结某一群体的健康问题、主要危险因素和目标人群，并为制订人群干预计划提供依据。此外，还可提供群体健康基础数据和结果数据，评价人群健康管理效果，如疾病的流行率、患病率、致残率、死亡率及生活质量等。

（二）智能设备监测

1. 中医健康管理太空舱

中医健康管理太空舱是一种中医健康体质辨识仪器，它通过集成人脸信息装置、语音采集器、人机对话系统、脉搏采集器等设备，可准确采集患者健康信息，自动生成健康状态报告。健康状态报告内容包括状态表征采集与辨识报告，五运六气状态采集，生理、病理、体质信息采集与状态辨识报告，健康状态要素辨识结论，体质辨识积分图，风险预警，健康管理干预方案；状态评估结论八个部分。其中健康状态要素辨识结论包含健康状态要素积分表、状态要素结论积分表、状态要素性质积分表三部分；体质辨识积分图包含九种体质积分图、五行体质积分图、阴阳体质积分图三部分；健康管理干预方案包含药茶调理、茶饮调理、药膳调理、音乐调理、运动调理等；状态评估结论分别为未病、欲病、已病。健康管理师可根据标准的健康状态报告，为患者制定标准化的健康管理方案。

中医健康管理太空舱的主要特点是：①中医四诊的过程是通过机器实现的，如望诊通过面部信息和舌象采集器，闻诊通过声音采集器，问诊通过人机对答系统，切诊通过脉象采集器。②后台的状态辨识系统可将“四诊”结果进行量化呈现和分析，患者易于理解和接受。③可根据状态辨识结论，提出风险预警，自动生成一个个性的、标准化的健康管理方案。④中医健康管理太空舱是一台可以在社区、医院进行自由移动的综合信息管理系统，具有健康信息的采集、存储、分析、更新功能，可以实现健康状态的持续监测和跟踪。⑤中医健康管理太空舱可以实现以个人为中心、家庭为单位、社区为范围的全程式连续服务和整体、动态、个性化的中医健康管理，为构建“大医院、全科医学以及互联网+”三大模式的中医健康管理服务网络提供重要的保障。

2. 智慧健康家庭跟踪系统

智慧健康家庭跟踪系统基于开源硬件平台，利用无线网络、传感器、嵌入式物联网技术，通过对家庭成员脉搏、血氧、体温等生理信息的实时采集，实现对其健康状况的分析、预警、可视化等智能化服务。该系统包含下列三个模块。

（1）数据采集存储模块

通过生理信息采集器如脉搏传感器、血压传感器、血氧传感器、体温传感器获得健康数据，经蓝牙传输给信息处理中心，最后通过LED液晶屏显示，实现家庭成员身体状况分析结果的实时可视化以及历史统计数据的可视化。

（2）语音模块

根据健康状况分析结果，结合物理环境、生活习性等信息，提供智能化语音提醒服务。

（3）指纹模块

不同用户通过指纹传感器登录界面，实现健康信息的个性化管理。

该系统具有健康生理数据采集、传输、分析的功能，并利用可视化技术将健康状态分析结果实时展示给用户。此外，该系统还可根据健康指标的阈值，对潜在的健康问题进行预警。因此，该系统可让用户足不出户便知道自身的健康状况，实现对个人和家庭健康状况的监测、跟踪。

3. 可穿戴设备监测

具备监测生理数据的可穿戴式设备有手表、项链、眼镜、衣服、智能手环等，该类设备除了可获取人体的生理数据外，还具备一部分的计算机功能，可通过连接手机及各类终端便携式配件，利用软件支持、数据交互及云端交互，第一时间将个人健康信息传输给远程管理服务器。如运动类智能手环通过监测用户的步数、运动距离来计算卡路里的消耗量，从而为人们营养摄入提供更为可靠的依据。可穿戴设备具有携带方便、随时监测的优势，可随时随地提供健康提示和干预指导服务。

4. 智能移动管理软件监测

利用手机、平板电脑上的智能移动管理软件，可以实现个人健康信息的监控和管理，发挥疾病预警、发病通知、紧急救护、健康行为的自我管理等功能。

（1）中医健康管理公众号

中医健康管理公众号是基于中医四诊监测的中医健康管理平台。通过公众号可实现：①采集患者四诊数据，并将数据提交至管理中心生成报告单，依据报告结果提供自我健康干预方案；②推荐与健康相关的产品。依托中医健康管理公众号可有效实现中医健康状态的自我评估、自我监测、自我管理和自我调护。

（2）慢病监测APP

目前用于慢病监测的APP较多，这些智能移动管理APP是中医健康管理智能化的有效补充。如针对老年人使用习惯、生理功能和疾病特点开发的老年人移动健康管理APP，这类APP有自我体征监测管理、预约服务、服药提醒、医药知识、养生药膳等功能。如糖尿病移动医疗APP是专门针对糖尿病患者开发的健康管理软件，可实现糖尿病健康咨询、图表化记录血糖数据、提醒和预警，以及糖尿病的康复锻炼、药物治疗、并发症的防治、饮食护理等文章推送。目前可用于中医健康管理的APP较多，各具优势，互为补充，为最大限度满足大众对健康管理的需求，可整合健康管理APP、监测仪器、穿戴设备、定位系统等，结合云技术，实现健康数据的采集和处理、数据报警、病情处理、居家监控、救护呼叫一体化功能，使其成为真正实现大众健康状态跟踪服务的重要方式。

（3）老年人健康管理APP

我国大于60岁的老年人口超过2亿人，是慢性病的高发人群。老年人由于身体机能退化，出现感知功能衰退、行动迟缓、反应能力下降、心理波动较大等变化，常表现为慢性病自我管理意愿低、效果不佳。随着智能移动产品的普及和推广，移动健康已经成为辅助老年人自我健康管理的重要手段。根据老年人的使用习惯、生理功能和疾病特点开发合适的APP，成为移动健康管理研发方向。目前老年人自我健康管理APP一般包括自我体征监测管理、预约服务、服药提醒、医药知识、养生药膳等。然而这些内容还无法真正满足老年人的健康预警和报警需求，故整合健康管理APP、监测仪器、可穿戴设备、定位系统等，结合云技术，实现老年人健康数据的采集和处理、数据报警、病情处理、居家监控、救护呼叫一体化功能，才能真正实现老年人群健康状态跟踪服务。

（三）随访监测

1.微信随访

随着移动智能设备的广泛普及及社交媒体的快速发展，通过微信、微信群随访已经成为中医健康状态跟踪服务的重要方式之一。通过微信平台，护士或健康管理师可以对患者健康状态进行实时跟踪，也可根据患者个性化需求提供专业的咨询服务。微信平台还具有语音交互、文本推送等功能，有利于增强医患之间的交流和交互帮助。

2.电话随访

通过电话随访可以收集患者院外健康状态的动态资料，如健康状态变化情况、生活方式改变情况、服药依从情况、康复运动依从情况以及心理变化情况，还可提醒患者定期返回医院复查等。

三、不同体质类型和亚健康人群健康监测

（一）不同健康状态的监测

1.未病状态的监测

未病状态即健康状态。此阶段人体往往能对内外环境的各种刺激进行自我调整，保持机体的脏腑、经络、气血等功能正常。故此阶段健康监测的重点是健康状态的监测、风险因子的监控。主要的监测内容为健康状况、吸烟情况、饮食习惯、睡眠习惯、工作情况、行为习惯、活动情况、精神状态、心理社会环境因素及自然环境因素等。健康体检是通过健康调查和监测收集与健康状况有关的各种相关因素的一种健康评估常用的方法，是目前用于未病状态监测的最常见形式。此外还可用健康相关问卷进行监测，如健康调查简表SF-36，该量表可用于人群生理健康、心理健康及健康变化三个方

面的监测。

2. 欲病状态的监测

欲病状态是人体处于未患病与患病之间的状态，虽有不适症状，但不足以诊断某种疾病，若不及时采取措施，尽早调理，过不了多久，即可发展为疾病状态。故本阶段健康监测的重点是患者不适症状的持续监测，危险因素的早期、欲病状态的改善情况和健康状态的走向。

由于不同偏颇体质类型的人群具有一定的疾病倾向性和易感性，故可通过患者的体质类型来了解其欲病的倾向。此期健康监测的常用方式为中医体质辨识仪监测、中医四诊检查、中医体质量表调查等。通过判定体质类型，可以了解患者体质偏颇情况，尽早调理，防止欲病状态发展为疾病状态。此外，人的健康还受心理社会环境的影响，故可用心理社会相关量表，如情绪紧张度测试、焦虑自评量表、抑郁自评测验、心理承受能力测评、社会适应性自评测试、家庭亲密度和适应性量表、匹兹堡睡眠质量指数（PSQI）、精神症状自评量表，了解患者心理、社会、精神、人际等方面的异常情况，欲病先防，及时采取干预措施，减少或避免疾病危险因素。

3. 已病状态的监测

已病状态是内外环境的刺激导致机体的脏腑、经络、气血功能障碍，生命处于阴阳失衡状态，出现了一系列的症状、体征和病理生理改变，而机体受损的严重程度往往与病位、病性、病证密切相关。此阶段健康监测重点是密切监测疾病病位、病证、病性的变化情况，临床诊疗、护理和康复方案执行情况，临床疗效监测。常用的监测方式是中医四诊检查、实验室检查、影像学检查、内镜检查、核医学检查等，以及访谈法、问卷调查法、观察法等。

4. 病后状态的监测

病后状态包括痊愈和好转，是临床症状、体征基本消失，疾病证候基本解除到机体完全康复的一段时间。此期若调理不当可导致疾病复发或罹患其他疾病。此期健康监测的重点是机体阴阳平衡情况、康复计划和健康教育方案的执行情况。主要的监测方式是电话、微信或短信随访，智能管理系统监测，定期回医院复查等。

（二）不同体质类型的健康监测

中医体质辨识是中医体质管理的核心环节。通过对身体状态和不同身体类别的识别，可以制定预防原则，为选择合适的预防、治疗、护理和康复方法提供重要依据。常用的体质分类法有王琦的九分法、匡调元的六分法、何裕民的六分法。目前应用最为广泛、最具代表性的是王琦的九种体质分类法。王琦教授领导的课题组建立的《中医体质分类判定表》是中医体质分类的标准化工具，已被中国中医药学会认定为学会标准。可用该量表对患者的体质类型进行判定和监测。九种体质分别为平和质、气虚质、气郁质、阴虚质、阳虚质、痰湿质、湿热质、血瘀质、特禀质。不同体质类型健康监测的内容包括中医体质辨识要素（形态结构、生理功能、心理特征）、实验室检查等方面。

1. 平和质

平和质是机体处于无明显阴阳偏颇的状态，常表现为面色红润、体态适中、精力充沛、强健壮实等。健康监测的重点是保持良好生活方式和行为习惯，自我调理，消除或减少疾病危险因素。进行常规健康体检监测即可。

2. 气虚质

气虚质的特点是呼吸低，脏腑功能低下，常表现为疲乏、气短、自汗等，易患感冒、虚劳等病，不能耐受风、寒、湿邪。健康监测的项目为血常规、免疫功能、心肺功能等，亦可用疲劳相关量表如SF-14、FSAS、Borg疲劳量表等进行测评。

3. 阳虚质

阳虚质以阳气不足、形寒肢冷为主要特征，常表现为畏寒怕冷、手足不温等，易患痰饮、泄泻、肿胀、阳痿等病，不能耐受寒邪，易感湿邪。健康监测的项目为血常规、血糖、血脂、肝肾功能、大便常规、体重、腰臀比等。

4. 阴虚质

阴虚质以阴液亏少、阴虚内热为主要特征，常表现为手足心热、口燥咽干、大便干燥等，容易出现阴虚引起的干热、失眠等疾病，不能耐受燥、热、暑邪。健康监测的项目为大便常规、内分泌激素等，亦可用匹兹堡睡眠质量指数（PSQI）进行测评。

5. 痰湿质

痰湿质以痰湿凝结、黏重浊为主要特征，常表现为肥胖、腹部肥厚、皮肤油脂较多等，易患消渴、胸痹、脑卒中等病，易患湿证。健康监测的项目为血糖、血脂、尿酸、体重、腰围、皮脂厚度等，可进行冠心病、糖尿病、高血压风险筛查。

6. 湿热质

湿热质的特点为湿热内蕴，表现为肥胖，脸上有污油，沉重困倦，口干口苦，易患黄疸、疮疖、热淋等疾病。健康监测的项目为肝功能、肝胆彩超、血脂、内分泌、尿常规、前列腺彩超等。

7. 血瘀质

血瘀质以血液运行不畅、瘀血内阻为主要特征，常表现为面色晦暗、皮肤色素沉着、易出现瘀斑等，易患出血、脑卒中、癥瘕、胸痹等病，不能耐受风、寒邪。健康监测的项目为全血黏度、血小板聚集、血脂、血压、血糖、心电图、脑电图、心肺CT、乳腺钼靶、乳腺彩超等。

8. 气郁质

气郁质以情志不畅、气机郁滞为主要特征，常表现为情绪低落、忧虑、脆弱、敏感、多疑等，易患脏躁、不寐、郁证、百合病、惊恐等病。健康监测的项目为自主神经功能检测。亦可用焦虑自评量表、抑郁自评量表、情绪紧张度测试、自我控制能力测试等量表进行测试。

9. 特禀质

特禀质以先天禀赋不足为主要特征，常表现为先天性、遗传性生理缺陷或疾病、过敏反应等，易患哮喘、花粉症、血友病及中医的五迟、五软等病。健康监测的项目为过敏原筛查、免疫功能检查、呼吸道激发试验、血常规、药物过敏试验等。

（三）不同人群的健康监测

1. 婴幼儿群体

婴幼儿属于纯阳之体、稚阴稚阳之体，该体质特点为一方面生长发育迅速，脏腑组织修复能力强，对药物反应比较敏感；另一方面疾病的抵抗力弱，易受六种病原体及饮食伤害，起病急，传播快，疾病状态表现为易虚易实、易寒易热。故婴幼儿群体健康监测除了进行定期健康体检、预防接种外，还应密切监测营养状况、免疫功能、消化功能、安全状况等，定期进行危险因素排查，避免出现消化功能紊乱、各类感染性疾病、营养不良、食物或药物过敏、意外伤害等问题。此外，由于婴幼儿康复能力较强，对药物敏感，在用药方面宜中病即止，不可过量。

2. 妇女群体

女性由于特殊的生殖系统结构和生理特点，具有经、带、胎、产、孕等生理变化。女子以血为本、以肝为先天，有余于气，不足于血，故女子容易被七情所伤，导致气机郁滞，血运不畅，容易出现月经病、带下病、情志病、不孕、乳腺增生等疾病。故除了进行常规的健康状态检测外，还应根据女性特殊生理变化和时期有所侧重。

（1）青春期

此期女性生理特点表现为生殖器官发育，出现第二性征，经历月经来潮，性意识萌发等。可发生月经异常、经前期综合征、乳房发育不良、生殖系统炎症、青春期妊娠等健康风险。故此期健康监测的重点是生殖器官发育成熟情况、月经史、妊娠情况、经期卫生、性卫生、性心理情况等，进行生殖系统肿瘤如乳腺癌、宫颈癌的早期筛查。

（2）妊娠期

此期女性生理的特点是为满足胎儿生长发育的需要，孕妇在生理和心理上发生一系列变化，表现为月经停止、激素变化、机体各系统为孕育胎儿发生相应的变化。此期健康监测的重点除了进行常规的孕妇健康状况监测，如一般体检、妇科检查、实验室检查、胎儿B超外，还应进行高危妊娠的风险筛查。常见的高危妊娠风险因素有：①孕妇年龄小于18岁或大于35岁。②曾有习惯性流产史、早产史、死胎等异常生育史。③孕期羊水过多或过少、前置胎盘、胎位不正等异常情况。④患有妊娠常见并发症，如妊娠糖尿病、妊娠高血压、重度贫血等。⑤孕妇曾接触有害物质、服用对胎儿不利的药物等。

（3）产褥期

此期的生理特点是产妇全身各器官除乳腺外恢复到妊娠前状态。此期健康监测的重点是子宫复旧情况、恶露情况、有无产褥感染、哺乳情况、产后伤口恢复情况、有无晚期产后出血及产后抑郁的评估等。

（4）围绝经期

此期女性的生理特点是因卵巢功能开始退化、激素水平降低，导致一系列的生理和病理变化，出现月经紊乱、绝经期综合征、妇科肿瘤、骨质疏松等。此期健康监测的重点是卵巢功能、激素水平检查，围绝经期症状管理，乳腺癌、宫颈癌、卵巢癌等妇科肿瘤的筛查。

3. 老年群体

老年人由于肾精亏虚、气血运行不畅导致五脏功能日益衰退，而出现一系列器官系统功能退化的表现。老年人常见的健康风险有跌倒、认知功能下降、睡眠障碍，易患恶性肿瘤、呼吸系统疾病和心血管疾病等慢性疾病。老年人的病理生理特点有其特殊性，表现为临床症状、体征不典型，病程长、病情重、变化快、康复慢、并发症多，对药物的不良反应多、效果不同。故老年人健康监测的重点一方面针对健康老年人群进行疾病预防和筛查，如高血压、糖尿病、高血脂、冠心病等慢性疾病，及肺癌、肝癌、胃癌、食管癌等恶性肿瘤的筛查，早期发现，早期治疗；另一方面，针对明确诊断的慢性病老年人群，应做好疾病相关指标的定期监测，如血压、血糖、血脂等，此外还应监测其疾病自我管理能力，如饮食情况、服药情况、生活方式、活动情况、疾病相关症状体征等。

（本节作者：陈其葳）

第四节　中医健康教育

中医健康教育是指运用中医“治未病”理论，采用信息传播和行为干预方式，通过系统的、有规律的、有方案的社会活动和教育，全面提高公民健康维护意识，使其有意识地寻找健康的生活行为和生活方式，减少或消除不利于健康的有害因素，最终目的是未病先防、既病防变、瘥后防复。

一、中医健康教育的服务对象

中医学认为人体是一个具有动态性和稳定性相结合的生命体，人的一生都处于安康与病痛的交互之中，未病状态、欲病状态、已病状态、病后状态是人的健康四大状态。《备急千金要方·论诊候》曰：“古人善为医者，上医医未病之病，中医医欲病之病，下医医已病之病。”提出了最早的疾病三级预防概念。故中医健康教育服务的对象包括未病状态人群如一般人群和重点人群（如妇女、儿童、老人）；出现慢性疲劳等状态的欲病状态人群；患有各种急、慢性病的已病状态人群；处于疾病康复期的病后状态人群。

二、中医健康教育的基本内容

1. 中医的生命观

中医学理论认为人类是一个与社会、环境相结合的有机整体，人需要保持完整无缺性和保持与自然、社会环境的一元性。

（1）五脏一体

人以经络为纽带，以五脏为中心，将六腑、五官九窍及形体等结构构成五脏系统，五脏系统在生理上具备协同作用，在病理上相互影响，即所谓“五脏一体”。五脏系统与外界保持统一，内部各脏腑、形体、七窍按照五行八作的规律息息相通，铸成一个有机体，生生不息。

（2）形神合一

生命的两大要素是形和神，二者相互统一，神依附于形，有形才有神；神是形的外在生命体现。正常的生命活动离不开形与神的形影相依，形神合一，若形神失调则患病。

（3）天人一体

由于人生活在自然界中，人的安康与自然环境休戚相关，天人合一，正如《素问·宝命全形论》中提到的：“人以天地之气生，四时之法成。”人的生理活动会随着天地阴阳、季节气候的规律性变化而发生适应性变化，当气候骤变，超过人体的适应能力时，可致使病痛的产生；而当人体抵御外邪之气充足时，人体的适应能力及抗病能力变强。疾病的防治需重视自然环境与人体的相关联系，顺天应时，遵循因时、因地、因人制宜的治疗原则。由于人是一种群居动物，社会关系复杂，故人与社会环境也是浑然一体的。政治、经济、文化、人际关系、工作生活环境等社会因素均可引起人的生理、心理活动和病理变化。故在疾病的治疗过程中应重视社会因素对人体身心健康的影响，尽量创造和谐社会，调摄精神，提高对社会环境的适应能力，促进健康，预防疾病。

2. 中医对健康、亚健康、疾病的认识

（1）健康

中西医由于思维模式和理论不同，对健康的认识也不同。健康是一个多维的概念，随着医学模式的转变，健康内涵也不断发生变化，目前世界卫生组织（WHO）认为健康的定义不仅仅是病痛或羸弱的消除，而是身体、精神与社会之和谐统一的完全健康状态。该健康观涵盖了人的自然和社会属性，强调了人与社会环境相互适应和协调。中医对健康的认识是基于对“阴阳”的综合评价。根据中医学理论，健康是指人体内部，以及机体与外界自然、社会环境的阴阳平衡状态。健康是指人体处在“阴平阳秘”的状态，其中“平”是指平衡，阴阳交错，相生相成，彼此制约，相因相生，从而保持人体的健康状态。健康是处于不断的运动变化之中的。人体表现为体健匀称、精力充沛、动作敏捷、心态宽容、处世平和、与人为善，以及神志清楚、面色红润、目光明亮、食欲良好、二便通畅、睡眠安和、语言清晰、舌脉正常等，神、色、形、态各方面表现良好，适应能力良好，各项理化指标和影像学检查无异常即为健康。

（2）亚健康

西医学认为亚健康状态是人体处于一种健康和病痛之间的低水平状态，表现为机体对内外环境刺激引起的生理、心理的异常变化。亚健康状态表现为在一定时间内出现活力下降和耐受力衰减等症状，临床上患者常以疲乏无力、精神不济、怔忡气闷、健忘、失眠多梦、消沉、心绪不宁、分神、紧张的人际关系、困而不学等身体或心理上的不适前来就诊，但是我们通过现代设备或措施进行检测，没有办法找到有价值的阳性指标，或虽有少量指标的变化，但不能达到现代医学理论有关疾病的临床或亚临床的诊断标准，若不及时提供干预，将可能发展为疾病状态，但经过采取积极的干预将能达到健康状态。常见的亚健康状态有慢性疲劳综合征、神经衰弱、内分泌失调、围绝经期综合征等。在中医领域，亚健康可归属于欲病的范畴，即机体的体质、生理、病理出现了偏颇，但偏颇的幅度不太大，通过自身的调节尚能控制，回到相对稳定的状态。根据亚健康临床表现并结合中医病、症、证特点，亚健康的中医常见证候可分为以下十类，分别是肝气郁结证、肝郁脾虚证、心脾两虚证、肝肾阴虚证、肺脾气虚证、脾虚湿阻证、痰热内扰证、心肾不交证、气血亏虚证、湿热蕴结证。

（3）疾病

现代医学认为疾病是机体在各种因素影响下引起功能、代谢和形态结构的异常，表现为损伤和抗损伤的病理过程。疾病是机体内环境稳态被破坏而发生的生命活动障碍，包含躯体疾病、心理疾病、精神疾病三个方面。中医学认为疾病的发生是在内外环境致病因素的作用下，机体“阴平阳秘”的生理平衡状态被打破，超过机体阴阳自和的能力，从而引起“阴阳失调”所致，属于已病状态，常表现为脏腑功能失衡、气血失调、阴阳失衡，对外界环境的抵抗力下降等。健康和疾病是一个动态的过程，在一定条件下两者之间是可以相互转化的。

3. 中医学的诊疗手段

（1）中医四诊法

中医四诊是指中医的望、闻、问、切四种诊查方法。通过四诊可以获得被检查者的健康信息，为辨识被检查者所处的健康状态提供依据。通过望诊可以获得人的神、色、形、态以及面部、躯体、排出物、舌苔、舌质等信息；通过闻诊可以了解人的声音、气味信息；通过问诊可以了解当前主要症状、饮食生活情况、家族史、遗传史等情况；通过切诊可以获得脉象、局部肌肤变化情况等。根据四诊信息可以由表知里，了解疾病的部位、原因、性质和邪正关系。由于中医四诊信息主要依靠医生个人的经验和知识来完成，检查结果不可避免会受到主观影响，故部分信息可以通过现代的诊断仪器来进行，如脉诊仪、舌诊仪、面色分析仪等。

（2）辨证论治

中医对疾病的认识和治疗疾病的基本原则是辨证论治。辨证型和辨疾病两者相结合，可以了解疾病的发生原因，明确疾病的部位，确定疾病的寒、热、虚、实，掌握疾病的发展态势与转归，进一步确立相应的治疗原则和治疗方法，准确选择方药和处理措施。比如患者受寒后出现恶寒、发热、鼻塞、流清涕、无汗、咽痒、咳稀薄白痰，舌淡润，苔薄白，脉浮紧，辨病因为外感风寒，病位在表，病性属寒，证型属风寒束表，治宜辛温解表。

（3）现代医学诊疗方法

现代医学的诊疗方法包括：①影像学检查法：如放射性检查、核医学检查、超声检查。②实验室检查：是运用物理、化学、生物学等实验技术对患者血液、体液、分泌物、排泄物及组织细胞等进行检验的方法，包括血液学检验、生物化学检验、病原学检验、分子生物学检验等。③电生理检查法：心电图、脑电图、肌电图检查等。现代医学检查结果可客观反映机体的功能状态和病理生理变化，可为健康状态的评估和确定治疗、护理原则提供重要参考。

4. 中医学的病因病机及防治原则

（1）病因病机

中医学认为导致疾病发生的原因大体分为：①外感于风、寒、暑、湿、燥、火六淫邪气或感染疠气发病。②内伤于喜、怒、忧、思、悲、恐、惊七种情志异常而发病。③因痰饮、结石、瘀血等病理产物致病。④其他病因包括饮食失宜、劳逸过度、外部损伤等。疾病的发生主要是邪气损害机体及正气与邪气的损害之间相互交争的过程，正胜邪退则不会发病，邪胜正退则发病。身体对致病因素的侵袭所导致的最基本的病理改变包括阴阳失调、邪正盛衰、精气血津液异常，包含随着人体邪正的盛衰变化而逐渐形成疾病的各种变化；若阴阳双方失去相对的平衡关系将引起阴阳的偏盛、偏衰、互损、格拒等各种病理改变；若精气血不足及生理功能失常可导致气虚、血虚、气虚血瘀、气滞血瘀、气不摄血等病理变化；津液的代谢异常将导致津液的不足，逐渐发展为湿浊困阻、痰饮凝聚、水液潴留等病理变化。这些疾病的病机是中医学对疾病内在基本规律的认识，也是疾病预防和治疗的关键依据。

（2）防治原则

中医学的防治理论着重强调防重于治、防治结合，即未病之前，防止疾病发生；疾病发生之后，根据疾病的病因、病机、轻重缓急等，确立相应的治则治法，防止疾病的发展。疾病的预防属于“治未病”范畴，在整体观和辨证论治指导下，采用各种中医传统疗法如情志调摄、膳食调养、药物调理、导引、针灸、推拿、方药等进行干预，以达到维持健康和预防疾病的目的。疾病发生后，可根据疾病的基本病机确立扶正祛邪、调整阴阳、调理精气血津液、正治反治、治标治本等治则。

5. 中医养生保健的理念和方法

（1）中医养生保健的理念和基本原则

养生，古代指“摄生”“道生”“保生”，有调摄保养自身生命之意。中医学认为，养生保健的基本原则是顺应自然、形神兼养、调理脾胃、保精护肾；养生的最终目标是调和阴阳，使身心处于最佳状态，减少和防止疾病的发生，从而延缓衰老，延长寿命。

（2）中医养生保健的常用方法

体质养生　中医认为，体质是一种客观的生命现象，它决定着我们对特定致病因素的反应和对疾病的易感性，以及得病后的表现、治疗效果，也决定了预后转归。根据王琦教授的研究，人的体质有平和质、气虚质、气郁质、阴虚质、阳虚质、血瘀质、湿热质、痰湿质和特禀质9种体质。除了平和质外，其他均属偏颇体质。虽然不同的体质状态可导致不同疾病的易患性，然而体质是可变可调的。在中医理论的指导下，通过后天饮食习惯、生活方式等的调整，结合中医传统方法如运动养生、精神养生、药物调理等积极、主动地改善偏颇体质，可以达到改善体质、减少疾病发生和传变的目的。比如气虚质，通过食用健脾益气的食物如小米、山药、鸡肉等，进行八段锦、六字诀等运动调养，服用人参、黄芪、白术等补气中药，避免过度劳神、过思过悲、过度劳累、大负荷运动等耗气活动，可以达到健脾益气、培补元气的目的，从而改善气虚体质。

四季养生　四季养生即“顺时养生”，是指在“天人相应”的中医理论指导下，提倡顺应自然界四时、昼夜、时辰阴阳消长的规律，采用相应养生保健的方法，达到健康、长寿的目的，即所谓“苍天之气，清净则志意治，顺之则阳气固，虽有贼邪，弗能害之，此因时之序。故圣人传精神，服天气，而通神明”（《素问・生气通天论》）。四季养生强调应根据四时气候、特点和发病规律，在饮食、起居作息、运动等方面采取积极主动的调养措施。如在起居作息方面，春季阳气升发，宜“夜卧早起，广步于庭”；夏季阳气旺盛，宜“夜卧早起，无厌于日”；秋季阳气渐收，阴气渐盛，宜“早卧早起，与鸡俱兴”；冬季阴气旺盛，宜“早卧晚起，静待日光”。此外，根据季节、天气变化适时添衣加被，达到“顺四时而适寒暑”的状态，可促进健康。

情志养生　情志养生又称为“精神调摄法”“心理调摄法”，是指在中医理论的指导下，通过清静养神、调摄情志等方法，促进心身康复的一种养生方法。中医主张形神俱养，重在调神。《素问・上古天真论》曰：“恬淡虚无，真气从之，精神内守，病安从来。”故调神宜保持淡泊宁静的状态，摒除杂念，专心致志，保持精神静谧，心静则神安，避免多思导致神殆、多念导致志散、多欲导致志昏、多事导致形劳。可采用气功练神法，如练习八段锦、太极拳、意念导引、呼吸吐纳法等；采用修性怡神法，如进行阅读、绘画、下棋等怡情养性的活动。由于情志的变化可影响机体脏腑功能状态，从而导致人的生理和病理变化，故应注意情绪的调节和控制，以积极主动的、肯定的、正性的情绪取代消极厌世、被动否定的情绪。中医将人的情志活动分为喜、怒、忧、思、悲、恐、惊七种形式，七情与五脏之间存在阴阳生克的原理，可以用相互制约、相互克制的情志来转移原来对机体有害的情志，如思伤脾者，以怒胜之；恐伤肾者，以思胜之等。此外，还可采用移情法、暗示法、开导法、疏泄法等来达到调摄情志的目的。

饮食养生　饮食养生是指在中医理论指导下，应用日常饮食来调整机体状态，达到防病治病、促进健康长寿和疾病康复的调养方法。自古以来就有“药食同源”“药补不如食补”的说法。饮食养生的关键是保护脾胃。饮食养生的原则，一是辨明气味、合理搭配：除了考虑蛋白质、脂肪、碳水化合物等营养素的合理搭配外，还应注意食物四气五味的搭配，对不同的体质或疾病，应避免不同味气所伤。二是饮食有节、饥饱适度：饮食宜饥饱适度，忌暴饮暴食，在较为固定的时间进食，做到“早饭宜好，午饭宜饱，晚饭宜少”，注意饮食卫生，不进不洁食物，饮食宜温、软、熟，勿食或少食生冷制品等。三是三因制宜，勿犯禁忌：①根据四时气候变化选择饮食。②根据不同的地域、环境、水土、风俗等选择饮食。③根据不同的年龄、体质、性别等选择饮食，做到因时、因地、因人制宜。此外，患病时应注意饮食宜忌，应根据病证的寒、热、虚、实，结合食物的四气五味、升降沉浮及归经等来选择合适的食物，如寒证用温热之品，热证用寒凉之品等。

运动养生　运动养生又称为导引调摄法、气功调摄法，是指通过肢体运动配合呼吸、意念来畅通气血经络、调节脏腑功能，达到强身健体、祛病延年的养生方法。运动养生注重形、气、神三者的协调统一，其以调身、调息、调心为核心，注重在锻炼身体的姿势和动作时，要配合深长平稳的呼吸练习、消除杂念、意念归一的意守状态。常用的运动养生法有站桩功、太极拳、八段锦、六字诀、吐纳法、五禽戏、内养功等。运动养生的原则包括把握动作要领，遵循三因制宜，坚持循序渐进，注重动静结合，适度锻炼。

经穴养生　经穴养生法是指通过针刺、艾灸、推拿等方法，刺激经络、穴位，以激发经络气血、通利经络、扶正祛邪，调整脏腑功能，达到预防疾病、促进健康和疾病康复目的的养生方法。如针刺养生法，通过毫针刺激人体某些具有强壮效用或促进疾病康复的穴位，从而激发经气，促进气血运行，达到补虚泻实、调整脏腑功能的目的；艾灸养生法，通过艾火的热力，灸灼、熏烤穴位，达到温经通络、扶正祛邪、调整脏腑功能的目的；推拿养生法，通过手对体表穴位进行点、按、揉、拍等手法，以疏通经络、行气活血，达到防病治病、祛病延年的目的。

三、中医健康教育的形式及流程

（一）形式

1. 发放印刷材料

常见的印刷材料有传单、折页、手册／小册子、粘贴画、海报、横幅、标语等。

（1）传单

一般为单页，主要由文字形成简单的信息，用于倡导健康理念，传播健康知识。常在开展大型义诊、健康教育讲座时发放，也可直接入户或服务对象就诊时发放。

（2）折页

通常为二折页或三折页，特点是彩色印刷、图文并茂、通俗易懂，便于携带和保存，用于宣传健康知识，也可进行某种具体的操作技术、活动方法的介绍。常放置于门诊候诊区、就诊室、咨询台、护士站、病房等。

（3）手册／小册子

由专业卫生机构编写、印刷，以文字形式为主，信息量大，往往包含丰富的健康知识和健康行为建议，用于系统传播和综合健康知识、信息和技术。可发放给阅读能力强、健康相关知识需求大的人群，如社区护士、文化程度较高的慢性疾病患者等。

2. 播放音像资料

常见的音像资料包括录像带、录音带、光盘、电视讲座、广播讲座等，特点是直观、生动。通过声音、图像的形式传播健康知识和技能，能激发学习兴趣。适合在卫生机构的候诊区、健康教育室等场所播放，或在学校、工厂、社区等区域组织观看。

3. 设置健康教育宣传栏

宣传栏是医疗保健机构在外墙和走廊墙壁等公共区域张贴的健康宣教形式。它们通常用于宣传目标群体共同需要的医学知识，例如季节性疾病、国家卫生政策法规、突发公共卫生事件等。放置地点宜选择在人流量大且易于驻足的地方，如病区走廊、社区、街道旁、候诊室、输液大厅等，宣传栏的高度以距地面1.5～1.6 m高为宜。

4. 网络平台宣传

网络平台宣传是利用健康教育网站、微信、微信群、微信公众号、电子邮箱、QQ等进行中医健康教育的形式，具有内容丰富、互动性强、传播迅速的特点。常用于中医治未病理论知识、常见慢性病中医药防治知识的宣传。随着互联网技术的快速发展及移动通信设备的普及和推广，网络平台健康教育越来越受欢迎。

5.针对性开展健康咨询活动

健康咨询是根据近年来人们健康意识的提高，寻求疾病、健康、保健、康复等信息的服务事业。健康咨询方式包括面诊、电话咨询、微信咨询。健康服务机构可以利用多种健康主题日，针对重点健康问题开展咨询活动。例如，可以举办健康知识讲座、健康沙龙等，引导和鼓励服务对象学习健康知识和技能。

6.开展个性化健康教育

健康管理师、医护人员在门诊随访、家访时可根据服务对象的需要，开展个性化的健康指导。

7.鼓励参加健康自助类团体

健康自助类团体是指以健康为目的组成的社会团体或组织，如高血压俱乐部、糖尿病病友会、戒烟互助会等。应鼓励服务对象积极参加各种健康自助类团体，通过病友间、人群间的经验交流、互助互学，达到传播健康知识和技能的目的。

（二）流程

1.评估健康需求

在进行中医健康教育之前，首先应为服务对象进行健康辨识和健康评估，明确健康问题；其次，了解服务对象对自身健康问题的了解程度，所拥有的健康知识、态度和技能；再次，了解服务对象的年龄、性别、文化程度、学习能力，对健康教育的态度、需求等。应根据服务对象的学习需求、学习能力及学习条件来安排健康教育活动。

2.制订计划

计划是为实现健康教育目标而对一系列的教育活动做出事前部署。制订计划时应注意以下问题：

（1）明确实施计划的前提条件

应根据教育目标，明确实现计划所需要的人力、物力、经费等资源，全面考虑可能碰到的问题或阻碍，如健康教育者的资质、教育场所是否合适、教育时间的长短、教育方法和工具的选择等，并找出相应的解决办法，确定计划完成的日期。

（2）教育计划应书面化、具体化

每项教育活动都应包括教育的时间、地点、内容、方法、进度、教育对象、参加人员及教育所需的设备和资料等。

（3）应不断完善和修正计划

计划初步制订后，最好邀请有关的人员和学习者参加计划的修订，通过分析比较，确定最优的方案，使计划切实可行。

3.实施计划

计划实施前，应对实施健康教育活动的相关人员进行培训，使其了解活动的目标、具体的任务等；计划实施期间，应定期进行监督和评价，根据实际情况调整计划；计划完成后，应进行活动总结和效果评价。

4.评价效果

评价必须贯穿活动的全过程。评价的目的是获得健康宣教的效果，并根据评价结果及时调整教育计划和改进教学策略。评价的指标包括教育目标是否达标，对过去教育需求的评价是否准确，教育方法是否适当，教育者是否适当，教育形式是否合理，教育计划是否科学可行，是否需要调整计划等。

四、中医健康教育的质量评价

评价是中医健康教育活动不可或缺的一部分，在计划和实施的每个环节都有体现。通过评价可以了解健康教育活动是否真正产生了效果，是否切实影响了人们行为的转变，是否值得支持和推广。全方位监测、控制和保障计划实施质量是中医健康教育的质量评价，确保达到预期效果的关键措施。

（一）种类

1.形成评价

形成评价是指在计划设计阶段或执行早期对计划内容所做的评价，包括需求评估和资源评估，目的是使健康教育计划更符合目标人群的实际情况。形成评价的内容包括：①计划目标是否明确合理、评价指标是否恰当。②干预策略、干预活动是否可行。③传播材料、测量工具是否恰当。④执行人员是否具有完成计划的能力。⑤资金的使用是否合理。⑥计划执行的最初阶段是否出现新情况、新问题等。形成评价的方法包括查找文献、资料回顾、咨询、专家论证、小组讨论等。

2.过程评价

过程评价贯穿于计划实施的始终，旨在了解计划日常持续运行情况，发现执行过程中存在的问题，以修改和完善计划。过程评价是评估计划执行的质量和效率，而不是评价计划的效果和行为效应，故又称为质量控制或规划质量保证审查。过程评价包括以下内容：

（1）评价计划实施情况以了解现场反应

如干预方法是否适合教育对象；干预活动是否按计划进行；计划是否调整；为什么调整；传播材料是否全部发放给了目标人群；干预活动是否覆盖了全部目标人群；目标人群参与情况如何，是否愿意参与活动；教育服务项目如各类展览、咨询等的利用情况，利用率低的原因是什么；是否建立了完整的信息反馈体系，是否建立了必要的记录保存制度；项目档案、资料记录的完整性和质量如何。

（2）评价工作人员的工作情况

如计划涉及哪些部门；这些部门能否良好协作和高效率完成工作；工作人员的责任心、热情和态度如何；工作人员的职业技能如何。

（3）政策和环境的评价

如项目活动涉及哪一层政府；具体与哪个部门有关；计划执行过程中有无政策环境方面的变化；这些变化对健康教育计划有什么影响。

过程评价的方法包括现场观察、档案资料查阅、目标人群调查三类。过程评价的指标有项目活动的执行率、干预活动的覆盖率、干预活动的暴露率、目标人群的满意度、活动费用的使用率、费用进度比等。

3.效果评价

（1）效应评价

效应评价又称为近期和中期效果的评价，重点评价健康教育活动对目标人群知识、态度、信念、行为的直接影响。评价内容包括：①倾向因素：目标人群对健康知识、健康信念和价值观以及对健康相关行为的态度，采纳健康行为的动机和意向等。②促成因素：促进目标人群采纳健康行为所需的政策、资源、技术、服务等。③强化因素：与目标人群密切相关者（家人、同事、朋友、亲戚等）以及公众（社会舆论、社会道德）对目标人群采纳健康行为的支持程度、个人感受的变化情况。④健康相关行为改变情况：促进健康行为有无增加，健康危险行为有无减少，行为转变的程度等。⑤政策法规的制定情况：是否制定了有利于健康的政策、法律，是否为健康教育计划的开展提供了支撑性的环境等。效应评价的指标有卫生保健知识知晓率、信念持有率、行为改变率、行为流行率等。

（2）结局评价

结局评价又称为远期评价，重点评价目标人群的健康状况和生活质量。评价的内容包括：①健康状况：生理心理健康指标如身体、体重、血压、血糖、焦虑、抑郁等变化情况；疾病与死亡指标如发病率、流行率、患病率、死亡率、病残率等。②生活质量：如智力、环境改善、活动能力、精神面貌、寿命等情况。结局评价的方法包括健康测量、问卷调查（如生存质量相关量表、日常活动能力量表、生活满意度指数等）。

（二）方法

开展现场调查是健康教育工作者评价教育效果的一项基本功。根据调查指标是否量化、是否随机抽取调查对象以及调查对象的多少，将现场调查分为定性调查和定量调查。

1.定量调查法

定量调查法是根据事先设计好的调查问卷对目标人群通过询问、测量等方式获得量化指标的方法，包括抽样调查、普查、非抽样调查。通过定量调查可以获得健康相关情况，如生活质量、患病及死亡情况、健康相关行为改变情况等。常用的问卷调查法、身体测量等即属于定量调查法。

2.定性调查法

定性调查法主要用于探究定量调查无法了解到的深层次问题或不需要获得确切数据的问题。在定性调查中，通过与调查对象进行开放式讨论以发现问题，并可深入探究问题的深层次原因。常用的定性调查法包括专题小组讨论法、个人深入访谈法、观察法。

（本节作者：崔金梁）

第五节　中医健康档案管理

中医健康档案是记录个体和群体健康信息的方式。建立健康信息记录与电子健康档案后，人们的健康信息将会更加简单、快捷、安全地通过计算机管理，减少了人力、物力的消耗，拓宽了传播途径渠道，为实现健康管理提供了更加系统的资料管理方式，也为人们更好地管理健康提供了有效的工具。

一、中医健康档案的基本概念

中医健康档案，是指运用中医“治未病”理论，以中医整体观念为指导，记录健康相关的一切行为与事件的档案。中医健康档案的核心是将公民个体及群体的身心健康状态（包括健康状态、亚健康状态、疾病状态）实现信息多渠道动态收集，进行规范、科学的记录，从而满足个体及群体健康评估、健康监测需要，为提升健康素质、评价调理效果、促进疾病康复提供依据。

电子健康记录（EHR）是健康记录的电子记录。美国医学档案研究所将EHR定义为“存储在带有个人身份的计算机上的个人健康信息的集合”。《美国卫生组织卫生标准7》（*Health Level Seven*，HL7）提出“EHR是提供给个人的安全且保密的终生档案，用于记录他们在医疗保健系统中的病史和服务”。通过运用电子信息技术创建健康档案，实现健康信息采集、存储、检索、分类、利用和分析的智能化管理。对于个人，可以及时更新其健康服务信息。对于群体，可以及时汇总分析信息，了解群体健康状况，提高健康信息管理质量和效率。档案记录了每个人从出生到死亡的所有生命体征的变化。通过建立完整、真实的健康档案，帮助个人及时更新健康服务信息，既有利于居民了解自身健康状况、治疗效果等情况，从而采取针对性的保健措施，又便于医生诊断疾病、判断疾病进展趋势、积极干预，针对各阶段病情变化应用合理有效的个体化治疗方案，帮助改善患者预后。

二、中医健康档案特点

1.以人为本

健康档案以公共卫生为重点，面向全体居民（包括患者和非患者），着眼于满足居民自身的健康需求和健康管理。

2. 内容完整

健康档案记录涵盖人的整个生命历程，其内容不仅涉及疾病的诊治过程，还关注生理、心理和社会因素对健康的影响。信息主要来源于个人与各种卫生服务机构接触所产生的卫生服务的所有活动（或干预）的客观记录。

3. 重点突出

健康档案记录内容是从日常卫生服务记录中适当抽取与居民个人健康管理、健康决策密切相关的重要信息，详细的卫生服务过程记录仍保留在卫生服务机构中，需要时通过特定渠道访问。

4. 动态高效

健康档案的建立和更新与卫生服务机构的日常工作紧密结合，通过提升档案系统技术水平，实现健康信息的数字化采集、集成和动态更新。

5. 标准统一

健康档案的记录内容和数据结构、代码等都严格遵循统一的国家规范与标准。健康档案的标准化是实现不同来源的信息整合、无障碍流动和共享利用、消除信息孤岛的必要保障。

6. 分类指导

在坚持统一的业务规范和信息标准、满足国家基本工作要求的基础上，健康档案在内容的广度和深度上具有灵活性和扩展性的特点，支持不同地区卫生服务工作的差异化发展。

三、中医健康档案管理的目的和内容

（一）目的

1. 满足中医健康档案管理规范化的需要

中医健康档案的建立，客观上是为规范社区卫生服务创造了必要条件，为实现初诊制度和双向转诊制度奠定了基础。通过对病历系统分析，及时发现社区的卫生与健康问题，对市政卫生资源进行针对性调整，按需补充服务项目，做到卫生机构的人力、物力、财力可以有效合理使用。比如对不同年龄段老年人选择不同治疗方法的频次和效果进行评价，发现大多数老年人选择通过中药、拔火罐、针灸、推拿、刮痧等中医技术来缓解或治疗疾病，因此提示社区医疗应加大中医药技能的培训和投入。

2. 促进中医健康档案管理的信息化和高效化

社区卫生服务以居民健康档案为基础，通过对服务对象健康档案进行实时的增加、修改、查询、删除和浏览等，使用者可以对信息进行动态更新，促进健康信息的共享；同时能够实时地获取居民健康档案信息，并根据自己的权限对档案信息进行编辑，最终实现对健康档案信息化、系统化、自动化、动态化管理，提高医护人员及保健机构的工作效率，为居民提供连续性、综合性、协调性的高质量的基本卫生服务。

（二）内容

一份完整的居民健康档案应包括个人基本健康档案、个人健康问题、家庭健康档案和社区健康档案四大部分。

四、中医健康档案管理的组织体系

为确保居民健康档案工作的顺利进行，居民健康档案管理工作形成当地政府牵头、卫生行政部门组织、疾病预防保健专业机构具体实施的组织体系，高效完善居民健康档案管理网络。

1. 卫生行政部门

卫生行政部门负责其辖区内居民健康档案的组织管理工作，并制定各项技术标准和技术规范要求，将建立居民健康档案纳入社区卫生服务工作和疾病预防保健工作的基础工作内容之一，协调解决工作中遇到的困难和问题。

2.疾病预防保健专业机构

疾病预防保健专业机构负责各项相关工作信息采集、质量控制和效果评价的技术规范和工作方案的制定，负责对辖区内各乡镇卫生院／社区卫生服务中心（站）开展有关疾病防治和预防保健工作的技术指导和人员培训，并以居民健康档案采集的信息为依据，开展质量控制和管理。

3.医疗机构

采用医疗机构信息化管理，即医院管理信息化，建立并使用医院管理信息系统、临床信息系统、医学影像信息系统、实验室（检验科）信息系统等，应始终与上、下级部门保持联系和资源共享。

4.乡镇卫生院／社区卫生服务中心（站）

以建立居民健康档案作为转变服务方式、深入开展社区服务的基础性工作，在卫生行政部门的领导和各疾病预防保健专业机构的指导下，完成收集健康档案基础数据的录入与分类管理等工作，有利于继续丰富服务产生的信息进入居民健康档案，对健康档案实行动态维护，并按照卫生行政部门和预防保健机构的规定，定期上报相关工作统计报表和数据。

五、中医健康档案管理的流程和使用

（一）中医健康档案管理的服务对象

建立中医健康档案时，将服务对象分为三类：①未病人群：该人群正气充足，能自由调整体内的脏腑、阴阳、气血、经络等的协调平衡，平时仅需定期参加健康体检，寻求健康咨询即可。②欲病人群：是指疾病将要发生而尚未发生之前的状态，身体已存在各种不适症状，但不足以诊断为某种疾病，需寻求健康指导者。③已病人群：是指在各种病因的刺激下，出现人体脏腑、阴阳、气血、经络等功能失衡的临床表现，并伴随疾病发生发展全过程，如患有高血压、糖尿病、冠心病、脂肪肝等慢性病人群。

（二）中医健康档案管理的流程

1.确定需要建立个人健康档案的服务对象和建档方式

对于首诊患者，医务人员根据患者自愿原则，为他们创建健康档案。对于重点管理人群须遵守当地政府部门有关重点人群管理的要求，通过上门服务（走访或调查）、疾病检查、体检、身体健康检测、门诊咨询等，由责任医护人员在居民家中或工作现场分期、分批建立健康档案。

2.建立服务对象的个人健康档案

保存居民健康档案是一个长期的、系统的、动态的过程，档案中的信息是不断更新的。因此，信息收集工作应结合入户调查与日常治疗、预防、保健等工作来完成。

（1）在社区卫生服务中心建立档案

辖区居民到乡镇卫生院／社区卫生服务中心（站）接受服务时，由医护人员负责为其建立居民健康档案，实施中医四诊评估，进行中医体质辨识分型，并根据其主要健康问题和服务情况填写相应记录。

（2）入户时建立档案

采用上门服务（调查）、疾病筛查、体检等各种方式方法，为居民建立健康档案，并根据其主要健康问题和服务情况填写准确的病历。

（3）建立电子健康档案

已完善居民电子健康档案信息系统的地区，乡镇卫生院／社区卫生服务中心（站）应该按照上述方式为个人建立居民电子健康档案。

（4）原始资料装入档案袋中保存

健康医疗服务过程中所填写的病历信息应当统一装入健康档案袋中存放。不同的地区存放管理方法不同，农村地区可以以家庭为单位集中存放管理，居民电子健康档案数据存放在电子健康档案数据中心。

3.发放健康档案信息卡

（1）填写健康档案信息卡

对已建立健康档案的对象，为其填写并发放健康档案信息卡，指导患者在复诊或随访时能够正确使用。健康档案信息卡的形式可以不同，其目的是方便查询健康档案。

（2）建立家庭健康档案

在创建个人健康档案的基础上，建立家庭健康记录，包括家庭成员一般情况、家庭成员主要健康问题目录、家庭社会经济状况、变更情况等内容。

4.动态管理中医健康档案

（1）补充诊疗记录

已建档人员到医疗保健机构就诊时，应持居民健康档案信息卡，医生调取其健康档案后，根据复诊情况，及时更新、补充档案内容。

（2）补充入户服务信息

入户提供医疗卫生服务时，应当携带服务对象的健康档案文件和相应的表单，在服务过程中记录并添加相应的内容。已建立电子健康档案信息系统的机构应同时更新电子健康档案。

（三）中医健康档案的使用

1.利用中医健康档案进行全科医疗服务

（1）为制定诊疗、护理和预防保健方案提供依据

中医健康档案详细记录了个人和家庭的健康问题和相关危险因素，并评估和辨证分析个体的阴阳平衡、五脏六腑、气血经络、筋骨脉络等状态，为临床诊断、治疗、护理和预防保健提供全面资料。

（2）评估个人、家庭的健康问题并提出干预措施

狭义而言，健康档案建档对象包括就诊者和未就诊者。对于就诊者，医护人员可利用健康档案进行诊断、护理和治疗；对于未就诊者，医护人员则可通过建立个人和家庭健康档案，因人而异制定恰当的健康管理方式，并预测每个家庭可能出现的问题，提供周期性健康检查和健康宣教服务。比如根据个体的体质类型或不适症状提供食疗药膳养生指导，并结合中医技术，帮助个体改善体质、减轻症状、预防疾病、增进健康。

（3）为社区卫生规划提供依据和参考

在社区范围内，医护人员需兼顾个体和群体，利用社区健康档案，掌握本社区的人口统计数据（包括年龄、性别、文化、职业、婚姻、家庭等）及患病和死亡特点，有针对性地制订本社区的卫生服务计划，保障社区群体的健康生活质量。

（4）为顾问医师提供详细的参考资料

健康档案详细记录了患者现存问题、发病背景、服药史等情况，在转诊、会诊时，为顾问医生进一步制订诊疗计划提供重要依据。

2.应用中医健康档案进行全科医学教育

不论对医学生还是医护人员，健康档案都是很好的学习资料。健康档案注重内容上的完整性、逻辑性和准确性，在形式上注重规范性。使用中医健康档案，既能锻炼医护工作者的临床思维，又能加强其对中医运用于全科医学的理解和融会贯通。

3.利用中医健康档案进行全科医疗研究

（1）开展流行病学和临床研究

中医健康档案资料记录了个人健康问题、行为习惯、年龄和性别等内容，通过数据分析，梳理中医养生与“治未病”健康管理的源流；中医健康档案还详细记录了个体体质类型、患病情况，为继续深入健康状态中医辨识研究奠定基础；利用家庭健康档案，可进行家庭患病率、预防、遗传咨询等研究。

（2）进行卫生服务研究

以健康档案为依据，开展有关卫生需求、疾病高危因素、依从性与健康教育效果等研究，并分析卫生服务实施条件，如卫生服务人员和机构数量、分布、业绩评价等。

（四）中医健康档案服务的要求

1. 自愿原则

健康档案的创建要遵循自愿与引导相结合的原则，在使用过程中要注意保护服务对象的个人隐私。

2. 及时更新

建立健全制度，定期做好数据备份，保证数据信息的安全。各机构应通过多种信息采集渠道建立健康档案，及时更新，保持资料的连贯性。

3. 档案编码

为健康档案统一进行编码，以国家统一的行政区划编码为基础，以乡镇（街道）为范围，村（居）委会为单位，采用16位编码制，编制健康档案唯一编码。同时将建档居民的身份证号作为身份识别码，为搭建信息平台、实现资源共享奠定基础。

4. 记录规范

按照国家有关专项服务规范的要求登记相关内容，登记内容必须完整、规范、真实、准确。各乡镇卫生院／社区卫生服务中心（站）在维护和使用健康档案时，应当及时补充、核实、录入、修订、提交与健康档案有关的个人基本信息，应粘贴各种检验报告单据和转诊、会诊的相关记录并留存归档。

5. 专人管理

健康档案管理应配备必需的档案保管设施设备，集中存放在乡镇卫生院／社区卫生服务中心（站）（或全科医疗门诊部），按照防盗、防晒、防高温、防火、防潮、防尘、防鼠、防虫等要求妥善保管。由专人负责健康档案管理工作，保证健康档案完整、安全。

6. 电子管理

加强信息化建设，有条件的地区应利用计算机管理健康档案。居民在乔迁、嫁娶等自然迁徙过程中，管辖地可以通过各种有效证件（出生证、身份证、军官证、护照等），将居民健康档案信息直接导入管辖地信息平台。

7. 拓展中医药服务

积极高效应用中医药方法为城乡居民提供中医健康服务。整理、记录相关信息并纳入健康档案管理。

8. 行政调控

居民健康档案的有关统计数据和分析信息应由卫生行政部门按要求统一发布。

9. 信息保密

有关机构如医疗机构、高等院校、科研机构等，因工作原因需要使用健康档案相关信息时，应书面报卫生行政部门备案，使用时不得调用原始数据资料。居民健康档案信息不得用于任何商业用途。

（五）中医健康档案工作考核和评价

为保障居民健康档案工作的顺利进行，应定期对健康档案工作进行考核，包括辖区机构上传数据的及时性、完整性、准确性和一致性，以及各单位建档工作的规范性，采取定期与不定期抽查相结合的方法，现场查看资料数据和走访建档居民评分相结合。常用的考核指标包括居民健康档案建档率、健康档案合格率、健康档案使用率等，指标计算公式如下：①健康档案建档率=建档人数/辖区内常住居民数×100%。②健康档案合格率=抽查档案中填写合格的档案份数/抽查档案总份数×100%。③健康档案使用率=抽查档案中有动态记录的档案份数/抽查档案总份数×100%，有动态记录的档案指一年内具备符合各类服务规范要求的相关服务记录的健康档案。

六、中医健康档案书写的原则和要求

（一）指导原则

1.客观性与真实性

健康档案的客观性和准确性是其长期保存和重复使用的价值所在。因此，医护人员在收集数据时，应通过家访、社区调查等方式获取客观的数据，同时接受来访者或其家属的主观数据。

2.系统性与完整性

医护人员在收集健康资料时，需通过个人基本信息表、健康体检表、接诊记录表、会诊记录表、双向转诊单、居民健康档案信息卡等完成信息数据收集，建立系统化档案。另外，健康档案信息需通过健康咨询、临床诊疗、健康体检等多渠道采集，应持续积累、及时更新，保持资料的时效性和完整性。

3.规范性

医护人员应以严谨的态度对待健康档案的书写。测量单位、文字描述的使用必须符合相关规定、准确并符合标准。具体工作中经常使用的健康问题名称必须符合疾病分类的标准，健康问题的描述必须符合医学规范。

（二）书写要求

1.记录工具

书写健康信息文件应使用蓝黑色墨水或碳素墨水，需要复写的健康信息可用蓝或黑色油水的圆珠笔。健康信息资料用计算机打印必须符合健康信息资料的保存要求。

2.记录语言

健康信息档案应当使用中文书写，通用的外文缩写和无正式中文译名的症状、体征、疾病名称等书写时可以使用外文。

3.规范用语

健康档案书写应规范使用医学术语，中医术语的使用依照相关标准、规范执行。要求字迹工整，书写清晰，语言表述准确，语句通顺流畅，标点正确。

4.书写修改

健康信息档案书写过程中出现错字时，应当用双线画在错字上，保留原记录清楚、可辨，并注明修改时间，修改人签名。不得采用刮、粘、涂等方法掩盖或去除原来的字迹。

5.签字确认

健康信息档案应当按照规定的内容书写，并由相应医师或健康管理师签名。

6.书写时间

健康信息档案书写日期和时间时，采用24小时制，且一律使用阿拉伯数字记录。

7.诊断信息

健康信息档案书写中涉及的诊断，包括健康、体质、亚健康和疾病诊断，其中疾病诊断包括中医诊断和西医诊断，中医诊断包括疾病诊断与证候诊断。

（本节作者：崔金梁）

第六节　中医健康管理的回访

回访是近年来伴随医学模式转变而深入探索的一种开放式健康教育模式。国家卫生计生委发布的《进一步改善医疗服务行动计划》及《全国护理事业发展规划（2016—2020年）》均指出，要建立回访制度，注重患者出院回访，回访率需达80%以上。

一、中医健康管理回访的目的和意义

（一）中医健康管理回访的目的

通过给患者和社区个体提供有序、协调、连续的专业性和非正式的治疗与照护服务，缓解患者症状、延缓病情进展、促使患者规范治疗、提高患者对慢性病的控制。发挥中医“治未病”的健康管理优势，将“养生、欲病先防、已病防变、瘥后防复”理念贯穿回访过程，提高社区人群对健康行为的认知，建立合理膳食、适量运动、戒烟限酒、心理平衡的健康生活方式，改善人群生活质量。

（二）中医健康管理回访的意义

1.提高护理工作质量，改善医疗服务质量

回访制度能更真实地收集到患者的健康信息。在回访中，患者不会受到住院角色的干扰，能更直观地说出内心感受，利于管理者了解患者需求，动态分析存在的问题，及时采取措施弥补不足，持续改进服务质量，起到真正的监督和督促作用。

2.增加医患或护患之间的信任与尊重，体现整体护理内涵

回访制度能使优质护理从院内延伸到院外，大大缩短医护人员与患者的距离，提高患者的自我护理能力以及遵医行为。回访作为新时期开放式的健康管理形式，使健康服务范围从医院拓展至患者的家庭以及社区，充分体现了“以人为本”的护理理念，进一步丰富了整体护理的内涵。

3.推进中医药服务，节约公共卫生资源

中医健康管理秉承中医“养生保全、未病先防、先病而治、既病防变”的特点，中医健康回访将以全面实施健康管理为目标，以中医药为特色，以社区居民广泛参与为基础，不仅致力于预防疾病的发生、发展，还开展疾病干预、治疗、控制等工作，通过中医体质辨识和中医健康干预等措施，预防疾病发生，减轻患者痛苦，改善预后，提高患者生活质量，从而节约社会医疗卫生资源。

4.提升医护人员专业能力

医护人员具备扎实的专业能力是回访成功的关键因素，访视内容涉及营养学、心理学、法律、基本礼仪等多学科知识，要求医护人员在工作和学习中不断提高自身文化水平、拓宽知识面，满足被访视人员的健康需求。因此，回访工作促进了医护人员学习的积极性。

二、中医健康管理回访的常见形式

真正意义的健康管理应是全过程、无缝隙的健康维护，住院时能做好患者入院、住院和出院全程护理，居家时能通过上门、电话、微信及QQ等多种方式进行回访，使人们在家也能得到专业指导，真正体现以人为本的服务宗旨。

1.社区座谈会

定期组织医护人员到各社区举办座谈会，开展群体健康教育，针对不同人群普及健康知识，从饮食、运动、行为、中医四季养生、情志调理等方面给予科学、合理的建议和指导。在座谈会中，还可以由医护人员进行中医养生操、穴位按摩等示范，发放健康资料宣传小册子，附上健康生活方式口诀便于记忆。如针对老年人，发放健康自我管理卡片，为老年人示范身高、体重、腰围、臀围、血压、血糖等的正确测量方法，鼓励老年人定期测量相关指标并记录在自我管理卡中，为其详细讲解有关情志调摄、起居调养等中医养生知识，形成良好的自我管理氛围。

2. 家庭访视

采取上门回访的方式，对访视对象的生活环境和行为方式进行观察，给予个性化居家健康指导，通过与访视对象、家庭成员间的互动，提出准确有效的建议，并协助其更好地利用社区卫生资源，促进健康生活方式的建立。

3. 电话回访

电话回访是最常用的回访方式，方便访视对象答疑解惑，并实时了解其饮食、运动和心理情况。为了提高电话回访质量，访视人员需做好以下工作：①对被访视对象的电话号码进行核实，必要时提供多个电话号码。②信息录入电子化，减少、避免因字迹潦草造成的错误登记的情况。③选择恰当的回访时间，一般在每天的9～11时、15～17时进行，避免打扰其工作、学习和休息，也可以根据访视对象的职业进行合理调整。④规范电话礼仪，访视人员进行电话回访时，首先应表明自己的身份，根据访视对象的职业及年龄选择合适的称呼，比如“某女士”“某先生”“某老师”等，说话语气委婉、柔和。

4. 信息化随访

随着信息技术的飞速发展，人们的生活方式和通信方式发生了很大的变化，越来越多的人习惯借助信息化技术交流，如博客、QQ、微信、电子邮件等。在回访中，访视人员可以通过信息化手段进行网络视频或音频回访，定期推送健康小贴士及健康知识链接等。此外，通过与访视对象建立微信或QQ好友关系，可以随时随地进行沟通交流，及时帮助访视对象解决日常健康问题。如对居家慢性病患者可以通过远程网络支持（微信、QQ等），指导其开展中医养生操、穴位按摩、饮食调摄等自我护理。但还有相当一部分中老年人及文化程度不高的服务对象对智能软件、QQ、微信等信息化随访形式接受程度较低，且信息化随访需要配置电脑或智能手机等硬件才能实施，故针对此类老年人群仍应该以电话、家访和门诊等方式为主，结合书面、讲座、培训班，多渠道开展有关健康危险因素、常见慢性病知识、健康生活方式等健康教育。

（本节作者：崔金梁）

第七节　常用中医健康状态调理技术

一、经络与穴位相关技术

经络学说主要以人体经络系统循行分布、生理功能、病理变化及其与脏腑相互关系为理论基础。经络具有联系脏腑和肢体、抗御外邪、运行气血、沟通内外、贯穿上下的通路的作用，是临床上说明病理变化，指导辨证归经、针灸治疗和保健养生的重要理论依据。近年来，在健康管理中经络与穴位相关技术越来越多地应用于各类人群。

1. 艾灸

艾灸法主要是根据不同疾病选用特定的燃烧材料熏灼或温熨体表一定部位，借助灸火的热力和药物的作用，通过经络的传导，温通气血、扶正祛邪，达到防治疾病、保健强身功效的一种治疗方法。

艾灸作为健康养生的重要方式，一直广受关注。艾灸在健康管理中既可以作为治疗疾病的方法，又可以预防保健。艾灸施灸所采用的材料有多种，主要以艾叶制成的艾绒为主，其气味芳香，辛温味苦，易燃烧，火力温和。新制的艾绒含挥发油较多，灸时火力较强，故以存放时间较长的艾绒为佳。根据施灸的用物不同，临床分为艾炷灸、艾条灸、温针灸等。慢性虚寒性疾病如慢性腹泻、风寒湿痹、哮喘等，可采用艾炷灸的无瘢痕灸进行治疗和调理；因寒而致的腹痛、呕吐、外感表证等，可采用艾炷灸的隔姜灸进行治疗和调理；肺结核、腹中积块、瘰疬及未溃疮疡等，可采用具有消肿、止痛、拔毒、散结等功效的隔蒜灸进行调理；女性宫寒者可用附子片或附子药饼做间隔物的隔附子饼灸，以调理宫寒导致的不孕、月经失调等疾病。

2. 按摩

按摩又称推拿，是在中医基础理论指导下，根据整体观念和辨证施治原则，通过特定的手法作用于人体体表的特定部位或穴位，调节机体自身的功能活动，达到防病治病目的。按摩历史悠久，早在先秦时期就有记载，是主要的治疗和养生保健手段。

按摩作用于体表的特定部位或穴位，可使经络通畅、气血流通，津液得以运行；还可通过手法对人体体表的直接刺激，促进气血的运行；对机体体表作用，产生热效应，加速气血运行，通过提高机体痛阈和减低刺激量而达到止痛作用；具有散寒止痛的功效，这是缓解肌肉紧张和痉挛的有效方法。按摩手法作用于受伤部位，可行气活血，消肿化瘀，理气止痛；整复手法通过力学的直接作用，纠正筋出槽和骨错位，消除痉挛和局部肌肉疼痛的病理状态，达到肌腱修复的目的；运用被动运动手法，如弹拨手法、拔伸手法等，可以达到松解粘连、滑利关节的作用。

按摩在中医健康管理中可用于疾病的辅助治疗，如脑卒中后遗症、面神经瘫痪等神经系统疾病；颈椎病、急性腰扭伤、腰肌劳损、腰椎间盘突出症等运动系统疾病；高血压、冠心病、雷诺病等循环系统疾病；慢性浅表性胃炎、慢性腹泻等消化系统疾病。同时也可以用于人们身体的调理，如消除疲劳。由于简、便、易、廉，无副作用的特点，近几年，按摩受到越来越多人的接受和使用，在延缓衰老、皮肤美容等的临床研究中，也发挥了作用。

3. 耳穴贴压

耳穴操作手法有耳穴贴压法、耳穴埋针法、耳穴放血法、夹耳法、耳穴按摩法等。本章节主要介绍耳穴贴压法，用代替耳针的药籽、药丸、谷类或其他物品置于胶布上，贴于穴位，通过用手指频繁刺激按压耳郭上穴位，使其产生酸、麻、胀、痛等刺激，通过经络传导，达到防治疾病目的。耳穴贴压法以耳与经络之间的密切联系为依据，其中奇经八脉中阳跻脉并入耳后、阳维脉循头入耳；六阴经经脉通过各自的经别间接上达于耳，六阳经经脉循行于耳或分布于耳周。耳与脏腑的关系也很紧密，成为耳穴治病、耳郭视诊的主要依据。

耳穴贴压法特点鲜明，以丸代针、刺激持久、疗效确切、取材方便、易学易懂、操作简便、不良反应小等优势显著，因此在临床治疗、护理和健康管理中广泛应用。可用于各种扭挫伤、头痛、神经痛等疼痛性疾病，急慢性结肠炎、牙周炎等炎性疾病，心律不齐、高血压等功能紊乱性疾病，哮喘、过敏性鼻类、荨麻疹等过敏及变态反应性疾病，也可应用于预防感冒、晕车、晕船及预防和处理输血、输液反应者。

4. 中药足浴

足浴疗法是传统医学中防治疾病的保健养生方法，其传承已久、疗效突出，属于自然疗法中的洗浴疗法。中药足浴也需要辨证选方用药，利用中草药煎汤制成水剂浸泡足部，药物刺激足底反射区药效，然后经过足底皮肤、穴位吸收，最后通过经络传导输送直达病位，发挥治疗作用，调整整个机体功能，中药足浴利用外治方法达到内治的功效。除此之外，中药足浴还衍生出超声波足浴，结合超声波的促溶作用，中药有效成分能够有效析出，并能增加药物通过透皮吸收，使有效成分充分发挥作用并直达病所；超声波产生的热能可增加足部血液循环，而震荡作用则能有效刺激足部穴位，使药物充分结合经络腧穴共同发挥调理作用，中药足浴疗效的充分发挥，有利于更快地改善患者临床症状。

中药足浴疗法以中医理论为基础，以整体观念和辨证论治为原则。足部养生早在《黄帝内经》就有相关记载。足是足三阴经的起点、足三阳经的终点。足部也是人体完整的缩影，有人体各组织器官的反射区，通过神经反应调动人体的调节机制以调节代谢。另外，足部在血液循环中相当于“第二心脏”，中药足浴通过刺激足底反射区，具有促进血液循环、新陈代谢等作用。

中药足浴在临床护理和中医健康管理中使用广泛。中药足浴可作为疾病的辅助治疗，如慢性咽炎、感冒、咳嗽、气管炎等呼吸系统疾病；高血压、冠心病、脑卒中后遗症等心脑血管系统疾病；胃下垂、便秘等胃肠道疾病。在亚健康人群中的应用也非常广泛，如头晕、头痛、失眠、颈椎疼痛、足跟痛、腰痛及坐骨神经痛症状等的缓解；极度疲劳伴头痛、失眠、肌肉痛、记忆力减退等症状的缓解；预防老年痴呆症、脑萎缩等；还能用于美容、除斑。

5. 中药离子导入

中药离子导入是以音频电疗机为工具，通过直流电将中药离子经皮肤或黏膜引入病变部位，从而发挥作用的治疗方法。现已广泛应用于临床各科，适用于局部和全身性治疗。

中药离子导入将中医辨证施治与局部对症处理有机结合，同时发挥中药、直流电及穴位刺激的多重作用。药物的有效成分主要由皮肤毛孔、皮脂腺开口等途径进入体内，但受到诸多阻力，尤其是表皮角质层，作为身体皮肤屏障，是药物进入体内的主要阻碍，因而药物进入量有限。中药经皮离子导入是利用直流电场作用和电荷同性相斥、异性相吸的特性，使药物离子或带电胶体微粒进入人体。当直流电作用于机体时，组织中正负离子在电场的作用下产生定向移动，组织兴奋性、细胞膜结构与通透性等发生改变。通过穴位中药离子导入可将中药、经络穴位与离子导入融合在一起，通过穴位刺激、中药在特定部位的刺激吸收增强，从而达到祛风散寒、疏通经脉、调和气血、扶正祛邪、平衡阴阳之功。

在中医健康管理中，中药离子导入法可用于治疗骨质增生病、肩手综合征、椎间盘突出等骨科疾病，以改善局部血液供应，使骨、软骨细胞周围微环境发生改变，促进疾病康复。用于治疗妇科盆腔炎时，导入具有温经散寒、活血化瘀止痛的中药，通过温热的良性刺激可促进局部血液循环、提高新陈代谢，以利炎症的吸收和消退。还可用于支气管肺炎、慢性阻塞性肺病等呼吸系统疾病，甲状腺结节等内分泌系统疾病，脑卒中后偏瘫、带状疱疹神经痛等神经系统疾病。

6. 拔罐

拔罐古称“角法”，是以罐为工具，借助热力排尽罐内的空气，造成负压，使罐吸附于体表腧穴或患处造成皮肤充血、瘀血，以达到防病治病的方法。拔罐具有操作简单且副作用小的特点，故应用普遍。

拔罐是以经络理论为基础，通过刺激特定穴位或体表部位，按照整体观念和辨证论治的原则，以中医理论为指导，达到平衡阴阳，调和气血，调节经络，恢复和维持身体的正常机能，将内脏各组织器官的机能活动调节到最佳状态。在现代医学研究中，拔罐被认为具有局部机械刺激作用和温热作用，能够增加毛细管通透性和组织内气体交换，进而使机体释放出组胺、神经递质等，刺激各个器官，从而增加机体的抵抗力，后者利用热刺激提高局部皮肤温度，促进血液循环，增强新陈代谢等，从而提高机体抵抗疾病的能力。

中医健康管理中，拔罐疗法已经普遍应用于内、外、妇、儿等各科，外科疾病如急性阑尾炎（初期）、胆绞痛；皮肤病如慢性荨麻疹；骨科疾病如肩关节周围炎、颈椎病；内科疾病如急性视神经炎等。

7. 刮痧

刮痧疗法是应用边缘钝滑的器具，以中医的脏腑经络学说的皮部理论和全息理论为基础，在体表皮肤的特定部位进行相应的手法刮拭以防治疾病的中医外治法，具有易学、易会、简便易行、疗效明显的特点。

人体作为一个有机的整体，皮肤与经络密切关联，刮拭刺激皮肤能通过经络传至相应的脏腑，使阻滞经络的邪气从肌肤表面散开，起到调畅气机、舒筋活络、活血化瘀等作用。

在中医健康管理中，刮痧疗法可用于呼吸系统疾病如感冒、心血管疾病如原发性高血压、内分泌系统疾病如糖尿病、消化系统疾病如胃炎、妇科疾病如原发性痛经等的防治，还可以用于增强机体的免疫力和抗病能力，以达到保健和治疗的目的。

二、传统保健运动技术

中医传统保健运动技术是我国的国粹，也是中医未病先防思想的体现。其中太极拳、八段锦等保健运动技术是中国传统文化长期孕育的宝贵结晶，更是维护健康的养生技能。中医传统保健运动技术因操作简单、实用、不受场地等限制，具有方便、快捷、有效的特点。

1. 太极拳

太极拳是中国传统健身运动的精髓。太极拳注重自我保存和恢复。其保健养生之功用在于它融气功、武术、导引为一体。其精髓就在于“养”，能治疾病于未染。“养”是自我呵护、自我调理，通过“养”，舒筋活血，开穴顺气。

在健康管理中太极拳应用广泛，目前主要在老年人群中应用，可提高老年人的心肺功能、迷走神经的调节功能，而且在交感-迷走平衡系统中倾向于降低交感神经的敏感度；可调节人体血压、血脂、血糖，提高人体免疫力，改善脑血流状况，以强身健体。

2. 八段锦

八段锦是中国古代导引的重要组成部分，是一套针对某些脏腑疾病的功法。八段锦由八个动作组成，一直以其简单易学而深受人们喜爱。

在健康管理中，八段锦可防高脂血症、冠心病的发生，有利于糖尿病患者的康复。八段锦作为辅助治疗手段对运动系统疾病有着良好的改善作用，可减轻疼痛和活动受限症状；加速血液和淋巴回流，有利于炎症和水肿的消退；还对老年便秘型肠易激综合征、老年慢性肾炎患者有很好的辅助治疗作用。

3. 五禽戏

东汉名医华佗根据古代导引、吐纳之术创造了五禽戏。五禽戏是以阴阳和五行学说为思想基础，利用人体脏腑、经络和气血功能，模仿虎、鹿、熊、猿、鸟五种禽兽的动作和特性创造的一套保健功法，主要以肢体运动为主，配合呼吸吐纳和意念来达到强身健体、防病治病的目的。

根据中医的脏腑学说，五禽配五脏，虎戏主肝，能疏肝理气、舒筋活络；鹿戏主肾，能益气补肾、壮腰健胃；熊戏主脾，能调理脾胃、充实两肢；猿戏主心，能养心补脑、开窍益智；鸟戏主肺，能补肺宽胸、调畅气机。人体是一个有机整体，每一戏既主治一脏疾患，又兼顾其他各脏，最终能达到祛除疾病、强身健体、延年益寿的目的。

在健康管理中，五禽戏能够显著提升老年肥胖人群血液中抗氧化酶的活性、脂质过氧化作用，有益于老年肥胖人群的身体健康；能调节机体免疫平衡；可以有效地防止骨量的丢失，从而增强骨密度；能良好促进人心境变化，改善人的抑郁和焦虑，增强人的社会交往能力；还可延缓衰老。

三、中医情志疗法

中医情志疗法是脏腑情绪理论和五行理论的结合，用情志之间相互制约的关系来预防和消除不良情绪，以利于疾病的预防、治疗和康复的方法。中医情志疗法作为传统中医疗法之一，历史悠久，具有“简单、易行、安全、有效”的特点，为无数患者解除了心身疾苦，获得了大部分患者的肯定。

情绪与人体的健康息息相关。正常的情绪和脏气调和会加强脏腑的功能和活动；反之，不正常的情绪会直接损害脏腑，影响脏腑和疾病的结果。

随着社会的发展、生活节奏的加快、人类疾病谱的变化及人们健康观念的改变，心理疾病、心身疾病及亚健康人群呈逐年递增之势，其发生发展与人们的精神、心理、行为因素相关。而以调节和控制患者的情绪与行为为主要治疗手段的情志疗法，在心身疾病及亚健康防治中起着不可估量的作用，并日益为医学界所重视。

中医情志疗法有说理开导法、释疑解惑法、宣泄解郁法、移情易性法、以情胜情法等。在中医健康管理中发现患者情志异常，可以采用以情胜情法中恐胜喜、怒胜思、喜胜悲、悲胜怒、思胜恐来改善患者情志异常症状。如围绝经期妇女，整天胡思乱想，可采用运动、音乐欣赏、书法绘画、读书赋诗、种花养鸟等移情方法转移其注意力，以改变消极情绪。

四、中医食疗与药膳

食疗法是指膳食所发挥作用的治疗，即利用膳食作为治疗和调理剂，根据膳食的有效性来解释这种疗法的性质，表达的是膳食的功能概念。食疗寓治于食，既能达到强身防病的目的，又能愉悦人的感官和精神，特别适用于慢性病的治疗和调理。

“有病治病，无病强身”是食疗最显著的特点。它充分利用食物性味的特性，对某些病证起到治疗或辅助治疗作用，调节机体阴阳，有利于患者疾病的治疗和身心的恢复。它的适用范围广，主要针对亚健康人群，其次是患者。

药膳是从营养学中分化出来的特殊膳食营养形式。中医药膳是在中医理论指导下，采用传统烹调技术，结合不同的药物和食物，结合中国现代食品技术工艺加工而成的具有防治疾病和保健功能的特殊食品。药膳取药之性、食之味、食之形、药之力、药之助食，既能满足人们对美食的追求，又能起到调节身体的作用。提高体质，预防疾病的发生，有助于治疗疾病，促进身体机能的恢复。

中医药膳根据中医理论确定施膳原则，其实施必须遵循平衡阴阳、调整脏腑、扶正祛邪、三因制宜等原则，如热盛于内，用石膏粳米汤、五汁饮等寒凉药膳以清解；阴虚而阳亢者，用天麻鱼头汤等以平之潜之。对于患者而言，药物是以治疗疾病为主，一旦正复邪除，原则上即不再施药，而代之以饮食调理，在《黄帝内经》中早已确立这一原则。药膳通常来说是利用食物和药物相结合的形式，用于患者治疗后的康复调理、一些慢性疾病患者的缓渐治疗、改善机体衰弱时的状态以及正常机体状态下的滋补，它不寻求快速成功和立竿见影的好处，而是从长期、日常和持续的调理中获益。

因此，药膳不仅可以作为药物治疗后的补充，对于慢性病、体弱者或身体阴阳气血偏颇时，也是一种合适的调理方法。

（本节作者：崔金梁）

第八节　重点人群的中医健康状态调理

一、儿童的中医健康状态调理

根据儿童各时期的不同特点，将其分为围产期、新生儿期、婴儿期、幼儿期、学龄前期、学龄期和青春期。本节的研究对象为0～14岁儿童，即从婴儿期到青春期的儿童。“稚阴稚阳之体”，儿童的身体十分脆弱，气血不足，活力旺盛，发育迅猛，因此，患病的可能性极大，而且传播的速度也极快。基于儿童生理病理特点，开展儿童中医健康状态调理有利于儿童的健康成长。

（一）婴儿期、幼儿期儿童中医健康状态调理

1.时间及流程

根据儿童的年龄，从6到36月龄，应该综合考虑儿童的健康状况，以及预防接种的时机，为他们制定出最佳的调理方案。具体流程如图13-1。

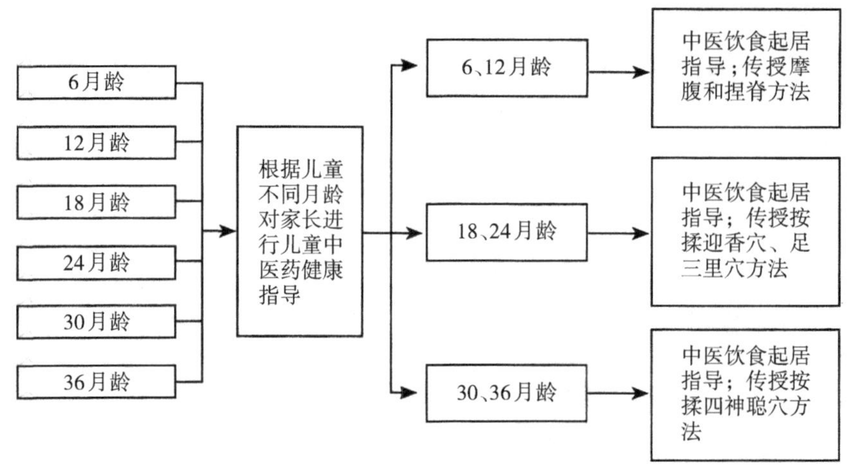

图13-1　儿童中医健康状态调理服务流程图

2.调理内容

①为了确保孩子的身心健康，应为家长安排一次专业的咨询服务，以帮助他们了解有关中医的知识，并且根据孩子的年龄特点，为他们制定出适合的膳食和运动方案，以确保他们的身心得到有效的保护和改善。②为了帮助儿童健康成长，家长可学习一系列推拿技巧。从儿童6、12月龄开始，家长可学习如何轻柔地推腹和捏脊；到了儿童18、24月龄，家长可学习如何轻柔地揉搓迎香穴和足三里穴；到了儿童30、36月龄，家长可学习如何精准地推拿。

3.调理方法

（1）饮食调养

《备急千金要方》曰："凡乳儿，不欲太饱，饱则呕吐。"《圣济总录·小儿门·小儿初生法》曰："儿之乳哺，宜令多少有常。"《陈氏小儿病源方论·养子调摄》指出，为了让孩子健康成长，必须注意饮食的均衡。适当的温度、柔软的食物，以及适量的冷食，可以避免患病；而过度的寒食，只能让孩子感到饥饿。儿童多因脾薄而弱，易伤于乳食不当，故养成良好的哺乳喂养习惯在调养中很重要，家长应尽量延长夜间喂奶的间隔时间；食物应细、软、烂、碎，品种丰富，适度摄入寒凉食品，严格控制冷饮的摄入；避免偏食，节制零食，按时进食。

（2）起居调摄

自古对儿童的起居调摄注重有法有度。《诸病源候论》提醒我们，在天气温暖无风的时候，母亲应该抱着孩子在日中嬉戏，这样可以使血液畅通，肌肉变得坚硬，能够抵抗风寒，不易患病。如果常常藏在帷帐里，穿上温暖的衣服，就像阴暗的草木一样，不受风寒的侵害，不会受到损伤。冬季穿上两件外套，或者穿上单层的外套，是很好的选择。因此，在日常生活中，应该经常到室外运动，尤其是在晴天，每周应该参加1～2次室外运动，一次持续10～15分钟，逐渐延长到1～2小时。在春季，应该特别留心保护自己，尽量少穿或者不穿太厚的衣服；在夏季，应该恰到好处地享用降暑的机会，尽量少使用电扇，并且控制好空调的温度；在秋冬季，应该穿适量的衣物，并且遵循"三分寒"，确保室内有足够的通风。为了促进孩子的健康，我们需要做到以下几点：①确保每天有足够的休息，并且要有规律的日间锻炼和夜间休憩；②要给孩子提供合身的服装，不要让他们的身体太拘束，以防止他们的身体受到压迫；③要让孩子有一种健康排泄和清洁的环境。

（3）推拿方法

在婴幼儿的腹部进行按摩，具体的步骤：在婴幼儿的腹部，用食指、中指和无名指的指尖按压，并且在腕关节处进行有规则的、循序渐进的、缓慢的按压，持续1～3分钟即可。通过调节肠道和肝脏的运作，可以提高食物的消化和吸收能力。

取穴时，应从督脉的正中开始，沿着大椎到尾巴的最终点进行。按摩时，应该用两只手的中指、无名指、小指紧紧贴靠在一起，而食指则要稍微弯曲，而拇指则要保持伸展，与食指的前部相接（图

13-2)。首先，操作者需要先从长强穴出发，用食指和拇指进行协调。接着，需要用食指和拇指，以及其他工具，以及时地把握住机会，并以最佳的方式把激发全身内脏机能重启的机会带到脊背的另一边。按照患者的具体疾病及其身体特征，“重提”按摩方式可以进行4～6次按摩。第2次按摩，按摩师应该结合患者所表示的疾病，以更有针对性地按摩“重提”，以增强按摩疗效。第5次按摩，按摩师应该按照患者督脉两侧腧穴，使用双手拇指、食指相互配合，以更大的力度按摩并轻轻地推动。完成第6次捏拿之后，使用双手的拇指轻轻地抚摩孩子的腰背，以达到减轻体重、增强肠道蠕动、疏通气血的目的。

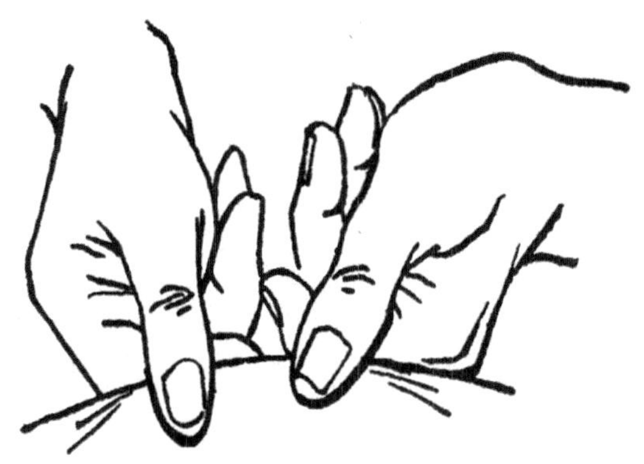

图13-2 捏脊手法示意图

穴位按摩。

①足三里穴是一个重要的穴道，它在犊鼻穴的下方3寸处，离胫骨的边界一个手掌大的地方，可以通过用手的大拇指轻轻地按摩，一般持续1～3分钟，可以帮助改善消化系统的功能，增加身体的免疫力。②迎香穴在鼻翼的外侧、鼻唇沟处。将两只手的拇指分别放置在对应的下巴上，另一只手的中指放置在对应的迎香穴，将三根手指朝着手掌的正面，以顺时针的方式轻轻地推动，每次持续1～3分钟，可以起到调节呼吸道的功效。③将手放置在头顶部，两边分别距离百会穴4寸处。通过轻轻抚摸，从左到右，从上到下，分别轻轻地刺激1～3分钟，可以起到提升精力和增强记忆力的作用。

在进行按摩时，请确保您使用了适当的介质，例如爽身粉。为了保护儿童的皮肤，请确保您的双手保持干净，并修剪好指甲。寒冷季节，为避免儿童紧张，操作者应将双手搓热后再行操作。手法应柔和。坚决禁止按揉局部皮肤破损、骨折处。

（二）学龄前期儿童中医健康状态调理

学龄前期（4～6岁）儿童体质增强，活动能力较强，求知欲旺盛。这一时期儿童应注意合理饮食、预防伤害、保障儿童身心健康。

1.体格锻炼

为了提高小孩的身体素质，应该在家里或学校安排适合他们年龄的运动，比如跳绳、跳舞、踢毽子、做保健操等。同时，也应该确保他们每天都有足够的时间到户外活动，让他们接受阳光和新鲜的空气。

2.饮食调养

提供营养丰富的食物，包括谷物、豆制品、动物内脏、家禽和水产品。重视营养均衡，让孩子健康地摄入营养。我们还要教育孩子如何正确地摄取营养，防止过量摄入，并让他们具备自己的进餐技巧。如果有排便困难的问题，建议吃一些新鲜的蔬菜和水果，以及一些富含营养的粗粮。同时，要尽量避免摄入过于刺激人的食品，如香料、咖啡、酒类。对于那些消化力较弱的孩子，建议摄入一些富含营养的食物，如扁豆、莲子；同时要尽量避免冷饮、油炸食品和甜品。

3.起居调摄

为了保持健康，应该养成良好的生活习惯，并随着气温的变化而适当增减衣物。

4.心智培育

鼓励儿童提问，尊重其好奇心，对儿童的提问给予耐心解释。适当放手，保护学龄前儿童对周围事物的探索欲望。鼓励其与他人交往，培养积极向上的生活态度。注意独立与适应能力的培养。

5.疾病预防

防病的根本措施在于增强体质。为了减少反复呼吸道感染的发生，我们应该采取辨证施治的方法，改善患者的体质，在哮喘缓解期间，加强正气的培养，控制发作；同时，我们还应该调节患者的脾胃功能，调节饮食，增加食欲。

（三）学龄期、青春期儿童中医健康状态调理

在6～12岁的这段时间里，孩子们的身心都在迅猛地发展，他们的身材和智力也在不断增强。在13～14岁的这段时间里，他们的身心都在迅猛地变得更为完善，不仅是身材，而且还有精神和社会能力。学龄期儿童及青春期少年是身心发育的重要时期，需关注此期生长发育各项指标，同时注重营养，并针对可能出现的各种心理、情绪及行为问题，开展情志方面的调理和行为的指导。鼓励参加体育锻炼，预防视力下降、营养不良、缺铁性贫血、肥胖等疾病。

二、妇女的中医健康状态调理

《医宗金鉴》指出，不论是男科还是妇科，都应该同样治疗，但是调经崩带症、嗣育胎前并产后、前阴乳疾等症状却是完全相同的。这表明，中国古代就已经意识到，女性与男性的身体特征存在明显的差异。妇女由于经、带、胎、产等生理特点，多精血耗伤，表现为“气有余而血不足”，加之现代女性多肩负家庭、工作、生活等重任，易出现七情失和，致脏腑失调，气机失于调畅，其病理状态特征表现为妇女多与“郁”相关，久郁化火，火热伤津液，炼液为痰，痰聚则形成包块，如癥瘕、积聚、乳癖等病证。故对妇女的调理应充分考虑其特殊的生理、病理特点。

（一）月经期调理

月经期间，血室空虚，邪气容易入侵；气血失调，乃至情绪波动，抵抗力下降。妇女应注意保持清洁卫生，避免过劳和受寒，应做到饮食有节和情志舒畅。

1.保持清洁

在月经周期，由于子宫内部缺乏营养，病原体很可能会进入子宫，因此，为了防止病原体的传播，建议避免进行性行为、游泳等。

2.避免过劳

避免剧烈运动及重体力劳动，充分休息。

3.避免寒凉

加强寒温调摄，注意保暖。忌在烈日高温下劳动。

4.饮食有节

建议选择清淡、健康的食物，避免食用辛辣、油腻等食物。

5.调畅情志

防止情志损伤，注意保持心情舒畅。

（二）妊娠期调理

在怀孕期间，母亲的体内会有大量的阴血流向子宫，这是“血感不足，气易偏盛”的一个重要原因。在怀孕初期，母亲的体内会有大量的血液流向子宫，导致子宫内的气体变得充盈，并引发了母亲的消化系统紊乱，如厌食、恶心、呕吐、早醒头痛。20～40天之后，上述问题会逐渐缓解。随着

时光的推移，3个月以内，女性的白带会有所增加。4～5个月时，女性会有明显的胎动感，胎儿会变得越来越大，使得气血流通受到影响，导致水分潴留，从而引发轻微的浮肿。在怀孕末期，由于胎头会压迫膀胱和直肠，造成尿液增多、排泄困难等。根据妊娠期间出现的各种生理表现，可采取相应的措施进行调理。

1.劳逸结合

为避免损伤胎气，不宜操劳、持重物、攀高涉险，建议适量活动，保持充足的睡眠。

2.调养饮食

在怀孕期间，建议保持健康的饮食习惯，并且要按照怀孕的阶段来调整膳食。在怀孕早期，建议少食多餐，并且要注意摄取足够的叶酸。在怀孕的中期和末期，建议更换一些高质量的食材，如肉、鸡、鸭、豆制品和蔬菜等。为了保护身体健康，避免过量摄入各种调料，如酸、苦、甜、辣、咸等，并且要避免吸烟酗酒，以及过度的烹饪和零食。

3.调畅情志

保持心情舒畅、情绪稳定，以免影响胎儿发育。

4.起居有常

随着四季的变换，我们应该保持宁静，避免过度劳累。长时间看书会耗血，长时间卧床会消耗气，长时间坐着会损害肌肉，长时间站着会损害骨骼，长时间行走会拉伤筋腱。在怀孕早期和7个月后，应该避免房事，以免损害冲任和胞脉，导致疾病的侵袭、胎儿的不安或流产。穿着宜宽松，不可紧束腹部和乳房。

5.谨慎用药

对于任何可能引发严重后果的治疗方法，如治疗痛风、活血化瘀、消除体内积聚物以及任何潜在的危险因素，都应该谨慎。

6.常见异常情况的调理

（1）妊娠呕吐

在怀孕的初期，如果有头痛、疲劳、消化困难、厌油、恶心、早上呕吐的症状，这些是早期的怀孕反应，可以尝试口嚼一些鲜姜片、乌梅、陈皮来缓解这些症状。

（2）妊娠便秘

妊娠期妇女易出现便秘，排便时孕妇腹内压增大，可致胎动不安，此外便秘日久可诱发痔疮或使原有痔疮加重。为了避免孕期的便秘，建议孕妇保持良好的饮食习惯，如摄入高营养的粗粮、新鲜的水果。

（三）产褥期调理

产后，妇女的阴血会急剧减少，导致元气消耗，身体各部位都会变得虚弱，容易感到寒冷、畏风、多汗和微热。应合理调养，促进机体尽快恢复。

1.寒温适宜

为了应对气候变化，应该适时更换衣服，以防止受凉或中暑。在居住环境中，应该避免风吹，并确保空气流通。

2.劳逸适度

充分休息，保证睡眠时间，不可劳累，以免导致恶露不绝、子宫脱垂。

3.注重营养

为了确保母亲的健康，应该给予母亲充足的营养，包括鱼汤、骨汤、坚果及新鲜的蔬菜、水果等。汤羹可以帮助母亲更好地消化，促进母亲的健康。

4.调畅情志

分娩后产妇需要适应新的角色要求和家庭成员结构的变化，情志反应多受其性格、新生儿是否健康、家人的关心与支持、家庭经济状况等影响。若情志失调，部分产妇可出现产后抑郁，使得产妇和婴儿的健康与安全受到威胁。为了保护产妇的身心健康，我们应该多加鼓励和倾听她们的情绪，避免精神上的刺激，并且指导她们与婴儿保持良好的沟通，以便更好地照顾宝宝。

5.保持清洁

每天坚持梳洗、刷牙，勤换衣服及床单。产褥期有恶露排出，保持外阴清洁卫生，用温开水清洗外阴，使用消毒卫生巾，内裤经常换洗并用日光消毒。

（四）哺乳期调理

坚持母乳喂养。每次哺乳前，乳母洗手，并将乳头洗净。为了保证婴儿的健康，建议采用侧卧或坐姿进行哺乳，这样可以避免乳房阻塞并让宝宝感到舒适。为保证足够的乳量，哺乳期妇女还应注重营养，多喝汤水。慎重服药，如确需服药，应咨询医生，不可盲目自行购药服用。

（五）围绝经期调理

《素问・上古天真论》提出，当女性处于……七七之际，太冲脉衰弱，天癸竭竭，地道不通，因此形态会变得不佳，甚至无法生育。在这个阶段，围绝经期的妇女需要重点加强补充肾气，保持冲脉的健康；同时，要保持心态的平和，定期进行体检。为了改善健康状况，建议每天食用富含蛋白质的食物，如蛋类、瘦肉、奶类，以增强身体的免疫力和抗病能力。注意劳逸结合，定期体检，以便疾病早发现早治疗。

三、老年人的中医健康状态调理

当人的年纪越来越大，身心都可能受到影响。这些影响包括：身心的疲劳、精神的抑郁、身心的焦虑、身心的不适、身心的虚弱。所以，老年人应该特别注意保持身心的平衡，以便应对日益严峻的挑战。在调理中应顺应四时，强调天人合一的原则。可从饮食调养、情志调养、起居调摄、运动保健、穴位按摩等方面进行调理。

1.饮食调养

脾胃是身体健康的基础，但是，随着年纪的增加，脾胃功能也会受到影响，因此，保持健康的饮食习惯，尤其是在保持脾肾功能的同时，更加需要特别关注。在选择膳食时，应当按照营养素平衡、清淡易消化的基本原则，尽量选择多种、健康的食材，比如莲子、山药、藕粉、核桃、黑豆，还有瘦肉、豆制品、新鲜的蔬菜和水果，避免使用太油、太辣的食材。为了保持健康，需要根据季节来改变我们的饮食。例如，在春季，我们可以吃新鲜的菠菜、芹菜、春笋。在夏季，我们可以吃一些应季水果和蔬菜，比如西瓜、番茄、黄瓜。另一方面，我们可以适当吃一些能够消暑解热的食物，比如金银花、菊花、绿豆、冬瓜、生菜和豆芽。秋季，可以适当吃一些能够滋养身体、调节内分泌的中草药，比如沙参、阿胶、甘草；而冬季，可以适当吃一些能够暖身的食物和中草药，比如羊肉、肉桂。

2.情志调养

老年人情志调养的关键在于培养乐观的情绪，安神定志。老年人可通过赏乐垂钓、习字作画、适度运动、阅读旅游、种植花草等进行情志调养，达到身心愉悦的目的。

3.起居调摄

为了让身心都得到最佳状态，老年人在日常生活中要格外小心，要按照季节性原则，定期更换服装，并且要有效地利用休闲娱乐，让身心都能达到最佳状态。同时要养成良好的卫生习惯，让身心能够随着季节的更替而发展，最终实现天人合一、健康长寿的美妙愿景。为了保证健康，建议选择一个宁静、干净、有效的室内环境，并且能够提供舒适的日常用品。

4.运动保健

对于老年人来说，定期的体育锻炼不仅能够改善他们的身心状态，促进身心的和谐，而且能够有效地减轻他们的焦虑、沮丧和愤怒，从而有效地预防和减轻他们的身心疾病。在选择和实施这些活动的过程中，应该根据个人的具体需求，合理安排，并且坚持不懈。为了保护自己的健康，建议每天早晨和傍晚进行适当的锻炼。锻炼的强度要适中，动作要轻柔，保持良好的节奏。同时，要尽量减少对肌肉的冲击，以及保持良好的呼吸状态，以便保持良好的心理状态。对于老年人来说，太极拳、八段锦、慢跑、散步、游泳、打乒乓球都是比较好的锻炼项目，也可以通过叩齿、导引、咽津来调理。如果在锻炼过程中感到呼吸困难或胸部紧绷，请立即暂停锻炼。

5.穴位按摩

针对老年人的健康状态，可以采取针灸疗法，首先，使用合适的针灸材料；其次，使用大拇指或者中指的指尖，将针灸点放置于肌肉上；再次，施加2～3分钟的轻柔而有节奏的环绕操作，直至患者觉得有些疼痛；最后，再重复上述操作1～2次。可以选择的常见穴位有涌泉、足三里、关元、命门、太溪、三阴交、丰隆、期门、血海、合谷等。

（本节作者：马艳丽）

第九节　职业人群的中医健康状态调理

2016年，党中央和国务院在举行的“大健康、大卫生”的重要会议上强调，必须以“大健康、大卫生”为核心，从多个角度、从长远来看，积极保障公众的身心健康，实现全民共享的美好未来。“健康中国”的实施是当前我国实现可持续发展的必由之路。2/3的劳动力拥有完整的职业生涯，这些劳动力的身心都处于一个极其脆弱的状态，因此，“健康中国”的实施对于实现全体劳动者的身心健康，以及实现全体劳动者的全面小康，具有极其重大的意义。为了保护工作者的身体与精神，我们应该密切监测他们的健康情况，及时了解潜在的疾病风险，采取科学的措施，如采用中药治疗，以期能够降低工作者患上疾病的风险，这一点非常重要。

一、概述

当职业有害因素作用于机体，超出了机体自身代偿能力，则导致功能性或器质性病变，出现相应临床症状，进而影响工作、学习和生活，称为职业病。《中华人民共和国职业病防治法》将职业病定义为：企业、事业单位和个体经济组织等用人单位的劳动者在职业活动中，因接触粉尘、放射性物质和其他有毒、有害因素而引起的疾病。

随着“保健国家”战略的深入执行，政府对于职工的健康状况给予了高度的重视，出台《中华人民共和国职业病防治法》《中华人民共和国基本医疗卫生与健康促进法》《国家职业病防治规划（2016—2020年）》，以确保职工的身心安全，并且不断加强对职业疾病的预防、控制、诊断以及相应的救助措施，以期达成更好的社会效益。

随着时代的飞速发展，工业化、城市化和人口老龄化的趋势日益明显，因此，预防和控制职业疾病的挑战依然艰巨。总的来说，目前我国职业病发病率呈上升趋势，传统职业病危害仍然严重，新的职业风险日益增加，职业健康问题不断出现，且高龄劳动者职业健康问题亟待解决。目前，尘埃感染依旧是中国最常见的工伤疾病，根据2017年的调查，全国共发现了319 761例尘埃感染者，占到了工伤感染者的84.05%。此外，矽肺也在工伤感染中位居第3位，而布鲁氏菌感染则从第13位增长到第4位。除此之外，新技术、新工艺、新材料的运用，以及作业方式的改变，使得如石墨烯技术运用、互联网技术、风电作业、高铁作业等职业相关人群常倒班、超时作业，甚至作业时有不当姿势等，易发生呼吸系统、心脑血管系统、肌肉骨骼系统疾病，新的职业健康问题理应得到全社会的重视。

职业人群的健康状况与国家社会经济的发展和人民生活质量密切相关，他们的健康关系到社会经济的可持续发展，加强职业人群的健康管理，并将能突显中医特色的中医健康状态调理技术融入健康管理中，有利于全方位保障和促进职业人群健康。

二、影响职业人群健康的危险因素

职业对健康的影响通常除职业性有害因素本身外，还包括社会心理因素、行为生活方式。

（一）职业性有害因素

职业性有害因素可能会对工人的身心健康造成严重的影响。主要包括：

1.理化因素

①化学因素：铅、汞、苯、氯、一氧化碳、有机磷农药；粉尘、矽尘、煤尘等。②物理因素：高温、高湿、低温、高气压、噪声、电离辐射、紫外线、激光等。

2.生物因素

动物皮毛上的炭疽杆菌、医护工作者可能接触到的病原微生物等。

3.工作制度因素

工作作息制度不合理，如倒夜班、长时间劳作。

4.工作环境布局因素

工作环境布局不合理，如将有毒工段与无毒工段安排在同一个区域。

（二）社会心理因素

1.社会经济因素

现代经济社会中，各企事业单位竞争越来越激烈，职业人群面临巨大的工作压力。另外，国家对职业人群的保护要求不断完善，在很大程度上影响着职业人群的健康。

2.人际关系因素

人际关系的不和谐，影响职业人群的情感和工作的积极性，造成工作时心情不愉快、紧张，久之易抑郁、焦虑，既不利于工作的有效开展，又不利于个人身心健康。

3.文化教育水平

职业人群若文化教育水平低或缺乏有关职业防护的专业知识，自我保护意识和自我健康监测意识薄弱，容易导致职业病的产生。

4.职业卫生服务水平

医疗卫生服务水平及医护人员的能力、素质，很大程度上关系着职业病的防治工作。

（三）行为生活方式

日常不良的行为生活方式会促进职业性病损的发生和发展，如吸烟会提高石棉接触者发生肺癌的风险；高脂饮食会增加机体对二氧化碳诱发心血管损伤的易感性。

三、职业人群中医健康状态调理的措施

《国家职业病防治规划（2016—2020年）》指出，要提高全民对职业健康的重视程度，并制定出具体的预防控制政策，以及加大对企业的监管力度，建立健全管控机制，以便更好地控制职业健康风险。为了更好地维护公众的健康，我们需要更严格地监督并执行相关规定，不断改善预防控制工作，确立有效的社会援助机制，积极发挥预防控制的作用，积极参与预防控制工作，深入探索新技术的运用。

本部分着重对职业人群的中医健康状态调理措施进行阐述，此处所谓职业人群主要包括未患病职业人群与职业病人群两部分。未患病职业人群健康状态调理重在预防，从根本上杜绝危险因素作用于人体，即“未病先防”。如对职业人群进行健康教育，合理运用防护设施，规范安全操作规程，定期体检，增强职业人群的自我防护和自我保健意识；改变个人行为生活方式，如戒烟、戒酒、起居有常、合理锻炼等。职业病人群的调理则重在治疗，促进康复，防止复发，即“既病防变”“瘥后防

复”。如将职业病患者调离原工作岗位，给予合理、积极的治疗，预防并发症，促进康复，防止复发等。具体可以从以下四个方面进行调理。

1. 情志调理

积极的情绪、健康的心理对人的健康构成有着极其重要的影响。职业人群面临高压、高危、高强度等工作性质，或者面临职场人际关系紧张等，易产生焦虑、抑郁等情绪，若负面情绪持续时间太长、太久，又不能及时宣泄，可积而成疾，引起神经官能症、消化性溃疡、哮喘等疾病，或者增加职业病产生的易感因素。因此可以通过倾诉、高歌、记日记等形式进行宣泄，通过听音乐、绘画、垂钓转移注意力，或者采用情志相胜法，以情胜情进行治疗。

2. 饮食调理

合理饮食对职业人群的健康状态具有重要作用，不论是预防职业病的发生，还是对职业病病情的辅助治疗、促进康复，都发挥着有益影响。对于那些长期接触生产性矿物质粉尘的职业人群，应该采取清淡、营养丰富的饮食习惯，多吃一些能够帮助排出痰液的食物，比如冬瓜、梨子、枇杷、陈皮等，同时也要多喝水。忌食海腥发物、辛辣煎炸之品。尘肺患者，根据中医辨证施治、施护，因中医并无尘肺之病名，多归属于“喘证”“肺痹”等范畴，根据该病不同证型给予饮食调养，痰热郁肺者，可指导患者服用荸荠汁；肺虚者可食用补肺健脾的党参、黄芪、山药等。

3. 运动调理

规律、合理的运动锻炼有利于增强职业人群的身体素质，提高机体的防御能力，可降低职业病的发病风险。中医在运动方面强调动静结合、持之以恒、适度、循序渐进、因时因人制宜的原则。通过练习八段锦、太极拳、五禽戏和六字诀，人们可以获得更好的身体和心理健康。同时为适应广大职业人群快节奏的生活、工作特点，形成了简便易学的运动养生八法：头常抬、胸常撸、肩常摇、丹常养、腰常转、腿常跷、膝常蹲、跟常颠。

4. 起居调理

主要是顺四时，将人的起居生活顺应自然界的变化规律，保持良好的工作、学习、生活习惯。做到起居规律、劳逸结合，勿熬夜久坐等。

（本节作者：马艳丽）

第十四章　医院财务管理

第一节　医院财务管理目标

医院财务管理是组织医院财务活动、处理医院财务关系的一项经济管理工作。我国的卫生事业是政府实施一定福利政策的社会公益事业，医院作为我国卫生事业的主体，其财务管理有一定的特殊性。2000年，卫生部、国家中医药管理局、财政部、国家计委制定了《关于城镇医疗机构分类管理的实施意见》，并于2000年9月1日起施行。我国将医疗机构分为营利性医疗机构和非营利性医疗机构进行分类管理。营利性和非营利性医疗机构划分的主要依据是医疗机构的经营目的、服务任务，以及执行不同的财政、税收、价格政策和财务会计制度。因此，不同类型医疗机构的财务管理也有各自不同的特点，财务管理的目标也不尽相同，本节主要从营利性和非营利性医疗机构的特点来分析医院财务管理的目标。

一、营利性医院及非营利性医院

（一）营利性医院

营利性医院是指医疗服务所得收益可用于投资者经济回报的医院。政府不举办营利性医院。营利性医院根据市场需求自主确定医疗服务的项目。营利性医院医疗服务价格放开，依法自主经营，照章纳税。营利性医院参照执行企业的财务、会计制度和有关政策。取得医疗机构执业许可证的营利性医院，按有关法律法规还需到工商行政管理、税务等有关部门办理相关登记手续。

（二）非营利性医院

非营利性医院是我国医疗机构的主体。非营利性医院是指为社会公众利益服务而设立和运营的医疗机构，不以营利为目的，其收入用于弥补医疗服务成本，实际运营中的收支结余只能用于自身的发展，如改善医疗条件、引进技术、开展新的医疗服务项目等。政府举办的非营利性医院主要提供基本医疗服务并完成政府交办的其他任务，非营利性医院也可以提供少量的非基本医疗服务。政府举办的非营利性医院享受同级政府给予的财政补助。非营利性医院执行政府规定的医疗服务指导价，享受相应的税收优惠政策。非营利性医院执行财政部、卫生部颁布的《医院财务制度》和《医院会计制度》等有关法规、政策。医院按《医疗机构管理条例》进行设置审批、登记注册和校验时，需要以书面形式向卫生行政部门申明其性质，由接受其登记注册的卫生行政部门会同有关部门根据医院投资来源、经营性质等有关分类界定的规定予以核定。凡是政府主办的非营利性医院，不得有营利性组织，不得投资与其他组织合资合作建立非独立法人资格的营利性“科室”“分院”等。

二、医院财务管理目标

医院财务管理的目标是医院理财活动所希望实现的结果，是评价医院理财活动是否合理的基本标准。医院财务管理是医院管理的重要组成部分，财务管理的目标显然要与医院的整体目标保持一致，支持医院整体目标的实现。

（一）营利性医院财务管理目标

营利性医院的经营行为更多地以市场为导向，投资者投资营利性医院的目的是追求利润及投资回报。从财务管理的角度来看，营利性医院的最主要的目标应是医院所有者财富的最大化，对于股份制医院，表现为股东财富的最大化。营利性医院就要在这一基本目标之上构建医院财务管理的原则。但是，营利性医院同样也要受到卫生部门的行业管理，其财务管理的目标要在符合政策法规和行业质量标准的前提下实现。

（二）非营利性医院财务管理目标

非营利性医院是为社会公众利益服务而设立和运营的，得到政府资金或税收方面的支持。非营利性医院没有股东，但是却有很多利益关系者，如出资者、管理者、职工、医生、债权人、患者和潜在的患者（整个社区）等。要提高以上这些与医院利益关联者的满意度，医院必须在符合政策法规的前提下追求医院价值的最大化。医院价值的最大化，是指医院采用最优的财务政策，充分考虑资金的时间价值和风险与报酬的关系，在保证医院长期稳定发展的基础上，在政府规定的限制内追求医疗服务对象满意度最大化和达到行业质量标准的服务数量的最大化。要满足以上目标，在财务管理上，医院必须保证以下几点：

第一，医院必须能够创造足够的收支结余来保证提供现有的医疗服务的连续性，这就意味着现有的房屋和设备在报废或需要更新时有足够的资金保障。

第二，医院必须能够创造足够的收支结余，可以投资于医院发展所需要的新医疗技术和新医疗服务。

第三，政府和慈善机构会提供给医院一定的资金支持，医院应该积极地寻求这些支持，但是，从医院本身运营和财务管理上不应仅依赖于这些外界的资金支持。

第四，医院应努力在政府指导价的基础上，以尽可能低的成本提供基本医疗服务。

三、财务关系

财务关系是指医院在组织财务活动过程中与各有关方面产生的经济关系。医院的财务关系主要有以下几个方面：

（一）医院同所有者之间的财务关系

营利性医院所有者主要是法人单位、个人和外商，所有者按照投资合同、协议、章程的约定履行出资义务，形成医院的资本金，医院利用资本金进行经营，实现利润后，应按出资比例或合同、章程的规定，向所有者分配利润。政府举办的非营利性医院所有者是国家，政府给予医院相应的资金和税收方面的支持。其他非营利性医院的所有者主要是法人单位、个人和外商，国家不直接投资，但是同样给予税收优惠政策。非营利性医院要按规定提供基本医疗服务，遵守政府和卫生行业制定的收费标准及质量标准。医院同其所有者之间的财务关系，体现着所有权的性质，反映着经营权和所有权的关系。

（二）医院同债权人之间的财务关系

医院同债权人之间的财务关系主要是指医院向债权人借入资金，并按借款合同的规定按时支付利息和归还本金所形成的经济关系。医院与企业一样除利用资本金进行经营活动外，还要借入一定数量的资金，以便医院有足够的资金进行医疗活动。这一点营利性医院和非营利性医院都是相同的。医院的债权人主要有：①贷款机构；②商业信用提供者；③其他出借资金给医院的单位或个人等。我国医院目前还不能通过发行债券进行筹资。医院利用债权人的资金后，要按约定的利息率及时向债权人支付利息，债务到期时，要按时向债权人归还本金。医院同债权人之间的关系体现的是债务与债权的关系。

（三）医院同被投资单位之间的财务关系

医院同被投资单位之间的财务关系主要是指医院将其闲置资金以购买股票或直接投资的形式向其他单位投资所形成的经济关系。医院同被投资单位之间的财务关系主要存在于非政府举办的非营利性医院和营利性医院。医院向其他单位投资，应按约定履行出资义务，参与被投资单位的利润分配。医院与被投资单位的关系是体现所有权性质的投资与被投资的关系。

（四）医院同债务人之间的财务关系

医院可以将其资金通过购买债券、提供借款或商业信用等形式出借给其他单位，通过此种方式形成的经济关系即为医院同债务人之间的财务关系。医院将资金借出后，有权要求债务人按约定的条件支付利息和归还本金。医院同其债务人的关系体现的是债权与债务的关系。

（五）医院内部各单位之间的财务关系

医院内部各单位之间的财务关系，是指医院内各科室、病区之间在提供医疗服务的过程中相互提供产品或服务所形成的经济关系。医院普遍实行成本核算制度，内部各单位之间提供的产品和服务都要记录核算。医院内部形成的资金结算关系，体现了医院内部各单位之间的利益关系。

（六）医院同职工之间的财务关系

主要是指医院向职工支付劳动报酬过程中所形成的经济关系。医院按照职工提供的劳动数量和质量支付劳动报酬。这种医院与职工之间的财务关系，体现了职工和医院在劳动成果上的分配关系。

（七）医院同有关部门之间的财务关系

政府举办的非营利性医院，享受政府给予的财政补助。非政府举办的非营利性医院，享受上级单位的补助。非营利性医院享受相应的税收优惠政策，医院要按有关规定提供相应的基本医疗服务，执行政府规定的医疗服务指导价格。因此，非营利性医院同财政部门、卫生部门、物价部门、税收部门等存在着一定的财务关系；营利性医院除按税法的规定依法纳税而与国家税务机关形成一定的经济关系外，与物价部门、卫生主管部门和工商行政管理部门也有一定的财务关系。

（八）医院同第三方付费者的财务关系

由于卫生行业供需双方信息不对称，需方（患者）往往无法判断医疗服务的质量，无法决定是否需要购买医疗服务，购买什么样的医疗服务。随着医疗保险体制改革，需方加入医疗保险支付一定的保险费用，医疗保险机构对医院进行监督并偿付医疗费用，从而形成一定的经济关系。

（本节作者：张之弘）

第二节　医院财务管理的环境

医院是在一定的环境下诞生、存在和发展的，要开展财务管理活动必然受到许多因素的制约，财务管理活动的结果同时也是这些因素相互作用的结果。这种作用于理财主体的财务活动的条件、因素的总和，就是财务环境。市场经济条件下，医院的财务活动是一个开放的系统，与内、外部环境发生着资金、信息等方面的广泛交流。要实现医院财务管理的目标，就要了解医院财务管理的环境，以避免决策失误。医院财务管理的环境按构成范围，可分为内部财务环境和外部财务环境。

一、外部财务环境

医院财务管理的外部环境，是指存在于医院外部的、影响财务活动的客观条件和因素。外部环境是医院无法改变的，医院必须了解这些环境的特点和变化，以尽快地适应这些环境。

首先，医院的财务管理和企业财务管理一样都要受到法律环境、金融市场环境和经济环境的影响。对于法律环境，医院的财务管理必须了解目前卫生行业的法律规范、税务法律规范和财务法律规范。医院的理财活动，不论是筹资、投资还是结余分配，都要遵守有关的法律规范。医院财务管理也要了解金融市场环境，以保证资金的运转。国家的宏观经济状况，如经济发展状况、通货膨胀、政府的经济政策等同样影响着医院的财务管理和医院目标的实现。

其次，对于医院来说，还面临着卫生体制改革这一卫生行业特殊的环境，这一变革的环境无疑影响着医院财务目标的实现。1998年以来，卫生部门不断推进城镇医疗卫生体制改革，努力寻求用比较低廉的费用提供比较优质的服务的模式及方法，努力满足广大人民群众的基本医疗服务需求。这期间引入了两项机制，即费用分担机制和竞争机制；推动“三改联动”，即职工基本医疗保险制度改革、医疗卫生体制改革、药品生产流通体制改革。具体措施包括：打破垄断，推行病人选医生、选医院；政府部门转变职能，变办卫生为管卫生；实行医疗机构分类管理；实行医药收支两条线管理；规范药品购销行为，药品集中招标采购；优化卫生资源配置，发展社区卫生服务；调整不合理的医疗服务价格；加强药品管理，调控药品价格等。以上各项改革都或多或少地影响着医院的财务管理工作。2009年正式出台《中共中央　国务院关于深化医药卫生体制改革的意见》，关于推进公立医院补偿机制改革的问题，新医改方案提出：“通过实行药品购销差别加价、设立药事服务费等多种方式逐步改革或取消药品加成政策，同时采取适当调整医疗服务价格、增加政府投入、改革支付方式等措施完善公立医院补偿机制。进一步完善财务、会计管理制度，严格预算管理，加强财务监管和运行监督。地方可结合本地实际，对有条件的医院开展‘核定收支、以收抵支、超收上缴、差额补助、奖惩分明’等多种管理办法的试点。”新医改方案还提出要“落实公立医院政府补助政策。逐步加大政府投入，主要用于基本建设和设备购置、扶持重点学科发展、符合国家规定的离退休人员费用和补贴政策性亏损等，对承担的公共卫生服务等任务给予专项补助，形成规范合理的公立医院政府投入机制”。这些改革措施必然会影响公立医院财务管理的策略。

二、内部财务环境

所谓内部财务环境，是指医院内部所客观存在的、影响财务活动的条件和因素，一般包括医院类型、医院规模、内部管理水平和组成人员素质、资金构成、设备状况、业务运转环节等，具有影响范围小、影响直接、易把握和加以利用等特点。内部财务环境具体可分为软环境和硬环境。

医院内部财务软环境一般是指医院内部自行制定的各项财务管理规章制度、医院领导的财务管理水平以及职工素质等。医院在规划各项财务活动时，必须加以全面考虑，正确衡量可能出现的情况，才能做到全面而客观的正确决策。医院内部财务软环境始终影响和制约着医院的财务活动，在财务管理活动中要引起足够的重视。

医院内部财务硬环境一般是指医院的资产、负债、净资产等状况，如固定资产、流动资产的规模、结构以及两者之间的比例，固定资产完好状况和利用程度以及新旧程度和技术上的先进水平，医院资产负债率的高低等。这些硬环境实际上是医院的财务条件和能力，医院在规划决策其财务活动时，将直接受到这些因素的限制和影响。医院财务管理人员应从本单位实际出发，根据财力状况合理安排医院财务活动，做到客观实际。

医院内部财务环境中的软环境和硬环境之间存在着密不可分的联系，它们相互结合对医院财务活动产生制约和影响。

（本节作者：张之弘）

第三节　财务管理的价值观念

一、时间价值

（一）货币时间价值的概念

时间价值是客观存在的经济范畴，任何单位的财务活动都是在特定的时空中进行的。离开了时间价值因素，就无法正确计算不同时期的财务收支。时间价值原理，正确地揭示了不同时间点上资金之间的换算关系，是财务决策的基本依据。

关于时间价值的概念，传统说法是：即使在没有风险和没有通货膨胀的情况下，今天的1元钱大于一年以后的1元钱的价值，这就是货币的时间价值。因为现在拥有的1元钱可以用于投资而得到利润，因此将来的所得比1元钱大，并且今天的1元钱能够直接被用于流通，而将来的1元钱则不能。由于现在的货币在未来会有更大的价值，因此，价值分析一定要考虑到不同时间点上的现金流量。

可见，货币时间价值就是指货币经历一定时间的投资和再投资所增加的价值，或相同货币量在不同时间里的价值差额，也称为货币的时间价值。

我国关于时间价值的概念一般表述为：时间价值是扣除风险报酬和通货膨胀贴水后的真实报酬率。

为了便于说清问题，分层次地、由简到难地研究问题，一般在讲述资金时间价值时采用抽象分析法，即假定没有风险和通货膨胀，以利率代表时间价值，本书也是以此为基础的。

（二）货币时间价值的计算

由于货币具有时间价值，因此不能直接将不同日期的现金流量加总。为了适应不同的时间价值以调整投资的现金流量，就必须利用复利和贴现的概念。

1.复利终值

资金时间价值的计算有单利和复利两种。财务管理一般都是按复利的方式计算的。所谓单利，就是只有本金要计算利息，而利息不计算利息。所谓复利，就是不仅本金要计算利息，利息也要计算利息，即通常所说的“利上滚利”。资金时间价值按复利计算，是建立在资金再投资这一假设基础之上的。终值又称未来值，是指若干期后包括本金和利息在内的未来价值，又称本利和。

任何一个有过银行账户的人都对复利有直观的了解。假定某人有一个10%年利率的账户，并在年初存了1元，那么这1元到年末值1.10元。现在假定此人将1元在该账户存2年，由于从利息上还能赚到利息，因此2年后值1.21元。复利计算是一个确定当前金额之未来价值的过程。以下用两个简单的现金流量图（图14-1）说明复利的计算方法。

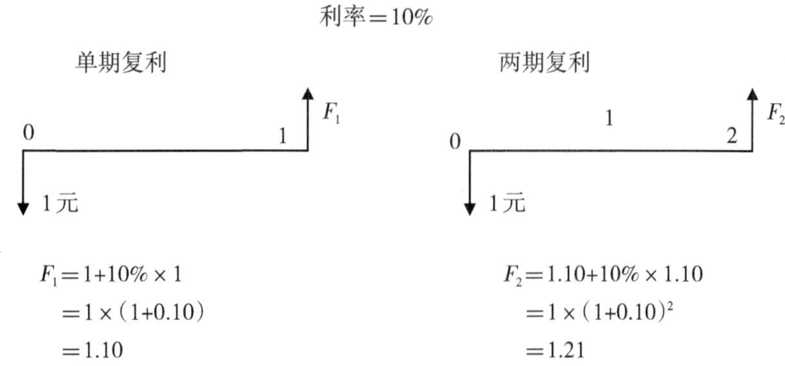

$F_1=1+10\%\times1$
$=1\times(1+0.10)$
$=1.10$

$F_2=1.10+10\%\times1.10$
$=1\times(1+0.10)^2$
$=1.21$

图14-1 复利终值的计算示意图

以此类推，就可以得出复利终值的通用计算公式为：

$$F_n=P(1+i)^n$$

式中，F_n——复利终值；

P——复利现值；

i——利息率；

n——计息期数。

上述公式中的$(1+i)^n$称为复利终值系数，可以写成（F/P，i，n），复利终值的计算公式可以写成：

$$F_n=P(1+i)^n=P\times(F/P, i, n)$$

为了简化和加速计算，可编制复利终值系数表。

［例1］ 将1 000元存入银行，利息率为10%，8年后的终值应为：

$$F_8=P(1+i)^8=1\,000\times(1+10\%)^8=2\,144\text{（元）}$$

如前例可查表计算如下：

$$F_8=1\,000\times(1+10\%)^8=1\,000\times(F/P, 10\%, 8)$$
$$=1\,000\times2.144=2\,144\text{（元）}$$

2.复利现值

复利现值是指货币现在的价值或以后年份收到或支出的现在价值，也称本金。可用倒求本金的方法计算。由终值求现值，叫作贴现。在贴现时使用的利息率叫贴现率。

现在解释贴现计算是如何进行的。假定某人能投资一笔钱以赚取10%的收益，且得到一年后收入1元的承诺。这项承诺今天的价值显然应少于1元，事实上，该答案是0.909元。这是一年后此人能得到的1元的现值，因为假如此人今天有0.909元，你可将它按10%的利率投资，而一年后它将增长至1元［1=0.909（1+10%）］。

现在，假如此人打算2年后收到1元钱，那么这1元钱今天值多少？必定小于0.909元。实际上，答案是0.826元。这个以10%利率投资2年的金额，经过2年将增长或复利至1元。下面的现金流量图（图14-2）描述了这个贴现问题。请注意，它在形式上与复利计算是相似的。唯一不同的是，在复利计算中是已知现在的金额要求未来金额，而在贴现时是已知未来金额要求现在的金额。

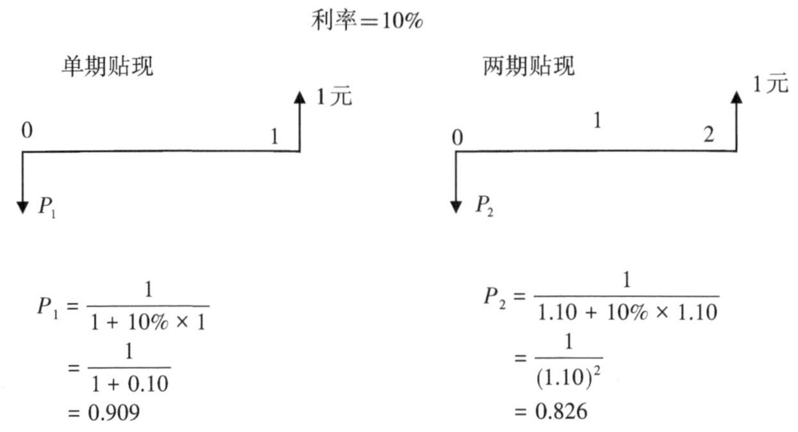

$$P_1=\frac{1}{1+10\%\times 1}=\frac{1}{1+0.10}=0.909$$

$$P_2=\frac{1}{1.10+10\%\times 1.10}=\frac{1}{(1.10)^2}=0.826$$

图14-2　复利现值的计算示意图

以此类推，可以得出现值（Present Value，简称*P*）的通用计算公式：

$$P=F_n/(1+i)^n$$
$$=F_n\times 1/(1+i)^n$$
$$=F_n(1+i)^{-n}$$

上式中的$1/(1+i)^n$或$(1+i)^{-n}$叫复利现值系数或贴现系数，可以写作（*P*/*F*，*i*，*n*），则复利现值的计算公式可写为：

$$P=F_n\times(P/F,\ i,\ n)$$

为了简化计算，也可编制复利现值系数表。

［例2］　若计划在5年以后得到4 000元，利息率为7%，现在应存金额可计算如下：

$$P=F_n(1+i)^{-n}$$
$$=4\ 000(1+7\%)^{-5}$$
$$=4\ 000\times 0.713$$
$$=2\ 852（元）$$

或查复利现值系数表计算如下：

$$P=F_5\times(P/F,\ 7\%,\ 5)$$
$$=4\ 000\times 0.713$$
$$=2\ 852（元）$$

3.年金终值和现值的计算

年金（Annuity，简称*A*）是指一定时期内每期相等金额的收付款项，具有定期、等额、系列三个特点。折旧、利息、租金、保险费等均表现为年金的形式。年金按第一笔款项的付款时间，可分为普通年金（或后付年金）、即付年金（或先付年金）、延期年金和永续年金。

这几种年金的计算方法，都是以后付年金为基础的。这里只介绍后付年金终值和现值的计算，其他以此类推。

（1）后付年金的终值

后付年金（Ordinary Annuity），是指每期期末有等额收付款项的年金。在现实经济生活中这种年金最为常见，故称为普通年金。后付年金终值犹如零存整取的本利和，它是一定时期内每期期末等额收付款项的复利终值之和。假定在第一年末向银行存入1元钱，利率为10%，当第二年末再存入1元钱时，银行的存款会变为1×（1+10%）+1=2.1元，以此类推，当第三年末再存1元时，银行存款变为$1\times(1+10\%)^2+1\times(1+10\%)+1=3.31$元。后付年金终值的计算可用图14-3来说明。

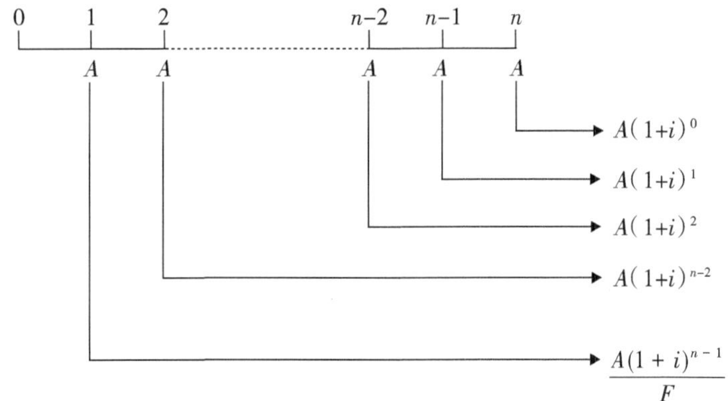

图14-3　后付年金终值的计算示意图

式中，A——年金数额；

i——利息率；

n——计息期数；

F——年金终值。

后付年金终值的计算公式为：

$$F = A\left[(1+i)^0 + (1+i)^1 + (1+i)^2 + \cdots + (1+i)^{n-2} + (1+i)^{n-1}\right]$$
$$= A\sum_{t=1}^{n}(1+i)^{t-1}$$

上式中的$\sum_{t=1}^{n}(1+i)^{t-1}$叫年金终值系数或年金复利系数，通常写作（$F/A$，$i$，$n$），则年金终值的计算公式可写成：

$$F=A\times(F/A,\ i,\ n)$$

为了简化计算，也可编制年金终值系数表（简称FVIFA系数表）。

［例3］　8年中每年年底存入银行2 000元，存款利率为10%，求第8年年末年金终值是多少？

$$F_8=A\times(F/A,\ 10\%,\ 8)=2\,000\times11.436=22\,872（元）$$

（2）后付年金的现值

一定时限内每期期末等额的系列收付款项的现值之和，叫后付年金现值，年金现值的符号为P。假定银行利率为10%，在第一年末和第二年末均从银行取1元钱，那么现在要存入银行少于2元，实际上是1.736元。后付年金现值的计算情况可用图14-4加以说明。它在形式上与后付年金终值计算是相似的。唯一不同的是，后付年金终值是每年末收付相同金额的款项，期末一共可收付的值；而后付年金现值是每年末收付相同金额的款项，期初需存入的资金量。

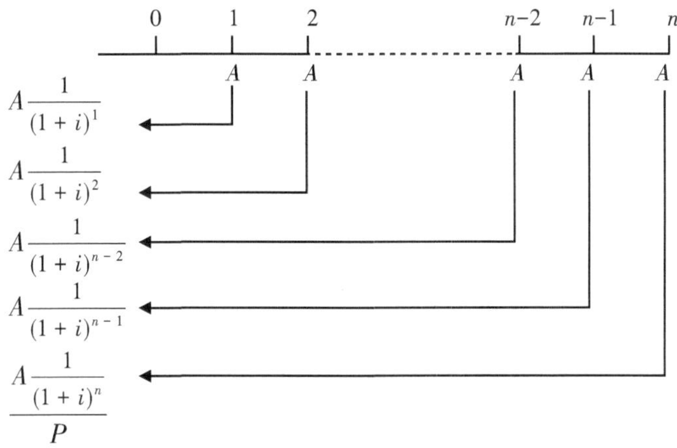

图14-4　后付年金现值的计算示意图

年金现值的计算公式为：

$$P = A\frac{1}{(1+i)} + A\frac{1}{(1+i)^2} + \cdots + A\frac{1}{(1+i)^{n-1}} + A\frac{1}{(1+i)^n}$$
$$= A\sum_{t=1}^{n}\frac{1}{(1+i)^t}$$

式中，$\sum_{t=1}^{n}\frac{1}{(1+i)^t}$叫年金现值系数，可简写为（$P/A$，$i$，$n$），后付年金现值的计算公式可写为：

$$P=A\times(P/A,\ i,\ n)$$

为了简化计算，可编制年金现值系数表。

［例4］　现在存入一笔钱，准备在以后8年中每年末得到2 000元，如果利息率为10%，现在应存入多少钱？

$$P=A\times(P/A,\ 10\%,\ 8)=2\,000\times5.335=10\,670\text{（元）}$$

（3）延期年金的现值

延期年金是指在最初若干期没有收付款的情况下，后面若干期有等额的系列收付款项的年金。假定最初有m期没有收付款项，后面n期每年有等额的系列收付款项，则此延期年金的现值即为后n期年金贴现至m期第一期期初的现值。

先求出延期年金在n期期初（m期期末）的现值，再将其作为终值贴现至m期的第一期期初，便可求出延期年金的现值。其计算公式为：

$$V_0=A\times(P/A,\ i,\ n)\times(P/F,\ i,\ m)$$

延期年金现值还可以用另外一种方法计算，先求出$m+n$期后付年金现值，减去没有付款的前m期后付年金现值，二者之差便是延期m期的n期后付年金现值。其公式为：

$$V_0=A\times(P/A,\ i,\ m+n)-A\times(P/A,\ i,\ m)$$

或：

$$V_0=A\times[(P/A,\ i,\ m+n)-(P/A,\ i,\ m)]$$

［例5］　某医院向银行借入一笔款项，银行贷款的年利息率为6%，银行规定前8年不需还本付息，但从第9年至第15年每年年末偿还本息9 000元，问这笔款项的现值应是多少？

$$V_0=9\,000\times(P/A,\ 6\%,\ 7)\times(P/F,\ 6\%,\ 8)$$
$$=9\,000\times5.582\times0.627$$
$$=31\,499.23\text{（元）}$$

或：

$$V_0=9\,000\times[(P/A,\ 6\%,\ 15)-(P/A,\ 6\%,\ 8)]$$
$$=9\,000\times(9.712-6.210)$$
$$=31\,518\text{（元）}$$

（4）永续年金的现值

永续年金是指无限期支付的年金，西方有些债券为无期债券，这些债券的利息可以视为永续年金，优先股因为有固定的股利而又无到期日，因而，优先股股利可以看作永续年金，另外，期限长、利率高的年金现值，可以按永续年金现值的计算公式，计算其近似值。

永续年金现值的计算公式为：

$$(P/A, i, n)\frac{1-\frac{1}{(1+i)^n}}{i}$$

$$V_0=A\times1/i$$

根据年金现值的计算公式，我们知道：

$$\text{当}n\to\infty\text{时，}1/(1+i)^n\to0$$

故：

$$V_0=A\times 1/i$$

［例6］　某永续年金每年年底的收入为10 000元，年利息率为5%，求该项永续年金的现值。

$$V_0=10\ 000\times 1/5\%$$
$$=200\ 000（元）$$

二、风险报酬

（一）风险的概念

医院在进行投资时，由于市场经济条件下所涉及的各个因素，有些是已知的、确定的，但有些是未知的、可能的，所以在进行长期投资时，要充分考虑投资风险，预测风险对投资收益的影响程度。

1.什么是风险

风险是指在一定条件下和一定时期内可能发生的各种结果的变动程度。风险具有以下特征：

风险是事件本身的不确定性，具有客观性。

风险的大小随时间延续而变化，是“一定时期内”的风险。

风险可能给投资者带来超出预期的收益，也可能带来超出预期的损失。从财务的角度来说，风险主要指无法达到预期报酬的可能性。

2.投资风险产生的原因

投资风险产生的原因主要有缺乏可靠的信息和不能控制事物未来发展的进程这两种。

（1）缺乏可靠的信息

由于市场瞬息万变，因此投资决策人根据现行的预测方法，通常无法及时获取有关投资项目在实施的全过程中各种正确的信息。因此，在投资风险分析时，他们往往只根据已获取的部分信息，结合历史资料确定投资项目，其实施的结果就可能出现各种情况的概率。由于投资决策一开始就不是建立在最完善的基础上，因而产生了投资风险。

（2）不能控制事物未来发展的进程

投资项目在实施的全过程中会受到客观经济环境的影响，如政府经济政策的改变、产业结构的调整、科学技术的进步、市场价格的波动等。由于这些变化医院是无法控制的，因而产生了投资风险。

（二）风险的类别

1.从个别投资主体看

（1）市场风险

市场风险是指那些影响所有医院的因素引起的风险。又称不可分散风险或系统风险。

（2）特有风险

特有风险是指发生于个别医院的特有事件造成的风险。又称可分散风险或非系统风险。

2.从医院本身来看

（1）经营风险

经营风险是指由经营的不确定性带来的风险，它是任何商业活动都有的，也叫商业风险。

（2）财务风险

财务风险是指因借款而增加的风险，是筹资决策带来的风险，也叫筹资风险。

同样的，当一家医院投资于一项新的资产，例如购买诊断仪器、住院病床或者一项护理计划，都要承担风险。

（三）风险报酬的概念

医院的财务决策，几乎都是在风险和不确定性的情况下做出的。离开了风险，就无法正确评价医院报酬的高低。风险是客观存在的，按风险的程度，可以把医院财务决策分为三种类型。

1.确定性决策

决策者对未来的情况是完全确定的或已知的决策，称为确定性决策。例如，某医院将100万元投资于利息率为10%的国库券，由于国家实力雄厚，到期得到10%的报酬几乎是肯定的，因此，一般认为这种投资为确定性投资。

2.风险性决策

决策者对未来的情况不能完全确定，但它们出现的可能性——概率的具体分布是已知的或可以估计的，这种情况的决策称为风险性决策。例如，某医院投资300万购买彩超机1台，已知如果检查人次为7 000人次，收益为140万元；如果检查人次为5 000人次，收益为100万元；如果检查人次为3 000人次，收益为60万元。现根据资料分析，认为明年检查人次为7 000的概率为20%；检查人次为5 000人次的概率为50%；检查人次为3 000人次的概率为30%。这种决策便属于风险性决策。

3.不确定性决策

决策者对未来的情况不仅不能完全确定，而且对其可能出现的概率也不清楚，这种情况下的决策为不确定性决策。

从理论上讲，不确定性是无法计量的，但在财务管理中，通常为不确定性规定一些主观概率，以便进行定量分析。不确定性规定了主观概率以后，与风险就十分近似了。因此，在企业财务管理中，对风险与不确定性并不做严格区分，当谈到风险时，可能是风险，更可能是不确定性。

一般而言，投资者都讨厌风险，并力求回避风险。那么，为什么还有人进行风险投资呢？这是因为风险投资可以得到额外的报酬——风险报酬。风险报酬有两种表示方法：风险报酬额和风险报酬率。所谓风险报酬额，是指投资者因冒风险进行投资而获得的超过时间价值的那部分额外报酬；所谓风险报酬率，是指投资者因冒风险进行投资而获得的超过时间价值的那部分额外报酬率，即风险报酬额与原投资额的比率。但在财务管理中，风险报酬通常用相对数——风险报酬率来加以计量。

（四）单项资产的风险和报酬

为了有效地做好财务管理工作，必须弄清不同风险条件下的投资报酬率，掌握风险与报酬率的关系，熟悉风险报酬的计算方法。风险的衡量，需要使用概率和统计方法。

1.确定概率分布

在经济活动中，某一事件在相同的条件可能发生也可能不发生，这类事件称为随机事件。概率就是用来表示随机事件发生可能性大小的数值。例如，一家医院进行一个项目投资，收益的可能性为80%，亏损的可能性为20%。如果把所有可能的事件或结果都列出来，且每一个事件都给予一种概率，把它们列在一起，便构成了概率的分布。概率分布详见表14-1。

表14-1　概率分布表

可能出现的结果(i)	概率(P_i)
收益	0.8=80%
亏损	0.2=20%
合计	1.00=100%

概率分布必须符合以下两个要求：

①所有的概率即P_i都在0和1之间，即$0<P_i<1$。

②所有结果的概率之和应等于1，即$\sum_{i=1}^{n}P_i = 1$，这里，n为可能出现结果的个数。

2.计算期望报酬率

期望报酬率是各种可能的报酬率按其概率进行加权平均得到的报酬率，它是反映集中趋势的一种量度。其计算公式为：

$$\overline{K}=\sum_{i=1}^{n}K_i\times P_i$$

式中，K——期望报酬率；

K_i——第i种可能结果的报酬率；

P_i——第i种可能结果的概率；

n——可能结果的个数。

［例7］某医院欲投资两个项目，其报酬率及其概率分布情况详见表14-2，试计算两个项目的期望报酬率。

A项目：

$K=K_1\times P_1+K_2\times P_2+K_3\times P_3$

$=40\%\times0.20+20\%\times0.60+0\times0.20$

$=20\%$

B项目：

$K=K_1\times P_1+K_2\times P_2+K_3\times P_3$

$=70\%\times0.20+20\%\times0.60+(-30\%)\times0.20$

$=20\%$

表14-2 报酬率及其概率分布情况表

疾病发病情况	该种疾病情况发生的概率(P_i)	报酬率(K_i)	
		A项目	B项目
高发	20%	40%	70%
一般	60%	20%	20%
低发	20%	0	-30%

两个项目的期望报酬率都是20%，但A项目各种情况下的报酬率比较集中，而B项目却比较分散，所以A项目的风险小。这种情况可通过图14-5来说明。

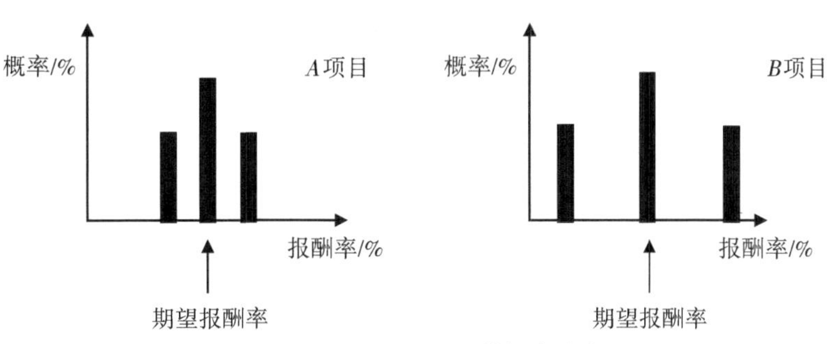

图14-5 A项目和B项目的概率分布图

以上只是假定存在疾病高发、一般和低发三种情况。实践中，疾病发病状况可以在极度低发和极度高发之间发生无数种可能的结果。如果对每一可能的发病情况都给予相应的概率（概率的总和要等于1），并对每一种情况都给予一个报酬率，把它们绘制在直角坐标系中，便可得到连续的概率分布，如图14-6所示。

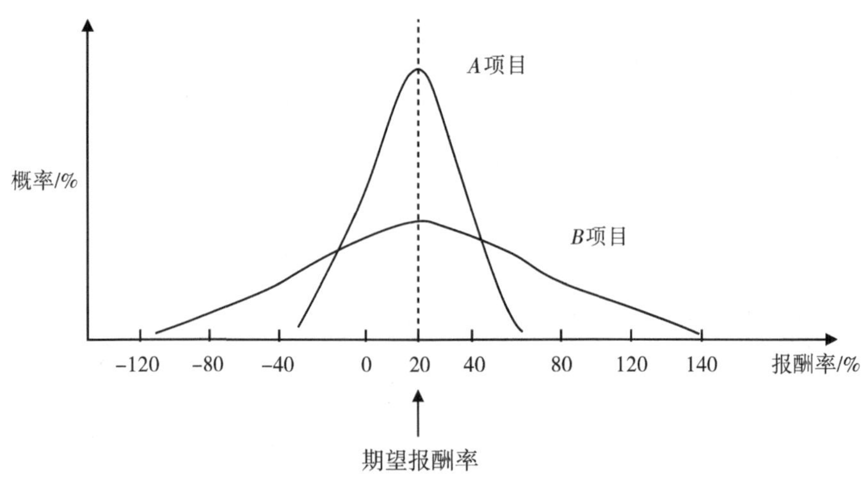

图14-6 A项目和B项目报酬率的连续分布图

3.**计算标准离差**

标准离差是各种可能的报酬率偏离期望报酬率的综合差异，是反映离散程度的一种量度。标准离差可按下列公式计算：

$$\delta = \sqrt{\sum_{i=1}^{n}\left(K_i - \overline{K}\right) \times P_i}$$

式中，δ——期望报酬率的标准离差；

K——期望报酬率；

K_i——第i种可能结果的报酬率；

P_i——第i种可能结果的概率；

n——可能出现结果的个数。

具体来讲，计算标准离差的程序是：

计算期望报酬率：

$$\text{期望报酬率}=K=\sum K_i P_i$$

把期望报酬率与每一结果相减，得到的每一种可能结果与期望报酬率的差异：

$$D_i=K_i-\overline{K}$$

计算每一差异平方，再乘以与其有关的结果发生的概率，并把这些乘积汇总，得到概率分布的方差。也就是说，方差是各种可能结果值与期望报酬率之差的平方，以各种可能结果的概率为权数计算的加权平均数，常用δ^2表示。其计算公式为：

$$\delta^2 = \sum_{i=1}^{n} P_i\left(K_i - \overline{K}\right)^2$$

对每一方差开方，得到标准离差：

$$\delta = \sqrt{\sum_{i=1}^{n}\left(K_i - \overline{K}\right)^2 \times P_i}$$

将上例中A项目和B项目的资料代入上述公式得到两个项目的标准离差：

A项目的标准离差为：

δ=［（40%−20%）^{2}×0.20+（20%−20%）^{2}×0.60+（0%−20%）^{2}×0.20］0.5

=12.65%

B项目的标准离差为：

δ=［（70%−20%）^{2}×0.20+（20%−20%）^{2}×0.60+（−30%−20%）^{2}×0.20］0.5

=31.62%

标准离差越小，说明离散程度越小，风险也越小；反之，风险越大。根据这种测量方法，B项目的风险要大于A项目。

4.计算标准离差率

标准离差是反映随机变量离散程度的一个指标，但它是一个绝对值，而不是一个相对量，只能用来比较期望报酬率相同的项目的风险程度，无法比较期望报酬率不同的投资项目的风险程度。要对比期望报酬率不同的各个项目的风险程度，应该用标准离差率。标准离差率是标准离差同期望报酬率的比值。其计算公式为：

$$CV=\delta/K\times 100\%$$

式中，CV——标准离差率；

K——期望报酬率；

δ——标准离差。

上例中，A项目的标准离差率为：

$$CV=12.65\%/20\%\times 100\%=63.25\%$$

B项目的标准离差率为：

$$CV=31.62\%/20\%\times 100\%=158.1\%$$

当然，在上例中，两个项目的期望报酬率相等，可以直接根据标准离差来比较风险程度。但如果期望报酬率不等，则必须计算标准离差率才能对比风险程度。例如，假设上例A项目和B项目投资报酬的标准离差仍为12.65%和31.62%，但A项目的期望报酬率为15%，B项目的期望报酬率为40%，那么，究竟哪一种的风险更大呢？这不能用标准离差作为判别标准，而要使用标准离差率。

A项目的标准离差率为：

$$CV=12.65\%/15\%\times 100\%=84\%$$

B项目的标准离差率为：

$$CV=31.62\%/40\%\times 100\%=79\%$$

这说明，在上述假设条件下，A项目的风险要大于B项目的风险。

5.计算风险报酬率

标准离差率虽然能正确评价投资风险程度的大小，但这还不是风险报酬率。要计算风险报酬率，还必须借助一个系数——风险报酬系数。风险报酬率、风险报酬系数和标准离差率之间的关系，可用公式表示如下：

$$R_R=bV$$

式中，R_R——风险报酬率；

b——风险报酬系数；

V——标准离差率。

那么，投资的总报酬率可以表示为：

$$K=R_F+R_R=R_F+bV$$

式中，K——投资的报酬率；

R_F——无风险报酬率。

无风险报酬率就是加上通货膨胀贴水以后的货币时间价值，西方一般把投资于国库券的报酬率视为无风险报酬率。风险报酬率是根据标准离差率和风险报酬系数来确定的。而标准离差率反映了投资项目所冒风险大小的程度，风险报酬系数是指风险程度变化对风险最低报酬率的影响。风险报酬系数越大，表明医院承受的风险也越大，投资者要求获取的投资风险报酬率也就越高。

风险报酬系数是将标准离差率转化为风险报酬的一种系数，假设A项目的风险报酬系数为5%，B项目的风险报酬系数为8%，则两个项目的风险报酬率分别为：

A项目：

$R_R=bV$

$=5\%\times 63.25\%$

$=3.16\%$

B项目：

$R_R=bV$

$=8\%\times158.1\%$

$=12.65\%$

如果无风险报酬率为10%，则两个项目的投资报酬率应分别为：

A项目：

$K=R_F+bV$

$=10\%+5\%\times63.25\%$

$=13.16\%$

B项目：

$K=R_F+bV$

$=10\%+8\%\times158.1\%$

$=22.65\%$

A项目的标准离差率为63.25%，小于B项目的标准离差率158.1%。计算结果说明，A项目的风险报酬率为3.16%，小于B项目的风险报酬率12.65%；A项目的投资报酬率为13.16%，小于B项目的投资报酬率22.65%。由此说明，投资风险小的项目，其投资风险报酬率小，投资报酬率也小；反之，投资风险大的项目，其投资风险报酬率大，投资报酬率也大。医院应根据自身承受风险的能力来选择投资项目。

至于风险报酬系数的确定，有如下几种方法：

第一，根据以往的同类项目加以确定。

风险报酬系数b，可以参照以往同类投资项目的历史资料，运用前述有关公式来确定。例如，某医院准备进行一项投资，此类项目含风险报酬率的投资报酬率一般为20%左右，其报酬率的标准离差率为100%，无风险报酬率为10%，则由公式$K=R_F+bV$得：

$$b=(K-R_F)/V=(20\%-10\%)/100\%=10\%$$

第二，由医院领导或医院组织有关专家确定。

在缺乏同类项目历史资料时，医院领导可聘请有关专家共同分析研究后确定。实际上，风险报酬系数的确定，在很大程度上取决于各医院对风险的态度。比较敢于承担风险的医院，往往把b值定得低些；反之，比较稳健的医院，则常常把b值定得高些。

第三，由国家有关部门组织有关专家确定。

国家有关部门如财政部、中央银行等组织专家，根据各行业的条件和有关因素，确定各行业的风险报酬系数，由国家定期公布，作为国家参数供投资者参考。

（本节作者：张之弘）

第四节　财务管理的内容

财务管理是有关资金的筹集、投放和分配的管理工作。财务管理的对象是资金的循环和周转，主要内容是融资、投资和资产管理。

一、财务管理的对象

财务管理主要是资金管理，其对象是资金及其流转。资金流转的起点和终点是现金，其他资产都是现金在流转中的转化形式，因此，财务管理的对象也可说是现金及其流转。财务管理也会涉及成本、收入和利润问题。从财务的观点来看，成本和费用是现金的耗费，收入和利润是现金的来源。财务管理主要在这种意义上研究成本和收入，而不同于一般意义上的成本管理和销售管理，也不同于计量收入、成本和利润的会计工作。

（一）现金流转的概念

在建立一个新医院时，必须先要解决两个问题：一是制定规划，明确经营的内容和规模；二是筹集若干现金，作为最初的资本。没有现金，医院的规划无法实现，不能开始运营。医院建立后，现金变为经营用的各种资产，在运营中又陆续变为现金。

在医疗服务经营过程中，现金变为非现金资产，非现金资产又变为现金，这种流转过程称为现金流转。这种流转无始无终，不断循环，称为现金的循环或资金循环。

现金的循环有多条途径。例如，有的现金用于购买卫生材料，卫生材料通过医疗服务又变为现金；有的现金用于购买固定资产，如医疗器械等，它们在使用中逐渐磨损，价值进入医疗服务，陆续通过医疗服务项目变为现金。各种流转途径完成一次循环即从现金开始又回到现金所需的时间不同。购买卫生材料或药品的现金可能几天就可流回，购买机器的现金可能要许多年才能全部返回现金状态。

现金变为非现金资产，然后又回到现金，所需时间不超过一年的流转，称为现金的短期循环。短期循环中的资产是流动资产，包括现金本身和医院正常经营周期内可以完全转变为现金的存货、应收款项、短期投资及某些待摊和预付费用等。

现金变为非现金资产，然后又回到现金，所需时间在一年以上的流转，称为现金的长期循环。长期循环中的非现金资产是长期资产，包括固定资产、长期投资、无形资产、开办费等。

（二）现金的短期循环

图14-7是现金短期循环最基本的形式。

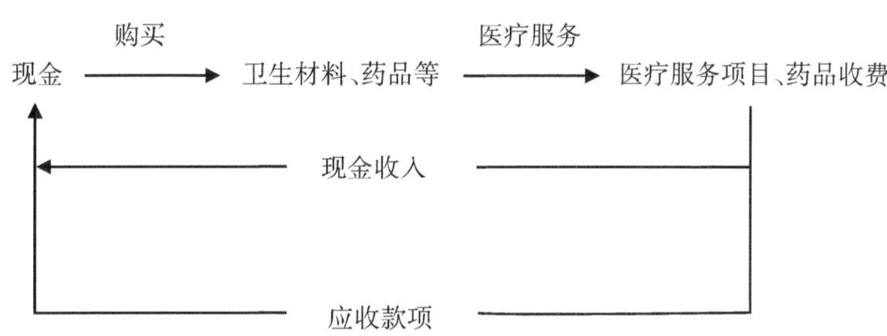

图14-7　现金短期循环图

这个简化的图示省略了两个重要的情况：

一是只描述了现金的运用，没有反映现金的来源。投资人最初投入的现金，在后续的经营中经常不够使用，需要补充。补充的来源包括增加投资、向银行借款、利用商业信用等。二是只描述了流动资产的相互转换，没有反映资金的耗费。例如，用现金支付人工成本和其他费用等。医院不可能把全部现金都投资于非现金资产，必须拿出一定数额用于发放工资、支付公用事业费等。这些现金被耗费了，而不是投入非现金资产。它们要与卫生材料成本加在一起，成为制定医疗服务项目价格的基础，并通过医疗服务补偿最初的现金支付。

如果把这两种情况补充进去，现金短期循环的基本形式如图14-8所示。

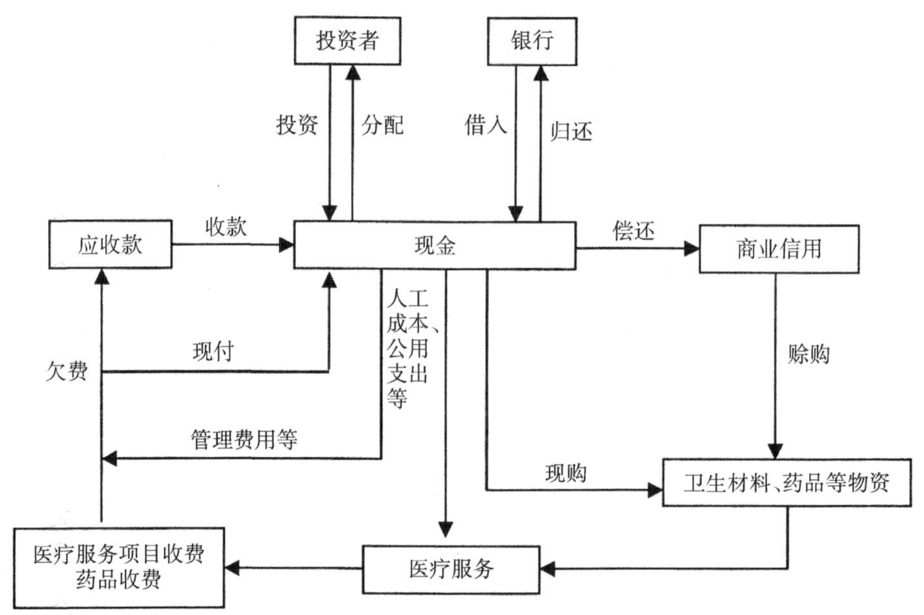

图 14-8　现金短期循环的基本形式

（三）现金的长期循环

图 14-9 是现金长期循环的基本形式。

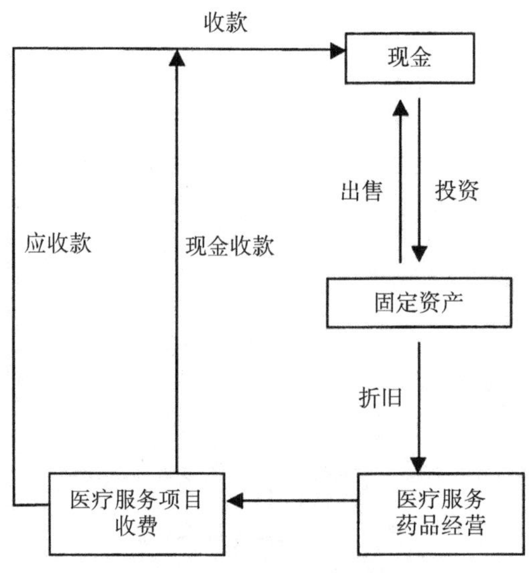

图 14-9　现金长期循环图

医院用现金购买固定资产，固定资产的价值在使用中逐步减少，减少的价值称为折旧费。折旧费和人员经费、材料费成为医疗服务项目成本，提供医疗服务时收回现金。有时，出售固定资产也可使之变为现金。

长期循环是一个缓慢的过程，房屋建筑物的成本往往要几十年才能得到补偿。

1. 折旧是现金的一种来源

例如，*A* 营利性医院的收支结余情况如下（单位：元）：

业务收入	100 000
人员支出	20 000
公用支出（不含折旧）	30 000
对个人和家庭的补助支出	10 000

折旧	20 000
支出合计	80 000
收支结余	20 000
所得税（30%）	6 000
税后结余	14 000

该医院获利14 000元，现金却增加了34 000元。因为业务收入增加现金100 000元，各种现金支出是66 000元（20 000+30 000+10 000+6 000），现金增加34 000元，比净利多20 000元（34 000−14 000），这是计提折旧20 000元引起的。结余是根据收入减全部费用计算的，而现金余额是收入减全部现金支出计算的。折旧不是本期的现金支出，但却是本期的费用。因此，每期的现金增加是结余与折旧之和，结余会使医院增加现金，折旧也会使现金增加，不过，折旧还同时使固定资产的价值减少。

如果*A*医院本年亏损，情况又如何？假设其结余情况如下：

业务收入	100 000
人员支出	30 000
公用支出（不含折旧）	40 000
对个人和家庭的补助支出	20 000
折旧	20 000
支出合计	110 000
收支结余（亏损）	−10 000

该医院虽然亏损10 000元，但现金的余额却为正10 000元。因为，本期现金收入100 000元，现金支出是90 000元（30 000+40 000+20 000）。或每期的现金增加是结余与折旧之和（结余负10 000元与折旧正20 000元之和为正10 000）。在医院不添置固定资产的情况下，只要亏损额不超过折旧额，医院的现金余额就不会为负。

2. 长期循环与短期循环的联系

现金是长期循环和短期循环的共同起点，在换取非现金资产时分开，分别转化为各种长期资产和短期资产。它们被使用时，分别进入各种支出账户，经提供医疗服务又同步转化为现金。

转化为现金以后，不管它们原来是短期循环还是长期循环，医院可以视需要重新分配。折旧形成的现金可以买材料，原来用于短期循环的现金收回后也可以投资于固定资产。

二、财务管理的内容

营利性医院以营利为目的，其财务目标为股东价值最大化，非政府举办的非营利性医院的财务目标是在满足人民群众的医疗服务需求前提下实现医院价值最大化。医院价值最大化的途径是提高报酬率和减少风险，医院的报酬率高低和风险大小又决定于投资项目、资本结构、资产管理和结余分配政策。因此，财务管理的主要内容是投资决策、筹资决策、资产管理和结余分配决策。政府举办的非营利性医院属于事业单位，预算管理是其财务管理的主要内容。

（一）财务分析

医院财务分析是指医院根据会计报表及有关资料，采用专门的分析技术和方法，对一定时期内医院财务状况、财务收支情况、效益情况等进行的研究、分析和评价。医院财务分析应注重医院的财务状况及资产、负债、净资产变动情况分析，以反映医院的偿债能力、盈利能力、发展能力及医院资产营运和管理效率。在分析过程中，应注重工作数量及质量指标完成情况分析、财务收支情况分析，以反映医院增收节支、开源节流和社会效益及经济效益协调增长情况。

医院财务分析及效益评价报告应有强化管理的措施或对策，还应注重对医院管理层决策的影响力、医院之间财务指标的可比性、同行业内财务指标水平的先进性。

（二）预算管理

医院预算是指医院根据事业发展计划和任务编制的年度财务收支计划，是对计划年度内医院财务收支规模、结构和资金渠道所做的预计，是计划年度内医院各项事业发展计划和工作任务在财务收支上的具体反映，是医院财务活动的基本依据。

医院全面预算以医疗服务收入预算为起点，扩展到采购、成本、费用、资金等各方面的预算，从而形成一个完整体系，包括业务预算、财务预算和专门决策预算。

医院业务预算包括医疗服务收入预算、医疗服务量预算、直接材料预算、直接人工预算、医疗服务费用预算、医疗成本预算、管理费用预算等。

医院财务预算包括现金预算、预计资产负债表、预计收支总表等。

（三）融资决策

融资是指筹集资金。例如，医院筹集财政拨款和上级拨款、吸收投入资金、取得借款、赊购、租赁等都属于筹资。

融资决策要解决的问题是如何取得医院所需要的资金，包括向谁、在什么时候、筹集多少资金。筹资决策和投资、结余分配有密切关系，筹资的数量多少要考虑投资需要，在结余分配时加大保留盈余可减少从外部筹资。筹资决策的关键是决定各种资金来源在总资金中所占的比重，即确定资本结构，以使筹资风险和筹资成本相配合。

由于医院特殊的性质，可供医院选择的资金来源没有企业多。医院所筹集的资金，按照划分依据的不同，可分为：

1.权益资金和借入资金

权益资金是指医院出资者或股东提供的资金。它不需要归还，筹资的风险小，但其期望的报酬率高。

借入资金是指债权人提供的资金。它要按期归还，有一定的风险，但其要求的报酬率比权益资金低。

所谓资本结构，主要是指权益资金和借入资金的比例关系，一般说来，完全通过权益资金筹资是不明智的，不能得到负债经营的好处；但负债的比例大则风险也大，医院随时可能陷入财务危机。筹资决策的一个重要内容就是确定最佳资本结构。

2.长期资金和短期资金

长期资金是指医院可长期使用的资金，包括权益资金和长期负债。权益资金不需要归还，长期负债到期还本付息。有时习惯上把长期借款分为中长期借款和长期借款，1年以上至5年以内的借款称为中期资金，5年以上的借款称为长期资金。

短期资金一般是指1年内要归还的短期借款。一般来说，短期资金的筹集应主要解决临时的资金需要。

长期资金和短期资金的筹资速度、筹资成本、筹资风险以及借款时医院所受的限制均有所区别。如何安排长期和短期筹资的相对比重，是筹资决策要解决的一个重要问题。

（四）投资决策

投资是指以收回现金并取得收益为目的而发生的现金流出。例如，购买政府公债、购买公司债券、购置设备、兴建医院、开办特色门诊、增加新服务项目等，医院都要发生货币性资产流出，并期望取得更多的现金流入。

医院的投资决策，按不同的标准可以分为以下类型：

1.直接投资和间接投资

直接投资是指把资金直接投放于经营性资产，以便获取利润的投资。例如，购置设备、兴建医院等（政府办非营利性医院多投资于购置设备）。

间接投资又称证券投资，是指把资金投放于金融性资产，以便获取股利或者利息收入的投资。例如，购买政府公债、购买公司债券和公司股票等（政府办非营利性医院多投资于购买政府公债）。

这两种投资决策所使用的一般性概念虽然相同，但决策的具体方法却很不一样。证券投资只能通过证券分析与评价，从证券市场中选择医院需要的股票和债券，并组成投资组合；作为行动方案的投资组合，不是事先创造的，而是通过证券分析得出的。直接投资要事先创造一个或几个备选方案，通过对这些方案的分析和评价，从中选择一个足够满意的行动方案。

2.长期投资和短期投资

长期投资是指影响所及超过1年的投资。例如，购买设备、建造厂房等。长期投资又称资本性投资。用于股票和债券的非长期股权投资，在必要时可以出售变现，而较难以改变的是经营性的固定资产投资。所以，有时长期投资专指固定资产投资。

短期投资是指影响所及不超过1年的投资，如对应收账款、存货、短期有价证券的投资。短期投资又称为流动资产投资或营运资产投资。

长期投资和短期投资的决策方法有所区别。由于长期投资涉及的时间长、风险大，决策分析时更重视货币的时间价值和投资风险价值的计量。

（五）资产管理

医院的资产代表一个医院的经济实力，医院的固定资产体现了医院的规模，流动资产体现医院的营运能力。医院拥有一定的资产，要合理规划固定资产和流动资产的结构比例，同时还要对流动资产和非流动资产进行分类管理。具体包括现金预算管理、应收账款及存货的功能与成本管理、存货的控制方法、固定资产分类以及需要量的确定等。

（六）成本管理

医院成本管理，即对医院支出及成本费用的管理。医院支出有医疗支出、药品支出、管理费用支出、其他支出、财政专项补助支出；医院实行成本核算，包括医疗成本核算和药品成本核算，其成本费用分为直接费用和间接费用。医院的支出应严格执行国家有关财务规章制度规定的开支范围及开支标准，成本费用应按成本对象进行管理。

三、财务管理的职能

（一）财务决策

财务决策是指有关资金筹集和使用的决策。财务决策一般是在财务预测的基础上，对已提出的各种方案进行定性、定量分析，通过科学的、经济的、技术的论证，做出有理有据的分析结论，然后经过分析比较，权衡利弊得失，确定最佳方案。

财务决策一经确定，就要编制相应的预算，并通过预算控制调节医院的经济活动。财务决策的正确与否直接关系到医院的兴衰和成败。财务决策的一般程序是：确定决策目标，即弄清楚决策要解决什么问题；提出备选方案，即按照决策目标，提出若干个备选方案；评价方案，即对备选方案的经济效益、社会效益和可行性进行评价，确定最优方案。

（二）财务计划

财务计划是指医院对其一定时期内资金运动所做的安排，是以货币形式把各方面的计划综合平衡起来，使各项计划协调统一于一个奋斗目标，以便医院内部各职能部门根据统一的目标，安排自己的活动，同时采取必要的措施，保证计划的完成。医院财务计划主要包括资金筹集和使用计划、业务收支计划、成本费用计划、流动资金计划、专项资金计划等。

编制财务计划，必须以目标任务为依据，采用既积极先进又切实可行的定额，明确财务目标。编制财务计划要兼顾各方面的利益，处理好各方面的财务关系。编制财务计划首先需要收集和整理资料，并根据上期指标的执行情况和财务决策，结合医院各项工作计划，合理提出财务计划指标。编制财务计划需对各项指标进行协调、综合平衡，且在先进、合理的技术经济定额的基础上调整指标。编制财务计划的方法有平衡法、因素法、比例法、定额法、趋势计算法等。

（三）财务控制

财务控制是指在经营活动过程中，以计划和各项指标为依据，对资金的收入、支出、占用、耗费进行日常的计算和审核，以实现计划指标，提高经济效益。实行财务控制是落实计划任务、保证计划实现的有效措施。为了保证财务管理工作任务的完成和财务计划目标的实现，医院财务部门必须加强日常财务控制工作，以财务制度为依据、财务计划为目标、财务定额为标准，并在与经济责任制相结合的基础上，明确各科室、各部门和有关人员的责权关系，使财务控制工作岗位化、具体化。

财务控制的方法有事前控制、事中控制和事后控制，具体包括以下几项工作：一是制定控制标准，将标准分解到各科室或个人，便于日常控制；二是确定控制方法，主要采用实耗指标、限额领用、限额支付等；三是及时发现计划指标同实际完成情况的差异，并进行分析研究，消除不利差异，并按规定及时调整预算计划。

（本节作者：陈碧玮）

第五节　医院财务分析的基本方法

财务分析是一项技术性很强的工作，其重点在于选择合适的方法进行计算与分析。医院财务分析中经常使用的方法主要包括比较分析法和因素分析法。

一、比较分析法

比较分析法是将两个或两个以上相关指标（可比指标）进行对比，测算出相互间的差异，从中进行分析比较，找出产生差异的主要原因的一种分析方法。比较分析法是实际工作中最常用的一种方法。

1.按比较对象（和谁比）分

（1）与本期计划指标比较

用以说明本期计划的完成情况和完成进度情况，并为进一步分析产生差异的原因指明方向。

（2）与上期实际指标比较

用以了解指标的发展变化情况，预计发展变化的规律和趋势，评价本期与上期财务管理状况的优劣。

（3）与历史上最高水平进行比较

用以反映本期财务状况在历史上的地位，说明单位的财务发展业绩。

（4）与本地区的先进水平进行比较

用以说明单位的差距与不足，促进单位进一步提高财务管理水平。

（5）与其他地区同类机构的指标进行比较

用以说明地域差异。

（6）与其他部门、科室之间的指标进行比较

目的是了解掌握单位内部各部门的管理情况，鼓励先进，鞭策落后。

2.按比较内容（比什么）分

（1）比较会计要素的总量

总量是指报表项目的总金额，如比较总资产、净资产、净结余的变化等。总量比较主要用于时间序列分析，如研究医疗收支结余的逐年变化趋势，看其增长潜力。有时也用于同业对比，看医院的相对规模和竞争地位。

（2）比较财务比率

财务比率是各会计要素之间的数量关系，反映它们的内在联系。财务比率是相对数，排除了规模的影响，具有较好的可比性，是最重要的比较内容。财务比率的计算相对简单，而对它加以说明和解释却相当复杂和困难。下一节将对财务比率分析进行详细阐述。

（3）比较结构百分比

即通过分析某一类财务项目的数据在全部财务项目中所占的比重来认识局部与整体的关系和影响，是医院财务分析中较多采用的分析方法。具体分析中可将资产负债表、收入支出表、现金流量表转换成结构百分比报表。例如，以资产总额为100%，看资产负债表各项目的比重。结构百分比报表用于发现有显著问题的项目，揭示进一步分析的方向。（表14-3）

表14-3　结构百分比资产负债表

资产	2011年	2012年	负债及净资产	2011年	2012年
流动资产			流动负债		
货币资金	11.34	15.06	短期借款	0.00	0.00
应收在院病人医药费	5.83	7.09	应付账款	0.00	0.00
应收医疗款	0.57	1.17	预收医疗款	2.76	2.12
减:坏账准备	0.38	0.42	应付工资	0.00	0.00
其他应收款	27.20	25.32	应付社会保障费	0.00	0.00
药品	1.90	2.27	其他应付款	5.66	8.35
减:药品进销差价	0.94	0.69	应交超收款	0.06	0.00
库存物资	0.39	0.36	预提费用	0.00	0.00
在加工材料	0.01	0.01	流动负债合计	8.47	10.46
待摊费用	0.00	0.00	长期负债		
待处理流动资产净损失	0.00	0.00	长期借款	0.06	0.05
流动资产合计	45.92	50.16	长期应付款	0.00	0.00
对外投资			长期负债合计	0.06	0.05
对外投资	0.08	0.07	负债合计	8.53	10.51
固定资产			净资产		
固定资产	54.00	49.77	事业基金	27.12	23.58
在建工程	0.00	0.00	固定基金	54.00	49.77
待处理固定资产净损失	0.00	0.00	专用基金	10.34	16.13
固定资产合计	54.00	49.77	财政专项补助结余	0.00	0.00
无形资产及开办费			待分配结余	0.00	0.00
无形资产	0.00	0.00	净资产合计	91.47	89.49
开办费	0.00	0.00			
无形资产及开办费合计	0.00	0.00			
资产总计	100.00	100.00	负债及净资产合计	100.00	100.00

从表14-3中可以看出，该医院流动资产在资产中的比重有上升的趋势，而非流动资产的比重则有下降的趋势；货币资金所占比重上升，而对外投资所占比重下降，该医院货币资金可能过多；负债在资金来源中的比重呈上升趋势，而净资产在资金来源中的比重则有下降的趋势，这种趋势揭示了该医院资金结构的变化，虽然医院负债比重有所上升，但净资产的比重仍占将近90%，因此该医院的财务风险并不大。

除此之外，还可以通过计算结构性比率，并进行对比来发现问题。结构性比率分析的主要内容有：

筹资结构　是指某类筹资形式或渠道所筹集的资金在所筹全部资金中所占的比重。筹资结构又可以细分为自有资金和借入资金。筹资结构的基本计算公式为：

某类（种）筹资形式（渠道）所占比重=某类筹资形式所筹资金/全部筹资总额×100%

资产结构　是指单位某类资产在各类资产总额中所占的比重。分析资产占用的合理性和有效性。计算公式为：

某类（项）资产所占比重=某类资产金额/各类资产金额总额×100%

负债结构　是指各种不同类型的负债占全部负债的比重。基本计算公式为：

某类负债所占比重=某类负债金额/负债总额×100%

收入结构　是指各个不同项目的收入额占整个收入的比重。医院的收入一般分为业务收入和补助收入。业务收入又可分为医疗收入、药品收入、其他收入等；补助收入一般分为财政补助收入和上级补助收入。其基本计算公式为：

某类（项）收入所占比重=某类收入金额/收入总额×100%

支出结构　是指各个不同项目（类别）的支出占全部支出的比重。医院的支出可分为医疗支出、药品支出、其他支出和财政专项支出。支出结构的基本计算公式为：

某类（项）支出所占比重=某类支出金额/支出总额×100%

采用比较分析法时，应注意指标的统一性和可比性。进行对比的各项指标，在经济内容、计算方法等方面，应具有可比的共同基础。如果相比较的指标之间存在不可比因素，应先按照统一的口径进行调整，然后再进行比较。

二、因素分析法

因素分析法是依据分析指标与其影响因素之间的关系，从数量上来确定几种相互联系的因素对分析对象影响程度的一种分析方法。采用比较分析法可以揭示实际数与比较数之间的差异，但不能揭示产生这种差异的原因及其各因素的影响程度。采用因素分析法可以取得各项制约因素变动对综合指标影响程度的数据，有助于了解原因，分清责任，评价医院的经营工作；同时，也可以通过因素分析，找出问题之所在，抓住主要矛盾，有的放矢地解决问题。

因素分析法有不同的计算方法，常见的有连环替代法（又称因素替代法）和差额分析法。

1.连环替代法

连环替代法是将分析指标分解为各个可以计量的因素，并根据各个因素之间的依存关系，顺次用各因素的比较值（通常即实际值）替代基准值（通常为标准值或计划值），据以测定各因素对分析指标的影响。其一般计算步骤如下：

比较分析财务指标的实际数和计划数，确定分析对象；

确定影响分析对象变动的各项因素；

对影响这项经济指标的各项因素进行分析，决定每一项因素的排列顺序；

逐项进行连环替代，计算替代结果；

比较各因素的替代结果，确定各因素对分析指标的影响程度；

将各项因素影响程度进行验证，检验分析结果。

假定某一财务指标S受a、b、c三个因素的影响，且$S=a\times b\times c$。其实际数指标与计划数指标分别为：

实际数：$S_n=a_1\times b_1\times c_1$

计划数：$S_0=a_0\times b_0\times c_0$

实际数与计划数的总差异 S（S_n-S_0）同时受 a、b、c 三个因素的影响。

计划数指标　　$S_0=a_0\times b_0\times c_0$　　①式

第一次替代　　$S_1=a_1\times b_0\times c_0$　　②式

第二次替代　　$S_2=a_1\times b_1\times c_0$　　③式

第三次替代（即实际数）　　$S_3=a_1\times b_1\times c_1$　　④式

a 因素变动的影响：②式-①式：$S_1-S_0=(a_1-a_0)\times b_0\times c_0$

b 因素变动的影响：③式-②式：$S_2-S_1=a_1\times(b_1-b_0)\times c_0$

c 因素变动的影响：④式-③式：$S_3-S_2=a_1\times b_1\times(c_1-c_0)$

将这三个因素各自的影响程度相加，即为实际数与计划数的总差异 S（S_n-S_0）。

［例1］　某医疗机构2011年某类药品销售资料如表14-4所示，对药品销售额情况进行因素分析：

表14-4　某医疗机构2011年某类药品销售资料

指标	计划数	实际数	差异数(实际-计划)
药品数量(盒)	5 000	5 500	+500
销售价(元)	10.05	8.36	-1.69
药品销售额(元)	50 250	45 980	-4 270

药品销售额=药品数量×销售价

第一步，药品计划销售额=5 000×10.05=50 250（元）　　①

第二步，逐项替代。先替代销售数量（假定价格不变）：

5 500×10.05=55 275（元）　　②

再替代销售价格数量（假定销售数量不变）：

5 500×8.36=45 980（元）　　③

第三步，分析各因素对药品销售额的影响因素程度。

由于药品销售数量变动的影响（②-①）：

55 275-50 250=5 025（元）

由于销售价格变动的影响（③-②）：

45 980-55 275=-9 295（元）

第四步，验证两个因素共同影响使药品销售额下降。

-9 295+5 025=-4 270（元）

2.差额分析法

差额分析法是因素分析法的一种简化形式，它是利用各个因素的实际数与计划数或目标值之间的差额来计算各因素对指标变动的影响程度。

如上例：

a 因素变动的影响=$(a_1-\mathrm{a}_0)\times b_0\times c_0$

b 因素变动的影响=$a_1\times(b_1-b_0)\times c_0$

c 因素变动的影响=$a_1\times b_1\times(c_1-c_0)$

注意：差额分析法的公式，在计算某一个因素的影响时，必须把公式中的该因素替换为本年（实际）与上年（计划）之差。在括号前的因素为本年（实际）值，在括号后的因素为上年（计划）值。

仍以表14-4资料为例：

由于销售数量变动而影响药品销售额：

（5 500-5 000）×10.05=5 025（元）

由于药品进价变动而影响药品销售额：

5 500×（8.36−10.05）=−9 295（元）

两个因素共同影响，使药品销售额发生的差异为：

5 025−9 295=−4 270（元）

［例2］　某医院甲项目的计划服务量为100人次，计划单位耗用卫生材料量50克，每克材料计划价格8元；该项目实际服务量120人次，实际单位耗用材料量49克，每克材料实际价格7元。要求采用因素分析法对材料费用差异进行分析。

材料费用=项目服务量×单位耗用量×材料单价

计划材料费用=100×50×8=40 000（元）　①

实际材料费用=120×49×7=41 160（元）

两者相差：41 160−40 000=1 160（元）

第一次替代：120×50×8=48 000（元）　②

第二次替代：120×49×8=47 040（元）　③

第三次替代：120×49×7=41 160（元）　④

②−①=48 000−40 000=8 000（元）

说明由于服务量增加，使材料费用增加了8 000元。

③−②=47 040−48 000=−960（元）

说明由于单位耗费下降，使材料费用减少了960元。

④−③=41 160−47 040=−5 880（元）

说明由于单价下降，使材料费用减少了5 880元。

三个因素共同影响额为：

8 000+（−960）+（−5 880）=1 160（元）

根据上例资料，运用差额分析法计算分析如下：

由于服务量变动对材料费用的影响：

（120−100）×50×8=48 000（元）

由于单耗变动对材料费用的影响：

120×（49−50）×8=−960（元）

由于单价变动对材料费用的影响：

120×49×（7−8）=−5 880（元）

三个因素共同影响：

48 000−960−5 880=1 160（元）

3.因素分析中应注意的问题

因素分析法既可以全面分析各个因素对某项经济指标的影响，又可以单独分析某个因素对某一经济指标的影响，在财务分析中应用较为广泛。但在应用因素分析法中，应注意以下几个问题：

（1）因素的关联性

即被分解的各个因素必须与总体指标存在因果关系，客观上构成指标差异的制约因素。

（2）计算结果的假定性

连环替代法计算的各因素变动的影响数，会因替代计算的顺序不同而有差别，即其计算结果只是在某种假定前提下的结果。为此，财务分析人员在具体运用此方法时，应注意力求使这种假定是合乎逻辑的假定，是具有实际经济意义的假定，这样，计算结果的假定性就不会妨碍分析的有效性。

（3）因素替代的顺序性

替代因素时，必须遵循各因素的主次依存关系，排列成一定的顺序并依存替代，不可加以颠倒，否则会得出不同的结果。确定各因素排列顺序的一般原则是：先数量因素后质量因素；先实物数量因素后价格数量因素；先主要因素后次要因素。

（4）顺序替代的连环性

因素分析法所确定的每一因素变动对总指标的影响，都是在前一次计算的基础上进行的，并采取连环比较的形式确定所有因素变化的影响结果。因为只有保持计算过程的连环性，才能使各个因素影响数之和等于分析指标变动的差异，以全面说明分析指标变动的原因。

（本节作者：陈碧玮）

第六节　基本的财务比率

财务比率分析，就是各种财务比率，是两个相关联的会计项目数据进行统计计算而得到的，这种分析方法揭示的是各相关联会计项目之间的逻辑关系。比率是相对数，此种方法，能够将一些不可比指标变成可以比较的指标，便于分析。适用于单位内部和单位之间的指标评价与比较。常用的比率分析指标如下：

一、偿债能力比率

医院有能力偿还各种到期的债务是指医院的偿债能力。一个医院财务状况是由偿债能力来衡量的，医院只有具备足够偿债能力，及时偿还债务，才具有持续经营的基础。

（一）短期偿债能力

短期偿债能力指医院对一年以内债务的清偿能力。它是通过医院流动资产与流动负债的关系而确定的。这是因为流动资产可以产生现金在短期内用于偿还流动负债，代表了医院偿付流动负债的能力，一般用流动比率和速动比率等指标来分析。

1.流动比率

衡量医院短期偿债能力的一个重要财务指标是流动比率。它表示有多少流动资产能够保证偿还每一元流动负债。其计算公式为：

流动比率=流动资产/流动负债

比率越高，说明医院有较高偿还流动负债的能力，但流动比率过高，表示医院流动资产上的资金未能有效地利用，滞留过多，医院的获利能力将受到影响。财务管理理论界普遍认为，流动比率值一般大于等于2时，说明医院偿还短期负债的能力较强。

比率的高低需和同行业平均水平，或本医院历史水平进行比较，并找出过高或过低的原因，进而分析流动负债和流动资产的结构以及对经营上的影响。

虽然流动比率越高，偿还短期债务的能力越强，但并不能够表示医院有足够的现金来偿债。流动比率的增高也可能与应收账款过多且有较长的收账期、待摊费用的增加、待处理财产损失的增加以及存货积压等有关，而可用来偿债的现金却严重短缺。因此，除了分析流动比率，现金流量也要进一步分析和考察。值得注意的是，流动比率指标计算所需要的报表数据的真实性和可靠性也是至关重要的。分析流动比率时应剔除虚假或不实的因素，以免得出错误的结论。

2.速动比率

速动比率是医院速动资产与流动负债的比率，它表示有多少速动资产能保证偿还每一元流动负债。所谓速动资产，是指流动资产减去处理流动资产的损失、变现能力较差且不稳定的存货、待摊费用等后的余额。速动比率是流动比率的补充，流动比率只能反映流动资产与流动负债之间的关系，并没有揭示出流动资产构成的素质如何。速动比率反映医院偿债能力，是指剔除流动资产中变现能力最差的存货后的指标。因此，速动比率评价医院资产的流动性及其偿还短期债务的能力更准确、可靠。

速动比率指标越高，表明偿还债务的能力越强。理论界认为速动比率为1最合适，表明既有合理的流动资产结构，又有债务偿还能力。其计算公式为：

速动比率=速动资产/流动负债=（流动资产-存货）/流动负债

应收账款的变现能力是速动比率可信度的影响因素。虽然医院有计提的准备，但实际坏账可能更多，故账面上的应收账款不全都变成现金；因为季节性的变化，报表的应收账款数额反映不了其平均水平。这些情况，外部使用人不易掌握及了解，相关财务人员应加以评价与估计。

3.现金比率

现金比率是现金类流动资产与流动负债的比率。现金类资产包括医院所拥有的货币资金和所持有的易于变现的有价证券，现金比率是衡量医院即期偿还债务能力大小的比率。公式为：

现金比率=（货币资金+现金等价物）/流动负债

现金比率越高，反映短期偿债能力越强。但是，如果这个比率过高，表明医院保留了过多的现金类资产，所筹集的资金未能得到有效运用，存在着资金闲置的情况。

计算现金比率是因为某些到期的账款不一定能够及时收回，速动资产中的应收账款可能会发生坏账，会影响到短缺偿债能力的准确判断，而现金是医院偿还债务的最终手段。如果医院现金缺乏，将面临财务危机，会发生支付困难，而现金比率高，说明医院支付能力强，能保障偿付债务。因此，当分析者怀疑应收账款存在变现难度时，则希望以现金比率来说明问题。现金比率是债权人所关心的一个指标。

（二）长期偿债能力

长期偿债能力分析是对医院偿还期限在一年以上的长期负债能力大小的评价。常用的评价指标有资产负债率、利息保障倍数、基金比率等。

1.资产负债率

资产负债率是医院负债总额与资产总额的比率，表示医院负债与资产总额的占比，是用来衡量医院负债水平和风险程度的判断标准，故而，医院的风险随资产负债率的升高而升高，医院的风险越高，越难偿还债务；反之，则风险越低，偿还债务的能力越强。计算公式为：

资产负债率=负债总额/资产总额×100%

对于资产负债率，医院的债权人、所有者与经营者往往从不同的角度来评价。

从债权人的立场看，他们最关心的是其贷出资金的安全性。因此，资产负债率越低，越能保证经营单位有偿债能力，贷款的风险不会太大。

从医院所有者的角度来看，尤其是营利性医院，投资收益的高低是股东所关心的。所以，当医院全部资产报酬率超过借入款项的利率时，股东可以通过举债经营获得杠杆利益，因此，股东希望负债比例越大越好，否则反之。

从经营者的立场来说，他们既要考虑医院所承担的财务风险，又要顾及医院的盈利。因此，医院经营管理者在确定医院负债比率时，一定要审时度势，结合医院内部各种因素和医院外部的市场环境，充分估计预期的经营风险和财务风险，在收益与风险之间进行权衡，做出恰当的资金结构决策，维持医院恰当的负债比率，并以此指导医院的筹资决策，以保持财务管理的主动性。

2.长期负债比率

长期负债比率是医院长期负债与资产总额的比率，反映的是医院长期负债占资产的比重。其计算公式为：

长期负债比率=长期负债/资产总额×100%

3.利息保障倍数

利息保障倍数反映了单位一定时期经营服务所得支付债务利息的能力，同时也反映了债权人投资的风险程度。该比率太低，则说明单位难以用经营服务所得来按时支付债务利息，其值一般应大于1，其计算公式为：

利息保障倍数=（收支结余+利息费用）/利息费用　（非营利性医院）

利息保障倍数=息税前利润/利息费用　　　　　　（营利性医院）

该指标反映医院实际偿付利息支出的能力。它既是医院举债经营的前提，也是衡量医院长期偿债能力大小的重要标志。该指标的倍数越大，说明医院承担利息的能力越强。如果倍数小于1，表示该院的举债经营的利息支出，医院获利能力无法承担。判断这个指标，应结合行业特点，再根据往年经验和历史水平来判断，一般按收支结余较低时的水平评价。由于目前我国医院借款数量较少，利息费用小，因此利息保障倍数一般很大。

4.产权比率

产权比率是医院的负债总额与净资产总额的比率。这是负债比率的其他表现形式，它是债权人所提供资金占股东所提供资金的比。

产权比率=负债总额/净资产总额×100%

产权比率代表债权人投入的资本受净资产保障的程度。债权人承担的风险越大，该比率越高；债权人承担的风险越小，该比率越低。因此，该比率的变动是医院债权人所关注的。

产权比率是债权人所提供的资金占净资产的比例，是医院基本财务结构稳定状况的反映。对投资人来说，如果产权比率高，那么财务结构的风险越高，但是债权人的报酬也越高；如果产权比率低，那么财务结构的风险越低，但是债权人的报酬也比较低。

资产负债率与产权比率对医院长期偿还债务能力描述的区别在于，资产负债率主要分析的是债务偿付安全性的物质保障程度，而产权比率则主要表示财务结构的稳固程度以及主权资本能承受偿债风险的能力。

5.权益乘数

权益乘数是医院资产总额与净资产总额的比率，用来反映医院的负债程度。

权益乘数=资产总额/净资产总额=1/（1-资产负债率）

权益乘数越高，医院的负债程度也随之升高，医院也因此收获较多的杠杆利益，但同时医院也伴随着较大的风险。这就要求医院应有合理的资本结构。

（三）影响医院偿债能力的其他因素

上述衡量偿债能力的财务比率都是依据财务报表数据统计计算的，不排除一些表外因素对医院的偿债能力的影响，也应引起足够的重视。

1.长期租赁

当医院缺乏资金而又迫切需要某种设备时，租赁是一种很好的解决方式。主要有两种形式的租赁方式，分别为融资租赁和经营租赁，资产负债表大多反映的是融资租赁形成的负债，反映不了经营租赁形成的负债。如果一个医院常常有经营租赁，且量比较大、期限比较长时，这样便形成了一种长期性的筹资。这种长期性的筹资，势必将影响到医院的偿债能力，因为这种长期性的筹资，到期时必须支付租金。因此，如果医院有这种租赁业务，应当考虑租赁费用对偿债能力的影响。

2.债务担保

如果医院为其他单位进行担保，则可能对医院未来形成一种潜在负债，倘若担保项目较多，因其时限长短不一，一部分关系到医院的长期负债，一部分关系到医院的流动负债。所以要根据有关资料来对担保责任带来的潜在长期负债问题加以判断，从而分析医院的偿债能力。

3.未决诉讼

如果未决诉讼判决败诉，大量的现金将会从医院流出，这样就会影响到医院的偿债能力，所以，这种潜在的影响在评价医院偿债能力的时候也应该要考虑到。

二、资产管理比率

资产管理比率是衡量医院资产管理效率的财务比率。对资产管理水平的分析，一般采用下列指标：

（一）流动资产周转速度指标

流动资产周转率指的是一段时间内的业务收入占流动资产平均占用额的比，这个指标反映的是整个流动资产周转速度。而流动资产周转天数表示的是全部流动资产回收一次需要多长时间。比如周转天数越少，说明周转次数会增多，这样周转速度也随之越快，如此利用效率也越高。其计算公式为：

流动资产周转率（次数）=业务收入/流动资产平均余额

流动资产平均余额=（期初流动资产余额+期末流动资产余额）/2

流动资产周转天数=日历天数（360天）/流动资产周转率

在这里，业务收入是指医院医疗、药品及其他收入的合计，此后公式中所涉及的业务收入、业务支出及业务收支结余均为医疗、药品和其他业务的合计。

（二）应收账款周转速度指标

包括应收账款周转率和周转天数。应收账款周转率是一段时间内业务收入占平均应收账款余额的比，反映的是医疗单位在一段时间内应收账款的平均回收速度；应收账款周转天数是指一定时期内（一般为一年）应收账款回收的平均天数。其中，业务收入数据来自收入支出表。

应收账款周转率（次）=业务收入/平均应收账款余额

平均应收账款额=（期初应收账款+期末应收账款）/2

应收账款周转天数（天）=日历天数（360天）/应收账款周转率

反映收回账款的速度，一般来说，应收账款周转率越高越好，如果它的天数越短，说明资产流动性也越强，这样将会减少或直接避免坏账损失。反之，如果它的天数越长，说明周转次数也会越少，收回账款的速度也会随之变慢，这样可能会产生坏账。

（三）存货周转速度指标

存货周转速度指标主要包括周转天数和存货周转率。周转天数指的是货周转一次所需要的时间。存货周转率是营业成本占存货平均余额的比，是存货流转速度快慢程度的反映，同时也反映了医院对存货管理水平的高低，表示该医院的院内药品、医院的库存物资的量与服务供应量是否相称。

存货周转率=营业成本/存货平均余额

存货平均余额=（期初存货余额+期末存货余额）/2

存货周转天数=日历天数（360天）/存货周转次数

公式中，营业成本是指医院库存物资实际支出数、医院药品中支出的药品费。说明如果存货的水平低，存货的周转速度也越快，流动性随之增强，所以医院的存货转换为现金的速度越快，应收账款的速度也快，医院的变现能力也越高。而存货周转速度越慢，则流动资金就在存货上占有越多，造成机会成本越大，且存货过多，将增加额外成本如产生储存费或过期失效等。由于医院的存货中药品和医用材料占主要部分，因而对医院经营活动的变化相对比较敏感，因此，有必要单独计算药品周转率及卫生材料周转率。

药品周转率=药品支出/药品平均金额

卫生材料周转率=卫生材料支出/卫生材料平均库存金额

有了应收账款周转天数和存货周转天数，就可以计算出医院的营业周期。营业周期的计算公式为：

营业周期=应收账款周转天数+存货周转天数

一般来讲，营业周期越长，表明资金周转速度越慢；营业周期越短，表明资金周转速度越快。

（四）固定资产周转率

指一段时间内业务收入占固定资产平均净值的比，这是回收速度、利用效果以及固定资产的价值转移指标的反映。其计算公式为：

固定资产周转率=业务收入/固定资产平均净值

固定资产平均净值=（期初固定资产净值+期末固定资产净值）/2

如果固定资产周转率高，表明固定资产投资得当，利用也比较充分，且其结构相对来说比较合理，其应有的效率得到有效发挥；相反，如果固定资产周转率不高，表明固定资产运用效率相对来说比较偏低，财务成果不显著，医院营运能力不强。

运用和计算固定资产周转率时应注意，原值减去累计折旧后的余额为固定资产的净值。如果要用这一指标进行比较，一般来说，适宜自身纵向比较，但如果与其他单位进行比较，则需要进行横向比较，这时要注意的是两个医院的折旧方法是否一致。

（五）总资产周转率

指一段时间内的收入总额占总资产平均余额的比，这个指标反映了总资产价值的转移、回收与利用的效果，这是医院全部资产的利用效率和营运能力的全面反映。如果医院总资产营运能力越强，则该指标越高。计算公式为：

总资产周转率=收入总额/总资产平均余额

总资产平均余额为期初资产总额与期末资产总额的平均数。

三、收益能力比率

收益能力是指医院获得经济收益的能力，是衡量医院经济效益高低的重要指标。常用的分析指标主要有：

1.资产报酬率

资产报酬率是医院在一段时间内收支结余总额占资产平均总额的比。该比率越大，说明医院获利能力越强，其计算公式为：

资产报酬率=收支结余/资产平均总额×100%

该项指标越高，说明医院资产利用效益越好，经营管理水平越高。医院收支节余的多少与医院的资产总额、资产结构乃至经营管理水平有关。该指标作为揭示医院资产综合利用效果的指标，不论对于医院所有者、债权人还是经营者，都具有重要意义。

2.净资产收益率

净资产收益率是指医院运用净资产所得的结余率。这项指标反映的是医院获得结余能力的大小，表明医院利用净资产的效果。其计算公式为：

净资产收益率=收支结余/净资产平均余额×100%

3.收入收益率

收入收益率是医院收支结余与收入总额之间的比率。该比率越大，说明获利能力越强，其计算公式为：

收入收益率=收支结余/收入总额×100%

4.成本费用净利率

成本费用净利率是医院收支结余占支出总额的比。如果医院的获利能力越强，则该比率越大，其计算公式为：

成本费用净利率=收支结余/支出总额×100%

（本节作者：陈其葳）

第十五章 医院成本管理

第一节 医院成本核算概述

一、医院成本核算的意义

随着社会的发展，我国医疗服务市场也不断变化发展，对于营利性医院和非营利性医院来说，都面临各种各样的压力，如要不断提高资金使用效益，还要改革内部经营管理机制。特别是作为政府举办的非营利性医院，更需要重视成本核算工作，使成本核算信息既能合理地用于医疗服务项目定价和内部制定合适的成本价格，还要完善员工激励机制以及医院内部劳务成本的测算工作。

第一，成本核算信息是制定医疗服务价格的重要依据。非营利性医院作为卫生事业的重要组成部分，承担着政府医疗卫生保健职能，执行政府对医疗服务收费的统一定价，并享受政府一定数额的补贴及免税优惠政策。一直以来，大多的医院成本核算工作没有得到应有的重视和积极有效的开展，造成了政府对医疗服务行业的定价与医院医疗服务成本不挂钩，政府的一些补贴不能全面弥补医院在医疗服务过程中的一些耗费，比如活劳动和物化劳动。近年来，这个问题越发突出，不仅影响到医院正常开展经营活动，还制约了医院的发展，尤为重要的是这个问题造成有些医院或个人的谋利行为，以此丧失了一些非营利性医院的公益性质，医生、医院乃至政府的形象被损害。因此，医院成本核算的开展，为国家制定合理的收费价格和补偿机制提供了极其重要的依据。

第二，医院要得到科学管理，成本核算是一项重要的手段。不论是营利性医院还是非营利性医院，都面临着医疗服务市场的不断变化与挑战，需要不断改革内部经营管理机制，提高管理决策水平。因此，医院管理根据该院的需求，应当展开不同层次的成本核算，在此基础上还要进行成本的分析、成本的相对控制以及成本的考核，为医院提供量化的数据和科学的分析，为管理者提供正确的决策，使医院以最少的投入获得最佳的经济效益，并带来最优的社会效益。

第三，开展成本核算工作，不仅能实施员工激励机制，也是完善分配制度的重要前提。通过成本核算及成本分析，将医疗技术的服务管理与经济效益相结合，通过经济效益对医疗服务质量进行量化。将劳动价值与劳动分配相挂钩，使每个人和每个科室清楚责、权、利，增强每位医护的医疗服务质量责任心，降低医疗服务成本、减少浪费，并主动关心医疗服务结果；同时，不能平均分配薪酬，应实行按劳分配的绩效薪酬制度，从而激励员工认真工作。

二、医院进行成本核算的基本条件

在过去很长一段时期，由于医院财务管理体制、管理理念以及财务核算等多方面的原因，医院几乎没有开展成本核算工作。近年来，随着医疗服务市场的变化与发展，许多医院开始实施院级和科级两级成本核算。目前，医院成本核算还存在许多问题：第一，医院成本信息不完整、不准确。由于许多医院缺乏成本管理观念，缺乏对与成本核算相关的医疗服务信息收集工作的重视，给核算工作带来了困难；同时，医院成本核算的基础工作薄弱、方法简单，都使得目前成本信息不完整、不准确。第二，医疗服务成本项目核算困难。由于医疗服务具有复杂性和多变性，使得医疗服务成本信息归集、分摊与评价变得十分复杂与繁琐。因此，当前成本核算工作满足不了医院的科学化细化管理和实际需要，也不能满足医疗服务市场的需要。近年来，医疗保险制度的改革，加之出现第三方支付，使医院的收款业务受到了前所未有的冲击，医院迫切需要建立与之相适应的内部成本控制制度和成本核算项目，如以收费项目为核算单位的第三级核算乃至以病种和病例为核算单位的第四级核算等成本核算方式在一些条件成熟的医院正在逐步推行。参考目前医院成本核算的现状以及借鉴其他行业成本核算的经验，医院成本核算的基本条件应该包括完善医院成本核算制度、建立健全医院内部管理制度、建立医院成本核算的信息平台及增强医院领导和员工的成本管理意识。

三、医院成本的基本概念

（一）医院成本的概念

医院成本是指医院在提供医疗服务过程中所消耗的物化劳动和活劳动的货币表现，包括人力成本（工资、奖金、补助等）、物耗成本（低值易耗品、卫生材料）、设备成本、房屋成本等。

（二）成本的分类

1. 按照成本性态分类

按成本性态分为固定成本、变动成本和混合成本。

2. 按照成本计入方式分类

按成本计入方式分为直接成本和间接成本。

（1）直接成本

直接成本指与成本对象直接相关，能够直接追溯到各个成本对象的成本。如科室的人力成本、设备成本和物耗成本等。

（2）间接成本

间接成本指与成本对象相关，但不能直接追溯到各个成本对象的成本，必须通过成本分摊方法分配给成本对象。如分摊给临床科室的管理费用、医辅及医技科室的成本等。

3. 按成本的可控性分类

按成本可控性分为可控成本和不可控成本。

（1）可控成本

可控成本指某一期间内在某个部门或某人的责任范围内能够直接确定和控制的成本。如药费、低值易耗品、卫生材料。对科室来说，是通过医嘱和医疗服务提供的，因而是可控的。

（2）不可控成本

不可控成本指某一特定部门无法直接掌握，或不受某一特定部门服务量直接影响的成本。如科室中的医用设备成本、房屋成本。

4. 按照经营决策分类

按经营决策分为机会成本和边际成本。

（1）机会成本

机会成本指医院选择最优方案而所放弃的次优方案可能获得的潜在收益，为选择最优方案的机会成本。

（2）边际成本

边际成本指医院增加或减少一个单位服务量所引起的总成本变动额。

5.按照是否支付现金分类

按是否付现分为付现成本和沉没成本。

（1）付现成本

付现成本指需要支付现金的成本。

（2）沉没成本

沉没成本指过去决策所发生的，不能由现在决策改变的成本。

6.按照成本是否可以避免分类

按成本是否可以避免分为可避成本和不可避成本。

（1）可避成本

可避成本指各种决策方案中有可以替代的成本，如手工操作成本与机器操作成本。

（2）不可避成本

不可避成本指无论选择何种方案，其成本不可避免，即在任何时候都要发生的耗费。

7.按照成本计入时间分类

按成本计入时间分为历史成本、重置成本和预计成本。

（1）历史成本

历史成本指已经发生的成本，如购买卫生材料的成本。

（2）重置成本

重置成本指按照目前市价计算所需耗费资产的成本。

（3）预计成本

预计成本指预计将要发生的成本，如贷款利息。

四、医院成本核算的框架

（一）医院成本的核算层次

医院成本分为医院总成本、科室成本和服务单元成本。

1.医院总成本

医院总成本由医疗服务成本、药品成本和管理成本构成。

2.科室成本

科室成本由科室人力成本、固定资产占用、材料消耗和管理费用组成。根据服务功能，医院一级科室可分五类，分别是临床科室（内科、外科、妇产科、儿科、中医科、泌尿科等）、医技科室（放射科、检验科、B超室）、医辅科室（挂号处、收费处等）、行政后勤科室（会计部门、总务部门）和药品经营科室（药库、药房）。

3.服务单元成本

如诊次成本、床日成本、病人成本和病种成本等。

（二）成本核算要素

1.人力成本

人力成本指医院所有在岗人员的工资（如职务工资、津贴）、补贴工资（如三项津贴、交通费等）、其他工资（如护龄津贴、浮动工资等）及福利费等。

2.设备成本

医用专业设备与一般设备等固定资产的折旧。

3. 房屋成本

房屋成本包括房屋折旧费和维修改造费，其中房屋折旧费可采用平均年限折旧法。

4. 物耗成本

物耗成本包括药品、低值易耗品、卫生材料和其他材料。每个医院都有低值易耗品，是指单位价值低于固定资产标准，在临床医疗过程中多次使用仍不改变物质形态；或是单位价值比固定资产标准高，但易于损坏或使用时间比较短的物品，如拔牙钳、消毒缸、止血钳等。而卫生材料是指医院给患者进行临床服务过程中，使用一次性的医用物资，如纱布、酒精等。为保障平时正常的工作，医院还需要储备除低值易耗品、卫生材料之外的其他材料。

5. 管理成本

管理成本指医院日常经营管理活动中发生的耗费，如差旅交通费、水电费、劳务费、办公费、招待费等。

（三）科室间接成本分摊方法

间接成本主要有两类：一是项目科室发生的不能直接统计归集的成本；二是辅助科室成本。分摊间接成本一般按照受益原则进行，即“谁受益、谁分摊”。分摊标准有：

1. 按面积分摊

如水电费、房屋成本、物业管理费等。如果单独安装了水表、电表的，则按其实际发生数计入科室成本。

某科室分摊的成本=某项成本耗费总额×该科室面积/使用该项成本的所有科室面积之和

2. 按人数分摊

如财务部门、人事部门等成本。

被服务科室分摊的成本=服务科室成本总额×该科室人数/服务科室以外所有科室人数之和

3. 按工作量分摊

如放射科、检验科等。

被服务科室分摊的成本=服务科室成本总额×为被服务科室付出的工作量/服务科室付出的工作量总和

（本节作者：陈其葳）

第二节　医院成本核算的方法

一、医院成本核算的流程

（一）医院成本核算的结构

医院总成本主要由三大部分组成，包括医疗服务成本、药品经营成本和管理成本。医疗服务成本是由医疗直接成本和间接成本构成的。其中，医疗服务中的直接成本是指各个临床科室在临床医疗过程中直接消耗的人以及物力成本，医疗间接成本是指非临床科室（如行政后勤部门、医技医辅科室等）在为临床科室提供服务过程中消耗的人力、物力成本。根据成本分摊的原则，间接成本分摊到直接成本科室中，得到科室总成本1，并作为医疗服务项目成本核算的依据，最终提供给政府相关部门作为医疗服务定价的参考。药品经营成本由各药品科室（如药房、药库、制剂室）成本和管理成本构成，将此类成本分摊到科室总成本1后，得到科室总成本2，即可进行服务单元成本测算，包括诊次成本、床日成本和病种成本等，具体结构见图15-1。

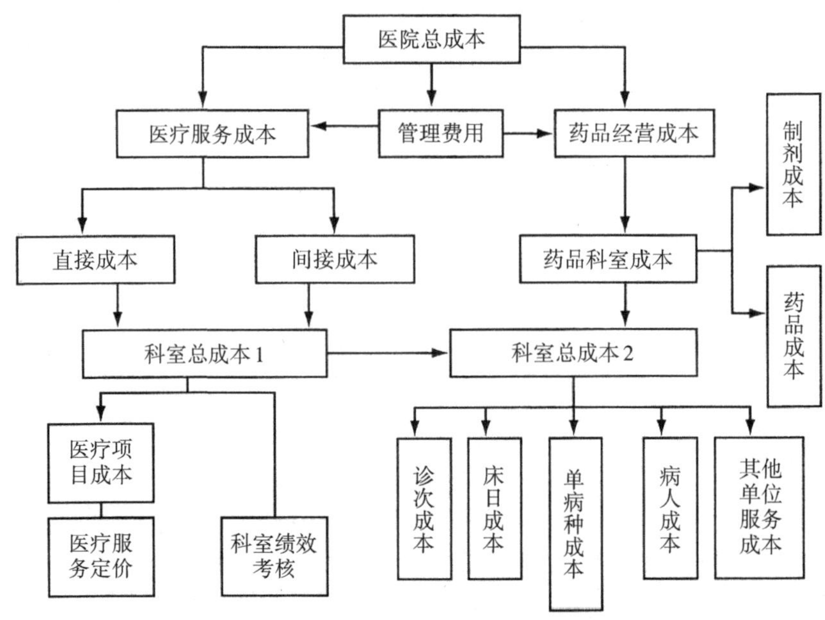

图15-1　医院成本核算框架示意图

（二）医院成本核算的流程

1.将医疗机构各科室（或部门）进行分类，建立直接成本中心和间接成本中心

（1）直接成本中心

指直接为病人提供服务的科室，如临床科室、医技科室等，一般而言，直接成本中心既有支出，也有收入。

（2）间接成本中心

指为直接成本中心提供服务的辅助科室，间接成本中心一般只有支出，没有收入，如行政、后勤保障部门等。

直接成本中心和间接成本中心也可分别称为项目科室和非项目科室。成本中心是资源消耗的地点，建立成本中心是为了了解资源在这些成本中心的消耗情况和流动方向。由此可见，建立成本中心的依据是医院内部资源的流动方向，即确定某科室或成本中心为谁提供服务，如为整个机构提供服务，或为某些科室，或直接为病人提供服务等，并将这些成本中心分类，为下一步分摊公共成本做好准备。（表15-1）

表15-1　医院成本中心的分类

成本中心类型	功能	主要科室
间接成本中心1	负责管理整个医疗服务机构的行政科室	院长办公室，党委办公室，人事、组织部门，财务部门，宣传部门，工会，团委等
间接成本中心2	为整个医疗服务机构服务的后勤科室	总务，设备，保卫，图书资料室，电话总机室，收发室，锅炉房，食堂，洗衣房，浴室，车队，仓库等
间接成本中心3	为部分科室提供管理或服务的科室	如医务科，护理部，门诊挂号室，病案室（门诊病案室、住院病案室），收费处（门诊、住院），消毒供应室，血库等
直接成本中心	直接为病人提供诊治、检查等服务的科室	内科、外科、妇科、儿科门诊科室，内科、外科、妇科、儿科病房科室，手术室，急诊科，化验科，心电图室，B超室，X光室，药房，制剂室等

2.按照医疗服务成本类型归集计算各成本中心各类资源的实际消耗量

不同的资源具备不同的成本习性，不同习性的成本消耗计算方法各有不同。为了便于测算资源的投入量，把医疗资源分成了六大类：劳务费、公务费、业务费、低值易耗品费、医疗材料费和固定资产折旧费及维修费。在归集计算各类资源的投入量之前，必须先确定成本核算的会计期，如年、季度、月等。

（1）劳务费

指医院在岗职工和临时雇佣工所获得的劳务报酬，包括工资收入、奖金及各种福利、补贴等，退职、离休、退休人员费用不计入医疗成本。

各科室劳务费计算：

某科室年劳务费=$\sum$某科室i职称人数 × i职称月平均报酬水平 × 12

i表示各级职称，从初级、中级到高级，以及其他职称等。

（2）公务费

指医院开展医疗服务工作所必须耗费的行政管理费用，包括办公费、差旅费、邮电费、宣传费等。如各核算中心的实际消耗数有数据记录的，可直接计入成本；没有记录的，可通过分摊计入。

某成本中心公务费=该成本中心人员数×人均公务费

（3）业务费

指临床医疗过程中一次性消耗品的费用。大概有水费、电费、医疗印刷品费、燃料费、小额修理费、清洁洗涤费、职工培训费、科研费及其他业务费等。

某科室费用=应分摊费用×（该科室职工数+该科室床位数）/（所在成本中心职工数+所在成本中心床位数）

（4）低值易耗品费

低值易耗品主要包括两种，分别为医用低值易耗品和公用低值易耗品。临床用的低值易耗品有血管钳类、扩张器、弯盘、血压计、镊子、量杯、拉钩、刀、刮匙、被服等用品，可按“五五”分摊法计算，在领用和报废时各摊销一半；公用低值易耗品包括火柴、肥皂、洗衣粉、暖水瓶、拖把、糨糊、扫帚、毛巾、电池等物品，可作为一次性消耗计算，领用时一次性计入成本。

（5）医疗材料费

指提供医疗服务过程中一次性消耗的材料，包括化学试剂、X光材料、氧气费、血液费、消毒类材料、敷料类材料等，可根据总务部门的物品领用单和相关的财务记录，直接归集到各成本中心。

（6）固定资产折旧费

固定资产折旧分为房屋折旧和设备折旧。房屋折旧主要以面积分摊为主；设备折旧以科室实际占用量（额）计算。公共实验室的房屋（或设备）可以按承担的工作量进行分摊。

某科室房屋折旧费=某科室房屋建筑面积×重置单位面积造价×折旧率+分摊的公用房屋折旧

其中，“重置单位面积造价”会因不同的经济区域而使其重置价值有所不同，经济发达地区，重置价值可能会高些，反之，重置价值就会低些。在估计重置单位面积造价时，应根据当地的实际情况予以估算；“房屋折旧率”按相关的规定执行；公用房屋面积折旧可按各科室面积占整个成本中心面积的百分比进行分摊。

仪器设备折旧费=$\sum$某科室电子仪器设备价值 × 电子仪器设备折旧率+$\sum$某科室电动仪器设备价值×电动仪器设备折旧率+$\sum$某科室其他类仪器设备价值×其他类仪器设备折旧率

其中，设备折旧率按相关规定执行。

某科室固定资产折旧费=该科室房屋折旧费+该科室仪器设备折旧费

3.分摊各类公共成本，计算科室总成本

（1）医院公共成本的分摊

医院公共成本包括第一类和第二类成本中心发生的各项成本。将这些成本分摊到第三类和第四类成本中心去，即完成了第一次成本分摊。医院公共成本分摊方法常见的有：直接分摊法、逐步分摊法

（阶梯分摊法）、交互分摊法（联立方程法）。

①直接分摊法：假如各间接成本之间资源不会相互流动，那么在进行成本分摊时，则不需要考虑各间接成本之间相互提供的服务，直接把公共成本按照各直接成本中心的受益比重进行分摊。

②逐步分摊法：亦叫阶梯分摊法，如果各间接成本之间有单一方向的资源流动，公共成本在进行逐步分摊时，第一要将各间接成本按照提供的服务量进行排序，将其他间接成本提供服务最多但自身接受服务最少的应当排在最前面，依此类推排列其余，将提供服务最少的间接成本放到最后一个。分摊公共成本时应将排在第一位的间接成本中心的成本按照一定的依据分摊到其他成本，然后这个间接成本中心就不再参与后面的分摊过程，其余按此类推。该方法仅考虑了各间接成本中心之间单一方向的资源流动，比直接分摊法有所进步。因为逐步分摊法计算过程较交互分摊等方法简单，容易操作，在实际当中应用也较多。

③交互分摊法：假设各间接成本中心之间的资源流动是双向的，即间接成本中心存在线性关系，一般可以用解线性方程组的方法进行分摊。在实际应用当中，因解线性方程较麻烦，常采取简化的办法，即先将各间接成本中心直接成本按照分摊比重直接摊入各受益间接成本中心，完成交互分摊；然后再计算各间接成本中心的实际总成本：实际总成本=直接成本-分出成本+分进成本，最后将各间接成本中心的实际总成本按照各直接成本中心的相对比重摊入即可。

（2）部分成本中心公共成本的分摊

部分成本中心的公共成本指只为医院中某几个直接成本中心提供服务的间接成本中心的成本，如医院的住院部和门诊部成本。因住院部只为各病房提供服务，门诊部只为门诊各科室提供服务，这些公共成本只能分摊到其相应的受益科室。部分成本中心的公共成本分摊的方法和医院公共成本分摊的方法相同。

（3）直接成本中心总成本

为该直接成本中心的直接成本+分摊所得部分成本中心的公共成本+分摊所得医院公共成本。

4.计算医院医疗服务项目成本

某直接成本中心只提供一项医疗服务，则该医疗服务项目成本即为该成本中心的总成本，医疗服务项目平均单位成本=该直接成本中心总成本/该医疗服务项目服务量。

由于医疗服务项目的多样性、复杂性，同一直接成本中心往往同时提供几种医疗服务。在这种情况下，计算不同医疗服务项目成本时必须采用一定方法，将该直接成本中心的公共成本分摊到各服务项目中去，通常可以采用时间分配系数法。时间分配系数法的具体做法如下（结合图15-2）：

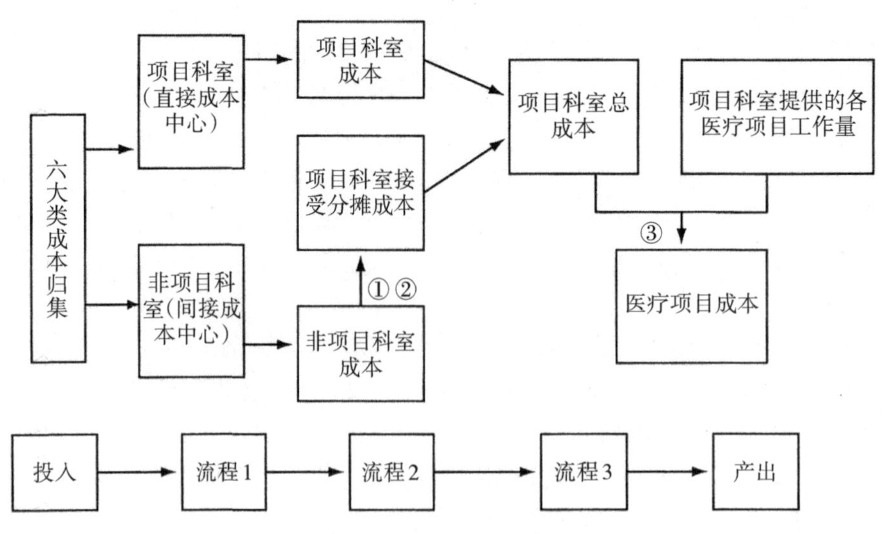

图15-2 医院成本核算的程序

①根据核算所得具体医院医疗服务科室的成本，和调查所得医院医疗服务项目全年工作量、每项

服务平均耗用时间和参加人员，可计算医院医疗服务项目成本。

②以其三者确立的权重分摊成本，根据各个项目各自总成本及服务量，求得项目成本。

权重=（某项服务全年工作量×每单位服务时间×每单位服务参加医务人员数）/

∑（某项服务全年工作量×每单位服务时间×每单位服务参加医务人员数）

“∑（某项服务全年工作量×每单位服务时间×每单位服务参加医务人员数）”表示所有项目上述三个指标之积的总和。

③某项服务分摊的该项公共成本=科室该项公共成本总和×该项服务权重。

④某服务项目总成本=该服务项目直接成本+该服务项目分摊的公共成本；某服务项目平均单位成本=该服务项目总成本/该服务项目服务量。

需要注意的是，时间分配系数法测算医院医疗服务项目成本的前提是要时间消耗量与医院医疗服务资源消耗量（成本）相关性较好，即只适用于那些与时间相关性较大的公共成本的分配，如医院医疗服务医务人员的劳务成本、固定成本等，与时间相关性不大的公共成本则按照其他成本分摊标准来分配。

二、医院成本测算的方法运用

下面通过一个案例来说明医院成本测算方法的运用。

［例］ 某门诊部2008年1月各科室发生的费用及工作人员数量如表15-2，对该门诊部进行成本测算。

表15-2 某门诊部2008年1月各科室成本信息

单位：元

	办公室	总务科	护理部	内科	预防保健科	项目小计
劳务费	5 000	1 500	5 500	6 000	3 000	21 000
公务费	2 000					2 000
业务费		8 000				8 000
低耗品		2 000	4 000	2 000	1 200	9 200
医疗材料费			2 000	1 000	1 000	4 000
折旧费	1 000	1 000	1 000	1 000	1 000	5 000
科室成本	8 000	12 500	12 500	10 000	6 200	49 200
人数	3	2	4	3	2	14

（一）测算医院总成本

根据医院会计核算资料，该门诊部六类费用总计为49 200元。

（二）成本科室的分类

对门诊部所设的五个科室进行分类，其中，办公室和总务科属于向全院提供服务的间接成本中心，护理部属于向部分科室提供服务的间接成本中心，内科和预防保健科属于直接成本中心。

（三）直接成本的测算

直接成本中心内科和预防保健科的直接成本分别为10 000元和6 200元。

（四）间接成本的分摊

1.对向全院提供服务的间接成本中心的成本进行成本分摊

采用逐步分摊法，分析得出总务科提供的服务量高于办公室提供的服务，因此首先分摊总务科的成本，其次分摊办公室成本。这两项成本都按照人员系数分摊。

（1）分摊总务科成本（表15-3）

总务科的成本分摊金额=总务科成本总额÷总务科以外所有科室人数之和

=12 500÷12=1 041.67（元/人）

被服务科室分摊的成本=总务科的成本分摊金额×该科室人数

表15-3　总务科的成本分摊情况

单位：元

	总务科	办公室	护理部	内科	预防保健科	项目小计
人数	2	3	4	3	2	14
科室成本	12 500	8 000	12 500	10 000	6 200	49 200
分摊总务科成本	−12 500	3 125	4 166.67	3 125	2 083.33	0
小计	0	11 125	—	—	—	—

（2）分摊办公室成本（表15-4）

办公室的成本分摊金额=办公室可供分配成本÷办公室以外所有科室人数之和

=11 125÷9=1 236.11（元/人）

被服务科室分摊的成本=办公室的成本分摊金额×该科室人数

表15-4　办公室的成本分摊情况

单位：元

	总务科	办公室	护理部	内科	预防保健科	项目小计
人数	2	3	4	3	2	14
科室成本	12 500	8 000	12 500	10 000	6 200	49 200
分摊总务科成本	−12 500	3 125	4 166.67	3 125	2 083.33	0
分摊办公室成本	0	−11 125	4 944.44	3 708.33	2 472.23	0
小计	0	0	21 611.11	16 833.33	10 755.56	49 200

2.对向部分科室提供服务的间接成本中心的成本进行成本分摊

护理部服务总时间为11 000小时，向内科和预防保健科分别提供服务8 500小时和2 500小时。采用直接分摊法分摊成本。（表15-5）

护理部的成本分摊金额=护理部可供分摊成本总额÷护理部提供的服务总时间

=21 611.11÷11 000=1.96（元/小时）

被服务科室分摊的成本=护理部的成本分摊金额×护理部向被服务科室提供的服务时间

表15-5　护理部的成本分摊情况

单位：元

	总务科	办公室	护理部	内科	预防保健科	项目小计
人数	3	2	4	3	2	14
科室成本	8 000	12 500	12 500	10 000	6 200	49 200
分摊总务科成本	3 125	-12 500	4 166.67	3 125	2 083.33	0
分摊办公室成本	-11 125	0	4 944.44	3 708.33	2 472.23	0
分摊护理部成本			-21 611.11	16 699	4 912.11	0
小计	0	0	0	33 532.33	15 667.67	49 200

（五）测算服务项目成本和诊次（床日）成本

1.服务项目成本测算

预防保健科开展三项服务，分别是人群血量测量、慢病普查和疫苗接种，其单位服务时间、服务人数和月工作天数分别如表15-6，采用时间分配系数法计算各项目的权重，每日有效工作小时为6.5小时。

人群血压测量权重=（人群血压测量工作量×单位服务时间×单位服务参加医务人员数）÷∑（某项服务月工作量×单位服务时间×单位服务参加医务人员数）

=（390×5×1）÷（390×5×1+234×25×1+273×10×1）

=1 950÷10 530=0.19

人群血压测量服务总成本=预防保健科总成本×人群血压测量权重

=15 667.67×0.19=2 976.86（元）

表15-6　预防保健科服务项目成本分摊情况

单位：元

服务项目	单位服务时间(分钟)①	服务人数②	月工作天数③	月工作时间(分钟)④=②③×6.5×60	月工作量(次)⑤=④/①	权重⑥=①②④/∑①②④	项目总成本⑦=15 667.67×⑥	单次服务成本⑧=⑦/⑤
人群血压测量	5	1	5	1 950	390	0.19	2 976.86	7.63
慢病普查	25	1	15	5 850	234	0.55	8 617.22	36.83
疫苗接种	10	1	7	2 730	273	0.26	4 073.59	14.92
合计	—		22	10 530		1.00	15 667.67	—

2.测算诊次（床日）成本

根据测算出的科室项目成本，可以以诊次或床日为核算对象计算诊次成本或床日成本。接上例，人群血压测量项目总成本为2 976.86元，当月共为390名患者测量血压。人群血压测量服务单次成本=人群血压测量服务总成本÷月工作量=2 976.86÷390=7.63（元/次）。另外，床日成本=病房科室全部成本÷病房总床日数。

（本节作者：陈其葳）

第三节　医院成本管理

一、医院成本分析

医院成本信息是医院管理的基础经济信息，通过成本分析，调查影响成本变化的原因，挖掘医院降低成本的潜力，以节约求增收；同时，利用成本信息开展成本效益分析、成本效果分析和成本效用分析等，能提高医院在医疗服务管理、物资管理、资金管理以及战略管理等方面的科学决策水平。

（一）成本信息分析

成本信息分析是根据成本核算信息进行相关成本指标的分析，成本指标包括科室成本、项目成本、诊次（床日）成本等，分析的方法包括比较分析法、趋势分析法和结构分析法。

1.比较分析法

将两个或两个以上的相关指标进行对比，比较两者之间的差异并分析，从而找出产生差异的原因。常用的方法有本期实际指标与上期实际指标比较、本期实际指标与本期计划指标比较、本期实际指标与历史最高水平比较等。

2.趋势分析法

指对同一指标的历史数据进行分析，主要包括两种分析法，分别为环比趋势分析法和定基趋势分析法。环比趋势分析法是，在连续几期的成本数据中，每一期分别与上期进行比较，计算各个时期的变化情况，从而判断未来发展趋势，采用环比指标分析，可以看出指标的连续变化趋势。定基趋势分析法是在连续几期的成本数据中，选择某期作为固定期（一般为第一期），指数为100，分别计算其他各个期相对于固定基期的变化情况，从而判断其未来发展趋势。其中要分析的各期为报告期，要对比的时期称为基期。

3.结构分析法

指分析某一类成本数据在全部成本数据中所占的百分比，比如某科室成本在医院总成本中的比重。

（二）成本效益分析

效益是采用货币值作为效果评价指标，医院效益分为直接效益、间接效益和无形效益。成本效益分析是依据成本信息，评价决策所引起的投入产出情况。这里主要介绍与直接效益有关的成本效益分析方法，主要有短期分析中的本量利分析和长期分析中的净现值分析。与间接效益有关的如因减少死亡、发病而节约的资源以及健康人群为社会创造的价值等的分析不做介绍。

［例］　某医院医疗服务中心有一台简易B超机，工作5年来，平均工作量7人次/日，每次使用机器成本2元，每次收费18元，还可以使用5年。现在如果更换新机器，需要24万元（为自有资金）。同时，出售旧设备收入6万元。新设备使用年限5年；估计平均工作量15人次/日，每次使用机器的成本为5元，每次收费25元。新、旧设备都需要1名工作人员负责进行操作，人员经费为2 000元/月。固定资产都采用直线折旧法，无残值。不考虑所得税影响。每月工作日为30天。

短期决策分析　分别计算新、旧设备的每月折旧费用和月保本点，并画出新、旧设备的本量利图，标明保本点、收入线和成本线。结合月保本点说明使用新、旧设备在经济上是否可行？哪个设备的经营风险更大？建议使用哪个设备？

长期决策分析 净现值（NPV）分析说明使用新设备是否可行？

分析：

短期决策分析。

旧设备的折旧费/月=60 000÷（5×12）=1 000

新设备的折旧费/月=240 000÷（5×12）=4 000

旧设备 单位变动成本 VC=2，单价 P=18

固定成本 FC=24 000÷12+60 000÷（5×12）=2 000+1 000=3 000

则旧设备保本点=3000÷（18−2）=187.5（次/月）

新设备 单位变动成本 VC=5，单价 P=25

固定成本 FC=24 000÷12+240 000÷60=2 000+4 000=6 000

则新设备保本点=6000÷（25−5）=300（次/月）

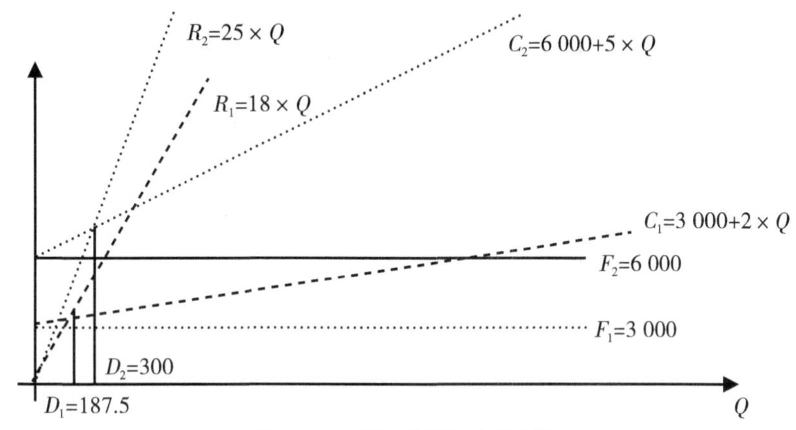

图 15-3 新旧设备的本量利图

由于旧设备月保本点为 187.5，实际为 210；新设备的月保本点为 300，预期为 450，在经济上都可行。但旧设备的业务量接近保本点，经营风险更大，建议使用新设备。

表 15-7 医院新旧设备本量利分析表

单位：元

项目	0	1	2	3	4	5
购买新设备	240 000					
出售旧设备	−60 000					
销售收入 1		135 000	135 000	135 000	135 000	135 000
付现成本 2		27 000	27 000	27 000	27 000	27 000
人员公司 3		24 000	24 000	24 000	24 000	24 000
折旧 4		48 000	48 000	48 000	48 000	48 000
利润 5=1−2−3−4		36 000	36 000	36 000	36 000	36 000
营业现金流量 7=5+4		84 000	84 000	84 000	84 000	84 000
净现金流量	180 000	84 000	84 000	84 000	84 000	84 000

长期决策分析。

表 15-7 为购买新设备、出售旧设备这一决策的现金流量表。由于 NPV=84 000×3.791−180 000=138 444＞0，说明这一决策可行。

（三）成本效果分析

效果是指使用一定的卫生资源（成本）后的个人健康状况，多采用非货币单位表示，例如寿命的延长、发病率的下降等，也可用一些中间指标表示，如血压的下降值、免疫抗体水平的升高等。成本效果分析是评价医疗计划方案经济效果的一种方法，它的原理与分析步骤同成本效益分析方法十分相似，区别是成本效果分析方法有两种指标，分别是用货币值作为效果指标，以及用能够反映群众健康状况变化的指标，比如死亡人数的减少，休工休学率的降低，患病率及发病率的降低，人体各器官功能的恢复，人均期望寿命的增长等。

成本效果分析直接对各个方案实施结果进行评价和比较分析一种方法，对于那些不能或不宜采用成本效益分析方法分析的方案，常常采用成本效果分析的方法。一般来说，相同指标、相同目标采用成本效果分析，但成本效果分析对于不同目标，不同活动的性质和效果就难以进行比较。因此，在成本效果分析中，对效果指标的选择和确定，不同方案之间的效果指标的合理和正确的比较是十分重要的。

（四）成本效用分析

成本效用是成本效果分析的一种发展。效用是指患者在接受临床治疗和药物治疗后对自身病情的主观判断和满意程度，如对自身机体功能恢复和生活能力的自理相对于完全健康者比较而做出的主观评估。一般设定死亡即功能完全丧失的效用值为0，完全健康者的效用值为1，对自身的健康状况在0和1之间做出一个判断，得出相对应的效用值。确定不同疾病、伤残和健康状况的效用值，要通过大样本抽样调查获得。临床对某种疾病治疗的效用值的判定也可以由专业人员来确定。

不仅是健康状况，在评价时也要注重生命质量，所以要采用一些合成指标，如质量调节生命年、伤残调节生命年等。

成本效用分析是比较投入的各备择方案以及获得的健康状况的改变，以效用值来表示；一个方案值不值得选用，要看在调节一个质量生命年或伤残生命年的损失时，所消耗的临床医疗资源是否越少；或者在消耗同样多的医疗资源的情况下，获得的质量调节生命年或伤残调节生命年越多，该方案就越值得选用。实际上，这种方法是在医疗资源有限的条件下，选择和确定医疗服务的重点或优先，有利于优化资源配置，使有限的医疗服务投入能得到最大的医疗服务产出。

二、医院成本控制

医院成本控制是医院经济管理工作的重要手段，要预定标准成本和成本限额，以成本会计为主从而制定各种控制方法，标准成本和限额开支成本费用要将实际成本与成本限额进行比较，从而判断医院经济管理活动的成绩和效果，并且要用“例外管理原则”来调整差异的不利，从而要做到降低成本、提高效益。

（一）医院成本控制的原则

1.经济性原则

成本控制取得的收益要超过成本控制的代价，否则成本控制不会持续。所以在重要领域的关键环节实施成本控制措施，并且灵活、实用地制定措施。对一般成本费用开支从简控制，要重点关注突发情况。

2.因地制宜原则

每个医院、科室以及成本项目的特定情况在成本控制时考虑到，对于医院的管理模式、组织结构、科室、岗位、职务的特点以及发展阶段要有针对性的措施。

3.全员参与原则

不仅医院的每位领导有成本控制的责任，也应得到医院的全体员工的认可。这也是每一位员工的责任，只有全体员工共同努力才能完成。

（二）医院成本控制的方法

1.标准成本法

要采取成本控制措施，就要比较标准成本与实际成本差异并分析原因。这是将成本从计划、控制、核算和分析集合在一起而进行成本管理的方法。

2.定额成本法

实际费用存在定额成本和定额差异，重要的是要分析差异产生的原因并要积极纠正。在发生费用时，这种方法能及时揭示实际成本与定额成本的差异，将事后控制发展为事中控制。

（三）医院成本控制的具体措施

1.建立成本费用预算管理制度

成本费用控制的首要环节是预算，通过成本费用的准确预算，并将预算指标准确层层分解至各个科室，还要定期检查各项预算指标是否得到有效执行，争取将预算控制落到实处。如制定科室药品、物资的合理耗用量，建立在用低值易耗品科室备查账，实行低值易耗品以旧换新的领用制度等，可以减少不必要的浪费与支出。定期对成本费用预算执行情况进行分析、考核和评价时，应针对不同的情况予以区别对待。如对明显失控的项目应进行重点分析，属于特殊性支出的，可定期进行预算调整；属于非正常的浪费则应找出问题的关键，及时整改。对预算控制执行较好、与去年同期对比有明显节约效果的项目要予以肯定，也可以专门增设节约奖以资鼓励。建立成本费用预算管理制度，能及时提示医院在成本费用预算执行中存在的问题，提出改进的措施或建议，有助于在医院范围内树立起节约意识，提高成本控制的积极性和主动性。

2.开展医院全成本核算，提高成本管理的效能

开展全成本核算是医院成本控制实施的一项重要手段。成本核算涉及面广，分工精细，数据繁杂，如用手工核算不仅工作量大而且非常困难。院内计算机网络的建立，U8财务软件的应用，为医院开展全成本核算提供了支撑条件。第一，建立全成本核算制度，明确医院成本核算管理体系、规范和范畴，并借助医院计算机网络系统不断完善基础管理工作，对成本费用进行正确的归集与分配。第二，结合自身特点，建立责任成本制和标准成本制。责任成本制是指通过在医院各部门、各科室或各班组建立若干个责任中心，将责、权、利有机地结合起来，围绕各责任中心的经营活动实行自我控制。包括合理划分成本责任中心，正确归集分摊各成本责任，编制相应的业绩报告，建立相应的考核和激励机制，使各责任中心在成本控制上既有内在动力，又有外在压力，从而达到成本控制的目标。同时也要建立均次标准成本体系，如每床日标准成本、每门诊人次标准成本、单位项目均次标准成本等。要通过实际成本与标准成本的比较分析，找出解决问题的方法，努力实现降低医院成本、提高经济效益、减轻病人负担的成本控制目标。第三，除科室成本核算外，还应逐步开展项目成本、病种成本等成本核算工作，定期分析各项目、各病种成本费用的执行情况，寻找差异，提出解决措施，加强医院成本核算和费用控制。

3.合理控制人力成本，实现减员增效

严格控制人员费用在医院整个成本管理中处于突出的位置。①合理控制人力成本。医院根据本院的工作实际合理设置工作岗位和科室，以岗定责、以岗定员、全院职工竞聘上岗，推行全员聘用制，最大限度地发挥人的潜能，避免因人员配置不当造成不必要的资源耗费。②人力成本的增长应与医院的经济效益增长水平相适应，职工工资的增长应与职工劳动生产率的增长相适应，既不能不顾医院的发展随意增加职工的福利，也不能为节约成本而刻意控制职工的收入，要把人力成本控制在一个合理的水平。

4.建立健全招标采购制度，实现质优价廉的物资供应

医院存货采购是医院成本控制的关键点，医院药品、材料、低值易耗品的采购价格是决定医疗成本高低最直接的因素，也直接关系到病人的就医负担，因此对采购环节的控制在整个医院的成本控制中起着至关重要的作用，有必要建立健全招标采购制度。①明确招标采购的宗旨和原则。在物资供给环节上引入市场运行机制，即物资质量和采购价格由市场进行调控，提高物资采购工作效率，降低采购成本。在招标采购过程中，要坚持公平、公正、公开的原则，以维护医院利益为基点，保障医院物资正常供给为中心，按章办事，规范操作。②确定招标范围。将药品、医疗器械、一次性卫生材料、检验试剂、低值易耗品等物资以及后勤服务等纳入公开招标采购范围，并随着招标采购工作的深入推进，招标的广度和深度可不断地拓展。③严格招标采购的操作程序。达到政府招标采购标准的，提交给政府招标采购部门办理，根据反馈的中标通知书办理相关的采购工作；院内自行组织招标采购的，由医院相关职能部门根据医院的需求制作标书，召开招标工作现场会，组织专家评审，并对中标公司及中标价格予以公示。④招标采购应注意的事项。招标前应进行相关的市场调查，拟定各招标物资的底价，防范投标方可能存在的串标行为；通过电视台、报纸杂志及互联网站广泛发布招标信息，吸引更多的公司参与投标竞争；严格审定各投标公司的生产经营许可证（营业执照副本及复印件、经营许可证及复印件、税务登记证及复印件、法人委托书等）和投标资格。

推行招投标采购制度是医院遵循市场经济运作规律、规范医院物资供应途径及程序、保证采购物资质量和节约采购成本的得力举措。医院应严格按照招投标的程序确定供应商及采购价格，坚决抵制购销中的不正之风，拒绝商业贿赂，杜绝因回扣、好处费而产生的额外成本。

合理控制各存货的库存量，降低储存成本。

可以借鉴企业的存货控制方法，合理确定最经济的进货批量和储存期，减少不必要的资金占用。

5.加强资金的筹集、投放与使用管理，保证资源利用最大化

医院在筹集和使用资金时应充分考虑资金成本，合理有效地使用自有资金和信贷资金，要善于把资金投入成本效益较好的项目，严格控制高投入、低产出的项目上马或设备购置，尽量避免设备闲置和资源浪费。新项目和新技术的开展、大型设备的购置、基建工程等重大项目，必须经过充分的可行性论证，在综合考虑投资方向、投资规模、资金成本、预计收益率和风险系数等因素后，形成可行性研究报告，经医院决策层领导集体讨论通过，报请主管部门审批后付诸实施。此外，医院还可以利用商业信用、加强对应收款项的管理等手段来减少资金占用成本，提高资金的使用效率，确保医院的高效有序运转。

现代医院经营只有按市场经济规律来运作才能在竞争中占有优势。我们所说的市场竞争，不是单纯地将医疗行业等同于其他的社会经济行为，但就某一方面，比如价格体制方面，医疗行业与其他行业有共同的规律。市场竞争集中体现在价格和质量的竞争上，价格与成本之间的差额是市场价格竞争的经济界限，成本消耗水平对需方费用负担水平的高低具有决定性作用，而就诊费用负担水平对病人的择医就诊行为又起一定的导向作用。经济学认为，谁能率先使自身的成本消耗水平降低到同行业的平均水准以下，就意味着它在执行同一医疗收费标准条件下，通过降低医疗服务成本，能获得比同行更多的结余。具有这样成本领先的医院，在医疗服务市场的激烈竞争中，能更有力地提高市场占有率。同时，医疗服务水平决定一切，违背这一规律，就意味着把市场让给竞争对手，这是医院管理经营的前提。

（四）医院成本控制的举措示例

通过成本核算，能够客观反映医院各种成本产生与形成的过程，充分显示各核算单位的成本来源与构成情况，为医院进行资源配置与使用提供相应的量化数据支持，改变了事后控制的被动局面，在提高资源利用率、减少浪费等方面发挥了积极导向作用。

某医院实施成本核算前科室普遍存在争设备（导致设备闲置或使用率不高）、争人员（使得人浮于事、劳动效率低）、争空间（使得部分房间不能有效用于临床）。现在通过将成本核算系统引入经营管理中，使员工更新观念、增强节约意识，有效抑制了以前的“三争”现象。具体做法如下：

1.加强对物资采购及领用的控制

医院完善物资管理流程，建立健全卫生材料、药品、医疗器械等物资的采购程序，加强对请购、谈判、审批、合同订立及采购实施、验收、采购记录和付款等环节的控制，遵照公开、公正、公平的竞争原则，选择性价比最好、售后服务信誉好的产品，做到凡事有章可循、有据可查、有人负责、有人监督，全程控制。

药品采购是医院采购的重点，医院全面推行药品集中公开招标采购制度，提高了药品价格的透明度，在保证质量和适当照顾医生用药习惯的前提下，降低药品费用，把解决病人“看病难、看病贵”的问题落到实处。

材料物资采用统一管理、统一领用的原则。为了减少浪费，医院各科室的材料物资均设置专人保管，领用需办理相关的登记手续。针对高耗材的使用，医院专门出台了“关于加强高值医用耗材的管理规定”，实施高值医用耗材实名制管理。实名制管理是指产品必须有详细的记录内容，具体包括患者姓名、病历号、手术时间、产品名称、品牌、产地、产品批号、单价、数量、价格等项目，这些项目必须全部填写完整，并有科主任、护士长、使用人三者签字才予以结账。实名制管理一方面有利于医院加强高值医用耗材的管理，另一方面又可以保证科室各类支出相对准确，同时还有利于保证医疗安全，便于医疗安全性的查询和追溯。

2.控制大型仪器设备的购置

医院通过成立中心仪器室，对单个科室不可或缺而利用率不高，但又可供多科室共享的仪器设备，如监护器、输液泵、注射泵和呼吸机等，进行统一购买、专管共用，在很大程度上减少了医疗卫生资源重复配置、使用率较低、单位使用成本过高的现象。另外，还充分利用成本核算的数据进行分析，对医院设备的更新成本进行比较，从而更加科学地指导医院的投资决策。例如，放射科室的CT与核磁共振仪的更新就采取了不同的措施，单层螺旋CT已经使用7年，设备陈旧，故障率增加，维修费用较高，已很难满足临床的需求，经过可行性研究分析，选择设备更新方案。设备更新后，由于诊断率提高，平均使用量为160～180人次/日，经统计，2008年3月的使用量为4 187例，收入246万元，比去年同期病例检查数增加26.65%，收入增加29.52%。而核磁共振仪设备成本高、资金回收期长，完全更新设备会令医院面临较大的经济压力，针对这种情况，医院通过升级技术，提高核磁共振仪器的性能，并一举节约了60%的成本。

3.指导科室强化成本控制

经过医院招标形式确定了耗材加工厂家后，为了确保其质量的稳定性，医院某一科室一方面对其进行规范和指导，按需采购，降低了医疗成本；另一方面对耗材实行专人负责，规范了常规门诊一次性防护用品的使用，由原来的随机领取改为按月由专人负责，定人定量发放，避免浪费，降低消耗。

另外，还建立了科室账本，由专人负责对全科各项收入、支出进行详细登记注册，每月总结，合理调整奖金分配，慎用科室基金，最大限度地减少支出。

三、医院成本考核

（一）成本考核的含义

成本考核是指对成本计划的执行效果及成本责任者工作责任履行情况的考核。

成本考核的特点：①成本考核的目的是评价成本责任履行的情况。②成本考核是对成本会计工作内容的一种综合评价。③成本考核是医院经济核算责任制综合评价的主要内容。

（二）成本考核的原则

成本考核要真实反映医院成本消耗水平，尽量剔除各种影响因素。

成本考核要简单明了，便于计算和监督。

成本考核要具有全面性和客观性。

（三）成本考核的作用

进行成本考核，有利于建立完善的医院内部经济核算制，有助于评价内部成本责任的履行情况，进而为完善整个单位内部经济责任制度提供基础。

进行成本考核，有利于提高成本会计的工作水平，提高成本核算质量。

进行成本考核，有利于加强成本管理，及时发现成本管理中存在的问题，进而提高成本管理水平。

进行成本考核，有利于对成本执行情况进行监督，便于评价各成本环节成本责任制的履行情况。

进行成本考核，有利于充分调动成本管理人员的责任心，使各项成本管理工作落到实处。

进行成本考核，可以查证成本费用内部控制的健全性、有效性，有利于及时纠正成本核算中的弊端，保证成本费用的合法性、真实性和正确性。

（四）医院成本考核的实施

在医疗市场竞争日趋激烈的情况下，医院为了生存和发展，需要增强竞争实力和提高经济效益，受到医院规模及医疗服务半径等因素的影响，医院的收入增长有限。同时，由于医疗服务消费缺乏弹性，医疗服务价格由政府部门统一限定，使降低成本显得更为重要。

1.医院可实行工资、奖金与成本效益挂钩的绩效考核

在医院绩效考评中，通过对成本效益的综合评价，有助于完善医院成本核算管理体系和人事分配制度，真实、准确地反映全院各科室的劳动态度、工作效率、经营效益、管理水平，有利于充分发挥经济的调节作用，切实保护职工合法权益，保证医院整体发展战略的顺利实施。医院绩效考核的基本原则是以成本核算为基础、以绩效考核为依据、以质量奖罚为保证。

2.控制和审核费用支出，提供经营决策依据

医院开展医疗服务活动，必然会消耗一定的人力、物力和财力，医疗成本支出是否合理，对医院的管理和发展有着重大的影响。成本控制得好，医院的经济效益也会好，对医院可持续发展所需的资金积累也有保障，反之，医院就会缺乏基础支撑条件，可能导致医院停滞不前。所以说，成本核算能有效地降低成本费用，提高医院经营效益。因此，在安排支出时，要保证重点，减少资源的浪费，尤其是要使直接费用与间接费用支出保持合理的比例，使医院的支出趋于科学化、合理化。同时，根据全面成本核算，进行经济效益分析，为管理者做出正确的经营决策提供信息。

3.有效地降低医疗费用，促进医院优质高效低耗

医疗收费问题，已成为社会关注的焦点，而医疗经济效益与医疗费用挂钩，实行成本核算，可以促使核算单位降低医疗服务成本，减轻患者的经济负担，取得良好的社会效益和经济效益。在市场经济的条件下，医院只有提高质量和效益才更具有竞争力。病人对医院质量的评价是用自身的满意程度来衡量的，这种满意不仅要求诊断快、疗效好，还要求环境美和耗费少，因此，合理的耗费已逐渐成为衡量医院质量的要素之一。

随着市场经济的发展和医改政策的不断深化，医院要在竞争中求生存、求发展，必须改变不符合社会需求的管理模式，在积极开展多种医疗服务的同时，要不断地强化全面成本核算，优化支出结构，把成本管理提高到一个新的高度，向管理要质量，向管理要效益，这样才能使医院稳步地可持续发展。

（本节作者：陈其葳）

第十六章　医院预算管理

第一节　医院预算概述

一、医院预算的概念

1. 预算的概念

预算就是以货币为计量手段，反映企业在未来某一特定期间内的有关现金收支、资金需求、资金融通、营业收入、成本及财务状况和经营成果等方面的详细计划。预算不仅是企业控制支出的有效工具，还是促使企业各种财务及非财务资源产生最佳效益的一种方法。

2. 医院预算的概念

依据《医院财务制度》，医院预算是指医院根据事业发展规划编制的年度财务收支计划，是对计划年度内医院财务收支规模、结构和资金渠道所做的预计，是计划年度内医院各项事业发展计划和工作任务在财务收支上的具体反映，是医院财务活动的基本依据。

二、医院预算的内容

根据医院性质的不同，在编制预算时所包含的内容也会有所不同。我国将医疗机构划分为营利性医院和非营利性医院，由于经营目的不同，预算的内容也有所不同。

（一）营利性医院预算的内容

营利性医院属于营利性组织，按企业化运作，以追求利润最大化为经营目标，它所编制的预算是经营性组织用于内部经营管理的全面预算。本章以介绍非营利性医院为主，涉及营利性医院的相关内容从简。

（二）非营利性医院预算的内容

非营利性医院不以营利为目的，但在市场经济条件下，非营利性医院也要参与医疗服务市场的竞争，在保持非营利性社会目标的同时提高经营效率和服务效率，通过合理增收节支，以尽可能少的消耗取得尽可能多的社会效益和经济效益。因此，从加强自身内部管理、提高经营效益出发，需要编制医院全面预算。医院全面预算以医疗服务收入预算为起点，扩展到材料采购、医疗成本、医疗服务费用、资金平衡等各方面，形成一个完整体系，包括业务预算、财务预算和专门决策预算等。

医院业务预算包括医疗服务收入预算、医疗服务量预算、直接材料预算、直接人工预算、医疗服务费用预算、管理费用预算等。

医院财务预算包括现金预算、预计资产负债表、预计收支总表、预计现金流量表等。

政府举办的非营利性医院除了编制用于内部经营管理的医院全面预算外，作为执行国家事业计划、享有国家财政补助的事业单位，还需要按《中华人民共和国预算法》等相关法律法规的规定，编制单位预算，纳入国家部门预算管理。这部分预算的重点是财政专项补助。医院应根据国家发展规划和资金投放方向，结合本单位的发展计划，编制部门预算上报主管部门，经预算审批程序批准后执行。预算控制数一旦下达，不得随意变更。如确需调整预算的，须上报政府相关职能部门审批。

三、医院预算的作用

医院预算是医院各级部门完成目标责任的具体表现，是对医疗服务全过程实行有效控制的依据和对各部门进行绩效考核的评价标准。其作用归纳起来主要有以下几方面：

（一）明确医院的经营目标

预算是通过明确各部门的目标和任务形成医院整体经营目标，是对下一年度医院经营目标的具体化。编制全面预算有助于员工了解医院、部门以及个人在实现医院整体经营目标过程中的地位、作用和责任，并通过预算指标的层层分解和落实，使每一位员工的工作与整个医院的目标结合起来，从而提升员工的工作士气和工作效率，完成医院的总体经营目标。

（二）协调相关部门的工作

预算围绕着医院的发展规划，全方位地组织、协调各部门开展工作，促使各级管理人员消除部门利益纷争，加强沟通，减少甚至消除可能出现的各种冲突和潜在的责任盲点，配合其他部门共同推动医院的发展，使之成为一个为完成总体经营目标而顺利运转的有机整体。

（三）加强医院的全面控制

预算是控制医院业务活动的依据和衡量其合理性的标准。以全面预算的指标为依据，可以及时发现部门、个人的实际工作业绩与预算所确定的目标之间的差异，通过统计、分析对比，找出影响预算完成的因素，及时采取必要措施，充分挖掘潜力，巩固成绩，纠正偏差，从而保证预算目标的顺利实现。

（四）评价医院的经营业绩

预算是对医院相关部门、个人的工作成绩进行考核评价的基本依据。通过考核预算指标的执行情况，分析正、负偏差形成的原因和对医院整体目标完成的影响，有助于修正经营计划、评价管理人员的工作业绩和实现医院总体目标。以预算为考核业绩的尺度，并结合一定的奖惩措施，是激励员工的一种手段。

四、医院预算的编制原则

要想编制出既能体现医院追求的总体目标，又具有可操作性的高质量的医院预算，必须遵循一定的原则，主要有如下几点：

1.明确体现医院的整体经营目标

医院的经营目标主要是指在计划期内医院的目标利润、社会产值或社会影响。没有明确的经营目标，预算也就无从谈起。因此，预算必须清晰反映医院的经营理念和各级部门围绕这一主题要完成的总体目标。简而言之，总体目标是由各级部门的子目标构成，各级部门完成了各自的具体目标，医院的整体经营目标也就得到了保障。

2.预算编制力求全面完整

医院的目标是多重的，不能单纯地以数量指标形式来表达。在编制预算时，要全面完整、综合考虑，凡是能够影响到医院经营目标实现的因素，均应以货币或其他计量形式具体地反映，尽量避免因预算缺乏周密考虑而影响目标的实现。相关的预算指标之间要相互衔接，钩稽关系要明确，以保证单项预算与全面预算的综合平衡。

3.预算既要积极可行，又要留有余地

预算既要反映医院在未来一定时期内业务经营活动的特定目标要求，力求实现积极稳定的增长，又要从医院现有的人力、物力和财力出发，充分考虑未来一定时期内医院内部、外部各种客观经济和社会环境。超出医院实际经营条件，超越医院现有主客观条件的预算是难以实现的。积极可行，就是要充分估计目标实现的可能性，不要把预算的指标定得过高或过低，保证预算指标在实际执行中经过努力可以实现。同时，由于预算是医院各级部门在未来经营期间内的行动指南，而未来的经营活动必然存在着不确定因素，这些不确定因素会对医院的经营业绩产生一定的影响，现实状况的复杂多变要求预算指标具有一定的灵活性，避免因发生意外情况而造成被动，影响原定目标的实现。因此，在编制医院预算时，要留有余地，预算指标要保持相应的弹性，以适应未来经营期间内可能出现的各种有利或不利的影响，为预算的完成提供保障。

五、编制医院预算的一般程序

编制医院预算是一项系统性和综合性都比较强的工作。在编制医院预算的时候，一定要按照预算的规律有序进行。一般按照以下基本程序来进行：

1.明确预算目标

预算的编制要始终围绕预算目标进行。充分领会预算目标，理解编制预算的具体要求，明确应该采取的有效措施，了解部门预算在医院总体预算中的位置和作用，为正确编制预算做好充分的思想准备。

2.分解预算指标

预算指标要进行层层分解、逐级下达，使相关职能部门、各科室以及每一位员工都能够及时明确各自的努力方向，充分调动一切积极因素，发挥主观能动性和创造性。医院全体员工的参与，是保证医院预算顺利编制及实施的重要条件。对总体目标进行分解的原则在于能够对其进行控制和管理，并落实到人，这也是预算编制的前提条件。

3.拟定和下达预算编制方针

预算目标为预算的编制明确了方向，具体编制医院预算时还应根据实际情况和要求制定出编制基本标准和大纲，也就是预算编制的方针政策。它指明了编制医院预算时应该遵循的原则和方向、可以运用的编制方法、如何协调处理相关部门关系，以及在预算编制过程中需要注意的问题等。预算编制方针是对预算目标的进一步具体化，也是编制预算的基本指导思想。

4.充分收集整理有关资料

充分占有资料，摸清事物发展的规律，减少盲目性，是成功的必要前提。由于预算立足于未来，存在大量不确定因素，更需要充分收集各种与预算编制有关的信息，围绕预算目标和内容，进行系统加工整理，找出蕴含的规律性，分清轻重缓急，理清主次顺序，对信息进行必要的筛选，为编制预算做好充分的资料准备。

5.相关部门编制预算草案，并进行测试论证

编制预算是一项严肃复杂的综合性工作，对医院未来的经营有直接影响。在编制医院预算时，必须先拟定各种预算草案，并结合相关部门预算，进行反复测试和论证，测试各种变量产生变化时对预算目标的影响程度和可能出现的连锁反应，分析预算草案的可行程度，形成初步预算方案。

6.对预算草案进行综合协调和平衡

预算草案是由相关部门分别编制的，在医院预算的编制过程中，由于所处的位置不同、关注目标的角度不同，有可能产生部门经济利益冲突。而预算是一个有机结合的整体，任何利益不均衡都会给预算的编制和执行带来困难。因此，在编制医院预算时，要从整体利益出发，对相关部门提交的预算草案逐个审查，发现可能存在的矛盾和问题，找出合理的解决办法和协调措施，提出修正意见，反馈给相关部门进行修正，以保持总体平衡。

7.综合汇总，审议评价

医院预算的编制要经过自上而下和自下而上的多次反复，才能使最终的预算符合医院整体利益，

有利于各部门之间的互相协调和适合基层单位的具体情况，避免由于高层管理人员的主观决定造成脱离实际的结果。根据预算草案的修正要求，相关部门做出修订后进行综合汇总，从预算的整体要求出发，进行全面的指标审查和测试分析，经批准后形成正式预算并下达执行。

（本节作者：陈其葳）

第二节　预算编制方法

预算编制方法多种多样，根据预算编制所依赖的业务量是否可变分类，有固定预算和弹性预算；根据预算编制的期间分类，有定期预算和滚动预算；根据预算编制的基础分类，有增量预算和零基预算；对不确定预算项目还有概率预算等。各种预算方法均有所长，亦有所短，应该根据自身的业务特点和需要，针对不同预算项目选择适宜的方法进行预算编制，尤其应该注意各种方法的综合应用。

一、固定预算

（一）固定预算的含义

固定预算又称静态预算，是根据预算期内正常的、可实现的某一业务量水平为基础来编制预算的方法。该方法不考虑预算期内生产经营活动的业务量变动，是一种传统的预算编制方法。

（二）固定预算的优缺点

固定预算的优点是编制较为简便。缺点主要有两点：第一，过于机械呆板。因为编制预算的业务量基础是事先假定的某个业务量。在此方法下，不论预算期内业务量水平可能发生哪些变动，都只按事先确定的某一个业务量水平作为编制的基础。第二，可比性差。当实际业务量与编制预算所根据的业务量发生较大差异时，有关预算指标的实际数与预算数就会因业务量基础不同而丧失了可比性。

（三）固定预算的适用范围

固定预算一般适用于经营业务稳定，能准确预测成本的固定费用或者数额比较稳定的预算项目。

（四）固定预算的编制

固定预算体现了预算编制的基本理论，是目前被广泛采用的一种方法。编制固定预算时要依据各项预算因素和自变量数值来测算出相应的各项预算数值。

［例1］　*N*医院2008年二季度计划收治病人数为1 300人，按固定预算方法编制的医疗成本预算如表16-1。

表16-1　*N*医院2008年二季度医疗成本预算

单位：元

成本项目	总成本	单位成本
直接材料	812 500	625
直接人工	887 900	683
医疗服务费用	1 146 600	882
合计	2 847 000	2 190

预算期实际收治病人数为1 500人，实际发生的总成本为3 180 000元。其中，直接材料930 000元、直接人工1 024 500元、医疗服务成本1 225 500元。根据实际成本和预算成本编制二季度医疗成本业绩报告如表16-2。

表16-2　N医院2008年二季度住院医疗成本业绩报告

单位：元

成本项目	实际成本	预算成本		差异	
		未按业务量调整	按业务量调整	未按业务量调整	按业务量调整
直接材料	930 000	812 500	937 500	+117 500	−7 500
直接人工	1 024 500	887 900	1 024 500	+136 600	0
医疗服务费用	1 225 500	1 146 600	1 323 000	+78 900	−97 500
合计	3 180 000	2 847 000	3 285 000	333 000	−105 000

从表中可以看出，实际成本与未按业务量调整的预算成本相比，超支了333 000元；实际成本与按业务量调整的预算成本相比，节约了105 000元。

业务量从1 300人增加到1 500人，预算项目的基数发生了变化，如果不按变动数对预算进行调整，由此产生的差异则不具有可比性，无法评价成本超支的合理性。为了更准确地评价和考核预算执行情况，有必要编制弹性预算。

二、弹性预算

（一）弹性预算的含义

弹性预算是在不能准确预测业务量的情况下，根据本量利关系，以预算期可预见的各种业务量水平为基础编制的有伸缩性的预算。只要本量利关系不变，弹性预算就可以使用较长时间。

（二）弹性预算的优点

弹性预算在可预见的业务量区间内确定多个业务量水平下的预算数，适应性强。

根据实际业务量能很快找到或计算出相应的费用预算，从而对实际执行数的事前控制、事后分析考核都较为准确、合理，有较强的说服力。

克服了固定预算中实际业务量与计划业务量发生差异时，费用的实际数与预算数缺乏可比性这一缺陷。

（三）弹性预算的适用范围

相对固定预算而言，弹性预算的使用范围更广、更有利于指标调整，能更好地发挥预算的控制作用。弹性预算方法从理论上讲适用于编制全面预算中所有与业务量有关的各种预算。但从实用角度看，主要用于编制弹性成本费用预算和弹性利润预算等。

（四）弹性预算的编制

编制弹性预算的基本步骤是：①选择业务量的计量单位；②确定适用的业务量区间；③研究各项成本与业务量之间的关系；④计算各项成本预计数，用一定的方式表达出来。

弹性预算可供选择的计量单位较多，如人工工时、机器工时、实物数量等，在编制预算时最好选用那些最能代表本部门经营活动的业务量为计量单位，这对于成本性态的掌握和实行预算控制关系甚大。

弹性预算业务量的区间视部门业务量变化情况而定，实际业务量只能在确定的区间内变动。一般来说，业务量区间可设定在正常水平的70%～120%，也可以历史上最高业务量和最低业务量为上下限。

弹性预算的表达方式主要有多水平法和公式法两种。

1.多水平法

多水平法又称列示法，就是根据各个不同区间（如5%或10%）的业务量，分别估计所需的各项费用，汇总列示在一张表上。它的优点在于不管实际业务量是多少，不必经过计算就可以直接从表中找到与业务量相近的预算成本。间距大小可以根据具体情况来确定。间距大，可以简化编制工作，但太大又会失去弹性预算的优点；间距小，控制成本较为准确，但编制工作量大。在实际评价和考核成本时，往往还需要用插补法来计算实际业务量的预算成本。

［例2］　设*M*医院预计业务量范围为210 000～330 000，各项医疗服务成本按成本性态划分如表16-3所示。

表16-3　*M*医院医疗服务成本划分表

单位：元

项目	单位变动医疗服务费用	固定医疗服务费用
水费	0.5	
电费	1.2	
气费	0.3	
其他变动费用	1	
维修费	2	1 000 000
折旧		2 000 000
其他固定费用		400 000
合计	5	3 400 000

根据已知条件，拟在210 000～330 000的业务量范围内，每增加30 000个单位，即划分一个区间，共划分出5个区间，分别计算不同水平下的预算成本，汇总编制在一张表格里，见表16-4。

表16-4　*M*医院医疗服务费用弹性预算

单位：元

项目	单位变动成本	业务量				
		210 000	240 000	270 000	300 000	330 000
变动部分						
水费	0.5	105 000	120 000	135 000	150 000	165 000
电费	1.2	252 000	288 000	324 000	360 000	396 000
气费	0.3	63 000	72 000	81 000	90 000	99 000
其他变动费用	1	210 000	240 000	270 000	300 000	330 000
维修费	2	420 000	480 000	540 000	600 000	660 000
小计	5	1 050 000	1 200 000	1 350 000	1 500 000	1 650 000
固定部分						
维修费		1 000 000	1 000 000	1 000 000	1 000 000	1 000 000
折旧		2 000 000	2 000 000	2 000 000	2 000 000	2 000 000
其他固定费用		400 000	400 000	400 000	400 000	400 000
小计		3 400 000	3 400 000	3 400 000	3 400 000	3 400 000
合计		4 450 000	4 600 000	4 750 000	4 900 000	5 050 000

2.公式法

公式法就是将任何一项医疗服务成本，用公式y（预算成本）$=Fc$（固定成本）$+Vc$（单位变动成本）$\times Q$（业务量）近似地表示。它的优点在于便于准确计算区间内任何业务量的预算成本。但阶梯成本和曲线成本只能经数学方法修正为直线后，才能用公式法表示。表16-4是用公式法编制的医疗服务费用预算，其数据和资料与前述的多水平法一样，只是表达方式不同。

三、增量预算和零基预算

（一）增量预算

1.增量预算的含义

增量预算是指在基期成本费用水平的基础上，结合预算期业务量水平及有关降低成本的措施，通过调整原有成本费用项目的数额而编制预算的一种方法，是一种传统的预算编制方法。增量预算方法基于以下假定：

现有的业务活动是医院所必需的。

原有的各项开支都是合理的。

未来预算期的费用变动是在现有的基础上调整的结果。

2.增量预算的缺点

受以往费用水平影响较大，容易掩盖不合理因素，导致业绩考核有偏差。

成本费用难以控制，不利于医院的未来发展。

（二）零基预算

1.零基预算的含义

零基预算，顾名思义是对预算收支以零作为基点，对预算期内各项支出的必要性、合理性或者各项收入的可行性以及预算数额的大小，逐项进行重新审议，从而予以确定收支水平的预算方法。

通过对比零基预算与增量预算，零基预算具有以下特点：

零基预算是以零为起点，根据预测的未来业务量水平、费用水平、收益率来确定预算数；增量预算以基期预算为基础，结合预算期具体情况做增减调整。

零基预算要求对一切业务活动，均以零为基底，不考虑以往情况如何，从根本上研究、分析各预算项目是否有支出的必要和应支出数额的大小。这种预算不以历史资料为计算依据，而是在预算期初重新审查每项活动对实现整体预算目标的意义和效果，并在成本效益分析的基础上，重新排出各项管理活动的优先次序，并据此决定资金和其他资源的分配；增量预算仅对新的、未进行过的业务活动进行成本效益分析，对已进行过的业务活动，不再做成本效益分析。

零基预算在对各项目成本效益分析基础上，按项目的轻重缓急和财力可能，分配预算金额；增量预算仅限于预算金额的调整，而不是侧重于业务活动本身。

应该注意的是，简单地将零基预算理解为就是一切从零开始是不恰当的。零基预算的深层含义是一种建立在对预算期内欲实施事项进行严格审核、评估基础上编制预算的方法。

2.零基预算的优缺点

零基预算与传统的预算方法相比，它不以承认现实的基本合理性为出发点，而是以“零”为起点，从而避免了原来不合理的费用开支对预算期预算费用的影响，因而具有能够充分合理、有效地配置资源，减少资金浪费的优点。但零基预算的方案评级和资源分配具有较大的主观性，容易引起部门间的矛盾。

3.零基预算的适用范围

零基预算一般适用于较难分辨其产出的服务型部门或不经常发生的以及预算编制基础变化较大的预算项目。

4.零基预算的编制

零基预算采用的是一种较典型的上下结合式，便于预算的贯彻和实施。这种方法打破了条条框框的束缚，充分体现了群策群力的精神，既能促使人们充分发挥其积极性、创造性，又能迫使人们精打细算，将有限的资源运用到最需要的地方。因此，建立在成本效益分析基础上的零基预算，更具合理性、科学性，更能发挥资源的最大效益。零基预算的编制一般来说有以下步骤：

各部门根据各自的分目标列出预算期内可能发生的费用支出项目及目的，并对各费用项目列示出几套不同的经营活动方式下的费用开支方案，上报预算管理委员会。

对各项费用开支方案进行汇总、排序。对刚性支出（必不可少的支出）在尽可能节约的前提下，列为第一层，对酌量性费用进行成本效益分析，按成本效益比的大小进行排序，列为第二层、第三层。

根据可动用的财力资源，按费用层次和轻重缓急进行资金分配。

汇总编制成费用预算。

现举例说明零基预算的运用。

［例3］　*M*医院管理部门的全体职工根据下年度医院总体战略目标和本部门的具体任务，经反复论证，确定预算年度内需开支以下项目和费用水平，如表16-5。

通过对这5个费用项目进行讨论分析，一致认为工资、办公费和保险费支出是必不可少的，是必须全额得以保证的，因此将这3项费用列为第一层次，共计13 800元。然后对剩下的广告费和培训费进行成本效益分析，假设对历史资料分析得到的结果是广告费的成本效益比是1∶6，培训费的成本效益比是1∶4。根据成本效益比，我们将广告费列为第二层次，将培训费列为第三层次。完成了对费用项目的排序后，我们就要根据可动用的财力进行资金分配，落实预算。假设管理部门可动用的资金为15 000元，在保证了第一层次需要后，还剩1 200元，然后将剩余资金在广告费和培训费之间按成本效益比进行分配。最终形成的管理费用预算如表16-6。

表16-5　*M*医院年度开支和费用水平预算

项目	金额
1.工资	10 000元
2.办公费	2 300元
3.广告费	3 000元
4.保险费	1 500元
5.培训费	1 200元
合计	18 000元

表16-6　*M*医院最终管理费用预算

项目	预算金额
1.工资	10 000元
2.办公费	2 300元
3.广告费	720元
4.保险费	1 500元
5.培训费	480元
合计	15 000元

数据说明：广告费预算=1 200×6/（6+4）=720元

培训费预算=1 200×4/（6+4）=480元

四、滚动预算

（一）滚动预算的概念

滚动预算又称永续预算，是在预算有效期内随时间的推移和市场条件的变化而自行延伸并进行同步调整的预算。滚动预算能与医疗经营活动有机结合，保持预算本身的连续性和稳定性，使预算真正指导和控制医疗服务活动。

（二）滚动预算的优缺点

1.滚动预算的优点

以动态方式进行，真正做到长计划短安排，始终保持执行月份预算的先进性，使预算更贴近实际情况，也有利于对实际执行数的考核。

经常处于预算的调整、修订、编制过程中，促使管理人员时刻关注内外条件变化，控制现在，把握未来。

将编制工作分散在平时，减轻了年终前一次性编制下一年全年预算的工作量。

由于始终保持了预算期的连续滚动，不留空白点，没有“无预算”期，保证了经营活动的正常秩序。

滚动预算弥补了定期预算的不足：

①定期预算一般要求在年初编制全年的预算，但编制时往往对于预算后期的生产经营活动难以把握，无法预见一些意想不到的情况，编制出的预算也较为笼统。②定期预算随着预算的执行，管理人员难以避免将目光停留在不断减少的预算剩余期，缺乏长远考虑。③编制定期预算，前一个预算期结束后，下一个预算期的预算往往不能及时出台，留有一定时段的空当，不利于这段时期的成本费用控制。

2. 滚动预算的缺点

由于经常要编制预算，会增加相关人员的工作量。

（三）滚动预算的编制

滚动预算的特点是始终保持预算期内（一般为一年）的连续滚动，每个月预算执行结束之前，对下一个月份预算进行调整修订，并在整个预算期后再增补一个月的新预算，因此是一个动态的编制过程，体现了生产经营活动的持续性。这种方法一般采取长计划短安排的方式，要求预算期内第一个季度有各月的明细预算数，后几个季度只需要较粗的季度预算数。随着时间的推移，第一个季度快结束时，要将后一个季度预算数按月分解，由粗变细，再增补一个较粗的季度预算，以此往复，不断滚动。图16-1直观地反映了这一过程。

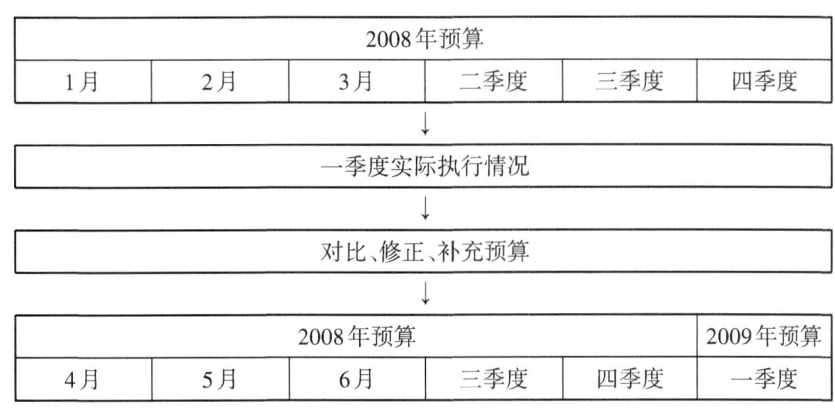

图16-1　滚动预算图

我们前面所介绍的各种预算编制方法采用的都是确定的数值，是基于这样一个假定：未来影响预算内容的各种因素已经确知或基本确知。固定预算、零基预算的数值都是定值；弹性预算虽然将各种变量尽可能多地予以列示，但也只是在相关范围内业务量的变动，而与业务量相对应的单价、费用分配率等其他因素仍然是定值，其结果为多水平下的定值；滚动预算对下期预算数在执行前进行修正，在一定程度上减少了盲目性和主观性，但也是数值最终确定时间的缩短，结果仍为定值。

五、概率预算

（一）概率预算的含义

概率预算是指根据客观条件对在预算期内不确定的各预算变量做出近似的估计，估计他们可能的变动范围以及出现在各个变动范围内的概率，再通过加权平均计算有关变量在预期内的期望值的一种编制方法。

（二）概率预算的优缺点

概率预算的优点在于将现代数学手段运用到预算管理中，减少了预算的盲目性，提高了准确性，并使可能出现的多种预算值都能在预算中科学地展示。但这种方法对编制人员的数学水平要求较高，工作量大。现代化管理水平较高的单位可采用此法用于某些重要项目或新项目的预算编制工作。

（三）概率预算的适用范围

概率预算属于不确定性预算，一般适用于难以准确预测变动趋势的全面预算项目。

（四）概率预算的编制

编制概率预算首先要预测各预算因素可能出现的具体数值，不论是变量还是常量都要以变动的观点来考虑，然后估计所列示的具体数值出现的可能性概率，再将各种预算因素出现的概率按与预算因素之间的关系进行组合，得出在不同条件下的联合概率，最后以各种联合概率来测算其相应的预算数值并汇总形成不同条件下的可能预算。

［例4］　某医院拟开展一项新的服务项目，经测算，业务量发生的概率如表16-7所示，请根据这些数据编制该项业务的收入预算。

表16-7　某医院拟开新项目业务量发生概率

业务量/人次	概率	单价/元	概率
		20	0.2
3 000	0.3	25	0.3
		30	0.5
		20	0.2
4 000	0.4	25	0.5
		30	0.3
		20	0.4
5 000	0.3	25	0.4
		30	0.2

根据以上资料现编制医疗服务收入概率预算如表16-8。

表16-8　M医院医疗服务收入预算

业务量	概率	单价/元	概率	收入/元	联合概率	期望值/元	预算值/元
	0.3	20	0.2	60 000	0.06	3 600	
3 000		25	0.3	75 000	0.09	6 750	23 850
		30	0.5	90 000	0.15	13 500	
	0.4	20	0.2	80 000	0.08	6 400	
4 000		25	0.5	100 000	0.20	20 000	40 800
		30	0.3	120 000	0.12	14 400	
	0.3	20	0.4	100 000	0.12	12 000	
5 000		25	0.4	125 000	0.12	15 000	36 000
		30	0.2	150 000	0.06	9 000	

表内计算关系：收入=业务量×单价；联合概率=概率×概率；期望值=收入×联合概率；预算值=各业务量下期望值之和。

综合业务量、收费水平因素及各因素出现的概率，我们计算出了不同条件下的医疗服务收入预算。从中可以看出，针对这项新的治疗方法的开展，以业务量为4 000人次，期望单价为25.5元（20×0.2+25×0.5+30×0.3）方案最佳，不仅可能性较其他方案大，而且取得的收入也较多。

（本节作者：陈其葳）

第三节　医院全面预算体系

一、全面预算的内容

全面预算反映的是医院未来某一特定期间的全面医疗服务、药品经营活动的财务计划。全面预算按其涉及的内容分为业务预算（包括经营预算、医疗服务预算、直接材料预算、直接人工预算、存货预算、管理费用预算等）、财务预算（包括现金收支预算、预计收益表、预计资产负债表）、专门决策预算（包括资本支出预算和一次性专门业务预算）；按其涉及的预算期分为长期预算（通常在一年以上）和短期预算（一般不超过一年）。

全面预算是由一系列预算构成的体系，各项预算之间相互联系，关系较复杂。编写程序是先进行业务预算、专门决策预算，然后再根据业务预算、专门决策预算，按照一般会计原则和方法编制财务预算，图16-2大致反映了各预算之间的主要联系。

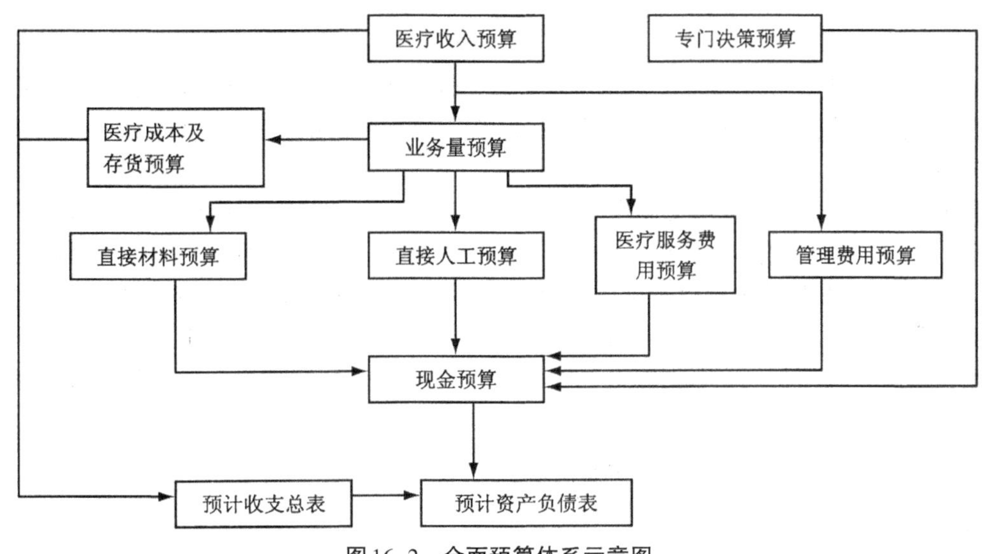

图16-2　全面预算体系示意图

二、全面预算编制的准备工作

编制全面预算是医院预算管理的基础环节。为保证预算编制的科学、合理，需预先做好各项准备工作：

1.对上年预算执行情况进行全面分析研究

通过分析研究，掌握财务收支和业务规律及有关资料的变化情况，科学预测预算年度的收支增减趋势，为编制新年度预算奠定基础。

2. 核实基本数字

核实基本数字是提高预算编制质量的前提，要核实如在岗和离退休职工人数、门急诊人次、出院病人数、实有床位数等有关基本数字。

3. 正确测算各种因素对医院收支的影响

一是分析测算计划年度内国家有关政策对医院收支的影响，如医疗保险制度改革、实施区域卫生规划、发展社区卫生等宏观政策的影响。二是分析医院自身发展计划对医院收支的要求，如新增病床、新进大型医疗设备、计划进行的大型修缮和改造等对资金的需要和对收入的影响。

三、现金预算的编制

现金预算的内容，包括现金收入、现金支出、现金多余或不足的计算，以及不足部分的筹措方案和多余部分的利用方案等。现金预算中的现金不仅包括狭义的库存现金，还包括银行存款、短期有价证券等，是广义上的现金。现金预算综合反映了医院在预算期内现金流动的预计情况，不仅决定了医院所需资金的总额，也决定了医院一定时期的筹资额和筹资时间，编制现金预算的目的是合理地处理现金收支业务，正确调度资金，保证资金的正常流转，是医院全面预算管理体系的平衡点。它编制的主要依据是业务预算中涉及的现金收入和现金支出。

现金预算实际上是其他预算有关现金收支部分的汇总，以及收支差额平衡措施的具体计划。它的编制要以其他各项业务预算为基础，或者说其他预算在编制时要为现金预算做好数据准备。

（一）医疗服务收入预算

在“以收定支、量入为出”的指导思想下，医疗服务收入预算的编制是整个医院预算编制的起点。结合预计门诊人次医疗费用和出院病人医疗费用等资料，可以完成医疗服务收入预算的编制。

［例5］　*M*医院根据历史资料，预计各季度门诊量分别为50 000、55 000、57 000、56 000人次，出院病人分别为1 500、1 200、1 700、1 800人次。估算每门诊人次医疗费用大约为70元，每个出院病人医疗费用大约为1 500元。门诊医疗费采用当期现金结算；住院采用预交住院费，出院结算方式。大约85%的住院收入于当期结算时收到，另15%于下期出院结账时收到。设年初应收医疗款为300 000元。根据以上资料编制医疗服务收入预算（表16-9）。

表16-9　*M*医院医疗服务收入预算

项目		一季度	二季度	三季度	四季度	全年
一、预计门诊收入/元		3 500 000	3 850 000	3 990 000	3 920 000	15 260 000
预计门诊量/人次		50 000	55 000	57 000	56 000	218 000
预计门诊人次费用/元		70	70	70	70	70
二、预计住院收入/元		2 250 000	1 800 000	2 550 000	2 700 000	9 300 000
预计出院病人数/人		1 500	1 200	1 700	1 800	6 200
预计出院病人医疗费/元		1 500	1 500	1 500	1 500	1 500
收入合计/元		5 750 000	5 650 000	6 540 000	6 620 000	24 560 000
预计现金收入/元	期初应收医疗款	300 000				300 000
	第一季度	5 412 500	337 500			5 750000
	第二季度		5 380 000	270 000		5 650 000
	第三季度			6 157 500	382 500	6 540 000
	第四季度				6 215 000	6 215 000
	现金收入合计	5 712 500	5 717 500	6 427 500	6 597 500	24 455 000

表内计算公式：

预计门诊收入=预计门诊人次×预计门诊人次费用

预计住院收入=预计出院病人数×预计出院病人费用

本季预计现金收入=本季门诊收入+本季住院收入×结算比例+上季住院收入×（1-结算比例）

（二）医疗服务量预算

医院取得的医疗服务收入数额多少取决于医疗服务收费水平高低及提供的医疗服务量的多少，非营利性医院的医疗服务价格由政府定价，若要增加医院收入，仅靠提高医疗收费标准是不现实的。因此，医院应将工作重点放在增加医疗业务量上，通过努力提高技术水平、改善就医条件，以优质服务吸引更多病人。准确预计预算期的业务量是整个医院预算编制的关键点。

［例6］　*M*医院根据市场调查和预测，预计各季度末在院病人数为下季度出出院病人的20%，设年初、年末在院病人分别为340人和320人，结合例1的有关资料编制医院医疗服务量预算见表16-10。

表16-10　*M*医院服务量预算

单位：人次

项目	一季度	二季度	三季度	四季度	全年
预计门急诊人次	50 000	55 000	57 000	56 000	218 000
预计期末在院病人数	240	340	360	320	
加：预计出院病人数	1 500	1 200	1 700	1 800	6 200
减：预计期初在院病人数	340	240	340	360	
预计期内入院病人数	1 400	1 300	1 720	1 760	6 180

表内计算公式：

预计出院病人数=期初在院病人数+预计入院人数-期末在院病人数

期初在院病人数=上期期末在院病人数

预计期末在院病人数=下季出院病人×留院比例

（三）直接人工预算

直接人工预算是以医疗服务量预算为基础进行编制的。根据医疗服务量和单位服务量所需的工时，计算出各期预计直接工时需要数，再乘以单位小时工资费用，便得到预计的直接人工成本。这需要结合医院临床医技职工人数、有效服务时间、病人住院天数以及职工工资、福利等财务历史数据。

［例7］　*M*医院预计每门诊人次和每住院病人需分别耗用直接人工0.4小时和30小时，每小时的直接人工成本是15元。直接人工成本均为当期现金支付。根据以上资料编制直接人工预算（表16-11）。

表16-11　*M*医院直接人工预算

项目	一季度	二季度	三季度	四季度	全年
预计门诊量/人次	50 000	55 000	57 000	56 000	218 000
每门诊人次耗用直接工时/小时	0.4	0.4	0.4	0.4	
门诊病人耗用直接工时/小时	20 000	22 000	22 800	22 400	87 200

续表16–11

项目		一季度	二季度	三季度	四季度	全年
预计入院病人数/人		1 400	1 300	1 720	1 760	6 180
每住院病人耗用直接工时/小时		30	30	30	30	
住院病人耗用直接工时/小时		42 000	39 000	51 600	52 800	185 400
预计直接工时合计/小时		62 000	61 000	74 400	75 200	272 600
每工时平均工资费用/元		15	15	15	15	
直接人工总额/元		930 000	915 000	1 116 000	1 128 000	4 089 000
预计现金支出/元	一季度支出	930 000				930 000
	二季度支出		915 000			915 000
	三季度支出			1 116 000		1 116 000
	四季度支出				1 128 000	1 128 000
	现金支出合计	930 000	915 000	1 116 000	1 128 000	4 089 000

表内计算公式：
门诊人次耗用工时=预计门诊人次×每门诊人次耗用直接工时
住院病人耗用直接工时=预计出院病人×每出院病人耗用直接工时
预计直接工时=门诊人次耗用工时+住院病人耗用直接工时
直接人工总额=预计直接工时×每工时平均工资费用

（四）直接材料预算

医院耗用的材料包括卫生材料、低值易耗品、其他材料及药品等，它的耗用量是决定采购量大小的主要因素，但同时要注意采购量、耗用量和库存量三者之间要保持一定的平衡，既要避免材料积压，占用资金，又要避免材料短缺，影响治病救人。

［例8］　*M*医院某种材料消耗分别为每门诊病人1件和每住院病人10件，年初和年末存货量分别为12 000件、11 000件，期末材料库存量为下期需用量的10%。材料计划单价为48元，当期现金支付材料采购款的80%，剩余20%于下期支付，设年初应付材料款675 000元。根据以上资料编制直接材料预算（表16–12）。

表16–12　*M*医院直接材料预算

项目	一季度	二季度	三季度	四季度	全年
预计门诊量/人次	50 000	55 000	57 000	56 000	218 000
每门诊人次耗用直接材料/件	1	1	1	1	
门诊病人耗用直接材料/件	50 000	55 000	57 000	56 000	218 000
预计入院病人数/人	1 400	1 300	1 720	1 760	6 180
每住院病人耗用直接材料/件	10	10	10	10	

续表16-12

项目		一季度	二季度	三季度	四季度	全年
住院病人耗用直接材料/件		14 000	13 000	17 200	17 600	61 800
直接材料需用量合计/件		64 000	68 000	74 200	73 600	279 800
加：预计期末库存量/件		6 800	7 420	7 360	11 000	
减：预计期初库存量/件		12 000	6 800	7 420	7 360	
计划采购量/件		58 800	68 620	74 140	77 240	278 800
计划单价/元		48	48	48	48	
直接材料总额/元		2 822 400	3 293 760	3 558 720	3 707 520	13 382 400
预计现金支出/元	应付账款（年初数）	675 000				675 000
	一季度支出	2 257 920	564 480			2 822 400
	二季度支出		2 635 008	658 752		3 293 760
	三季度支出			2 846 976	711 744	3 558 720
	四季度支出				2 966 016	2 966 016
	现金支出合计	2 932 920	3 199 488	3 505 728	3 677 760	13 315 896

表内计算公式：

期初材料库存量=上期期末材料库存量

预计材料采购量=材料需用量+预计期末材料库存量-期初材料库存量

预计期末材料库存量=下期需用量×材料留存比例

门诊人次耗用直接材料=门诊人次×每门诊人次耗用量

住院病人耗用直接材料=住院病人数×每住院病人耗用量

材料需用量=门诊人次耗用直接材料+住院病人耗用直接材料

（五）医疗服务费用预算

医疗服务费用预算是除直接人工和直接材料以外的其他所有医疗成本费用的预算，主要包括水电气、维修、固定资产折旧、清洁消毒等其他费用。医疗服务费用须按成本性态分为固定费用和变动费用。固定费用中的折旧费是不需要支付现金的，应在现金支出部分予以扣除。

［例9］　*M*医院每工时变动费用为5元，其构成内容水电气、维修费和其他变动费用分别是2元、2元和1元，固定费用中每季度折旧500 000元、维修费250 000元、其他固定费用135 950元。根据以上资料编制医疗服务费用预算（表16-13）。

表16-13　*M*医院医疗服务费用预算

项目	一季度	二季度	三季度	四季度	全年
预计直接工时/小时	62 000	61 000	74 400	75 200	272 600
费用分配率/%	5	5	5	5	
变动服务费用总额/元	310 000	305 000	372 000	376 000	1 363 000
其中：水电气/元	124 000	122 000	148 800	150 400	545 200

续表16-13

项目	一季度	二季度	三季度	四季度	全年
维修费/元	124 000	122 000	148 800	150 400	545 200
其他变动费用/元	62 000	61 000	74 400	75 200	272 600
固定服务费用总额/元	885 950	885 950	885 950	885 950	3 543 800
其中:折旧/元	500 000	500 000	500 000	500 000	2 000 000
维修费/元	250 000	250 000	250 000	250 000	1 000 000
其他固定费用/元	135 950	135 950	135 950	135 950	543 800
医疗服务费用合计/元	1 195 950	1 190 950	1 257 950	1 261 950	4 906 800
减:折旧/元	500 000	500 000	500 000	500 000	2 000 000
预计现金支出/元	695 950	690 950	757 950	761 950	2 906 800

（六）医疗成本预算及期末存货预算

为确定预计收支总表中的医疗成本和预计资产负债表中的存货成本，根据前述有关资料编制医疗成本预算和在院病人消耗（视为企业的在产品）预算（表16-14）。

表16-14　*M*医院医疗成本预算和期末在院病人消耗预算

单位：元

医疗成本预算						
项目	单位门诊人次医疗成本			单位入院病人医疗成本		
	单价	用量	成本	单价	用量	成本
单位变动成本			56			1 080
直接材料	48元/件	1	48	48元/件	10	480
直接人工	15元/小时	0.4	6	15元/件	30	450
变动医疗服务费用	5元/小时	0.4	2	5元/小时	30	150
单位固定成本	13元/小时	0.4	5.2	13元/小时	30	390
单位医疗成本			61.2			1 470
在院病人消耗						
期末在院病人				320		
单位医疗成本				1 470		
期末在院病人消耗				470 400		

注：单位固定医疗服务成本=预计固定服务费用/预计直接工时（13元/小时=3 543 800元/272 600工时）。

（七）管理费用预算

管理费用是医院行政管理部门为履行一般管理业务发生的费用，大多为固定成本，包括管理人员工资及福利、离退休人员费用、办公费、广告费、固定资产折旧、坏账准备、医疗赔款等。折旧、坏账准备等计提费用同样也不需要支付现金。

［例10］　*M*医院预计年度发生以下管理费：工资400 000元、办公费200 000元、广告费120 000元、离退休人员费用300 000元、折旧80 000元、维修费260 000元、坏账准备15 000元、医疗赔款280 000元和其他管理费280 000元。根据以上资料编制管理费用预算（表16-15）。

表16-15　*M*医院管理费用预算

单位：元

项目		金额
	工资	400 000
	办公费	200 000
	广告费	120 000
	折旧	80 000
	维修费	260 000
	离退休人员费用	300 000
	坏账准备	15 000
	医疗赔款	280 000
	其他管理费	280 000
	管理费用合计	1 935 000
预计现金支出	减:折旧	80 000
	坏账准备	15 000
	现金支出合计	1 840 000
	每季度现金支出	460 000

（八）现金预算

现金预算由医院财务部门负责编制，用以反映医院预算期内现金流转情况，是在各业务部门分预算的基础上结合专门决策预算，将其中的现金收支部分汇总。现金预算一般包括以下4部分内容：

1. 现金收入

包括期初的现金结存数和预算期内发生的现金收入，如医疗服务收入（医药收入）、其他收入，政府举办的非营利性医院还包括财政补助收入等。

2. 现金支出

包括预算期内的各项现金支出，如前述直接材料预算、直接人工预算等业务预算中的现金支出部分，还有专门决策预算中购置设备以对外投资等现金支出部分，以及政府举办的非营利性医院的财政补助支出等资料。

3. 现金多余或不足

此为上述现金收入与现金支出的差额。差额为正，说明收入大于支出；反之，则说明支出大于收入。

4. 现金的筹集和运用

包括预算期内预计向银行借款的数额和偿还借款、支付利息等事项。

［例11］*M*医院规定期末最低现金余额不低于100 000元，现根据前述预算中有关资料编制现金预算（表16-16）。

表16-16　*M*医院现金预算

单位：元

项目	一季度	二季度	三季度	四季度	全年
期初现金余额	360 000	258 630	730 692	236 514	360 000
加:医疗服务现金收入	5 712 500	5 717 500	6 427 500	6 597 500	24 455 000
其他现金收入	40 000	40 000	40 000	40 000	160 000
财政补助收入	150 000	100 000	100 000	250 000	600 000
可用现金收入	6 262 500	6 116 130	7 298 192	7 124 014	25 575 000
减:现金支出					
直接材料	2 932 920	3 199 488	3 505 728	3 677 760	13 315 896
直接人工	930 000	915 000	1 116 000	1 128 000	4 089 000
医疗服务费用	695 950	690 950	757 950	761 950	2 906 800
管理费用	460 000	460 000	460 000	460 000	1 840 000
设备购置	800 000	—	2 100 000	—	2 900 000
财政及其他现金支出	185 000	120 000	122 000	285 000	712 000
现金支出合计	6 003 870	5 385 438	8 061 678	6 312 710	25 763 696
现金多余或不足	258 630	730 692	−763 486	811 304	−188 696
资金的筹集或运用					
向银行借款			1 000 000		1 000 000
归还借款及利息				−600 000	−600 000
筹款合计			1 000 000	−600 000	400 000
期末现金余额	258 630	730 692	236 514	211 304	211 304

（九）预计收支总表

预计收支总表主要用于反映医院在预算期内的经营成果，根据表16-12至表16-16的有关数据，编制*M*医院收支总表（表16-17），收支结余按现行《医院会计制度》规定分别按60%和40%的比例分配计入事业基金和职工福利基金。

表16-17　*M*医院收支总表

单位：元

项目	全年
医疗服务收入(医药收入)	24 560 000
减:医疗成本	22 455 600
管理费用	1 935 000

续表16-17

项目	全年
医疗收支结余	169 400
加:财政补助收入	600 000
其他收入	160 000
减:财政补助支出	600 000
其他支出	112 000
收支结余	217 400
结余分配	217 400
减:提取职工福利	86 960
转入事业基金	130 440

表内数据说明：

医疗成本=医疗成本预算中单位门诊人次医疗成本（61.2元/人次）×门诊人次（218 000人次）+单位入院病人医疗成本（1 470元/人次）×出院病人数（6 200人次）

（十）预计资产负债表

预计资产负债表主要用于反映医院在预算期末的财务状况。资料来源于前述预算中有关数据，并结合年初资产负债表。

设*M*医院年初资产负债如表16-18。

表16-18　*M*医院年初资产负债表

单位：元

资产		负债及净资产	
流动资产	年初数	流动负债	年初数
现金	360 000	短期借款	
应收账款	300 000	应付账款	675 000
减:坏账准备	50 000	长期借款	
库存材料	576 000	负债合计	675 000
在院病人消耗	499 800		
流动资产合计	1 685 800	事业基金及专用基金	1 010 800
固定资产	5 500 000	固定基金	5 500 000
		净资产合计	6 510 800
资产总计	7 185 800	负债及净资产合计	7 185 800

现编制预计年末资产负债表，见表16–19。

表16–19　*M*医院年末资产负债表

单位：元

资产		负债及净资产	
流动资产	年末数	流动负债	年末数
现金	211 304	短期借款	400 000
应收账款	405 000	应付账款	741 504
减:坏账准备	65 000	长期借款	
库存材料	528 000		
在院病人消耗	470 400		
流动资产合计	1 549 704	负债合计	1 141 504
固定资产	8 400 000	事业基金及专用基金	408 200
		固定基金	8 400 000
		净资产合计	8 808 200
资产总计	9 949 704	负债及净资产合计	9 949 704

表内数据说明：

现金余额211 304元=“现金预算”中年末数

应收账款405 000元=“医疗服务收入预算”中第四季度预计住院收入2 700 000元×（1–结算比例85%）

坏账准备65 000元=年初坏账准备50 000元+“管理费用预算”中本年计提坏账准备15 000元

在院病人消耗470 400元=“期末在院病人消耗预算”中的期末在院病人消耗

库存材料528 000元=“直接材料预算”中期末库存量11 000件×48元/件

固定资产8 400 000元=固定资产年初数5 500 000元+现金预算中设备购置2 900 000元

短期借款400 000元=“现金预算”中年末筹款合计

应付账款741 504元=“直接材料预算”中第四季度计划采购额3 707 520元×下期支付比例20%

固定基金8 400 000元=固定资产8 400 000元

事业基金及专用基金408 200元=年初事业基金702 400元+年初专用基金308 400元+医疗服务预算中计提折旧2 000 000元+管理费用预算中计提折旧80 000元+预计收支总表中收支结余217 400元–现金预算中设备购置2 900 000元（注：专用基金和事业基金都属于净资产类，为简化计算，将它们合并计算）。

（本节作者：陈其葳）

第四节　医院预算管理

预算管理系统由目标管理体系、全面预算管理体系和绩效考核体系组成，其中目标管理体现的是战略规划的具体化，预算管理是对目标体系的支持，绩效考核则是对预算管理和目标实现情况的总结。医院预算管理是医院整体规划和动态控制的一种管理方法，指在医院战略目标指引下，通过预算编制、执行、控制、考评与激励等一系列活动，优化资源配置，全方位地调动医院各个层面员工的积极性，全面提高医院管理水平和经营效率，是确保医院预算管理到位的最终保障。

一、医院全面预算管理的组织机构

医院预算管理的组织机构是全面预算管理的基础和保证。它既是全面预算管理得以实施的载体，又是全面预算管理职能的执行主体。一般而言，医院应设立预算管理委员会，负责医院的预算管理工作。预算管理委员会是医院预算管理的最高职能机构，由医院各级管理人员及相关专家组成，下设领导小组及其常务机构等，负责全院预算的编制、控制和考核。

1.领导小组

确定预算编制的原则和要求，审议、批准预算建议草案，预算执行中的调整方案及年度决算，监督、考核预算的执行等。

2.常务机构

一般设在财务部门，主要职责是组织编制预算建议草案、提出预算调整计划、建立健全预算执行预警机制和进行预算分析、编制决算报告等。

二、医院预算考核指标的制定

预算考核指标体系是指对预算执行各个环节的效果性、经济性和效率性进行综合评价时所采用的由一系列相互关联、相互依存的指标构成的有机整体。由于预算在执行过程中容易产生两种倾向：一种是“刚性”过强，不管遇到任何情况一律不予调整，这样会影响部门的积极性，甚至影响到医院经营；另一种是随意调整，这样会降低预算的权威性和严肃性，使预算流于形式。因此，在设置考核指标时，要在预算“刚性”与“灵活性”之间找到平衡点，制定适合本院的考核指标体系。

1.预算考核指标的分类

（1）按考核的内容划分

可分为预算收入考核指标、预算支出考核指标、预算管理考核指标、预算执行效果考核指标，如收入预算完成率、支出预算完成率、应收账款回收率等。

（2）按考核的范围划分

可分为全面考核指标和重点考核指标，如收治病人完成率、市场占有率、库存物资利用率、资产利用率等。

（3）按指标的衡量方式划分

可以分为定性分析指标和定量分析指标，如成本差异率、病例组合差异率、病人满意度等。

（4）按考核的功能划分

可以分为阶段分析指标和趋势分析指标，如目标完成率、增长率、发展速度等。

2.预算考核指标的制定原则

（1）合理性原则

既要遵循财务指标与非财务指标的结合、绩效管理与薪酬激励指标的结合、短期考核指标与长期考核指标的结合，又要充分考虑临床类、医技（医辅）类、管理类等岗位的特点来确定指标内容，目标的设置既非唾手可得，也非高不可攀。

（2）可控性原则

可控性具有一定的相对性，它与责任的发生在空间范围上、时间范围上都有关系。强调可控性有助于分清各部门（责任单位）或个人的职责，以利于正确评价与考核其业绩，提出切实有效的建议与措施，尽可能完成预定目标。但是，要准确地指出可控性因素并不容易，因为许多因素受多个部门共同影响，许多因素的状态受多个时期的决策影响，可以说，绝对可控的因素是几乎不存在的。因此，在考核时应适当引入条件可控的概念，使考核达到预期目的。

（3）全员性原则

全面预算管理是一项全员参与、全面覆盖和全程跟踪、控制的系统工程，要坚持“以人为本”的原则，做到适时评价，及时奖励，表彰创意和创新，指出缺点和不足，使经营者、员工与医院形成责、权、利相统一的责任共同体，最大限度地调动经营者、员工的积极性和创造性。

（4）社会性原则

医院特别是非营利性医院，属于执行公共卫生与保健职能的经济实体，带有显著的公益性质，因此，考核指标的设计不能仅限于以经济指标为中心，医疗质量、行风建设等也应作为重要的考核评价指标。

三、医院全面预算考核

预算是医院一定时期内经营管理的法规性文件，具有严肃性和权威性。为了体现预算管理的权威性，必须对预算执行结果进行评价，通常也称考核。预算考核从整体上看是医院调配资源适应市场变化能力的评价和检验，从局部上看是关于医院各科室对实现医院整体目标的贡献的评价和检验，适当地选择考核指标和考核方法，能使预算考核成为正确引导和控制医院行为的有效工具。具体执行过程中，医院应建立年度全面预算柔性控制和月度全面预算刚性控制有机结合的全面预算控制与考核体系，并强调全面预算管理分级责任控制。

1.全面预算考核的内容

预算考核的内容必须与预算编制的内容相适应，以预算执行主体为考核主体，以预算目标为核心，着眼于综合评价，克服单纯考核财务指标的情况，尽量避免医院决策和经营行为短期化。预算考核指标一般可分为基本指标、辅助指标、修正指标和否决指标等。

（1）基本指标

既体现经营目标和发展战略，又体现预算的核心目标，如收支结余率、市场占有率、病人治愈率、死亡率等。

（2）辅助指标

延伸基本指标考核的内容，以囊括经营活动的全貌，也是其他预算目标的体现，如净现金流、业务量、成本费用率等。

（3）修正指标

指根据市场变化，在预算执行过程中按预算调整程序予以调整的项目，主要包括预算差异复核、预算编制准确性和预算反馈及时性三个方面。通过期末预算工作检查，由预算管理委员会评分确定修正系数。

（4）否决指标

是责任主体必须完成的，且对医院经营效益和长远发展有重大影响的特别责任事项，如未完成则对前述综合考核结果进行全部否决。

2.预算考核的具体程序

（1）选择考核指标

预算考核主要侧重于对预算自身的考核，内容应该是各个责任部门能够控制的业务或因素，包括对预算执行情况的考核和对预算管理情况的考核。

（2）核实预算执行情况

根据预算目标与其他关键业绩指标共同构成的考核指标，通过与实际完成的业绩对比，采用加权平均法等计算方法，完成对各部门（责任中心）或责任人的考核。

（3）撰写预算分析报告

通过预算执行结果与预算目标的比较，确定预算差异分析的对象、差异重要性标准及差异分析方法，分析差异发生的原因，据以确定预算责任主体的经营业绩，结合奖惩制度对各预算主体及其责任人进行奖惩。

四、医院全面预算的控制

预算控制是管理学中应用最广泛的控制方法之一，它表明了计划与控制的关系。预算是计划的数量表现，预算编制是作为计划过程的一部分开始的，而预算本身又是计划过程的终点，是一种转化为控制标准的计划。预算控制目标的正确性，很大程度上影响医院预算编制的合理性、预算执行的可控性和预算评价的准确性。因此，建立预算控制系统，实施预算的分析、审核和评价，能纠正预算执行偏差，规避预算的风险。

1.建立预算执行跟踪控制系统

预算执行过程中的控制主要有外部控制和自我控制两种形式，外部控制是指预算执行过程中上级对下级的控制，自我控制是指每一责任单位对自身预算执行过程的控制。预算监管应以自我控制为主，对预算外的部分严格实行外部控制，对预算内的部分则实行外部控制与内部控制相结合。

2.建立财务预警系统

从机制上进行系统设计，建立财务预警系统的实物基础与输入输出系统，实行监测、诊断、治疗等功能，使其形成良性的动态循环，预测有可能发生的危险并提早采取防范措施，将风险控制在一定的水平上。

3.健全预算反馈系统

建立与医院具体组织结构和预算执行方式相适应的预算反馈机制，充分发挥预算控制系统应有的职能，及时、快速地启动应急措施，把风险降到最低。

4.建立预算修正系统

因外部环境的变化或其他特殊原因，使预算在执行过程中产生偏差，并将引发预算的重大偏离，各部门（或责任单位）应及时分析原因，按程序向预算管理委员会提出预算修正申请。预算管理委员会按差异的重要性标准衡量实际发生的预算差异，并对其可控性及后续可能产生的影响做出判断，经审查确认的预算调整数作为部门（或责任中心）的业绩考核依据。

5.财务预算执行分析

从定量、定性两个层面充分反映各部门（或责任中心）的现状、发展趋势及其存在的潜力。针对预算执行过程中出现的偏差，查找可能导致风险产生的因素，预测发生重大风险的概率，提出相应的解决措施或建议。

6.定期组织预算审计

为了及时了解和监督预算的执行情况，应采取定期的内部预算审计，并对审计的情况形成预算责任评审报告，作为预算调整、改进内部经营管理、预算考核和业绩评价的重要依据。

7.建立责任中心，实行归口管理

根据医院全面预算目标，结合各部门、各岗位的责、权、利，运用价值分解的原理和目标管理办法，自上而下，合理划分责任中心，把全面预算目标层层分解，设置关键业绩的具体指标，实行责任控制。

（1）职代会

职代会是全体员工的代表大会，其职责是听取年度财务工作及预算执行情况报告；审议通过预算目标、方案等发展战略规划；审议通过涉及职工切身利益的重大事项；监督检查预算的执行情况。

（2）预算管理委员会

根据医院发展战略、预算期内的工作计划以及上一年度的预算完成情况，确定下一年度的预算目标以及编制的方法；定期或不定期组织预算审计，监控预算的执行进度、查找执行差异的原因及其对全面预算目标的影响，提出改进的措施和建议。

（3）各责任中心

按照医院预算管理委员会下达的全面预算目标和方法，结合自身的特点以及业务开展的情况，提出详细的部门预算计划和预算执行的保障措施。

（本节作者：陈其葳）

第十七章　医院绩效管理

第一节　绩效及医院绩效

一、绩效

（一）绩效的内涵

随着管理理论与实践的不断发展，不同时代的学者和管理者对绩效概念的认识也有所不同。但无论在任何时代、任何领域、任何组织，对绩效的认识都应该是用全面系统和发展的眼光来看待和理解。对绩效概念的探讨是做好绩效管理的前提，如果不能明确地界定绩效，就无法准确地衡量绩效，进而就无法有效地实施绩效管理。

绩效一词来源于英文单词performance，其一般意义是指工作的效果和效率。也有人采用“业绩”“实绩”“效绩”等相近或相似的词汇来表达。但这些概念，或使用领域比较狭窄，或意思表达不够完整，而“绩效”一词能够更完整、准确地反映performance的内涵，同时也为国内的学者和管理者所广泛接受，故本书统一采用“绩效”的概念，并在此基础上讨论绩效管理问题。

对绩效概念的探索起源于对员工绩效的界定。对于员工个人绩效的内涵，学者们提出过各种不同的看法，概括起来主要有三种典型的观点：一种观点认为绩效是结果；一种观点认为绩效是行为；一种观点则认为绩效是行为和结果的统一体（如表17-1所示）。不论是“绩效结果观”还是“绩效行为观”，都有其局限性。如果把绩效作为结果，会导致行为过程缺乏有效监控和正确引导，不利于团队合作、组织协同及资源的合理配置。如果把绩效作为行为，则容易导致员工行为短视化，拘泥于具体工作，缺乏长远规划，最终难以实现预期结果。因此，“绩效结果观”和“绩效行为观”都无法全面、完整、准确地描述绩效的内涵。一方面，在管理实践中，绩效强调一个工作活动的过程及其结果，也就是说，个人绩效包括工作行为及其结果。当管理者对绩效进行评价时，不仅要考虑投入（行为），也要考虑产出（结果）。另一方面，更多的学者提出，应当采用更为宽泛的概念来界定个人绩效，将个人绩效定义为“行为与结果的统一”更为恰当。因此，绩效应该是行为和结果的统一。

准确理解个人绩效的内涵还需要了解态度、能力与绩效的关系。雷伯（Reber）在其主编的《心理学词典》中强调，“performance通常只包括外显行为，因而与能力有别”。对于员工个人绩效而言，员工的工作态度直接反映员工为实现绩效目标所付出的努力程度，这种努力程度能够在获取绩效结果的工作过程中得以体现，表现为员工的工作行为。但员工个人能力水平的高低仅是达成个人绩效结果的调节变量，不能作为绩效评价的内容。换言之，有能力而无意愿工作的员工在组织中大有人在，能力是影响绩效的关键因素，而不是绩效本身。美国学者贝茨和霍尔顿（Bates & Holton）指出，“绩效是一个多维构建，观察和测量的角度不同，其结果也会不同”。因此，对于员工而言，评价内容、评价主体、评价周期、评价方法以及评价结果的应用就显得尤为重要。笔者认为除了工作结果，员工在工作活动过程中表现出的行为以及该行为所反映出的员工的工作态度，也是管理者进行绩效评价和监控的重要内容。工作态度、工作能力与工作结果的关系如图 17-1 所示。此外，处于组织不同层级的员工个人绩效，其评价内容也应该有所不同。通常，中高层管理者的绩效评价内容主要以结果为主，而对于基层员工则要综合评价工作态度及工作结果。

表 17-1　关于个人绩效的不同观点及划分

层面	划分	观点描述	评价内容
个人	结果观	·《韦氏辞典》将绩效定义为完成某种任务或达到某个目标 · Bemardin 和 Beatty(1984)认为绩效是在特定时间范围内，在特定工作职能、活动或行为产出的结果记录 · Kane(1996)指出绩效是一个人留下的东西，这种东西与目的相对独立存在	结果 / 产出
	行为观	·《牛津辞典》将绩效解释为执行或完成一项活动、任务或职能的行为或过程 · Katz 和 Kahn(1987)把绩效分为三个方面：加入组织并留在组织中；达到或超过组织对员工所规定的绩效标准；自发地组织对员工规定之外的活动，如与其他成员合作，保护组织免受伤害，为组织的发展提供建议，自我发展等 · Campbell、Mccloy、Oppler 和 Sager(1990)提出的工作绩效理论则将工作绩效定义为：员工所控制的与组织目标有关的行为 · Murphy(1990)指出，绩效是与一个人在其中工作的组织或组织单元的目标有关的一组行为 · Borman 和 Motowidlo(1993)年提出"关系绩效—任务绩效"二维模型。任务绩效指所规定的行为或与特定的工作熟练有关的行为；关系绩效指自发的行为或与非特定的工作熟练有关的行为	行为 / 态度等
	综合观	· Brumbrach(1988)认为绩效指行为和结果。行为由从事工作的人表现出来，将工作任务付诸实施。行为不仅是结果的工具，行为本身也是结果，是为完成工作任务所付出的脑力和体力的结果，并且能与结果分开进行判断 · Otley(1999)指出绩效是工作的过程以及其达到的结果 · Mwita(2000)认为绩效是一个综合的概念，它应包含三个因素：行为、产出和结果	行为 / 结果

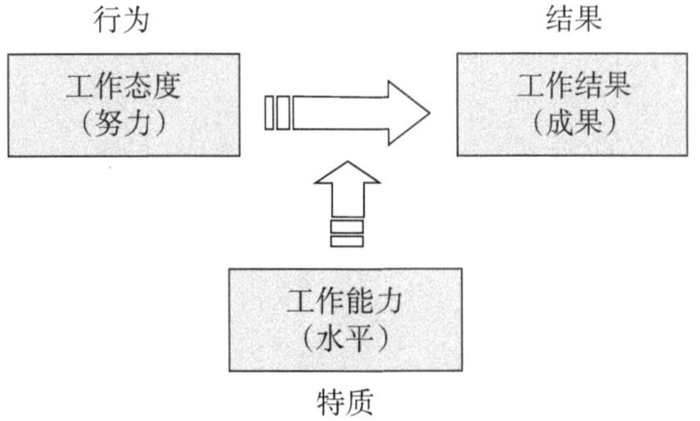

图 17-1　工作态度、工作能力与工作结果的关系

随着管理研究和实践探索的深入，绩效的内涵获得了新的发展。组织内的行为主体按照层次不同可以分为组织、群体（主要包含部门和团队两类）和个人三个层次，三个不同的行为主体将产生不同的绩效。因此，按照被衡量行为主体的多样性，绩效可以从组织架构层次角度划分为组织绩效、群体绩效和个人绩效三个层次，如图 17-2 所示。组织绩效就是组织的整体绩效，指的是组织任务在数量、

质量及效率等方面完成的情况；群体绩效是组织中以团队或部门为单位的绩效，是群体任务在数量、质量及效率等方面完成的情况；个人绩效是个体所表现出的、能够被评价的、与组织及群体目标相关的工作行为及其结果。

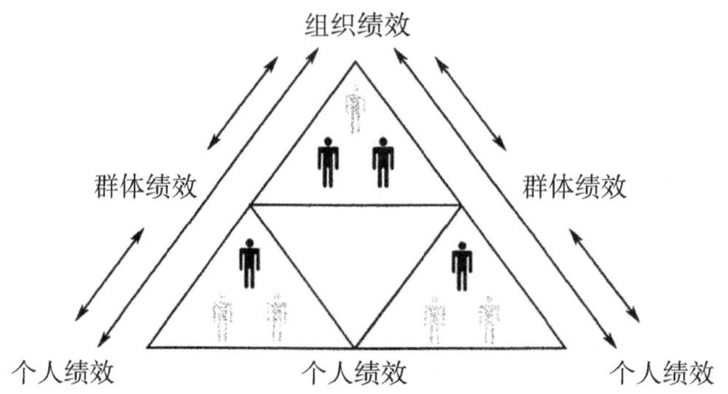

图17-2　绩效的三个层次：组织绩效、群体绩效和个人绩效

尽管组织绩效、群体绩效和个人绩效有所差异，但是三者又密切相关。组织绩效、群体绩效和个人绩效三个层次是自上而下层层分解的关系。组织绩效具有最高的战略价值，是绩效管理系统的最高目标。组织绩效和群体绩效是通过个人绩效实现的，离开个人绩效，也就无所谓组织绩效和群体绩效。个人绩效则是绩效管理系统的落脚点，是组织绩效的基础和保障。脱离了组织绩效和群体绩效的个人绩效是毫无意义的，个人绩效的价值只有通过群体绩效和组织绩效才能体现。

综合众多学者的研究成果，笔者认为绩效是指组织及个人的履职表现和工作任务完成情况，是组织期望的为实现其目标而展现在组织不同层面上的工作行为及其结果，它是组织的使命、核心价值观、愿景及战略的重要表现形式。绩效本身是一个多层次的有机整体，并且影响因素较多，性质构成复杂。要全面理解绩效的概念，需要注意如下几个方面。

第一，绩效必须与组织战略的要求保持一致。绩效是组织的使命、核心价值观、愿景和战略的重要表现形式，其中组织战略对绩效系统有直接的界定作用。由于每个组织的战略选择和战略目标存在差异，造成每个组织对绩效的具体界定不同，其重点绩效领域也就产生了很大的差异。比如，IBM选择的是全面客户解决方案的战略，而微软公司选择的则是系统锁定的战略，由于两家企业选择的战略不一样，其战略保持一致的重点绩效领域也不一样。

第二，绩效是一个多层次的有机整体。绩效包含组织绩效、群体绩效和个人绩效三个层次，其中组织绩效是绩效体系的最高层次和总体目标。群体绩效和个人绩效符合组织绩效的期望是战略性绩效管理的基本要求，任何背离组织绩效的工作行为与结果都不应该纳入战略性绩效管理体系。群体的构成在组织架构内主要是指各种部门，本书在涉及群体绩效的时候主要是指部门绩效。

第三，绩效的最终表现形式是工作行为与结果。绩效是指组织及个人的履职表现和工作任务完成情况，最终表现为组织内各层级人员的工作行为与结果，并且指那些需要评价的工作行为及结果。组织内不同层次的人的工作行为与结果都需要以组织目标为导向，集中表现为绩效系统的系统性和一致性。

（二）绩效的性质

为了更深入地理解绩效的概念，需要理解和掌握绩效的性质。根据之前对绩效概念的界定，绩效具有以下三个性质。

1.多因性

绩效的多因性是指绩效的优劣并不由单一因素决定，而是受组织内部和外部因素共同作用的影响。概括起来讲，影响绩效的因素主要分为内外部两种。外部因素主要包括宏观层面的，如社会环境、经济环境、国家法律法规及同行业其他组织等；内部因素主要包括组织层面的，相对微观，如组织战略、组织结构、组织文化、技术水平等。因此，在判断绩效不佳的原因时，要对可能的影响因素进行充分的研究和分析，才能在纷繁复杂的影响因素中抓住影响绩效的关键因素，进而有针对性地查漏补缺、对症下药，保证绩效的持续改进和绩效目标的顺利完成。

2. 多维性

绩效的多维性指的是评价主体需要多维度、多角度地去分析和评价绩效。比如在评价个人绩效时，首先要从工作行为和工作结果两个维度入手。而这两个维度内又包括诸多要素，比如，在工作行为中，包含协作精神、大局意识、服从安排等在内的工作态度的指标；在工作结果方面，则可以对完成工作的质量、效率、成本等指标进行衡量。不论从哪几个维度进行分析，都会有不同的评价内容和评价指标产生，这就要求在绩效管理的过程中，要根据评价结果的不同用途，谨慎选择维度切入来评价绩效。

3. 动态性

绩效的动态性是指绩效并不是一成不变的，而是会随着时间的推移产生变化，变化的方向可能是好的，也可能是坏的，比如，原来绩效不佳的可能会好转，而原来绩效优秀的也可能变差。绩效的动态性这一性质主要应用于绩效周期的确定上，在确定绩效管理周期时，要充分考虑到动态性这一特征，紧贴组织与个人的实际，从而确定恰当的绩效周期，减少管理成本，提高管理效率。

（三）影响绩效的主要因素

由绩效的多因性这一特征可知，影响绩效的因素是多方面的，图17-3展示了影响绩效的主要因素，它们可以简要概括为以下四类。

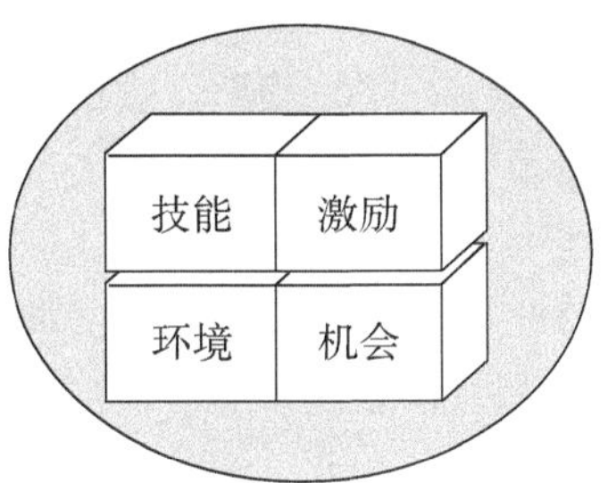

$P=F(S,M,E,O)$

绩效=F(技能,激励,环境,机会)

图17-3 影响绩效的主要因素

1. 技能

技能（Skill）是指员工的工作技巧和能力水平。一般来说，个人的技能并不是天生的和固定的，是可以通过后天的教育、培训来提高的，因此，组织可以通过多种多样的方式来提高个人的技能水平，达到提升个人绩效的目的，进而对组织绩效产生积极影响。

2. 激励

激励（Motivation）作为影响绩效的因素，是通过提高员工的工作积极性来发挥作用的。为了使激励手段能够真正发挥作用，组织应根据员工个人的个性、需求结构等因素，选择适当的激励手段和方式。

3. 环境

总的来说，影响绩效的环境（Environment）因素主要分为组织内部和组织外部两大类。组织内部的环境因素一般包括工作场所的布局和设施、工作任务的性质、组织结构与相关政策、薪酬水平、组织文化等；组织外部的环境因素主要有社会政治状况、市场竞争强度等。

4. 机会

与先前所述的三种影响因素相比，机会（Opportunity）因素存在一定的偶然性。它能够在某种程度上成为推动组织发展的驱动因素，比如因环境剧变出现的商机等，而在这样一种驱动下，个人会得到更多的锻炼和成长的机会，可以提高个人的技能和绩效，从而加速组织绩效的提升。因此，虽然机会是可遇不可求的，但组织和个人仍然要做好准备，把握好任何能够提高个人和组织绩效的机会。

二、医院绩效的概念及其特点

上文介绍了一般意义上绩效的相关概念，下面我们将结合医院这一特殊组织来阐述医院绩效的概念以及医院绩效的特点。

（一）医院绩效的概念

医院绩效，从整体上讲，是医院对社会发展所表现出来的行为和结果，包括服务量、诊疗活动、经济收益、服务质量、健康保障等；从部门上讲，是对医院发展所做出的贡献，包括提供的支持、控制成本、部门间的协作、发展促进等；从个人层面上讲，是对部门和医院所做出的努力和贡献。综合而言，医院绩效就是医院在各项活动中所表现出来的行为和结果的总和。正确理解医院绩效的概念，需要从以下几个方面把握。

医院绩效既包括医疗服务活动的成果（健康的产出），又包括医疗活动本身，还包括医院实现预期目标的能力状况。改善患者的健康状况是医院存在和发展的永恒使命，为此组织开展的医疗服务活动本身的效率以及技术水平也是医院绩效非常重要的内容。

医院绩效是运用一定的主观标准来衡量客观实践而得到的一种结果。医院绩效评价的标准是主观的，受制于政策环境的变化、上级主管机构的要求以及评价者的理解水平和认识层次；而医疗服务实践是客观的事实和活动，医院绩效评价的科学性在于能否使评价指标更为全面合理地反映这种事实和活动，公正公平地将医院对人群健康和医疗技术的贡献以及服务的效率凸显出来。

医院绩效是一个复合概念，包含了医疗服务的效果、效率、效能、经济性、技术水平、服务质量等概念所指向的各种基本要素。在医院绩效包含的各要素中，效果相对而言最为重要。由于医疗产业的外部性，一般而言，这种效果更多地表现为社会经济效果，即人群的健康水平、生命质量以及其能为家庭、社会承担的经济责任和创造的经济效益。当然，医院绩效的外延也包括内部的管理绩效，即服务效率和技术水平的提高、经济成本的降低等。

（二）医院绩效的特点

众所周知，医院是一个功能复杂、专业性强、知识密集型的特殊组织，与其他一般组织相比，更具复杂性，因此，医院绩效也具有其特殊性。概括而言，医院绩效的特点有以下六个。

（1）强调社会效益而非以追求利润最大化为目的

不论营利性医院还是非营利性医院均不能追求利润最大化。这一特点要求医院的绩效不能过分强调经济利益，但并不意味着不讲成本，因为成本是影响社会效益的重要因素。

（2）承担着更多的社会责任

医院绩效的好坏不仅直接与人民群众身体健康息息相关，还关系到社会稳定，是各种社会矛盾的焦点。因此，医院的绩效不只是体现内部的行为和结果，还要关注社会相关利益者的评价和结果。

（3）功能复杂

这一特点在大型医院中体现得尤为明显，这些医院不但承担着医疗任务，还担负着教学、科研、预防、康复、救灾、国际交流与合作等任务，要求医生、护士、行政后勤人员具备多方面的才能。因此，医院绩效必须是多维度的，评价的维度不仅要包括各项功能的要求，还要考虑各项功能的比例和权重。

（4）员工构成复杂

在医院中，既有大专生，又有博士；既有医护技师，又有主任医师；既有知识工作者，也有体力劳动者。从医院员工的岗位构成来看，在工作性质、工作内容、工作强度和工作特征的角度上都各有特点，因此其绩效表现也不同，导致绩效评价指标、评价方法和绩效改进措施等方面都大相径庭。

（5）工作环节多且有序性低

医院的服务对象主要是病患，从患者进入医院到离开医院，要经过很多环节，每个人经历的环节又不一样，每个环节都是由特定岗位人员完成的，患者在就诊过程中接触的部门较多。因此医院绩效的过程性就表现得非常明显，患者到医院就医期望得到治疗和服务，治疗结果一般需要一段时间才能表现出来，对在医院期间的服务就更为关注，医务人员的行为决定了患者的感受。换句话说，医务人员的行为决定了绩效，由于服务链长、类别多，涉及人多，衡量绩效的难度相应也很高，要求针对不同环节制定不同的衡量方法和内容。

（6）绩效评价的主观性强

为患者和家属提供服务是医院绩效的重要内容，对服务的评价取决于体验质量与预期质量的差值，使绩效评价更带有主观性，因此在进行绩效管理时应克服主观性带来的偏差。

（本节作者：陈碧玮）

第二节　医院绩效管理

各级各类医院在医药卫生改革不断深入推进、医疗卫生市场竞争不断加剧、坚持和维护医院的公益性和社会效益原则的前提下，对医院的管理效率和效果提出了新的要求。绩效管理作为人力资源管理乃至组织管理各方面的核心模块已是不争的事实，在各级各类医院中推行绩效管理能够确保医院员工的行为和产出与医院的战略目标保持一致，并通过不断改进医院及其员工的绩效水平，从而促进医院战略目标的达成。能否有效地实施医院绩效管理，直接关系到当前医院改革的成败，直接关系到各级各类医院能否充分发挥功能来为社会提供优质服务，直接关系到医院能否提高管理效率、取得良好的管理效果。

一、医院绩效管理的内涵和意义

（一）绩效管理

绩效是通过组织实施有效的管理活动得到实现的，要达到组织期望的优秀绩效，就必须对绩效进行系统全面的计划、监控、评价和反馈。而随着理论研究的深入和实践的发展，学者和管理者越来越认识到把绩效管理活动与组织战略相连接的重要性，即要在组织战略的指引下，围绕组织绩效开展一系列的管理活动，从而实现持续改善组织绩效、最终达成组织战略目标的目的。因此，在对绩效的相关概念进行梳理过后，进一步了解绩效管理的相关内容就显得尤为重要。

1.绩效管理的内涵

绩效管理（Performance Management，PM）本身代表着一种管理思想和管理观念，是对绩效相关问题系统思考的集中体现。关于绩效管理的内涵很多学者都进行了论述。理查德·威廉姆斯在《组织绩效管理》中将绩效管理的观点归纳为三种体系。第一种观点认为，绩效管理是管理组织绩效的系统；第二种观点认为，绩效管理是管理员工绩效的系统；第三种观点认为，绩效管理是综合管理组织与员工绩效的系统。其中，第三种观点因强调重点不同，内涵也不统一：一是更加强调组织绩效，持该观点的代表人物考斯泰勒认为，"绩效管理通过将每个员工或管理者的工作与整个工作单位的宗旨连接在一起来支持公司或组织的整体事业目标"；二是更加强调员工个人绩效，该观点指出绩效管理的中心目标是挖掘员工的潜力，提高他们的绩效，并通过将员工的个人目标与组织战略结合在一起来提高组织的绩效。

赫尔曼·阿吉斯认为，绩效管理是对个人绩效和团队绩效识别、测量和发展并根据组织战略进行绩效改进的持续的过程。雷蒙德·A.诺伊等认为，绩效管理是指管理者确保雇员的工作活动以及工作产出能够与组织目标保持一致的过程，是组织赢得竞争优势的中心环节。石金涛认为，绩效管理是指为了达到组织的目标，通过持续开放的沟通，推动团队和个人做出有利于目标达成的行为，形成组织所期望的利益和产出的过程。彭剑锋认为，绩效管理的根本目的是持续改善组织和个人的绩效，最终实现企业战略目标。

综合学者们的观点和研究成果，本书认为绩效管理是指管理者为了确保员工的工作行为和工作结果与组织的目标相一致，通过对绩效进行计划、监控、评价和反馈，最终实现组织战略的手段及过程。绩效管理绝不仅仅限于对绩效的衡量和评价，而是一个成体系、成系统的管理过程。与绩效的层次一致，绩效管理也可以分为组织绩效管理、群体绩效管理和个人绩效管理三个层次。我们通常从内部管理的角度来看待绩效管理，将绩效管理的最终目标预设为实现组织的战略目标，但是组织战略目标是完整的绩效系统成功运行的结果，即需要通过组织绩效、群体绩效和个人绩效的全面有效管理来实现。

2.绩效评价与绩效管理

在理解绩效管理发展历程中，搞清楚绩效评价和绩效管理这两个概念具有重要意义，人们在管理实践中经常混淆这两个概念。不论是在中文文献还是英文文献中，绩效评价与绩效管理这两个概念都被广泛使用。从发展历程上看，绩效评价（Performance Appraisal，PA），又称绩效考核，是人们更为熟知的概念，绩效管理是在绩效评价的基础上产生的，是绩效评价的拓展，可以说绩效评价是绩效管理思想发展的一个重要的阶段。从管理实践上看，绩效评价仅是绩效管理的一个关键环节，不能将绩效评价等同于绩效管理。绩效评价与绩效管理的比较如表17-2所示。

表17-2　绩效评价与绩效管理的关系

绩效评价	绩效管理
管理过程中的一个环节	一个完整的管理过程
注重考核和评估	注重信息的沟通与绩效目标的达成
只出现在特定的时期	伴随管理活动的全过程
滞后性	战略性与前瞻性

绩效评价与绩效管理是既有紧密联系又相互区别的两个概念。只有把绩效评价置于绩效管理的整个过程中，才能有效地实现绩效管理的目的。如果一个组织只进行绩效评价而忽略了绩效管理的其他环节，那么组织的绩效目标将难以达成。绩效评价成功与否不仅取决于绩效评价本身，而且在很大程度上取决于与绩效评价相关联的整个绩效管理过程。有效的绩效评价依赖于整个绩效管理活动的成功开展，而成功的绩效管理也需要有效的绩效评价来支撑。绩效评价的结果表明组织选择的战略以及行动的结果，而绩效管理则为绩效评价提供了评价的内容和对象，并在绩效的基础上进行相应的决策与改进。只有通过绩效评价这个环节，才能将客观的绩效水平转变成完整的绩效信息，为改进个人和组织绩效提供管理决策依据；同时，绩效管理的关键决策都围绕绩效评价展开，包括评价内容、评价主体、评价周期、评价方法以及评价结果的应用，这些决策贯穿绩效管理过程的不同环节，但都是基于绩效评价来进行的。因此，我们需要发展、全面和系统地看待绩效评价和绩效管理两者的关系，只有将绩效评价纳入绩效管理体系之内，才能对绩效进行有效的监控和管理，从而保障绩效目标的顺利实现。

（二）医院绩效管理的概念

医院绩效管理（Hospital Performance Management，HPM）是指医院及其管理者在医院的使命、核心价值观的指引下，为达成愿景和战略目标而进行的医院绩效计划、医院绩效监控、医院绩效评价以及医院绩效反馈的循环过程，其目的是确保医院员工的工作行为和工作结果与医院期望的目标保持一致，通过持续提升员工、科室以及医院的绩效水平，最终实现医院的战略目标。对医院绩效管理的理解，主要应该把握以下几点。

医院绩效管理是在其使命和核心价值观的指引下，承接愿景和战略的管理系统。医院的使命和核心价值观应该指引绩效管理实践的全方位的工作。愿景和战略必须通过绩效管理系统来落地，战略目标是医院绩效管理系统的最终目标，医院绩效管理系统就是化战略为日常行动的系统。作为一种管理思想和管理系统，医院绩效管理渗透到管理实践的方方面面，是医院赢得竞争优势的关键环节，而不能将其仅限定在医院人力资源管理范畴之内。

医院绩效管理是一个由医院绩效计划、监控、评价及反馈四个环节构成的持续改进的封闭循环系统。这个系统中任何一个环节出现问题，都会影响到医院绩效水平。整个管理过程需要医院管理者和员工进行持续沟通，通过“设定绩效目标、了解绩效现状、分析绩效差距、寻求解决方案、进行绩效反馈”等系列行动，确保医院绩效水平的持续提升，最终确保医院绩效目标以及医院战略目标的实现。

医院绩效管理是对医院绩效、科室绩效和员工绩效的全面管理。医院绩效是医院绩效管理系统的最高层次的目标，员工绩效是医院绩效管理系统的落脚点。医院绩效管理通过确保员工绩效和科室绩效的提升为医院绩效的提升服务，全面协同三个层次的绩效，最终推动医院战略目标的达成。

医院绩效管理应该坚持全员绩效管理，但是主要管理责任由科室的管理者承担。医院绩效管理强调化战略为每个员工的日常行动，医院内所有人员都是医院绩效管理的责任者。医院各层级的管理者，特别是科室的管理者是医院绩效管理的主要责任者，需要保证下属的行为和结果与医院期望保持一致，而不能将绩效管理当作额外事项，更不能认为医院绩效管理仅是人力资源部门管理者的任务。

（三）医院绩效管理的意义

医院绩效管理是优化医院管理和深化医院改革的需要，是落实医院战略的执行工具。医院绩效管理的核心目的是通过提高员工的绩效水平来提高医院的绩效。它是医院各部门管理者和员工就工作目的与如何达成目标形成承诺的过程，也是管理者与员工不断交流、沟通的过程。其目的是改善员工的行为，充分发挥其积极性和潜在能力，以求更好地实现医院战略任务和管理目标。

1.实施医院绩效管理是提升医院管理水平的有效手段

医院的管理水平是制约医院发展的重要因素，也是衡量医院管理规范的重要标志。具体说来，在医院中实施系统有效的绩效管理对提升医院管理水平有以下优势。

（1）提高医院计划的有效性

确定目标计划、建立绩效标准是绩效管理过程的起点。在医院实施绩效管理，可以将医院的经营计划和管理目标有效分解到科室和个人。通过对团队和个人绩效目标的监控以及绩效结果的评估，使医院管理者了解目标的达成情况，及时发现阻碍目标有效达成的原因，进而修正计划，促进落实。

（2）提高管理者的科学管理水平

绩效管理作为一个管理过程，通过要求管理者完成制订工作计划、评价员工的工作表现、强化与员工的沟通、辅导和帮助下属提高绩效等一系列工作，规范管理者的管理行为，帮助管理者掌握管理的技巧，养成科学的管理习惯，进入科学管理的轨道，从而提高工作效率。

（3）优化医院的管理模式

医院绩效管理改变了以往纯粹的自上而下发布命令和检查成果的做法，要求医院管理者与员工双方定期就其工作行为和结果进行沟通和交流，医院管理者要对被管理者的工作能力进行培训、开发，对其业务发展进行辅导和激励，客观上为医院管理者和被管理者之间提供了一个十分重要的沟通平台。在绩效管理中，普通员工不再是被动接受者，他们和管理者一道制订工作计划，广泛参与管理过程，及时反馈实施中的问题，获得支持与帮助以及合理的评估与激励，使员工能将个人意志和医院发展结合起来，从而改变以往的决策体制和信息沟通模式。员工主动性的增强，及时收集、反馈各种有效信息，无形中将医院的触角延伸到更广阔的领域，使医院的行政层级关系向扁平方向发展，更具灵活性，有利于减少医院的内耗，有利于防范风险，适应了当今社会对医院柔性化的要求。

2. 医院绩效管理是提高医院管理效率的有效途径

绩效管理的目标由医院管理者与员工共同制定。各项绩效评价目标逐步细化，具体到个人，使医院的全体员工把精力都集中到医院整体战略目标的实现上，从而提高了医院员工的主观能动性。另外，绩效评价的结果和反馈可以帮助员工明确自己绩效的水平，确定自己的学习需要，比如增强知识和操作技能，提高职业素养，明确自我工作的目标，促使其努力学习，更好地完成工作，从而提升医院整体的效率和绩效水平。

开展医院绩效评价有利于医院内部管理效率的提高。绩效评价是绩效管理的核心环节，其具体作用表现在既能成为落实医院发展战略的工具，又能为医院人事改革、成本核算、质量管理等相关管理工作的深入拓展创建激励平台。同时，绩效评价的结果能为诸如选拔、聘任及医院薪酬制度的改革等各项人力资源管理决策提供依据，成为医院实施管理手段、提升管理效率的重要工具。

3. 医院绩效管理是构建并强化医院文化的有效工具

绩效管理系统的运行过程，实际上也是医院文化灌输的过程，它作为医院管理者表达和宣扬文化的重要途径，使各级管理者和广大员工清楚地了解医院所推崇的行为方式，最终使医院文化理念被员工理解、接受并贯彻执行。绩效管理对员工的工作行为和态度有着很强的导向作用，包括核心价值观、各项制度在内的医院文化是医院在生存、发展的过程中逐步形成的。一种价值观的确立需要对员工进行全面、深入的培训和教育，并通过实践中的不断强化，使员工的思想观念及行为模式纳入医院文化的范畴。医院文化的建立也离不开规范的管理。医院领导者在宣传灌输的同时，必须通过绩效管理来制定相应的行为规范和管理制度，通过一定的强制手段，建立由管理作风、管理制度和管理理念构成的管理氛围，增强团队意识，强化员工良好的行为习惯，使医院文化成为全体员工认同和共有的价值观念，成为医院发展和成功的活力之源。只有反映医院生存和发展需要的文化，才能培育良好的工作环境和人际关系，引导、规范员工树立优秀的行为准则，激发员工充沛的工作热情和创造性。如果绩效管理和医院文化或价值观念存在冲突，就会对医院文化产生消极的影响。因此，有效合理的绩效管理会对医院文化的巩固和强化起到积极作用。

4. 医院绩效管理是保证医院战略落地的有效方法

医院根据内外部的优势、劣势、机会和威胁制定出符合自身实际的发展战略后，必须把宏观的战略构想转化为微观的实际行动，这就是战略的落地过程。通过有效的绩效管理，将医院的愿景、经营策略及竞争优势转化为部门或群体的行动，再到员工的个人行动，通过设定合理的计划，对实施过程进行有效监控，并通过设定可以量化的指标进行评价，最后对员工的行为及时反馈，保证绩效管理流程有序进行的同时，也确保战略目标的有效实施。

5. 医院绩效管理是强化质量管理和提升技术水平的有效载体

建立绩效管理系统是促进高质量完成工作的有效载体。医院绩效可以表现为数量和质量两个方面。近年来，医疗质量已成为医院绩效的一个重要方面，因为它是医院医疗技术、管理水平和医德医风的综合反映，是医院赖以生存和发展的关键，是医院管理中最核心、最重要的部分。绩效管理可以给医院管理者提供全面医疗质量管理技能和工具，使医院管理者能够将全面医疗质量管理看作医院文化的一个重要组成部分。可以说，一个设计科学的绩效管理过程本身就是一个追求“质量”的过程。

医疗技术力量的雄厚与否，是关系到医院能否实现经济效益和社会效益的完美结合、能否在激烈的市场竞争中站稳脚跟的关键，而通过绩效管理来促进医院技术力量的提升具有重要的意义。

（1）通过有效的绩效管理，挖掘医院内部技术潜力

绩效管理可以根据不同岗位的责任、技术劳动的复杂和承担风险的程度、工作量的大小等不同情况，将管理要素、技术要素和责任要素一并纳入绩效评价中，评价结果除了可以体现效益工资的按劳分配，还能引导和调动优秀的医疗技术人才投入医疗服务的积极性，挖掘他们的潜力。如在绩效评价

与分配中可以实行浮动奖励，制定各科、各类人员工作目标责任制，设立奖励机制，奖励科研工作中有突出贡献者。

（2）通过有效的绩效管理，吸引医院外部技术精英

在激烈的医疗市场竞争中，谁能吸引人才、留住人才、培养人才，使用好人才，谁就能拥有竞争的主动权，拥有强大的核心竞争力。医院可以利用完善、可行的绩效评价激励机制，来吸引高素质的技术人才，选拔医学院校的优秀学生，特别是硕士、博士类人才进入医院，为医院未来的发展储存力量。

（3）通过有效的绩效管理，留住现有人才

绩效管理为医院、管理者和员工之间提供了很好的沟通和交流的平台。如果医院给员工创造积极向上的发展环境、舒适宽松的工作环境、公平合理的竞争环境、按劳分配的薪酬环境，重视尊重员工的劳动成果，确立医院与员工的相互依存的关系，那么员工就会对医院忠诚信任，从而全身心地投入工作。一旦医院与员工双方投入感情后，员工的创造力、忠诚度和奉献精神是无法比拟的，从而最大限度地发挥其能量和才华，为医院的长远发展服务。

二、医院绩效管理系统模型

为了更加准确、全面地理解医院绩效管理，掌握医院绩效管理的运行机制，我们结合国内外医院绩效管理的相关理论和实践发展动态，在医院使命和核心价值观的指引下，通过对医院愿景和战略的全面承接，设计了一个医院绩效管理系统模型，即“目的、环节和关键决策模型”，如图17-4所示。

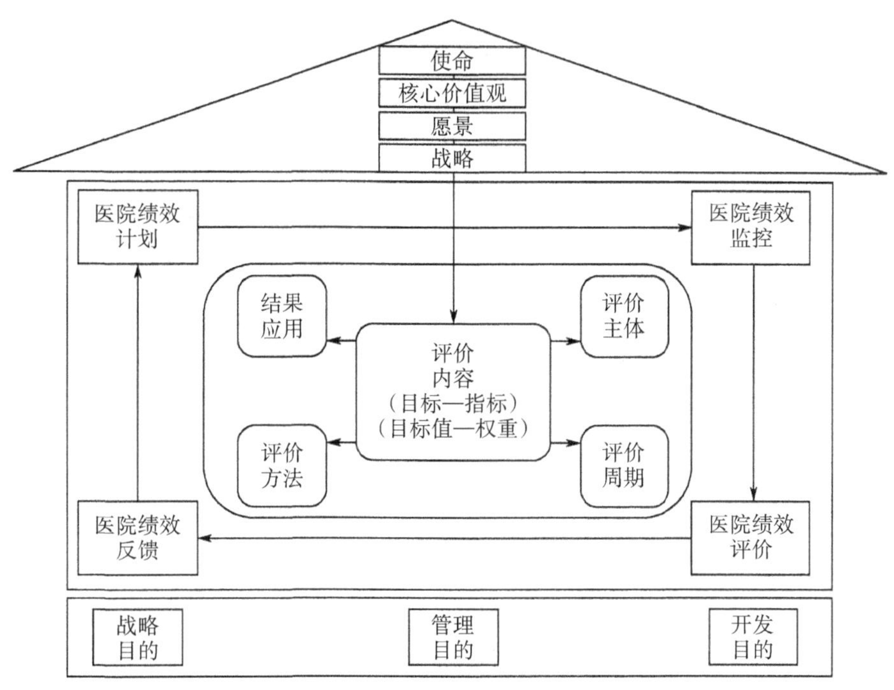

图17-4　医院绩效管理系统模型

医院的使命、核心价值观、愿景和战略对医院绩效管理具有规范和导向作用，是构建高效的医院绩效管理系统的基础。战略性是医院绩效管理系统的首要属性，集中体现在使命、核心价值观、愿景和战略通过医院绩效管理系统落地。只有通过医院绩效管理系统将医院战略转化为整个医院系统内各个层级人员的行动指南，才能确保所有人员的绩效产出符合医院战略的需要。因此，全面和深入地理解使命、核心价值观、愿景和战略对构建医院绩效管理体系有决定性的作用和重要的意义。

使命是组织存在的根本理由，概括了组织对人类的贡献和创造的价值。使命是永远不可能完全实现的，可以延续上百年，永远激励着组织持续地追求。核心价值观是指引组织决策和行动的永恒原则，体现在组织成员日复一日的行动中，反映了组织深层的、根本的信仰和价值准则。愿景是组织勾

画的发展蓝图和期望实现的中长期目标，是组织内人们发自内心的意愿。愿景能够反映组织的使命、核心价值观，指引战略的制定，指导组织成员执行战略的行动，确保组织沿着正确的方向发展。战略是组织达成愿景的一种规划，是一种假设，是关于为或不为的选择，是组织在认识其经营环境和实现使命过程中所接受的显著优先权和优先发展方向，是组织资源配置的行动指南。

国内外的研究及实践表明，无论采用何种形式，一个科学、有效的医院绩效管理系统应该包括以下三个方面的内容：目的、具体环节和关键决策。医院绩效管理系统的“三个目的、四个环节和五项关键决策”是一个有机整体，我们需要在明确各自内涵与外延的基础上，全面、深入、系统地理解医院绩效管理系统模型。

（一）医院绩效管理的目的

“三个目的”是检验医院绩效管理系统设计和实施有效性的三个方面。医院一切绩效管理活动都是围绕绩效管理这三个目的开展的，偏离了目的，绩效管理就失去了存在的价值和意义，失败将不可避免。归纳起来，医院绩效管理的目的一般有以下三个。

1. 战略目的

战略目的是医院绩效管理系统的终极所指，也是核心目的。绩效管理系统将员工的工作活动与医院的战略目标联系在一起。在绩效管理系统的作用下，医院通过提高员工的个人绩效来提高医院的整体绩效，从而实现医院的战略目标。从这一点看，绩效管理是与医院的战略密切相关的。医院战略的实现离不开医院绩效管理系统的支持，而绩效管理系统也必须与医院的战略目标密切联系才具有实际意义。为了达到这样一种战略目的，绩效管理系统本身应具有一定的灵活性。因为当医院目标和战略发生变化时，这就要求绩效管理系统必须能够随之进行灵活的调整。

2. 管理目的

医院绩效管理的管理目的主要是指通过评价医院员工的绩效表现并给予相应的奖惩、职务的升迁等以激励和引导员工不断提高自身的工作绩效，从而最大限度地实现医院目标。医院的各项管理决策都离不开及时准确的绩效信息，绩效评价结果是医院做出培训、调薪、晋升、保留、解雇等人力资源管理决策的重要依据。虽然这些决策都十分重要，但在现实中很多医院的管理者并没有给予绩效评价足够的重视，他们往往倾向于给所有的员工都打高分或者给予他们相同的评价，以至于绩效评价信息失去实际意义，这一做法直接导致人力资源管理的相关决策的无效性。因此，要真正实现医院绩效管理系统的管理目的并不是一蹴而就的事情，远非一时一事。这就要求医院的管理者通过设计科学、规范的绩效评价体系来保障绩效评价结果的公平性和有效性，从而不断提高员工的工作绩效和医院的管理水平，确保绩效管理目标的达成。

3. 开发目的

绩效管理的过程能够发现医院员工在绩效方面有待改进和提高的地方，以便组织有针对性的培训与开发项目，从而使员工具备完成现时工作和未来工作的知识与技能。在现实中，为了实现医院绩效管理的开发目的，当员工没有达到预期的绩效目标时，医院管理者就需要与员工进行绩效面谈，指出问题、分析原因、制定改进措施。唯此才能够更有效地帮助员工提高他们相关的知识、技能和素质，促进员工个人的发展和医院绩效管理开发目的的实现。

医院绩效管理系统能够将员工具体的工作活动与医院的战略目标联系起来，通过采用先进的管理工具，如目标管理、关键绩效指标、平衡计分卡等，把组织、部门和个人的绩效紧密地联系在一起，在员工个人绩效提高的同时促进医院整体绩效的提升，从而确保医院战略目标的实现。因此，在运用医院绩效管理系统实现战略目标时，应首先明晰医院的战略，通过战略目标的承接与分解，将医院的战略目标逐层落实到科室和员工个人，并在此基础上建立相应的绩效评价指标体系，搭配相应的绩效评价系统和绩效反馈系统。医院管理者可以通过绩效评价指标体系来引导医院员工的行为，帮助员工正确认识自己的优势与不足，使员工的努力与医院的战略方向保持高度的一致，促使医院战略的顺利实现。

从对“三个目的”的分析可以看出，一个系统有效的医院绩效管理体系应该将医院员工的活动与医院的战略目标联系在一起，以实现战略目的；为医院对员工所做出的管理决策提供有效的信息，以实现管理目的；向员工提供准确及时的绩效反馈，以实现开发目的。医院想要通过人力资源获得竞争力，就必须通过利用绩效管理系统达到上述三个目的。

（二）医院绩效管理的环节

医院管理者在进行绩效管理时，需要严格遵循医院绩效计划、医院绩效监控、医院绩效评价和医院绩效反馈四个环节开展工作，四个环节缺一不可。为了确保绩效管理的有效性，管理者除了保障四个管理环节的完整性外，还需注意到由于各个组织的具体情况和需求不同，决定了每个组织在运用战略性绩效管理系统的四个环节时有不同的侧重点。本章体系就是按照这四个环节为主线展开的，通过对四个环节的系统把握，全面、系统地掌握绩效管理系统的理论与实践。

1. 医院绩效计划

“凡事预则立，不预则废。”没有具体的行动计划，目标只是一个美好的愿望。计划是对未来的预想及使其变为现实的有效规划，是对未来的预测和行动方案的制定过程。现代组织处于急剧变化的环境中，组织发展所面临的宏观、微观环境瞬息万变，组织要想生存和发展，比以往任何时候都更需要系统化的前瞻性思考，并需要时刻为未来做好准备，否则就会陷入难以预见的困境之中。

绩效计划作为战略性绩效管理系统闭循环中的第一个环节，是指当新的绩效周期开始时，管理者和下属依据组织的战略规划和年度工作计划，通过绩效计划面谈，共同确定组织、部门以及个人的工作任务，并签订绩效目标协议的过程。绩效计划是管理者和下属通过追问如下问题而进行的双向沟通过程。

在本绩效周期的主要工作内容和职责是什么？按照什么样的程序完成工作？何时完成工作？应达到何种工作效果？可供使用的资源有哪些？

在本绩效周期应如何分阶段地实现各种目标，从而实现整个绩效周期的工作目标？

本绩效周期的工作内容的目的和意义何在？哪些工作是最重要的？哪些工作是次要的？

管理者和下属计划如何对工作的进展情况进行沟通？如何防止出现偏差？

下属在完成工作任务时拥有哪些权利？决策权限如何？

为了完成工作任务，下属是否有接受培训或自我开发哪种工作技能的必要？

从以上问题可以看出，绩效计划不仅仅是完成一份工作计划那么简单。作为整个绩效管理过程的起点，绩效计划非常注重管理者和下属的互动式沟通和全员参与，使管理者与下属在如何实现预期绩效的问题上达成共识。因此，绩效计划的内容除了包括不同层面的绩效目标，还包括为了达到计划中的绩效结果，双方应做出什么样的努力，应采用什么样的方式，应该进行什么样的技能开发等内容。但这并不是说绩效计划一经制定就不可改变，环境总是在不断地发生变化，在计划实施过程中往往需要根据实际情况及时修正或调整绩效计划。

2. 医院绩效监控

绩效监控是绩效管理的第二个重要环节，也是整个绩效周期中历时最长的环节，是指在绩效计划实施过程中，管理者与下属通过持续的绩效沟通，采取有效的监控方式对员工的行为及绩效目标的实施情况进行监控，并提供必要的工作指导与工作支持的过程。绩效计划是绩效管理成功的第一步，绩效监控作为连接绩效计划和绩效评价的中间环节，对绩效计划的顺利实施和绩效结果的公平评价有着极其重要的作用。它要求管理者在整个绩效计划实施过程中持续与下属进行绩效沟通，了解下属的工作状况，预防并解决绩效管理过程中可能发生的各种问题，帮助下属更好地完成绩效计划。那种认为下属在了解绩效计划之后就能够正确地执行计划，管理者可以等到绩效周期结束后再进行绩效评价的想法，是十分错误的。这实际上是管理者的一种“偷懒行为”，忽略了管理者必须履行的“监督并控制下属的绩效，促进绩效计划得以实现”的重要管理职能。在绩效监控阶段，管理者主要承担两项任务：一是采取有效的管理方式监控下属的行为方向，通过持续不断的双向沟通，了解下属的工作需求并向员工提供必要的工作指导；二是记录工作过程中的关键事件或绩效数据，为绩效评价提供信息。

从绩效监控的手段看，管理者与下属之间进行的双向沟通是实现绩效监控目的的一项非常重要的手段。为了实现对下属绩效的有效监控，管理者与下属应共同制定一个相互交流绩效信息的沟通计划，从而能够有针对性地帮助管理者指导并鼓励下属员工不断地提高工作绩效，缩小绩效差距，确保绩效目标的顺利完成。

3. 医院绩效评价

作为绩效管理过程中的第三个环节，绩效评价是指根据绩效目标协议书所约定的评价周期和评价标准，由绩效管理主管部门选定的评价主体，采用有效的评价方法，对组织、部门及个人的绩效目标完成情况进行评价的过程。在这个过程中，需要注意的是，应当把绩效评价放到绩效管理过程中考察，将其看作绩效管理过程中的一个环节。绩效评价不能与绩效管理其他环节相脱离，这一点主要体现在如下三个方面。首先，绩效评价的基本依据是绩效计划阶段签订的绩效协议，不能根据管理者的喜好随意修改。其次，绩效评价不可能与绩效监控过程中的绩效沟通相分离，管理者与下属之间进行绩效沟通的过程实际上也是评价者观察评价对象绩效情况的过程。最后，绩效管理不是为了简单的评价，更为重要的是通过客观、公正的绩效评价得到详尽、有效的绩效信息，从而使管理者能够通过绩效评价的结果，向下属反馈其绩效优秀或绩效不佳的原因，为绩效改进提供决策依据。因此，绩效评价与绩效反馈的过程也是密切相关的。当然，同样应该看到，绩效评价是绩效管理过程中的核心环节，也是技术性最强的一个环节，因此，需要对评价环节给予特别的关注。

4. 医院绩效反馈

绩效反馈是指在绩效评价结束后，管理者与下属通过绩效反馈面谈，将评价结果反馈给下属，并共同分析绩效不佳的方面及其原因，制定绩效改进计划的过程。绩效反馈贯穿于整个绩效管理过程的始终，是一个正式的绩效沟通过程，也是绩效管理过程中的一个重要环节。之所以要将绩效反馈作为绩效管理循环的环节之一，是因为绩效反馈在绩效管理过程中具有重要的作用。绩效反馈是使员工产生优秀表现的重要条件之一。通过绩效反馈，员工可以知道管理者对他的评价和期望，从而不断地修正自己的行为；而管理者也可以通过绩效反馈指出员工的绩效水平和存在的问题，从而有的放矢地进行激励和指导。因此，绩效管理的目的绝不仅仅是得出一个评价等级，而是要提高员工的绩效，确保员工的工作行为和工作产出与组织目标保持一致，从而实现组织的绩效目标。而绩效管理能否确保组织目标的实现，则在很大程度上取决于管理者如何通过绩效反馈环节使员工充分了解并不断改进自己的绩效水平。

通过图17–4所示的医院绩效管理的系统模型，我们将医院绩效计划、医院绩效监控、医院绩效评价和医院绩效反馈表现为一个循环往复的闭循环。但事实上，这些环节在发生的时间和方式上既具有一定的连续性，又存在许多交叉的地方，其目的在于确保组织的弹性，实现即时管理，这一点应该引起大家的重视。

（三）医院绩效管理的关键决策

为了实现三个目的，在实施医院绩效管理的四个环节的过程中，必须把握好五项关键决策。尤其在设计医院绩效管理体系时，要对五项关键决策进行整体思考。

1. 评价内容

评价内容即“评价什么”，是指如何确定绩效评价所需的评价指标、指标权重及其目标值设定。评价内容是医院绩效管理体系中五项关键决策的核心。只有确定了评价内容，才能据此明确评价主体、评价周期、评价方法和结果应用。而评价内容的确定，又是根据医院战略得出的。只有那些符合医院既定战略的行为与结果，才会被纳入评价内容中。为了确保医院战略目标的实现，需要在绩效管理过程中，将医院的战略目标转化为可以衡量的评价指标，从而将医院战略目标的实现具体落实到各个部门和每个员工。基于我们在界定绩效概念时所持的观点，我们主张对医院、部门和个人绩效的评价从工作过程和工作结果两个角度进行考虑。从工作结果的角度来说，在医院层面设立的评价指标通过明晰医院的使命、核心价值观、愿景、战略以及明确医院的阶段性工作任务来设计完成；科室的绩效评价指标主要根据部门的职责以及承接或分解医院的战略目标来制定；员工个人绩效的评价指标则可以根据员工的职位职责以及承接或分解部门的绩效目标来确定。而从工作过程的角度来讲，绩效评价指标体系会包含一些监控类指标和态度类指标。因此，绩效评价指标体系的战略导向和行为引导作用在很大程度上体现在绩效评价指标的选择和设计上。绩效评价指标的设计是绩效管理中技术性较强的工作之一。

2. 评价主体

评价主体即“谁来评价”，就是指对评价对象做出评价的人。评价主体大致上可分为内部的评价者和外部的评价者。结合医院的实际情况，内部评价者包括上级、同级、下级；外部评价者包括患者及其家属、政府和行业组织、社区、媒体、保险机构、供应商等利益相关者。在设计绩效评价体系时，选择正确的评价主体，确保评价主体与评价内容相匹配是一项非常重要的原则，即根据所要衡量的绩效目标以及具体的评价指标来选择评价主体。根据这一原则，评价主体应当及时、准确地掌握信息，对被评价者的工作职责、绩效目标、工作行为以及实际产出有比较充分的了解，才能确保评价结果的合理性和有效性。例如，对于工作业绩类指标，显然员工的直接上级最清楚，适合由上级进行评价；而态度类指标的评价主体则可以扩展到同级和下级，甚至是外部利益相关者，由他们来共同进行评价。比如评价医院医生或护士对患者的关怀程度，就可以把患者及其家属和同事作为评价主体，结合多方面意见综合考虑。

3. 评价周期

评价周期所要解决的是“多长时间评价一次”的问题。评价周期的设置应尽量合理，既不宜过长，也不能过短。如果评价周期太长，评价结果就会出现严重的“近期误差”，即人们对最近发生的事情记忆深刻，而对以往发生的事情印象淡薄，评价主体会根据评价对象近期的表现来评断其整个绩效周期的表现，这样会导致绩效评价信息的失真，并且不利于医院员工个人绩效的改善。而如果评价周期太短，一方面许多工作的绩效结果可能还没有体现出来，另一方面过度频繁的绩效评价也会造成评价主体的工作量过大。因此，医院在选择绩效评价周期时不宜一概而论、“一刀切”，而应根据管理的实际情况和工作的需要，综合考虑各种相关影响因素，合理选择适当的绩效评价周期。

4. 评价方法

评价方法是指判断医院员工个人工作绩效时所使用的具体方法。正确地选择绩效评价方法对于得到公正、客观的绩效评价结果有着重要的意义。各种不同的评价方法都是管理实践积累的宝贵财富。通常，评价方法可以划分为三大类：比较法、量表法和描述法。每类又细分为若干具体的评价方法，其中比较法包括排序法、配对比较法、人物比较法和强制分配法等；量表法包括图尺量表法、行为锚定量表法、综合尺度量表法和行为观察量表法等；描述法包括工作业绩记录法、态度记录法、关键事件法和指导记录法等。每种方法都各具特点，并无绝对优劣之分，医院应根据具体情况进行选择，总的原则是根据所要评价的指标特点选择合适的评价方法。例如评价医院员工的“工作主动性”指标，则可以采用行为锚定量表法。除此之外，成本也是选择评价方法时要考虑的问题。因此，应权衡各种评价方法的优缺点，加以综合使用，以适应不同发展阶段对绩效评价的不同需要。

5. 结果应用

绩效管理是人力资源管理各职能模块的核心环节，而绩效评价结果能否被有效利用，关系到整个绩效管理系统的成败。在医院的管理实践中，绩效评价结果主要用于两个方面：一是通过分析绩效评价结果，诊断医院员工存在的绩效差距，找出产生绩效差距的原因，制订相应的绩效改进计划，以提高员工的工作绩效。二是将绩效评价结果作为各种人力资源管理决策的依据，如培训开发、职位晋升和薪酬福利等。如果绩效评价结果没有得到相应的应用，就会产生绩效管理系统的空转现象，评与不评一个样，评好评差一个样，绩效管理就失去了应有的作用。

三、医院绩效管理在人力资源管理系统中的地位

现代医院的经营越来越注重人力资源的统筹和系统管理，医院绩效管理作为医院人力资源管理中最重要的组成部分，它与医院人力资源管理系统的其他职能之间存在着非常密切的关系，如图17-5所示。其中，有一些是单向关系，但更多的是双向关系。只有全面、系统地了解并把握它们之间的相互关系，才能对一个医院的绩效管理体系进行科学设计并将评价结果进行有效运用，从而实现医院、员工和社会的利益多赢。

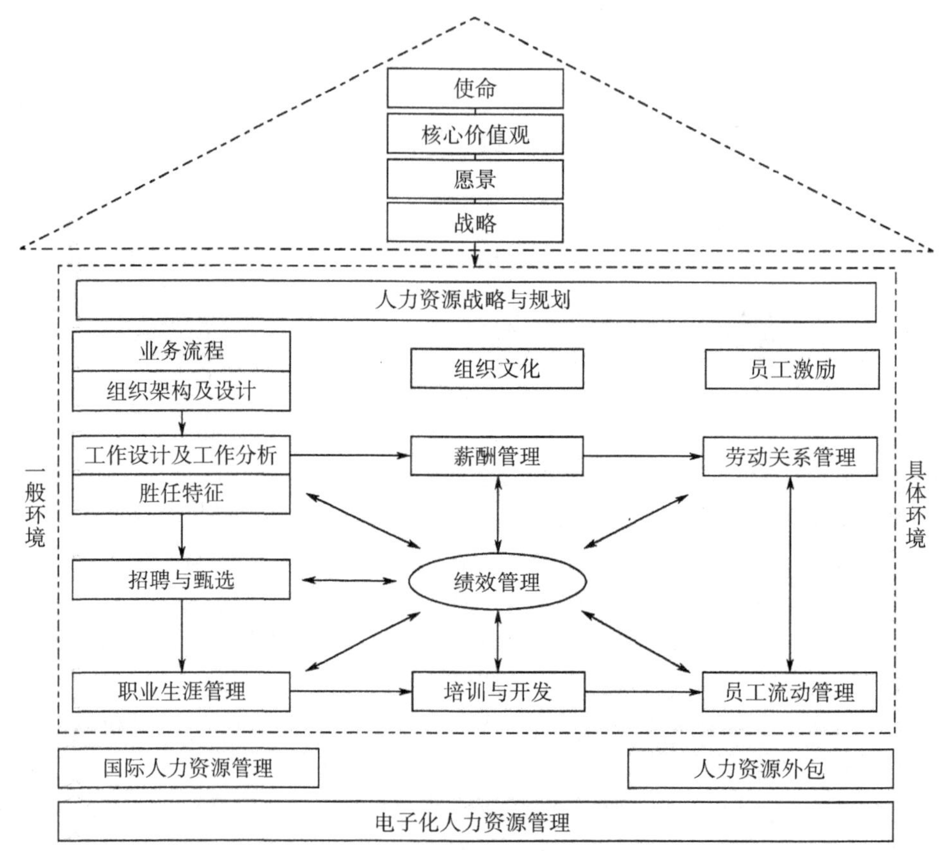

图17-5　医院人力资源管理系统

（一）医院绩效管理与工作设计及工作分析的关系

医院的工作设计是一个根据医院的战略目标及员工的个人需要来确定某一职位的工作任务、工作责任及工作关系的过程。这就要求在进行工作设计时一方面要考虑员工的素质、能力等因素，同时也要考虑整个医院的管理方式、劳动条件、工作环境等内容。医院的工作分析是研究医院内每一个职位的具体工作内容和相应的责任，并对工作内容及有关因素做全面、系统的描述和记载，明确担任这一职位的员工所必须具备的知识和能力。简单来说，就是解决“某一职位做什么”和“什么样的人来做最适合”这两个问题。工作分析的结果是职位说明书。根据工作分析和工作设计的定义可以发现，二者之间有着显著的区别：工作分析主要对员工当前所从事的工作进行研究，来确定完成工作所必须履行的职责和需达到的要求；而工作设计则关注于对工作的精心安排，以便能够提高医院绩效和员工的满意度。

医院战略性绩效管理系统与工作设计及工作分析的关系是双向的，一方面工作设计和工作分析是建构医院绩效管理系统的重要依据；另一方面，绩效管理的结果也对工作设计和工作分析产生影响。

首先，工作设计和工作分析是设计绩效管理系统的重要依据。众所周知，绩效管理的重要准则之一就是“干什么考什么”，而工作设计和工作分析对医院内的每一个职位的工作内容及相关标准都进

行了明确的界定，为管理者提供了评价员工绩效的客观标准，从而可以减少评价主体的主观因素，提高绩效评价的科学性。

同时，绩效管理也会对工作设计和工作分析产生影响。绩效管理的结果能够反映出工作设计中存在的某些问题，可以看作对工作设计合理与否的一种验证。在绩效管理的过程中可以发现与工作设计有关的问题，这就需要重新进行工作设计和工作分析，重新界定有关职位的工作职责，从而确保绩效管理工作的顺利开展。

（二）医院绩效管理与招募甄选的关系

医院中的招募是指医院为了吸引潜在员工而采取的所有行动的总称；而甄选是医院通过运用科学的工具和技术手段对已经招募到的求职者进行鉴别和考察，区分他们的人格特点与知识技能水平，预测其未来的工作绩效，从而最终挑选出医院所需要的、恰当的职位空缺填补者的过程。

招募与甄选质量的高低直接影响到员工乃至整个医院的绩效水平高低。招募与甄选的目标是为了及时满足医院发展的需要，弥补职位的空缺，保证人岗匹配。如果人员配置不当，员工的工作绩效和满意度都会受到负面影响。如果招募与甄选的质量高，录用的都是医院需要的优秀人才，那么将有效降低绩效管理的成本，促进员工个人绩效与医院整体绩效的共同提升。

医院的绩效管理活动也直接影响着医院的招募与甄选工作。首先，绩效管理的结果可以为招募与甄选决策提供依据。在绩效管理过程中发现的员工在能力、态度等方面存在的问题，可以为医院下一次的招募甄选决策提供依据并制订相应的招募计划；如果通过分析员工的绩效评价结果发现问题不在于现有员工的能力和态度，而是由于工作量过于饱和，即现有的人力资源数量无法满足完成工作任务的需要，也会促使医院做出招募新员工的决策。其次，绩效管理是检验一个医院甄选系统是否有效的方法。在人员甄选过程中经常会发生两类错误：一是选拔录用了本该淘汰的人；二是淘汰了本该选拔录用的人，其原因是甄选系统的有效性差。如果在甄选测试中成绩最好的人也是在工作中取得成功的人，同时在甄选测试中成绩最差的人也是不胜任工作的人，就说明这一甄选过程具有较高的预测效度；相反，如果甄选测试成绩较好的人，日后的工作表现却不好，而甄选成绩较差的人，日后的工作表现却较好，则说明医院目前的这一甄选系统预测效度比较低。因此，运用员工绩效评价的结果检验医院现有甄选系统的有效性，对于不断探索和开发更加适应医院自身特点的甄选方法具有重要的作用。

（三）医院绩效管理与员工职业生涯管理的关系

医院中的职业生涯管理是指医院和员工对员工本人的职业生涯进行设计、规划、评估和反馈的一项综合性工作。有效的绩效管理能够促进员工职业生涯的发展。随着绩效管理理念在医院中的不断深入，绩效管理正经历着从传统意义上的监督评价机制向与战略管理紧密结合的激励机制转变，这使得员工更加关注自身工作与医院发展之间的关系，注重将个人的职业生涯发展道路与医院的未来发展相结合，因而有利于员工工作绩效的提升；同时，这也促使管理者在绩效管理的过程中注意发现员工个人发展的需要，帮助员工进行职业生涯规划，并将员工个人职业生涯发展规划与医院整体的人力资源规划联系起来，从而确保在推动员工职业生涯发展的同时促进医院绩效管理目标的实现。

（四）医院绩效管理与薪酬管理的关系

医院薪酬管理是指医院在综合考虑内外部各种因素影响的情况下，根据医院的目标和发展战略，结合员工提供的服务来确定他们应得的薪酬总额、薪酬结构以及薪酬形式的一个过程。薪酬主要包括基本工资、绩效工资、奖金和奖励以及福利与服务四种形式。薪酬管理是影响人力资源管理活动成败的关键因素，是医院员工最为关心的敏感环节。在人力资源管理各模块中，绩效管理与薪酬管理互相联系、相互作用、相辅相成，二者关系非常紧密。一方面，绩效管理是薪酬管理的基础，建立科学的绩效管理体系是进行有效薪酬管理的先决条件。只有将绩效评价的结果作为制定薪酬决策的依据，与员工的薪资等级、可变薪资、奖金分配和福利计划等挂钩，才能确保薪酬管理过程的公平性、科学性和有效性，并在一定程度上简化薪酬方案的设计过程，降低设计成本，提高薪酬方案的运行效率。另一方面，针对医院员工的绩效表现及时地给予他们不同的薪酬奖励，能够合理地引导医院员工的工作行为，确保医院目标与员工目标的一致性，同时提高员工的工作积极性，增强激励效果，促使员工工作绩效的不断提升。只有将薪酬管理与绩效管理的结果相联系，才能够使绩效管理真正发挥应有的作用。因此，医院在进行薪酬管理和绩效管理时，应充分考虑两者之间的联系，避免相互冲突，从而确保两者能够相辅相成，共同发挥协同作用，保证医院战略目标的达成。

（五）医院绩效管理与培训和开发的关系

医院培训和开发是指医院通过相应的学习项目来改进和提高员工能力水平和医院绩效的一种有计划的、连续性的工作。培训的主要目的是使员工获得目前工作所需的知识和能力，帮助医院员工完成好当前的工作；而开发的主要目的是使员工获得未来工作所需的知识和能力，帮助员工胜任医院中其他职位或帮助其具备符合医院未来发展要求的知识和能力。由培训和开发的定义可知，培训主要针对当前，开发则着眼于未来。因此，在开发过程中学习的东西并不一定与员工当前所从事的工作有关。随着培训与开发的战略地位的日益凸显，培训与开发的界限也日益模糊。

绩效管理与培训和开发之间的关系是双向的。首先，绩效评价的结果为培训和开发的需求分析提供了重要信息。管理者往往需要根据员工的绩效现状，分析造成绩效不佳的原因；同时，管理者也需要结合医院战略和员工个人发展规划制定出面向未来发展的开发方案，并在实践中不断修订完善培训与开发方案，确保培训和开发能够更具有针对性和有效性。其次，培训与开发是一个系统化的学习的过程，也是一个行为改变的过程，其最终目的就是通过提高员工的工作能力、职业素质和知识水平，从而改善其工作绩效，实现医院的战略目标。通过培训和开发可以弥补在绩效管理过程中发现的员工的不足，提高其工作能力，进而重新制定或调整相应的绩效评价指标或权重，促使员工绩效目标顺利实现。

（六）医院绩效管理与劳动关系管理的关系

劳动关系是指劳动者与用人单位之间在劳动过程中发生的关系。医院劳动关系管理是以促进医院经营活动的正常开展为前提，以调整缓和医院劳动关系的冲突为基础，以实现医院劳动关系的合作为目的的一系列综合性的措施和手段。劳动关系管理作为医院缓和劳动矛盾、促进劳动合作的一系列措施和手段的总和，就其管理职能而言，一般包括基本业务管理、合作管理和冲突管理等三个方面。具体来说，医院员工的合同管理、社会保障管理以及安全生产和卫生管理等都属于医院劳动关系管理的范畴。

医院的劳动关系管理与医院员工的利益密切相关，是直接影响医院员工工作积极性和工作满意度的重要因素。通过劳动关系管理可以强化员工的组织认同感和忠诚度，提高员工的工作热情和投入程度，营造一个和谐共进的组织氛围，从而可以确保医院员工对绩效管理工作的支持和配合，促进员工个人绩效的改善和医院整体绩效目标的实现。绩效管理对于劳动关系管理也十分重要。科学有效的绩效管理可以加强管理者与员工之间的沟通和理解，有效避免和缓和矛盾冲突的发生，促进双方意见的达成和统一，确保员工的合法利益得到保护，促使劳动关系更加和谐。

（七）医院绩效管理与员工流动管理的关系

医院员工流动通常是指人员的流出、流入和医院内所发生的人员变动，它直接影响到一个医院人力资源的有效配置。医院合理的员工流动可以不断改善员工的素质和结构，帮助医院长期保持活力与增强竞争优势。但是，不合理的员工流动会导致医院核心员工的流失，造成人力资源的损失和浪费，进而对医院的发展产生诸多不利影响。因此，对医院员工流动进行有效的管理显得十分必要。医院员工流动管理是指对医院员工的流入、内部流动和流出进行计划、组织、协调和控制的过程，以确保医院员工的可获得性，从而满足医院现在和未来的人力资源需要和员工职业生涯发展需要。

医院中的员工流动管理是强化绩效管理的一种有效形式。通过晋升、解雇等员工流动管理的方法可以激励医院的所有员工不断地提高工作绩效，努力完成绩效评价目标，促进绩效管理工作的顺利进行。同时，绩效管理的结果也会影响员工流动管理的相关决策。在绩效管理过程中发现员工无法胜任现有的工作时，绩效管理的结果便可能成为职位变动或解雇退休的依据。当从绩效管理的结果中发现员工的长处时，也可以根据各个职位对人员的不同要求为其选择一个更适合的职位，同时可以通过绩效管理的结果来检验员工流动决策是否达到了预期的效果。

医院绩效管理的结果在很大程度上判断了各项人力资源管理职能是否取得了预期的效果，因而成为指导各项人力资源管理职能的"风向标"。绩效管理是否能够准确地衡量员工的真实绩效水平在很大程度上决定了其他人力资源管理职能是否能够充分发挥应有的作用。因此，人力资源管理的其他职能也对医院绩效管理提出了更高的要求，设计一套符合医院实际的、科学的、动态的绩效管理系统成为人力资源管理系统中的一项核心工作。

（本节作者：陈碧玮）

第三节　目标管理

美国著名的管理学家彼得·德鲁克在1954年出版的《管理的实践》一书中提出了目标管理，他认为古典管理学派偏重以工作为中心，忽视人性的一面，行为科学又偏重以人为中心，忽视了同工作相结合。目标管理综合了对工作的兴趣与人的价值，强调在工作中满足社会需求，同时又致力于组织目标的实现，这样就实现了工作和人的需要两者的统一。德鲁克提出的"目标管理和自我控制"的管理思想促使目标管理发展成为一个卓越的管理工具。

一、目标管理的基本理论

德鲁克认为，企业的目的和任务都必须转化为具体的目标，而企业目标只有通过分解变成每个更为细致、可操作的目标后才能够实现。并不是有了工作才有目标，而是有了目标之后，根据目标确定每个人的工作。但在现实中更为常见的情况是，组织有清晰的战略目标，但是对如何实现目标并不清楚，尤其是组织内的员工不清楚他们的工作与组织的战略目标有何关系。员工虽然有努力工作的愿望，但是由于缺乏明确目标的指引，不知道努力的方向，往往无所适从，抑或是终日忙碌而不知所图。解决这种问题的答案在于将目标管理与自我控制结合起来。目标管理和自我控制的结合最大的优点在于以目标给人带来的自我控制力取代来自他人的支配式的管理控制方式，从而激发人的最大潜力，把事情办好。

（一）目标管理的理论基础

目标管理理论丰富了现代企业管理理论，在管理学理论中具有十分重要的地位，其理论基础主要是由麦格雷戈提出的X理论和Y理论。

对人的假设决定了一个管理者将采取什么样的管理方式对待自己的员工，X理论和Y理论是两种截然相反的人性假设，而且这两种假设都比较极端。主张X理论的管理者认为，工作对大多数员工而言是没有乐趣的、大多数员工都会逃避责任，因此管理的行为应该是严厉的或强硬的，管理者要采取严格的监督与控制方式；而Y理论则认为工作是一种像游戏和休息一样自然的事，员工在工作中可以也愿意负责任，员工的自我实现的要求与组织的要求并不矛盾。在《企业中人的方面》一文中，麦格雷戈把Y理论叫作"个人目标和组织目标的结合"。因此，医院管理者的重要任务就是创造一个使医院员工得以发挥才能的工作氛围，并主要通过医院员工的内在激励，给予他们更多的工作自主权，让医院员工参与部分决策，实现自我控制，满足其自我实现的需要。医院中的目标管理正是一种以医院员工为中心、以人性为本位的管理方法，其本质就是以“民主”代替“集权”，以“沟通”代替“命令”，使医院员工充分而切实地参与决策，并采用自我控制、自我指导的方式，从而把个人目标与医院目标结合起来。

（二）目标管理的实施

1. 目标管理成功的先决条件

要想让目标管理在医院中取得成功，必须满足下列先决条件。这些条件满足得越多，目标管理通常越成功。

（1）选择有效的管理风格

在成功的目标管理中，普遍采用的是参与式的管理风格。从本质上讲，参与式管理是一种上下级共同参与管理、上级赋予下属一定管理权限的方法。结合医院的情境，即某些岗位上的医院员工被赋予适当的权限去决定或影响他的工作和前途，但又不超出所在科室以及医院在特定时期内必须达到的要求范围。参与管理要求医院员工和他的上级首先对其本人要达到的具体目标和时间、享受的权限以及可以支配的资源取得一致意见，然后让员工本人独自管理，减少上级的直接控制，但必须维持控制的有效性。

（2）做到组织层次分明

要想让目标管理在医院中取得好的管理效果，必须保证所有既定的目标都有直接负责人，即需要明确指定哪一个管理人员负责哪一些目标，而且每一个管理人员负责的这些目标必须与授予的权限相一致。职责与权限的对等是医院成功实施目标管理的重要原则之一，任何在职责和权限之间出现的差距，往往会使目标无法达到，而且会使管理人员受到很大的挫折，进而导致目标管理的失败。为每个医院员工制定目标，有助于发现组织上的弱点：是否重复授予权限，或授予的权限与职责是否一致。这些弱点的纠正工作必须由最高管理部门进行。在组织混乱的情况下，确定目标是很困难的行为。

（3）进行及时的工作反馈

工作的反馈是绝对必要的，这有两个极其重要的理由：第一，管理人员越以成就为方向，越需要对他自己工作的反馈。他自始至终要了解他的工作做得好不好，他不愿意在采取行动后，对行动的结果一无所知。第二，管理人员越以成就为方向，越不能忍受日常文书工作、不必要的日常事务和原始数据。他需要最小量的、经过组织的、有质量的、着重于采取行动的数据，他可以据此决策采取行动。

2. 目标管理的具体实施

目标管理包括以下两方面的重要内容：第一，必须与每一位医院员工共同制定一套便于衡量的工作目标；第二，定期与医院员工讨论他的目标完成情况。具体来说，主要有计划目标、实施目标、评价结果、反馈四个步骤。

（1）计划目标

计划目标是指由评估者与被评估者共同制定目标，建立每位被评估者所应达到的目标的过程，这一过程是通过目标分解来实现的。计划目标的起点在于明确本科室的员工如何才能为部门目标的实现做出贡献，进而为整个医院的目标贡献力量。通过计划过程明确了期望达到的结果，以及为达到这一结果所应采取的方式、方法及所需的资源。同时，还要明确时间框架，即当他们为这一目标努力时，了解自己目前在做什么、已经做了什么和下一步还将要做什么，合理安排时间。

（2）实施目标

实施目标就是对计划目标的具体执行，包括对实施过程的监控。实施目标保证了制订的计划按预想的步骤进行，掌握计划进度，及时发现问题。如果成果与预期出现偏差，则应及时采取适当行动予以纠正，若有必要还可对计划进行修改。同时通过监控，也可使管理者注意到医院环境对下属员工工作绩效产生的影响，从而帮助被评估者克服这些他们无法控制的客观环境。

（3）评价结果

评价结果是指将实际达到的目标与预先设定的目标相比较。这样做的目的是使评估者能够找出为什么未能达到目标，或为何实际达到的目标远远超出了预先设定的目标的原因，从而有助于管理者做出合理的决策。

（4）反馈

反馈就是医院管理者与员工一起回顾整个目标管理周期，对预期目标的达成和进度进行讨论，从而为思考制定新的目标以及为达到新的目标而可能采取的新的举措做好准备。

在医院中实施目标管理应该特别重视和利用医院员工对医院的贡献。在传统的绩效评价方法中，评价者扮演的角色类似于法官，其作用在于对被评价者的绩效做出评判；而在目标管理的过程中，评价者起的是顾问和促进者的作用，相应地，医院员工的作用也从消极的旁观者转换成了积极的参与者。医院员工同科室主任一起建立目标，然后在如何达到目标方面，科室主任给予员工一定的自由度。参与目标建立使得医院员工成为该过程的一部分。在评价后期，医院员工和科室主任需要举行一次评价面谈。科室主任首先审查所实现目标的程度，然后审查解决遗留问题需要采取的措施。在目标管理下，管理者们在整个评价时期要保持联系渠道公开。在评价会见期间，解决问题的讨论仅仅是另一种形式的反馈面谈，其目的是根据计划帮助医院员工取得进步。与此同时，就可以为下一个目标管理周期建立新的目标，并且开始重复评价过程的循环。

（三）对目标管理的评价

目标管理在全球范围内的风行一时既有工具本身的优越性，又与其产生的时代背景密不可分。经历了第二次世界大战后的各国经济由恢复转向迅速发展的时期，企业急需采用新的方法调动员工积极性以提高竞争能力，目标管理由于适应了当时的环境变化和企业管理实践的需要而迅速地发展起来，并在企业管理中发挥了巨大的作用。目标管理在产生之后，很快风靡全球，它作为一种颇有影响力的理论推动着企业管理实践的发展。同时，目标管理在企业组织的成功也促成政府组织、非营利性组织等纷纷效仿，涌现了许多成功的案例。

与传统的表现性评价相比，在医院中实施目标管理的优势在于以下几点：第一，目标管理重视人的因素，强调“自我管理和自我控制”，通过让下属参与、由上级和下属经过协商共同确定绩效目标，来激发医院员工的工作兴趣和价值，在工作中实行自我控制，满足其自我实现的需要。实施目标管理还可以提高医院员工的个人能力。由于目标管理所订的目标，是以个人能力为主，要达成这个目标，必须努力一番。因此，每一期的目标达到时，个人的能力也比以前提高了。第二，目标管理通过目标的层层分解这一过程，让医院各级主管及员工都明确了医院整体的目标、结构体系、分工与合作及各自的任务。在目标制定的过程中，权力和责任已经明确，并将个人的需求和组织目标结合起来。许多着手实施目标管理方式的企业或其他组织，通常在目标管理实施的过程中会发现组织体系存在的缺陷，从而帮助组织对自己的体系进行改造。第三，目标管理能改进管理方式、改善组织氛围。目标管理是以目标制定为起点，以目标完成情况的评价为终点，工作结果是评价工作绩效的最主要依据。这样使得在实施目标管理的过程中，监督的成分较少，而控制目标实现的能力却很强。目标的订立或执行，必须先有良好的上下沟通，因此能够改善人际关系。再加上适当的奖励办法，可以使医院员工的向心力、凝聚力和战斗力大为提高。

纵然目标管理有着众多优势，但并不完美，随着目标管理在国内外医院中的普及与发展，目标管理也开始遭到了质疑。首先，目标管理假定医院员工愿意接受有挑战性的目标，凭着人们对成就感、能力与自治的需求，允许他们设定各自的目标与绩效标准。但是，它忽视了医院中的本位主义及医院员工的惰性，对人性的假设过于乐观，使目标管理的效果在实施过程中大打折扣。其次，目标商定需要上下沟通、统一思想，需要耗费大量的时间和成本。斯科法指出，“值得嘲讽的是目标管理计划经常制造的是纸片风景，计划变得越来越长，文件越来越厚，焦点散漫，质量因目标标准多而混乱，能力会花在机制而不是结果上”，从而使得目标管理流于形式。再次，目标及绩效标准难以确定。由于目标管理过分强调量化目标和产出，而现实中医院中的许多目标是难以定量化的，且绩效标准也会因医院员工的不同而不同，因而采用目标管理的医院无法提供一个相互比较的平台。最后，目标管理会使得医院员工在制定目标时，倾向于选择短期目标，即可以在评价周期内加以衡量的目标，从而导致医院员工为了达到短期目标而牺牲长期目标的行为。

无论如何，目标管理在管理思想史上，仍具有划时代的意义。它不仅作为一种绩效管理工具，为未来绩效管理的发展奠定了基础；同时，它作为一种先进的管理思想，对后期的很多管理学理论产生了重大影响。

二、目标管理在医院绩效管理中的应用

某医院是一所新建的集医疗、教学、科研、预防、保健、康复等多功能于一体的非营利性三级甲等综合教学医院。2008年开诊以来，一直致力于探索运用现代化管理理念和方法，加强医院质量与服务管理，不断提升医院管理水平。从2009年开始，该医院对临床、医技科室和职能部门全面实施目标管理，建立了百分制的目标评价体系，将医院质量管理变为完整的工作体系。

（一）实施路径

1.目标的设定原则

医院目标的设定要基于实施的管理范围和医院的发展要求。该医院经过论证决定对成熟建制的临床、医技科室和职能部门进行目标管理，因此，目标管理评价范围就包括全院所有临床科室、医技科室及职能部门。目标的设定主要依据医院年度工作计划，包括上级主管部门下达的任务指标和实现医院发展目标需要完成的指标，医院将这些指标具体分解到科室和部门。同时，医院也最广泛地动员着员工，尽可能地使员工也参与到医院年度工作计划制订的过程中来。医院在具体指标制定过程中坚持以下几个原则。

（1）坚持超前性和可及性相结合的原则

既要有一定的超前性，又要切实可行，要让部门和科室经过努力，“跳一跳，能够得着”。

（2）坚持整体性与个性指标相结合的原则

既要用一把尺子去衡量，又要根据不同科室的执业范围、收治病种、技术水平、服务手段、收费标准等差异，设定适合科室实际的特异性指标。

（3）坚持指令性指标与管理指标相结合

既要考虑作为公立医院所必须完成的卫生行政主管部门的指令性指标，又要考虑医院竞争和发展所必需的自身管理指标。

任务确定并分解后，召开相应的目标说明及动员会议，然后各部门科室领回各自的工作任务，并列出一年内各个阶段所要完成的工作。

2.目标管理体系构成

（1）临床和医技科室评价指标

按照总分100分制定评价细则，其中医疗护理质量40分、效率效益指标40分、科研教学10分、科室管理10分。

①医疗护理质量评价项目设置。主要依据医疗法律法规和等级医院评审的规定性指标要求。内科、外科系统设置各自相对统一的评价项目，医技系统根据不同科室的不同情况，设定各自的评价项目。

②效率效益评价项目设置。分为工作量指标和经济指标，效率效益工作量指标评价包括门诊人次、出院人次、手术台次（限外科），经济指标评价包括净利润、人均贡献率。每个项目按“人均”“每人次”等进行计算，如每位医生人均标准手术台次、人均贡献率等，以更有利于成本控制和绩效评价。

③科研教学评价项目设置。根据上级部门要求和医院科研实际水平及要求设置相应指标。

④科室管理评价项目设置。主要评价医德医风、设备管理、科室综合管理等内容。

（2）职能部门评价指标

按照总分100分制定评价细则，由各部门对照医院年度工作目标及部门工作职责，分解本部门全年各项工作任务。计划性工作总分80分，包括常规工作、重点工作、需重点改进工作，部门临时性工作10分，科室管理10分。在具体任务指标上，又分为有数据目标值的任务及有明确时间节点的任务。有数据目标值的任务包括医院年门诊人次、年SCI论文发表数、年引进人才数等，由职能部门对上述任务进行追踪落实。有明确时间节点的任务包括某时间段开展某项活动、完成某项事宜等，由职能部门对上述任务在限定时间内完成。

3. 目标管理评价形式

目标评价是目标管理的重要一环，其核心内容是评价“目标的达成度”，包括数量、质量、时限等多个方面。目标评价应将过程管理和结果管理相结合，即形成日常评价（动态监管）、季度总结和年终评价。对临床科室的评价工作分为季度评价和年终评价。每季度由质管办牵头，财务、医务、科教进行分类统计，对比分析指标完成情况，在周会上予以通报，并编印综合管理简报汇总分析相关质量评价指标，将与科室相关评价结果反馈到科室。让科室充分了解工作完成情况及存在的问题，合理进行科室内部年度同比、环比及科室之间横向比较，以利于加强改进，其过程同时也起到督促、监管的作用。年底评价则严格按照年初制定的目标评价体系，进行评分。对职能部门具体评价工作采取月、季度评价和年终评价相结合的方式进行。日常评价（行政工作效能）包括每月召开一次行政部门负责人例会，汇报上月工作完成情况及本月重点工作和需要协调的任务，对需要协调的任务明确牵头部门和配合部门。另外，部门间使用办公自动化系统，推行工作联系单，明确办理时限和要求，督促及时完成工作事项，提升行政工作效能。年终评价严格按照年初制定的目标评价体系，进行评分。

4. 目标管理结果的应用

该医院的目标管理分为完成科室目标任务及评选年度优秀科室两步进行。完成目标责任书的基本工作为完成工作任务，医院对负责人及相应科室给予年度基础性奖励。年终，医院对目标任务完成成绩优异或在其他单项方面贡献突出者，除给予基础性奖励外，另行予以奖励。奖项设置及评选要求主要包括以下方面。

（1）综合目标管理先进科室

质管办按照千分制评价体系评分，对得分高的科室予以奖励，分内科、外科、医技及行政职能部门四类进行。

（2）效益贡献先进科室

对有效益贡献评价指标的科室进行评价，对得分高的科室予以奖励，分外科、内科、医技三类。

（3）科技先进科室及个人

对在医院科研工作中成绩突出的科室及个人予以奖励。

（4）学科建设先进科室

对在学科建设中获得优异成绩的学科予以奖励，由科室申报、科教部组织集中评选。

（5）医疗安全先进科室

面向全院临床和医技科室，对医疗安全管理工作措施良好、无责任医疗事件的科室予以奖励。

（6）新技术新项目优胜科室

面向全院临床和医技科室，由科室上报，医务部组织评选。

（7）复杂、疑难、危重患者诊治优胜科室

面向临床科室，由科室上报，医务部组织评选。

对科室及部门凡出现下列情况之一者，年终取消参加目标管理先进集体的评优资格：年度医疗护理质量分数未达到全院平均值、发生被认定为责任医疗安全事件、党风廉政出现较严重违纪违规行为者、出现其他医院规定年终评价不达标情形者。

（二）实施成效

经过多年的实践，该医院逐步建立了比较合理的目标管理体系和绩效评价制度，通过综合目标管理，圆满完成各项工作目标。

1.持续改进了医疗质量

目标管理工作开展以来，各临床科室都有意识地加强了医疗质量与安全管理，结合医疗质量督查、优质护理示范工程等工作，规范了医疗文书撰写，合理检查、合理用药，推进了临床路径及单病种质量管理，落实了院感防控。各职能部门都能做到按月推进年度计划任务，按阶段梳理工作完成和未完成事项，有计划地推进年度工作，确保各项工作及时完成。

2.加强了人才队伍建设

通过实施目标管理，医院各科室有意识地加强了人才培养工作，系统开展学术讲座，努力加强对外交流。比如，骨科选送医生赴法国、德国进行为期数月到半年的进修，肿瘤科定期选派医生赴北京、上海医院定点培养。这些卓有成效的举措，为年轻医生的成长打下了坚实的基础，部分年轻医生已经成长为科室的骨干力量。

3.促进了科研和教学工作

作为大学附属医院，科研、教学是医院的重要支撑。目标管理工作引导科室加大对科研教学工作的投入，取得了显著成效。2012年度，该院申报并获批立项的国家自然科学基金有4项，省科技厅年度重点项目4项，省卫生厅中医药科研课题4项，省教育厅高校省级自然科研重点项目2项，科研纵向经费300多万元；发表SCI论文12篇，中华医学系列论文及核心期刊论文50多篇；教学管理工作得到加强，教研室建设不断完善，100%完成了大学下达的教学任务。

4.规范了科室管理

实施目标管理开展以来，促进了科室进一步完善工作制度，优化工作流程，规范内部管理，加强了医德医风建设，提高了民主管理水平，形成了科室良好的发展氛围。

5.提升了医院知名度和美誉

2012年，该医院门诊量达80万人次，年出院患者5万人次，年手术量近1.5万台次。2011年，该医院通过省卫生厅“三甲医院”专家评审；2013年，代表省三级医院通过国家卫生计生委组织的“三甲医院”专家评审。

（三）实践经验

案例中医院实施综合目标管理的经验表明，管理实践要不拘泥于理论，在实践中因地制宜，不断创新。按照目标管理的最早的理论要求，目标应该是自下而上提出，充分发挥基层员工的参与，所以目标管理适合于人员素质较高的组织。该院在实施综合目标管理中，并不拘泥于此，最早实施时就引入关键绩效指标的部分理念，由医院先自上而下设定目标，再结合各科室实际情况层层分解目标。在综合目标评价初期，目标制定的约束性质更加明显，有一定的强制性，到后两年随着各科室目标空间的饱和，再改为由各科室根据自身特点自我设定，体现自我激励为主。

管理最终是一门实践，管理不在于知，而在于行。实践是检验真理的唯一标准，如何结合各医院的特点和发展阶段，选择相应的管理工具相当重要，盲目追求最新的管理工具并不可取。目标管理在几个绩效管理工具中并不是最先进的，但适合医院的实际情况，只要适合管理实践的理论工具就是好的工具，大胆创新，解决实际问题，才能真正发挥管理理论的作用。

（本节作者：陈碧玮）

第四节 标杆管理

标杆管理的发展已经过了半个世纪的时间。20世纪70年代末80年代初，日本企业借助其产品质量和成本控制的优势，在世界范围内取得了举世瞩目的成就。在此背景下，美国企业掀起了学习日本的运动。1979年，美国施乐公司首创标杆管理法，后经美国生产力与质量中心系统化和规范化。目前，标杆管理发展成为一个重要的支持企业不断改进和获得竞争优势的管理工具之一，已在全球广泛应用，屡见成效，得到大量投资者的普遍认可。近年来，标杆管理被医院引进，并取得了显著成效。

一、标杆管理的基本理论

（一）标杆管理的含义与类型

1.标杆管理的含义

标杆管理的理念被施乐公司推出并取得明显成效之后，国际上很多大型企业也纷纷效仿。研究表明，1996年世界500强企业中有近90%的企业在日常管理活动中应用了标杆管理，其中包括柯达、AT&T、福特、IBM等。随着研究的深入和管理实践的探索，标杆管理（又称基准管理）的内涵逐渐明晰。

施乐公司将标杆管理定义为“一个将产品、服务和实践与最强大的竞争对手或者行业领导者相比较的持续流程”。美国生产力与质量中心则将标杆管理定义为“标杆管理是一个系统的、持续的评估过程，通过不断地将企业流程与世界上居领先地位的企业相比较，获得帮助企业改善经营绩效的信息”。其实这个定义并不全面深刻，标杆管理不仅是一个信息过程和评估过程，而且涉及规划和组织实施的过程。

因此，结合医院的实际情况和社会经济发展规律，本书这样定义医院中的标杆管理：医院中的标杆管理是一个不断寻找和研究其他一流医院的最佳实践，并以此为基准与本医院进行比较、分析、判断，从而使本医院吸取经验，工作不断得到改进，在以后的工作中进入或赶超一流医院，逐渐发展成为创造优秀业绩的良性循环过程。其核心理念是向业内外最优秀的医院学习。通过深入学习，医院管理阶层会重新思考和改进工作方案，创造属于本院自己的最佳实践，这一过程不仅仅是模仿其他医院的做法，更要在此基础上结合自身实际进行创新和改革。

医院中的标杆管理突破了国家和产业的界限，模糊了医院的分类及性质，重视实际经验，强调具体的环节和流程。其思想就是医院的业务、流程、环节都可以解剖、分解和细化，因此医院可以根据实际需要去寻找整体最佳实践或者部分最佳实践来进行标杆比较；通过比较和学习，医院可以重新思考和设计流程，借鉴先进的模式和理念，创造出适合自己的全新的最佳模式。通过标杆管理，医院能够明确服务或流程方面的最高标准，然后做出必要的改进来达到这些标准。因此，标杆管理是医院摆脱传统的封闭式管理方法的有效工具。

2.标杆管理的类型

（1）内部标杆管理

内部标杆管理以医院内部操作为基准，是最简单且易操作的标杆管理法之一。其基本做法是首先辨识出医院内部最佳服务或流程及其实践，并将其推广到医院的其他部门，从而实现信息、知识、实践的共享，是医院提高绩效的最便捷的方法之一。但是单独执行内部标杆管理的医院往往持有内向视野，容易产生闭门造车的封闭思维，因此在实践中，内部标杆管理法应该与其他标杆管理法结合起来使用。

（2）竞争标杆管理

竞争标杆管理法的目标是与有着相同或类似性质的医院在服务和工作流程等方面的绩效和实践进行比较，直接面对竞争者。竞争标杆管理法的优点在于直面竞争对手的优势，并学以致用，可以在一定程度上了解并掌握其他一流医院的强项。但这种方法实施起来比较困难，原因在于除了公共领域的信息容易获取外，有关竞争对手的其他信息较难获得。

（3）职能标杆管理

这是以行业领先者或某些医院的优秀职能操作为基准进行的标杆管理。职能标杆管理法的合作者常常能相互分享一些技术和市场信息，标杆的基准是非竞争性的医院的职能或业务实践。职能标杆管理与竞争标杆管理的做法是截然相反的，竞争标杆管理的出发点是学习直接竞争者的最佳实践，而职能标杆管理则是面向非竞争性的对手。由于没有直接的竞争者，因此合作者往往较愿意提供和分享技术与相关信息。

（4）流程标杆管理

这是以最佳工作流程为基准进行的标杆管理。由于比较的是类似的工作流程，因此流程标杆管理法可以跨不同类型的组织进行。这就意味着医院在实施流程标杆管理的时候，不能把眼光局限在医院这一行业里，而应该拓宽视野，放大至其他行业中在某一工作流程的杰出者，博采众长。它一般要求医院对整个工作流程和操作有很详细的了解。

（二）标杆管理的作用

在医院中实施标杆管理有很多优越性，它为医院提供了优秀的管理方法和管理工具，具有较强的可操作性，能够帮助医院形成一种持续追求改进的文化。这种积极作用主要表现在以下几个方面。

首先，标杆管理是一种绩效管理工具。它可以作为医院绩效评估和绩效改进的工具。通过辨识行业内外最佳医院的绩效及其实践途径，医院可以制定绩效评估标准，然后对绩效进行评估，同时制定相应的改善措施。

其次，标杆管理有助于建立学习型组织。学习型组织实质上是一个能熟练地创造、获取和传递知识的组织，同时也要善于修正自身的行为，以适应新的知识和见解。标杆管理的实施，有助于医院发现自身在服务、工作流程以及管理模式方面存在的不足，通过学习标杆医院的成功之处，结合实际情况将其充分运用到本医院当中。同时随着医院经营环境和标杆的变化，这一过程也在持续更新。形成一个不断学习、提高的循环。

最后，标杆管理有助于医院的长远发展。标杆管理是医院挖掘发展潜力的工具，经过一段时间的运作，任何类型的医院都有可能将注意力集中于寻求发展的内在潜力，形成固定的医院文化。通过对各类标杆组织的比较，医院可以不断追踪把握外部环境的发展变化，从而更好地满足利益相关者的需要。

（三）标杆管理的实施

在医院中实施标杆管理有一整套逻辑严密的步骤，虽然各医院具体情况不同，但大体仍要按照以下五步来操作。

第一步，确认标杆管理的目标。在实施标杆管理的过程中，首先，要坚持系统优化的思想，不能单纯追求医院某个局部的优化，而是着眼于医院总体的最优。其次，要制定有效的实践准则，以避免实施中的盲目性。

第二步，确定比较目标。比较目标就是能够为医院提供值得借鉴的信息的组织或部门，比较目标的规模和性质不一定与医院相似，但应在特定方面为医院提供良好的借鉴作用。

第三步，收集与分析数据，确定标杆。分析最佳实践和寻找标杆是一项比较烦琐的工作，但对于标杆管理的成效非常关键。标杆的寻找包括实地调查、数据收集、数据分析、与自身实践比较找出差距、确定标杆指标。标杆的确定为医院确定了改进的方向和目标。

第四步，系统学习和改进。这是医院实施标杆管理的关键环节。标杆管理的精髓在于创造一种环境，使组织中的人员在战略愿景下工作，自觉地学习和变革，创造出一系列有效的计划和行动，以实现组织的目标。另外，标杆管理往往涉及业务流程的重组和一些人行为方式的变化。这时医院就需要采用培训、宣讲等各种方式，真正调动医院员工的积极性，使标杆管理的进程得以顺利开展，为预期目标的达成夯实基础。

第五步，评价与提高。实施标杆管理不是一蹴而就的，也绝非一时一事，而是一个长期渐进的过程。每一轮完成之后都有一项重要的后续工作，就是重新检查和审视标杆研究的假设、标杆管理的目标和实际达到的效果，分析差距，找出原因，为下一轮改进打下基础。

（四）对标杆管理的评价

树立标杆是手段，实现超越才是目的。医院实施标杆管理，必须抓住学习创新的关键环节，以适应医院自身特点并促进医院战略目标的实现为原则，既有组织又有创新，才能真正发挥标杆管理的作用。片面理解标杆管理而惰于创新，不但与标杆管理的初衷背道而驰，而且不能从根本上提高医院的绩效水平。全面理解标杆管理的优点和局限性，有助于更有效地使用该管理工具。

1.标杆管理的优点

标杆管理有很多优越性，它为医院提供了优秀的管理方法和管理工具，具有较强的可操作性，能够帮助医院形成一种持续追求改进的文化。标杆管理的优点主要表现在以下几个方面。

（1）标杆管理有助于改善医院绩效

标杆管理作为一种管理工具，在绩效管理中发挥重要作用，特别适合作为绩效改进的工具。在管理实践中，实施标杆管理的组织，通过辨识行业内外最佳组织的绩效及其实践途径，确定需要超越的标杆，然后制定需要超越的绩效标准，同时制定相应的改善措施，进而实施标杆超越，最后制定循环提升的超越机制，从而实现绩效的持续提升。

（2）标杆管理有助于医院的长远发展

标杆管理是医院挖掘增长潜力的工具，经过一段时间的运作，组织内部与全面标杆进行比较，使个人、部门甚至组织的潜力得到充分的激发，克服组织内部短视现象。组织内在潜能的充分激发，有利于形成固定的医院组织文化，从而实现外在动力转化为内在发展动力，从而为医院长期健康发展打下扎实的基础。

（3）标杆管理有助于建立学习型组织

学习型组织实质上是一个能熟练地创造、获取和传递知识的组织，同时也要善于修正自身的行为，以适应新的知识和见解。标杆管理的实施有助于医院发现其在服务、生产流程以及管理模式方面存在的不足，通过学习标杆组织的成功之处，结合实际情况将其充分运用到自己的医院当中。同时，随着医院内外部环境和标杆的变化，这一过程也在持续更新。

2.标杆管理的不足

虽然标杆管理在操作中有较为规范的步骤，但现实中很多医院都忽略了管理情境的差异性，导致标杆管理“形似而神不似”。在标杆管理中，主要存在以下五类缺陷。

（1）标杆主体选择缺陷

标杆选择的恰当是成功实施标杆管理的首要前提。作为标杆的组织应在某一方面做得尤其出色，并因此持续增长，获得竞争优势。许多医院最初都会在本产业内寻找比较目标，这一做法在某些情况下非常有效。然而，在大多数情况下，理想的比较目标可以是完全不同产业类型的组织，因为除了信息难以获得之外，同属一产业的其他医院倾向于以同样的方式来做同样的工作，这样，各医院间容易出现“近亲繁殖”问题。因此，寻找产业外的组织来作为比较对象，通常可以得到更新、更实用的信息。

（2）标杆瞄准的缺陷

系统地界定优秀的经营管理机制与制度、优秀的运作流程与程序以及卓越的经营管理实践的活动，被称作标杆瞄准。在锁定标杆时，一个不可忽视的问题是，最佳实践往往隐藏在标杆组织人员的头脑、规章制度、组织结构甚至组织文化中，医院要重视这些因素的作用和影响，采取相应的措施挖掘隐性知识，并与自身的实际情况结合起来。不光要看到标杆组织的诸如先进的技术、优异的管理等外显因素，更要对内部“软实力”予以高度重视。只有这样，实施标杆管理才可能在根本上取得成功，而不是仅仅停留在表面。

（3）标杆瞄准执行成员选择的缺陷

参与标杆管理的团队成员应包括实际操作的人员，即业务流程的最直接参与者，因为他们最清楚医院的业务流程从头到尾是怎样运作的，最清楚业务流程需要改进的地方。没有这些人的参与，以改进流程为目的的任何措施都不会成功。

（4）过程调整的缺陷

良好的绩效表现不是凭空得来的，而是通过一系列过程起作用的。对最佳实践的学习是一个渐进的过程，并不是一朝一夕的，需要得到医院中从高层领导到基层员工的各种支持，要向需要做出改变与调整的医院员工说明“怎样”和“为什么这样”工作，而且需要花费几个月的时间制定一整套新的方法。

（5）忽视管理情境的缺陷

现在很多医院将标杆管理视为获取竞争优势的关键性管理工具，但有的医院脱离实际，盲目攀高，只求形式，不求本质，把标杆管理简单地当成一种流行工具甚至是一种时髦的运动；有的医院把摆脱管理困境寄托于某一种成功模式，忽视情境对最佳实践的影响。这种盲目迷信管理工具而不考虑自身实际的做法往往是标杆管理在医院中无法得到预期效果的主要原因。各级各类医院的情况大相径庭，在一种情境下有效的最佳实践知识在其他情境下未必有同样的效果。那些曲解标杆管理思想实质、只模仿而不自我创新的错误做法，使得一些医院在实施标杆管理的同时，不可避免地陷入了医院经营管理日趋相同的误区，在学习先进医院的同时，忽视了结合自身经营实践进行一系列创新的重要性。

标杆管理在表面上看是“拿来主义”，但在真正意义上绝非如此。最早诞生于企业背景下的标杆管理在企业发展中的重要作用已经广泛地被企业所认同，其使用范围也从最初衡量制造部门的绩效发展到不同的业务职能部门，同时标杆管理也被应用于一些战略目的。标杆管理除了在深度上不断延伸之外，其应用也在广度上不断延展。标杆管理已经跨越了企业组织的界限，延伸到了政府组织、非营利性组织等，特别是近年来国内外有些医院也已经引进了标杆管理作为实现绩效提升和实现战略的工具。

二、标杆管理在医院绩效管理中的应用

2010年，武警某医院在全院各科室率先引进了“标杆管理”这一新的管理模式，包括：服务型标杆、技术型标杆、效益型标杆、安全型标杆、质量型标杆和科研型标杆。护理和院务保障单位也参照医疗科室的做法着手开展相应的标杆管理，并成立了标杆管理领导小组和办公室。

（一）标杆管理的类型

1. 内部标杆管理

内部标杆管理是指对从医院内部选择的标杆进行管理的方法。辨识医院内部最佳职能或流程及其实践，然后推广到组织的其他部门，不失为医院绩效提高的便捷方法之一。该医院在内部建立了相应的标杆科室，如在技术精湛独到方面向眼科学习，在效益显著方面向肝移植科学习，在服务热情周到方面向干部病房学习等。

2. 竞争标杆管理

竞争标杆管理是以竞争对象为基准的标杆管理。竞争标杆管理的目标是与有着相同市场的医院在技术、服务和医疗流程等方面的效益与实践进行比较，直接面对竞争者。经过谨慎的研究探讨，该医院确定了一系列的外部竞争标杆，如医院作风学习协和医院，医学技术学习301医院，眼科学习同仁

医院，心血管科学习阜外、安贞医院，泌尿科学习友谊医院，医院环境建设向家庭式医院的和睦家医院、园林式医院的北大深圳医院。

3. 职能标杆管理

职能标杆管理是以行业领先者或某些医院的优秀职能操作为基准进行的标杆管理。这类标杆管理的合作者常常能相互分享一些技术和市场信息，标杆的基准是外部医院（但非竞争者）及其职能或业务实践。由于没有直接的竞争，因此合作者往往愿意提供和分享技术与市场信息。如该医院护理部定期派护士到中国国际航空公司学习服饰、仪表、举止、语言、接待等内容，以提高医院护理服务水准。

4. 流程标杆管理

流程标杆管理是以最佳工作流程为基准进行的标杆管理。由于比较的是类似的工作流程，因此流程标杆管理法可以跨不同类型的组织进行。它一般要求医院对整个工作流程和操作有很详细的了解。该医院在解决储存药品、敷料、耗材等物品难问题时，特别注重戴尔、海尔等大企业在处理物流、库存等相关问题上的先进经验。

（二）标杆管理的实施步骤

标杆管理的具体实施内容因医院而异。武警某医院根据自身所处的发展前景，结合医院发展战略，考虑成本、时间和收益，确定医院标杆管理的计划。

1. 确定学习的内容、对象和目标

实施标杆管理，首先要确定学习的内容（标杆项目）和学习的对象（标杆医院），并确定实施标杆管理需要达到什么样的目标（标杆目标）。分析最佳模式与寻找标杆项目是一项比较烦琐的工作。其中包括：①实地考察，搜集标杆资料；②处理、加工标杆数据并进行分析；③与医院自身同组数据进行比较，进一步确立医院自身应该改进的地方。必要时还需要借助外部专门数据库。在大量搜集有关信息和有相关专家参与的基础上，针对具体情况确定不同的比较目标。在分析对比同行业中的医院时，不仅需要参考行业第一，而且还要参照一些与自身相近的医院，来全面而准确地确定威胁与机会、优势与劣势，从而才能够制定出可操作的、可实现的分步实施目标。该医院在大量调研基础上，决定向兄弟单位海军总医院学习。

2. 制定实现目标的具体计划与策略

这是实施标杆管理的关键。一方面要创造一种环境，使医院的员工能够自觉和自愿地进行学习和变革，以实现医院的目标。另一方面要创建一系列有效的计划和行动，通过实践，赶上并超过比较目标，这是打造医院核心竞争力的关键所在。因为标杆本身并不能解决医院存在的问题，医院必须据这些具体的计划采取切实的行动，实现既定的目标。

3. 比较与系统学习

将本院指标与标杆指标进行全面比较，找出差距，分析差距产生的原因，然后提出缩小差距的具体行动计划与方案。在实施计划之前，医院应当培训全体员工，让其了解医院的优势和不足，并尽量让员工参与具体行动计划的制定，只有这样，才能最终保证计划的切实实施。而且，标杆管理往往涉及业务流程再造，需要改变员工旧有的行为方式，甚至涉及个人的利益。因此，医院一方面要解除思想上的阻力；另一方面，也要创建一组最佳的实践和实现方法，以赶上并超过标杆对象。

4. 评估与提高

实施标杆管理是一个长期的渐进过程。在每一轮学习完成时，都需要重新检查和审视对标杆研究的假设和标杆管理的目标，以不断提升实施效果。标杆管理，只有起点没有终点，医院应当在持续学习中不断把握机遇、提升优势，避免危机、发扬优势。

上面的步骤只是标杆学习的一个流程，医院在实施标杆管理的过程中，应当从整个医院系统出发，持续循环地实施标杆学习。

（本节作者：陈碧玮）

第五节　关键绩效指标

20世纪80年代，在管理实践的发展中，绩效管理作为人力资源管理的重要工作内容，受到了业界更加广泛的关注。这一时期，管理学界开始关注将绩效管理与企业战略相结合，并采用各种评估方案，将结果导向与行为导向的评估方法的优点相结合，强调工作行为与目标达成并重。在这种背景下，关键绩效指标（Key Performance Indicators，KPI）应运而生。

一、关键绩效指标的基本理论

（一）关键绩效指标概述

1.关键绩效指标的内涵

所谓关键绩效指标，是指将组织战略目标经过层层分解而产生的、具有可操作性的、用以衡量组织战略实施效果的关键性指标体系。其目的是建立一种机制，将组织战略转化为内部流程和活动，从而促使组织获取持续的竞争优势。关键绩效指标作为一种战略性绩效管理工具，其核心思想是根据“二八”原则，认为找到并抓住组织的关键成功领域（Key Result Areas，KRA），洞悉组织的关键绩效要素（Key Performance Factors，KPF），有效管理组织的关键绩效指标，就能以少治多、以点带面，从而实现组织战略目标，进而打造持续的竞争优势。其中，关键成功领域是为了实现组织战略而必须做好的几方面工作；关键绩效要素是对关键成功领域的细化和定性描述，是制定关键绩效指标的依据。在医院组织中，关键绩效指标的内涵包括以下几个方面。

第一，关键绩效指标是衡量医院战略实施效果的关键指标。

这包含两方面的含义：一方面，关键绩效指标是战略导向的，它由医院的战略目标层层分解产生；另一方面，关键绩效指标强调关键，即对医院成功具有重要影响方面的指标。

第二，关键绩效指标体现的是对医院战略目标有增值作用的绩效指标。

基于关键绩效进行绩效评价，是连接员工个人绩效与医院整体战略目标的桥梁，它可以保证真正对整个医院有贡献的个人行为受到鼓励，从而实现医院绩效的不断提高。

第三，关键绩效指标反映的是最能有效影响医院实现目标的关键驱动因素。

关键绩效指标制定的主要目的是明确引导管理者将精力集中在能对绩效产生最大驱动力的行为上，能够及时了解、判断医院在营运过程中产生的问题，并采取相应的改进措施来提高绩效水平。

第四，关键绩效指标是用于评价和管理员工个人绩效的可量化的管理体系。

关键绩效指标是对工作效果和工作行为的最直接的衡量方式。

通过以上几点对医院关键绩效指标内涵的介绍，我们了解到通过关键绩效指标，可以落实医院的战略目标和业务重点，传递医院的价值导向，有效激励医院员工，促进医院整体和员工个人绩效的改进与提升。需要明确指出的是，关键绩效指标只着眼于对医院绩效起关键作用的指标，而不是与医院经营管理有关的所有指标，它实际上提供了一种管理的思路：作为绩效管理，应该抓住关键绩效指标进行管理，通过关键绩效指标将医院员工的行为引向医院希望的目标方向。

2.基于关键绩效指标的医院绩效指标体系

虽然关键绩效指标根据不同的分类方式可以分为不同的类型，但是在实际构建以关键绩效指标为基础的医院绩效管理系统的时候，通常是以医院关键绩效指标、科室关键绩效指标和员工关键绩效指标为主体，其他分类方式为补充的。在管理实践中，关键绩效指标不是绩效指标的全部，还有一类绩效指标来源于部门或个人的工作职责，体现了组织各层次具体工作职责的基础要求，通常被称为一般绩效指标（Performance Indicators，PI）。在设计基于关键绩效指标的医院绩效管理体系的时候，通常医院层面的绩效指标都是关键绩效指标，而科室层面的绩效指标和员工层面的绩效指标则由关键绩效指标和一般绩效指标共同构成。但是，不同科室所承担两类指标的构成不同，有的科室承担的关键绩效指标多，有的科室承担的关键绩效指标少，有的科室甚至不承担关键绩效指标。比如，对于一些支持性部门（如医院的院办、财务处、人事处等）而言，它们的绩效指标更多的是来自科室的职能或职责，而不是源于医院战略的分解，因此这类科室的一般绩效指标所占比重较大，而关键绩效指标所占比重相对较小。员工层面的绩效指标也是由关键绩效指标和一般绩效指标构成的。

（二）建立医院关键绩效指标体系的过程

在关键绩效指标的实施过程中，其核心环节是制定关键绩效指标。设计一个完整的基于关键绩效指标的医院绩效管理系统通常包含如下六个步骤：确定关键成功领域、确定关键绩效要素、确定关键绩效指标、构建医院关键绩效指标库、确定科室KPI和PI以及确定员工KPI和PI六个步骤。其中，医院KPI的制定涉及关键绩效指标体系建立的前面四步，这四步是设计关键绩效指标体系的关键和核心内容，也是基于关键绩效指标的医院绩效计划的核心内容。

1.确定关键成功领域

关键绩效指标体系通常是采用基于战略的成功关键因素分析法来建立的。成功关键因素分析法的基本思想是分析组织获得成功的关键成功领域，再把关键成功领域层层分解为关键绩效要素；为了便于对这些要素进行量化评价和分析，须将要素细分为各项指标，即关键绩效指标。

建立关键绩效指标体系的第一步就是根据组织的战略，寻找使组织实现战略目标或保持竞争优势所必需的关键成功领域。该环节的主要目标是根据组织的战略及战略目标，通过鱼骨图分析，寻找并确定能够促使组织成功的若干个关键成功领域，即对组织实现战略目标和获得竞争优势有重大影响的领域。在具体确定组织的关键成功领域的时候，还必须明确三个方面的问题：一是这个组织为什么会取得成功，成功依靠的是什么；二是在过去那些成功因素中，哪些能够使组织在未来持续获得成功，哪些会成为组织成功的障碍；三是组织未来追求的目标是什么，未来成功的关键因素是什么。这实质上是对组织的战略制定和规划过程进行审视，对所形成的战略目标进行反思，并以此为基础对组织的竞争优势进行剖析。深圳某医院通过访谈和头脑风暴法，寻找并确定了该医院能够有效驱动战略目标的关键成功领域：功能定位、公共服务、创新发展、成本效益、财务管理和社会满意。

2.确定关键绩效要素

关键绩效要素提供了一种描述性的工作要求，是对关键成功领域进行的解析和细化。主要解决以下几个问题：第一，每个关键成功领域包含的内容是什么；第二，如何保证在该领域获得成功；第三，达成该领域成功的关键措施和手段是什么；第四，达成该领域成功的标准是什么。

3.确定关键绩效指标

对关键绩效要素进一步细化，经过筛选，关键绩效指标便得以确定。选择关键绩效指标应遵循三个原则：①指标的有效性，即所设计的指标能够客观地、最为集中地反映要素的要求；②指标的重要性，通过对组织整体价值创造业务流程的分析，找出对其影响较大的指标，以反映其对组织价值的影响程度；③指标的可操作性，即指标必须有明确的定义和计算方法，容易取得可靠和公正的初始数据，尽量避免凭感觉主观判断的影响。

很多组织在提炼关键绩效指标的时候，常常遇到以下几类问题：第一，关键绩效指标体系缺乏对战略的有效支撑，或者各项指标相互不协同或缺乏整体性；第二，财务指标比重过大，非财务指标比重太小；第三，关键绩效指标选择缺乏针对性；第四，关键绩效指标数量的繁简程度把握不够好；第五，关键绩效指标的操作性不够强。另外，由于组织关键绩效指标涉及的业务领域众多，并且管理者对各业务领域之间相互关联和相互协同性把握有相当的难度，因此，在具体制定组织级的关键绩效指标的时候，管理者需要特别注意制定能完全反应和衡量组织战略目标的关键绩效指标体系。

4.构建医院关键绩效指标库

在确定了医院关键绩效指标之后，就需要按照关键成功领域、关键绩效要素和关键绩效指标三个维度对医院组织层面的关键绩效指标进行汇总，建立一个完整的关键绩效指标库，作为整个医院绩效评价的依据。

5.确定科室KPI和PI

医院目标的实现需要各个科室的支持。因此，在获得医院关键绩效指标后，就应当考虑将这些指标通过承接和分解两种形式落实到具体科室，形成科室关键绩效指标。首先，要确认这些指标能否直接被相关科室承接。有些关键绩效指标是可以直接被科室承接的，如患者满意度、次均住院费用增长率等，这些关键绩效指标就可以直接确定为科室关键绩效指标。其次，对不能被直接承接的指标，则必须对这些指标进行进一步的分解。对关键绩效指标进行分解通常有两条主线：一是按照组织结构分解；二是按主要流程分解。

在一般情况下，医院关键绩效指标需要全部落实到具体的科室，否则必然会导致重要工作遭到忽视；科室关键绩效指标的确定过程通常也是通过在医院关键绩效指标库中进行指标选择而获得的。科室绩效指标通常包含关键绩效指标和一般绩效指标，比如医院消化科通过承接或分解医院关键绩效指标确定了科室的关键绩效指标，再补充来自消化科职责和工作流程的一般绩效指标，就获得了该科室的绩效指标体系。

6.确定员工KPI和PI

员工关键绩效指标的确定方式同科室级关键绩效指标的设计思路一样，是通过对科室关键绩效指标的分解或承接来获得员工关键绩效指标的。同样，员工绩效指标体系还包括部分来自员工所承担职位的职责的一般绩效指标。

员工绩效指标同样包括关键绩效指标和一般绩效指标两类。所有科室关键绩效指标最终都需要有人来承担，这样确保医院战略能够有效指导员工的工作行为。不同的岗位承担关键绩效指标的数量有很大的差异，有的岗位承担的关键绩效指标数量多，有的岗位承担的关键绩效指标数量少，甚至有的岗位承担的全是一般绩效指标，没有关键绩效指标。

（三）指标权重与员工责任

设计良好的关键绩效指标是绩效管理成功的保障，它所提供的基础性数据是绩效改进的依据和绩效评价的标准。通常关键绩效指标对个人行为具有引导和规范作用。不同的指标类型以及同一指标被赋予不同的权重，都会对员工产生不同的影响。一个岗位的关键绩效指标的数量一般应该控制在5～10个。指标过少可能导致重要工作遭到忽略，指标过多可能出现指标重复现象，并且可能分散员工的注意力。每个指标权重一般不高于30%，但是也不能低于5%。指标权重过高可能导致员工“抓大放小”，而忽视其他与工作质量密切的相关指标；权重过高可能造成绩效评价的风险过于集中，万一该指标不能完成，则整个绩效周期的奖金薪酬都会受到很大的影响。指标权重太低则对评价结果影响力小，也容易产生无法突出重点工作的现象。为了便于计算，指标权重一般取5的倍数，得分也一般使用线性变化计算比例。

根据医院工作性质和工作内容的不同，可以将医院关键绩效指标分为服务类指标、管理类指标和发展类指标三种。服务类指标侧重于衡量利益相关者对医院及其所提供服务的态度；管理类指标侧重于衡量医院质量管理和财务管理等工作流程的效率和效果；发展类指标侧重于衡量支撑医院未来发展的各种无形资产的准备度。

在医院中，履行不同职能的员工对医院绩效所发挥的作用是不同的，由此决定了其对关键绩效指标的责任有所不同。由于前端科室直接与医院的客户（患者及其家属）打交道，因此，医院中的前端业务部门（护理类员工、临床类员工和医技类员工等）比后端职能部门（行政类员工和后勤类员工等）的服务类指标权重大；后端职能部门在一般情况下服务类指标权重偏小，管理类和发展类指标权重更大。

（四）对关键绩效指标的评价

1.关键绩效指标的优点

关键绩效指标作为一个战略性绩效管理工具，在绩效管理实践中得到了广泛应用。善于运用关键绩效指标对组织进行绩效管理，有助于发挥战略导向的牵引作用，形成对员工的激励和约束机制。具体来讲，关键绩效指标主要有以下优点：第一，关键绩效指标是基于组织战略的指标体系，有利于组织战略目标的实现。关键绩效指标来源于对组织战略的分解，通过分解战略找出关键成功领域，然后确定关键成功要素，最后通过对关键成功要素的分解得到关键绩效指标。因此，通过对关键绩效指标的有效整合和控制，使员工的绩效行为与组织战略目标的要求相吻合，有利于保证组织战略目标的顺利实现。第二，关键绩效指标是动态的指标体系，有利于绩效管理系统与组织战略保持动态一致性。关键绩效指标和目标值都是根据具体的实际情况来设定的，当组织环境或战略发生转变时，关键绩效指标也会相应地进行调整以适应组织战略的新重点，确保关键绩效指标对绩效管理系统的动态化牵引，从而保障绩效管理系统与组织战略保持动态一致性。第三，推行基于关键绩效指标的绩效管理，有利于组织目标与个人目标的协调一致。个人关键绩效指标是通过对组织关键绩效指标的层层分解而获得的，员工努力达成个人绩效目标就是获得组织需要的绩效产出的过程，也是助推组织战略目标实现的过程。因此，关键绩效指标有利于确保个人绩效与组织绩效保持一致，有利于实现组织与员工的共赢。

2.关键绩效指标的不足

虽然关键绩效指标为管理者提供了一个新的思路和途径，为以后绩效管理思想和工具的发展提供了一个新的平台，也受到了理论界和实践界的肯定与认可，但随着管理实践的不断深入，关键绩效指标也暴露出某些不足和问题，主要体现在以下几个方面：第一，关键绩效指标的战略导向性不明确。关键绩效指标强调战略导向，但是具体的“战略”到底指的是公司战略、竞争战略，还是职能战略，在关键绩效指标里面并没有明确指出；虽然绝大多数人将这里的战略理解为竞争战略，但是同样没有提供可供选择的战略基本模板。另外，关键绩效指标没有关注组织的使命、核心价值观和愿景，这种战略导向是不够全面的，也缺乏战略检验和调整的根本标准；在面对不确定性环境的时候，或在战略需要调整和修正的过程中，使用关键绩效指标的局限性尤为明显。第二，关键成功领域相对独立，各个领域之间缺少明确的逻辑关系。关键成功领域是根据战略的需求，找出来的对战略有贡献的相关独立的领域，这就会忽略领域间横向的协同和合作，相互之间没有逻辑关系，并直接导致了关键绩效指标间缺乏逻辑关系。在管理实践中，关键成功领域没有数量的限制，不同的设计者可能提出不同的关键成功领域，最终就会导出不同的关键绩效指标。第三，关键绩效指标对绩效管理系统的牵引方向不明确。由于各关键绩效指标之间相对独立并且缺乏明确的因果关系，这可能导致关键绩效指标对员工行为的牵引方向不一致。由于关键绩效指标对资源配置的导向作用不明确，甚至出现指标间相互冲突，容易导致不同部门和不同员工在完成各自绩效指标的过程中，对有限的资源进行争夺或重复地使用资源，从而造成不必要的耗费和损失。第四，关键绩效指标过多地关注结果，而忽视了对过程的监控。科学高效的绩效管理系统不仅需要关注最终的结果，还需要对实现路径进行全面的关注，便于在过程中加强监控和管理，从而保障组织获得持续稳定的高绩效水平。

设计良好的关键绩效指标是医院绩效管理成功的保障，它所提供的基础性数据是绩效改进的依据和绩效评价的标准。绩效管理是管理者与医院员工双方就目标及如何实现目标达成共识的过程，以及引导员工成功地达到目标的管理方法。管理者给下属订立工作目标的依据来自部门的关键绩效指标，部门的关键绩效指标来自上级部门的关键绩效指标，上级部门的关键绩效指标来自组织级关键绩效指标。只有这样，才能保证每个职位都是按照医院要求的方向去努力。善用关键绩效指标考评组织，将有助于形成对医院员工的激励约束机制，并把战略置于绩效管理的核心，发挥战略导向的牵引作用。

二、关键绩效指标在医院绩效管理中的应用

关键绩效指标被广泛应用于我国现阶段的医院绩效管理中。为达到促进公立医院遵循医疗卫生方针政策、维护人民群众的根本利益、保证卫生事业健康与可持续发展的目的，深圳市某公立医院于2015年通过关键绩效指标法，构建了其关键绩效指标评价体系。

（一）关键成功领域的确定

深圳市某公立医院以建立“卓越绩效的医院”为战略目标，以“不断提升综合竞争力”为医院努力的方向。在具体绩效评价指标体系构建的过程中，该院依据《关于加强公立医疗卫生机构绩效评价的指导意见》和《深圳市公立医院运营管理绩效评价指导意见》等文件精神，结合本医院的战略目标、实际工作流程和特点，确定了“功能定位”“公共服务”“创新发展”“成本效益”“财务管理”和“社会满意”六个关键成功领域。

（二）关键绩效要素的确定

在确定了关键成功领域之后，该医院把关键成功领域层层分解为关键绩效要素，这些要素描述了每个关键领域包含的内容、关键措施及标准。其中，“功能定位”关键成功领域包含“医疗安全”“分级诊疗”和“医疗服务质量”三个关键绩效要素；“公共服务”关键成功领域包含“疾病防控”“应急医疗保障”和“对口支援”三个关键绩效要素；“创新发展”关键成功领域包含“教学工作”“医学研究”和“人才建设”三个关键绩效要素；“成本效益”关键成功领域包含“运行绩效”和“费用控制”两个关键绩效要素；“财务管理”关键成功领域包含“资产管理”和“医保政策的执行”两个关键绩效要素；“社会满意”关键成功领域包含“诊疗秩序”和“患者满意”两个关键绩效要素。

（三）关键绩效指标的确定

为了便于对关键绩效要素进行量化评价和分析，该医院对这些要素进行了细分。在选择关键绩效指标的过程中，遵循了有效性、重要性和可操作性等基本原则，采用专家咨询等方法，把具备代表性的、能起到重要影响和决定因素的指标汇总起来，形成该医院组织层面的关键绩效指标体系。

综上所述，深圳市某公立医院在确定6个关键成功领域的基础上，分解得出了15个关键绩效要素，最终构建了由22个关键绩效指标组成的绩效评价指标体系，用以指导医院绩效管理实践。

（本节作者：陈碧玮）

第六节　平衡计分卡

20世纪90年代，随着知识经济和信息技术的兴起，无形资产的重要性日益凸显，人们对以财务指标为主的传统绩效衡量模式提出了质疑。在此背景下，美国哈佛大学商学院教授罗伯特·卡普兰和罗伯茨太空工业公司总裁戴维·诺顿针对企业的组织绩效评价创建了平衡计分卡（Balanced Scorecard，BSC）。经过两位创始人二十余年锲而不舍的努力，平衡计分卡得以不断推陈出新，逐渐发展成为系统完备的战略管理理论体系，并被广泛应用于企业、政府、医院等各类组织的管理实践。

一、平衡计分卡的形成与演变

20世纪中后期，为了对环境变化和市场需求迅速做出反应，管理者需要全面掌握组织的经营业绩和运作情况，尤其是无形资产对价值创造的贡献。然而，传统的财务业绩衡量模式因其固有的滞后

性，已无法满足管理实践的现实需要，从而为平衡计分卡的诞生提供了契机。1990年，美国毕马威会计师事务所（KPMG）的研究机构诺兰·诺顿（Nolan Norton Institute）资助了一个名为“未来的组织业绩衡量”的研究项目，诺兰·诺顿的CEO戴维·诺顿担任该项目的负责人，罗伯特·卡普兰则担任学术顾问。在项目结束后，卡普兰和诺顿总结了小组的研究成果，写成了一篇论文《平衡计分卡——驱动业绩的衡量体系》，发表于1992年1～2月的《哈佛商业评论》。该文的发表标志着最初用于衡量组织绩效的平衡计分卡正式问世。

平衡计分卡自问世以来，得到管理界人士的广泛认可，迅速风靡全球，成为近百年来最具影响力的管理理论之一，目前其应用领域也由企业组织逐步扩展至政府部门、非营利组织、准军事组织，乃至军事机关。卡普兰和诺顿经过20余年的努力，使平衡计分卡不断发展、丰富和完善，形成了一批极具价值的研究成果。平衡计分卡理论体系全面地阐述了组织获得高绩效的管理框架或基本原则，即描述战略、衡量战略、管理战略、协同战略以及整合战略（链接战略与运营）。这些理论成果集中反映了两位创始人的思想轨迹，也体现了平衡计分卡的理论演变脉络。

1.初步构建理论体系

平衡计分卡与战略之间的联系在实践中得到进一步完善，并逐渐从一个改良的绩效衡量系统演变成一个核心的管理系统。1996年，第一本平衡计分卡专著——《平衡计分卡——化战略为行动》出版，标志着平衡计分卡从绩效衡量工具转变为战略实施的工具，也标志着平衡计分卡理论体系的初步形成。

2.建立战略中心型组织

一些组织的高层管理者利用平衡计分卡把经营单位、共享服务单位、团队和个人围绕整个战略目标联系起来，并通过平衡计分卡的导入，使组织拥有了新的管理中心、新的协调机制以及新的学习模式，实现了整体价值大于各部分价值的总和。2000年，《战略中心型组织——如何利用平衡计分卡使企业在新的商业环境中保持繁荣》被推出，系统阐述了建立战略中心型组织的五个基本原则，为该理论的继续发展找到了新的支点。

3.绘制战略地图以描述战略

战略地图（Strategy Map）将平衡计分卡由菱形结构改为四个矩形叠加的逻辑结构，将管理者的关注焦点从绩效指标转移到了绩效目标上，其中发现“目标应该通过因果关系连接”是平衡计分卡管理工具的重要突破。战略地图通过四个层面目标之间的因果关系来描述战略，为战略沟通和战略描述提供了一个可视化的工具，从而为人们提供了一个清晰、逻辑性强并且经得起考验的描述战略的工具。战略地图的提出是对最初提出的平衡计分卡的发展和升华，对管理实践的解释更明晰，指导作用更强。2004年，《战略地图——化无形资产为有形成果》出版了，创造性地解决了化无形资产为有形成果的技术路径问题，廓清了传统战略管理理论中存在于战略制定和战略执行之间的模糊地带。

4.围绕战略协同组织

在管理实践中，协同的重要性日益凸显，但是很多大型组织协同不一致却普遍存在。要释放组织系统的全部潜能，获得“1+1>2”的效应，必须在纵向上将组织、部门、团队及个人协调和整合起来，在横向上将组织中的业务单元、支持单元、外部合作伙伴等利益相关者协调和整合起来。2006年，《组织协同——运用平衡计分卡创造企业合力》一书出版，阐述了一整套以战略地图和平衡计分卡为工具的治理框架，并为深入挖掘组织协同所产生的衍生价值提供了技术指导。

5.连接战略和运营并对战略实施流程化管理

许多组织运用战略地图和平衡计分卡来明晰战略路径和协调组织行动，取得了卓越的经营业绩。但是，如何才能将持续的战略管理融入组织的经营活动以保持这一来之不易的卓越业绩，成为困扰高层管理者的难题。2004年，卡普兰和诺顿与美国平衡计分卡协会的同事成立了一个工作组，旨在研究如何才能使组织持续聚焦于战略执行。经过几年的研究，他们于2008年推出了《平衡计分卡战略实践》，描述了公司怎样以战略与运营进行连接的所有关键流程为突破口，实现战略与运营之间的无缝对接，从而使员工的日常工作能够支持战略目标的实现。

二、平衡计分卡的特点与功能

作为一个新的战略及绩效管理体系，平衡计分卡具有自身的鲜明特点和功能定位。了解这些特点及其功能，有助于在平衡计分卡的设计与实施过程中准确把握其内在本质，发挥这一管理工具的比较优势，从而设计出科学有效的绩效管理体系。

（一）平衡计分卡的主要特点

（1）始终以战略为核心

平衡计分卡以提升战略执行力为出发点，结合时代背景和环境特征针砭了当前组织在战略管理中的纰漏之处，先后探讨了如何对战略进行衡量、管理、描述、协同以及如何实现战略管理与运营管理的有效结合等难题。

（2）重视协调一致

为了实现化战略为行动的目的，平衡计分卡将协调一致提升到了战略的高度，认为协同不仅是创造企业衍生价值的根本途径，也是实现客户价值主张的必要保障，有必要形成一套严谨的协同机制以确保战略“落地”。

（3）强调有效平衡

平衡计分卡所强调的平衡，不是平均主义，不是为平衡而平衡，而是一种有效平衡。这种有效平衡是指在战略的指导下，通过平衡计分卡各层面内部以及各层面之间的目标组合和目标因果关系链，合理设计和组合财务与非财务、长期与短期、内部群体与外部群体、客观与主观判断、前置与滞后等不同类型的目标和指标，实现组织内外部各方力量和利益的有效平衡。

（二）平衡计分卡的功能定位

整体来看，平衡计分卡的功能随着理论体系自身的不断发展和完善而发生着变化。这种变化表现在它由最初的绩效评价工具逐渐转变为战略管理工具，其应用领域也由企业组织逐步扩展至政府部门、非营利组织、医院组织、准军事组织，乃至军事机关。

（1）战略管理工具

从平衡计分卡对于战略管理的突破性贡献来看，主要有三点：第一，通过绘制战略地图这一管理工具，实现对战略的可视化描述。卡普兰和诺顿说：“战略地图创新的重要性丝毫不亚于最初的平衡计分卡本身。管理层找到了战略内在属性和外在力量的可视化表述方法。”可以说，对于战略的清晰描述填补了传统战略管理过程中战略制定和战略规划之间的模糊地带。第二，通过战略地图和平衡计分卡建立了战略协同的机制。协同效应是战略构成要素之一，但是以往的管理工具未能很好地实现组织战略协同。平衡计分卡将协同视为经济价值的来源，构建了一个逻辑严密、体系完整和机制健全的协同机制。第三，尝试通过战略地图、平衡计分卡以及仪表盘等工具将战略和运营进行连接，这是平衡计分卡的最新理论成果，尽管还存在有待完善之处，但是实现战略和运营无缝连接的宗旨是将战略转化为员工日常行为，确保战略“落地”的必然选择。

（2）绩效管理工具

1990年“未来的组织业绩衡量”项目组所创建的平衡计分卡模型，仅限于组织绩效的评价，没有涉及部门和员工个人的绩效。但是，“化战略为行动”这一新的定位形成以后，平衡计分卡在绩效评价方面的应用范围便覆盖了组织中的每个层级和个体。随着平衡计分卡理论的继续发展和丰富，绩效管理的计划、监控、评价和反馈环节都纳入了其理论范畴，涉及绩效目标的设置和评价指标的选择、绩效沟通和辅导、绩效监测和评估、绩效结果的反馈和应用等内容，平衡计分卡也因此成为一个以战略为核心的绩效管理工具。作为一个新的绩效管理工具，平衡计分卡不仅克服了传统财务绩效衡量模式的片面性和滞后性，而且相对于目标管理、关键绩效指标等绩效管理工具在目标制定、行为引导、绩效提升等方面具有明显的管理优势，能够为组织绩效目标的达成提供有力保证。

（3）管理沟通工具

平衡计分卡是一个具有鲜明个性的有效的管理沟通平台，通常可以从如下三方面对其进行深入理解：第一，平衡计分卡具有一套层次分明、意义明确、表述清晰的统一的概念和术语。其中有些词汇是既有的管理专业术语，但是卡普兰和诺顿明确界定了其内涵或赋予其新的含义，例如，使命、愿景、战略、无形资产、人力资本等；有些词汇则是根据需要创造出来的，具有明确含义，例如，客户价值主张、企业价值主张、战略主题、战略工作组群、准备度等。这些词汇在统一的平衡计分卡框架内形成了一种新的语言，保证了信息沟通的统一和规范。第二，平衡计分卡是一个具有严密逻辑关系的管理工具。从沟通的角度看，逻辑上的清晰和严谨具有两方面作用：一是它能够将平衡计分卡的概念和术语有机地组合起来，形成一个语言体系；二是目标之间严密的因果和协作关系以及指标之间的关联关系能够明确界定组织各构成单元和个人所遵循的沟通渠道、沟通内容以及责任权限。第三，平衡计分卡建立了一套良好的沟通机制。这套机制包括领导者的沟通责任、战略沟通的七原则、员工的培训和教育、战略反馈和学习流程、结构化会议等，从而对沟通的渠道、传播媒介、沟通方式和频次以及沟通管理等内容做出了明确的界定。

三、平衡计分卡的框架与要素

对平衡计分卡的理解，有广义和狭义之分。广义的平衡计分卡是就理论体系而言，其本质是通过以战略为管理核心实现组织整体协同，从而提升战略执行力的管理体系，包括战略地图和狭义的平衡计分卡；狭义的平衡计分卡是就管理工具而言，它是与战略地图相对应的一种管理表格。本书从广义的视角出发，对平衡计分卡的内部构件及其组合原理进行全面的考察，即通过对战略地图和狭义的平衡计分卡的构成和逻辑结构的全面理解，系统理解平衡计分卡化战略为行动的全过程。

（一）战略地图及其基本框架

战略地图是对组织战略要素之间因果关系的可视化表示方法，是一个用以描述和沟通战略的管理工具。为便于理解和记忆，我们把通用的战略地图形象地比喻为一座四层楼房。房顶部分由使命、核心价值观、愿景和战略构成，房子的主体部分为四个楼层，从上往下依次是：财务层面、客户层面、内部业务流程层面、学习与成长层面，这四个层面是一个“2-4-4-3”框架。其中，“2”指的是两大财务战略，即财务层面的生产率提升战略和收入增长战略；“4”指的是四种通用的客户价值主张，即总成本最低战略、产品领先战略、全面客户解决方案、系统锁定战略；“4”指的是四类创造价值的内部业务流程，即运营管理流程、客户管理流程、创新流程、法规与社会流程；“3”指的是三种无形资产，即人力资本、信息资本、组织资本。

1.使命和核心价值观

（1）使命

使命是指组织存在的根本价值和追求的终极目标，回答了“组织为人类做出什么样的贡献和创造什么样的价值”这一首要问题。使命是一个简明的、重点清晰的内部陈述，应该说明企业希望如何创造并向客户传递价值。使命及伴随它的核心价值观在一段时间内是保持相对稳定的。

（2）核心价值观

核心价值观是指组织中指导决策和行动的永恒原则，回答了“组织长期奉守的坚定信仰是什么”这一基本问题。公司的价值观体现了组织的态度、行为和特质。核心价值观源于领导人的个人信仰，是组织文化长期积累和沉淀的成果，为全体成员共同认可和遵从。

2.愿景和战略

（1）愿景

愿景是指组织的发展蓝图，反映了组织对未来的期望，回答了“组织的中长期目标是什么”这一关键问题。愿景是一个简明的陈述，界定了组织的中长期目标（3～10年）。愿景是实现从使命和核心价值观的稳定性到战略的动态性的中间一环，它阐明了组织的方向，并帮助个人理解他们为什么及如何支持组织的发展。

（2）战略

战略是一种假设，是关于为或不为的选择，是组织在认识其经营环境和实现使命过程中所接受的显著优先权和优先发展方向，描述了组织打算为谁创造价值以及如何创造价值；而从组织过去发展历程的角度来看，战略则表现为一种模式。

3.战略地图的四个层面

战略地图的主体框架由财务、客户、内部业务流程、学习与成长四个层面构成。前两个层面描述了组织所期望的最终成果，后两个层面则描述了如何实现最终成果的过程

（1）财务层面

财务层面用传统财务术语（如投资报酬率、收入增长和单位成本等）描述了战略的有形成果，提供了组织成功的最终定义（针对企业而言）。对于企业来说，平衡计分卡财务层面的最终目标是实现股东价值的持续提升。为了达成这一统领性目标，组织可以通过两种战略来改善财务业绩，即收入增长和生产率改进。

第一，收入增长战略。收入增长即“开源”，可以通过两种途径实现：一是增加收入机会，企业通过销售新产品或发展新的客户创造收入增长。二是提高客户价值，即加深与现有客户的关系，销售更多的产品和服务。

第二，生产率改进战略。生产率改进即“节流”，可以通过两种途径实现。

一是改善成本结构，即企业可以通过降低直接或间接成本来改善成本结构，这可以使企业生产同样数量的产品却消耗更少的人、财、物等资源。

二是提高资产利用率，即通过更有效地利用财务和实物资产，企业可以减少支持既定业务量水平所必需的流动资金和固定资本。相比而言，收入增长通常比生产率改进花费更长的时间。出于向股东显示财务成果的压力，企业通常倾向于支持短期而非长期行为，因此对组织发展的可持续性构成了威胁。为此，平衡计分卡强调在确定财务层面的目标时，必须同时关注收入增长战略和生产率改进战略，在竞争战略的指引下实现四种途径的有机组合，使企业能够在短期利益和长期目标之间保持平衡。

（2）客户层面

客户层面由组织在市场上的预期绩效成果和驱动绩效达成的客户价值主张构成。预期绩效成果代表了组织希望在既定的细分市场上所取得的最终业绩，通常表现为组织针对预期成长和获利能力最大的目标客户群确定的概括性目标和指标。客户价值主张是一种针对竞争对手的战略模式，是企业经过战略分析，在界定细分市场和目标客户的基础上，为客户提供的一整套有关产品与服务特征、关系和形象等方面的独特组合。差异化的客户价值主张不仅决定了战略所瞄准的市场群体，而且决定了企业如何使自己相对于竞争对手更具特色。因此，企业应当通过深入的市场调查，揭示不同的市场和客户群体及其对价格、质量、功能、形象、商誉、关系和服务的偏好，进而针对自己所选择的客户和细分市场确定客户价值主张。卡普兰和诺顿在前人研究的基础上总结出四种通用的客户价值主张：总成本最低、产品领先、全面客户解决方案以及系统锁定。战略的本质在于选择，因此，组织应当在综合分析环境因素以及自身情况的基础上，选择一种合适的客户价值主张，并将它转化为特定的目标、指标、目标值和行动方案，以便组织成员更深入地认识、更准确地把握体现差异化的战略要素，从而把客户价值主张落实到每个人的具体工作中。

（3）内部业务流程层面

流程是指一系列活动的组合，这一组合接受各种投入要素，包括信息、资金、人员、技术等，最后产生客户所期望的结果，包括产品、服务或某种决策结果。平衡计分卡的内部业务流程层面阐述了创造价值的少数关键业务流程，这些流程驱动着企业的两个关键的战略要素，即向客户生产和传递价值主张，降低并改善成本以实现生产率改进。根据创造价值时间的长短，内部业务流程又被划分为四类：运营管理流程、客户管理流程、创新流程、法规与社会流程。运营管理流程是指生产和交付

产品／服务的流程；客户管理流程是建立并利用客户关系以提高客户价值的流程，它反映了组织选择、获得、保留目标客户并不断扩大客户规模的能力；创新流程是指开发新产品、新服务、新流程和新关系，它是提升客户获得率和增长率、创造客户忠诚和增加利润的必要条件；法规与社会流程主要是指改善社区和环境的流程，如遵纪守法、满足社会期望、建立繁荣的社区等。

（4）学习与成长层面

学习与成长层面描述了组织的无形资产及其在战略中的作用。所谓无形资产，是指没有实物形态，但能被所有者占有、使用并带来经济效益的非货币性长期资产。一切与企业生产经营有关，能为企业带来经济效益，不具备物质实体的资产，都属于无形资产。无形资产是组织价值创造的源泉，是任何一个持久转变的真正起点，其重要性容易被大家认可。但是，对如何定义、衡量和实现相关目标，人们的认识程度还较低，且常常难以达成共识。经过对大量实践案例的分析和总结，卡普兰和诺顿将无形资产划分为三种类型，即人力资本、信息资本和组织资本。

第一，人力资本。在平衡计分卡中，人力资本被划分为知识、技能、价值观等三个方面。其中，知识是指完成工作所要求的一般背景知识，既包括具体的工作知识，又包括使具体工作适应环境的外围知识，如“了解客户”；技能是指弥补一般基础知识要求的技能，如谈判、协商和项目管理等技能；价值观是指在既定工作中能产生突出业绩的特性和行为，比如，有些工作要求团队合作精神，有些则要求以客户为导向。第二，信息资本。信息资本可以分为“硬件”和“软件”两个部分，即技术基础设施和信息应用程序。技术基础设施包括能有效地传递和利用信息应用程序的技术（如中央服务器和通信网络）以及管理专长。信息应用程序是由信息、知识和技能组成的程序包，它建立在技术基础设施之上，支持组织的内部业务流程。第三，组织资本。组织资本被定义为执行战略所要求的动员和维持变革流程的组织能力，通俗地说，就是将组织拥有的能力和技术协同起来以实现战略目标的能力。为了便于描述和衡量组织资本，平衡计分卡提供了一个仍处于测试阶段的框架，这个框架将组织资本划分为四个组成部分：文化、领导力、协调一致和团队工作。其中，文化是指对执行战略所需的使命、核心价值观及愿景的认知和内在化；领导力是指组织各层级中能够动员组织朝着战略方向发展的领导能力的可获得性：协调一致是指个人、团队和部门的目标与战略目标的结合以及激励政策对战略实现的有效性；团队工作则侧重于知识共享，即在整个组织中创造、组织、开发和分配知识。

综上所述，在明晰组织的使命、核心价值观、愿景和战略的基础上，形成了以战略为核心的、因果关系明确的框架体系，这四个层面从上往下层层牵引，从下往上层层支撑。具体来说，战略地图的四个层面先后回答了四个问题：财务层面回答的是我们如何满足股东的期望；客户层面回答的是我们如何满足目标客户的需求；内部业务流程层面回答的是我们必须做好哪些重点工作；学习与成长层面回答的是我们必须在哪些无形资产上做好准备。

（二）平衡计分卡的关键要素

狭义的平衡计分卡与战略地图一样，由财务、客户、内部业务流程以及学习与成长四个层面构成，是通过将战略地图四个层面的目标转化为衡量指标和目标值，并制定行动方案和预算计划的管理工具。需要特别注意的是，战略地图所制定的目标与平衡计分卡中的目标需要完全保持一致，这是平衡计分卡体系化战略为行动的重要体现。由于战略地图和平衡计分卡是相配套使用的，因此在战略地图开发出来之后，平衡计分卡四个层面的目标也就随之确定，也就是说制作平衡计分卡的过程实际上就是针对每个目标确定其指标、目标值、行动方案和预算。

平衡计分卡具有完整的逻辑关系，具体体现在两个方面：一是四个层面及其目标之间在纵向上因果关系与战略地图是一致的，不再赘述。二是目标、指标、目标值、行动方案和预算之间的横向推导关系。具体来说，目标是战略与绩效指标之间的桥梁，它说明了战略期望达成什么，即要想实现战略在各层面中要做好哪些事情；指标则紧随目标，用以衡量该目标的实现程度；目标值是针对指标而言的，说明了该目标在特定指标上的期望绩效水平；行动方案说明了怎么做才能实现预定的战略目标，制定行动方案要综合考虑目标、指标和目标值；预算则说明了实施行动方案所需的人、财、物等资源。由于指标是由目标推导出来的，而目标之间具有因果关系，因此指标之间也形成了一定的关联关系。从整体上看，平衡计分卡的逻辑关系呈现为一个由纵向因果关系、横向推导关系以及指标关联关系构成的网状结构。

1.目标及其类型

目标是组织在一定时期的特定绩效领域内所希望取得的理想成果，是战略的重要组成部分。目标指出了有效实施战略所必须做好的事情，是对组织使命、愿景和战略的展开和具体化，在战略所选择的比较宽泛的优先权与用于绩效评价状况的指标之间架起了一座桥梁，它们比战略的内容具体，但比绩效指标抽象。通过战略地图，组织的战略在组织、部门和个人三个层次均被具体化为一整套财务目标、客户目标、内部业务流程目标、学习与成长目标。这些目标围绕战略主题协同起来，形成若干个战略绩效领域，共同支撑组织战略的实现。下面从具体类型上对平衡计分卡中的目标进行分析。

（1）长期目标、中期目标、短期目标

从价值创造周期来看，平衡计分卡中内部业务流程层面的目标可以划分为长期目标、中期目标和短期目标。平衡计分卡的构成是以战略主题为基本单元的，而单个战略主题的确定主要是对内部业务流程层面中少数关键的流程进行组合，继而通过因果关系链与财务、客户以及学习与成长的目标进行连接，这就意味着内部业务流程中价值创造的长短波将决定不同战略主题在时间期限上的区分。不同时限战略主题的组合能够从整体上直接反映战略的意图，保证组织在短期利益和长远发展之间取得有效平衡，从而实现股东价值的持续增长。

（2）组织目标、部门目标、个人目标

从组织的纵向协同来看，平衡计分卡是通过分层进行承接和分解的方式，把战略转化为组织目标、部门目标和个人目标。根据组织不同层级的主要作用，这三类目标的侧重点有所不同。组织目标主要是创造企业价值，即把各个分散的业务单元和职能部门的不同工作协同起来，实现“1+1>2”的功效；部门目标主要创造客户价值，即通过生产和提供产品与服务传递客户价值主张，从而创造企业利润；个人目标则是落实战略，即通过决策和执行具体落实战略行动方案与运营计划。

（3）共享目标、分享目标、特有目标

从组织的横向协同来看，平衡计分卡是按照分工与协作相结合的原则，把部门和个人的目标划分为共享目标、分享目标和特有目标。共享目标是指目标所确定的事项是一个整体，不可分解，需要不同部门或不同员工合作才能完成的目标。分享目标是指目标所确定的事项虽然是一个整体，但是可以分解，不同部门或不同员工根据各自的职责承担部分任务，按照各自所处的流程节点位置进行衔接和配合完成的目标。特有目标则是根据职责、权限的划分，由单个部门或员工独立完成的目标，通常不需要与他人进行协作。

2.指标及其类型

指标是衡量目标实现程度的标尺，是对绩效因子或绩效维度进行提炼后形成的评判绩效状况的媒介。通常对单个指标进行评价所形成的结果只能反映绩效的某个方面，只有从工作的数量、质量、时间、成本、效率、效果等不同维度进行指标设计和组合，才能得到一个综合的评价结果，从而真实地反映目标的预期绩效与实际绩效的吻合程度。因此，在平衡计分卡中，指标也被划分为不同类别。

（1）财务指标与非财务指标

平衡计分卡在保留财务指标的同时，将非财务指标划分为客户类指标、流程类指标和无形资产类指标，从而形成一个基于目标因果关系链的有机指标体系。

（2）客观指标与主观判断指标

将指标分为定性指标和定量指标是管理实践中最为常见的做法。实际上，不论是定性指标还是定量指标，都能转化为数值形式，从而模糊了两者之间的界限。为避免这一现象，平衡计分卡将指标的定性和定量之分改为主观判断指标和客观指标之分。两者的区别在于，主观判断指标的评价建立在对数据和信息的综合分析之上，受制于评价者的知识、经验和主观感受，而客观指标的评价依赖于直接的数据。

（3）前置指标与滞后指标

平衡计分卡为了凸显价值创造过程中绩效结果和驱动因素之间的因果关系，将指标划分为前置指标和滞后指标，并力求在两者之间取得平衡。把前置指标纳入组织绩效管理的体系中弥补了以往的绩效管理工具只重视滞后指标的片面性，使得那些对组织成功有利的、不容易发现和评价的行为能够得以衡量。

（4）计分卡指标和仪表盘指标

计分卡指标涉及财务、客户、内部业务流程和学习与成长四个层面，通常是战略性的、结果性的、员工的日常行为不能直接影响的指标，多为聚焦于跨业务和跨职能的滞后指标。其更新频率往往是以月或年为周期，作用在于牵引组织将资源投入有限的战略重点上，对关系组织战略成败的具有战略意义的目标进行衡量。而仪表盘指标主要涉及内部业务流程，通常是运营性的、过程性的、员工的日常行为可以影响的指标，多为聚焦于局部的部门、职能和流程的前置指标。其更新频率往往是以天甚至小时为周期，作用在于规范员工的具体行为和监测日常运营过程。计分卡指标和仪表盘指标之间通过目标的衔接相互连接在一起，形成一个有机的整体，而非主次有别的、互不关联的不同指标。

（5）评价指标和监控指标

组织的经营管理所涉及的指标可以说是成百上千，十分复杂。为了从这些名目繁多的指标中找出对战略成败最具影响的因素，平衡计分卡主张将绩效指标划分为评价指标和监控指标。评价指标，又称为战略指标，是指那些为了取得竞争优势而界定一个战略的指标，这类指标一般均需纳入绩效评价量表以便定期对目标进行衡量。监控指标，又称为诊断指标，是指那些可以监控组织是否按部就班地运转并在出现异常现象时需要立刻注意的指标。平衡计分卡中的指标多是帮助组织达成战略成功的战略性指标，而不是那些监控组织运行的诊断性指标。正是在此基础上，我们才能将平衡计分卡指标控制在极为有限的数量范围之内。

3. 目标值

目标值是组织所期望的绩效结果，一般用一个带有时间限制的、带有具体数值的表述，将目标和指标转变成在今后一段时期内所期望达成的状态，其作用在于确立既定目标在相应指标上的期望标准。如果说目标描述了实现战略所需做好的事项，指标显示了如何追踪和评价目标的实现程度，那么目标值则规定了衡量目标的指标应该做到何种程度。通过有时间限制和量化的目标值，我们就可以把笼统的、描述性的目标转变为明确具体的绩效任务。如同目标一样，目标值既提供了前进的方向，指明了需投入的资源规模和应有的努力程度，又能对员工产生内在激励的作用。但是，激励作用的形成取决于目标值设置的合理性。也就是说，目标值要具有一定的挑战性，员工必须经过一定的努力才能达成；同时，目标值也不宜过高，以免使员工望而生畏，产生过大的压力。如果目标值定得过高而使员工没有达成，必将会影响员工的绩效评价结果，从而对其薪酬和个人发展产生影响。久而久之，就会使员工产生焦虑，不满意感上升，进而导致员工流失。

4. 行动方案

战略行动方案是指有时间限制的、自主决定的项目或计划，旨在确定达成战略目标的途径，从而帮助组织实现目标绩效，应该与组织的日常运营计划和活动区分开来。一般来说，每个非财务目标至少有一个行动方案来支撑。行动方案的制定要兼顾目标、指标、目标值的要求，因为目标界定向度，指标描述维度，目标值说明力度，行动方案则将具有时间限制的、量化的目标值转化为具体的行动。至此，组织的战略经过目标、指标、目标值和行动方案的步步阐述，已经从一个静态的、笼统的战略思维转变成组织在某一个时间段内必须完成的若干个具体的计划或项目。不同目标的行动方案通过战略主题捆绑起来，形成一个整体性的行动方案组合，基于同一个战略主题的所有行动方案必须同步实施。需要注意的是，组织中存在数量众多、形式多样的行动方案，管理者必须对行动方案进行筛选、管理和评估，确保所选择的行动方案能够有效支撑战略目标并切实得到有效执行。

5.预算和责任制

与行动方案密切相关的是预算和责任制，其中预算要解决的问题是为战略行动方案提供资金支持，责任制的目的则是明确战略行动方案管理和执行的责任人及其职责。在确定行动方案之后，组织需要为这些行动方案编制预算。平衡计分卡主张将组织的战略规划过程和预算制定过程结合起来进行，而不是作为两个完全独立的流程。利用平衡计分卡来驱动预算程序，可以使组织明确制定预算的根本目的是什么，确保组织将有限的资金分配给那些最重要的战略行动方案。在为战略行动方案提供资金保证的同时，组织应该建立起有关战略执行的责任机制。平衡计分卡要求组织根据管理层级、职责权限以及执行和管理跨业务与跨职能流程的需要，以战略主题为单元为相应的战略行动方案选择主题负责人和团队，以执行战略行动方案，并通过一系列管理会议来定期回顾战略行动方案的进程和效果。由此，组织的战略管理形成了一个包括计划、执行、监测、评价、调整和问责等诸环节在内的封闭循环，为战略的实现提供了清晰路线和有力保障。

四、医院组织的平衡计分卡

平衡计分卡最初是针对企业组织开发设计的，但随着平衡计分卡在企业组织获得成功，它也逐渐被医院等公共组织所采纳。卡普兰和诺顿认为，“虽然平衡计分卡最初的焦点和运用是改善营利性企业的管理，但是平衡计分卡在改善政府部门和非营利性组织的管理上效果更好”。由于公共组织结构复杂，涉及领域众多，在公共组织绩效管理实践中，更需要消除部门沟通的鸿沟，实现全面的协同。目前，已经有越来越多的公共组织开始或者已经着手实施平衡计分卡。全面引入平衡计分卡是提高公共组织绩效的有效途径，也是公共组织绩效管理的发展趋势。

关于平衡计分卡在公共部门的应用，卡普兰和诺顿提出了三点建议：其一，公共部门应当根据自己所承担的社会责任选择一个长期性的使命目标作为平衡计分卡的终极目标，例如“减少贫困”“消除种族歧视”等；其二，公共部门需要拓展“客户”的内涵，根据既定战略来识别并选择真正的客户，进而提炼相应的客户层面目标；其三，将政府组织平衡计分卡框架调整为实际成本、价值创造和合法性支持三个层面。作为对完善公共部门平衡计分卡做出了较大贡献的学者，保罗·尼文对卡普兰和诺顿的公共部门平衡计分卡框架提出了六点修订意见：第一，使命位于平衡计分卡的最顶层；第二，战略依然是平衡计分卡的核心；第三，顾客层面得到提升；第四，没有财务层面，平衡计分卡不完整；第五，辨认驱动顾客价值的内部业务流程；第六，学习与成长层面为构建良好的平衡计分卡奠定基础。关于公共部门绩效指标体系，尼文还提出了两点建设性意见：第一，在前置指标和滞后指标的基础上，将投入指标、产出指标和成果指标嵌入了平衡计分卡框架中；第二，就各层面的指标选择问题提出了建议，例如客户层面主要衡量公共产品和服务的“准确性”“易获取性”“时间性”“可选择性”“效率”和“顾客满意度”等。此外，还有其他学者也进行了相关研究和探索。比如，Dodor和Gupta等人开发了政府组织平衡计分卡（GO-BSC），该模型自上而下分别是“财务状况”“服务选民”“内部运营”以及“学习与成长”四个层面。

由于我国与西方在公共组织环境等方面存在显著差异，西方学者所提出的公共部门平衡计分卡框架不能在我国直接应用，需要根据我国国情和实际情况进行模式重构。组织的使命、核心价值观、愿景和战略等方面的相关知识在公共部门和企业两类组织中，没有本质的差别。但是，财务绩效不是公共部门所追求的结果性目标，因此公共部门平衡计分卡在层面构成及其具体内涵上都与企业有相对较大的差异。

医院，尤其是公立医院，与企业组织相比差异巨大。因此，基于我国特殊的医院管理环境，在绘制符合我国医院实际的战略地图时，要对西方国家相关成果进行中国化转换之后才能用于我国医院的管理实践中。笔者在充分吸收国外研究成果的基础上，结合我国实际提出了我国医院战略地图的基本模式。在该模式中，使命、核心价值观、愿景与战略仍然处于顶层，它们是战略诠释和化战略为行动的指针。该模式的战略地图在层次上则由四层变为三层，分别为“利益相关者层面”“实现路径层面”和“保障措施层面”。“利益相关者层面”作为绩效结果层面，由平衡计分卡通用框架的“财务层面”

与“客户层面”改造而成。由于“内部业务流程”一词与医院的沟通风格相悖，同时这一层面所描述的是驱动结果层面目标得以实现的因素，因此将创造医院价值的层面命名为“实现路径层面”。“保障措施层面”处于最底层，与原来的“学习与成长层面”相对应。其中，原有的“人力资本”“信息资本”和“组织资本”三个战略主题保持不变，从而为“实现路径层面”提供了无形资产的保障。这个模式仅仅是我国医院战略地图基本框架的一个素描，在医院具体的绩效管理实践中，还需要结合医院实际，进行针对性和具体化的设计。

平衡计分卡理论是集管理学之大成的一种新的管理平台，它一方面适应了管理实践的要求，另一方面弥补了传统绩效管理系统的不足。鉴于平衡计分卡在理念和工具上的先进性，很多公共部门也尝试将其引入各自的战略性绩效管理体系中，并取得了不同程度的成功。相关数据表明，平衡计分卡在医院管理领域已经得到了广泛应用。平衡计分卡提供了一个把医院日常活动与战略目标联系起来有效的途径，它从多个维度综合评价医院的绩效。随着信息化的进一步应用，未来平衡计分卡在医院绩效管理中的作用会更加突出，不仅能让管理者更加清楚医院业务流程的每个组成部分，而且可以及时快速地处理所面临的问题，以最小的成本减少可能会对医院绩效带来的负面影响。

（本节作者：陈碧玮）

第七节 医院绩效沟通

在整个医院绩效管理过程中，医院管理者和员工之间都需要进行有效的绩效沟通。医院绩效沟通的效果在一定程度上决定着医院绩效管理的成败。医院绩效监控也是医院绩效沟通最集中的阶段，因此本章将系统全面地介绍医院绩效沟通。

一、医院绩效沟通的概念

（一）医院绩效沟通的内涵

医院绩效沟通是医院管理者和员工为了实现绩效目标而开展的建设性、平等、双向和持续的信息分享和思想交流。其中，医院绩效沟通中的信息包括有关工作进展情况的信息、员工工作中的潜在障碍和问题的信息及各种可能的解决措施等。对医院绩效监控过程中的医院绩效沟通概念的理解，需要特别注意以下几个方面。

（1）医院绩效沟通是一种建设性的沟通

医院绩效沟通是以解决问题为目的的沟通，是在不损害人际关系的前提下进行的。建设性沟通技巧是每一名管理者都需要掌握的重要的沟通技巧。许多管理者仅仅关心员工能否通过沟通理解自己的意图，并不真正关心员工的感受。在这种情况下，沟通往往是非建设性的，并不能取得应有的成效。研究表明，员工与管理者之间的良好关系会产生较高的工作绩效。管理者与员工之间不良的关系不仅成为双方沟通的一大障碍，而且往往就是不良的沟通方式带来的恶果。因此，为了实现医院的战略目标，医院管理者应该坚持医院绩效沟通的建设性。

（2）医院绩效沟通是一种平等的沟通

沟通最本质的目的就是思想的传递，为了让对方真正了解自己的想法，信息发出者应该通过了解听者的需要和可能的反应，决定自己要使用的沟通手段和方式。思想顺利传递的基础是沟通主体在心理上地位的平等，“己所不欲，勿施于人”。双方坚持换位思考，从对方的立场出发思考问题，就能够找到最佳的沟通方式。管理者无法通过沟通影响他人的重要原因之一在于，他们误解了沟通的本质。信息只有在心理上坚持平等，才有利于信息形成沟通的环路。否则管理者高高在上，信息传递通常不顺畅，即使有信息传递，信息本身的准确性和及时性也会受到影响。

（3）医院绩效沟通是一种有效的沟通

医院绩效沟通是一个封闭的环路，医院管理者必须准确地知道计划执行的情况，员工要及时将医院绩效计划执行的情况向上级反映，并且传递的信息要能被双方充分理解。沟通更重要的意义在于传递想法而非传递信息本身，让发出的信息（语言或行为）被接受者充分理解才是真正有效的沟通。我们都有这样的体验：我们请某人做某事，而他却没有反应。这个时候，我们的第一反应就是更大声地重复一次，甚至会嚷嚷："难道你没有听见吗?"人们往往会将沟通失败归咎于听力的问题，而事实也许并非如此。理解双向沟通的重要性，我们可以从沟通过程中看出，任何一个环节出问题，都可能导致沟通的失败。

从沟通过程中可以看出，信息的编码、沟通媒介（渠道）的选择和信息的解码是沟通取得成功的关键环节。整个沟通过程从信息的发出开始，到得到来自接收者的反馈为止，不断循环。之所以强调反馈阶段，是因为沟通的目的就是传达信息（更进一步就是传达思想），接收者接收信息的情况能够说明沟通的目的是否得以实现。因此，接收者的反应是沟通过程模式中的重要一环。结合上面的模型，我们认为，有效的沟通过程包括以下七个方面的基本要素。

第一，沟通的目的。沟通的目的就是整个沟通过程所要解决的最终问题。这是统领整个沟通过程的灵魂。

第二，信息源（发出者）。信息源就是指做出沟通行为、将信息向外传达的人。

第三，信息本身。有多少信息、有哪些方面的信息需要传达，取决于沟通的目的和信息源的意志。发出者应该充分考虑其他要素的情况，例如考虑接收者的接收能力和沟通环境的特征等，在此基础上决定如何组织信息。

第四，媒介。媒介的存在方式包括书面、口头语言、肢体语言等。更具体地说，有面对面的会谈、电子邮件、录像等方式。媒介的选择是沟通过程中的一个重要因素。

第五，接收者。接收者就是通常所说的听者。听者听的愿望（或者说接收信息的愿望）是积极的、消极的还是中性的，都会影响整个沟通过程的效果。

第六，反馈。从沟通过程模型中可以看出，接收者的反应是沟通过程的一个要件。这种反应传递到信息源处就形成了反馈。反馈是接收者向发出者传递信息的方式。发出者应根据反馈的情况调整下一步的沟通方式，以更好地实现沟通的目标。

第七，环境。沟通的环境因素影响着发出者编码与接收者解码的方式。在管理环境中，这种环境因素不仅包括沟通的物理环境，还包括企业文化和管理者的管理风格等。

在研究医院绩效沟通问题时，掌握沟通过程模式的构成和运作原则是非常重要的。在解决各种沟通问题时，我们可以通过分析沟通过程模型中的每一个要件，准确地找出问题所在。因此，沟通过程模式为我们提供了一个研究有效沟通的理论框架。

（4）医院绩效沟通是一种持续的沟通

医院绩效沟通贯穿于整个医院绩效管理的四个环节，在医院绩效监控中持续时间最长，但是却最容易受到忽视。在医院绩效计划执行过程中，医院管理者和员工需要持续地就相关工作进展情况、潜在障碍和问题、解决问题的措施以及医院管理者帮助员工的方式等信息进行沟通，特别在障碍发生前就能识别和指出相应问题，并能通过沟通找到解决方案。医院绩效沟通的中断会导致医院管理者与员工之间产生各种各样的摩擦，使医院绩效管理成为员工与医院管理者之间不断争执和冲突的重要原因。因此，充分了解医院绩效沟通，掌握医院绩效沟通的技巧成为每一名医院管理者必须掌握的管理技能之一。

（二）医院绩效沟通的目的

从医院绩效沟通的概念中可以看出，医院绩效沟通就是指医院管理者与员工在共同工作的过程中分享各类与绩效有关的信息的过程，其目的是医院管理者通过沟通实现员工绩效的改善和提升。医院管理者是医院绩效沟通的设计者和主导者，对医院绩效沟通具有决定性的影响。为了提高医院绩效沟通的质量，医院管理者必须深入地理解沟通和医院绩效沟通的重要性。

1.沟通的重要性

20世纪60年代末期，亨利·明茨伯格提出了著名的管理者角色理论。他指出，管理者在日常管理活动中扮演着十种不同却高度相关的角色：挂名首脑、领导者、联络者、监听者、传播者、发言人、企业家、混乱驾驭者、资源分配者、谈判者等。有人将这十种角色进一步组合成三个方面：愿景设计者、激励者和推动者。无论为了实现哪类角色，沟通的重要性都是不可忽视的。明茨伯格认为，管理者首先是愿景设计者，必须把自己设定的愿景转化为下属共同的愿景。这就要求管理者具有高超的沟通技巧。其次，管理者要通过愿景激励员工的工作积极性，就要使员工的目标与管理者设计的愿景相融合。管理者作为激励者的角色进一步强化了沟通的重要性。最后，管理者还要通过大量的沟通活动推动组织愿景的实现。因此，管理者在完成愿景设计者、激励者和推动者三方面角色的过程中，都需要充分发挥沟通的作用。

此后，弗雷德·卢森斯和他的助手从另一个角度考察了“管理者究竟在做什么”这个问题。他们提出的问题是：在组织中提升最快的管理者与在组织中总成绩最佳的管理者从事的工作相同吗？他们对管理工作强调的重点相同吗？卢森斯和他的助手对450名管理者进行了研究。他们发现，这些管理者都从事以下四种活动。

第一，传统管理。

决策、计划和控制。

第二，沟通。

交流信息、处理各类书面文件等。

第三，人力资源管理。

激励、惩戒、协调冲突、人员配备和培训。

第四，网络联系。

社交活动、政治活动和外界交往。

普通管理者、成功管理者和有效管理者三类不同的管理者在这四项活动的时间分配上表现出不同的特征。在这里，成功的管理者是指那些在组织中晋升速度最快的人，而有效的管理者指的是那些工作业绩的数量最多、质量最高，下属对他的满意度和承诺度最高的管理者。从组织的角度出发，我们最关注的就是有效的管理者在四类活动中的时间分配情况。研究表明，有效的管理者花费了最多的时间（44%）用于沟通。即使对于普通的管理者和成功的管理者，沟通在这四类工作中也处于占用时间第二多的位置。可见，沟通是一项十分重要的管理活动。

2.医院绩效沟通的重要性

在传统的工作环境中，工作场所和工作内容都相对固定，员工往往只需要根据既定的绩效计划，按照明确的流程按部就班地工作，就能够达到其职责要求，从而完成相应的绩效任务。员工掌握必要的知识和技能对获得高绩效相对而言更加重要，而绩效沟通对绩效的影响还不是非常明显。

但是，在信息化、网络化和全球化时代，科技迅猛发展、信息日益膨胀、工作生活节奏加快等因素深刻地影响了人们的行为，组织战略以及生产和经营模式的调整周期也越来越短，职位说明书的更新速度也越来越快，在某些行业中，人们甚至发现为某些职位制定明确、翔实的职位说明书几乎已变得不再可能。这种情况在绩效管理中的直接表现就是必须保持绩效计划的弹性，确保员工的工作实践与实际情况的要求保持一致。面对变化的工作环境，医院管理者与员工间持续有效的绩效沟通就显得日益重要。如果缺乏必要的沟通，在医院管理者调整计划或增加临时任务时，员工可能产生不满甚至抵触情绪，从而影响绩效目标的达成。

二、医院绩效沟通的内容

对于医院管理者和员工来说，医院绩效沟通的主要目的通常都是提高员工的工作绩效，但是双方通过医院绩效沟通所要了解的信息内容却是不同的。

对医院管理者而言，他们需要得到有关员工工作情况的各种信息，以帮助他们更好地协调员工的工作。当员工工作中出现问题的时候，医院管理者应该及时掌握情况，以避免麻烦和浪费。另外，他们还需要了解工作的进展情况，以便在必要的时候向上级汇报。如果不能掌握最新的情况，医院管理者可能会面临许多麻烦。在一些情况下，医院管理者还应该有意地收集一些医院绩效评价和医院绩效反馈时需要的信息。这些信息将帮助医院管理者更好地履行他们在医院绩效评价中担负的职责。

对员工而言，他们也需要有关信息。通过与医院管理者之间的医院绩效沟通，员工可以了解到自己的表现获得了什么样的评价，以便保持工作积极性，并且更好地改进工作。另外，员工还需要通过这种沟通了解医院管理者是否知道自己在工作中遇到的各种问题，并从中获得有关如何解决问题的信息。当工作发生变化时，员工能够通过医院绩效沟通了解自己下一步应该做什么，或者应该主要做什么。总之，这些信息应该能够帮助员工更好地完成他们的工作，应对工作中遇到的各种变化和问题。

因此，我们可以简单地认为，医院绩效沟通的目的就是保证在任何时候，每个人都能够获得改善工作绩效所需要的各类信息。为了进行有效的医院绩效沟通，医院管理者首先要确定双方之间应沟通的具体内容。我们可以通过回答以下两个问题来确定沟通的具体内容。

作为医院管理者，为了更好地履行职责，我必须从员工那里获得什么信息？

作为员工，为了更好地完成工作职责，我需要哪些信息？

通过对这两个问题的回答，医院管理者能够更好地明确医院绩效沟通的内容，这是确定医院绩效沟通内容的一个非常实用的思路。通过医院绩效沟通，医院管理者和员工还应该能够回答以下问题。

工作进展情况如何？

绩效目标和计划是否需要修正？如果需要，如何进行修正？

工作中有哪些方面进展顺利？为什么？

工作中出现了哪些问题？为什么？

员工遇到了哪些困难？医院管理者应如何帮助他们克服困难？

上面的问题只是给我们提供了一个思路。在具体情况面前，我们还要充分考虑到工作中面临的种种变化。值得注意的是，甚至双方之间应就什么问题进行沟通，也应该成为双方沟通的话题。

三、医院绩效沟通的方式

医院绩效沟通是一个充满细节的过程。医院管理者与员工的每一次信息交流都是一次具体的沟通。总的来说，医院绩效沟通可以分为正式的医院绩效沟通和非正式的医院绩效沟通两大类。正式的医院绩效沟通是组织管理制度规定的各种定期进行的沟通。非正式的医院绩效沟通则是医院管理者和员工在正式规章制度和正式组织程序以外所进行的有关绩效信息的沟通形式。

（一）正式的医院绩效沟通

通常正式的沟通方式主要包括正式的书面报告和医院管理者与员工之间的定期会面两种形式。其中，医院管理者与员工之间的定期会面又包括医院管理者与员工之间一对一的会面和有医院管理者参加的团队会议。

1.正式的书面报告

很多医院管理者都要求员工定期上交工作汇报，以了解员工的工作情况和遇到的各种问题，并要求员工提出建设性意见。书面报告最大的优点就是简单易行，而且能够提供文字记录，避免进行额外的文字工作。为了让员工更好地完成书面报告，医院管理者应该让员工有机会决定他们在报告中写些什么，而不应由医院管理者一厢情愿地决定。当双方就这个问题达成一致后，医院管理者可以设计出一个统一的样表，以方便员工填写。这种表格的形式非常多，但通常需要包括工作目标的进展情况、工作中遇到的问题、建议和意见等栏目。另外，书面报告的形式在很大程度上还要取决于员工的文化水平；对不同文化程度的员工，工作报告的要求往往也不同。

但是，在很多情况下员工不欢迎书面报告，他们将这项工作视为额外的负担，只是应付了事。大多数情况下，他们只是浪费了大量的时间，仅提供了一大堆毫无意义的信息。这主要是由于很多组织没有将书面报告与其他沟通方式结合起来，使这种书面沟通成为一种单向的信息流动。由于医院管理者和员工缺乏面对面沟通的机会，这种单向流动使大量的信息变成摆设。因此我们往往通过将书面报告与其他沟通方式结合使用来克服这个问题。例如，当医院管理者通过报告中提供的信息了解到工作进程中发生的某个问题时，就可以到工作现场指导员工解决这个问题，或通过面谈与员工进行交流，共同寻求解决问题的途径。

2. 定期会面

书面报告毕竟不能够代替医院管理者与员工之间面对面的口头沟通。为了寻求更好的解决问题的途径，医院管理者与员工之间的定期会面是非常必要的。这种面对面的会谈不仅是信息交流的最佳机会，而且有助于在医院管理者与员工之间建立一种亲近感。这一点对于培育团队精神、鼓励团队合作是非常重要的。

（1）一对一会谈

定期会面最常见的形式就是医院管理者与员工之间一对一的会面。在每次会面的开始，医院管理者应该让员工了解这次面谈的目的和重点。例如，医院管理者可以说这样的开场白：“今天我想和你谈一谈你的工作进展情况。上次会谈中谈到的问题是否得到了解决，是否又有什么新的问题……”由于是一对一的会谈，医院管理者应该将会谈集中在解决员工个人面临的问题上，以使会谈更具实效。例如，让员工了解医院整体战略方向的变化非常重要，但更关键的是要让他明确各种变化对于他个人的工作产生了什么影响。也就是说，应该将问题集中在调整员工的工作计划、解决员工个人遇到的问题上。

大多数医院管理者都会犯的一个错误就是过多地“教训”而忘记倾听。医院管理者应该更多地鼓励员工进行自我评价和报告，然后再进行评论或提出问题。如果问题是显而易见的，就应该鼓励员工尝试着自己找出解决问题的方式。另外，医院管理者应该在面谈的最后留出足够的时间让员工有机会说说他想说的问题。员工是最了解其工作现场情况的人，从他们的口中了解情况是非常重要的。

在面谈中，医院管理者还应该注意记录一些重要的信息。特别是在面谈中涉及一些计划性的事务时，更应如此。例如，对于工作计划的变更、答应为员工提供某种培训等，都应该留有记录，以防止过后被遗忘。

（2）团队会议

书面报告和一对一会谈的一个共同缺陷就是涉及的信息只在两个人之间共享。由于很多医院实际工作都是以团队为基础开展的，有时这两种方式都不能够实现沟通的目的。这时，就需要采用一种新的方式——有医院管理者参加的团队会议。医院管理者参加的团队会议应该精心设计交流内容，避免不恰当的内容造成无效沟通而浪费时间和在团队成员之间造成不必要的摩擦或矛盾。在团队的工作环境中，团队成员之间在工作中相互关联并发生影响。每个成员都能够不同程度地了解和掌握其他成员的工作情况，而且每个成员都能够通过解决大家共同面对的问题提高个人乃至团队的绩效。因此，群策群力是解决问题的最好方式之一。

需要注意的是，涉及个人绩效方面的严重问题不应轻易成为团队会议的话题。任何人都有犯错的时候，这种公开的讨论是最严厉的惩罚。不同的文化背景决定了人们对这种情况的承受能力和接受能力。通常情况下，这种针对个人的绩效警告应该在私下进行。

团队形式的会议意味着更多的时间和更大的复杂性。而且，要确定一个适合所有人的开会时间有时也是件不容易的事情。对于较小的团队，这种问题还比较容易解决。如果涉及的团队较大，会议就不能过于频繁。有时可以采用派代表参加的方式解决这个问题。

团队会议更要注意明确会议重点，控制会议的进程。医院管理者可以要求每个人都介绍一下工作的进展和遇到的困难，以及需要管理者提供什么帮助才有利于工作更好地完成等。我们可以使用一些结构化的问题提纲和时间表来控制进程。例如，医院管理者可以要求每个参会人员谈一谈工作的进展情况、遇到的问题以及可能的解决方法。如果找到了问题并能够很快地解决，就应立即安排到个人，以确保问题得到及时解决。如果不能在规定的时间内找出问题的解决方法，可能的解决方式是：计划开一个规模更小的小组会或要求某个人在规定时间内草拟一份方案等。不能由于个别难以解决的问题而影响整个会谈的进度，毕竟这种团队式会谈的时间是十分宝贵的。只有充分利用每一分钟，才能够使会谈发挥最大的效益。因此，强调时间限制是十分重要的。

与一对一的面谈相同，团队式的会谈也应该做好书面的会议记录。参会成员可以轮流做这项工作，并及时向参会人员反馈书面记录的整理材料。

为了有效利用以上两种定期会面的绩效沟通形式，应当特别注意以下两个方面的问题。

第一，不论是一对一的面谈还是团队式的会谈，会谈形式最大的问题就是容易造成时间的无谓耗费。如果医院管理者缺乏足够的组织沟通能力，这种面谈就可能成为无聊的闲谈，也可能变成人们相互扯皮、推卸责任的场所。因此，掌握一定的沟通技巧对医院管理者而言是非常必要的。这一点我们将在本节后面详细讲解。

第二，沟通频率是医院管理者需要考虑的另一个重要问题。从事不同工作的员工可能需要不同的沟通频率，甚至从事同一种工作的人需要的交流次数也不尽相同。医院管理者应该根据每个员工的不同情况，安排医院绩效沟通（书面的或口头的）的频率。对于团队会议，医院管理者更应该充分考虑所有团队成员或参会人的工作安排。

在医院管理实践中，医院各种形式的团队会议很多，但如何把会议开好，提高会议效率和质量，是改革公立医院会议制度的一个课题。我们可以笼统地把与医院日常运营相关的会议分为两类：运营回顾会和战略回顾会。运营回顾会审视科室和职能部门的绩效情况并找出存在的问题，战略回顾会则重点讨论各单元平衡计分卡上的指标和行动方案，评估战略执行的进程和障碍，这两种会议解决的是不同的问题。在实践中，要将运营会议和战略回顾会分开，避免因短期运营和策略性问题的讨论冲淡战略性问题的讨论。

其一，运营回顾会。医院管理者经常需要关注的问题是运营是否受控？运营回顾会的典型特点是基于科室和职能层面的，将员工的专业知识和经验集中起来解决各部门的日常问题，比如患者服务、质量和安全、工作效率、财务运营等。这类会议的特点是简短、高度集中、数据驱动和行动导向，运营回顾会的召开应与运营数据产生的频率一致。

业务科室运营回顾会：每月一次回顾运营仪表盘，包括科室工作效率、质量和安全、成本效益、科教等方面的综合运营回顾会议，以解决短期出现的问题，比如患者投诉、效率或效益下降、服务或质量水平降低、设备故障、关键岗位缺人等。

职能部门运营回顾会：每周或每两周一次。对本部门管理和年度计划落实情况进行总结，分析存在的问题和提出解决办法。

其二，战略回顾会。医院每月安排各种主题的战略回顾会议，包括质量、服务、效率、人才成长、财务、科教等专题会议，讨论相关战略主题执行得如何。每次会议深入讨论1～2个主题，由战略主题责任人（往往是院长或分管院长）主持，把领导团队聚到一起来回顾战略的进程，确保每一个战略主题和战略目标每季度至少有一次深入细致的检验和讨论。战略主题责任人在会议之前发布平衡计分卡指标和行动方案的数据，会议重点集中于对上一次战略回顾会议后所出现的问题进行讨论并制订行动计划，深入讨论该主题的每一个目标、指标和行动方案的落实情况，包括战略执行是否按规划进行，执行过程中存在的问题，问题出现的原因，并提出建议措施以纠正并指定达成目标绩效的责任人。如果把战略和解决问题看作一个完整的循环：计划—实施—检验—调整（PDCA），那么战略回顾会议就是战略执行的检验—调整部分。

很多医院开展的战略主题回顾往往有医院质量和绩效月例会，其主要内容是回顾每月质量自查和监管的数据，发现和分析出现的质量和安全问题，包括医疗投诉、医院感染控制、医疗制度规范的执行情况、病历书写等方面，对突出问题提出解决办法，并由相关职能部门马上落实。

（二）非正式的医院绩效沟通

医院管理者与员工之间的医院绩效沟通并不仅仅局限于采取正式会面或书面的形式。事实上，医院管理者和员工在工作过程中或工作之余的各种非正式会面为他们提供了非常好的沟通机会。

非正式的医院绩效沟通的最大优点在于它的及时性。当员工在工作中发生问题时，医院管理者可以与之进行简短的交谈，从而促使问题得到及时解决，毕竟问题并不总是发生在计划会面的前一天。对于各种亟待解决的问题，必须采取更加灵活的沟通方式——非正式医院绩效沟通。非正式的医院绩效沟通没有固定的模式。有的医院管理者喜欢每天都花一些时间在临床现场或者医院食堂等公共场所与员工交谈。并不是所有的医院管理者都必须或可能做到这一点，但是医院管理者四处走动并与员工进行非正式交谈的确是一个好的管理手段。

有的医院管理者感到，自己非常愿意通过这样的沟通促进团队或科室的工作业绩，但是员工好像不愿意把那些医院管理者希望了解的情况告诉之。这时，医院管理者应该注意检讨一下自己的态度。在大多数情况下，问题出在医院管理者一方。医院管理者应该注意学习各种各样的沟通技巧，成为一个合格的倾听者。不论对于正式沟通还是非正式沟通来说，这都是医院绩效沟通得以顺利进行的重要条件。

随着通信与网络的发展，人们的沟通更加便捷，受地域限制越来越少，这为医院管理者和员工进行深入的医院绩效沟通提供了条件。在这种情况下，非正式的医院绩效沟通可以是书面形式的，医院管理者可以更快捷地给予反馈信息，从而通过微信群等虚拟网络达到员工与医院管理者之间“面对面”交流的效果。

四、医院绩效沟通的原则

实现高效的医院绩效沟通并不是一件简单的事情，医院管理者和员工都需要为医院绩效沟通做充分的准备，既要掌握基本的沟通技巧，又要遵循基本的沟通原则。以下三项基本的医院绩效沟通原则对规范沟通行为、提高沟通效果具有重要作用。

（一）对事不对人原则

人们在沟通中存在两种导向：问题导向和人身导向。所谓问题导向，指的是沟通关注问题本身，注重寻找解决问题的方法；而人身导向的沟通则更多地关注出现问题的人，而不是问题本身。医院绩效沟通对事不对人的原则要求沟通双方针对问题本身提出看法，充分维护他人的自尊，不要轻易对人下结论，从解决问题的目的出发进行沟通。

人身导向的沟通往往会带来很多负面的影响。但是，人们在遇到问题时往往会非常直接地将问题归咎于人，甚至常常导致一定程度的人身攻击。因此，人身导向的沟通往往只是牢骚，而不能为解决问题提出任何积极可行的措施。另外，如果将问题归咎于人，往往会引起对方的反感和防卫心理。在这种情况下，沟通不但不能解决问题，还会对双方的关系产生破坏性影响。人身导向的沟通不适用于批评，同样也不适用于表扬。即使你告诉对方“你好优秀啊”，如果没有与任何具体的行为或结果相联系，也可能会被认为是虚伪的讽刺而引起对方的极度反感，这一点往往被人们忽视。

（二）责任导向原则

所谓责任导向，就是在医院绩效沟通中引导对方承担责任的沟通模式。与责任导向相关的沟通方式有两种——自我显性的沟通与自我隐性的沟通。典型的自我显性的沟通使用第一人称的表达方式；而自我隐性的沟通则采用第三人称或第一人称复数，如“有人说”“我们都认为”等。自我隐性的沟通通过使用第三者或群体作为主体，避免对信息承担责任，从而逃避就其自身的情况进行真正的交流。如果不能引导对方从自我隐性转向自我显性的沟通方式，就不能实现责任导向的沟通，不利于实际问题的解决。

另外，通过遵循责任导向的定位原则，人们通过自我显性的沟通方式，能够更好地与对方建立联系，表达合作与协助的意愿。“我想这件事可以这样……”，“在我看来，你的问题在于……”等说法都能够给人这样的感受。与此相对应的是，人们往往通过自我隐性的沟通方式逃避责任。这往往给人一种不合作、不友好的感受。在建设性沟通中，人们应该使用责任导向的自我显性的表达方式，与沟通对象建立良好的关系。

因此，当员工使用自我隐性的沟通方式时，医院管理者应该在给员工说话的权利的同时，使用要求对方举例的方式引导员工采用自我显性的沟通方式，使员工从旁观者立场转变为主人翁立场，并自然而然地为自己的行为承担责任。

（三）事实导向原则

在前面对事不对人的原则中我们谈到，建设性沟通应该避免轻易对人下结论的做法。遵循事实导向的定位原则能够帮助我们更好地克服这种倾向。事实导向的定位原则在沟通中表现为以描述事实为主要内容的沟通方式。在这种方式中，人们通过对事实的描述避免对人身的直接攻击，从而避免对双方的关系产生破坏性作用。特别是在医院管理者向员工指出其缺点和错误的时候，更应该恪守这一原则。在这种情况下，医院管理者可以遵循以下三个步骤进行描述性沟通：首先，医院管理者应描述需要修正的情况。这种描述应基于事实或某个特定的、公认的标准。例如，可以说“这个月你受到了3次患者的投诉”。这种描述能够在很大程度上避免员工的抗拒心理。但是，仅仅描述事实是不够的。其次，在描述事实之后，还应该对这种行为可能产生的后果做一定的描述。例如，可以说“患者表示无法接受这样的医疗服务态度”。在这里，医院管理者应该注意不要使用过于严厉的责备的口吻，否则员工会将精力集中于如何抵御攻击，而不是如何解决问题。最后，医院管理者可以提出具体的解决方式或引导员工主动寻找可行的解决方案。当然在现实中，并不是所有情况下都应该遵循这三个步骤。上面的例子是针对指出员工工作中的问题而言的。总之，在可能的情况下，用事实根据来代替主观的判断，能够最大限度地避免对方的不信任感和抵御心理。以事实为导向的定位原则能够帮助我们更加顺利地进行建设性沟通。

五、医院绩效沟通的技巧

医院绩效沟通是技术要求相对较高的一种沟通，在具体的沟通实践中，医院管理者需要运用各种各样的沟通技巧和方法。这些技巧五花八门，散见于各种各样的管理培训教程、沟通技巧教程中，这些技巧和方法很多都能应用于医院绩效沟通之中。

（一）积极倾听技巧

沟通是一个双向的过程。从表面上看，这种双向性表现在沟通双方不仅要通过沟通的过程向对方传递信息乃至想法，而且需要通过沟通过程得到所需的信息。从前面谈到的沟通过程模型中可以看出，双向性沟通的更深层次的含义在于，信息发出者并不是单向地发出信息，还需要根据接收者的反应接收到相应的反馈，从而调整沟通的内容和方式。

很多管理者经常会忽视积极倾听的意义，尤其是在与员工进行沟通时，他们往往会失去应有的耐心。这种做法将严重影响沟通的质量，甚至影响管理者与员工之间的良好关系。同时，医院绩效沟通中的任何一方都应该具备积极倾听的技巧，以充分获取信息，使整个沟通的过程得以顺利进行。

积极倾听通常能够帮助管理者更好地解决问题。每个人在形成对某种事物或观念的正确判断之前，往往只有一些朴素的、模糊的认识，仅仅通过自己的思考很难得到充分的信息。在这种情况下，积极的倾听能够帮助我们获取信息，整理思路，从而更好地解决问题。管理者常常面临这样的情况：当他们发现工作中存在的问题时，往往会形成自己的看法。有的管理者过于武断，将自己的看法视为当然的正确观点。这种先验意识阻碍了他们与员工之间进行有效的沟通，因为先验意识使管理者难以接受与自己观点相左的看法，从而无法进行积极的倾听。

有的时候，管理者并没有意识到自己的行为阻碍了沟通的有效进行。沟通的实践表明，传递信息不仅可以通过口头或书面语言，还可以通过肢体语言。例如，当员工走进科室主任的办公室，开始讲述今天在工作中遇到的问题时，科室主任一边嘴里“嗯、嗯”着，一边还在翻看手中的材料。这时，管理者就使员工接收到了这样的反馈信息：他手中的材料才是有意义的事，他并不关心我要谈的问题。可想而知，这样的沟通无法达到应有的效果。

因此，积极倾听的技巧是每一名管理者必须具备的管理技能之一。有学者将积极倾听的技巧分为以下五种。

第一，解释。倾听者要学会用自己的词汇解释讲话者所讲的内容，从而检验自己是否完全理解了对方的想法。例如：

讲话者：我觉得很压抑，因为我自愿加班加点，尽了最大努力，按时完成了项目，可是好像人人都不赞同我。

听者：看上去你很失望，你没有得到足够的支持。

讲话者：是的，正是这样，并且……

第二，向对方表达认同。当有人表达某种情感或很情绪化时，对对方的感受表示认同能够帮助对方进一步表达他的想法。例如：

讲话者：我真是烦极了。这项预算非常不精确，他们希望我严格管理，我花费了大量的时间来熟悉它们、发现错误，却耽误了我的正常工作。

听者：是的，这真是够烦的。

讲话者：就是啊！关键是我还有好多其他的事要做，而且我的大脑需要休息。

听者：听起来你确实烦恼极了，该怎么办呢?

讲话者：我想建议……应该……就好了。

第三，简要概括对方表达的内容。将对方所说的内容进行简要的概括，表明确实了解了对方所要表达的内容，并促使对方进一步说明他的观点，将谈话推向更进一步的话题。例如：

讲话者：你不在时发生了许多事情。李撞了车，需要好几天才能治好；王患了流感；张扭伤了脚。此外，我们的一份重要文件还莫名其妙地丢失了，我正在做一个替代的文件。这一切真是糟透了，你回来了我真高兴。

听者：看来这段时间你做了大量的工作，一直忙到现在，对吗?

讲话者：是呀！如果由我来安排，我会让一切都井井有条的。当然，现在我已经在做了。

第四，综合对方表达的内容，得出一个结论。与第三种做法不同，听者不仅可以总结概括对方的观点，还可以形成一个结论性的观点，以使话题能够得到进一步的展开。例如：

讲话者：有这么几个问题，首先，没有人能够预言政策的改变；其次，我们最好的一个技术员刚刚辞职了，而这个项目的最后期限就在眼前！我认为我们该想想怎么应付这些问题。

听者：你是说，这一系列的障碍使完成这个项目成了一件十分困难的事?

讲话者：是的，我认为最关键的是掌握政策变化的动向。如果政策不变，我们还会有机会。

第五，站在对方角度进行大胆的设想。例如：

讲话者：我真不知该如何抉择，每项议案都有人提出赞成和反对的意见，而且反应都相当强烈。

听者：如果我处在你的位置上，我想我宁愿慢些做出决定，以免得罪某一方。

讲话者：是的……我想我需要更多的信息，或许应该再收集一些意见，向所有在这方面有经验的人请教一下。

学会倾听是成功的管理者的基本素质。有许多学者针对积极倾听的技巧展开研究。下面是一项研究成果，相信能够给大家带来许多启示。

积极倾听的八点建议：

第一，为听做好准备。

沟通是一个双向的过程，听者与说者应该共同承担提高沟通效率的责任。听者应尽力去思考说者所说的内容，而不是自己应当说什么：做准备还包括态度的准备——对注意力、领悟力和理解力的准备；另外，还应该确保自己掌握与沟通内容相关的必要的背景知识。

第二，培养自己的兴趣。

要记住听者与说者同样有激发对方兴趣的责任。要从沟通的过程中寻找可能与你、你的工作、你的兴趣相关的信息。要对说者所说的内容表示出兴趣。“毕竟没有人愿意对着空房间说话”，要问自己：“如果我是讲话者，感觉又怎样?”

第三，倾听主要的观点。

不好的倾听者倾向于只注意听取事实。要学会区分事实和理论、观点和例证、证据和辩解。提炼主要观点的能力取决于听者组织信息和传递语言的能力以及说者是否进行了必要的重复。说者可能在沟通的开始、中间或结尾阐述他的主要观点。因此，听者必须一直仔细地听。

第四，以批判的态度听。

应当在无偏见的情况下对说者相应的假设和辩解持批判的态度，并小心估量主要观点背后的证据的价值和所运用的逻辑基础。

第五，集中注意力，避免分心。

人的注意力具有波动性和选择性的特点。在听的过程中注意力会下降，而在结束时又上升。听者应当特别注意避免这种趋势，使自己的注意力保持稳定。不要由于说者的衣着、外表、使用的词汇、风度和使用可视的、口头的与书面的辅助物而分散注意力。

第六，善于做笔记。

如果所说的内容十分重要，就有必要将所说内容的要点和可能会遗忘的个别例子等内容做大致的记录。但要注意的是，听者最首要的任务是听。等说者说完一个意思之后再记笔记也许更好些，因为记笔记也可能是一种分心。

第七，帮助说者。

要表现出你对说者所说内容的反应——可以是简短的评论，也可以是一个小小的动作。这些反应表明你的兴趣，但反应要平静和简单，不能干扰说者的思路。

第八，克制自己。

作为一个好的倾听者，最困难的或许就是尽力克制自己不插话。即使对方停顿也不意味着说者已经讲完了，所以一定要耐心。“听是一个克制的过程。”

资料来源：尼基·斯坦顿《沟通圣经：听说读写多方面沟通技巧》(第5版)，罗慕谦译，北京联合出版公司，2015，第57-58页。

(二) 非语言沟通技巧

沟通并不是一个简单的语言传递的过程。在沟通的过程中，沟通双方往往需要通过非语言的信息传递各自的想法。在积极倾听的技巧中，我们已经谈到了肢体语言对于沟通对象的影响。沟通双方能否很好地运用非语言沟通技巧，是影响建设性沟通成败的一个重要因素。

关于各类肢体语言的基本含义的相关文献非常丰富，并且这些肢体语言基本上涵盖了日常生活中各种常见的情况。需要注意的是，当肢体语言脱离了具体的沟通环境时，这些肢体语言往往是空洞、没有意义的。为了真正理解肢体语言所表达的内容，我们必须结合沟通发生的环境、双方的关系和沟通的内容等进行综合的判断。但是，了解下列常见肢体语言的一般含义能够帮助我们更敏锐地观察和理解沟通对象的想法，并从中学会更好地控制自己的行为，从好的方向上影响沟通的进程。

下面就是一些常见肢体语言的基本含义。

说话时捂嘴：说话没有把握或撒谎。

摇晃一只脚：厌烦。

把铅笔等物放到嘴里：需要更多的信息，焦虑。

没有眼神的沟通：试图隐瞒什么。

脚置于朝着门的方向：准备离开。

擦鼻子：反对别人所说的话。

揉眼睛或捏耳朵：疑虑。

触摸耳朵：准备打断别人。

触摸喉部：需要加以重申。

紧握双手：焦虑。

握紧拳头：意志坚决、愤怒。

手指头指着别人：谴责、惩戒。

坐在椅子的边侧：随时准备行动。

坐在椅子上往前移：赞同。

双臂交叉置于胸前：不乐意。

衬衣纽扣松开，手臂和小腿均不交叉：开放。

小腿在椅子上晃动：不在乎。

背着身坐在椅子上：支配性。

背着双手：优越感。

脚踝交叉：紧张、恐惧。

搓手：有所期待。

手指叩击皮带或裤子：一切在握。

无意识地清嗓子：担心、忧虑。

有意识地清嗓子：轻责、训诫。

双手紧合指向天花板：充满信心和骄傲。

一只手在上，另一只手在下，置于大腿前部：十分自信。

坐时架二郎腿：舒适、无所虑。

一个人有太多如下肢体语言时，可被认为在撒谎：眨眼过于频繁，说话时掩嘴，用舌头润湿嘴唇，清嗓子，不停地做吞咽动作，冒虚汗和频繁地耸肩。

上面这些肢体语言往往是人们在沟通过程中无意识地表现出来，或无意识地接受并做出反应的。学习肢体语言的可能含义能够帮助我们在沟通中对这些无意识的反应做出有意识的认识，从而更好地把握沟通对象的真正意图。这一点对于建设性沟通是十分有益的。

（三）绩效沟通中组织信息的技巧

在沟通过程中，由于沟通双方的生活背景、经历以及个人观点和地位方面的不同，沟通过程中的信息接收者和发出者会对相同信息符号产生不同的理解。因此，如何组织沟通信息，便于沟通双方准确理解，就成了保障沟通质量的重要决定性因素。在组织信息过程中，管理者和员工需要保障绩效信息的完整性和准确性。

1.信息的完整性

信息的完整性是指在沟通中信息发出者需要尽量提供完整和全面的信息。具体来说，要求信息发出者注意以下几个方面：沟通中是否提供了全部的必要信息；是否根据听者的反馈回答了全部问题；是否为了实现沟通的目的，提供了必要的额外信息。信息提供是否完整，需要从沟通双方在沟通实践中经过信息的编码和解码全过程来确认。很多时候，我们以为已经把需要告诉对方的信息都表达了，但实际上，这往往只是自己的一厢情愿。

在绩效沟通中，信息不完整的情况是十分常见的。比如管理者和员工在就日常工作进行沟通的时候，信息的完整性就可能被忽视：员工可能提供部分绩效信息，以为管理者对很多信息都是清楚的；管理者在进行绩效辅导的时候，也常常会忽略一些他认为员工理所当然应该知道，但实际上员工可能不完全知道，或者不掌握解决问题的关键技术等。虽然在信息沟通中，所有人都不可能做到信息的面面俱到，但是管理者和员工都必须做到关键信息不遗漏。

2.信息的准确性

信息的准确性是指提供的信息对沟通双方来说应该是准确、对称的。信息完整性是要求信息发出者提供全部的必要信息，而信息的准确性则强调信息发出者提供的信息是准确的。沟通信息的准确性要求根据环境和对象的不同采用相应的表达方式，从而帮助对方精确领会全部的信息。

许多关于人际沟通的研究工作关注信息的准确性。这些研究普遍强调，应该使信息在整个传送过程（编码和解码）中基本不改变或偏离原意，并将之视为有效沟通的基本特征。为了保障沟通双方对信息都有精确的理解，我们应注意以下两个方面。

一是信息来源对沟通双方来说都应该是准确和可靠的，这是信息准确性的基本要求。

在沟通过程中，出现信息不准确现象的一个非常重要的原因就是原始数据的可靠性不符合沟通的需要。特别是管理者对员工的工作失误提出意见时，就必须使用双方都能够认同的信息源所提供的信息。例如，甲和乙之间有一些私人矛盾。如果管理者以甲提供的信息为依据，对乙的怠工行为提出批评，就容易遭到乙的排斥。即使这种情况是客观发生的，这样的沟通也无法达到应有的效果，因为沟通信息的可靠性没有得到接收者的认同。

二是信息传递方式有助于沟通双方准确理解信息。

在沟通过程中，应该使用沟通双方都能够理解的媒介手段和恰当的语言表达方式。

第一，选择合适的媒介手段。目前主要的媒介包括会谈、书面报告、信息系统等各种各样的形式。在选择媒介时，不能仅凭信息发出者的意愿，而要根据沟通对象的特征、沟通的目的以及各方面的环境因素等进行综合考虑。例如，管理者要针对某个员工在工作中的问题进行辅导，通常就应该采用一对一面谈的形式；而对于团队工作中的问题，在团队成员数量有限并有可能集中而不影响工作进展的情况下，就可以采用团队集体会议的方式进行沟通。随着信息技术的不断发展，信息传递的准确性有了很大的提高；人们可以在很短的时间内将信息以文字文件、图像、声音等形式传送到世界的各个地方。在医院管理实践中，医院信息化系统的广泛应用为医院管理者与员工的沟通提供了诸多便利。但是，许多年纪较大的医生不能熟悉使用医院信息化系统，这种情况下，医院信息化系统远不如一对一的沟通面谈有效。

第二，恰当的语言表达方式的选择。主要注意恰当的词汇和恰当的语言风格两个方面。关于沟通词汇的准确理解，主要是沟通双方在文化和语言上的差异往往会导致对相同词汇的不同理解。有一个流传很广的案例可以说明这个问题：一个美国商务代表团到日本参加谈判，直到他们就要打道回府时，才发现双方离达成共识还有很大的距离。因为在谈判中，每当日方对于价格等问题提出异议时，只要美方在其他方面略作让步，日方代表就会回答“哈伊、哈伊”。之后，美方就将谈判引入下一个议题。实际上，日本人说“哈伊”（日语中的“是”）只是意味着理解了对方的意思，而并不代表对对方意思的认同。关于语言风格的选择，沟通双方可以根据不同的沟通主题，决定是选择正式语言、非正式语言，还是非规范语言。这三种不同类型的语言运用于不同的沟通方式，服务于不同的沟通对象和沟通目的。在管理者与员工之间进行的非正式沟通中，人们更多地运用非正式的语言进行交流，甚至会使用一些在工作场所中大家都能够理解的非规范语言。但是在正式的书面沟通（如定期的工作报告）中，就会更倾向于使用正式语言精确地表达信息的内容。

（本节作者：陈碧玮）

第八节　医院绩效评价方法

绩效评价方法，是指评价医院员工个人绩效的过程和方法。通常使用的绩效评价方法大致分为三种类型：比较法、量表法和描述法。这三类方法各具特点，迄今为止，还没有一种方法堪称最优或能够满足实践中的所有要求。在管理实践中，它们往往被综合使用，以适应不同医院在不同的发展阶段对绩效评价的不同需求，满足绩效评价的不同目的。下面具体介绍在实践中比较常见的绩效评价方法。

一、比较法

比较法是一种相对评价的方法，就是对评价对象进行相互比较，从而决定其工作绩效的相对水平。由于比较法是最方便的评价方法，评价结果也一目了然，作为各类管理决策的依据时也十分方便，在各级各类医院中得到了广泛的运用。但是比较法也有其自身难以克服的缺点。首先，采用比较法得出的评价结果往往无法在不同评价群体之间进行横向的比较，而且很难找出充分的理由说明最终评价结果的合理性，因此往往很难让被评价者接受，也很难为薪酬、晋升等决策提供令人信服的依据。另外，相对评价法最致命的缺点在于无法找出绩效差距的原因，因而也就很难缩小绩效差距。因此，我们一般不单独使用相对评价的评价方式，在实践中，比较法往往与后文介绍的描述法和绝对评价法结合使用。

常见的比较法主要有以下四种：排序法、配对比较法、人物比较法和强制分配法。

（一）排序法

排序法亦称排列法、排队法、排名法，就是将员工按工作绩效从好到坏的顺序进行排列，从而得出评价结果的方法。

排序法是医院中使用得比较早的一种方法，这种方法有几个优点。首先，实施排序法成本很低，设计和使用起来都很简单；其次，排序法能够有效地避免出现绩效评价时的各种误差，如宽大化倾向、中心化倾向以及严格化倾向等。但是同时，排序法也有许多缺点：评价过程的主观性和随意性使评价结果往往容易引发争议，因此得出的评价结果往往不利于各项人力资源管理决策的应用。而且，当几个人的绩效水平相近时，难以进行科学准确的排列。

常见的排序法有直接排序法和交替排序法两种。直接排序法是最简单的排序法。评价者经过通盘考虑后，以自己对评价对象工作绩效的整体印象为依据进行评价，将本部门或一定范围内需要评价的所有员工从绩效最高者到绩效最低者排出一个顺序来。交替排序法也是根据某些评价要素将员工从绩效最好的到绩效最差的进行排序，但是具体的操作方法与直接排序法略有不同：交替排序法是将要评价的所有人员的名单列出，并将不熟悉的评价对象画掉，评价者经过通盘考虑后，从余下的所有评价对象中选出最好和最差的，然后再在剩下的员工中选出最好和最差的，依此类推，直至将全部人员的顺序排定。交替排序法适用于评价一些无法用量化指标表达的工作质量和效率。在对众多评价对象拉开绩效档次的时候，这种方法是比较简单实用的，尤其在需要评价的人数不多时。

（二）配对比较法

配对比较法亦称平行比较法、一一对比法、成对比较法，是由排序法衍生而来的，它使绩效评价法变得更有效。具体的操作程序是：将每一个评价对象按照所有的评价要素与其他评价对象一一进行比较，根据比较结果排出名次，即两两比较，然后排序。这种比较方式比排序法的简单排序方式更为科学、可靠。一般来说，这种方法在医院人力资源管理中经常被用于对职位本身重要性的评价。选取比如职位的重要性、影响程序、风险等指标，分别对职位进行配对比较，依次评估出不同的职位对医院的价值，并以此作为确定该职位的薪酬依据。

（三）人物比较法

人物比较法也被称为标准人物比较法，是一种特殊的比较法。这种方法的评价标准与前两种比较法不同：前面两种比较法都是人与人之间相互比较，而这种比较法则是所有的人与某一个特定的“标准人物”进行比较，在一定程度上能够使评价的依据更客观。人物比较法的实施方法是：在评价之前，先选出一位员工，以他的各方面表现为标准，将其他员工与之相比较，从而得出评价的结果。人物比较法能够有效地避免宽大化倾向、中心化倾向以及严格化倾向。该方法设计和使用容易，成本很低，比其他方法更能提高医院员工的工作积极性。同时，它也存在一些难以克服的问题：标准人物的挑选困难，无法与医院的战略目标联系，很难发现问题存在的领域，不便于提供反馈和指导，容易造成评价的武断。

（四）强制分配法

强制分配法有时也被称为硬性分布法，就是按事先确定的比例，将评价对象分别分配在各个绩效等级上，各级各类医院可以根据各自实际把绩效评价结果按照不同的比例分布，比如绩效最好的，5%；绩效较好的，25%；绩效一般的，45%；绩效较差的，20%；绩效很差的，5%。最简单的强制分配法就是由评价者通过主观判断将评价对象归为特定的等级。但是在实际应用中，强制分配法往往不是单独使用，而是与各种各样的绩效评价方法结合使用的。一般都是先使用某种评价方法根据每种评价要素，对每位评价对象进行评价，然后将评价结果综合计算，按强制分布法确定的比例分配到相应的绩效等级上。特别需要指出的是，绩效评价不仅是为了在科室内部进行评价，还应反映出科室对医院绩效的贡献程度，因此，在确定科室员工的绩效等级分布比例时，应该充分考虑该科室的绩效情况。在使用强制分配法时，应根据科室绩效决定科室员工的绩效等级分布比例，而不是平均分配给每个科室相同的比例。当然，在多数情况下，这种比例要求规定的都是上限，而不一定要强制分配进每一个等级。比如当部门绩效得分为3分时，这时对应部门员工绩效评价得3分的不能超过65%，这意味着可以少于65%。另外，表中的“不限”表示可以有任意多的人员得此分数。这样做的目的是把医院员工的个人绩效置于科室的群体绩效中予以考虑，让员工不仅关注个人绩效，而且要关注所在科室的绩效状况。

二、量表法

量表法就是将一定的分数或比重分配到各个绩效评价指标上，使每项评价指标都有一个权重，然后由评价者根据评价对象在各个评价指标上的表现情况，对照标准对评价对象做出判断并打分，最后汇总计算出总分，得到最终的绩效评价结果。与比较法的相对评价不同，量表法是一种绝对的评价方法，量表法所采用的评价标准一般都是客观的职位职能标准，因此，评价结果较比较法来说更客观、准确，并且可以在不同员工之间进行横向比较。使用量表法得出的评价结果能够直接有效地运用于各类人力资源管理决策（如晋升、薪酬等）。但量表法的设计与比较法相比要耗费更多的时间和精力，并且由于评价指标和权重的设计专业性很强，因此通常需要外部专家的介入。

如前所述，绩效评价指标有四个构成要素：指标的名称、定义、标志和标度。实际上，量表法就是将评价的这四个要素设计成表格用于评价的一种方法，而不同种类的量表法之间的区别就反映在所使用的评价指标如何定义其具体的评价尺度上。我们可以将评价尺度分为量词式的评价尺度、等级式的评价尺度、数量式的评价尺度（数量式的评价尺度又包括连续型和离散型两种）和定义式的评价尺度。

（一）图尺度量表法

图尺度量表法是最简单且应用最广泛的绩效评价技术之一，它在图尺度的基础上使用非定义式的评价。

（二）等级择一法

等级择一法的原理与图尺度量表法完全相同，只是在规定评价尺度时没有使用图示，而是采用了一些有等级含义的短语来表示。

尽管绩效评价方法种类繁多，但是像图尺度量表法和等级择一法这类的非定义式评价尺度方法仍然是许多医院使用的最主要方法，原因在于此类方法使用方便、设计简单、成本较低。由于评价指标的名称、定义和尺度是在一般意义上确定的，因此可以适用于医院中几乎全部的职位，应用时只需要根据职位的不同进行一定程度的调整。在确定了适合本医院情况的一个指标库之后，为各个职位设计此类的评价量表十分方便。另外，使用此类评价方法能够方便地在医院的不同员工之间进行横向比较。

当然，这两种评价方法也有很多缺点。由于抽象的评价尺度与医院的战略目标缺乏联系，这两种量表无法对员工的行为，特别是与战略相关的行为起直接的指导作用。图尺度量表法和等级择一法不能清楚地指导员工必须做什么才能得到某个确定的评分等级，也无法通过这两种方式了解如何才能改善个人绩效进而支持医院的战略目标。例如，医院某护士在沟通能力上的绩效等级为最低等，仅仅通过这两种方法的评价，这名护士并不知道如何对自己的沟通能力进行改进。另外，图尺度量表法和等级择一法也不能为具体的、易于接受的绩效反馈提供足够的信息。特别是当负面的反馈集中在定义模糊的个人特征上时，往往会令员工感到难以接受。例如，评价者告诉医院某医生他的服务态度比较差，该医生很可能会感到不服气。但如果能够用具体的行为记录给出反馈，则会收到更好的效果。例如，告知这名医生上个月有4名患者针对他的服务态度进行了投诉，他就比较容易接受评价的结果。因此，这两种方法在使用时，往往需要与各类描述法（常见的是关键事件法）结合使用，从而帮助员工从评价结果中找到明确的指导，并对评价结果做出一定的解释。

（三）行为锚定量表法

行为锚定量表法是由美国学者帕特里夏·凯恩·史密斯和洛恩·肯德尔于1963年在美国全国护士联合会的资助下研究提出的。它由传统的图尺度量表法演变而来，是图尺度量表法与关键事件法的结合，是行为导向型量表法的最典型代表。在这种评价方法中，每一个水平上的绩效均用某一标准的行为来加以界定，这种方法克服了其他评价方法的弱点。

采用行为锚定量表法通常按照以下五个步骤进行。

一是寻找关键事件。

让一组对工作内容较为了解的人（员工本人或其直接上级）找出一些代表各个等级绩效水平的关键事件，并进行描述。

二是初步定义绩效评价指标。

再由这些人将获取的关键事件合并为几个（通常是5～10个）绩效评价指标，并给出指标的定义。

三是重新分配关键事件，确定相应的绩效评价指标。

让另外一组同样熟悉工作内容的人对关键事件进行重新排列，将这些关键事件分别归入他们认为合适的绩效要素中。如果第二组中一定比例的人（通常是50%～80%）将某一关键事件归入的评价要素与前一组相同，那么就能够确认这一关键事件应归入的评价要素。

四是确定各关键事件的评价等级。

后一组的人评定各关键事件的等级，这样就确定了每个评价要素的“锚定物”。

五是建立最终的行为锚定评价体系。

行为锚定量表法是量表法与关键事件评价法综合运用的产物。这一方法与一般量表法最大的区别在于，它是用特殊的行为锚定的方式规定评价指标的尺度。行为锚定量表法和图尺度量表法都要求评价者根据个人特征评定医院员工，但是，行为锚定量表法使用的评价尺度与图尺度量表法不同。行为锚定量表法不是使用数目或一系列的形容词表示不同的绩效水平，而是使用反映不同绩效水平的具体工作行为的例子来锚定每一个评价指标的标志。

与其他工作绩效评价方法相比，行为锚定量表法需要花费更多的时间，设计时也比较麻烦，适用的工作类型也有限（仅适用于不太复杂的工作）。但是，这种方法也有一些十分突出的优点。

第一，评价指标之间的独立性较高。在设计过程中，设计人员将众多的关键事件归纳为5～8种绩效评价指标，使得各绩效要素之间的相对独立性较强。例如，对于用关键事件加以界定的“服务态度”和“工作积极性”，人们就不容易将这两种评价要素混同起来。

第二，评价尺度更加精确。行为锚定量表法是由那些对工作最熟悉的人编制“锚定物”，即对应于某个特定标志的关键事件的，因而能够更加确切地找出最适合某个特定职位的评价尺度。评价尺度以工作分析为基础，依据医院员工的客观行为，有利于评价者更加清楚地理解各个评价等级的含义，避免发生各类评价误差，能够比其他评价方法更准确地对工作绩效进行评价。

第三，具有良好的反馈功能。能够将医院战略与医院所期望的行为有效地结合起来，可以有效地向医院员工提供指导和信息反馈，指出行为缺陷，有助于实现绩效管理的最终目的。

第四，适合用来为分配奖金提供依据。一方面，行为锚定量表法能够提供可供员工之间相互比较的评价结果，因而适用于为奖金分配提供依据；另一方面，医院员工参与的程度高，决策依据的是客观事实，员工也比较容易接受。

行为锚定量表法是典型的行为导向型量表法。这种评价方法所使用的评价尺度是行为导向的，因而要求评价者对正在完成工作任务的员工进行评判，而不是针对预期的工作目标进行评价。这在实际操作中往往会造成一定的困扰。行为锚定量表法的最大问题在于评价者在尝试从量表中选择一种代表某员工绩效水平的行为时，往往会有困难，因为有时一个员工的行为表现可能出现在量表的两端。科学的设计过程有助于尽量避免这种情况，但实践中难免会发生这种情况。以用于评价医院护士的例子来说明。如某个护士有时能够主动帮助有困难的患者，也就是达到了“最好”一级的水平，但有时她也会对患者置之不理，也就是处于“最差”的等级上。即使用最科学的方法来设计评价尺度，也难免会有这样的情况，因为我们评价的毕竟不是机器，而是活生生的人，人的行为往往会受到各种内外因素的干扰，呈现出波动、不稳定的状态。

（四）混合标准量表法

混合标准量表法也属于行为导向型量表法。混合标准量表法最主要的特征在于，所有评价指标的各级标度被混在一起随机排列，而不是按照评价指标的一定顺序进行排列，因而对每一个行为锚定物都做出“高于”“等于”或者“低于”的评价，而不是在一个指标中选出某一个水平作为最终的评价。具体做法是：在确定绩效评价指标之后，分别对每一个维度内代表好、中、差绩效的标度用行为和结果描述相结合的方式加以阐明，最后，在实际评价表格中将所有指标的三个标度混合在一起供评价者选择。与行为锚定量表法相比，混合标准量表法具有突出的优点。混合标准量表法打散了各评价指标的各级标度。这种方式能够避免人们受到等级规定的影响而不能客观地根据标度的描述进行评价。在大多数评价方法中，评价者往往需要与评价尺度对应的等级打交道。以行为锚定量表法为例，评价者在评价的时候可以看到每个锚定物都对应着特定的等级，这样容易发生诸如宽大化倾向之类的主观误差。混合标准量表法则避免了这种情况的发生。

（五）综合尺度量表法

所谓综合尺度量表法，是将结果导向型量表法与行为导向型量表法相结合的一种评价方法。在该方法中，评价指标的标度规定采用了行为与结果相结合的方式。这种方式既能够有效地引导员工的行为，又能够对结果进行直接的控制。运用综合尺度量标法最大的困难在于如何设计与职位相关的指标尺度，因此，使用这种评价方法时需要较高的设计成本。

（六）行为观察量表法

行为观察量表法通过针对各个评价项目列出一系列有关的有效行为的方式来进行绩效评价。在使用行为观察量表时，评价者通过指出被评价者表现各种行为的频率来评价他的工作绩效。如下面的例子所示，一个5分的量表被分为从“几乎没有”到“几乎总是”五个等级。通过将员工在每一种行为上的得分相加，得到各个评价项目上的得分，最后根据各个项目的权重得出员工在这一绩效维度的总得分。行为观察量表法实际上是图尺度量表法和行为导向量表法的结合。在行为观察量表法中我们只需要找出有效行为，并通过有效行为的发生频率对评价对象的绩效做出评价。前面我们曾谈到，行为锚定量表法有一个很明显的问题，就是评价者在尝试从量表中选择一种代表某员工绩效水平的行为时往往会有困难，因为有时一个员工的行为表现可能出现在量表的两端。在行为观察量表法中，这个问题得到了有效的解决。

下面是两个例子：

例一　评价项目：工作的可靠性

a.有效地管理工作时间。

几乎没有　1　2　3　4　5　几乎总是

b.能够及时地符合项目的截止期限要求。

几乎没有　1　2　3　4　5　几乎总是

c.必要时帮助其他员工工作，以符合项目的期限要求。

几乎没有　1　2　3　4　5　几乎总是

d.必要时情愿推迟下班和周末加班工作。

几乎没有　1　2　3　4　5　几乎总是

e.预测并试图解决可能阻碍项目按期完成的问题。

几乎没有　1　2　3　4　5　几乎总是

总分=

0～13分：很差　14～16分：差　17～19分：一般　20～22分：好　23～25分：很好

例二　评价项目：克服变革的阻力

a.向下属描述变革的细节。

几乎没有　1　2　3　4　5　几乎总是

b.解释为什么必须进行变革。

几乎没有　1　2　3　4　5　几乎总是

c.与员工讨论变革会给员工带来何种影响。

几乎没有　1　2　3　4　5　几乎总是

d.倾听员工的心声。

几乎没有　1　2　3　4　5　几乎总是

e.在推动变革成功的过程中请求员工的帮助。

几乎没有　1　2　3　4　5　几乎总是

f.如果有必要，会就员工关心的问题定一个具体的日期来进行变革之后的跟踪会谈。

几乎没有　1　2　3　4　5　几乎总是

总分=

6～10分：很差　11～15分：尚可　16～20分：良好　21～25分：优秀　26～30分：出色

由于行为观察量表法能够将医院发展战略与它所期望的行为结合起来，因此能够向员工提供有效的信息反馈，指导员工如何得到高的绩效评分。管理人员也可以利用量表中的信息有效地监控员工的行为，并使用具体的行为描述提供绩效反馈。与各种行为导向型评价方法一样，在开发行为观察量表时以工作分析为基础，而且每一个职务的评价都需要单独进行开发，因此开发成本相对较高。行为观察量表法使用起来十分简便，员工参与性强，容易被接受。

但是，这种方法存在一些缺陷：首先，行为观察量表法只适用于行为比较稳定、不太复杂的工作。只有这类工作才能够准确、详细地找出有关的有效行为，从而设计出相应的量表。而对一些复杂的工作的描述，则显得困难重重。其次，不同的评价者对“几乎没有……几乎总是”的理解有差异，导致绩效评价的稳定性下降。这一问题类似于在图尺度量表法和等级择一法中理解“优异”“优秀”……“较差”等概念时的问题。因此，要保证所有评价者的评价尺度一致，还需要对各绩效等级的定义做出明确规定。

三、描述法

描述法（Essay Method）作为各类绩效评价方法必要的补充，被视为另一类特殊的绩效评价方法。描述法在设计和使用上比较容易，实用性很强，因而适用于对任何人的单独评价。但是，描述法没有统一的标准，难以对多个评价对象进行客观的、公正的比较，而且与评价者的写作水平关系较大，因而不适用于评价性评价，而较适用于发展性评价。

根据所记录事实的不同内容，描述法主要可以分为态度记录法、工作业绩记录法和关键事件法。

（一）态度记录法

所谓态度记录法，就是由评价者通过对评价对象日常工作情况的观察，将其在工作中表现出来的工作态度记录下来的绩效评价方法。在记录过程中，观察者应该注意，不仅要将评价对象在所评价态度方面表现出来的优点和长处记录下来，而且应有针对性地将评价对象的缺点和不足同时记录下来。这样的态度记录能够更好地运用于对医院员工的绩效改进。另外，在运用态度记录法时，我们还可以让观察者记录对于评价对象的一些综合性的评语或指导意见。在记录表中还可以添加一栏，用于评价对象在评价结束之后表明自己是否认可所记录的内容。

（二）工作业绩记录法

工作业绩记录法要求评价者观察并记录评价对象在工作过程中的各种事实，分阶段记录所达到的工作业绩，并最终形成工作业绩记录卡。另外，还可以用该表记录该员工在遵守某些规章制度方面的表现。

（三）关键事件法

关键事件法是由美国学者弗拉纳根和巴拉斯创立的。所谓关键事件，是指医院员工的那些会对本科室的整体工作绩效产生重大影响的事件，这些事件对绩效的影响可能是积极的，也可能是消极的。关键事件一般分为有效行为和无效行为。关键事件法要求评价者通过平时观察，及时记录医院员工的各种有效行为和无效行为，是一种最为常见的典型的描述法。

关键事件法主要应用于绩效反馈的环节中。评价者根据所记录的事实及各类评价标准进行绩效评价，最后把评价结果反馈给评价对象。由于关键事件法基于员工平时工作的事实，而不是以抽象的行为特征为依据的，因此评价者可以依据所记录的事实对评价对象做出评价，评价对象的接受度也较高。

关键事件法帮助评价者实事求是地进行绩效评价，不容易挫伤员工的积极性。因为对评价对象来说，即使绩效评价结果较差，也不是针对他的人格，而是他的工作行为，而且是可以明确指出的特定行为，所以比较容易得到评价对象的认同。更重要的是，通过使用关键事件法，评价者在绩效反馈时能够更清晰地告诉评价对象，要想在下一期获得好评价，应该如何去行动。总结以上内容，关键事件法的优点有：

①能够将医院战略和它所期望的行为结合起来。

②能够向医院员工提供指导和信息反馈，提供改进依据。

③设计成本很低。大多以工作分析为基础，所衡量的行为有效。

④参与性强，容易被医院员工所接受。

> 下面是某医院科室领导对他的下属小王的工作“协作性”的关键事件的记录：
>
> 其一，有效行为。
>
> 虽然今天没轮到小王加班，但他还是主动留下加班到深夜，协助其他同事完成了一份工

作报告，使部门领导在第二天能顺利地在全院大会上做报告。

其二，无效行为。

院领导今天来科室视察，小王为了表现自己，当众指出了小李和老张的错误，致使同事之间的关系紧张。

需要着重指出的是，关键事件法往往是对其他评价方法，特别是各种量表法的补充。关键事件法在认定医院员工的良好表现和不良表现方面十分有效，而且有利于制定改善不良绩效的规划。但是如果单纯运用关键事件法，会产生以下问题。

第一，对于比较复杂的工作，要记录评价期间所有的关键事件是不现实的。关键事件法适用于行为要求比较稳定、不太复杂的工作。

第二，运用关键事件法无法在医院员工之间进行横向比较，无法为员工的奖金分配、职位晋升等提供依据。

第三，关键事件法的应用成本很高。记录关键事件是一件非常烦琐的事，需要大量时间。尤其是当一名科室领导要对许多员工进行评价时，将会耗费很多的时间。

第四，容易造成上级对下级的过分监视，使员工觉得不被尊重和信任，造成关系紧张。

第五，由于评价报告是非结构化的，因此容易发生评价误差。

总之，描述法的核心作用是在绩效评价和绩效反馈环节提供充分的事实依据，因此，使用描述法的关键就是用客观、公允的态度，及时、准确地记录各类事实情况。在通常情况下，不主张单独使用描述法，但在现实的绩效评价和绩效管理系统中，描述法往往作为手段之一与其他各类评价方法结合使用，起到了非常重要的作用。

（本节作者：陈碧玮）

第九节 医院绩效管理的组织机制

一、战略管理与医院绩效管理

（一）战略管理流程

战略管理是一个管理过程，这已成为学界和管理实践者的共识。如何才能使管理实践变成围绕战略而展开的持续过程呢？卡普兰和诺顿在《战略中心型组织——如何利用平衡计分卡使企业在新的商业环境中保持繁荣》中提出了一套战略管理框架，对此问题进行了全面的回答。卡普兰和诺顿开发的战略管理流程包括开发战略、诠释战略、协同组织、规划运营、监控学习、检验调整六个阶段。这六个阶段的工作几乎覆盖了组织管理的所有重要方面，以此为主线谋划和带动组织的全局工作，无疑会带来管理水平的大幅提升。通过将战略管理系统与绩效管理系统的有机融合，这六个阶段流程的全面贯彻，有助于实现组织战略的流程化管理和推动组织绩效的持续提升。

1.开发战略

战略管理流程始于管理层的战略开发。开发战略阶段的主要任务是回顾组织的使命、核心价值观和愿景，分析环境信息，完成战略开发或对组织战略进行微调或变革。在这个过程中，组织主要通过全面回答三个问题来完成：①我们做的业务是什么？为什么？回答这个问题主要是为了明晰组织的使命、核心价值观和愿景。②获取竞争优势的最关键因素是什么？回答这个问题需要进行全面的战略分析。③我们如何做到最好地参与竞争？最后一步就是完成战略开发或战略调整。

2. 诠释战略

诠释战略是将战略化为可操作的行动的重要环节。诠释战略的主要任务就是将战略转化为基于战略主题的战略地图，为战略地图中每一个战略目标设定相应的计分卡指标和目标值，以及开发达成战略目标的行动方案和资源计划。诠释战略过程犹如在传统的战略制定和战略规划之间增加了一个显微观察的环节，放大了战略所包含的细节元素，从而使人们对战略有更微观、深入和透彻的理解。从这个意义上讲，诠释战略可以说是整个战略管理流程的关键一环，是开发战略过程的拓展和延伸。

3. 协同组织

企业创造的价值不仅包括来自客户的价值，还包括来自企业的价值。前者由企业的业务单元通过创造产品和服务为目标客户提供独特的客户价值主张而得以实现；后者产生于企业所创造的跨职位、跨层级、跨部门和跨边界的协同效应。按照系统论的观点，企业中不同管理层级之间、不同业务单元之间、业务单元和职能部门之间以及与外部利益相关者之间需要实现协调一致。如果说诠释战略是从组织层面对战略进行可视化分析，使组织成员对共同的战略目标和竞争方式达成共识，那么协同组织则是进一步将战略逐层推向管理一线和市场前沿，使每一个部门、员工和利益相关者都能理解自身的战略角色和工作任务，进而实现密切配合和协同作战。

4. 规划运营

战略和运营虽然是组织体系的两个不同功能模块，但两者都非常重要，并且需要融为一体。一份美好的战略如果没有优异的运营系统予以支撑，就像没有基础的空中楼阁，不可能成功地达到预期目标。反之，一个优异的运营系统虽然有可能在成本控制、质量改进和效率提升上取得不俗的成绩，但如果缺少战略指引和战略聚焦，最终将变成迷失在市场竞争大潮中的帆船，纵然竭尽全力却难以到达成功的彼岸。

5. 监控学习

战略执行过程包括实施战略行动方案、流程改进项目以及销售和运营计划等，战略执行的成功要求实现战略和运营的有效连接。为确保战略目标顺利达成，组织通常需要在战略执行过程的不同阶段，通过不同的反馈机制，掌握执行的进展和效果，以便采取相应的控制措施纠正各类偏差。组织的战略监控和调整机制主要是一套结构化会议（运营回顾会议和战略回顾会议），会议主要是回顾组织的运营和战略，并根据需要调整和改变战略。运营回顾会主要通过回顾部门和业务单元的绩效情况，找出问题。战略回顾会则是讨论各业务单元平衡计分卡上的指标和行动方案，评估战略执行的进程和障碍。

6. 检验调整

由于战略制定和战略选择本身就是艺术，不一定是完全科学的，因此在管理实践中还需要深入分析内部运营数据和外部环境信息，通过运营与战略的反向链接来对战略进行检验。对战略本身进行检验与调整一般通过召开战略检验与调整会来实现。与运营回顾会和战略回顾会都是在不质疑战略本身不同，战略检验与调整会是在质疑战略本身所含的假设和推理的前提下，对战略的正确性和有效性进行检验，重点是研究战略调整或转型，以便及时修改或重新制定战略，即是根据产品线和渠道的营利性、变化的外部环境、出现的新战略机会以及新的技术发展等情况，来具体审视或调整战略。

（二）基于战略管理的医院绩效管理过程

医院绩效管理是由医院绩效计划、医院绩效监控、医院绩效评价和医院绩效反馈构成的循环系统。为保障医院绩效管理的战略性导向，如何将医院战略管理与绩效管理有机结合起来？如何将平衡计分卡的战略管理流程系统整合并运用到医院绩效管理的四个环节中？这些问题被抛在了医院绩效管理的研究者和实践者面前。笔者通过研究发现，基于战略管理流程的医院绩效管理过程可以有效实现医院绩效管理的战略目的，进一步提升医院绩效管理的价值。

基于战略管理流程的医院绩效管理过程针对医院绩效管理的四个环节展开。在医院绩效计划的制定环节，通过组织战略的开发和诠释两个阶段，确定医院的使命、核心价值观和愿景，并通过战略地图来引导战略的制定，确定医院战略的具体内容，包括确定战略主题、具体的目标和衡量指标。有效的医院绩效计划必须能将医院的战略充分地落实到科室和员工的绩效评价计划中去。在组织协同阶段，通过科室战略地图和员工平衡计分卡的开发，充分实现了医院绩效管理在组织、部门、个人三个层次的有机统一，并始终围绕医院战略这个中心。此外，通过规划运营这一阶段的过渡，在医院绩效计划和医院绩效管理的另外三个环节之间架起了一个桥梁。运营规划突出战略主题、行动方案、责任人和预算等，使得医院战略得以有效执行，也是医院绩效监控等医院绩效管理其他环节得以有效实施的基础。医院绩效监控是在运营规划的基础上，医院管理者在战略和计划执行过程中全方位监控下属的表现，主要方式有沟通、指导和信息搜集等，和战略管理的监控与学习阶段有密切的联系，但二者侧重面不同，医院绩效监控更加具体和日常化，而战略的监控与学习则更加宏观，其主要形式是各种会议。医院绩效评价强调运营绩效评价的客观化和常规化，其结果可以被用在战略管理流程的检验和反馈阶段中去。医院绩效反馈只是医院绩效评价结果的一种规范化应用，目的是医院绩效的持续改进。医院绩效评价和反馈的内容，完全可以用到战略管理流程的战略检验和调整阶段中去，使得医院战略的监控和调整更加有据可依。

与传统的医院绩效管理比较，基于战略管理流程的医院绩效管理过程有明显的优点，具体表现在以下五个方面：①传统医院绩效管理的各项评价指标间的联系没有严格的逻辑关系，指标确立的人为因素多，指标模块的划分有较强的主观性，目标的确定也有一定盲目性；而基于战略管理流程的医院绩效管理过程的各指标模块有明确的规范，指标的因果关系和逻辑顺序清晰。②传统医院绩效管理对医院战略计划的理解有一定的随意性，各部门和个人没能有效地围绕医院战略这个中心；而基于战略管理流程的医院绩效管理过程通过组织协同，将医院战略、科室战略任务和员工绩效管理的重点，有机地统一在一起。③与传统医院绩效管理相比，基于战略管理流程的医院绩效管理过程增加了运营规划流程，有利于将医院战略和日程运营行为紧密地联系在一起。④传统医院绩效管理不强调具体的行动方案，而只是一味地以结果为导向；而基于战略管理流程的医院绩效管理过程则在绩效计划和监控环节，特别强调行动方案，以确保绩效计划的有效落实。⑤传统的医院绩效管理并不要求与预算联系；而基于战略管理流程的医院绩效管理过程则要求每个战略主题和绩效任务都有明确的责任人和具体的财务预算，使战略任务的落实有了人力和财力保障。

（三）基于战略管理的医院绩效管理的组织保障

强有力的领导和组织机构保障是推动平衡计分卡战略管理实践的关键，医院高层领导推动和成立专门的医院内设机构是两项重要内容。

1.医院高层领导推动

卡普兰和诺顿撰写的《平衡计分卡战略实践》一书，通过对100多家战略执行明星组织获奖者的经验总结发现，领导者的推动是每个案例取得成功的前提。每家实施这一新的战略管理体系的组织的首席执行官都会领导战略开发的流程并组织实施，成功的战略执行所具备的唯一的相同因素是与众不同的、有远见的领导。

医院的战略可以各不相同，有志在提供低成本服务的，也有为患者提供整体解决方案的。在每一家医院成功的实践中，领导班子都领导着组织变革，善于同每一位员工沟通愿景和战略。如果没有这种强大的高层领导，我们所说的这套综合的管理体系也无法让医院实现突破性绩效。实际上，领导是有效实施战略管理体系的必要且充分条件。

在六阶段战略管理体系中，高层领导者确实渗透到了这个管理体系的每一个阶段。在阶段一中，医院一把手主导变革议程并从高层进行推动，从而强化使命、核心价值观和愿景。在阶段二中，医院领导层审批通过第一阶段创建的战略地图，为医院设定挑战性目标值，并使所有员工明确奋斗的目标。在阶段三中，医院领导层驱动医院各单元的协同，这也是向所有员工沟通愿景、价值观和战略的基础。在阶段四中，医院领导层支持跨部门的流程改进。在阶段五中，医院领导层召开战略管理回顾会议的开放性和技巧决定了全年战略微调的有效性。在阶段六中，医院领导层必须允许现有战略受到质疑，即使是一项制定好、执行良好的战略，也应该将其置于新的环境和条件下，结合现有战略的绩效数据以及所有医院员工的新建议进行再次审视。此外，愿意让现有业务战略接受事实挑战是有效领导的标志之一。

基于平衡计分卡的管理流程为有效的领导提供了战略管理的框架。这个六阶段管理流程的每一个阶段都是可行的，把它们组合起来，六阶段的管理流程就为领导者提供了一个综合的、行之有效的系统来管理战略的开发、规划、实施、回顾和调整的全过程。这也是我们相信医院高层领导是成功战略执行的必要且充分条件的原因。

2.设置医院战略管理办公室

在我国现阶段的医院管理中，简单地提出医院战略管理，大家还不好理解。但将医院绩效管理上升到战略层面，实施基于战略管理的绩效管理，正在被越来越多的医院管理者所认同。为保证基于战略管理的医院绩效管理的实施，在医院独立设置战略管理部门是必要的。

（1）设置医院战略管理部门的必要性和意义

上文所述的六阶段战略管理流程形成了一套综合的、一体化的闭环系统，将战略规划和运营规划、执行、反馈、学习有机地链接为一个整体。这套体系有很多动态的环节和相互间的联系，需要组织的不同领域和各单元同步协调。医院现有的流程由不同的部门分别执行，如财务部做预算，人力资源部做个人目标和沟通，质量管理流程则分散在不同的专业性医疗管理部门（如医务部、护理部等），大部分流程都由各自相应的负责人推动执行并对其绩效负责。很少有医院会指定某个人或某个部门管理其战略执行系统，它包含了多项相互链接的流程，这些流程必须适当调适、相互结合以形成战略协同效应，它们必须以一整套的系统来运行，而不是多项各自独立的子系统分别运行。我们确信有必要设立一个新的组织机构，称为类似战略管理办公室这样的部门，来担当战略执行流程的负责人。在系统化的医院战略执行系统中，我们建议了一些新的流程，如开发战略地图和计分卡以协同医院各科室以及所有员工围绕医院战略工作。由于这些流程对大多数医院来说是新的，在现有的组织架构中还没有形成气候，所以，很显然医院会面临一项复杂的任务去实施这样一套综合的、相互关联的管理体系，使得成立专门的管理机构变得更为必要。在绩效卓越的组织，战略管理办公室整合并协调所有与战略密切相关的行动和跨部门、跨单元的运营。战略管理办公室使所有的计划和管控流程以各自的频率有序运行，同时又保持协调节奏。比如，仪表盘和运营控制会议每天、每周进行，收集战略性指标和行动方案的信息以召开月度战略管理回顾会议，收集和分析外部环境信息为季度或年度的战略检验和调整会议做准备。所有这些不同的循环都必须相互兼容并协调一致。

（2）医院战略管理办公室作用的发挥

战略管理办公室的角色和职责。新的战略管理办公室扮演了三个角色。首先，它是一位构建者，为组织设计新的战略和运营管理流程。帮助医院高层管理者开发最初版本的战略地图和平衡计分卡，然后推动它在整个医院内分解和沟通。战略管理办公室确保所有的规划、执行和反馈都到位，并以闭环的形式衔接，并对所有的部门实施监控，确保它们符合要求。其次，战略管理办公室是这个管理体系中多个关键流程的管理者，推动跨业务、跨职能的流程执行，包括战略制定、战略规划、围绕战略协同组织、回顾战略并检验和调整战略。最后，战略管理办公室还必须确保战略引导医院现有的各种流程，包括财务管理、战略沟通、人力资源规划和绩效管理、信息技术规划、行动方案管理以及最佳实践共享。在大多数组织中，这些流程已经存在并有相应的负责人，但他们都各行其是，或许并没有与战略保持一致。因此战略管理办公室作为一个整合者，将所有这些流程都围绕战略整合成一体。然后，进一步明确战略管理办公室的职责，分别在战略管理流程的各个环节行使职责。

医院战略管理办公室的定位和人员配置。战略管理办公室直接向院长汇报工作，其负责人相当于将军的副官。副官并不提出战略或运营策略，也没有权力和职责来执行，而仅仅是负责安排将军主持的会议，确保相应人员到会，做好会议记录，开展会后跟踪，确保相应行动计划的达成。与很多医院现有的院办公室相比，则更多地增加了战略体系设计、战略规划、组织协同、监督落实等方面的职能。组织结构模式有两种：一种是集中的医院层面的办公室；还有一种是网状架构，2～3名成员在医院层面，每一个业务科室和支持部门都配备一名战略管理责任人。战略管理办公室是一个重要的职能部门，但人员配备不用很多，来自企业的经验表明，员工人数在1 000～10 000人的企业，战略管理办公室成员可以少于10人。也不一定重新配备昂贵的新人才，可以从规划和财务部门、质量部门、人力资源部门等部门选派。战略管理办公室的人员要求有很好的素质，包括具备良好的业务知识，有大局意识，能进行战略性思考，具有良好的沟通能力，有团队精神，最好拥有项目管理经验，具备跨业务的复合管理技能，有较好的创新精神。

医院战略管理办公室工作的开展。医院战略管理办公室要有效开展工作，以下一些方面需要加以注意。其一，确保战略管理办公室成员需要具备一些基本的业务能力，包括懂得战略执行管理体系的全部流程和关键环节。另外，在战略执行管理成员所需的各项能力要求中，最关键的能力是执行能力，要求管理者是实干家，而不仅仅是计划者和分析师。其二，在战略变革或执行过程中，要警惕"沉默的杀手"。熟悉和习惯旧文化的老资历成员，可能会抵制新战略成功实施所需要的一种截然不同的文化，从而为新战略的实施带来障碍，必须意识到这种障碍的存在，通过相应的工作技能和影响力，来克服这些障碍。其三，一些具体的管理举措，可能有利于战略管理办公室行使职权。例如充分利用院长和院领导班子成员的影响力，实施战略协同来成功执行战略；加强战略沟通和进行广泛培训，使医院全体成员了解医院战略，熟悉战略执行的一些管理工具；来自企业的经验还包括要求新聘任中层管理人员在战略管理办公室任职，最长达两年，以此来培养人才，并能使战略管理办公室的工作得到更多人的理解和支持。

二、医院绩效管理组织架构和责任体系

医院内部绩效管理组织是实现医院战略目标的载体，进行绩效管理的具体执行者。同时，有效实施医院绩效管理需要建立起职责清晰、分工明确、问责有力的组织责任体系。医院绩效管理组织责任体系应在现有医院组织管理框架基础上，按照组织领导、统筹协调、配合协助、监督执行、具体落实的责任分工原则，有效调整配置绩效管理职责与权力，维护绩效循环体系，努力实现医院战略目标，不断改善医院绩效。

（一）医院绩效管理组织架构和责任体系的基本内容

一般的综合性医院组织管理框架包括领导层、职能部门、业务部门（视情况可分置诊疗团队）和员工。不同医院机构设置并不完全一致，绩效管理组织体系也不尽相同，有单独设置绩效管理部门的，也有将绩效管理职能挂靠在人事或财务部门的，还有组建临时性绩效管理小组的，形成各具特色的绩效管理组织体系。在综合性医院组织管理框架基础上，按照绩效管理责任分工原则，可以模拟设置绩效管理组织框架，具体包括组织领导、统筹协调、协助配合、监督执行、具体实施等五个组成部分，并按照绩效管理的四个环节顺序依次分析组织分工与主要责任。

1.组织领导

组建医院绩效管理领导委员会，行使绩效管理的最高决策权与最终裁判权。该委员会一般包括医院领导层和相关部门负责人，其主要职能是：制定医院战略目标和绩效目标；审定医院绩效管理制度；推动并监督绩效管理的实施；决定重大问题；组织开展绩效评价；发布绩效评价结果，裁决对评价结果的申述：督导绩效反馈，兑现绩效奖励与惩罚；全程全方位沟通。

2.统筹协调

在医院绩效管理领导委员会授权下，组织开展全院绩效管理工作，并提供绩效管理技术咨询指导服务。实施统筹协调的一般是绩效管理的主管部门，其主要职能是：草拟绩效管理制度，供领导委员会决策参考；编制全院绩效管理计划及时间表，提请领导委员会审议；提供绩效管理技术支持；与各科室沟通，及时纠正偏差；实时监测医院绩效动态，分析科室绩效并提出改进意见，发现医院绩效问题并提出改进建议；推动绩效反馈与奖惩，受理相关投诉；建立员工绩效档案；开展绩效管理的咨询、辅导与培训工作。

3. 协助配合

协助提供相关的人、财、物、信息资源，参与配合绩效管理工作。一般由统计信息、人事、财务、医务、护理等医院职能部门实施该项工作，其主要职责是：通过医院信息系统收集人事、财务、医疗服务、质量管理等绩效相关信息资料，协助开展绩效监测与预警工作；参与绩效考核与评价工作；依据绩效评价结果兑现物质奖励和调整人事。

4. 监督执行

落实医院绩效管理要求，开展科室绩效管理。科室绩效是医院绩效和员工绩效相互转化的关键环节。在普遍施行院科两级管理、科室主任负责的体制下，科室主任成为落实绩效管理责任的核心人物。其主要职能是：完成医院绩效管理领导委员会布置的科室绩效管理任务；协助提供科室绩效信息；将人才激励与员工能力提升作为重点，建立科室绩效管理体系；将绩效目标分解到员工，辅导员工制订个人绩效计划；监督个人绩效计划的实施；组织开展员工绩效评价；反馈评价结果，诊断绩效问题，辅导员工改进绩效；随时进行绩效沟通。

5. 具体实施

员工有组织地创造个人绩效，是医院整体绩效的源泉与管理基础。广义上由医院全体员工，狭义上主要由医务人员和一般管理人员实施，其主要职责是：在医院与科室绩效管理体系框架下，制订员工绩效计划，并通过自我管理和自我能力的提升，创造个人绩效；参与科室绩效管理，协助科室主任提升医疗服务团队整体科研、技术能力。

（二）医院绩效管理组织架构和责任体系的完善路径

1. 根据医院发展特征，构建医院绩效管理组织框架，合理配置绩效管理权责

在绩效管理组织责任框架体系中，统筹协调部门处于中枢地位，各医院可根据自身规模和实际工作需要，设置类似的职能科室，也可以组建专门的管理团队长期负责该项工作，有情况特殊的也可以安排专人负责。除此之外，其他部门的责任大多可依托医院现有的组织管理体系。

2. 加强对科室负责人的培训与辅导，提高科室负责人绩效管理的能力

科室负责人的观念、态度与能力对于绩效管理实施影响巨大。当前，我国医院科室负责人大多是临床、医技专业出身，专业工作和管理工作“双肩挑”，对医院绩效管理工作或不了解，或缺乏足够精力，或胜任力不足。因此，有必要对其进行深入细致的培训与辅导。重点培训绩效管理内涵及其在医院管理中的作用等理论和技巧，辅导绩效管理目标分解方法、绩效沟通技能、绩效反馈等操作性技巧，以此增加科室负责人对绩效管理工作的认同与支持，提高绩效管理的能力。

3. 开展建设性绩效沟通，提高员工参与绩效管理程度

绩效沟通是医院绩效管理双方就绩效问题进行的沟通，具有改善和巩固人际关系、解决特定问题的作用。这种具有建设性意义的沟通方式是医院绩效管理组织体系各个科室联系的重要手段与信息交流的主要渠道。开展建设性绩效沟通，需要各方都站在对方的立场上思考问题，注意绩效信息表达的完整性与准确性，坚持对事不对人、自我显性责任导向和以事实为依据的原则。通过建设性绩效沟通方式，吸引员工参与绩效管理政策制定、绩效评价与绩效反馈等活动，发挥员工潜能，设计公正合理的绩效管理体系，提升员工对该体系的认可程度，促使员工进行自我绩效管理和自我绩效改进，降低绩效管理体系的推广和执行难度。

（本节作者：陈碧玮）

第十节　医院绩效管理的文化建设

一、医院文化建设与医院绩效管理

（一）组织文化的内涵

1.组织文化的演进

自从1979年佩迪格鲁在《关于组织文化研究》中首次提出“组织文化”的概念后，它犹如一根导火索，引燃了组织心理学有史以来影响最广泛的一场“运动”。1980年，美国的《商业周刊》《哈佛商业评论》等权威杂志以突出篇幅对“组织文化”的问题进行了讨论，这代表企业界和学术界对这场“运动”的强烈回应。之后在美国连续出版了几本关于组织文化的著作——日裔美国学者奥奇的《Z理论》、帕斯卡尔和阿索斯的《日本经营管理艺术》、迪尔和肯尼迪的《公司文化》、彼得斯和沃特曼的《追求卓越》，这四本著作奏响了这场“运动”的最强音，被称为组织文化的“新潮四重奏”。从此，组织文化开始成为企业实践、管理咨询领域和学术界的流行名词，而组织文化研究也成为组织领域研究的主流。

2.组织文化的定义

尽管学者们对组织文化的内涵界定不尽相同，但他们都认为组织文化是组织的价值观和基本信念，组织正是依赖于这些文化来协调和凝聚内部各种力量，将其统一于共同的指导思想和经营哲学之下。在所有的关于组织文化的定义中，最有代表性的、影响最大的是埃德加·沙因提出的定义：“组织文化是一套基本的假设——由一个特定的组织在学习处理对外部环境的适应和内部整合问题时所创造、发现或发展起来的，一种运行得很好而且被证明是行之有效的，并被用来教育新成员正确感知、思考和感觉上述这些问题的基本假设。”

3.组织文化的实际意义

组织文化从创建到形成不是一朝一夕的，它需要漫长的过程，组织内可以通过一系列手段来对自己的文化进行维系和传承。组织文化能够引导成员的行为和价值取向，对组织成员具有约束作用，能够将他们凝聚在一起，激励他们的积极性和创造性，从而为组织的发展提供强大的动力；它是一个组织形象的鲜明表征，能够将各组织区别开来。但是，我们也不能忽视组织文化的负面影响，组织文化具有稳定性和滞后性，组织想要在激烈的竞争环境中获得生存和发展，就必须适时对组织文化进行变革。

组织文化是管理学领域中备受关注的话题，对组织文化感兴趣的人不仅仅限于学术界，从事管理实务的管理者也对这一话题颇感兴趣，特别是组织文化与绩效之间的关系。

（二）医院文化

医院文化随着医院建立而产生，并伴随医院的发展而发展，被认为是医院的软实力，对医院的持久发展具有关键性作用。医院文化是医院的灵魂，对医院员工行为具有导向、凝聚、激励、约束等功能。先进的文化能够增强医院发展的活力、培育高素质的管理者与医务人员，从而提升医院的服务质量和服务效率，使医院在激烈的竞争环境中生存发展下去。故加强医院文化建设，已成为医院管理的重要内容。

1.医院文化的基本内涵

（1）医院文化的定义

医院文化是指在一定的社会经济条件下，通过社会实践所形成的并为医院及全体成员所遵循的共同意识、价值观、职业道德、行为规范和准则的总和，是一个医院在自身发展过程中形成的以价值观为核心的独特的文化管理模式，是一种凝聚人心以实现自我价值、提升医院竞争力的文化力量和资本积累。这就要求我们充分认识医院文化建设的作用，不断赋予医院文化新的内容，认真把握医院文化建设的重点，营造一种积极向上的文化氛围，让医院的战略目标的实现成为每一名员工的使命，让全体员工能全身心地投入医院建设和发展的共同事业当中。

（2）医院文化的结构

医院文化的构成是分层的，学术界具有代表性的是“同心说”，即把医院文化分为四个层面：精神文化、制度文化、行为文化和物质文化。它由里到外、由深达表，形成一个严密的、系统的、有机的、互相联系和相辅相成的结构。

第一，精神文化层面。医院精神文化具有统领全局的作用，是医院管理者和员工共同遵守的价值观、基本信念、道德规范和精神风貌等，是医院的灵魂和核心，是医院生存和发展的强大支柱，也是物质层面和制度层面的基础。所以，医院要正确引导员工的价值取向，牢固树立“救死扶伤”“全心全意为人民服务”“患者至上”等服务理念。

第二，制度文化层面。医院制度文化是医院文化的重要组成部分，是塑造医院精神文化的根本保证。医院精神所倡导的一系列行为准则，必须依靠制度的保证去实现，通过制度建设规范员工的行为，并使医院精神转化为每个医院员工的自觉行动。因此我们需要在医院内建成良好的制度文化氛围，在倡导新文化的同时，更应制定相应的行为规范和管理制度，在实践中不断强化，努力转变员工的思想观念及行为模式，这样才能逐步建立起新的医院文化，保证医院创造更好的社会价值。

第三，行为文化层面。医院行为文化是指医院员工在开展医疗服务、教育宣传、人际关系活动、文娱体育活动中产生的文化现象。它是医院经营作风、精神风貌、人际关系的动态体现，也是医院精神、医院价值观的折射。医院行为文化建设的好坏，直接关系到医院员工工作积极性发挥的好坏，关系到医院医疗服务开展的好坏，关系到医院未来的发展方向。

第四，物质文化层面。医院物质文化是指医院创造的社会价值，是医院文化层面的表层和外显部分，包括医疗设备、人才储备及医院基础设施等。因此，我们不能简单地看成是经济价值的创造，它的根本出发点是为了保护人群的健康，这反映了医院的经营思想、管理哲学和工作作风。

（3）医院文化的特征

医院文化是组织文化在医院环境下的特殊产物，除了具有组织文化一般性特征之外，还具有一些独有的特征，具体包括：

第一，时代性。医院文化是时代精神的反映和具体化，是在一定的历史文化、现代科学技术和现代意识影响下发展起来的。随着我国医药卫生体制改革的日益深入、人民生活水平的日益提高，当代的医院文化不仅体现社会主义的基本特征，而且应充分体现当今改革开放的时代精神特征，渗透现代医院经营管理的思想。

第二，人文性。人文性是医院文化最显著的特征之一。医院的一切活动都是以人为中心的，医院的服务对象是人，是身心患有疾病的人群。因此，医院强调以患者为中心，医院文化十分强调人的社会性。医务人员具有较高的文化知识，工作在高风险的工作岗位，因此，医院文化强调在管理中关心人、尊重人、信任人，强调激发人的使命感、自豪感和责任心。医院文化提倡团队精神，提倡建立亲密、友善、互助、信任、上下和亲的关系，注重员工的自尊、自我实现等高层次心理需求，并把这些带有“人文”色彩的信念、价值观等注入员工的心灵深处，在医院形成一种和睦相处、同舟共济的人际关系。

第三，社会性。医院是个社会组织，为员工提供工作岗位，提供成就事业的条件，提供工作和学习的环境，同时医院的生存和发展也离不开它所处的大社会环境。因此，先进的医院文化追求与社会环境的和谐，具有高度的社会责任感。医院员工在医院文化的熏陶和感染下，通过自己优质的服务，促进良好社会风气的不断形成，与公众保持良好的公共关系，使医院与社会相关组织成为一个相互依赖、相互联系、相互作用的有机整体，以尽医院的社会责任。

第四，继承性。中国的医院文化是中华文化的一个组成部分，是现代文化的一个部分。传承民族优秀文化传统，借鉴各国文化精华，是医院文化的重要特征。一是继承社会主义文化传统，如白求恩精神，是广大医务人员追求的最高境界。二是继承传统医学文化的精神，如“医乃仁术”“大医精诚”等，都是中国传统医学的精华。三是继承本院的优秀文化传统。医院一代又一代的医务人员在医疗实践中积淀的文化底蕴，是医院各项文明建设和员工教育的成果。这样的继承和发展在医院文化建设中起着重要作用，而且在一些历史悠久的医院中作用更加突出。

第五，创新性。医院文化是在医疗实践和医院管理活动中长期培养形成和不断充实起来的，而创新是发展的源泉。继承是创新的基础，创新是继承的发展，离开了创新的继承就意味着停滞不前。先进的医院文化具有随着医院环境的变化而自我更新的强大再生力，它以无形的魅力推动和引导医院员工发挥他们的创新潜能，这种创新不仅是医疗技术和医疗服务的创新，而且重要的是观念、意识及相关体制和制度的更新。创新既是时代的呼唤，又是医院文化自身发展的内在要求。

第六，传播性。医院是知识密集、技术含量高的单位，是精神文明的窗口。医院与人民的生老病死紧密相连。一方面，医院通过其医疗活动，为保护社会生产力，为人民的健康做出贡献；另一方面，又以自己特有的医院文化向医院外部辐射，影响整个社会。这种传播和影响主要表现在：医院通过自己的良好形象、价值观念、发展目标、职业道德、医院精神等影响患者，影响社会。对全社会的精神文明建设起丰富、促进和推动作用。

2. 医院文化的作用

医院文化的作用是指医院文化在医院工作和医院建设中所发挥的作用。根据国内外学者的研究和众多医院的实践，我们可以把医院文化的作用归纳为七个方面。

（1）引导员工为实现医院目标而努力

医院文化能对医院和医院每个成员的价值取向及行为取向起引导作用，使之符合医院所确定的目标。事实上，医院文化只是一种软性的理智约束，通过医院的共同价值观不断地向个人价值观渗透和内化，以一种适应性文化引导着医院的行为和活动。当医院的整体价值观念和目标融入医院文化建设过程之后，医院全体员工便以主人翁的姿态参与医院文化创建，并实现自我价值观念和目标与医院核心价值观念和目标相统一。因此，医院要想在同类医院中脱颖而出，获得社会认可，需要通过战略规划构建核心价值观，把员工个人理想与医院愿景相结合，营造和谐融洽的文化氛围。此外，医院还需要大力宣传历史沉淀下来的医疗传统和精神。

（2）激励员工发挥自己的潜能

医院文化具有使组织成员从内心产生一种高昂情绪和发奋进取精神的效应，它能够最大限度地激发医务人员的积极性和首创精神。它对人的激励不是一种外在推动而是一种内在引导，它不是被动消极地满足人们对实现自身价值的心理需求，而是通过组织文化的塑造，让医务人员心甘情愿地为医院的使命和战略目标而奋斗。

（3）约束和规范医院员工的心理和行为

医院文化对医务人员的思想、道德、心理和行为具有约束和规范的作用。医院文化的约束，不仅有制度和管理规定等硬约束，还有在医院中形成群体的行为准则和道德规范等软约束。因此，医院文化中的价值观念、道德规范、规章制度等形成了一种良好的微观社会环境，对全院人员的心理和行为起着约束和规范的作用。

（4）对社会和本院员工具有辐射作用

医院文化的辐射作用是指医院文化一旦形成较为固定的模式，它不仅会在医院内发挥作用，对医院员工产生影响，而且也会通过各种渠道对社会产生影响。因此，医院在文化建设过程中，要让医务人员把文化带来的精神力量转化为实际的工作效率，还需要树立“患者至上”“文明行医”的价值理念，在公众中树立良好的外部形象。

（5）凝聚医院全体员工

文化具有极强的凝聚力，当医院的某种价值观被医院员工共同认可之后，它就会从各个方面把其成员团结起来，从而产生一种巨大的向心力和凝聚力，使医院内部形成和谐的气氛，帮助医院员工自觉地树立爱院、兴院的意识和主人翁的责任感，即所谓的“人心齐，泰山移”，凝聚在一起的员工有共同的目标和愿景，推动医院不断前进和发展。

（6）协调医院内部、医院与社会之间的关系

医院文化具有协调医院内部、医院与社会之间关系的作用。任何医院都存在着各种矛盾冲突，存在着认识差异不协调等现象。医院文化能够让员工主动承担责任、交换意见、加强沟通，通过协商解决医院内部的问题。对外部而言，医院文化的建设能够让医院适应不同人群的就医需求，提升医疗服务质量和患者满意度，协调医院与社会产生的各种矛盾。

（7）为医院的长期稳定发展提供保障

医院作为存在于社会的组织，它不仅需要为人民提供优质的医疗服务，还需要追求长期的稳定和发展。而医院文化可以将医院的核心价值观深深根植于每位员工的思想中，这为医院的可持续发展提供了保障。但医院的文化需要随着内外部环境的变化而变化，否则将成为医院发展的障碍。

（三）医院文化与医院绩效之间的关系

医院文化作为医院的核心价值观、整体精神及员工追求发展的高素质的体现，对医院绩效有着至关重要的影响，而医院绩效的好坏，又直接或间接地影响着医院文化建设的强度和力度，二者之间是相辅相成、相互促进的关系。

1. 医院文化对绩效的影响

医院文化的核心所体现出的医院共同价值观和医院精神，使医院管理层与医院员工在医院发展目标上能够达成共识，在医院经营理念的指引下，通过对医院战略目标的一致认同，从而产生一种巨大的向心力和凝聚力，员工积极向上，最终完成医院绩效目标，实现医院的社会价值。如中日友好医院确立“患者至上，文明行医”的价值观，逐步形成了一种注重患者利益要求的文化，以真诚、公正的态度服务于患者，让患者在体验就诊的整个过程中，形成对医院和医务工作者的价值认同和高度赞誉，也让员工感受到自身的价值，形成高绩效驱动的医院文化。

优秀的医院文化折射出医院的科学管理，具体表现为医院内部规范的管理制度、管理层的先进管理理念、优化的作业流程及医务人员的科学工作方式等，从而实现医院运作的最高效率，避免浪费，实现医院社会效益的最大化。譬如医院运用六西格玛法对医院流程进行改造，可以提高医院营运效率、节约营运成本、提高患者满意度、增强医院核心竞争力。

优秀的医院文化通过多种途径最终塑造了医院优质品牌，通过医院品牌的辐射力和感召力，从而吸引更大范围内资源的聚合，使医院得以持续性发展，实现良性循环，最终取得良好效益。品牌战略的实施，提高了医院的核心竞争力，为医院的发展注入了新的活力。

具有优秀医院文化的医院，要求医护工作者具有仁爱精神，在为患者提供服务的过程中要有道德观念和伦理意识。只有这样，才能为医院赢得外部公众的信赖，为医院创造良好的外部环境，继而实现医院社会效益的最大化。《九灵山房集》说，“医非仁爱不可托，非廉洁不可信”，就是强调医护工作要有医德仁爱。患者在医院里本来就有恐惧感，如果医生护士动作粗野、态度冷漠，患者会感觉很不舒服，同时也会影响医患双方的情绪。加强医护人员的伦理道德教育也是影响医院绩效的因素之一。

2. 医院绩效对医院文化的反作用

一所具有优良经营业绩和获得社会好评的医院，往往以患者为中心，注重医疗质量、患者和员工满意度及员工文化素质等方面。它会越发认识到医院文化建设的重要性，会花大力气加强医院文化建设，实现医院文化与经济、社会效益的互促互动和良性循环。而社会评价较差的医院，往往认识不到或者没有精力顾及医院文化建设，易局限于眼前的经济利益，认为医院文化的投入得不偿失，从而限制了医院向更高层次的跨越，越发难以摆脱困境，只能陷入恶性循环。

医院绩效管理的发展紧跟着企业绩效管理的步伐，最新的绩效管理方法都把医院文化作为一项重

要的评价内容囊括进绩效管理的工具中，例如平衡计分卡。平衡计分卡不仅可以将医院文化转变成具体行为，而且使这些行为转化成具体的绩效评价指标，实现医院对文化的动态化管理。例如北京某医院采用平衡计分卡的理论和方法对医院文化进行的管理探索，医院按照平衡计分卡战略分解理念，把医院文化分解为五个层面，即物质文化、精神文化、管理文化、学习文化及文本文化。战略目标分解之后，又对医院文化五个层面制定了具体的指标。在对医院文化制定出具体指标之后，医院管理层就可以用这些指标评价每一位医院员工，以此来提高文化管理的有效性，让整个医院都能弥漫高效、优质的文化氛围。其最终目的是发挥文化的导向作用，帮助医院持续改进医疗质量，提高患者满意度和医院绩效。

二、建设高绩效医院文化

事实证明，优秀的医院文化，将会对医院的绩效产生强大的推动作用；优秀的医院文化，能够带动员工树立与组织一致的目标，并在个人奋斗过程中与医院目标保持一致；优秀的医院文化，能为员工创造一种积极的工作氛围，通过共享的价值观念和相应的管理机制，从而产生一个合适的鼓励积极创造的工作环境。因此，要成功实施绩效评价和推进绩效管理制度，适应急剧多变的竞争市场，最大限度地发挥组织和个人的潜力，就必须致力于建设一种与医院绩效管理制度相融合的高绩效医院文化。

（一）高绩效医院文化

1.高绩效医院文化的定义

从医院绩效管理本质含义出发，可以认为医院绩效管理是医院各级管理者为了确保下属员工的工作行为和工作产出与医院目标保持一致，通过不断改善其工作绩效，最终实现医院战略的手段及过程。绩效管理不应该简单地理解为仅仅是一个测量和评估的过程，还是管理者和员工之间创造相互理解的途径。但是，我国众多医院绩效管理体系的建设仍处于初级阶段，大部分医院对绩效管理的认识不够，且绩效管理体系尚不完善。比如评价指标针对性不强、评价过程不透明、反馈不及时及与战略目标相脱节等问题。究其原因，就是医院忽略了与绩效有关的高绩效文化的建设。

高绩效医院文化就是强烈追求优异绩效、强烈渴望成功的文化。在这种医院文化的熏陶下，医院员工会自发地设法提高个人能力以提升绩效，组织也会依据绩效对员工进行评价，员工的薪酬、奖励、晋升均以绩效为评价依据，而非领导者的主观判断。当高绩效文化成为医院内部的共识时，其他不和谐的声音就会被消除，医院的组织结构调整、流程优化等变革就会成为顺理成章的事情，从而避免不必要的阻力。

2.高绩效医院文化的特点

（1）明确规定医院的战略发展目标

拥有高绩效文化的医院，其中大多数都有强烈成功的愿望，都有一套适合本院发展的战略目标，知道自己擅长做什么，不该做什么。它会清晰地向医院员工传递组织的战略目标和愿景。同时医院的战略目标会通过分解、量化成与每位员工工作相关的指标，成为对员工评价的依据。医院是一个特殊的组织，它所追求的是医疗质量和患者满意度的提高，衡量的是社会效益，并不是单纯以营利为目的。如果当整个医院的员工都清楚地知道自己在整个社会及医院发展中所扮演的角色并充满激情时，成功的欲望就会变得空前高涨。因此，从长远来讲，医院需要构建能维持组织长远、持久发展的医院文化。

（2）能够灵活主动地适应医院环境的变化

高绩效文化的医院对外部环境十分关注，包括宏观环境和行业趋势等环境。利用安索夫的PEST分析框架和波特的五力模型进行分析，能够及时了解外部环境变化和竞争对手的动向，提高医院对环境反应的灵敏度，并保持着足够的灵活性，从而能及时地做出相应的对策。因此，高绩效文化的医院必然是以患者为导向的，员工的目光不是向内，而是随时关注患者的需求。

（3）医院员工主动承担责任，自发追求高绩效

提倡高绩效医院文化的医院员工愿意为医院的绩效承担个人责任，员工具有极强的参与意识和主动性，充满了追求胜利的冲动和对医院的自豪感。而且当员工得到医院的尊重和关爱，满足自身自豪感需求的同时，他们会为患者提供高品质的服务。换句话说，当医院的整体氛围是积极的、进取的，员工的满意度非常高的时候，才能真正做到“患者至上”，主动为患者创造良好的就医氛围，实现医院的绩效。为此，医院通过建立员工参与管理、提出合理化建议等制度，提高员工的主人翁参与意识，提高员工的满意度，使员工能自觉地从医院的角度，充分调动积极性，进行创新、改善、改革，从而实现医院效益的最大化。

（4）尊重医院员工，重视医院员工的成长与发展

高绩效文化彻底颠覆了组织只考虑员工现在能为医院做什么，而不管他们将来能做什么的落后观念。拥有高绩效文化的医院，十分重视对医院所有员工的投资，注重对员工的培训，并帮助员工开发他们的潜力，促进员工的个人成长与发展。在实施高绩效文化的医院中有一个共识，即只有通过员工个人能力的成长才能带来医院整体能力的提升，才能在竞争者之间脱颖而出。因此，医院管理者必须注重对员工的指导和培育。在进行医院绩效管理活动时，评价仅是其中一个环节，更重要的是在评价过程中对员工的指导，以及在评价后进行总结和改进，以帮助员工个人能力的提升。

（5）医院勇于改革和创新

在医药卫生体制改革的进程中，高绩效文化的医院要根据国家卫健委的文件精神，结合自身发展状况，拿出勇气和魄力积极推进改革。此外，高绩效文化的医院能够创新管理体制，鼓励医务人员大胆创新，发明新的诊疗方法；同时，鼓励行政后勤人员提出节约管理成本的建议。

（6）医院内部沟通渠道要畅通，提倡团队合作精神

高绩效文化的医院要求建立畅通的沟通渠道，使医院员工能够充分表达个人的看法和意见，从而能够塑造具有高度凝聚力的工作、科研团队。在优秀医院文化的影响下，成员之间相互信任、互相支持，显示出关心团队的主人翁责任感，并努力自觉地维护团队的集体荣誉。比如团队成员在决策前会充分讨论，加强沟通，提高决策质量，但凡做出决策，他们就会对决策做出承诺，为实施决策而集体努力。

以上六种高绩效医院文化品质特征造就了一种更强大、更有凝聚力的医院文化，但是医院要想真正地打造一种高绩效文化，就必须努力培养这六种品质，并把它们有效地结合起来。当医院具备了这些品质，也就可以着手建立组织信任的氛围，不断向员工授权，通过采取各种措施，让员工体验主人翁般的感觉。因而，医院必须有效地结合这六种品质，成功地构建并维系高绩效文化，使医院得到长远的发展。

（二）高绩效医院文化的建设

1.梳理医院核心价值观，建立追求高绩效的基本理念

医院需要重新梳理基本的价值观，将所有与追求高绩效冲突的理念和价值判断进行排除，并围绕高绩效文化构建新的医院文化体系。譬如医院将以患者安全为中心，努力提高医疗质量和患者满意度作为医院追求高绩效的核心价值观。把医院文化定位于高绩效文化来自医院的使命，“患者至上”是医院生存的唯一价值和理由。要想不断地满足患者的就医需求，就需要医院有强大的价值创造能力，这种能力在医院内部表现为高绩效。因此，医院的愿景、使命、价值观、战略规划、业务流程及服务态度等必须聚焦在高绩效文化上。只有这样，医院才能走上可持续发展的道路，并创造更高的社会效益。

2.将医院员工个人目标与医院战略相链接

医院应该清晰地界定何谓成功，如何才能成功。对医院而言，其整体绩效的衡量指标不是单纯的营利，而是医院战略目标的实施情况、医疗质量改进水平、患者满意度、员工满意度及医院生存能力等。此外，医院战略目标应当通过层层分解传递到每一位员工，使员工的个人目标与组织及战略协同

起来，让员工意识到其工作绩效将会直接影响医院战略目标的实现。

3. 构建有效的医院绩效评价与激励机制

在确定战略目标之后，医院应当以个人目标完成与否进行评价，而摒弃主观的、片面的、流于形式的传统评价方式，构建起目标评价和关键事件评价为基础的绩效管理机制，并配套相应的激励机制，在不断激励和评价中强化员工对绩效的追求和对高绩效文化的认同。

4. 医院要加强沟通、宣传与培训

高绩效医院文化的建立不是通过一次宣传或短时间内就能够达到的，必须通过持久的不懈努力，通过大量的沟通、宣传和培训，通过在实践中加深员工的认识逐步构建而成的。因此，医院必须建立顺畅的沟通渠道，可以通过各种场合和机会加以宣传，比如利用医院的内刊、网站、会议、宣传栏等形式加强宣传与培训，这是建立高绩效文化的有效途径。

（本节作者：陈碧玮）

第十一节 医院绩效管理的信息化建设

随着互联网计算机在社会中的普及，我国众多医院已经建立了医院信息系统，计算机在医院医疗、教学、科研、管理的各个方面得到越来越广泛的运用，并已成为现代化医院运营必不可少的基础设施与技术支撑环境。同时，医院信息系统的开发和应用正在向纵深发展，从侧重于经济运行管理，逐步向临床应用、管理决策应用方向延伸，采用信息化的绩效管理手段正在成为医院实施绩效管理的一种趋势。

一、医院信息系统的概述

（一）医院信息系统的概念

医院信息系统是运用系统的理论和方法，利用计算机和网络通信手段来实现医院信息的收集、处理、存储、传输、应用和反馈，在相应的组织和人力的配合下，在自动化、标准化、网络化的基础上支持医院全方位运作的有机体。从功能和系统的细分来说，医院信息系统一般可分成三个部分：一是满足管理要求的管理信息系统；二是满足医疗要求的医疗信息系统；三是满足以上两种要求的信息服务系统。从结构上来说，医院信息系统一般分为三个层次，即数据处理层、信息加工层和决策层。医院信息系统并不能直接产生经济效益，但可以通过提高效率和质量，间接地为医院带来效益。

（二）医院信息系统的发展沿革

我国医疗卫生领域开始信息化建设，至今已有四十多年的历史。随着全国各行各业信息化进程的推进，医院信息系统、远程医学、远程医学教育、医疗保险系统、社区医疗保健系统等数字医学系统广泛深入医疗保健的所有业务工作和部门。

医院信息系统大致经历了四个发展阶段。

第一阶段：单机应用。始于20世纪70年代末，主要用于门诊收费、住院患者费用管理、药库管理等。

第二阶段：部门级局域网。20世纪80年代中期，代表性应用系统主要包括住院患者管理系统、门诊计价及收费发药系统、药品管理系统等。

第三阶段：完整的医院信息系统。20世纪90年代初开始，一些大医院相继在100 MB快速以太网上建立较为完整的医院信息系统。

第四阶段：远程医疗。随着互联网络的兴起，一些大医院开始进行远程医疗的研究和实施，通过Internet传输核磁共振、CT等影像。

在医院信息化的进程中，当时的卫生部于1995年提出的建设国家卫生信息网（简称“金卫工程”）和军队卫生信息化“三大工程”建设，起到了很大的推动作用。

二、信息技术在医院绩效管理中的应用

（一）信息技术帮助医院采集大量、精细的绩效数据

医院绩效评价指标体系既有定性指标也有定量指标，在传统的相对落后的医院信息系统中，因为医院技术条件不到位而难以取得准确精细的绩效数据，而不得不放弃优良的绩效评价指标。比如，患者就诊满意度可以看作对医疗效果和服务市场反应的精确考量，如果在患者出院或结束就诊之前设置一道满意度调查程序，将调查结果保存在医院计算机系统中，加上医院全面的网络信息系统传递，便可轻松得出该指标值。类似的检测在我国商业银行柜面服务和电信企业热线服务中已有应用。数据仓库（DW）和企业资源计划（ERP）等信息技术的应用使得医院有可能采集更多更精细的原始数据。

（二）信息技术实现绩效信息即时生成，绩效评价工作更加便捷高效

由于信息系统能够加工处理大量信息，医院的信息会更加完整，信息的加工也会更加迅速，从而提高管理的“时效性”。通过医院信息技术，不仅实现了临床、医技科室各种收入和成本的汇集，还将门急诊人次、手术人次、出院人次等效率指标按核算单元和个人统计，给科室第一、二次分配提供了翔实的基础数据。同时，还将各核算单元的效率、效益以及医疗设备的使用、收费水平等的分析、评价，通过信息处理提供具体数据，为促进科室绩效管理提供了有效依据。

（三）借助医院信息系统，绩效管理实施更加规范有序

在新医改背景下，医院绩效管理的重要性更为突出，成为医院内部调动员工积极性的关键管理措施。借助医院信息系统，及时搜集、处理医护人员在医疗服务中实施诊治的信息和管理人员为医护一线服务的信息，进一步规范医疗行为、质量标准及管理程序。同时，还有利于找准有效控制成本的途径，使医院资源消耗得到及时充分的补偿。信息技术有助于规范、有序地发挥绩效管理和评价的作用，避免挫伤员工的积极性，引导员工努力创造社会效益和经济效益，提高医疗服务质量和全员素质，促使医院管理走向精细化，在竞争中赢得主动。

三、开发医院绩效管理信息系统

（一）医院绩效管理信息系统开发原则

为了更好地服务于医院绩效管理，服务于医院绩效管理的各方参与者，提高医院绩效管理有效性，在开发医院绩效管理信息系统的时候应该遵循以下基本原则。

1.易于操作

医院绩效管理与评价信息系统软件应采用人机交互式图形化界面，操作界面尽可能简洁美观，界面用语要尽量做到规范常用，让医院普通员工经过简单培训之后就能用鼠标和键盘完成对医院绩效管理系统的操作，这样也可以提高医院绩效管理实践的大众参与度。

2.实用性

医院绩效管理信息系统的开发和设计工作应该立足于医院的实际情况，逐步建立和完善医院绩效管理信息系统，不求大而全，而是注重实效。盲目贪大求全，不但开发难度大，优化升级时间长，而且对信息系统的基础构架要求高，数据准备等各个方面的投入也很大。

3. 可扩充性

在开发医院绩效管理信息系统时，医院作为需求方应与系统提供方进行充分沟通，着眼于长远，既要满足医院绩效管理与评价的现实需求，也要满足将来因医院规模扩大等发展的扩展性需求。此外，还要实现信息系统功能模块化，尽量提高信息系统的灵活性和适用性。

4. 可靠和安全

医院绩效管理信息系统应严格分级设定管理人员权限以保证信息安全，并从技术上设置系统登录身份验证机制。同时，对相关数据要及时进行备份，定期对信息系统的数据库进行漏洞检测，及时对系统中的漏洞进行补丁，对相关绩效信息进行更新，务必保证信息系统的安全和稳定可靠。

（二）医院绩效管理信息系统的主要功能

医院绩效管理信息系统是医院管理信息化的重要保障之一。在开发设计医院绩效管理信息系统时，应该着眼考虑其功能的完整性。一般而言，医院绩效管理信息系统的主要功能有以下三个。

1. 医院绩效信息的输入输出功能

医院绩效信息的输入输出功能是医院绩效管理信息系统的基本功能，信息系统的各级用户依据自己的权限可以登录系统进行绩效数据的录入与输出。各级用户可以把自己权责范围内的医院绩效评价信息，如评价指标、绩效目标、评价标准、绩效数据等录入系统，形成记录并备案供评价各方查阅、使用和借鉴。相关用户也可登录系统下载医院绩效信息，使医院绩效管理信息按照用户的要求进行输出，为医院绩效管理的参与者服务。另外，不论是医院、科室还是员工个人，该功能模块都可以实现从各层级参评对象中直接采集数据，只是在数据录入、查看、修改时都有严格的权限控制，使不同层级的管理者拥有不同的权限，以保证权责对等。

2. 医院绩效数据的统计分析功能

绩效数据的统计分析功能是医院绩效管理信息系统的核心功能，该功能不但可以完成参评科室、绩效数据、评价结果的简单统计汇总，还能按照角色、指标、时间、科室进行医院绩效信息的统计分析。该功能主要是利用服务器强大的数据统计与分析功能，依据采集到的相关信息数据对医院绩效管理进行多维度、多层次的分析评价，并可依照用户所需要的形式详细、直观地表现出来。

3. 医院绩效管理的汇报演示功能

医院绩效管理的汇报演示功能主要是指系统可以通过图标等直观方式向上级主管部门、各参评科室、广大医院员工在个人终端上展示评价的标准、程序以及结果等内容。在设计医院绩效管理信息系统时，可以嵌入图标生成、语音提示、动画演示等功能，使该系统可以针对用户个人或者群体根据需要展示绩效评价局部或者整体内容，便于绩效管理主体能够迅速抓取自己所需信息，完成绩效评价、管理的分析与决策。

（三）医院绩效管理信息系统的模块设计

医院绩效管理信息系统的模块设计主要是围绕着医院绩效管理的基本过程进行的改良。一般而言，医院绩效管理信息系统的主要模块通常由绩效计划、绩效评价、绩效沟通与反馈、绩效分析与决策、信息管理与维护等功能组成。

1. 绩效计划模块

该部分主要是对医院绩效管理信息系统进行初始化设置，系统管理员通过该模块输入参与医院绩效管理的各个科室等内部组织单元，并根据医院绩效计划输入相应的绩效目标、评价指标、评价标准和指标权重等项目。在这一功能模块内，各绩效目标的主责部门根据职责分工把绩效目标分解给相应的配合单元。

2. 绩效评价模块

该部分主要完成医院层面、科室层面和员工层面的绩效管理相关工作。医院绩效管理组织机构通过该模块，依据医院、科室和员工的绩效表现情况，对照绩效计划模块中事先设置的内容对被评价者进行定期或者不定期的评价，并把绩效评价结果通过信息系统的功能界面呈现出来。

3.绩效沟通与反馈模块

该部分主要是根据医院绩效管理过程中存在的问题形成日志以便医院绩效管理的组织机构、上级管理者、利益相关者、被评价者之间进行沟通。此外，被评价对象也可以随时查询相关绩效评价结果，如果一旦发现评价结果与事实不符亦可进行申诉，以保证绩效管理的公平、公正和公开。

4.绩效分析与决策模块

该部分主要是利用计算机强大的数据统计、处理、分析能力对医院、科室和员工的绩效状况做出全方位的分析。其评价结果既可以用文本、表格、图形等样式展现出来，也可以在系统中利用相关数学模型对医院绩效管理状况进行预测、规划和管理，为医院高层管理者提供相关的决策依据。

5.信息管理与维护模块

该部分主要是针对医院绩效管理信息系统本身进行设置和维护，其主要任务在于对信息系统进行日常维护、管理相关部门或者人员的权限、保障信息系统的数据安全和正常运行。同时，根据医院绩效管理不断发展和调整的需要，对整个系统的功能进行拓展与优化升级。

（本节作者：陈碧玮）

第十八章　医院信息管理

医院管理中，除人、财、物以外，信息是一个重要的要素，医疗信息及其信息管理是医院管理现代化的重要内容之一，为医院管理最终决策提供了参考的依据，是医院进行组织和控制的有效手段，对于建设现代化医院具有重要的意义。

第一节　医院信息系统

一、概念

医院信息系统（HIS）是可以提供信息服务，能够进行搜索、加工、储存、检索、传播各类医疗信息，输入和输出信息而建立起来的人工开放系统。现代信息系统能够综合运用各种多媒体技术，例如计算机、通信、网络等，并且能够处理各种信息，提供各类信息服务，具备多种有效功能的综合性系统。信息系统可描述为：

$$Is=(I,\ H,\ S,\ P)$$

*Is*表示信息系统，右边表示组成信息系统的最基本的实体要素。*I*为依附在某一载体上的信息。信息经某种载体从外部环境输入信息系统，经过处理存储后，输出信息系统，又从外部环境反馈回来，进行另一轮输入、处理、存储、输出和反馈的循环。周而复始，流动不止。信息流的运动反映出信息系统的运行状况。*H*为硬件，包括用来采集、处理、存储、研究和传输信息的各种工具、器材和设备。*S*为软件，是指计算机在工作中发出的所有指令的集合。在计算机设备处于一定水平的情况下，计算机实际能做什么工作和发挥什么功能完全取决于软件水平。软件技术的发展为计算机开辟了更加广泛的用途。从信息系统的成本和运行效果来看，软件已成为评价信息系统的决定性因素。*P*为“人件”。信息系统是人工系统，在系统建立、运行和发展中，系统中的信息采集、处理、提供人员，包括管理人员和软件设计人员是重要的保证因素，系统需求的关键因素是由系统的用户所决定的。与硬件和软件的对应关系一样，用户和设计者之间的相互作用的关系构成为信息系统的“人件”。在信息系统中，“人件”是最活化的组成成分，它把信息流、硬件和软件匹配集成起来，使各要素组成一个有机联系的整体，使各要素既发挥各自的功能，又协同地产生作用，推动着信息系统的运行。

二、内容与功能

医疗信息、教学信息、科研信息和管理信息组成了医院信息系统。一个完整的医院信息系统可以把病案室、统计室、图书期刊阅览室、情报资料室、摄影录像室及各科室各部门提供的信息，通过计算机或计算机网络终端连接起来，能够提供各种查询、信息资源共享和报表单据等，并且能够随时输入和传送信息，动态检索和处理数据，为医院的临床、教学、科研和管理提供信息服务。

1. 内容

医院信息系统由医疗信息分系统、护理信息分系统、科研信息分系统、教学信息分系统和管理信息分系统组成，现分述如下：

（1）医疗信息分系统

该系统包括影像诊断子系统、临床检验子系统、放射治疗子系统、专家诊疗子系统、门诊挂号收费子系统等。

（2）护理信息分系统

该系统包括医嘱登记子系统、住院病人护理清单检索子系统、病人膳食管理子系统、各种疾病监护子系统、计价子系统等。

（3）科研信息分系统

该系统包括医学文献情报子系统，科研数据收集、检索及处理子系统，临床诊断治疗的分析评价子系统，临床药理学评价子系统等。

（4）教学信息分系统

该系统包括医院各专业技术人员考核子系统，学生后期临床教学试题库子系统，实习生、进修生考核子系统，计算机辅助教学子系统等。

（5）医院管理信息分系统

该系统包括医疗管理、教学管理、科研管理、行政管理、药物管理、财务管理、质量管理、经营管理子系统，以及管理决策子系统等。

2. 功能

（1）信息处理

及时收集、分析、归纳、整理院内外各种医疗数据与有关信息，为医院及科室领导制订计划和决策提供参考资料，并能通过信息反馈，及时调整决策。

（2）信息检索

能迅速回答各类信息咨询及完成多种检索，对医院的运行状态、工作质量、计划实施进行监督与评价，对决策目标的实现进行有效的组织与控制。

（3）信息交流

可收集与汇编院内及国内外医疗、科研和医院管理信息，供临床医护人员及管理工作者参考。同时，通过医院信息系统内的信息流通，可以做到资源共享，使信息得到充分利用。通过接入国际互联网，医院信息还可在互联网上发布。

（4）信息储存

可对各类统计、病案、档案、图书、期刊及学术会议的文献资料等重要信息用计算机进行储存，以备调用与研究。

三、建立与开发HIS的原则与程序

医院信息系统的建立，必须基于当前医院管理状况，是对医院管理模式的综合和提高。医院信息系统的建立，要与医院当前体制改革和医院的机制转变有机结合，以更好地促进医院管理体制和机制的改进。因此，信息系统的建设须在当前的管理基础之上，同时一定程度上高于当前管理。医院信息系统的建立是非常庞大的一项系统工程，涉及面广、范围宽、领域多，需要通过科学设计、有效管理、精心组织等。医院信息系统的建设和应用，一般要经过前期准备、线上模拟试运行、分布网上运行、全面铺开运行、单轨试运行和最终上线正式运行等阶段。

1.原则

（1）坚持可持续和总体规划

医院信息系统建设的最初阶段，要认真做好需求性分析和可行性分析。在医院中长期发展规划的基础上，对信息系统的整体性、集成性、开放性和长期性进行全面的设计，并根据医院的实际财力和需求及轻重缓急分步实施。建设要实事求是，不要贪大贪全，而应遵循信息技术发展更新速度快的客观规律，逐步完善、逐步发展。

（2）充分考虑医院信息系统软硬件售后服务的完善性

计算机和信息管理系统均属高科技产品，售后服务和日常维护对于系统的正常运行和功能发挥是非常重要的保障，因此，医院信息系统建设和系统引入除了要考虑较好的性能价格比之外，还一定要考虑到是否有完善的硬软件售后服务。

（3）有效结合医院信息系统建设和医院管理

信息系统建设只是医院现代化建设的一个组成部分，而且它的建设与其他子系统的建设密切相关，如果管理不规范，信息采集就无法保证，信息利用更无人问津，信息管理的监控作用也无法发挥。

（4）营造人人重视信息管理的氛围

医院是使用计算机技术较多的服务行业，信息管理涉及几乎所有的部门和员工，因此，医院信息系统的建设不能只依靠少数人来办，而必须发动全体员工人人重视、积极参与，善于利用信息提高服务水平。

2.程序

（1）基础准备阶段

基础准备阶段是指从建网计划筹备开始，到准备上网试运行系统软件为止。这个阶段重点做好：组织准备、框架结构准备、技术准备、资金准备。此阶段要完成的工作主要有：在医院成立信息工程建设领导小组和相应的保障小组，开展全院性的宣传教育活动，制定医院信息系统总体发展规划和实施方案，抓好人员培训，设计和实施院区网络建设，设置信息管理中心，搞好设备与软件系统的选型，由相关专业人员进行信息标准化，并收集、整理数据资料，同时对数据进行分类整理和编码，建立用户定义的字典数据库。

（2）模拟运行阶段

信息系统正式投入运行工作之前，必须进行反复的模拟运行和调试。通过一次次的模拟运行和反复的调试，对系统进行全面细致的检查，并对发现的问题进行及时纠正和改进，进一步完善信息系统。

（3）分步上网阶段

分步进行整个系统的上网，即模拟运行成熟一个子系统，上网一个子系统。稳定一个，再上第二个。实现分步上网的优点是避免顾此失彼，形成错误混乱的局面。此阶段的重点任务是建立好系统运行的规章制度，并对系统运行进行进一步的效果测评，根据测评结果进行工作流程的适当调整，优化工作流程，提高管理程序。

（4）网络全面开通阶段

这个阶段的主要任务是要进一步对信息系统进行全面的调试磨合，检验系统在网上的多用户性能，对系统稳定性、系统功能的实用性和运行效率等情况进行客观、公正的评价。通过制定各种管理制度来尽量减少系统故障的发生和减少维护工作量，保证网络安全。

（5）单轨运行阶段

网络全面开通运行后，需要进行新系统和旧系统数据之间的切换和合并工作，脱离传统手工方式，最终以计算机网络管理模式进行运行的阶段。数据转换内容有数据和系统环境的转换，转换的方式有直接转换、试运行转换和并行转换、分阶段转换方式等几种。

（6）正式运行阶段

通过前几轮的运行后，工作流程基本完善，新旧系统数据和工作方式转换完成，规章制度建立，操作人员熟悉系统的条件下可以进入正式运行的阶段。这一阶段要进一步解决好应用人员的畏难情绪，防止工作秩序混乱，采取有效措施确保信息采集的真实性和利用信息的积极性。

3.HIS的标准化

医院信息标准化是建设和管理医院信息系统、开发医院信息技术的基础性工作。医院信息标准化是指对医院信息的产生、识别、获取、检测、交换、传输、存储、显示、处理、印刷等技术和工作环节进行统一的规范化的处理。根据中国标准化法，中国标准分为国家标准、地方标准、企业标准和行业标准四类。

医院信息系统的标准化应尽量根据国际和国家有关标准化的法规和标准来进行，原则上凡有国际或国家标准的应直接引用，不要自成一体。在进行HIS系统的前期调研、汇总分析时，要尽可能收集国际和国家或行业既定的有关标准编码。例如，病案管理的国际疾病分类编码（ICD-10）、药品管理的国家药品统一编码（MPPU901223）、医疗设备代码（WZB01—90）、专业技术职务代码（GB8561—88）、学位代码（GB6864—86）、文化程度代码（GB458—84）、卫生部要求统一的住院病案标准和手术操作分类代码、财务报表的统一格式等。在国家标准还没有正式制定前，也可先使用一些地区标准或自定标准，但应设计增加和修改代码的功能。

4.HIS的维护

HIS是一个需要不断改进、扩充、维护、升级和更新的动态工程，具有一定的生命周期。生命周期的长短不仅与系统的设计、硬件的配置、软件的设计、系统维护、系统管理等内因有关，还与计算机技术、信息高速公路和标准化的发展等外部环境有关。想要让现有的HIS维持生命周期较长，前期设计的时候，就要充分考虑内外因素的相互影响，使其在生命周期中充分发挥出使用价值。HIS建成后，仍然需要高度重视，投入相应的人力和物力做好日常各类维护。例如硬件发生故障后，需要及时排查并进行维修，以免阻碍整个工作流程，导致信息系统的整体瘫痪，造成不可挽回的经济损失。软件可能出现各种不完善性的问题，也需要及时加以研究补救，如不能解决，就可能会出现用手工替代的现象，这样一来，HIS的数据完整性受到破坏，计算机的信息管理的效益也就无法体现。医院每年要保证有一定的财务预算用于计算机的软硬件维护、软件的升级、信息系统的更新和维护。

四、HIS的管理

要充分发挥医院信息系统的作用，医院管理者必须了解医院信息系统管理的基本特点与规律，加强以下三个方面的管理。

1.HIS资源管理

信息管理部门对信息资源的管理有两种基本的方式：

（1）集中管理

所有的信息资源都集中在信息资源管理部门，由该部门统一管理。集中控制比较易于管理，能有效地防止数据的流失、破坏等。集中管理的问题之一是用户难以经常接触新的数据和新的信息技术，对于信息资源的使用易产生陌生感。

（2）分散管理

信息资源分散在各处，由有关人员分别控制。这样有益于鼓励用户更好地使用信息资源，但给整体的管理带来一定的困难。

此外，信息管理部门中，工作人员的具体职责和分工设计也是重要的一部分。信息管理部门中，工作人员可以根据医院组织的具体情况制定合适的工作职务及工作职责。

2.HIS安全管理

安全问题也是信息管理中一个重要的方面。随着国际互联网（Internet）和企业内部网（Intranet）

的普及，医院网络与外界相连，如何有效防范和阻挡外界对信息系统的攻击，成为信息系统建设和运行需要重视的问题之一，采取相应技术手段对数据进行备份，防止病毒、破坏性的恶意攻击等成为医院信息系统的安全隐患。

根据信息系统的特点，在安全管理上可采用内部控制措施，可从如下四个方面加强控制：

（1）分析控制对象，制订防护计划

系统设计和管理者应明了哪些是信息系统的重要资源，信息系统的哪些部分是易受攻击的，需要实施何种防护措施。

（2）建立组织机构

为保证系统资源的安全性，应当明确规定责任人，通常他们应遵循安全规则定期对系统进行检查，并提交安全检查报告。为保证信息系统与组织的目标一致，必须保证组织的领导人对信息系统的操作有相应的权限。

（3）制定明确的工作职责

HIS安全技术归根到底是由人来控制的，其控制的对象也包括HIS中的工作人员。对于特定的信息，必须有严格的使用规定，应进行分工和职责设计。

（4）使用防范信息技术

信息的安全保护可直接使用防范信息技术来实现。目前，防范信息技术主要有“防火墙”软件或设备、安全超文本传输协议、安全传输层协议、安全电子交易协议和电子数字签名技术以及用户口令密码等技术来控制外部对于系统内部网络信息系统的攻击和污染。建立完善网络安全管理和监督等相关制度是非常必要的措施。

3.HIS应用管理

医院信息系统的应用提升了医院管理水平，一定程度上促进了医院高质量发展，但同时需要根据医院发展不断完善和制定新的各种规章制度，加强信息系统的应用开发和应用质量的检测。包括：

（1）建立信息管理组织

成立信息科，配置合适比例的工程技术人员，建设规模合适、工作条件优良的中心机房。

（2）建立健全网络系统管理的各种制度

如维修制度、数据备份制度、服务器管理制度、工作站管理规则、人员培训管理制度、数据质量分析评价制度等。

（3）硬件环境管理

包括站点分布和布线的设计与管理，网络系统硬件建设文档的建立，机房消防、防潮、防盗等安全措施的落实。

（4）流程设计的不断完善

信息管理者应对门诊、住院、药品等医疗及信息流程的设计与管理进行不断的完善，以实现高效的管理目的。

（5）软件的应用情况的监控

对医院各种信息系统的软件运行情况，包括信息的准确性、及时性、稳定性、完整性和有效性等，要进行经常性的检查和测试，发现问题及时提请供应商进行修改完善。同时还应在经验积累的基础上，勇于创新，不断推动医院信息管理新技术的发展。

（本节作者：阳嵘莎）

第二节 医院信息系统软件的分类及应用

医院是一个集医疗、教学、科研等多种服务功能于一体的复杂系统，使用信息系统的部门多，而工作内容大相径庭，因此，信息系统软件繁多。根据软件的用途，一般可以分为门诊挂号、收费信息管理系统，门诊、住院药房信息管理系统，住院处信息管理系统、住院病区信息管理系统、药剂科药库信息管理系统、医院财务信息管理系统、医院物资信息管理系统、院长查询信息管理系统等。

一、门诊挂号、收费信息管理系统

门诊信息管理系统能够帮助门诊患者有效缩短就诊排队等候时间，是他们进入医院的一个计算机服务窗口，能有效提高服务质量。本系统可包括挂号和收费两个子系统，或者分开成两个独立的系统。

挂号系统的主要功能包括：挂号单录入和修改，数据查询、汇总、统计与打印等功能。

收费系统的主要功能包括：计价收款、收款退款、日校对运算、收据号校对、统计汇总、打印报表、财务处理等。本系统票据一次即可打印出存根、收据、交科联三张票据，还可定义公费记账的收费比例。收款报账统计可以统计出各种项目的发生额及所有项目的合计。自动生成当日收费表、公费结算表、公费结算月报、科室收入月报等。具有两种查询方式，可按姓名或任意条件（收据号、姓名、项目等）的组合，从而查询出你所需要的数据。

收款员具有各自的收据本和收据号，有严格的数据作弊防范措施和错误校验功能。收款员各自的密码可防越权行为。

二、住院药房及药剂科药库信息管理系统

医院药品管理信息系统一般包括住院中心药房信息管理系统和药剂科药库信息管理系统两个部分或整合为一个大系统。

住院中心药房信息管理系统的特点是：能全面实施医药分开核算，对药品从购入到售出全面跟踪管理，为管理人员提供高储、低储、积压、畅销药品信息。主要功能有：药房发药确认（含临时医嘱、长期医嘱、医嘱集中发药三个子项）、药品入库确认、药房特殊入库、药房药品调拨出库，以及查询统计、盘存盘点、打印报表等。

药剂科药库信息管理系统的主要功能有：对药品从入库到出库的全面跟踪管理；提供库存信息，掌握当前库存药品；综合门诊药房开药信息，有计划地自动生成采购计划；掌握特殊药品入库的单位、厂家等信息，避免伪劣药品入库；可自动预告失效药品、呆滞药品和积压药品；对配伍禁忌处方自动审核。本系统还具有购入汇总、发放汇总、调价汇总、调拨汇总、退款应收、购入应付等财务账目处理功能。

本系统可以与门诊挂号收费系统、门诊药房系统、医技科室系统、患者查询系统、院长查询系统之间实现数据共享。

本系统考虑到药剂工作的保密性，分二级人员管理，每一级具有不同的管理权限，普通操作人员只能进行日常业务操作，超级管理人员具有最高权限并负责本系统所有操作人员的管理。可统计各操作人员的工作量，有助于推行岗位责任制，提高服务质量。

三、住院处信息管理系统

住院处信息管理系统可完成病人从入院、出院到转院登记的全过程管理。主要功能包括：

住院管理：床位登记和床位状态的查询、打印，转科申请、转科查询、住院查询等功能。

首页管理：首页录入、首页查询、条件检索、条件统计、指标统计。

医嘱处理：医嘱登记、医嘱申请，医嘱、领药单、配药单、执行单、通知单等单据的打印。

另外，还有对病人费用、病人住院欠费、出院欠费、病人预交金、病人医嘱、结算单进行查询，追加押金登记，用药等费用录入，预交管理、补交管理、补欠管理，在院或出院结算、欠款情况查询、费用核对，统计汇总、打印报表等功能。

该系统的特点是：网络化管理，医嘱、住院处登记和药房之间实现信息共享和制约，对预交金、住院费用、欠款进行实时计算，可杜绝漏欠现象。

四、医院统计信息管理系统

该系统能够根据医院的目标、数据来源、报表等不同内容进行自定义和设计，具有一定的适应性，主要功能特点是：

门诊动态统计：能够输入门、急诊工作量，并可以进行修改，最终统计产生日、月、年报表。

住院动态统计：能够对医院入、出、转院病人进行实时统计。

综合统计：能够提取医技科室工作量、台账、医院财务、人事、资产等综合信息，并根据不同的需求产生月、年综合报表。

质控统计：能够完成卫健委统一制定的医院工作报表、疾病分类报表、单病种费用报表、单术种质控表、医院社会及经济效益等各种统计报表。

五、医院病案信息管理系统

病案管理系统主要用来建立患者的病历档案并对其进行分类保存，除可供医生和患者进行查询之外，还有助于科研信息的检索。该系统包括病人主索引、病案追踪、首页管理、质量控制四个部分。主要功能特点有：可建立、修改、查询病人主索引，能够为医院各部门提供病人的基本信息；建立病案借阅档案，可完成批借阅、个别借阅、在借病案、病案归还等信息的登记、查询和打印；期内首页的录入、过期首页的录入；病案首页的数据能够实现任意条件的查询检索、分类统计、打印输出各种病案信息登记表。质量控制包括质控指标录入、单病案质量评价、分类质量评价、综合查询打印等功能。

六、医院物资设备信息管理系统

医院的各类物资和设备种类多，数量大，品种杂，物资设备管理系统能够提高物资的合理采购与科学管理水平，包括实时库存查看、库存报警提醒、漏洞监测、量化管理和成本核算等内容。该系统能够实现对固定资产、低值易耗品、卫生材料、加工材料等流动材料的购进、调拨、清理、报废进行全过程的管理。能实现对各项物资设备进行入库、领用、记账、盘点、调拨、摊销、报废、折旧费和核算成本等处理。主要功能有：

财务单据处理：能够对物资设备各类单据的数据进行输入、修改、查询和打印，同时进行记结账，能够自动产生各类明细账目，完成各类账目的查询、记结账和打印。

数据查询：能够对物品的库存、入出库、调拨、调剂、报废等各类信息数据进行查询，并能对库存不足时进行提示。

报表处理：可生成设备财产物资进销存月报表、入库序时账、出库序时账、库存账、分户账、贵重设备统计表、计量仪器一览表、大型设备更新维护基本明细表，固定资产折旧表、摊销明细表等报表的查询、打印。

可扩展性，对各种单据、报表格式可自行定义。

七、医院科室成本核算管理系统

医院科室成本核算管理系统可根据事业单位挂钩定额核算法的原理，对科室的劳动耗费、劳动占用和劳动补偿情况用货币形式进行计量，按照同类项目收入数与支出数、两者之间的正常比例关系，确定定额，进行核算管理、分析监督。该系统的主要功能特点有：定义科室编码、成本项目、成本细目、选择核算会计科目。有两种数据采集方式：直接根据原始单据输入；根据内部银行支票按成本项目分科室输入。

统计各科室本期收支金额及结余，根据单项业务收支挂钩定额，分析各科室收支明细、收支汇总表、定额测算表等报表。

八、院长查询信息管理系统

通过综合各类系统的信息数据，能够查询医院各类信息，给医院院长和相关管理者提供实时数据，具有动态管理及辅助决策支持的功能。主要功能有：

基本信息查询：可查询全院职工及离退休人员的各类基本信息和档案相关资料、医院行政和临床、医技科室部门和岗位设置及编制情况，以及医院职工考勤和请销假等信息。

医疗动态信息查询：可随时查询门诊、就诊和住院病人的基本信息、诊断信息、诊疗信息及费用信息，为医疗质量控制提供决策依据。

财务核算信息查询：可查询医院各部门收入、支出的相关数据，能够进行资产结构分析、收支平衡分析等，为经济效益提升和资产结余提供决策辅助支持。

物流信息查询：可查询医院固定资产、高值耗材、低值易耗品、药品及其他材料的采购、库存和消耗数据等基本信息。

九、患者查询信息管理系统

本系统是方便病人就医、了解医院日常工作、知情同意医疗方案的重要途径和窗口。系统主要包括：

物价系统：患者从这里可以了解医院的中、西药价及手术、化验等各项收费情况。

导医系统：分专家查询和部门查询。患者可以通过这里了解各科专家的业务专长、职称、年龄、学历和出诊时间，以及医院各科室的构成、分布和主要工作。

住院查询：可为住院患者提供在院各项费用的情况。

门诊费用查询：可为门诊患者提供门诊诊疗时各类相关费用的查询。

本系统采用触摸屏式和大屏幕式两种方式，界面简单、直观、方便、耐用。

十、医院人事工资信息管理系统

医院人事工资信息管理系统主要包括医院各类人员的基本信息管理、职务职称管理、学历学位管理、岗位管理、工资发放管理、考勤系统管理、奖惩措施管理、困难补助、档案管理、统计报表、文档管理等子系统，系统具有人事项目可扩展、报表可自动生成等特点。

十一、财务信息管理系统

医院财务管理系统的主要功能特点有：在凭证输入、账务核算的各过程中，设有各种检错、排错功能；摘要词组、科目编码提示；自动生成账务和报表；单项核算可全部通过自动定义，自动编制凭证、自动入账、自动转账。

采用不固定模式设置财务各科目等，用户均可根据自己的使用习惯和本单位的具体情况进行一次性设计定义，即可到月底进行自动转账。

设有四级控制密码及数据库的锁定加密措施。配有与其他医院管理软件的程序接口，可实现与其他医院的数据相互传递。数据可直接制单入账或传送给其他医院管理软件。

十二、远程医疗信息系统

远程医疗是以计算机技术和通信技术为中介进行异地医疗、教学和科研的总称。本系统是随着互联网技术、多媒体技术发展起来的，具有远程诊断、远程学习等特点。

十三、网上药品招标管理系统

电子商务的引入可以使药品集中招标采购在网上进行。系统包括买方书面申请、买方集中采购管理、卖方应用程序。

买方书面申请软件能让员工在线购物，而公司则保留批复和购买过程；买方集中采购方案允许采购经理和专业买家管理过程，分析事务数据，执行供应商管理；卖方应用方案有助于批发商或制造商通过互联网分销产品。

（本节作者：阳嵘莎）

第十九章　医院战略管理

战略管理是成功企业克敌制胜的法宝，更是企业管理理论的发展趋势。实施医院战略管理，可以使医院提高对不断变化的外部环境和内部条件的适应能力，找到正确的发展方向。医院战略管理将成为各级各类医院在激烈的市场竞争中获得优势、赢得先机的关键。

第一节　概　述

一、战略与战略管理

“战略”（strategy）一词源于军事学，原意是指导战争的谋略，后来用于政治、经济等诸多领域。大约在20世纪60年代，“战略”被广泛引入西方工商企业界，出现了企业战略（business strategy）的概念，并逐渐形成了百家争鸣的局面。1999年，英国著名学者杰森和哈勒提出了关于企业战略的最有影响力的定义：“战略是通过有效地组合企业内部资源，以在变化的环境中确定企业的发展方向和经营范围，从而获得竞争优势，以满足市场的需求和企业拥有人的需要。”这一定义准确地表达了企业战略的具体内涵与意义。

战略管理是指组织对于战略的管理过程，它包括战略分析、战略规划、战略实施和战略控制等方面的内容。与企业战略概念的发展相一致，企业战略管理学作为一门新兴的管理学科，在过去50年里不断发展、丰富，并直接被用于指导实践，结出了丰硕的成果。

尽管对于一些医院管理者而言，“战略管理”仍是一个陌生的名词，但全球经济一体化的到来，已使企业战略管理的影响迅速波及我国。进入20世纪90年代后，由于国际政治、经济格局更加风云变幻，企业面临的环境更加复杂、竞争更加激烈，因此越来越多的企业更加重视以预测和分析未来的竞争环境为基石、以寻求长期竞争优势为目标的战略管理。

战略经营单位是战略管理研究与实践中经常用到的概念。西方企业战略管理学者认为，企业是由一些相对独立的业务组成的集合体，这些相对独立的业务被称为战略经营单位（strategic business units），如大型企业中的事业部即是战略经营单位。

二、医院战略管理

（一）概念与内容

1.概念及特征

医院战略是医院在一定历史时期内制定的全局性的经营管理活动的理念、目标与主要力量的总体部署和规划。其具有以下特征：

（1）全局性

医院战略是医院在一定时期内的发展蓝图，制约着医院经营管理的一切具体活动。它强调全局性、全面性，注重综合效益。

（2）长远性

医院战略都是较长远的谋划，考虑较长远的效益。“长远”一般指5年或是更长的时间，以使医院保持稳定的发展。

（3）竞争性

战略都是为了提高市场竞争的需要而产生的，是为了增强医院的核心竞争力而制定的，因此竞争性是医院战略的重要特征。

（4）灵活性

医院战略是每个医院在总结自身的经验、进行环境的调研与内部条件分析预测的基础上制定和实施的，由于外部环境与内部条件的变幻多端，战略应当有较强的灵活性。

（5）主客观结合性

医院战略的制定是在充分调研获得大量客观信息的基础上，由医院最高管理者（或者在专家顾问的帮助下）依据经验与分析判断，根据本医院的情况而做出选择的结果，是期望实现的蓝图。因此，任何好的战略既能立足于客观实际，又能充分发挥医院的主观能动性，主动地寻找机遇、避开威胁，最终取得成功。可以说，既尊重客观实际又充分发挥主观能动性，尽可能达到主客观的完美结合，这是医院战略成功的保证。

2.内容

（1）医院战略理念

医院战略理念是医院的价值系统，是医院经营管理的灵魂，被形象地比喻为医院航行的罗盘，因为它为医院经营管理指明了方向，是医院一切行为准则的依据。它提供医院使命、目标等构想的框架，更是医院凝聚力的黏合剂。它使医院行为表现出独特的精神特征，并成为医院文化的重要组成部分。也就是说，医院战略理念与医院文化有着密切的联系：一方面，医院战略理念作为医院价值体系的核心，直接构成医院文化的核心层；同时医院战略的制定、规划、实施与控制的过程也是医院文化形成的过程，医院战略理念将作为方向盘指引医院文化的建设，这也正是进行医院文化变革的途径之一。另一方面，医院战略理念是医院战略管理者（如医院最高管理层）通过战略分析后确定的，它要受深藏于医院中的价值观等文化因素的影响，是医院集体的人生观、社会观和世界观的结晶，从这个意义上讲，医院战略理念又受医院文化制约，或者说是医院文化的一种反映；更重要的是，医院要实施以战略理念为最高指导的医院战略，就必须使医院战略理念成为全体员工的信念、理想和追求，即使医院战略理念与医院文化相协调一致，只有这样，才会在员工中产生巨大的凝聚力和积极性，这是医院战略得以顺利实施的保证。

企业战略理念通常都有基本假设，并通过企业口号表达出来，如海尔公司的“真诚到永远”等，这些战略理念决定了这些企业经营和应对市场的基本方略。医院战略理念也是如此，如某合资医院从建院之初就以“健康所系，性命相托”作为战略理念，由此形成了以人文关怀为中心的、强调责任的医院核心价值观，并在此理念的指导下确定医院的使命是用精湛的技术、完美的服务尽力满足顾客在生命和健康方面的每一个需求。

（2）医院使命

医院使命是医院战略理念的展开，它阐明医院的根本性质与存在理由，并界定了医院的运营范围。它包括经济使命、社会使命、文化使命、生态使命、可持续发展使命等诸多方面。其中：①社会使命是医院最根本的使命。一方面，医院承担着救死扶伤、维护与促进社会公众健康的社会责任，因此社会使命是其根本使命。特别是在现代社会中，激烈的竞争归根到底就是人才的竞争，因而作为人力资源“健康守护神”的医院也就担负了为社会保护人力资源的责任。另一方面，作为一个社会组织，医院也应像其他组织一样树立起诚信意识、文明意识、责任意识、公德意识等诸多社会使命意识。因此说，社会使命是医院最根本的使命。②经济使命是医院最直接的使命。医院必须追求经济利益，这也是其长久为社会公众提供服务的前提与基础；作为市场经济下的经营实体，医院为社会创造物质财富，其所获取的利润就是社会对医院经营的肯定和回报。有经济使命感的医院总是勇于竞争、坚持投入，从而提高竞争的层次，创造更多的社会财富。

（3）医院目标体系

医院目标体系是医院理念与使命的具体化。美国管理大师德鲁克曾对目标与理念、使命的关系做出如下概括："各项目标必须从我们的企业是什么、它将来是什么、它应该是什么引导出来：它们不是一种抽象，而是行动的承诺，借以实现企业的使命；它们也是一种用以衡量工作政绩的标准。换句话说，目标是企业的基本战略。"可见，"目标"是医院战略中具体的可操作性部分。成熟的医院目标体系应包括战略目标、长期目标和年度目标三个层次。①医院战略目标：是医院对其前景所进行的广泛的、综合的和前瞻性的设想，是实现其使命过程中要达到的长期结果，具体讲即是指医院通过战略管理过程所需达到的市场竞争地位和管理绩效的目标（总体规模、技术能力、市场份额、医院形象等）。②医院的长期目标：指在相对较长的计划期内（一般5～10年或更长）医院所力求实现的经营管理结果。③医院的年度目标：是在总体战略目标和长期目标下分解的年度计划，为监督和控制医院的绩效提供具体的可衡量的依据，同时便于根据环境变化及时地做出一些相应的调整，具有较强的可操作性。大多数医院在现行管理中已实行了年度目标管理。

3. 医院战略管理

医院战略管理即是医院对于战略的管理过程，它包括医院战略分析、医院战略规划、医院战略实施和医院战略控制等方面。

（二）意义

在社会主义市场经济条件下，医院必须真正成为责任、权利和利益统一的，自主经营、自我约束、自我发展的独立法人和市场主体，这需要医院抛弃传统计划经济下的经验管理理念，建立与现代企业制度相适应的经营管理理念，用系统的战略管理思想在风云变幻的市场环境中求得生存与发展。

1. 可提高医院适应环境发展变化的能力

当前，我国的卫生事业改革正在紧锣密鼓地进行：卫生行政部门由"办医院"逐步转向"管医院"；医疗机构实行分类管理；与事业单位人事管理体制改革相适应，卫生单位正在建立新型人事机制与分配制度，逐步取消事业单位的行政级别，由身份管理向岗位管理转变……一个接一个的改革措施给医疗界乃至整个社会都带来了巨大的冲击。面对变革，不少医疗单位被动应对，艰难求生，而另一些医疗机构却能顺应市场经济的环境要求，以市场化作为战略目标，并根据总目标与具体条件优化配置各种要素，调动员工的积极性与创造性，提高医院经营管理效益，很好地适应了环境，为发展积累了力量。

2. 可增强医院的核心竞争力

在市场经济条件下，医院间的竞争已不再只限于技术水平、服务态度等要素，进而延伸到服务内容、价格策略乃至品牌、信誉等更高级层次。特别在卫生资源相对集中的城市里，这种竞争更加白热化。除了原有医院间的竞争，近年来出现的一些民营医院、外资医院等新型医院，以先进的管理体制、成熟的市场化操作程序、优质的服务异军突起，加剧了竞争的激烈程度。于是竞争的焦点已经从技术能力、服务能力、财务管理能力、质量控制能力等经营管理能力转向更高层级的战略管理能力，因为只要谁成功地实施了战略管理，谁就棋高一着，形成对手所不具有的核心竞争力，从而迅速地拉开差距，在激烈的竞争中赢得先机。

3. 有利于医院的可持续发展

即使在目前的竞争中暂时领先的医院，在市场经济中仍能时时感受到竞争的压力转瞬即来。要想长久地立于不败之地，就要实施医院战略管理。因为医院战略管理的实质是把医院看作动荡环境中的一个开放系统来加以管理，通过对环境变化的调研与对自身竞争优势、劣势的客观分析后，找到外部环境的变化所蕴藏的机会，制定出一定时期的发展目标，并合理部署相关要素以确保战略目标的实现，从而实现医院的长远发展。

4. 适应国际竞争的需要

在全球化的背景下，任何竞争都不单单是本地区或本国的竞争，而是国际范围内的竞争。加入WTO使这点更加明朗。据统计，至2002年底全国已有近160家合资医院，且还有不少大型国外医院集团、医疗管理机构正在“门”外枕戈待旦；而2002年卫生部和对外贸易合作部联合颁发了《中外合资、合作医疗机构管理暂行办法》，允许国外资本在一定条件下创办合资医院，这势必会加剧医院竞争国际化的趋势。建立现代企业制度是我国国有企业改革的方向，更是国有企业与国际接轨、迎接国际竞争的根本途径，而战略管理正是现代企业制度的重要内容之一。我国政府早在20世纪80年代中期就开始引进战略管理，国家经贸委在1991年颁发的《“九五”企业管理纲要》中特别提到了“要把战略管理放在企业经营管理的重要位置”，并提出了推进现代企业战略管理的具体措施。作为市场经济中的竞争主体，医院应建立起现代企业制度，而且事实上医院间的联合与协作已日趋频繁，在全国已经出现多个大型的医院集团，如何有效地管理大型医院企业，形成竞争优势、协调发展，已成为一个重要的问题。因此，我国的医院应主动迎接全球化的竞争与挑战，努力从全球市场的角度考虑目标的可行性与实用性，即通过实施战略管理来应对瞬息万变的国际竞争。

（本节作者：陈其葳）

第二节　医院战略的层次

医院战略可划分为三个层次：医院总体战略、医院竞争战略和医院职能战略。其中总体战略是医院最高层次的战略，倾向于价值取向，强调“做正确的事情”；竞争战略是医院战略中的二级战略，其特点介于总体战略与职能战略之间；职能战略主要涉及可操作性问题，强调“将事情做正确”。三者间相互作用、紧密联系，每一层次为低一层次的战略环境，同时低一级战略为高一级战略提供保障和支持（如图19-1）。

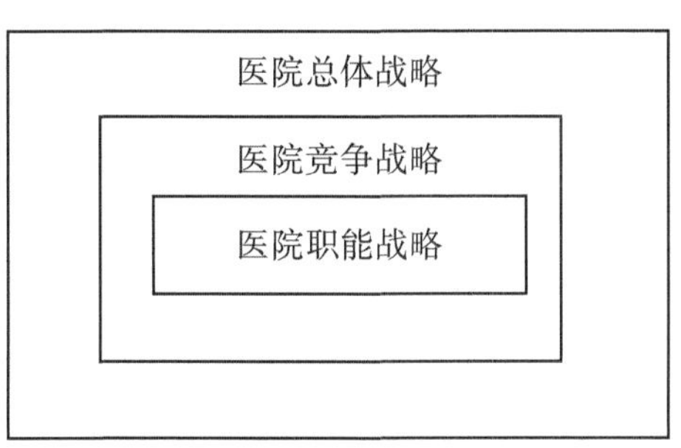

图19-1　医院战略的层次

一、医院总体战略

医院总体战略是由医院最高管理层指导和控制的最高行动纲领，是在总结经验、调查现状、预测未来的基础上，为谋求医院的生存和发展而做出的长远性、全局性的谋划或方案，它研究医院的发展方向和趋势。通过医院总体战略的长期规划，管理层对医院内部资源进行战略配置，使医院在外部环境的变化过程中能够充分发挥其内部的整体优势，从而使医院保持长远持久的发展。医院总体战略一般分为扩张型战略、稳定型战略、紧缩型战略和混合型战略四大类。

（一）扩张型战略

扩张型战略（expansion strategy）又称为发展战略或成长战略（growth strategy），是以发展为核心、以提高竞争地位和增强医院整体实力为目标的战略。在实践中，扩张型战略是各社会组织最广泛应用的总体战略。美国管理学者格鲁克在对358位企业经理15年中的战略选择进行了深入研究后发现，以上四种总体战略被使用的频率分别为54.4%、9.2%、7.5%和28.7%，扩张型战略高居榜首。医院扩张型战略主要包括如下几种可选择的战略：

1.加强型战略

加强型战略又称为单一经营型战略，即医院集中提供一种或少数几种医疗服务项目（如专科经营），通过市场渗透战略和市场开拓战略来扩展市场、获得利润的增长与医院实力的增强。

所谓市场渗透战略，是指医院通过营销努力，在现有的医疗市场上获得更大的份额。这是目前我国许多医院已开始自觉或不自觉地采用的战略，如越来越多的医院开始对自己的医疗水平、特长专科、名医名药进行广告宣传，以吸引更多的患者前来就诊；还有的医院先行一步地使用免挂号费、诊疗费用折扣等促销手段。尽管采用这一战略会增加营销成本，但由于当前医疗市场尚未达到完全饱和，而且还有少数医院在激烈的竞争面前尚未清醒过来，没有意识到营销策略的巨大效果，因此市场渗透战略常常会起到立竿见影的效果，帮助医院在竞争中扩大市场占有率。

所谓市场开拓战略，是指医院发挥自己已有的医疗服务优势去占领新的目标市场。如在20世纪90年代初，某县级人民医院肝胆外科的腹腔镜胆囊摘除术水平在省内领先，于是在牢固地占领了本地市场后，又主动出击，先后以各种形式进入周围市县的医疗市场，结果既取得了丰厚的经济回报，又扩大了医院的知名度，更奠定了该院在肝胆疾病诊疗方面的竞争优势，为医院后期的长远发展积蓄了力量。

2.一体化战略

包括纵向一体化战略和横向一体化战略。

（1）纵向一体化战略

又称为垂直一体化战略。它是指医院在两个可能的方向上（面向顾客的终端和面向原材料供应商的上游）去扩展业务的战略。其又分为前向一体化战略和后向一体化战略。前向一体化战略是指医院通过建立分院（门诊部）、连锁经营等形式直接扩大市场。后向一体化战略是指医院通过自建、收购、合并等形式向原材料供应（如制剂、药品、医疗器材等）的方向发展业务。如许多医院都研发有自己的制剂或药品，这些产品既降低了医疗成本，又为医院带来了新的利润增长点，此即为后向一体化战略。

（2）横向一体化战略

又称为水平一体化战略。它是指医院通过收购同行业竞争对手而扩张经营、扩大规模的一种战略。当前，国家为了调整产业结构、形成规模经济，制定了鼓励兼并的政策，即鼓励产业中的优势企业去收购劣势企业，此即为横向一体化战略。尽管在医疗行业，由于诸多因素的影响，尚未掀起大规模的兼并浪潮，但卫健委已开始鼓励各级医疗机构打破行政隶属关系和所有制界限，通过调整、合作、合并等形式重组，优化医疗资源的配置和利用。

3.多元化战略

多元化战略是指医院充分利用自己在医疗服务、资金、技术、设施、信息等方面的优势，通过经营多种产品或提供多种服务，使经营不断向纵深方向发展从而扩大市场的战略。其又分为同心多元化与复合多元化两种战略。

（1）同心多元化战略

又称为相关多元化战略，是指医院以主营医疗项目为轴心，通过开发新产品、提供新服务来扩张规模、提高盈利水平。其特点是新开发的产品或新提供的服务与原来的产品与服务有相似性或相关联性，如可以继续利用已有的医疗卫生资源、技术经验、营销网络或顾客基础等优势。实行同心多元化战略，可以通过内部发展（自行开发或引进新产品、新服务项目，如某医院在原眼科的基础上成立了眼科中心），也可以通过收购其他医院（如A综合性医院收购B胃病专科医院成立胃病防治中心）来完成。一般而言，实施这种战略的医院其收购对象的医疗业务范围与本医院的并不完全相同，即所收购对象并非本医院的直接竞争对手；而在实施横向一体化时，所兼并收购的对象则往往是直接竞争对手。这是此两种战略的细微差别。

（2）复合多元化战略

又称为不相关多元化战略，是指医院通过从事多种经营或综合性服务来扩大规模、增加利润。其特点是新增加的服务与原有服务没有关联性，不能利用原有医疗机构的专门技能、设施、经验等优势，需要在新的领域做新的投入，方能取得回报。实行复合多元化战略一般都是跨产业经营，如医院涉足酒店业、开设健康书店与娱乐城等。

多元化战略可以扩展医院服务项目，促进原有业务发展，可以提高资源的利用效率，有利于医院分散风险，提高经营的安全性与灵活性。但同样也存在成本增加、管理难度加大等问题。特别是实施复合多元化战略时，由于进入了陌生的新行业，其潜在的风险更大，需要谨慎从事。

4. 合并战略

合并战略既是一种增长型战略，又是实施上述三类战略的具体方式。其有以下三种形式：①统一。即完全意义上的合并，由A医院与B医院合并组成新的C医院。②收购或兼并。A医院购买B医院的资产或股份，继承其资产及负债，B医院不再存在。③控股。A医院购买B医院的大部分股票，或向B医院注入大量资本金并达到控股程度，A医院为母医院，B医院为子医院。

5. 合资经营战略

合资经营战略与合并战略一样，既可视为一种扩张型战略，又可作为实施前述三类扩张型战略的手段。其特点是由两个或两个以上的医院共同出资组建一个新医院，该医院为出资者联合所有，具体包括中外合资、个人合资等多种形式。

目前，合资经营战略是外资进入我国医疗服务市场的主要形式。通过合资经营的形式，外资可以直接利用国内医院的人力资源、现有市场与营销网络，从而在短期内盈利，同时以最快速度熟悉中国医疗市场特征，为发展积累经验。对于中方合作者而言，合资既可解决资金短缺这一医院发展的“瓶颈”问题，又可学习到先进的医院管理经验，同时借助外资迅速扩张市场，增强自身实力。可见，合资经营战略具有“双赢”的特点。但在实施时应慎重对待，要处理好合资伙伴的选择、合资医院的控制与组织管理等关键问题。

综上，医院扩张型战略可以创造新的经营机会和提高医院资源的利用率，但同时也会给医院经营带来一定的风险，一般适用于医院整体实力较为雄厚、处于有利环境等竞争力较强的情况。

（二）稳定型战略

稳定型战略（stability strategy）又称防御型战略，是指医院在现有经营规模条件下，不再扩大投资，以安全经营为宗旨，或巩固成果、寻找机会以再图扩张，或维持现状、逐步紧缩。常见的稳定型战略有暂停或谨慎前进战略、抽资战略。

1. 暂停或谨慎前进战略

上面已解释了稳定型战略的含义，但应注意采用该战略并不是被动等待、束手无策，而是韬光养晦、伺机而动。当医院面临以下几种情况时，可考虑采用该战略：

①外部环境中的主要因素正在或即将发生有重要影响的变化，很难对威胁与机会做出准确的判断与预测时。如当国家对有关医疗机构分类管理的文件细则未出台时，不少正在进行大刀阔斧改革的医院就采取了暂停或谨慎前进战略。

②医院经过一段时期的快速扩张后，需要暂停下来整合资源、调整结构、理顺关系以加强内部管理时。

③医院的某项医疗服务项目的市场前景尚不明朗时。

2. 抽资战略

这个战略又称为收获战略，是指医院不再追加新的投资，且将所获取的利润或现金流量储存起来，等待机会再用或用于其他急需资金发展的战略经营单位。适用该战略的几种情况与暂停或谨慎前进战略相似。医院常常将之用于其某一战略经营单位（如分院）。

综上所述，稳定型战略侧重于完善医院内部的经营管理、加强内涵建设，是医院发展过程中经常要采用到的战略。但需注意的是不能长期采用，否则会影响医院的发展。一旦市场环境中出现机会，医院宜进而采用扩张型战略，反之，若环境恶化甚至出现大的威胁，就应退而采取紧缩型战略。

（三）紧缩型战略

紧缩型战略（retrenchment strategy）是在外部环境对医院不利、医院面临严重困难时，不得不采用的向后退却的总体战略。如当竞争空前激烈、医院处于劣势或逆境时就可以考虑及时退却以减少损失，同时等待时机以图东山再起。所以在一定情况下采用紧缩型战略不但可行，而且很有必要。常用的紧缩型战略包括转向战略、放弃战略、依附战略和破产战略四种。

1. 转向战略

转向战略就是收缩现有业务。它往往更能反映医院审时度势、灵活应变的能力。在下列情况出现时医院需要采用转向战略：

①因医院间竞争太激烈，医院的生存和发展出现了困难。

②因某种原因导致医院的财务状况不佳，资金严重短缺。

③因管理上出现的问题而使医院陷于困境。

④因某种医疗服务的市场需求量减少、新的可选择的医疗业务尚不成熟。

实行转向战略采取的措施常有：加强成本控制，削减支出；更换管理者；精减人员；拍卖一些闲置的资产、设备；加紧催收欠款；强调集权，将分散的一些决策权收上来，以便于整体协调、降低成本。

2. 放弃战略

即医院从某项医疗业务中撤退，如医院卖掉其下属某个战略经营单位（如分部、分院），或出售合资医院中的股份来获得资金以解决自身的财务困难。许多医院管理者往往不愿意采用放弃战略，是因为存在着许多障碍：

（1）技术或经济上存在障碍

放弃后会影响医院业务结构的合理性。

（2）管理上的障碍

放弃通常被看作失败的象征，会使医院管理者的自尊心受到伤害，同时会影响其继续管理的权威性。

（3）人力资源管理上的障碍

原有人员的安置问题。

3. 依附战略

当医院出现经营困难，但又想维持自身的生存，可以去寻找一个“救星”，争取成为其依附者，借此生存下去，这便是依附战略。采取依附战略的医院在技术上接受“救星”的指导和严格的监督，经济利益也按合约分享。

4. 破产或清算战略

这个战略是指医院按照《中华人民共和国企业破产法》和医院财务制度的有关规定，依照有关法定程序终止医院经营活动的战略。显然这是最后被迫采用的战略。

（四）混合型战略

以上分别介绍了扩张型、稳定型和紧缩型三大类总体战略的内容，事实上，不少医院并不是只选择单一战略，而是将几种战略组合起来，称为混合型战略（combination strategy）。按照战略组合的顺序不同，又可分为同时性战略组合和顺序性战略组合。

所谓同时性战略组合，是指不同类型的战略同时被医院的不同战略经营单位采用与执行。如某医院根据医疗市场的环境变化和自身实力条件，卖掉了一直处于亏损状态的两个分院（紧缩战略），继续经营有稳定利润的综合医院与口腔连锁门诊部（稳定战略），与某美容美发集团合资兴办医学美容中心（扩张战略）。

所谓顺序性战略组合，是指医院根据生存与发展的需要，先后采用不同的战略方案，即在时间上的顺序组合。如当某医院在激烈的竞争中处于劣势、举步维艰时，通过种种努力成为某医学院附属医院的分院之一（紧缩战略），获得了技术、资金、设备、人力等各方面的支持，从而渡过了难关；然后谨慎地发展现有的业务，积累力量（稳定战略）；当获知有一国外医疗机构在本地区寻找妇幼专科医院的合作对象时，该医院主动出击并最终如愿以偿，在雄厚的资本实力和成熟的管理制度支持下，发展有了质的飞跃，在竞争中一举奠定了领先地位（扩张战略）。

二、医院竞争战略

医院竞争战略是医院的二级战略，主要解决如何在特定的市场环境下去参与竞争，改善自身的竞争地位，赢得竞争优势。哈佛商学院著名的战略管理专家迈克尔·波特教授在《竞争战略》（1980年）一书中提出了四种一般的竞争战略，即总成本领先战略、差别化战略、集中化战略和既成本领先又差别化的战略。

1.总成本领先战略

总成本领先战略也称较低成本战略，指医院主要依靠较低的成本核算（如通过提高效率和降低管理费用以控制成本、通过扩大市场来实现规模经济等）来赢得竞争优势。

总成本领先战略存在一些风险：第一，成本领先的医院所提供的医疗服务不应当被认为是低水平的、没有生命安全与健康保证的，否则就会失去市场；第二，医学技术的进步可能会使医院原来所依赖的成本领先优势不复存在（需要重新购置医疗设备或重新学习掌握新技术等）；第三，总成本领先战略易遭到竞争者的模仿；第四，实行成本领先战略的医院容易因过分关注成本而忽略医疗质量。

2.差别化战略

差别化战略是指医院依靠专门技术、特有服务、品牌等来赢得竞争优势的战略，这种战略由于存在差别（即优势），对特殊对象具有强大的吸引力，能获得他们对服务效果的较高满意度、对医院的信任甚至形成对医院品牌的忠诚，因而避开了与竞争对手在价格上的被动竞争，能保持较高的盈利。

采用差别化战略有明显的优势，同样也面临一系列风险，如：采用该战略的医院的医疗服务价格如果同竞争对手的差距很大或者服务优势并不显著时，可能会失掉一些顾客；当顾客需求的差异程度降低或对价格的敏感增加（如该医院的药价太贵）时，也有可能丢失一些顾客；当竞争对手通过替代品而使原有差异缩小（如竞争对手购置了更精确的医学检查设备）时，也会失去一部分市场。

3.集中化战略

所谓集中化战略，是指医院选择一个细分市场，集中资金、技术、设备和人员等全部资源，提供细分市场所需要的医疗服务，集中满足该细分市场的需求。如选择专门为老年人服务的老年医院。

集中化战略可以同总成本领先和差别化战略分别结合。如在细分市场上，侧重从成本方面建立竞争优势称为成本集中化战略；如果在细分市场上从高质量高技术等方面建立竞争优势，则称为差别集中化战略。

采用集中化战略，也同样面临一些风险：如果所选择的细分市场所提供的服务与广泛市场之间所提供的差距缩小，则细分市场将受到广泛市场的竞争威胁；如果其本身的成本比面向广泛市场的医疗机构高出太多，其将丧失成本优势，或使差别化优势被抵消；如果所选择的细分市场的需求在逐步萎缩，或者竞争对手也进入该市场，医院的生存就将面临严峻的威胁。

4.既成本领先又差别化的战略

指同时做到低成本和差别化的战略。由于医学设备的自动化、医疗技术与服务过程的网络化、医学检验检查结果的标准化等发展，医院已能够同时做到低成本与高质量，这就使实施该战略变得可能。

三、医院职能战略

医院职能战略是在医院总体战略和竞争战略的指导下，各职能系统分别制定的战略，其目的是保证医院总体战略和竞争战略的顺利实施和目标的实现，它为各级战略服务，主要涉及医院各职能系统负责人及其下属的中间级主管等。

职能战略包括财务管理战略、人力资源开发与管理战略、医院形象战略、市场营销战略、国际化经营战略等。与总体战略相比，它具有时间跨度小、内容更具体的特点。

（本节作者：陈其葳）

第三节　医院战略管理过程

医院战略管理过程包括战略分析、战略规划、战略实施和战略控制四个部分。医院战略管理过程及主要组成要素的示意图给出了医院战略管理过程的大致构架，可作为理解向导。必须指出的是，医院战略管理过程并不是完全独立的单向线性过程，大量的实验研究证明，成功的战略管理是四个部分相互作用、相互衔接的动态管理过程（如图19-2）。

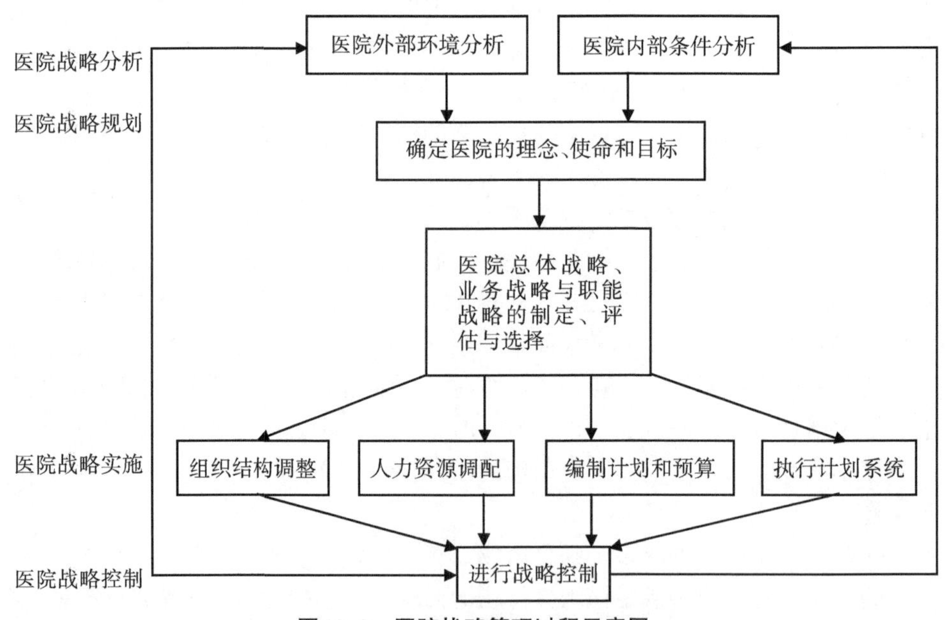

图19-2　医院战略管理过程示意图

一、医院战略分析

医院战略分析的主要目的是找出影响医院目前生存与未来发展的关键因素，了解医院所处环境条件和相对竞争地位，寻找医院的核心竞争力。主要包括外部环境分析与内部条件分析两方面内容。

（一）医院外部环境分析

从战略角度分析医院外部环境，是要把握环境的现状及变化趋势，抓住有利于医院发展的机会，避开环境可能带来的威胁，这是医院在市场中谋求生存与发展的首要问题。医院的外部环境分为宏观环境和微观环境两个层次。

1. 医院宏观环境分析

宏观环境又称社会环境，是指在国家或地区范围内对一切社会组织都将产生影响的各种因素和力量。对医院而言，这些因素和力量往往都是不可控制的，只能努力去适应。在战略管理中，宏观环境分析的因素对象主要是指政治和法律环境、经济环境、社会文化与自然环境、技术环境，因此常被称为PEST（political，economic，social，technological）分析。

（1）政治和法律环境

这是指那些制约和影响医院的政治要素和法律系统，以及其运行状态。政治环境包括国家的政治制度、权力机构、方针政策和政治形势等要素。法律环境包括国家制定的法律、法规、法令以及执法机构等要素。政治和法律环境是保护医院经营管理的基本条件：前者对医院具有控制、调节作用，后者则为医院创造一个稳定的法治环境，以通过公平竞争获得长期稳定的发展。

（2）经济环境

这是指构成医院生存和发展的社会经济状况及国家的经济政策，包括社会经济结构、经济体制、宏观经济政策及其发展状况等要素。其衡量指标如国内生产总值、就业水平、物价水平、利率、政府支出等。与政治法律环境相比，经济环境对医院的影响更直接具体。

（3）社会文化与自然环境

这是指医院所处的社会结构、社会风俗和习惯、价值观念、行为规范、生活方式、文化传统与地理分布等要素。其是医院在进行战略制定时必须考虑的因素。

（4）技术环境

这是指医院所处的环境中的科技要素及与该要素直接相关的各种社会现象的集合，包括国家科技体制、科技政策、科技水平和科技发展趋势等。在整个科学技术日新月异的今天，技术对医院的影响是巨大的，如生物医学的发展使基因治疗成为可能，电子技术的发展使医院的现代信息管理系统得以实现，而这些都将影响到医院的经营管理。

2. 医院微观环境分析

微观环境一般又称为产业环境，是指从产业角度看，影响医院经营状况的各种因素和力量，如医疗行业的结构、市场的竞争状况等。具体地讲，每一所医院的经营状况取决于两个重要因素：一是行业状况，二是该医院在市场中所处的竞争地位。

（1）医疗行业的整体状况分析

包括对医疗行业所处产业的性质分析、产业发展阶段分析和国家有关医疗行业政策法令的分析等。

①性质分析：医疗行业属于服务性行业，按三次产业划分应为第三产业；从生产要素的配合比例看，是知识密集型与技术密集型产业。

②产业发展阶段分析：现代经营管理理论常用产业正处于其寿命周期（一般分为开发期、成长期、成熟期和衰退期）的哪个阶段来分析产业发展状况。在当前，随着社会的发展、人民生活水平的提高和医学模式的改变、公众健康意识的进步，人们对于医疗服务的需求也不断增长并日趋多元化、复杂化，医疗市场从服务对象到服务内容的领域都更加广泛：服务对象不但针对病人，还包括处于亚健康状态的人、健康人；不但提供医疗、保健、康复服务，还提供预防、疗养、健康咨询、健康检查、心理咨询、医学美容等多种关怀，且服务程度向纵深发展。但即便这样，也远远没有完全满足市场的需求。因此从总体上可以认为，医疗行业处于开发期或成长期，有良好的发展前景。

③国家有关医疗行业政策法令分析：国家有关的政策法令对医疗行业的发展方向与趋势起着决定性引导作用。比如，1997年中共中央、国务院做出《关于卫生改革与发展的决定》，重新界定卫生事业的性质为政府实行一定福利政策的社会公益事业；1998年出台了《关于建立城镇职工基本医疗保险制度的决定》，改革公费医疗，说明政府开始引导各级各类医院走向自负盈亏的经营之路；2000年国务院八部委《关于城镇医药卫生体制改革的指导意见》，提出了“实行卫生全行业管理、建立新的

医疗机构分类管理制度、深化改革医院的运行机制和卫生事业单位人事制度与分配制度”等14条指导意见；随后卫生部出台了《关于城镇医疗机构分类管理的实施意见》，对营利性医疗机构完全按照市场规则进行管理，实行自主经营、自负盈亏、依法经营、照章纳税，对非营利性医疗机构给予适当的财政补贴和一定的政策扶持，依法进行监督管理，至此，医疗行业市场化的方向已清晰可见；2002年，卫生系统开始进行人事制度改革，并鼓励各级医疗机构打破行政隶属关系和所有制界限，通过调整、合作、合并等形式重组，优化医疗资源的配置和利用；同年，卫生部和对外贸易合作部联合颁发《中外合资、合作医疗机构管理暂行办法》，允许国外资本在一定条件下创办合资医院，这标志着医疗行业的市场化进程进一步加深加快。从上述医疗行业改革进程的分析可见，关注并收集、分析研究国家相关政策法令，预测政府的引导方向，可帮助医院及早转变观念，建立相适应的经营管理观念与制度，在竞争中领先一步。

（2）产业结构分析

迈克尔·波特的《竞争战略》一书指出，把产业竞争仅看作现有内部竞争对手之间的竞争是比较狭隘的，实际上产业中既有现存的竞争也有潜在的竞争，每一个产业中都存在潜在进入者、替代者、购买者、供应者与现有竞争者这五种力量共同决定产业竞争的强度与产业利润率，据此，他提出了产业结构分析的基本框架——五种基本竞争力量分析。如图19-3所示。

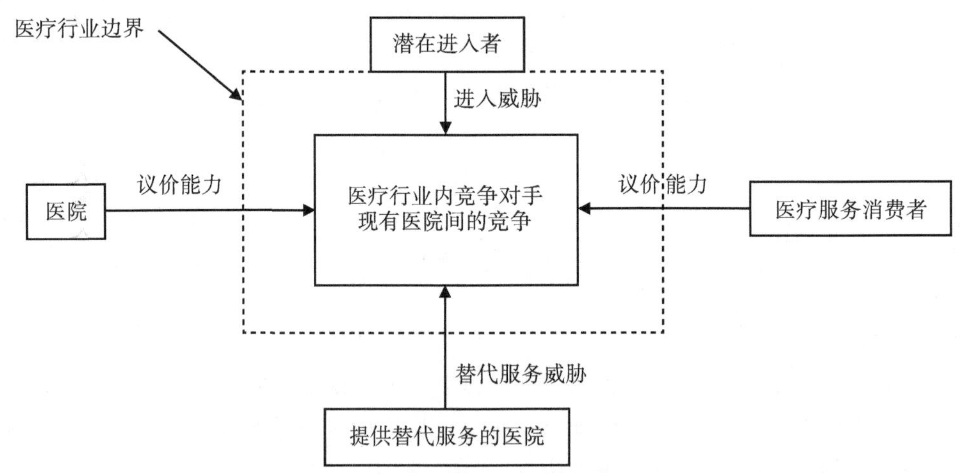

图19-3　五种基本竞争力量示意图

①潜在进入者威胁分析：利润是诱使潜在进入者的信号，而后者为了进入市场又往往通过降低价格或改变现有服务技术等方式，最终会降低行业利润。医院为了抵制这种威胁，可以通过各种方式设置进入障碍，包括规模经济（如由于占有较大的市场份额而降低了药品、医用材料等成本）、品牌障碍（如某地区的人群已形成对某医院的信任）和关系障碍（某医院已掌握了该地区大多数人群的健康资料甚至已建立了健康档案，医患间已建立了密切的关系）等。同理，欲进入医疗行业者也要考虑这些障碍，思考自己是否有能力克服。

②替代服务威胁分析：替代服务往往影响被替代项目的市场份额和收益，甚至直接将其淘汰出市场。医疗服务业中替代服务非常多，包括各种医用材料、医学设备、诊疗技术和服务技术等。如一次性注射器的出现对原用的玻璃注射器形成严重威胁、全自动生化分析仪的出现对原有的人工检测方法和半自动生化分析仪构成威胁、腹腔镜的出现对原有手术方法构成威胁、整体护理的出现对传统护理服务形成威胁。

③消费者议价能力分析：医疗服务的消费者（包括个体和团体）必然希望医疗服务价廉而质高，希望现有医院间的竞争更加激烈以从中获更大利益，为此他们总是尽力为压低价格或获得高质量的服务而讨价还价，这种行为也为医院带来了威胁，威胁的程度就取决于消费者议价能力。一般而言，消费者议价能力与消费者购买量、医院服务的差异性、医院的集中程度、转移成本等因素相关。购买量越大，议价能力越强；如果消费者能从任一医院得到相同的医疗服务，那么此时消费者的选择余地就

很大，医院所受到的威胁就大；如果某地区同级同类医院很多，消费者的议价能力就很强；如果转院转诊需要付出更多费用（如转诊需重新做昂贵的医学检验或影像检查），消费者通常不得不放弃转诊，此时其议价能力就较低。

④供方议价能力分析：作为医疗服务的供方，医院为了追求自身利益，在保证服务水平与质量的条件下，也总是尽力提高价格。其议价能力也与供方的集中程度、所提供服务的差异性、转移成本等因素有关，同时与医院购进医用耗材、药品的议价能力有关。

⑤现有医院间竞争分析：现有医院间的竞争直接影响医疗行业的竞争强度，是医院战略分析的重点。医院通常用提高服务质量、降低医疗服务价格、改善服务态度、增加服务项目、开展广告与促销活动等手段进行竞争。

（3）市场竞争状况分析

包括对市场需求情况、医疗服务业目前主要市场战略与营销手段、竞争对手等方面的调查分析，通过分析发现可利用的机会和面临的威胁。①市场需求调研分析。主要考察顾客需求的性质与变化趋势、市场容量及其发展趋势（尽可能量化）、市场目前的供求状况等。②市场战略与营销手段调查分析。主要考察医疗服务业目前普遍存在的市场战略（究竟是以产品为导向还是以市场为导向）与常用的营销组合策略（如产品策略、价格策略、渠道策略、促销策略等）。③竞争对手调查分析。需要搜集各种信息以识别竞争者的战略，判断竞争者的目标，评价竞争者的优劣势，估算竞争者的影响程度，从而帮助医院确定自身竞争地位，寻找竞争的突破口。

综上，医院的外部环境分析可以帮助医院识别外部环境存在的机会和威胁。值得注意的是，人们常常有一种错觉，认为识别机会似乎是一件并不复杂的事，通过观察和感觉就可以轻易发现。事实上，要想发现一个真正的、有价值的机会必须进行技术性很强的分析。实践中不同的医院对同一机会的认识与把握是有很大差距的，面对同一机会时有的医院成功而有的失败。这也正是在医院战略管理过程中进行外部环境分析的目的与意义之所在。

（二）医院内部条件分析

医院内部条件分析的主要目的是明确医院自身的优势与劣势，重点是研究医院所拥有的资源与能力对医院战略的影响。与外部环境分析相比，后者主要回答“医院可以做些什么”，而内部条件分析必须回答“医院能够做些什么”。

1. 医院资源调研

（1）医院人力资源调研

包括人力资源的数量、素质、专业结构、职称结构、聘用制度、考核制度、分配制度、培训机制等。

（2）医院财务资源调研

包括资产结构、资金来源、现金管理、经营收入、成本核算等。

（3）医院技术资源调研

包括医疗水平、服务水平、药品研发水平等。

（4）医院组织资源调研

包括医院的组织机构设置、管理体制、领导结构、沟通渠道等。

（5）医院物力资源调研

包括医疗建筑、医疗设备、医用器材、能源等。

（6）医院信息资源调研

包括是否建立了医院管理计算机信息系统，或所建立的系统是否有效。

（7）医院无形资产调研

包括是否进行了无形资产评估、无形资产的使用与管理状况等。

2. 医院能力分析

医院所拥有的资源在一定程度上决定了它的能力，资源及其利用程度的好坏与医院能力的强弱间呈正相关的关系。一般而言，医院能力分析主要包括竞争能力分析、适应能力分析、市场营销能力分析、财务能力分析以及综合管理能力分析等。

在战略管理实施过程中必须以能力为核心。只有能力得到系统性提升，才能创造长期的竞争优势。个别医院以赢得某阶段的胜利为核心，这种以胜负定战略的思路背离了战略管理的宗旨，会带来短视行为，导致医院经营者与各部门主管不得不追求短期的考核指标。实际上，成败只是检验能力的指标，不能本末倒置，只有坚持以能力的积累为核心，才能获得真正的胜利。

3. 医院文化

医院文化是指医院的全体成员共同拥有的信念、期望值和价值观体系，它确定着医院行为的标准和方式，规范着人们的行为。因此，分析医院文化的现状，了解和掌握医院文化形成的特征与影响因素，就可以从中找出支持或制约医院战略，特别是战略理念的关键要素，更能为战略的实施提供支撑，这一点在前面已作为重点强调。

4. 业绩和问题分析

医院内部分析时还应注意从以往一段时期的经营业绩中，总结成功经验和失败教训，这也可判断医院的优势与劣势。另外，对医院现存问题的调研是非常重要的，它不但说明医院的优劣势，而且有可能蕴藏着下一阶段的战略目标。因此，在进行战略分析时，需对医院现存问题的内容、重要程度、解决问题的可能性等方面进行调查分析。

（三）战略分析常用技术

有关战略管理的著作介绍了许多可供战略分析用的模型与技术。如进行外部环境分析的外部战略环境要素评价模型与行业关键战略要素评价矩阵，进行内部条件分析的“雷达”图分析法、产品评价法、内部战略要素评价矩阵法，以及将外部环境中的机会（opportunities）与威胁（threats）、内部条件中的优势（strengths）与劣势（weakness）综合考虑的SWOT分析等。

二、医院战略规划

医院战略规划包括医院战略的制定、评价与选择。在对医院外部环境和内部条件进行了充分的调研与分析后，医院战略管理者已基本弄清了有利于医院发展的机会和存在的威胁，以及医院自身的优势与劣势，做到了知己知彼，在此基础上可确定医院的战略理念、使命与目标，确定相适应的医院发展方向与定位，然后制定医院各个层级的战略，并评估备选方案，最后做出决策。这一过程即为战略规划。

（一）确定医院战略理念、使命与目标

首先要确定医院战略理念，这是医院战略制定的必要前提。在此基础上，要确定医院使命。医院使命通过对“医院是什么”“医院将会是什么”“医院应该是什么”这一系列有关医院性质、社会作用和地位的问题的回答，决定医院为什么要存在（经营宗旨）、通过什么方式存在与发展（经营方式与范围）、应当拥有什么形象（经营方向）以及应当承担什么样的社会责任（社会使命）等。最后按照前面所述医院目标体系要求，结合所完成的医院内外环境分析，确定适当的战略目标、长期目标与年度分解目标。

（二）医院战略的制定、评估与选择

医院的战略理念与使命、目标确定后，再次结合外部环境分析所识别的机会与威胁、内部条件分析所揭示的优势与劣势，就可以制定相适应的总体战略、竞争战略与职能战略。事实上，战略的制定与对备选战略的评估、选择往往是同时进行的。

1. 医院战略制定与选择的时机

当医院的外部环境和内部条件发生比较重大的变化，对医院的生存和发展产生比较重大的影响

时，就应当制定或重新制定战略。例如，尽管许多传统医院从未制定过战略，但在医疗服务全面市场化、竞争空前激烈的现在，深感有做出全局性、长远性谋略之必要，此时即为战略制定与选择的时机；又如，当出现突发性危机且危机的影响将会持续较长时期时，也必须重新制定战略。

2. 医院战略的评估

对所制定的战略方案，应按照预定的一套标准对其进行检验和评价。只有通过检验的战略，才能有机会被选择。一般从以下四个方面评估：战略目标、方针之间的协调一致性；战略同外部环境之间的协调一致性；战略同医院内部资源、能力之间的协调一致性；战略规划同战略实施之间的协调一致性。这里介绍常用的拜亚斯检验标准：

（1）目标一致性

如果战略包含着相互矛盾的目标、目的和方针，应该被否决。

（2）行业结构检验

如果该战略发挥不出本医院在医疗行业或相关行业结构中的优势，应该被否决。

（3）能力检验

如果该战略提出的问题并不能依靠医院自身的能力解决，应该被否决。

（4）运用性能检验

如果该战略从资源利用的观点看并不可行，或者如果凭现有知识与经验能判断期望目标肯定不能达到，则应该被否决。

3. 医院战略选择的方法与技术

进行战略选择就是根据外部环境和内部条件，评估各备选战略的特点，选择适当的战略，做到发挥优势、抓住机会、克服劣势、避开威胁，使之最有利于医院的生存与发展。常用的选择方法与技术有波士顿经营组合示意图（又称波士顿矩阵图）、霍福尔的产品 / 市场发展矩阵等。

4. 战略规划时需避免的问题

第一，医院最高管理者应努力提高自身素质，培养战略性思维。理论与实践都已证实，战略管理不是一件简单的事，几乎涉及了现代管理的所有要素，如财务、市场、项目、人力资源、企业管理等各方面的知识。医院最高管理层是医院战略的直接规划者，因此其必须尽力完善自己的知识结构，开阔视野，提高素质，特别是要有意识地培养战略性思维。所谓战略性思维，是指战略管理者能站在总体战略的高度制定决策和实施管理，对多变的市场环境灵活应对，以力求给医院带来长期的效益。具体要求战略管理者具有前瞻意识、长远意识、全局意识、权变意识和创新意识。

第二，由于战略管理需要各层下属积极支持，各个基层的参与对于战略的有效制定与执行非常重要，因此应避免由上而下的象牙塔式的战略规划方法，否则会脱离实际环境，而且会导致制定战略的医院高层与执行战略的中低层之间的矛盾与冲突。

第三，不能仅把战略看作外聘战略专家和院内企划人员的“专权”，否则会使得本只应充当参谋顾问角色的战略计划人员实际上接管了医院战略决策的权利。

第四，要避免对现在而不是对未来进行战略规划。战略制定时通常需假定环境的不确定性，这是大前提；但是同时又强调医院内部资源与外部机会间的适应与匹配，即此时着眼于现有资源与现有机会的对接。因此，虽然不可能在当前与未来间进行明晰的划分，但医院应尽可能在二者间进行兼顾与平衡，力求保持面向未来的战略思考方式。

三、医院战略实施

医院战略实施是贯彻执行既定战略规划所必需的各项活动的总称，也是医院战略管理过程成败的关键部分：实施得好，不但可以保证好的战略取得成功，而且可以克服原定战略的某些不足。制定战略的目的是通过战略的实施而实现所期望的目标体系。那种认为一旦完成了战略制定与选择后就可以束之高阁的想法是危险的。同时，实施过程中要注意环境、战略与能力间的相互匹配关系，环境是制定战略的基础，医院的能力是制定战略的出发点，当二者之一发生变化时，应加以探测和调整，并始终牢记战略管理是一个不断循环、没有终点的过程。

医院战略实施主要包含以下活动内容：

建立和调整医院的组织结构。如可借鉴企业中的事业部制，以确保战略的实施。

调整人力资源安排，特别要注意挑选实施战略的管理者。健全激励制度，形成良好的激励机制和约束机制。

编制计划（预算）落实战略目标，并组织计划或预算的执行。

做好医院内部的沟通工作，使员工理解并支持战略的实施。

注重面向社会的医院形象塑造工作，建设与战略理念相适应的医院文化与价值观体系。

建立健全战略控制系统，确保战略的顺利实施和预定目标的实现。

四、医院战略控制

医院战略控制就是在医院战略的实施过程中，将医院的实际业绩与预定的目标或标准相比较，发现差异，分析原因，并采取措施纠正，以保证战略目标的实现，或在必要时修改、调整预定目标或标准。它是战略管理过程的最后阶段，但对战略实施结果带来巨大影响。同时，由于医院的外部环境与内部条件都在不断地发生变化，所以必须通过战略控制来及时发现问题、做出相应的调整。此外，战略控制还有利于医院战略管理者总结经验，为继续进行的战略管理过程创造更好的条件。

医院战略控制可概括为预建标准、实绩测定和反馈三个步骤：

1. 建立业绩标准

事先确定医院的哪些活动的过程及结果需要测定。选择的依据是这些活动的过程及结果是能够比较客观地测定或评定的，而且应该是实现医院战略的重要环节或因素。所建标准应是战略目标的细化，通常应是一个范围。

2. 测定实际业绩

按照预定的时间和频率来进行测定。

3. 反馈

将实际业绩与标准比较，如果实际业绩在标准的范围之内，则控制过程终结；如果实际业绩在标准的允许范围之外，就必须分析原因，并针对根源采取行动，纠正差异。

（本节作者：陈其葳）

参考文献

蔡景峰.岐黄之道:中医药与传统文化[M].北京:学苑出版社,2013.

曹建文,刘越泽.医院管理学[M].第3版.上海:复旦大学出版社,2014.

陈涤平.中医养生大成[M].北京:中国中医药出版社,2014.

陈校云,唐晓莉,郭泽佈,等.全员质量考核的设计与实践[J].中国卫生质量管理,2011(3):72-74.

陈仲强,赵亮.医院绩效管理[M].北京:北京大学医学出版社,2012.

重庆市第九人民医院医院成本控制研究室.平衡计分卡在医院管理中的理论与实践[M].重庆:西南师范大学出版社,2014.

方汉文.西方文化概论[M].北京:中国人民大学出版社,2010.

方振邦.战略性绩效管理[M].第4版.北京:中国人民大学出版社,2014.

方振邦.管理学基础[M].第3版.北京:中国人民大学出版社,2016.

方振邦,陈校云.急诊专科医师阶段性胜任力模型的指标权重研究[J].中华医院管理杂志,2013(12):915-918.

方振邦,陈校云,余中光.急诊专科医师阶段性胜任力评价指标体系的构建[J].中华医院管理杂志,2013(12):911-914.

方振邦,葛蕾蕾.政府绩效管理[M].北京:中国人民大学出版社,2012.

方振邦,黄玉玲.日本中央政府高级公务员考核研究及其启示[J].日本研究,2015(1):51-59.

方振邦,罗海元.政府绩效管理创新:平衡计分卡中国化模式的构建[J].中国行政管理,2012(12):25-29.

方振邦,邬定国,唐健.我国地方政府社会建设绩效评价体系创新研究[J].国家行政学院学报,2015(3):87-91.

方振邦,韩宁.管理百年[M].北京:中国人民大学出版社,2016.

方振邦,冉景亮.绩效管理[M].第2版.北京:科学出版社,2016.

方振邦,徐东华.管理思想百年脉络[M].第3版.北京:中国人民大学出版社,2012.

方振邦,徐东华.公共部门人力资源管理[M].北京:中国人民大学出版社,2015.

郭清.健康管理学[M].北京:人民卫生出版社,2017.

郭庆光.传播学教程[M].北京:中国人民大学出版社,2011.

何敏,张继.医易会通研究[M].南京:南京大学出版社,2014.

黄玉玲.通用电气:九宫格的区别管理[J].企业管理,2015(3):55-57.

黄玉玲.壳牌:以管理者能力为核心的考核[J].企业管理,2014(11):68-69.

贾成祥.中国传统文化概论[M].北京:中国中医药出版社,2013.

李灿东.中医状态学[M].北京:中国中医药出版社,2016.

李良松.中华佛藏医药全集[M].北京:宗教文化出版社,2016.

李晓淳.健康管理[M].北京:人民卫生出版社,2012.

马伯英.中国医学文化史[M].上海:上海人民出版社,2010.

马莎丽.公立医院实施绩效管理的难点和对策[J].卫生经济研究,2011(5):41-42.

毛嘉陵.中医文化传播学[M].北京:中国中医药出版社,2014.

汤一介,李中华.中国儒学史[M].北京:北京大学出版社,2011.

武留信,曾强.中华健康管理学[M].北京:人民卫生出版社,2016.

邢玉瑞.中医思维方法[M].北京:人民卫生出版社,2010.

许静.传播学概论[M].第2版.北京:清华大学出版社,2013.

何清湖.中国公民中医养生保健素养[M].北京:中国中医药出版社,2017.

秦永方,现代医院精细化运营绩效管理实务[M].北京:中国经济出版社,2014.

汪孔亮,胡翔,项莉,等.公立综合医院战略绩效管理组织责任体系研究[J].医学与社会,2010(7):53-54.

王梅红,张继旺.中医药法学[M].北京:法律出版社,2012.

王明强,张稚鲲,高雨.中国中医文化传播史[M].北京:中国中医药出版社,2016.

王培玉.健康管理学[M].北京:北京大学医学出版社,2012.

王琦.中医未病学[M].北京:中国中医药出版社,2015.

魏晋才,陈肖鸣.医院绩效管理[M].北京:人民卫生出版社,2010.

奚晓鸣,田志宏,吴迎新.BSC架构下的公立医院绩效管理体系研究[J].天津大学学报(社会科学版),2016(4):314-317.

肖林榕,林端宜.福建民俗与中医药文化[M].北京:科学出版社,2010.

薛迪.医院管理理论与方法[M].上海:复旦大学出版社,2010.

薛迪,吕军.医院绩效管理[M].上海:复旦大学出版社,2013.

薛公忱.中医文化溯源[M].南京:南京出版社,2013.

詹姆斯·乔治·弗雷泽.金枝[M].西安:陕西师范大学出版总社有限公司,2010.

张岱年.中国哲学大纲[M].北京:商务印书馆,2015.

张开金,夏俊杰.健康管理理论与实践[M].南京:东南大学出版社,2013.

张庆军,祝淑珍,李俊琳.实用健康管理学[M].北京:科学出版社,2017.

张慰丰.中西医文化的撞击[M].南京:南京出版社,2013.

张英.医院人力资源管理[M].广州:广东人民出版社,2011.

郑洪新,吉文辉.中医药文化基础[M].北京:中国中医药出版社,2011.

中华中医药学会.中华中医药学会标准·中医健康管理服务规范[M].北京:中国中医药出版社,2016.

周典,张新书,都鹏飞,等.综合性医院实施目标管理的理论和实践探索[J].中国医院管理,2014(3):18-20.

后　记

本书的编写凝聚了全体作者的辛勤劳动，编写过程经过了交叉审稿、校对、定稿等环节。其中，第一主编高媛，主要负责资料调研，整体策划，拟定提纲与正文标题，参与书稿校对与修改，指导完成了本书的编撰与出版；第二主编陈其葳，编写了第九章、第十章、第十三章第二节至第三节、第十四章第六节、第十五章、第十六章、第十九章，参编字数约12.5万字；第三主编朱琳，编写了第七章、第八章、第十一章，参编字数约9.5万字。三位主编对全书的质量审核与定稿做出了贡献。

副主编崔金梁，编写了第一章、第二章、第三章、第四章第一节至第三节、第十三章第四节至第七节，参编字数约9.4万字；副主编阳崃莎，编写了第十二章、第十三章第一节、第十八章，参编字数约9.6万字；副主编马艳丽，编写了第四章第四节至第七节、第五章、第六章、第十三章第八节至第九节，参编字数12.4万字；副主编陈碧玮，编写了第十四章第四节至第五节、第十七章，参编字数约9.2万字；副主编张之弘，编写了第十四章第一节至第三节，参编字数约3.0万字。以上字数均以word文档计。

本书的出版工作得到了甘肃中医药大学、甘肃省中医院、张掖市中医医院等相关单位领导的大力支持和肯定。在此，全体编委会成员一并表示感谢！

编　者

2023年10月